Niederländische Landschaftsmaler

Meisterwerke des
18. und 19. Jahrhunderts

Niederländische Landschaftsmaler

Meisterwerke des 18. und 19. Jahrhunderts

WIEPKE LOOS, ROBERT-JAN TE RIJDT, MARJAN VAN HETEREN

mit einer Einführung von
Ronald de Leeuw

und Beiträgen von
Alexander Bakker
Petra ten-Doesschate Chu
Charles Dumas
Annemieke Hoogenboom
Eveline Koolhaas-Grosfeld
Peter van Zonneveld

BELSER VERLAG

STUTTGART ZÜRICH

Diese Ausgabe erschien anläßlich der Ausstellung
„Langs velden en wegen – De verbeelding van het landschap in de 18de en 19de eeuw“,
die vom 28. November 1997 – 3. März 1998 im Rijksmuseum Amsterdam stattfindet.

Die Deutsche Bibliothek – CIP-Einheitsaufnahme

Niederländische Landschaftsmaler : Meisterwerke des 18. und 19. Jahrhunderts : Katalog zur Ausstellung im Rijksmuseum Amsterdam, 28.11.97 – 3.3.98 / [anlaßlich der Austellung "Langs Velden en Wegen – de Verbeelding van het Landschap in de 18de en 19de Eeuw"]. Mit Textbeitr. von A. Hoogenboom ... [Übers. aus dem Engl.: Birgit Weber ... Red.: Wiepke Loos ...]. – Stuttgart : Zürich : Belser, 1997
ISBN 3-7630-2353-4

Produktion: Rijksmuseum Amsterdam, V+K Publishing

Übersetzung aus dem Englischen: Birgit Weber sowie Manuela Degenkolb, Helga Marx, Karin Reitzig, Rosi Wiegmann

Redaktion: Wiepke Loos, Robert-Jan te Rijdt, Marjan van Heteren

Fotografie: Abteilung Fotografie Rijksmuseum (Henk Bekker, Peter Mookhoek) mit Ausnahmen der im Fotonachweis enthaltenen Fotos, © Stiftung Rijksmuseum

Gestaltung und Layout: Berry Slok BNO, Hilversum, Color Scan, Sassenheim

Druck: V+K Publishing

Printed in the Netherlands
ISBN 3-7630-2353-4

Die Ausstellung und diese Veröffentlichung wurden ermöglicht durch Visa Card Services und den VSB Fonds.

VSB FONDS

Für den Katalog erhielt das Rijksmuseum ebenfalls eine Schenkung von Herrn Carl Bos, Amsterdam/Durgerdam.

INHALT

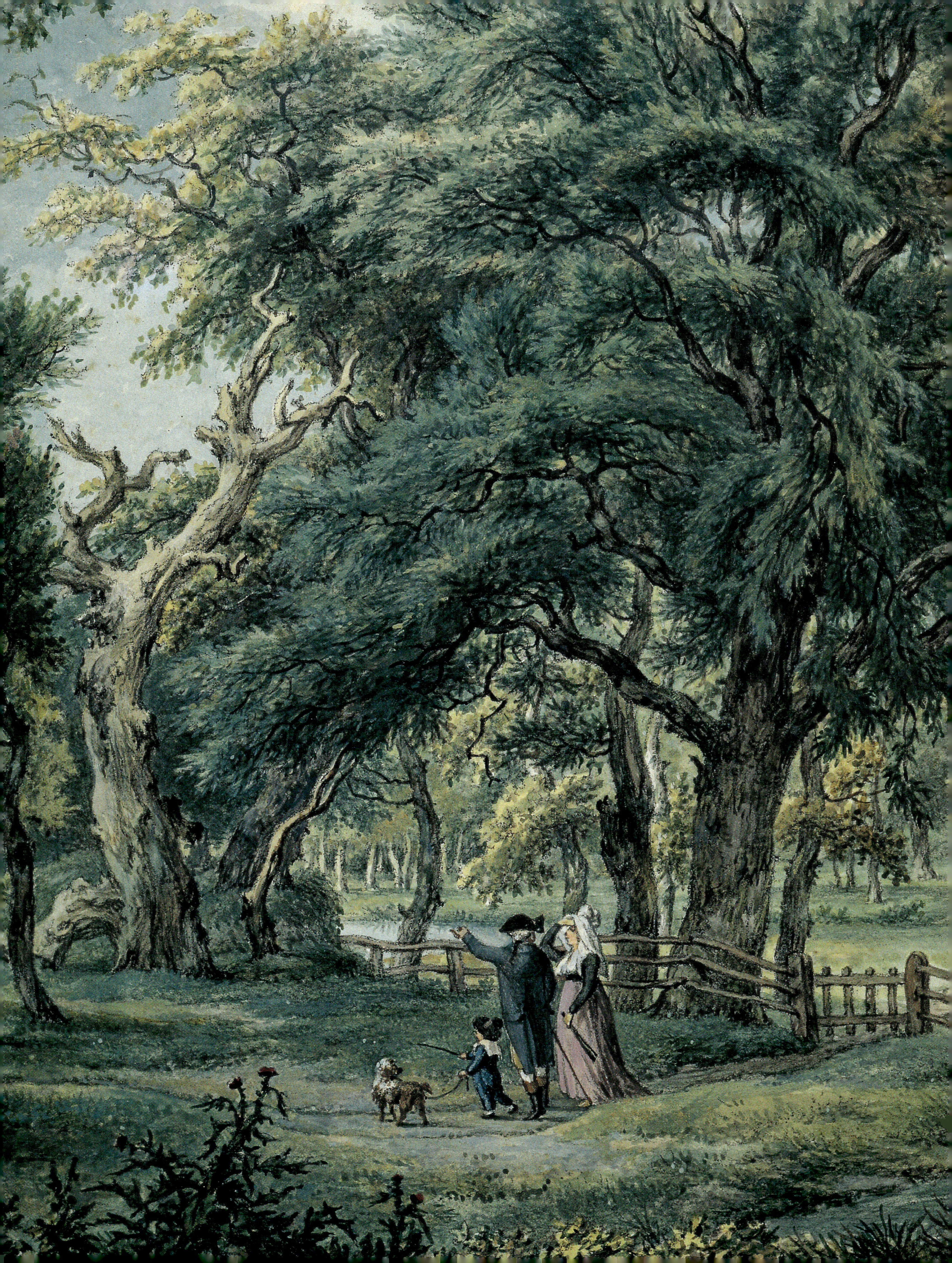

VORWORT

Man kann verstehen, warum sich Maler in diesem Land zuhause fühlen! Bunte Häuser, Weiden, Kühe, Windmühlen, Wasser, wohin du blickst, Möwen in der Luft oder am Wasser, Schiffe und Wälder voller Masten und all die wunderbaren gleitenden Widerspiegelungen! Man könnte hier endlose Wochen lang umhergehen! ... Diese holländischen Weiden, von reizenden Wegen durchkreuzt (mit Bäumen besetzt) und diese langen, geraden Kanäle, die von allen Seiten kommen und im silbrigen Licht schimmern, diese kleinen grünen Häuser und über allem ein graublauer Himmel mit unzähligen Vogelscharen! Es ist so wunderschön! Wie freue ich mich bei dem Gedanken, welch Vergnügen es Ihnen machen wird, mit mir im nächsten Jahr hierherzukommen!

(Gustav Mahler in einem Brief an den Wiener Maler Carl Moll, Amsterdam 1903)

Das wundersame Hervortreten einer blühenden Schule von Landschaftsmalern im 17. Jahrhundert, und dies ausgerechnet in einem so flachen Land wie den Niederlanden, einer Schule, die weit über die Landesgrenzen hinaus bewundert und nachgeahmt wurde, ist schon oft mit Lobesreden bedacht worden. Wunder sind flüchtige Erscheinungen, und so überrascht es nicht, daß der einzigartige Standard, den Ruisdael, van Goyen und Cuyp aufstellten, im 18. Jahrhundert nicht aufrechterhalten wurde. Das Talent der holländischen Zeichner und Maler dieser Periode, eine Begabung mit ausgeprägter topographischer Ausrichtung, scheint ein wenig die Universalität ihrer Botschaft beschränkt zu haben. Während die pastorale Landschaft unter den Händen von Boucher und Fragonard blühte und die Engländer auf ihren „Grand Tours“ in Italien das Erhabene entdeckten, verschwand in der holländischen Republik die Landschaft in Form eines Staffeleigemäldes fast völlig. An ihre Stelle trat die reizvolle Kunst der Wanddekorationen. Doch leider konnte diese Kunst kaum vom Umfeld eines Museums profitieren: auf Grund der ihr innewohnenden Natur, wegen der Schwierigkeiten, Zutritt zu den gewaltigen Häusern der Aristokratie zu bekommen, und weil sie dem wechselnden Geschmack nachfolgender Generationen zum Opfer fielen.

In den vergangenen Jahren gab es genug Beweise für die wachsende Hochschätzung einer Reihe von holländischen Künstlern des 18. Jahrhunderts. In diesem Zusammenhang wird nun die italianisierende Landschaft, die lange als unholländisch galt, im Rahmen ihrer eigenen Verdienste gewürdigt, und das wiedererweckte Interesse für das Phänomen der Grand Tour spielte sicher eine Rolle dabei, daß auf Künstler aufmerksam gemacht wurde, die in Italien verweilten, wie Jean Grandjean und Josephus Augustus Knip. Die Rehabilitation einer außergewöhnlichen Persönlichkeit wie Humbert de Superville ist teilweise das Ergebnis von Parallelen zwischen seinem Werk und demjenigen von Künstlern anderer Nationalitäten, wie Füssli, Flaxman und Goya.

Als das 18. Jahrhundert dem 19. Jahrhundert die Bahn freimachte, schien die holländische Landschaftskunst in der Gestalt von Wouter van Troostwijk etwas von ihrem früheren Elan wiedergewonnen zu haben; sein früher Tod raubte der Kunstgeschichte Hollands jedoch ihren Constable. Eine Generation später repräsentierte das vielversprechende „Genie“ Wijnand Nuyen bedauerlicherweise einen weiteren früh verstorbenen Stern am künstlerischen Firmament. In Frankreich sollte Johan Barthold Jongkind eine wesentliche Rolle für die Geburt der impressionistischen Landschaft spielen; in seiner Heimat jedoch zog sein Werk zu seinen Lebzeiten nur spärliche Aufmerksamkeit auf sich. Die holländische Kunstszene wurde in den vierziger und fünfziger Jahren des 19. Jahrhunderts von Andreas Schelfhout und Barend Cornelis Koekkoek beherrscht, wobei die verhaltene romantische Stimmung ihrer Landschaften mit der Empfindung des Biedermeier übereinstimmt, das unsere Gesellschaft zu jener Zeit prägte. Obwohl ihre Werke sogar nach St. Petersburg verkauft wurden, war ihr postumer Ruf nur von kurzer Dauer. Trotz der wiederbelebten Hochschätzung ihres vollendeten Könnens war ihr Ruhm während dieses Jahrhunderts recht lokal begrenzt, und in jüngerer Zeit war die Anerkennung auf internationaler Ebene, die man ihnen entgegenbrachte, weit geringer als die Würdigung, die ihren deutschen und dänischen Kollegen der Romantik gewährt wurde.

Eine wahre, dauerhafte Renaissance der holländischen Landschaft genießen seit langem die beiden Malergenerationen, die die Haager Schule bildeten. Die Glanzzeit dieser Bewegung lag zwischen 1870 und 1900, aber bereits um 1860 hatte ein weiterer allzufrüh verstorbener Künstler, Gerard Bilders, die Rolle eines Johannes des Täufers übergenommen. Bilders entdeckte bald, daß die Wiedergeburt der Landschaftsmalerei einer Gruppe junger französischer Künstler zuzuschreiben war, die im Wald von Fontainebleau einen neuen Zugang zur Landschaftskunst des Goldenen Zeitalters gefunden hatten. Nachdem Bilders auf einer Ausstellung in Brüssel Werke der Maler von Barbizon gesehen hatte, schrieb er im September 1860 an seinen Förderer Johannes Kneppelhout: ... *Ich sah dort Gemälde, von denen ich nicht geträumt hätte, und fand dort alles, was mein Herz begehrt und was ich fast immer bei den holländischen Malern vermisse. Troyon, Courbet, Diaz, Dupré, Robert Fleury, Breton haben mich so sehr beeindruckt. Jetzt bin ich wahrlich französisch, aber [...] indem ich wahrlich französisch bin, bin ich wahrlich holländisch, denn die großartigen Franzosen von heute haben mit den großartigen Holländern der Vergangenheit viel gemeinsam. Die Einheit und Ruhe, der Ernst und ganz besonders die unaussprechliche Vertrautheit mit der Natur.*

Auch Jacob Maris fühlte sich zu Frankreich hingezogen. Er ging nach Paris, um sich selbst zu finden. Ab den siebziger Jahren des 19. Jahrhunderts wurden Maris und seine Künstlerkollegen im Ausland als die legitimen Erben des holländischen Goldenen Zeitalters bekannt. Mit dem großen alten Mann Jozef Israëls in ihrer Mitte – quasi einer Reinkarnation Rembrandts im späten 19. Jahrhundert – war der Ruhm der „Neuen holländischen Schule" gegen Ende des 19. Jahrhunderts bis in die Neue Welt vorgedrungen.

Seit dem Augenblick, in dem die Kunstgeschichte im 20. Jahrhundert hauptsächlich eine Chronik aufeinanderfolgender Avantgardes und der Wert eines Künstlers vor allem an seinem Beitrag zur Moderne gemessen wurde, drängte man die Meister der Haager Schule rasch an den Rand. Nur im Gefolge der Postmoderne wurde diese einseitige Betrachtungsweise der Kunstgeschichte korrigiert, eine Betrachtungsweise, in der die französische Kunst praktisch ausschließlich den Standard für das 19. Jahrhundert setzte. Bis jetzt kamen den holländischen Malern des 18. und 19. Jahrhunderts nicht in bedeutender Weise die Wiederentdeckungen zugute, in deren Rahmen Malerschulen ins Rampenlicht gerückt werden, die einst höchstens von lokalem oder nationalem Interesse waren. Weder dem 1967/68 veröffentlichten Standardwerk De Gruyters über die Haager Schule noch der Flut von Ausstellungen der Haager Schule in Paris, London, München und Wien in den achtziger und neunziger Jahren unseres Jahrhunderts gelang es, den Rang der Maler „warmer Grautöne" zu verändern. Da jedoch zwei Künstlerpersönlichkeiten, die weltweit berühmt wurden, Vincent van Gogh und Piet Mondrian, aus dem Schatten dieser Meister auftauchten, sind die Leistungen der Haager Schule nie völlig aus dem Blickfeld verschwunden. Auch nach der Jahrhundertwende agierten beide „Prominente" als Anwälte: Auf der Ausstellung *La Beauté exacte. Art – Pays Bas – XX siècle. De Van Gogh à Mondrian* im Jahr 1994 in Paris wurde mit ihrer Hilfe für die luministischen Landschaften von Jan Sluijters und Leendert Gestel eine Lanze gebrochen.

Die Ausstellung *Über Felder und Wege* kann wohl kein entscheidend neues Bild des 18. und 19. Jahrhunderts in Holland darbieten. „Überraschungen" sind nicht zu erwarten, zumal das Terrain bereits ausgiebig in zahlreichen und exzellenten Studien erfaßt wurde. Die Intention der Ausstellung ist es aber, das erste zusammenhängende Panorama der Landschaftsdarstellung in den zwei Jahrhunderten, die seit Ruisdael vergangen sind, zu entwerfen. Es ist nicht unsere Absicht die holländischen Künstler als die unterschätzten Peers ihrer französischen, deutschen und dänischen Kollegen vorzustellen. Eine Nation, die während der zur Diskussion stehenden Zeit solche Maler wie Moucheron, Grandjean, Jongkind, van Gogh und Mondrian hervorgebracht hat, hat wenig Grund, sich zu bedauern. Was wir erreichen wollen, ist, auf die individuellen Qualitäten wenig bekannter Künstler – und diese sind respektabel und reizvoll – aufmerksam zu machen. In diesem Zusammenhang sind ein intensiver Dialog und vielleicht sogar „Reibungen" mit dem Goldenen Zeitalter unvermeidbar. Schließlich war es für unsere Künstler ganz natürlich, sich diesem Vermächtnis stärker verbunden zu fühlen als ihre europäischen Nachbarn.

Es hätte keine Schwierigkeiten bereitet, den Großteil der Ausstellung zusammenzutragen, indem man allein auf die verschiedenen Gemälde- und Zeichnungssammlungen des Rijksmuseums zurückgegriffen hätte. Unser Bestreben war es jedoch, den Betrachter möglichst mit weniger gut bekannten Werken zu konfrontieren. Selten waren unsere Bitten um Leihgaben von anderen Museen oder Privatsammlungen im In- und Ausland vergeblich.

Außer ihrem kunsthistorischen und pädagogischen Interesse hatten die Verfasser von *Über Felder und Wege* ganz offensichtlich ein weiteres Ziel: die Hoffnung, den Besuchern die tiefe Liebe zur Natur zu übermitteln, die alle auf dieser Ausstellung vertretenen Künstler teilten. In der Einführung des Kataloges zur Ausstellung *Schock des Erkennens* (Den Haag, Mauritshuis 1970/ London, Tate Gallery, 1971) verknüpfte A.G.H. Bachrach die Verdienste der Landschaftsmalerei mit der notwendigen Erkenntnis, die Natur zu schützen; der Verfasser, der prophezeite, daß der Begriff „Umwelt" das Wort „Natur" in den Schatten stellen werde, wunderte sich, daß neben all den Ökologen, Planern, Biologen, Psychologen und Soziologen so wenige bildende Künstler nach ihrer Meinung gefragt wurden: *Und doch sind es die Künstler, deren Domäne es auf Grund ihres Berufes über Jahrhunderte hinweg war, uns bewußtzumachen, was die Natur für uns bedeutet.* Möge der Spaziergang über „Felder und Wege" bei unseren Besuchern jenen Wunsch erwecken, den Gerard Bilders am 27. Juni 1862 so schön in Worte gefaßt hat: *Wie sehne ich mich nach dem Land! Wie inständig verlangt mein Herz nach frischer, grüner Natur! Ich weiß, ich kann meinen Gedanken nicht entfliehen, aber wenigstens sind sie verändert und weisen weniger Zeichen davon auf, zwischen Kanälen und Alleen geboren zu sein. Die Natur birgt so viel Schönheit und ruft so viel reines Sehnen und Begehren hervor, sie fasziniert die Augen und den Geist so tiefgehend, daß man sich ihr willig beugt und sich stets für die Momente der Hingabe belohnt fühlt. Güte und Schönheit sind dankbar und belohnen die Dienste, die man ihnen erweist.*

Professor Ronald de Leeuw
Generaldirektor

Unser Dank für die Mitwirkung an diesem Katalog gilt: B. Bakker, R. Bergsma, R.W.A. Bionda, J. Bolten, C.J. de Bruyn Kops, Christie's, H. Furstner, B. Gerlagh, R. Harmanni, A.J. Heijdenrijk jr. BV, E.M. van Koeveringe, H.B. Kosten, C. Kruyfhooft, W. Laanstra, J.W. Niemeijer, Pulitzer Hotel Amsterdam, P.H. Ras, Kunsthandel Roelofsz BV, J. Schaeps, Sotheby's (G. Rubinstein, E. van Oirschot, E. Cevat), F. Tames, J. van Tatenhove H. Verbeek, F. Wolterbeek und allen, deren Beitrag in den Anmerkungen erwähnt wird. Ganz besonders haben wir allen Sammlern, Kunsthandlungen sowie den Kollegen aus Museen und Archiven zu danken, die wir im Zusammenhang mit der Zusammenstellung des Katalogs und den Forschungsergebnissen aufgesucht haben und deren Hilfe ausnahmslos weit über das Vorzeigen der Gemälde, Aquarelle und Zeichnungen aus ihrem Besitz hinausging. Das Rijksbureau voor Kunsthistorische Documentatie in Den Haag mit seinen Mitarbeitern war, wie gewohnt, ein unentbehrlicher Partner.

LEIHGEBER

❦ Dieses Zeichen gibt an, daß der Künstler im Katalog enthalten ist

AMERONGEN Hans van Leeuwen
AMSTERDAM Amsterdams Historisch Museum; Van Gogh Museum (Vincent van Gogh Stiftung)
ANTWERPEN Museum Smidt van Gelder; Sammlung Ellen und Jan Nieuwenhuizen Segaar
BRÜSSEL Koninklijke Musea voor Schone Kunsten van België (Sammlung de Grez)
CINCINNATI, OHIO (USA) The Taft Museum
DEN HAAG Haags Gemeentemuseum; Residenz der britischen Botschaft
DORDRECHT Dordrechts Museum
EINDHOVEN Stedelijk van Abbemuseum
ENSCHEDE Stiftung Rijksmuseum Twenthe
GRONINGEN Groninger Museum
HAARLEM Teylers Museum
HEINO/WIJHE Hannema-de Stuers Stiftung (Schloß Het Nijenhuis)
LANAKEN (BELGIEN) Privatsammlung, vormals Rococo Kunsthandel BV Margraten
LEIDEN Kupferstichkabinett der Universität Leiden; Universitätsbibliothek, (Sammlung Bodel Nijenhuis)
LONDON H. van der Meij
LOPPEM (BELGIEN) Stiftung Jean Caloen (Schloß van Loppem)
OTTERLO Kröller-Müller Museum
PARIS Musée du Louvre; Sammlung Frits Lugt, Institut Néerlandais
ROTTERDAM Museum Boijmans Van Beuningen
SAN ANTONIO, TEXAS (USA) Sammlung Walter F. Brown
TOULOUSE Musée des Augustins
WASSENAAR Sammlung Leslie Smith

Dr. Thomas E. Bartee

Des weiteren gab es verschiedene private Leihgeber, die nicht genannt werden möchten

RONALD DE LEEUW

Die Darstellung der Landschaft im 18. und 19. Jahrhundert

Gegen Abend erreichten wir die Gebiete der Vereinigten Provinzen, und ihre Wasserwege, Treckschuten und Windmühlen lagen in ihrer ganzen Pracht vor uns. Die Kompaktheit der Dörfer mit ihren roten Dächern und dem lebendigen Grün der Weidenbäume, die ihnen Schatten spenden, entsprach ganz der Vorstellung, die ich mir von chinesischen Panoramen gebildet hatte; eine Übereinstimmung, die nicht geringer wurde beim Betrachten der flachen Weiden voller Blumen und durchzogen mit Streifen klaren Wassers, auf denen zahllose Boote geschäftig fahren.

(William Beckford in *Dreams, Waking Thoughts and Incidents*, 1783)[1]

Über Felder und Wege ist eine Fortsetzung der Ausstellung *Unsere Meister der Landschaft*, die das Rijksmuseum 1988 der Version des Genres aus dem 17. Jahrhundert widmete.[2] Die beiden Jahrhunderte, die jetzt im Mittelpunkt stehen, konfrontieren uns hin und wieder mit einem Bruch mit der ruhmreichen Vergangenheit unseres Goldenen Zeitalters. Die Betonung der Topographie im 18. Jahrhundert, der Durchbruch der Pleinairmalerei im 19. Jahrhundert und die durch den Symbolismus entfesselte visionäre Annäherung an die Natur lösten Revolutionen in der Landschaftsauffassung aus. Daneben geht es darum zu zeigen, daß es eine auffallend große Kontinuität in der Art gibt, wie sich die verschiedenen Genres innerhalb der Landschaften von Ruisdael bis hin zu Mondrian* treu bleiben. Bald folgten die Künstler ängstlich dem Pfad der (wiederaufgenommenen) Tradition, bald orientierten sie sich neugierig an dem, was außerhalb der Grenzen an Neuem geboten wurde. Manchmal, wie zur Zeit des Neoklassizismus, scheint die Identität unserer im internationalen Stil arbeitenden Künstler mit der ihrer ausländischen Antipoden nahezu austauschbar zu sein. Ein halbes Jahrhundert später fanden die Maler der Haager Schule inmitten des internationalen „Barbizonismus" jedoch wieder zu einem ausgeprägt persönlichen Stil. Sogar als um 1900 der Internationalismus und Modernismus in voller Kraft zum Durchbruch kamen, stellte sich heraus, daß mit dieser einzigartigen, langen Beziehung zur Natur nicht so schnell gebrochen werden konnte. Ein niederländischer Grundton bleibt erkennbar, der im Fall von Mondrian sogar – wenn auch mit einiger Verspätung – wieder international tonangebend wurde.

In der vorliegenden Übersicht über zwei Jahrhunderte Landschaftsdarstellung wird das Thema in begrenztem Sinne aufgefaßt. So werden Stadtansicht, See- und Tierstück außer acht gelassen und in ihrer Entwicklung nicht näher umrissen. Gewiß wird durch das Fehlen der Stadtdarstellung – das Milieu par excellence der Achtziger – auf einen diese Periode prägenden Künstler wie Breitner (1857-1923) in diesem Rahmen nur ungern verzichtet. Aber Gerard Bilders* erkannte schon 1862, wie wesentlich sich die Darstellung von Stadt und Landschaft voneinander unterscheiden: *Das Leben rundum in Stein, kein Horizont, beinahe kein Himmel zu sehen, das alles beeinflußt den Geist gänzlich anders.*[3] Die Konzentration auf die „reine"

[1] Zitiert nach der Übersetzung von G. Janzen, *Een dromer op reis*, Amsterdam 1991, S. 43.
[2] Sutton u.a. 1987/88.
[3] Tagebucheintrag, d.d. 26. Mai 1876; siehe Bilders 1876, Bd. 2, S. 89.

Landschaft ermöglicht es uns dagegen, die subtilen Variationen der Landschaftsauffassungen aus der Nähe zu erleben, ob es sich nun um die Wahl der Motive, die Komposition oder den Zeichen- und Malstil handelt.

Wer sich in die Entwicklung der niederländischen Landschaftsdarstellung im 18. und 19. Jahrhundert vertieft, stößt auf zwei einander ergänzende Bilder: bald dominiert der Eindruck einer großen Kontinuität von geheiligten holländischen Traditionen, bald fesselt einen die Geschichte des unaufhaltsamen Sieges der immer realistischer werdenden Wiedergabe der Natur, die im Impressionismus – der in den Niederlanden meistens mit der Haager Schule gleichgestellt wird – ihren Höhepunkt findet. Selten verläuft die Entwicklung jedoch streng linear, „moderne" Momente in unserer Kunstgeschichte schienen zu Beginn kaum Anklang zu finden. So findet der urwüchsige Wouter van Troostwijk erst eine Generation später seinen Nachfolger. Umgekehrt handhaben ältere Künstler manchmal jahrzehntelang einen Stil, der für ihre jüngeren Kollegen schon längst überholt ist, ohne daß ihnen das zum Nachteil gereicht. So malt Jan Hendrik Weissenbruch seine schönsten Wolkenhimmel im Stil der Haager Schule, – als Vincent van Gogh schon zehn Jahre tot ist.

In dieser Übersicht von zwei Jahrhunderten niederländischer Landschaftsmalerei wird der Akzent vielleicht etwas mehr auf den Konstanten als auf den Verschiebungen des Stils liegen, die während einer solchen langen Zeitspanne in Erscheinung treten. Wer Künstler aus einer bestimmten Periode auf einen nationalen Nenner bringen will, vertritt implizit die Auffassung, daß in seiner Auswahl ein logischer Zusammenhang zu erkennen ist. Es würde jedoch ein falsches Bild entstehen, wenn auch nur halbwegs suggeriert würde, daß die niederländischen Landschaftsmaler in einer kontinuierlichen Linie vom 17. Jahrhundert in unsere Zeit reisten. Wiederholt kann man Brüche in der Tradition konstatieren, die meistens unter ausländischem Einfluß auftraten.

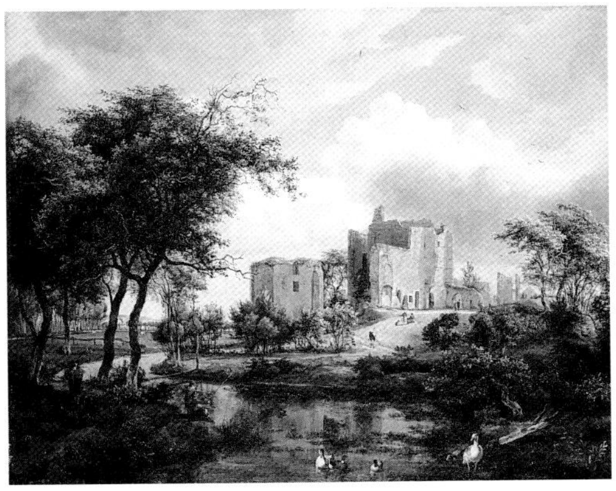

Abb. 1
Meindert Hobbema (1638-1709), *Die Ruine von Schloß Brederode*, 1671.; Leinwand, 82 x 106 cm; The National Gallery, London.

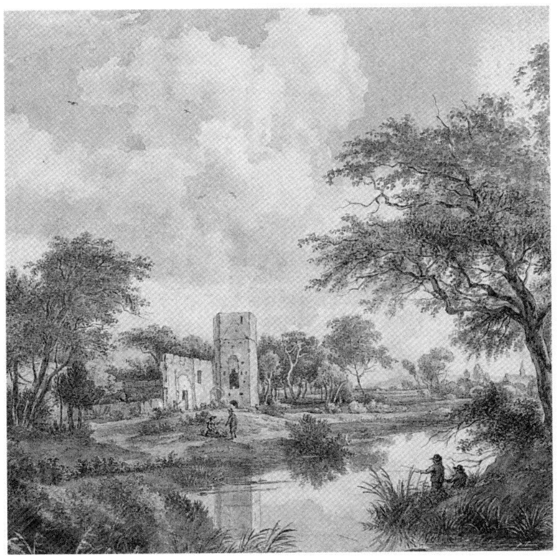

Abb. 2
Wybrand Hendriks (1744-1831), *Landschaft mit Schloßruine, nach Meindert Hobbema*; Bleistift, Feder in Braun und Aquarell, 250 x 250 mm; Rijksprentenkabinet, Rijksmuseum, Amsterdam.

DER SCHATTEN DES 17. JAHRHUNDERTS

In zahlreichen Momenten entwickelte sich die Darstellung der Landschaft in einem komplizierten Dialog mit dem Goldenen Zeitalter. Auch wenn hier im Gegensatz zum französischen Kunstleben nicht oder kaum vom sprichwörtlichen Streit zwischen einem einengenden Akademismus und einer rebellischen Avantgarde die Rede ist, so kämpften dennoch nirgendwo in Europa Künstler so gegen die Macht des Etablierten wie die holländische Malernation gegen das weltberühmte Goldene Zeitalter.[4] Gerard Bilders zum Beispiel beschrieb, wie er und seine Kollegen gebückt gingen unter dem Zwang der etablierten Genres und den Stereotypen, mit denen das Denken und Wahrnehmen der Künstler gänzlich durchtränkt war: *Ein schönes Mädchen heißt immer ein netter Typ; von einer sitzenden Dame sehen wir immer die geistreichen Falten im Rock; eine Brücke mit ein paar alten Pfählen und ein Haus mit einem roten Dach wird immer ein kleiner Weissenbruch; bei einer mageren Kuh denkt man immer an Potter, und kein Gewitter, bei dem nicht fast unhörbar geflüstert wird: Gudin! Es ist schrecklich, so unter die Fuchtel eines Fachs geraten zu sein.*[5]

Wolfgang Stechow teilte sein Standardwerk über die holländische Landschaftsmalerei im 17. Jahrhundert auf der Grundlage der verschiedenen Genres ein.[6] Diese Methode besitzt auch für das 18. und 19. Jahrhundert noch eine verblüffende Gültigkeit. Die verschiedenen Landschaftstypen erhielten übrigens schon im frühen 17. Jahrhundert ihre Grundform und ihren Charakter. Ihr Ursprung ist aber auch noch von früheren Vorbildern abzuleiten, über Illustrationen in den Stundenbüchern des Mittelalters bis zum Werk von Pieter Breughel d.Ä.

Das Wegfallen der Kirche als wichtigstem Auftraggeber für Gemälde bewirkte, daß es einem Künstler in der Republik zum Nutzen gereichte, einen Spezialismus auszuüben, mit dem er sich profilieren konnte, wodurch wiederum eine Nachfrage nach bestimmten Darstellungstypen geschaffen wurde. Die meisten Maler des 17. Jahrhunderts beschränkten ihren Aktionsradius nicht auf ein einziges Gebiet. Künstler jedoch, die als „allround" gelten können, sind selten. Mit einer Anspielung auf seinen Namen tut man der relativ geringen Variation im Repertoire von Barend Cornelis Koekkoek mit dem Ausdruck „Kuckuck, ein Gesang" nicht wirklich Unrecht, und ein Künstler wie Anton Mauve befreite sich nur mit Mühe – und brauchte dazu Jahrzehnte – von seinen Anfängen als Tiermaler. Ziemlich einzigartig ist der Fall von Jacob Maris, der als Figurenmaler mit Pasticcios in der Art von Pieter de Hooch, einem Meister des 17. Jahrhunderts, angefangen hatte und sich erst spät in seiner Laufbahn der Landschaft zuwandte. Bei Johan Barthold Jongkind sehen wir, daß er geschickt zwischen Marinen und Stadtansichten, Nachtstücken und Szenen auf dem Eis abwechselt, daß ein Stilleben, Tier- oder Figurenstück jedoch außerhalb seines Blickfeldes liegt.

[4] Siehe zur Orientierung am Goldenen Jahrhundert de Leeuw 1983 und van Tilborgh u. Jansen 1986.
[5] Brief Gerard Bilders' an Johannes Kneppelhout, d.d. 22. Juni 1860; Bilders 1876, S. 149.
[6] Stechow 1966.

Im Schatten großer Bäume kann wenig wachsen, und so stöhnten Generationen von Malern unter der Last der holländischen Meister des 17. Jahrhunderts, deren Gemälde dazu noch in einer solchen erdrückenden Menge erhältlich waren, daß sie unter den weniger prosperierenden ökonomischen Verhältnissen des 18. Jahrhunderts den Markt und damit den Lebensunterhalt der lebenden Künstler beeinflußten.

Der Verfall der niederländischen Landschaftsmalerei des 17. Jahrhunderts wurde der gängigen Kunstgeschichte zufolge mit dem Katastrophenjahr 1672 eingeläutet. Die Koryphäen sind zu dem Zeitpunkt schon geraume Zeit tot. Jan van Goyen war bereits 1656 gestorben, Salomon van Ruysdael starb 1670, Adriaen van de Velde 1672, 1673 starb Adam Pijnacker und Aert van der Neer 1677. In den achtziger Jahren starb der Altmeister Jacob van Ruisdael, 1684 gefolgt von Jan Wijnants. Von Aelbert Cuyp, der zwar bis 1691 lebte, ist kein Werk nach 1660 bekannt, und obwohl Meindert Hobbema (Abb. 1) den Beginn des neuen Jahrhunderts noch miterlebt hat, produzierte er seit 1668 nur noch spärlich. Auch die tonangebenden Meister der ersten Generation italianisierender Maler wie Herman van Swanevelt, Jan Both und Jan Asselijn haben die fünfziger Jahre des 17. Jahrhunderts nicht überlebt. Eine Ausnahme bildet Nicolaes Berchem, der noch bis zu seinem Tod 1683 malte. Prägend für die Produktion im letzten Viertel des 17. Jahrhunderts waren insbesondere Maler von Stadtansichten wie Jan van der Heyden und Gerrit Berckheyde, und in deren Betonung der Topographie wurde schon die Richtung für die kommende Epoche festgelegt.[7]

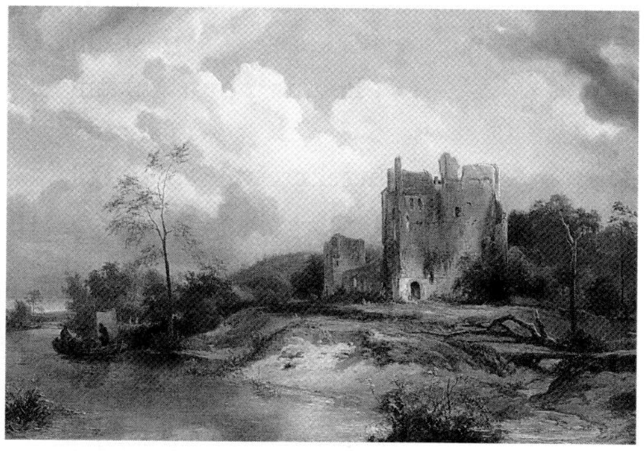

Abb. 3
Wijnandus Johannes Josephus Nuyen (1813-1839), *Flußlandschaft mit Ruine*, 1836; Leinwand, 99 x 141,5 cm; Rijksmuseum, Amsterdam.

Das überwältigende Angebot an Landschaften, das die obengenannten Künstler und ihre Nachfolger auf den Markt brachten, muß in der von einer ökonomischen Flaute geplagten Republik mehr als ausreichend gewesen sein, um der Nachfrage des Bürgertums gerecht zu werden. Daneben gelang es sogar noch, das ständig wachsende Interesse der ausländischen Sammler, vor allem deutscher und englischer, zu befriedigen. Was zu Beginn des 18. Jahrhunderts an jungem künstlerischem Talent in den Niederlanden vorhanden war, begab sich nach Italien, wo einige junge Niederländer, in engem Dialog mit aus Antwerpen stammenden Künstlern wie Jan Frans van Bloemen und Hendrik van Lint, innerhalb eines durch das Phänomen der Grand Tour enstandenen Marktes für Ausländer in Rom eine eigene Nische bildeten. Von besonderer Bedeutung war dabei Caspar van Wittel. Abgesehen von Landschaften in der idealisierenden Art der Franzosen Claude Lorrain und Caspar Dughet gab der in Amersfoort geborene van Wittel in Italien sowohl dem Genre der topographischen Landschaften und Stadtansichten als auch dem Malen von architektonischen Phantasien einen wichtigen Impuls.[8] Damit wurde er einer der Begründer von erfolgreichen Genres wie „Vedute" und „Capriccio", die im 18. Jahrhundert im Werk der Italiener Ricci, Canaletto, Bellotto, Guardi und Panini zur Vollendung kamen. Ein Jahrhundert später sollte sich die Geschichte in etwa wiederholen, als der junge niederländische Maler Anthonie Sminck Pitloo (1791-1837), der als Stipendiat nach Rom gekommen war, beschloß, sich permanent in Italien niederzulassen, wo er um 1820 in Neapel eine Privatakademie gründete und später zur zentralen Figur der romantischen Landschaftsmaler der *Scuola di Posilippo* wurde.[9]

Obwohl er selbst in erster Linie Figuren- und Historienmaler war, schrieb Gerard de Lairesse (1641-1711) in seinem einflußreichen *Groot Schilderboek* von 1707, daß neben der vereinfacht als „Ruisdael"-Tradition des 17. Jahrhunderts bezeichneten eine neue Auffassung des Landschaftsmalens am Horizont erschienen sei. Er stellte der „modernen" Richtung, die ungefähr mit „realistisch" (Ruisdael) gleichzusetzen ist, eine „antike" gegenüber, in der man die Landschaft nicht viel anders malte, aber anders ausstattete.[10] Die Bauersleute wurden durch Flußgötter und arkadische Schäfer ersetzt und die pittoresken Bauerngehöfte und Hütten durch klassische Tempel und Pavillons. Von der Generation der Landschaftsmaler, die das neue Jahrhundert einläutete, sind Isaac de Moucheron* (Abb. 4) und Jan van Huysum* die wichtigsten Vertreter dieser „antiken" Richtung. De Moucheron stattete Italien noch vor der Jahrhundertwende einen Besuch ab und nutzte die dort gemachten Erfahrungen später vor allem für seine dekorativen Aufträge.

In der Entwicklung der niederländischen Landschaftsmalerei im 17. Jahrhundert war die Natur allmählich von ihren noch aus der feudalen europäischen Vergangenheit stammenden Assoziationen mit dem arbeitenden Menschen befreit worden. Wurde die Natur in den flämischen und frühesten holländischen Landschaften anfangs vor allem als emblematischer Hintergrund für den Landmann gesehen, der den Zyklen der Natur unterworfen ist, so machte dem auf die Dauer ein Gefühl für den genius loci Platz, und man bekam ein immer subtileres Gefühl für die Nuancen des „Wetters", das sich in Licht und Luft manifestiert. Im 17. Jahr-

[7] Wattenmaker, Carasso u. Bakker 1977.
[8] Siehe Zwollo 1973.
[9] Siehe Loos, Jansen u. Kloek 1997, Kat. Nr. 30.
[10] Zu den Theorien von Lairesse siehe auch die Aufsätze von Koolhaas-Grosfeld und Loos in diesem Katalog.

hundert konnte jeder Meister von Format mit bestimmten Arten der Schilderung der Atmosphäre brillieren, woraufhin man seinen Namen damit verband. So war „ein van der Neer" eine Nachtlandschaft bei Mondschein, „ein Hobbema" ein Bauerngehöft oder eine Wassermühle in schattigen Gefilden und „ein Cuyp" eine italianisierende Landschaft mit in goldenes Licht getauchten Reitern oder Tieren.

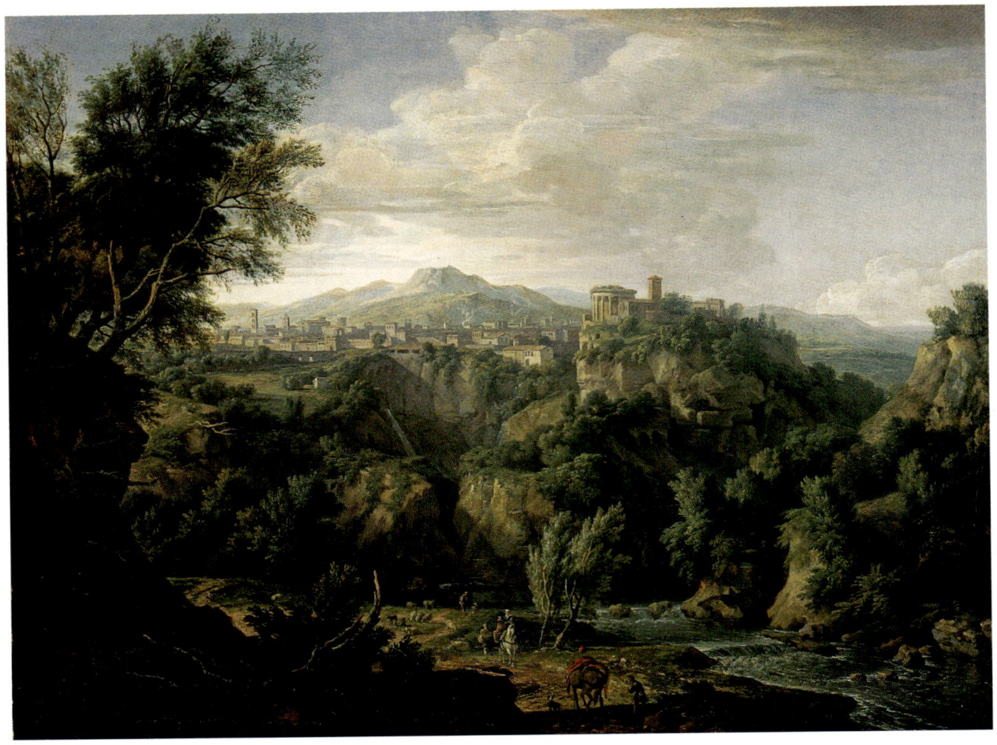

Abb. 4
Isaac de Moucheron (1667-1744), *Blick auf Tivoli*, 1725; Leinwand, 49,5 x 68 cm; Rijksmuseum, Amsterdam.

Nach dem von dem Kunsthistoriker Eddy de Jongh als „Verdampfung" bezeichneten Verschwinden des allegorischen und emblematischen Gehalts der Landschaften im 17. Jahrhundert überfällt uns plötzlich in der bildenden Kunst des frühen 18. Jahrhunderts eine Rückkehr zu „law and order" der Natur.[11] Die Landschaft wird nicht länger aus dem Wirklichkeitsgehalt des Alltags oder dem poetischen Gemüt des Malers heraus betrachtet, sondern *sub specie aeternitatis* (im Licht der Ewigkeit). In der Zeichenkunst äußert sich das in einer großen Vorliebe für die Wiedergabe der Zyklen der Jahres- und und Tageszeiten, mit allen heiligen Ingredienzen – sei es realistischer oder allegorischer Prägung –, die damit seit jeher zusammenhängen. Auch die Gepflogenheit, einem Gemälde ein Pendant zu geben, verbreitete sich wieder.

FARBIGE ZEICHNUNGEN

Obwohl die niederländischen Zeichner im 18. Jahrhundert gerne in vier Zyklen arbeiteten, scheinen sie, wenigstens was die Landschaft betrifft, das im 17. Jahrhundert so populär gewordene Nachtstück gescheut zu haben. Vielleicht dürfen wir in diesem Zusammenhang eine praktische Erwägung nicht unterschätzen: eine Zeichnung, in der das Weiß von Mond oder Sternen sorgfältig ausgespart werden mußte, konnte schnell durch eine unvorsichtige Bewegung verdorben werden. Eine Alternative hätte der Kupferstich bieten können. Im 18. Jahrhundert erlebte das Mezzotinto („Schwarze Kunst") eine Blüte, eine Technik, die sich ausgezeichnet zur Wiedergabe vieler Schwarztöne eignete. Diese wurde jedoch fast ausschließlich für Genrethemen benutzt und fand bei den Landschaftszeichnern offenbar keinen Anklang.

Das Interesse an der Individualität der Zeichner des 18. Jahrhunderts hat nicht zuletzt dank der wegbereitenden Arbeit von J.W. Niemeijer, dem ehemaligen Direktor des Rijksprentenkabinet im Rijksmuseum, wieder zugenommen.[12] Außerhalb der Niederlande stoßen insbesondere die Zeichnungen der Künstler auf Interesse, die sich dem internationalen klassizistischen Stil, der an die Grand Tour anknüpft, anpassten, darunter Jean Grandjean⅌ und Josephus Augustus Knip⅌. Durch Parallelen mit dem Werk ausländischer Zeitgenossen wie Goya, Flaxman und Blake ist auch das Interesse am Werk des außergewöhnlichen Künstlers Humbert de Superville⅌ erwacht, dessen ansteckende Experimentierfreude diese Aufmerksamkeit in jeder Hinsicht verdient. Im übrigen wird die niederländische Kunst des 18. Jahrhunderts innerhalb der internationalen Kunstgeschichte noch immer vernachlässigt.[13] Die

[11] De Jongh 1971, S. 151.
[12] Siehe zum Beispiel die Publikation Niemeijer 1990.
[13] Zur ersten Ausstellung außerhalb der Landesgrenzen, die der niederländischen Malerei des 18. Jahrhunderts in drei verschiedenen Museen in den USA gewidmet war, siehe Mandle u. Niemeijer 1971/72.

geringe Wertschätzung der damaligen niederländischen Künstler kann schon im 18. Jahrhundert selbst konstatiert werden. Als Joshua Reynolds 1781 unser Land bereiste, fiel ihm lediglich van Huysum als zeitgenössischer Landschaftsmaler ein, der zu der Zeit schon über dreißig Jahre tot war. Der Stil der Künstler des 18. Jahrhunderts dürfte ihm wohl auch kaum gefallen haben, wenn wir sein Urteil über die holländische Malerei (des 17. Jahrhunderts) lesen: *Painters should go to the Dutch school to learn the art of painting, as they would go to a grammar school to learn languages. They must go to Italy to learn the higher branches of knowledge.*[14]

Die Blüte der farbigen Zeichnung, die man im 18. Jahrhundert nicht als „Aquarell", sondern als „Zeichnung in Wasserfarben" oder „in Saftfarben" oder auch „gefärbte Zeichnung" bezeichnete, verlief parallel zur Beliebtheit des mit großem technischen Erfindungsreichtum hergestellten Farbstichs. Diese Kupferstiche und farbigen Zeichnungen kamen der Vorliebe des 18. Jahrhunderts für das Verarbeitete, das Vollendete und Vollkommene vollauf entgegen. Die Frage stellt sich, ob die Rückkehr zu einer bemerkenswerten Ausführlichkeit in der Behandlung wie auch die schon erwähnte Vorliebe für die Allegorie im Gegensatz zu einer individualistischeren atmosphärischen Skizze etwas mit der Tatsache zu tun hat, daß fast alle Meister des ausgearbeiteten Aquarells außerhalb der Grenzen unserer Republik geboren wurden – de Beijer (1703-1780) in der Schweiz, Cats* in Altona bei Hamburg, Kobell* in Deutschland – oder wie Grandjean* und Moucheron* französische Eltern hatten.

Aquarelle wurden im 18. Jahrhundert manchmal wie Gemälde eingerahmt, meistens in braunen oder schwaren Rahmen mit vergoldeten Ornamenten, wobei sie im hellen Licht oft zu Schattenbildern wurden. Glücklicherweise haben viele wichtige Aquarelle dank der Aufbewahrung in den sogenannten Kunstbüchern in voller Frische die Zeit überdauert.

TAPETEN

Die angenehme Überraschung, die das 18. Jahrhundert im Bereich der holländischen Landschaftsmalerei in petto hat, liegt in den bemalten Tapeten. Weil dieser außergewöhnliche Kunstzweig im Prinzip mit der Interieurkunst einhergeht und sich deshalb kaum zum „Export" ins Museum, geschweige denn ins Ausland eignet, hat er nie so ganz die verdiente Anerkennung gefunden. Außerdem sind viele Tapeten, bedingt durch den veränderten Geschmack

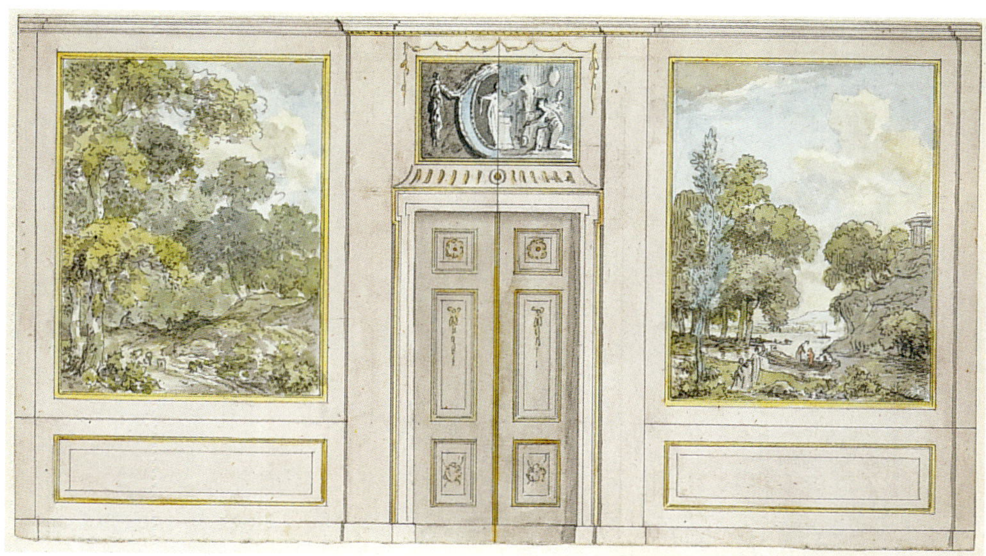

Abb. 5
Jurriaan Andriessen (1742-1819), *Entwurf für eine Wand mit zwei Tapetenflächen mit Alternativen für holländische oder arkadische Landschaften*; Feder in Grau und Aquarell über einer Bleistiftskizze, 212 x 388 mm; Rijksprentenkabinet, Rijksmuseum, Amsterdam.

einer neuen Bewohnergeneration, wieder aus den imposanten Grachten- und Herrenhäusern verschwunden.

In einem Jahrhundert, das im Kleinen und Feinen, wenn nicht sogar Winzigen, zu brillieren schien, nahm die Bildtapete einen herausragenden Platz ein. Niemeijer nannte die Tapeten denn auch nicht ohne Grund *den echt holländischen Ersatz für die Stimulanz, die in südlichen Ländern von den Aufträgen für Gemälde in Kirchen oder Klöstern oder fürstlichen Palästen ausging.*[15] Ausländer zeigten sich übrigens kaum beeindruckt. Der Engländer James Thornhill, selbst Maler von Ensembles „in the grand manner", scheint sie hauptsächlich aus praktischen Gründen geschätzt zu haben: als Schutz vor Kälte und Feuchtigkeit.[16]

Die Tatsache, daß ein Zimmer oder ein Saal immer aus vier Wänden besteht, führte zu einer Vorliebe für Dekorationsschemata, die diese Vierteilung akzentuieren. Neben allegorischen

[14] Reynolds 1781, S. 205f und 231.
[15] Niemeijer 1990, S. 7.
[16] Zu einer Übersicht der Tapetenmalerei des 18. Jahrhunderts siehe den Aufsatz von Loos in diesem Katalog.

Dekorationen dominierten Landschaftdarstellungen, wobei – wie in der Zeichenkunst – hin und wieder die vier Jahreszeiten dargestellt werden, oftmals in Kombination mit den vier Temperamenten oder den vier Elementen. Über das Ausmaß, in dem *The Seasons*, von James Thomsons zwischen 1726 und 1730 publiziert und schon bald in ganz Europa gelesen, zu dieser Popularität beigetragen hat, können wir nur Vermutungen anstellen.[17]

Unter den zahlreichen Künstlern der Tapetenmalerei, verdient einer besondere Erwähnung. Jurriaan Andriessen* (Abb. 5) gehört mit seinen Tapeten, die sowohl holländische als auch klassisch-idyllische und arkadische Szenen zeigen, zu den Meistern dieses Genres, aber auch die Tatsache, daß er mehr als vierzig Lehrlinge unterrichtete, darunter Jean Grandjean*, Daniël Dupré (1751-1817), Hendrik Voogd* und Wouter van Troostwijk*, macht ihn zu einem der einflußreichsten Künstler der zweiten Jahrhunderthälfte.

Das nachlassende Interesse an der Bildtapete resultierte in zwei der originärsten Gemälde des frühen 19. Jahrhunderts: einem Satz Landschaften von Pieter Gerardus van Os (Kat. Nr. 38a-b). Ihr außergewöhnlicher Charakter läßt sich wohl aus der Tatsache erklären, daß es sich um Auftragsarbeiten handelte, und zwar nach sehr genauen Instruktionen. Diese Entstehungsweise nimmt den beiden Arbeiten jedoch nichts von der erstaunlichen Frische der Beobachtung und der ingeniösen Perspektive. In ihrem stehenden Format hallt einerseits noch ein Echo der Bildtapetenkunst nach, aber wer will, kann in ihm schon eine Vorankündigung der

Abb. 6
Nicolaes Berchem (1620-1683), *Ein gepflügtes Feld mit Bauersleuten und Ochsen*, um 1655; Leinwand, 38,2 x 51,5 cm; National Gallery, London.

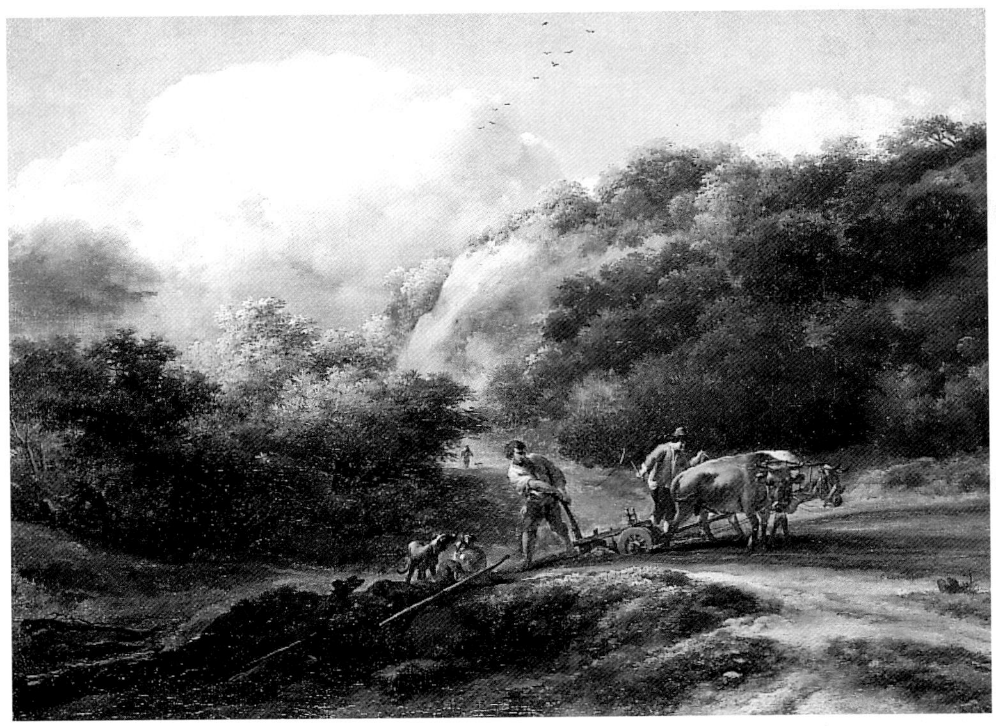

schönen Vogelperspektiven entdecken, die Vincent van Gogh als Anfänger in seiner Haager Zeit in seinem Atelier am Schenkweg zeichnete.[18]

Die hohe Blüte, die die Sparte der Zimmergemälde bis zum dritten Viertel des 18. Jahrhunderts erreichte, zeigt sich in der Tatsache, daß 1754 allein in Amsterdam schon ungefähr 300 Gesellen mit ihren Familien eine Existenz in den Tapetenateliers fanden. Ihren Rückgang kann man mit der Tatsache veranschaulichen, daß ihre Anzahl im Jahre 1816 in derselben Stadt auf 11 zurückgegangen war. Wenn die Mode wechselte, wurden die Gemälde entweder ersetzt oder zerschnitten. Außerdem fielen die Tapeten auch Bränden zum Opfer, und man kann sich des Eindrucks nicht erwehren, daß das, was wir heute noch kennen, nur ein Bruchteil dessen ausmacht, was ursprünglich die Häuser der reichen Kaufleute und Patrizier geschmückt haben muß.

UMWERTUNG DER MALER DES 17. JAHRHUNDERTS IM AUSLAND

Während in den Niederlanden das Staffeleibild leicht an Boden verlor und die Forderungen nach topographischer Präzision etwas überhand nahmen, kam im Ausland die Umwertung unserer Landschaftsmaler des 17. Jahrhunderts allmählich in Gang. Einige französische und

[17] Zu Thomsons Bedeutung in den Niederlanden siehe den Aufsatz von Koolhaas-Grosfeld in diesem Katalog.
[18] Van der Mast u. Dumas 1990, S. 24-27, Abb. 19, 20, 21 und 24.

Abb. 7
Thomas Gainsborough (1727-1788), *Landschaft mit Sandabbau*, um 1746/47; Leinwand, 47 x 61 cm; National Gallery of Ireland, Dublin.

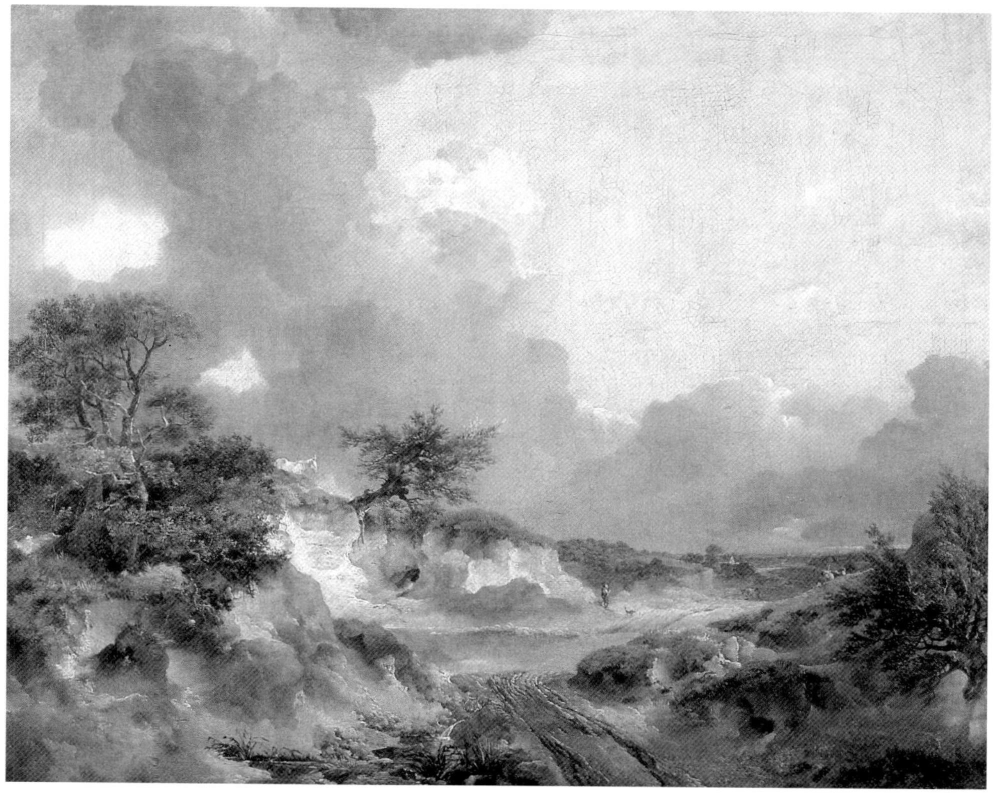

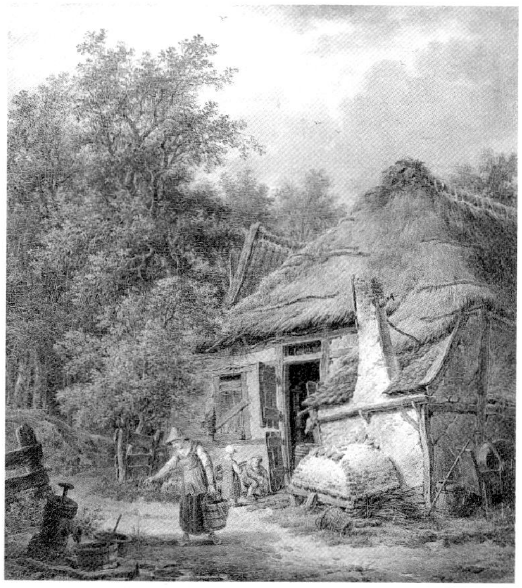

Abb. 8
Pieter Barbiers Pzn. (1749-1842), *Bauerngehöft bei Helvoirt*; Holztafel, 41 x 37 cm; Rijksmuseum, Amsterdam.

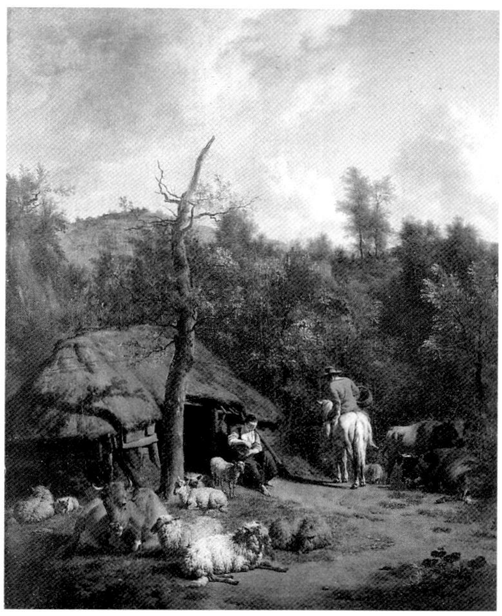

Abb. 9
Adriaen van de Velde (1636-1672), *Die Hütte*, 1671; Leinwand, 76 x 65 cm; Rijksmuseum, Amsterdam.

englische Maler zogen schon die alten Holländer zu Rate, wobei man anfangs vor allem Aelbert Cuyp und die italianisierenden Maler bevorzugte. Insbesondere Nicolaes Berchem (Abb. 6) wurde in den großen Malerakademien des 18. und 19. Jahrhunderts geschätzt, in denen seine Gemälde vielfach im Unterricht kopiert wurden. Berchem war bei englischen Sammlern besonders beliebt und wurde auch in Frankreich verehrt. Sogar bei den pastoralen Landschaften – auch wenn sie noch so frivol und gekünstelt waren – von François Boucher, einem Meister des 18. Jahrhunderts, scheinen direkte Naturbeobachtung und die Lehren des holländischen Goldenen Zeitalters Hand in Hand zu gehen. Daß sich Berchems bemerkenswerte Landschaft mit einem Pflüger, der sich unter einem imposanten Wolkenhimmel abrackert, in Bouchers eigener Sammlung befand, ist weiter nicht erstaunlich. Die majestätisch schäumende Wolkenpartie auf dieser Leinwand kann mit etwas gutem Willen schon halbwegs „Rokkoko" genannt werden.[19]

Bei Bouchers späteren Zeitgenossen Jean-Honoré Fragonard in Frankreich und bei Thomas Gainsborough (Abb. 7) in England tritt die Affinität mit der holländischen Landschaftskunst des 17. Jahrhunderts noch viel deutlicher zutage. In verschiedenen Phasen seiner Laufbahn schöpfte auch Gainsborough für seine Landschaften und die Hintergründe seiner lebendigen Porträts aus dem reichen Fundus an Vorbildern, die ihm das holländische Goldene Jahrhundert bot und die er in englischen Sammlungen zur Genüge studieren konnte.[20] Neben Cuyps Werk bildeten insbesondere auch die Nachtstücke von van der Neer (Abb. 19) und Jan Wijnants' Dünenlandschaften für die Engländer eine große Inspirationsquelle, aber auch hierbei galt, daß Ruisdaels Werk alles übertraf. Es besaß, in den Worten des bereits an anderer Stelle zitierten Sir Joshua Reynolds, *not only great force, but [...] a freshness which is seen in scarce any other painter*. Es würde zu weit führen, um hier ausführlich auf die Rolle einzugehen, die das Goldene Jahrhundert auch für seine Landsleute des 19. Jahrhunderts wie William Turner, John Constable und die Maler der School of Norwich spielen sollte. Die 1971 im Mauritshuis organisierte Ausstellung *Schock des Erkennens* hat sich bereits ausführlich mit diesem Thema beschäftigt.[21] Wie tief die Affinität dieser englischen Maler mit ihrer holländischen Inspirationsquelle war, wird wohl am rührendsten von den letzten Worten John Cromes veranschaulicht, die er 1821 auf seinem Sterbebett flüsterte: *Hobbima, my dear Hobbima; how I have loved you*.[22]

DIE RÜCKKEHR DES STAFFELEIBILDES

Im letzten Viertel des 18. Jahrhunderts erobert das Staffeleibild allmählich wieder seine rechtmäßige Position. Es hat den Anschein, als ob die ständig wachsende Nachfrage nach Landschaften populärer Meister des 17. Jahrhunderts (oder was dem entsprach) zum zeitgenössischen

[19] Siehe hierzu Levey 1979, S. 110.
[20] Foister 1979.
[21] Siehe Bachrach u.a. 1971.
[22] Ebenda, Kat. Nr. 74

Bestreben beitrug, es dem Vorbild des 17. Jahrhunderts gleichzutun. Pieter Barbiers Pzn. *Bauerngehöft bei Helvoirt* (Abb. 8)* ist eine gelungene Übersetzung von Adrien van de Veldes berühmter Hütte im Rijksmuseum (Abb. 9). In Dordrecht produzieren die Brüder Jacob* und Abraham (1753-1826) van Strij ihre Versionen des Schaffens von Cuyp und Pieter de Hoogh, während Egbert van Drielst (Abb. 10)* sich zum Drenther Hobbema entwickelt. Die Frage, über die oft großzügig hinweg gesehen wurde, ob nämlich ihr Werk weniger als Neugestaltung denn als bewußte Fälschung gedeutet werden muß, ist nicht so abwegig. Wie die Antwort auch ausfällt, der segensreiche Effekt für das Wiederaufleben der niederländischen Landschaftsmalerei wurde dadurch jedenfalls nicht geschmälert. Wie die Maler von Stadtansichten aus dieser Periode sich in der minutiösen Wiedergabe des feinsten Backsteingemäuers auslebten, so werden auch die meisten Landschaften dieser Zeit durch eine feinsinnige, manchmal jedoch auch etwas vorsichtige Bearbeitung gekennzeichnet. Außergewöhnlich im Temperament – mit einiger Berechtigung sogar extravagant zu nennen –, ist in dieser Periode eigentlich nur das Werk von Gerard van Nijmegen* (Abb. 122 und 129). Dieser Maler von spektakulären Wasserfällen in üppigen Hügellandschaften bekannte sich zum Werk von Berchem und Pijnacker, wovon Zeichenstil und Lichteinfall deutlich zeugen.

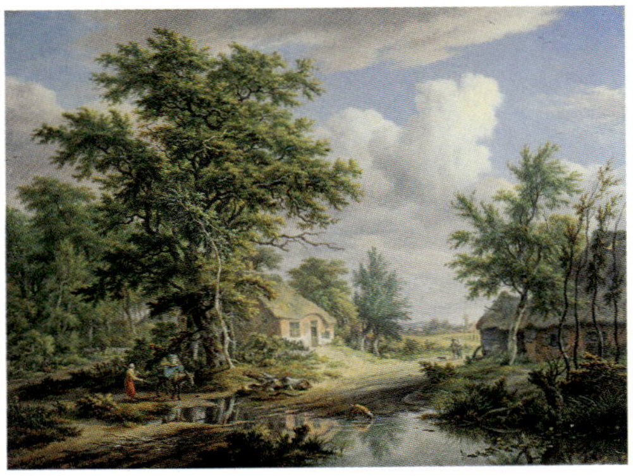

Abb. 10
Egbert van Drielst (1745-1818), *Landschaft mit Bauernhäusern*, 1812; Holztafel, 46,5 x 62 cm; Rijksmuseum, Amsterdam (Leihgabe des Instituut Collectie Nederland).

STIPENDIATEN UND NEOKLASSIZISTISCHE ITALIANISIERENDE MALER

Wasserfälle bildeten auch eines der attraktivsten Bildmotive für Künstler der klassischen Landschaft, die zum Zweck der Inspiration Italien besuchten. Künstler des frühen 19. Jahrhunderts wie Cornelis Apostool und Josephus Augustus Knip* suggerierten, daß ihre Kompositionen der Wirklichkeit der italienischen Landschaft entsprachen, aber in der Regel besaßen ihre Werke einen kompositorischen Charakter. Vor Ort angefertigte Detailstudien fügten sich im Atelier des Küstlers zu einem neuen Ganzen, das keinen Bezug mehr zur Wirklichkeit hatte. Auch Hendrik Voogd* arbeitete so, aber er und Jan Willem Pieneman (Abb. 11) fertigten daneben auch mehr idealisierte Landschaften an, mit Figuren in klassischer Kleidertracht, die auf ein zeitloseres Italien oder das eines Gaspar Dughet oder Claude Lorrain verwiesen.

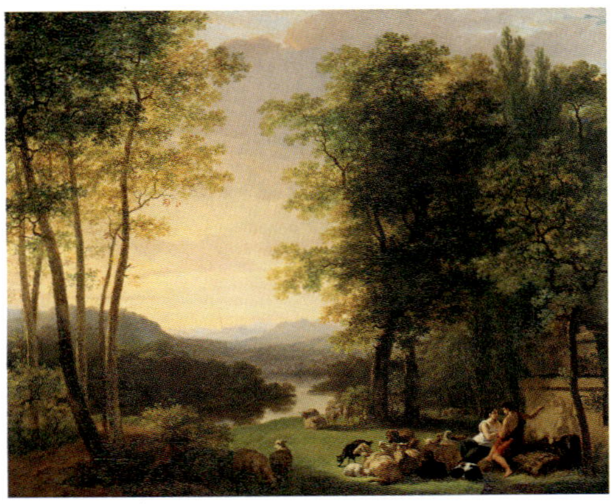

Abb. 11
Jan Willem Pieneman (1779-1853), *Arkadische Landschaft*, 1813; Leinwand, 70 x 84 cm; Rijksmuseum, Amsterdam.

Die Bandbreite an übrigen Landschaftstypen war übrigens um 1800 noch ziemlich begrenzt. Blättert man die Kataloge der Ausstellungen lebender Meister aus dem ersten Viertel des 19. Jahrhunderts durch, so wird der Eindruck bestätigt, daß die Landschaftsmaler innerhalb fester Parameter arbeiteten und die Spezialgebiete in ihrem Aktionsradius eng definiert waren. Die Titel der Einsendungen beschränken sich nur auf das Notwendigste, um ihren Inhalt zu charakterisieren. Landschaften sind „reich an Bäumen", „hügelig" oder „bergig", „mit Tieren" oder „mit stehendem und liegenden Vieh". Wetterverhältnisse werden angedeutet als „aufziehender Sturm" und die Tageszeit als „untergehende Sonne" oder „bei Mondlicht". Das topographische Interesse scheint etwas abzunehmen, allerdings wird noch regelmäßig die Provinz angegeben, in der der Maler sein Motiv fand. Besonders beliebt schien am Anfang des Jahrhunderts Drenthe zu sein, wobei auffällt, daß Gebiete, von denen die Haager Schule später behauptetet, sie für die Malerei „entdeckt" zu haben, anscheinend schon im frühen 19. Jahrhundert einen festen Platz im Repertoire hatten. Ab und zu wird mit Nachdruck erwähnt, daß ein Werk „nach dem Leben" gemalt wurde.

Neben der Cuyp- und Hobbema-Nachahmung erlebte vor allem das Tierstück im Stil von Paulus Potter eine Renaissance, wie zum Beispiel die *Kühe bei einer Tränke* aus dem späten 18. Jahrhundert von Jacobus Vrijmoet zeigt (Abb. 12). Mehr noch als dessen imposanter und ein wenig wilder *Junger Stier* (Abb. 92) war dessen *Spiegelnde Kuh* das Ideal der damaligen Tierspezialisten. So mancher Landschaftsmaler begann im 19. Jahrhundert seine Laufbahn mit Tierstücken.

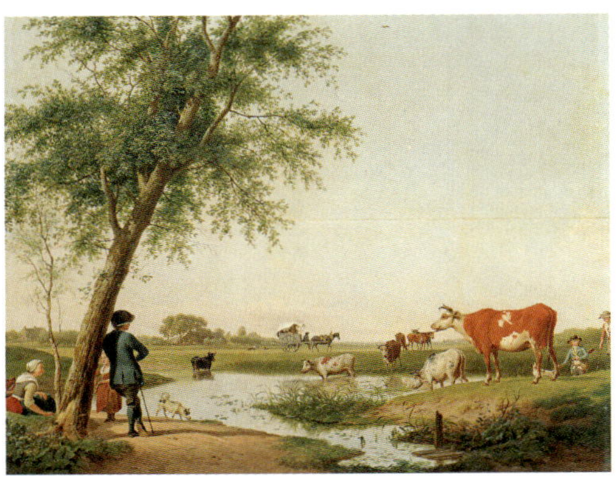

Abb. 12
Jacobus Vrijmoet (tätig um 1780), *Kühe bei einer Tränke*, um 1785; Holztafel, 41 x 49 cm; Musée du Louvre, Paris.

Daneben erlebte vor allem die Winteransicht ein Comeback. Dank der Beliebtheit des Themas der Jahreszeiten waren diejenigen Künstler vielbeschäftigt, die die notwendigen Fertigkeiten zur Herstellung von Schneestücken und Eisansichten besaßen. Zwei von ihnen, der Dordrechter Jacob van Strij* und der in Den Haag ansässige Hendrik Willem Schweickhardt* sind für die erfolgreiche Wiedergeburt der Winterlandschaft in der Staffeleimalerei verantwortlich. Beide arbeiteten viel für den englischen Markt, und aus diesem Grund ist vor allem Schweickhardts Werk in unserem Land heutzutage so selten vertreten. In seinem ab 1773 geführten Erinnerungsbuch können wir nachlesen, welche Vielseitigkeit man damals von einem Maler verlangte – bis hin zum Malen von Fächern und Klavierdeckeln.[23] Als Pendants von Winterstücken konnte man sowohl einen „Frühling" als auch – öfter noch – einen „Sommer" bekommen. Daneben kommen als Gegenstücke des Winters auch oft „Mond-

[23] Siehe Sluijter 1975.

scheine" vor oder konnten zwei Winteransichten zusammen ein Paar bilden, wobei man dann meistens einen Unterschied zwischen einem „Schneestück" einereits und einer „Eisansicht mit Schlittschuhläufern" andererseits machte. Damit waren die Weichen für die Praxis des 19. Jahrhunderts gestellt.

Fallen uns heute in den damaligen Winterdarstellungen insbesondere die Anleihen bei Vorgängern aus dem 17. Jahrhundert auf, so war der Zeitgenosse im 19. Jahrhundert hauptsächlich vom Wahrheitsgehalt des realistischen Details fasziniert. So betonte der Biograph J. Immerzeel den Ernst und die Hingabe, mit der sich van Strij (Abb. 13) an die Arbeit machte und den Elementen trotzte: *Seine ganze Sorge galt der genauen Nachahmung der Natur, die so weit ging, daß er sich, auch wenn er noch so krank war, im bitterkalten Winter auf einem Schlitten aufs Eis fahren ließ, um dort Skizzen für Gemälde machen, die er danach im Atelier anfertigte.*[24]

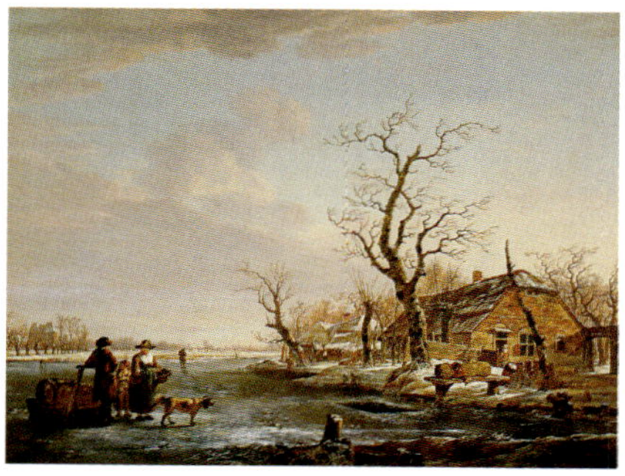

Abb. 13
Jacob van Strij (1756-1815), *Winteransicht an der Devel*; Holztafel, 68 x 90,7 cm; Dordrechts Museum, Dordrecht.

Um 1800 gaben die Militärmanöver, die mit der französischen Zeit und den Napoleonischen Kriegen einhergingen, der Winterlandschaft einen sehr speziellen Impuls, und zwar in Kombination mit der aktuellen Historienmalerei. So zeichnete Dirk Langendijk (1748-1805), wie die französischen Truppen im Winter 1793-94 über den zugefrorenen Fluß die Waal zogen, und später wurde die Darstellung des dramatischen und verheerenden Rußlandfeldzugs von Napoleons Armee (der Übergang über die Beresina!) ein vielfach dargestelltes Thema. In einem etwas gemütlicheren Ton legte Pieter Gerardus van Os[25] in einer Reihe von Gemälden die Belagerung der Festung Naarden fest, an der er selbst als Kommandant des Gooischen Landsturms beteiligt war (Abb. 14).

NIEDERLÄNDISCHE ROMANTIK

Mit der Wiederherstellung der Unabhängigkeit und der Rückkehr des Hauses von Oranien wollte der holländische Bürger das Kriegselend möglichst schnell vergessen. Dazu paßte Ruhe, und in der bildenden Kunst suchte man Anschluß an das 17. Jahrhundert, die Periode,

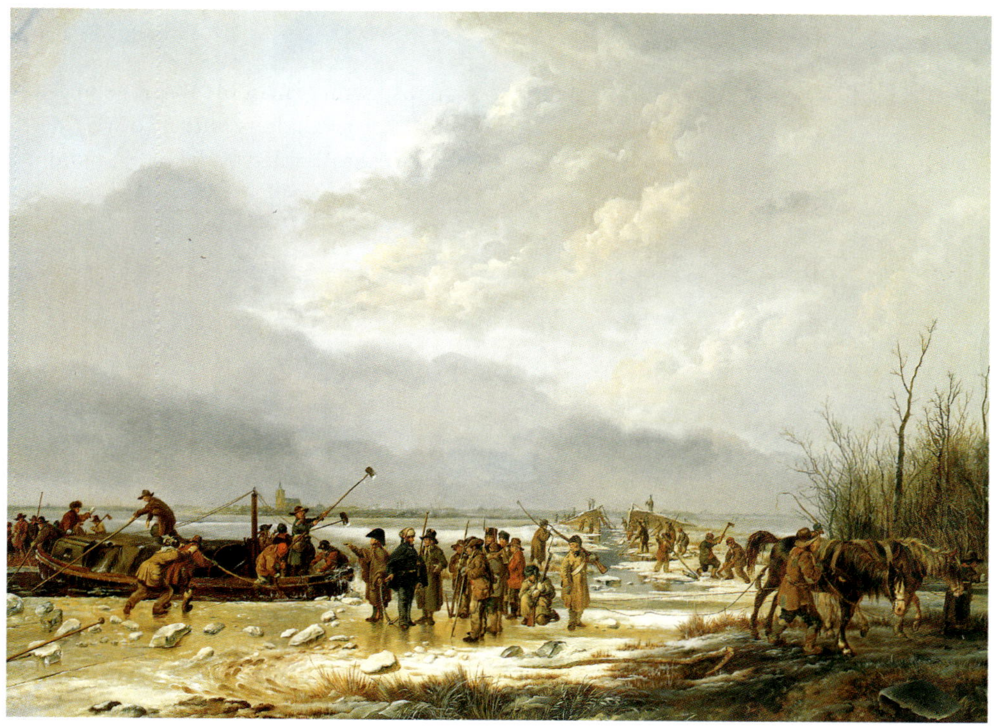

Abb. 14
Pieter Gerardus van Os (1776-1839), *Das Enteisen des Buttermilchkanals bei Naarden, Januar 1814*, 1814; Leinwand, 99 x 131 cm; Rijksmuseum, Amsterdam.

in der die Niederlande ihren größten Wohlstand erlebt hatten. Cornelis Ploos van Amstel, Theoretiker und Sammler des späten 18. Jahrhunderts hatte seinen malenden Zeitgenossen schon geraten, vor allem das Goldene Jahrhundert zu Rate zu ziehen, um die Qualität ihres Handwerks wieder auf ein akzeptables Niveau zu bringen. Man setzte seinen Rat zu Beginn des 19. Jahrhunderts fast wörtlich in die Praxis um.

Der bereits erwähnte Gerardus van Os, Mitglied einer großen Malerfamilie, darf als einer der typischsten Vertreter der ersten drei Jahrzehnte des Jahrhunderts gelten. Leider hielt er das Versprechen seiner Gravelander Landschaften (Kat. Nr. 38a-b) in seinem Spätwerk nicht ganz ein und wurde aus dem Grund manchmal den „Möchtegerns" der niederländischen Malerei zugeordnet. Seine Tierstücke zeugen von großem Verständnis für das Landschaftsgenre, aber

[24] J. Immerzeel, zitiert nach de Leeuw 1984, S. 15. Das Thema der Kriegsgewalt vor einem winterlichen Hintergrund kann auf eine lange Tradition zurückblicken, seit der Vater der Winterlandschaft, Pieter Breughel, das Genre selbst mit seinem in einen verschneiten flämischen Dorf situierten *Kindermord zu Bethlehem* (Wien, Kunsthistorisches Museum) erschaffen hatte. Danach sollte sich Pieter Snaijers auf Szenen von Kriegern im Winter spezialisieren.

es scheint, als ob die Anpassung an die biedermeierartige Version des Neoklassizismus, die gut an die Ideale der damaligen, ziemlich bürgerlichen niederländischen Gesellschaft anknüpfte, die Entfaltung seiner Möglichkeiten behindert hat. Dem unverkennbaren Mangel an Mut und Elan steht jedoch viel Innigkeit gegenüber.

Das Vorwort für den Katalog der Ausstellung *Auf der Suche nach dem Goldenen Zeitalter*, die 1986 auf eine neue Wertschätzung der Periode 1800-1850 in der niederländischen Malerei abzielte, nennt diejenigen Künstler, die um 1800 aktiv waren, „Übergangsmeister", womit schon angegeben wird, daß ihre eigentliche Bedeutung schwer auszumachen ist.[25] Die Übergangsposition zwischen dem ausklingenden Goldenen Jahrhundert und dem Beginn der Haager Schule wurde dieser Kunst natürlich erst im nachhinein zuteil. Es war vor allem das Aufkommen der Haager Schule, deren Modernität oft auf Kosten von vorhergehenden Kunstrichtungen in der Malerei ging, das der Malerei aus der ersten Hälfte des Jahrhunderts den Rest gab. 1877 schrieb der Kritiker van Santen Kolff, der der Haager Schule ihren Namen gab, über das Gedankengut der romantischen Periode: *Wir können uns nur schwer oder auch gar nicht mehr in dieses Gedankengut hineinversetzen; wir wissen uns mit ihren Idealen keinen Rat mehr.*[26]

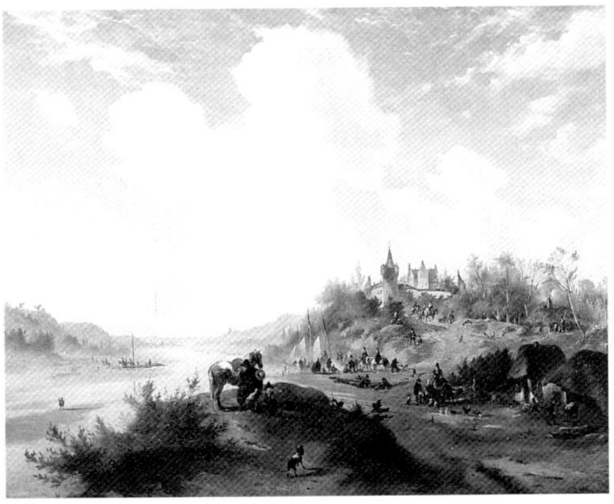

Abb. 15
Johannes Tavenraat (1809-1881), *Hügellandschaft mit Schloß und Figuren*; Leinwand, 99 x 125 cm; Haags Gemeentemuseum, Den Haag (Leihgabe des Instituut Collectie Nederland).

Vor allem der Kunsthandel, mit Pieter Scheen als wichtigstem Schrittmacher, sollte gegen Mitte des 20. Jahrhunderts wieder eine Lanze für die Generation von Schelfhout* und Koekkoek* brechen. Die Museen folgten in den vergangenen zwanzig Jahren mit einigen den wichtigsten Meistern gewidmeten Ausstellungen, von *Wijnand Nuyen. Romantische Werke* (Haags Gemeentemuseum) im Jahre 1977 bis *B.C. Koekkoek. Prinz der Landschaftsmaler* (Dordrechts Museum) 1997.

Das Ausmaß der Wertschätzung für die Leistungen dieser Künstlergeneration scheint jedoch nicht nur auf der malerischen Qualität dieser Maler zu basieren. Ihre Landschaften besitzen vor allem einen hohen Grad an Erkennbarkeit, eine persönliche Note, wodurch ihr Werk, wie auch das ihrer Vorgänger aus dem 17. Jahrhundert, in manchen Fällen zum Gattungsnamen geworden ist: ein „Schelfhoutje" oder „Leickertje" ist eine Szene auf dem Eis, ein „Koekkoek" eine Waldansicht. Was die Wertschätzung jedoch einschränkt, ist die Frage, ob das Werk wirklich das Prädikat „romantisch" verdient.

Da ganze Bücher der Frage gewidmet wurden, was nun genau unter „romantisch" oder „der Romantik" verstanden werden muß, soll hier nicht versucht werden, dieses Phänomen in einigen wenigen Sätzen genau zu erklären. Deutlich ist jedoch, daß diejenigen, die unseren Malern zwischen 1800 und 1850 die Bezeichnung „romantisch" vorenthalten wollen, dafür ihren Grund haben. Das wichtigste Gegenargument ist das Gefühl, daß die Sentiments, die unsere „Romantiker" in ihren Gemälden ausdrücken, zu zahm sind, um den mit starken Emotionen und Schwärmerei verbundenen Namen zu verdienen. Auch vermißt man die für die Romantik so wesentlichen Qualitäten der Ironie und des Selbstspotts (Byron!), während schließlich die der Romantik inhärente Sehnsucht nach dem Exotischen (*Dort wo du nicht bist, dort ist das Glück*) hier nahezu fehlt. Und schließlich vermißt man – in der Terminologie der Malerei – im Werk der Schelfhout- und Koekkoekschulen den derben Pinselstrich, der bei uns gleichbedeutend mit „intensiv gefühlt" und „spontan" wurde.

Gegen diese Bedenken ist wenig einzuwenden, es sei denn, es handele sich dabei um Kriterien, die für die Periode 1800-50 selbst in unserem Land kaum galten, weil sich unsere Maler – dem verpflichteten französischen Training unserer jungen Künstler unter der französischen Besatzung zum Trotz – an Deutschland orientierten. Ihre Exotik lag nicht in Nordafrika, wo Eugène Delacroix (1798-1863) beispielsweise die Inspiration für seine bunten orientalischen Bilder fand, sondern in der völlig anders beschaffenen Rheinromantik.

Zusammen mit dem Rotterdamer Künstler Johannes Tavenraat* (Abb. 15) zählt man Wijnand Nuyen zu den wenigen „echten" Romantikern dieser Generation. Während sich Nuyen hauptsächlich an dem Engländer Bonington und an dem Franzosen Isabey orientierte, war für Tavenraat die deutsche Waldromantik maßgeblich. *Ein Maler war für ihn ein Dichter in Farben, Effekt, Linien und Formen und seiner Ansicht nach sollte die Natur nicht positiv wie durch einen Spiegel, sondern subjektiv durch die individuelle poetische Auffassung des Künstlers dargestellt werden.*[27] Im Gegensatz zu Koekkoek, dessen Landschaften meistens eine große Gelassenheit ausstrahlen, gibt er seine Jäger oder Hirsche im Wald am liebsten im Kampf gegen bitterkaltes Schneegestöber wieder, während in seinen Szenen auf dem Eis die Pferdeschlitten und Schlittschuhläufer blitzschnell über die zugefrorenen Gewässer flitzen.

[25] Van Tilborgh u. Jansen 1986, S. 6.
[26] Van Santen Kolff 1877, S. 236.
[27] Fragmente aus einem Brief von J. Tavenraat an Chr. Kramm, d.d. 9. Februar 1861, veröffentlicht in de Leeuw 1981/82, S. 121f.

Wie sehr Tavenraat in den Augen seiner Zeitgenossen als Abweichler galt, dürften die Ermahnungen zeigen, mit denen einige zeitgenössische Kritiker ihn zu zügeln versuchten. Sie rieten ihm, seine Verrücktheiten einzudämmen, wolle er nicht *Gefahr laufen, eine Parodie auf die Natur herzustellen.*[28] In so manchen zeitgenössischen Kunstkritiken äußern Skribenten die Meinung, daß die Glanzzeiten der Romantik schon hinter ihnen lägen und solche Tendenzen, wie zum Beispiel im Œuvre von Nuyen und Tavenraat, verwerflich seien.

Vielleicht liegt der Schlüssel zu einem besseren Verständnis der niederländischen romantischen Generation, für die Johannes Warnardus Bilders in ihrer Phase des Abklingens noch bis in die sechziger Jahre prägend war (Abb. 16), darin, daß sich die hiesigen Künstler in dieser ersten Jahrhunderthälfte in der Regel mehr an vergleichbaren Kunstströmungen unserer östli-

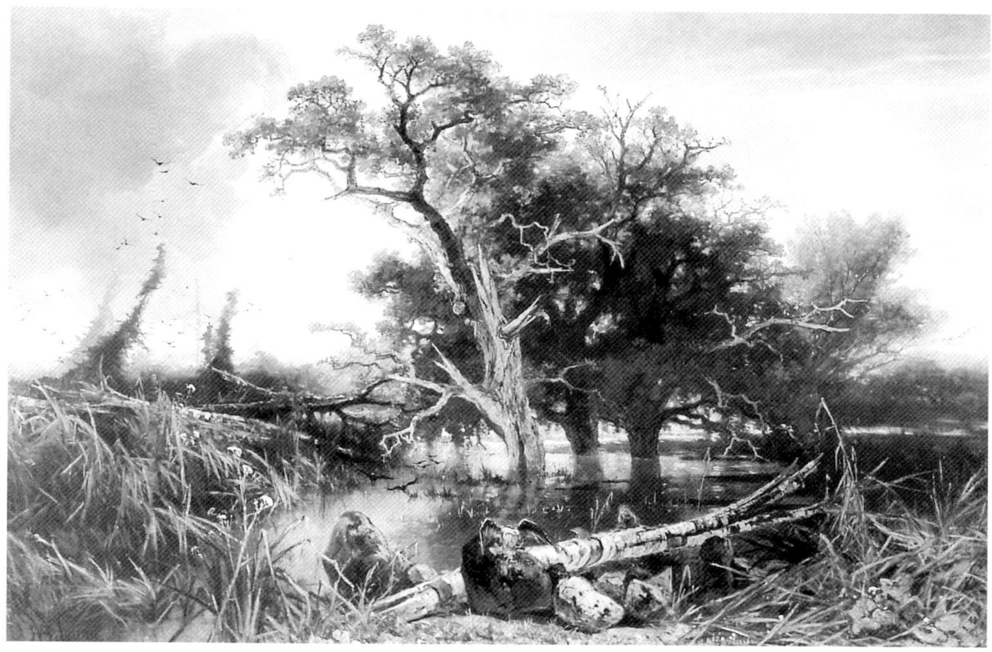

Abb. 16
Johannes Warnardus Bilders (1811-1890), *Niederländische Wildnis*, um 1864; Leinwand, 95 x 170 cm; Arti et Amicitiae, Amsterdam.

chen Nachbarn orientierten als an denen Frankreichs. Es stellt sich dann heraus, daß der Übergang von der Romantik Schelfhouts zum Haager Realismus viel mit einer Verlagerung des Einflusses von Deutschland (Romantik und Schule von Düsseldorf) auf Frankreich (Realismus und Schule von Barbizon) zu tun hatte. Weil Frankreich in der späteren Geschichtsschreibung des 19. Jahrhunderts das Bild bestimmte und der deutsche Beitrag bis vor einigen Jahrzehnten stark unterbewertet war, konnten auch nur jene Künstler der ersten Jahrhunderthälfte, die sich an Frankreich orientiert hatten, darunter Wijnand Nuyen*, Charles Rochussen* und Johan Barthold Jongkind*, lange Zeit als einzige ihrer Generation noch mit Anerkennung rechnen.

An der kürzlich aufgetretenen Umbewertung der großen Meister der deutschen Romantik, waren die niederländischen Romantiker jedoch kaum beteiligt. Auch heutzutage fällt die Anerkennung für die Niederländer oft etwas geringer aus, weil man in ihren Schöpfungen eine gewisse spirituelle Dimension vermißt. Auf die universellen Botschaften, die man im Werk von Caspar David Friedrich (Abb. 32a-b und 125) entdeckt, verzichtet man in den im Vergleich dazu unkomplizierten, wenn nicht sogar oberflächlichen Stimmungen, die die Sommer- und Winterlandschaften von Schelfhout und Koekkoek verbreiten, nur ungern. Die Frage ist jedoch, ob wir unseren Romantikern gerecht werden, wenn wir sie an Kriterien messen, die für sie überhaupt nicht relevant waren. Schlossen sie sich auch in dieser Hinsicht nicht schlichtweg ihren Vorgängern des Goldenen Jahrhunderts an?

Es ist in den letzten Jahren viel über die tieferen Bedeutungsschichten spekuliert worden, die angeblich in der holländischen Landschaftsmalerei des 17. Jahrhunderts zu erkennen sind. Insbesondere die Landschaften von Ruisdael scheinen eine solche Deutung herauszufordern, und spätere Jahrhunderte haben darauf auch nicht verzichtet. Diese Suche nach tieferer Bedeutung, wenn nicht sogar einem doppelten Boden, spielt sich im Einflußbereich der erfolgreichen ikonographischen Forschung ab, die schon eher in bezug auf Genrebilder und Porträts in Gang gekommen ist.

[28] De Leeuw 1981/82, S. 28.

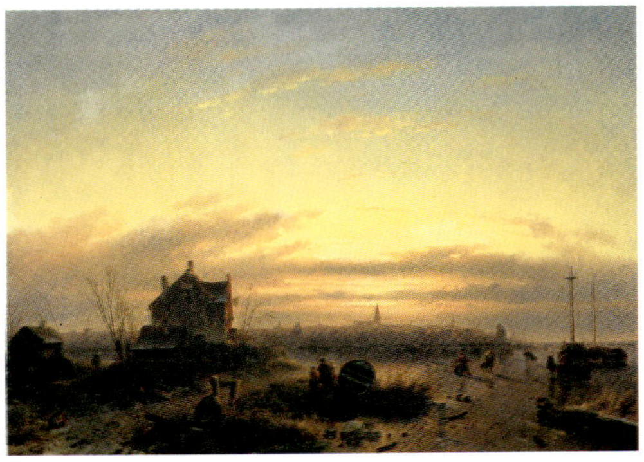

Abb. 17
Charles Henri Joseph Leickert (1816-1907), *Das IJ bei Amsterdam im Winter*, 1850; Leinwand, 81 x 114 cm; Rijksmuseum, Amsterdam.

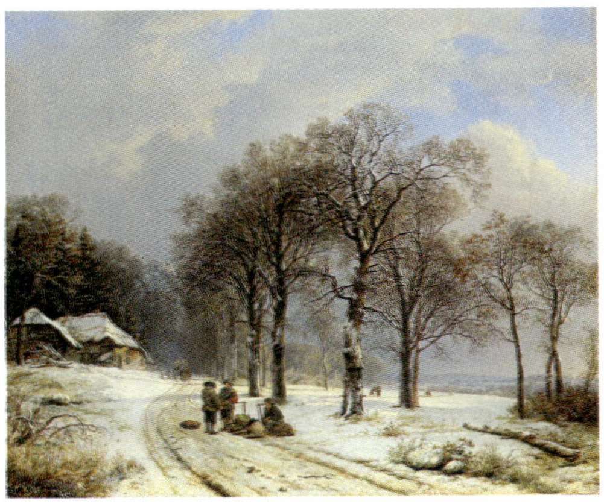

Abb. 18
Barend Cornelis Koekkoek (1803-1862), *Winterlandschaft*, 1838; Leinwand, 62 x 75 cm; Rijksmuseum, Amsterdam.

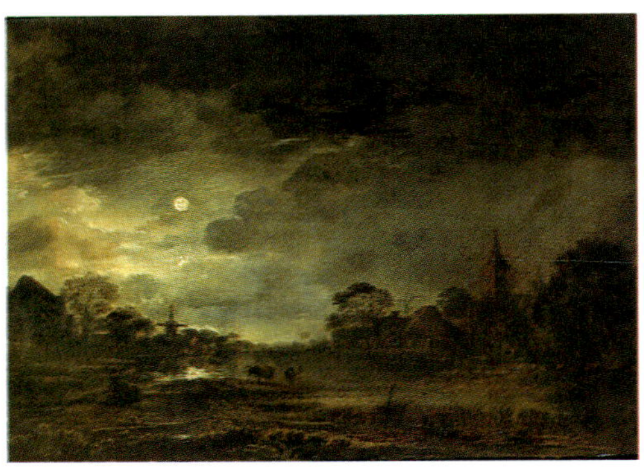

Abb. 19
Aert van der Neer (1603/04-1677), *Landschaft bei Mondlicht*; Holztafel, 31 x 43 cm; Rijksmuseum, Amsterdam.

WINTERLANDSCHAFTEN

Nachdem die Winterlandschaft mit Künstlern wie Schweickhardt* und van Strij* wieder einen leichten Aufschwung erlebt hatte, gelangte sie im zweiten Viertel des 19. Jahrhunderts zu beispielloser Popularität. Wie bedrohend die Winter auch im 19. Jahrhundert noch für die Landbevölkerung sein konnten, zeigen uns einige Seiten von C.E. van Koetsvelds Buch *Schetsen uit de pastorie te Mastland* (Skizzen aus der Pfarrei in Mastland, 1843). Im Kapitel „Der Winter draußen" beschreibt der Autor, wie die Bauernbevölkerung den Wintervorrat anlegt, und vergleicht dies mit *dem Verproviantieren eines Schiffs, das vier oder fünf Monate lang nichts als den Himmel über und das Meer unter sich zu erwarten hat.*[29] Erst in der Isolation des Landlebens begreift man, was die schlimmste Plage im Winter ist: *nicht Kälte, sondern Mangel, Hunger, durch den das Vieh auf der zugefrorenen Weide und der Mensch auf dem abgemähten Acker stürbe, ohne die allgegenwärtige Sorge von Ihm, der die Ameisen lehrt, ihren Vorrat aufzufüllen und die Bienen, ihre Waben zu füllen.*[30]

Der Prediger van Koetsveld hatte jedoch auch ein Auge für die schönen Naturszenen des Winters: *Wie herrlich und prachtvoll bedeckt das* [Schnee-] *Kleid die Felder und schmückt dieses Gewand die Bäume; wie mit einem hellen Laken, über das Diamantsplitter gestreut wurden, sind die Weiden und Äcker bekleidet; und wie der Schwan mit seinen Flügeln schlägt, so schütteln die Bäume ihre Zweige.*[31] Die kristalline Klarheit dieser Passage kennzeichnet auch manche gemalte Wiedergabe des Winters in der romantischen Periode. Auch Nicolaas Beets' *Camera Obscura*, das unübertroffene Sittengemälde der damaligen Niederlande von 1839, hat ein Kapitel mit dem Titel „Im Winter draußen". In einer lebendigen Beschreibung des Vergnügens auf den zugefrorenen Flüssen bei einer großen Stadt erkennen wir mühelos die Welt Schelfhouts und Leickerts (Abb. 17) und auch noch die der Stiche von la Fargue* von ungefähr fünfundsiebzig Jahren zuvor, wo man *auf dem Eis spazierengeht, fährt, trabt, Schlagball spielt, Schnaps trinkt und sogar heizt, wo sich alle Stände demselben Vergnügen hingeben.*[32]

Obwohl Koekkoek sich am ehesten in der Geschlossenheit einer Waldlandschaft heimisch fühlte, beherrschte er die Szenen auf dem Eis ebensogut (Abb. 18). Der „Prinz der Landschaftsmaler" brillierte übrigens vor allem mit der Wiedergabe der Weichheit des Schnees und der beeindruckenden Pracht alter Eichen, die anstatt ihrer Blätterkrone jetzt die Schneelast tragen. Sein belgischer Schüler Felix Bovie hat uns überliefert, wie sein Meister Eis zu malen pflegte: *Koekkoek beginnt mit dem Auftragen der Farbe auf die Leinwand in einem gleichmäßigen Ton: Karminrot, Meerblau und dann, nachdem er diese fertig gemacht hat, bestimmt er den Farbton, den er dem Eis geben will* [...]. *danach bringt er die Details des Schnees an, die Spuren, die die Schlittschuhläufer hinterlassen haben, die Sprünge im Eis, die Zweige der Bäume, die Steine: danach folgen die Reflektionen der Figuren, Häuser, Bäume u.ä. Auch situierte man oft große Eisblöcke in den Vordergrund und in der Nähe eine Wake, aus der man Wasser schöpfen konnte.*[33] Das Ganze klingt wie eine Anleitung, und genauso faßten die zahlreichen Koekoek-Schüler in Kleve es auch auf.

Nur vereinzelt gelang es einem Schüler, sich vom Einfluß seines Lehrmeisters zu befreien und das Genre in einer etwas persönlicheren Form zu gestalten. Wijnand Nuyen und der bereits erwähnte Jongkind verdankten ihre eigenständige Arbeitsmethode außerdem ihrer Lehrzeit in Frankreich bei dem Maler Isabey. In seiner lockeren brillanten Malweise läßt Jongkind seine niederländischen Kollegen weit hinter sich. Seine „effets de neige" wurden von seinen französichen Kunstbrüdern sehr bewundert und haben hauptsächlich für Impressionisten wie Sisley, Pissarro und Monet viel bedeutet.

NACHTSTÜCKE

Im Goldenen Jahrhundert war van der Neer (Abb. 19) der anerkannte Spezialist im Genre der Landschaft bei nächtlicher Beleuchtung, wobei der Mondschein auf eine raffinierte Art und Weise in einer wasserreichen Polderlandschaft oder von spiegelglattem Eis reflektiert wurde.

Im 19. Jahrhundert, als man mit Nostalgie auf jene ruhmreiche Zeit zurückblickte, traten auch wieder neue Spezialisten im Genre des Nachtstücks auf. Sogar deutsche und skandanavische Künstler machten sich auf dem Markt gegenseitig Konkurrenz mit Rheinlandschaften und Ansichten der Fjorde bei Mondschein.

Die Künstler der romantischen Landschaft konnten sich in den meisten Fällen nicht so richtig von den großen Vorbildern des 17. Jahrhunderts lösen, wenn sie ihre Vorgänger nicht schon regelrecht kopierten. Lieber noch als die pechschwarze Nacht malten die Meister der romantischen Generation die Landschaft im Morgennebel oder in der Abenddämmerung. Andreas Schelfhout und Charles Leickert (Abb. 17) erforschten in ihren Landschaften die Nuancen des Abendhimmels und der rosaroten Morgendämmerung. Auch Louwrens Hanedoes (Abb. 117) war ein Spezialist des Genres; Koekkoek tauchte seine Schneeansichten eben-

[29] Van Koetsveld 1843, S. 67.
[30] Ebenda, S. 68.
[31] Ebenda, S. 70.
[32] De Leeuw 1984, S. 19
[33] Zum französischen Originaltext siehe de Leeuw 1981/82, S. 129f.

falls gerne in ein warmes rotes Abendlicht.[34] Tavenraat wiederum scheute in einer Reihe köstlicher Bilder, auf denen sich die Silhouette der röhrenden Hirsche gegen rotglühende Berglandschaften am Abend abhebt, nicht vor dem extremen Effekt zurück (Abb. 20).

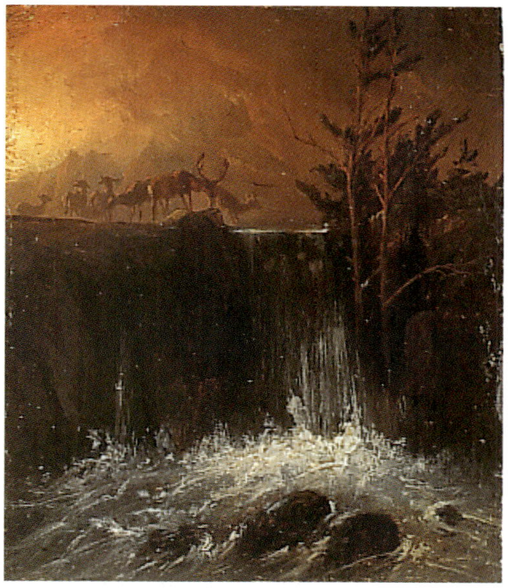

Abb. 20
Johannes Tavenraat (1809-1881), *Hirsche bei einem Wasserfall*; Holztafel, 12 x 35 cm; Museum Haus Koekkoek, Kleve.

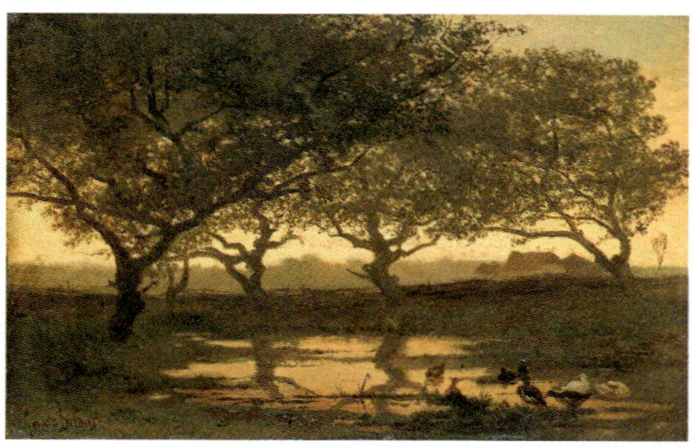

Abb. 21
Albertus Gerardus Bilders (1838-1865), *Weide mit Regenpfützen bei Sonnenuntergang*, 1862; Holztafel, 22 x 35 cm; Rijksmuseum, Amsterdam.

Gerard Bilders distanzierte sich in einem seiner Briefe an seinen Mäzen Johannes Kneppelhout übrigens nachdrücklich von den seiner Ansicht nach zu Schablonen gewordenen Abendstimmungen der romantischen Generation. So schrieb er am 6. Juni 1862 über Cornelis Lieste (1817-1861): *Seine Abendstücke sind für mich lediglich blasse Abdrücke von faden Eindrücken. Er vermochte weder das ernste Ruhige, noch das glühend Leidenschaftliche der Abendstunde auszudrücken, noch die Stimmung, die gläubig und besser macht und [...] unerklärliche Sehnsüchte hervorruft.*[35] Das Abendlicht behielt für Bilders jedoch seine Faszination. Am 26. Mai 1862 notierte er in seinem Tagebuch: *Ich habe zur Zeit allerlei Abendgedanken und mache Gemälde mit Landschaften, die sich wie eine Silhouette gegen Kadmiumluft abzeichnen* (Abb. 21).[36]

Das Dilemma, daß die Nacht das Malen im Freien nicht erlaubt und der Nachtmaler also in der Hauptsache auf das Arbeiten aus dem Gedächtnis sowie das Neugestalten eines Eindrucks angewiesen ist, hatte Bilders vier Jahre zuvor schon einmal treffend in bezug auf einen magischen Septemberabend in der Schweiz im Jahr 1858 in Worte gefaßt: *Es war wieder herrlich kühl; der Mond kam kurz zum Vorschein, und die Felsen erschienen viel größer als sie in Wirklichkeit waren. Manche hatten wunderlich seltsame Formen und wäre es möglich gewesen, dann hätte man sicher Studien bei Mondschein gemalt, denn die Linien und breiten Schatten waren hinreißend und alles war großartig und beeindruckend schön. Die Berge waren silbrig beleuchtet und hoben sich vorzüglich gegen das geheimnisvolle Blau der Luft ab, jenes Blau bei Mondlicht, was einen solchen unbestimmten, tiefen Ton hat und eigentlich gar kein Blau ist.*[37]

Aert van der Neer hatte inzwischen einen virtuosen Nachfolger in der Person von Johan Barthold Jongkind gefunden. Wie sein ihm ebenbürtiger Kollege des 17. Jahrhunderts produzierte Jongkind sowohl Mondscheine als auch auch Szenen auf dem Eis. Dabei handelte es sich um Bildgattungen, die vom Malerischen aus betrachtet offenbar auf einer Linie lagen, und denen

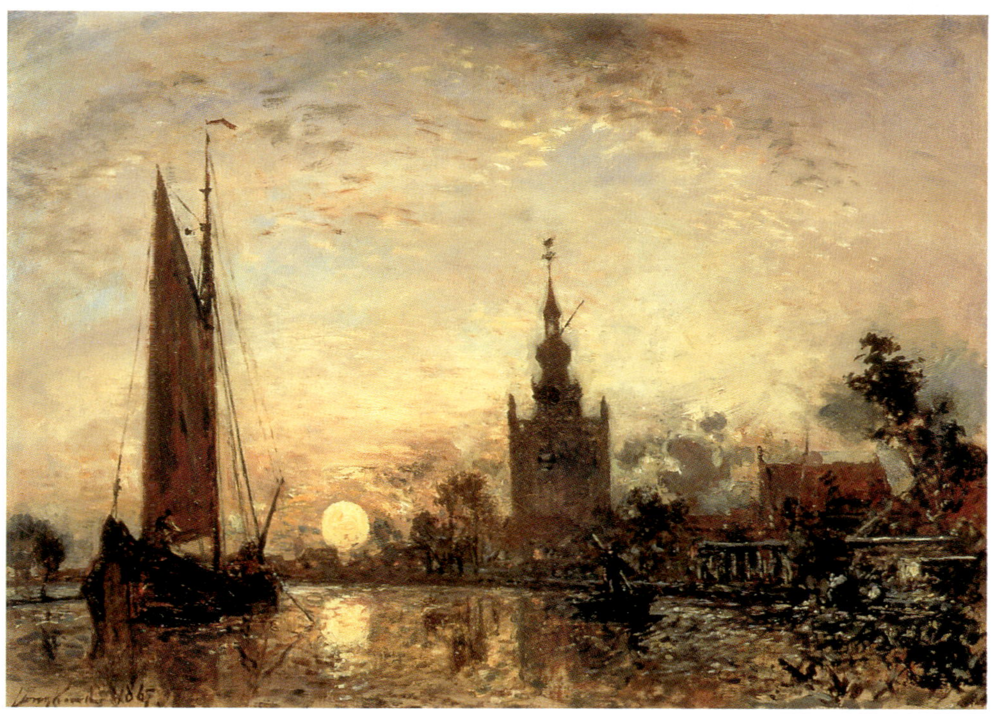

Abb. 22
Johan Barthold Jongkind (1819-1891), *Blick auf Overschie bei Mondlicht*, 1872; Leinwand, 34 x 47 cm; Museum Boijmans Van Beuningen (Stiftung Willem van der Vorm), Rotterdam.

er durch die erfrischend impressionistische Annäherung an seine Motive wieder neues Leben einhauchte. Obwohl Jongkind den größten Teil seiner Laufbahn in Frankreich lebte und für den französischen Markt arbeitete, blieb er diesem urholländischen Genre immer treu und nahm die Silhouette des Turms in Overschie, einem Dorf bei Rotterdam, vielfach als Bildmotiv (Abb. 22).

WALDLANDSCHAFT

Neben Winterlandschaft und Nachtstück bildete die Waldlandschaft ein mit der Romantik assoziiertes Genre par excellence. Als Thema wurden Waldlandschaften auch im 18. Jahrhun-

[34] Zu Hanedoes siehe Langelaan u. Augustijn 1997.
[35] Brief Gerard Bilders an Johannes Kneppelhout, d.d. 6. Juni 1862; Bilders 1876, Bd. 1, S. 242
[36] Tagebucheintrag, d.d. 26. Mai 1862; Bilders 1876, Bd. 2, S. 89.
[37] Tagebucheintrag, September 1858; Bilders 1876, Bd. 2, S. 13.

dert nicht vernachlässigt. In der Tapetenmalerei waren üppige Baumpartien sogar eher die Regel als die Ausnahme, auch wenn die Landschaften oft einen parkähnlichen Charakter haben. Obwohl er also viele Vorgänger hatte, gilt Barend Cornelis Koekkoek* hierzulande als der unangefochtene Meister der Waldlandschaft. Den größten Teil seines Lebens verbrachte er in Kleve, wo er einen beinahe schon fürstlich zu nennenden Haushalt führte. Nur vereinzelt arbeiteten Schüler in seinem Stil, unter denen Klombeck, Dawaille, Cremer (Abb. 103) und M.A. Koekkoek die wichtigsten waren.

In der Ausschmückung knüpfen Koekkoek und seine Schule an die eleganten pastoralen Figuren der Bilder von Berchem und Dujardin an, soweit sie ihnen nicht direkt entnommen sind. Die Wetterlage, ein Gewitterschauer oder Schneefall, bestimmen die emotionale Wirkung der Landschaft. In diesen Wäldern werden wir niemals, wie zum Beispiel bei dem Österreicher Friedrich Gauermann, plötzlich mit dem Angriff eines Wolfes oder einem furchterregend schnaubendem Wildschwein konfrontiert. Ebensowenig ertappen wir dort jemals einen anmutig grasenden Hirsch. Nur ein Außenseiter wie Johannes Tavenraat* fühlte diese Affinität und präsentiert uns auf seinen kleinen Tafeln Hirsche in einem verschneiten Waldinterieur oder einen schlafenden Fuchs im Unterholz.

In den Waldlandschaften des alten Bilders sehen wir, wie die Formen und der Pinselstrich lockerer werden (Abb. 16). Die Liebe zu Ruisdael ist unverkennbar – eine Liebe, die er offenbar auf seinen Sohn übertragen hat. Wieder ist es Gerard, der kernig in Worte faßt, warum sich seine Zeitgenossen zu Ruisdael hingezogen fühlten. Unter dem Einfluß Goethes sah er in Ruisdael den Dichter. Das Betrachten eines „kleinen" Ruisdaels im Museum Van der Hoop in Amsterdam führte zu einem überschwenglichen Bekenntnis: *Ruysdael ist für mich der wahre Mann der Poesie, der wahrhaftige Dichter. Es gibt eine Welt von betrübten, ernsten, schönen Gedanken in seinen Gemälden. Sie haben eine Seele und eine Stimme, die tief, traurig, vornehm klingt. Sie verkünden wehmütige Geschichten, sprechen von düsteren Dingen, zeugen von einem traurigen Gemüt. Ich sehe ihn in sich selbst gekehrt umherirren, das Herz offen für die Schönheit der Natur, in Übereinstimmung mit seinem Gemüt, an den Ufern dieses dunklen, grauen Stroms, der über das Riet prasselt und rauscht. Und die Lüfte! Sie vor allem sprechen die Gedanken des Malers aus. In den Lüften ist man völlig frei, ungebunden, ganz sich selbst. Ruysdael, der immer denselben Geist atmet, der immer im selben poetischen Ton gemalt und gedacht hat – welch ein Genie ist er! Er ist mein Ideal und beinahe etwas Vollkommenes.*[38] Es war also auch eine passende Wahl des Amsterdamer Sammlers Jacob de Vos, Gerard Bilders in der Historischen Galerie das Ruisdael gewidmete Bild malen zu lassen (Abb. 23).

Auch einige andere Maler der ersten Generation der Haager Schule wie Willem Roelofs* haben ihre Laufbahn noch mit Waldansichten angefangen, und Anton Mauve* schmückte noch eine Waldansicht von Paul Gabriël*, der kurze Zeit Koekkoeks Schüler gewesen war, mit Tieren aus. Sogar der junge Mesdag (1831-1915) bildete sich anfangs in der Waldansicht aus, und für seine Frau Sientje Mesdag-van Houten (1834-1909) verlor dieses Thema nie seine Wichtigkeit.

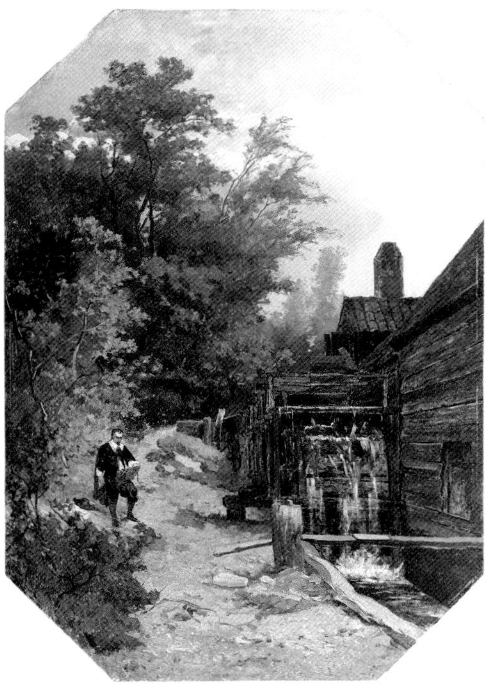

Abb. 23
Albertus Gerardus Bilders (1838-1865), *Jacob van Ruisdael, eine Wassermühle skizzierend*, 1864; Leinwand, 86,6 x 61,5 cm; Rijksmuseum, Amsterdam.

IM AUSLAND

Bevor wir die Generation der niederländischen Romantiker hinter uns lassen und uns der Landschaftsmalerei der zweiten Hälfte des 19. Jahrhunderts zuwenden, als sich die Haager Schule zum wahren Erben von Hollands Goldenem Jahrhundert aufwirft, ist es angemessen, dem Ausland etwas Aufmerksamkeit zu schenken. In der Periode der Romantik hatten unsere Landschaftsmaler die Konkurrenz aus dem Ausland am meisten zu fürchten. Erst gegen Ende des Jahrhunderts kann die niederländische Landschaft mit dem überwältigenden Erfolg der Haager Schule wieder ihre Vorrangstellung erobern.

Wie bereits dargelegt, malten niederländische Künstler nur selten außerhalb der Landesgrenzen, von einigen Gruppen Italienreisender abgesehen. Auch darin folgten unsere Künstler dem Beispiel des 17. Jahrhunderts. Gerard Brom zitiert in seinem noch immer sehr lesenswerten Buch *Hollandse schilders en schrijvers in de vorige eeuw* (Holländische Maler und Schriftsteller im letzten Jahrhundert) von 1927, daß bereits Potgieter den Ruisdaels vorwarf, *niemals die indische oder amerikanische Natur zu Ehren unserer Seehelden, die doch überall auf der Welt zu Hause waren, wiedergegeben zu haben: Schaut man sich in diesen Sälen um, dann wird einem bewußt: weder der Reichtum des Westens noch die Glut des Osten lachen einen an oder betören unsere Sinne. Keine unberührten Wälder der Neuen Welt, einer jungfräulichen Natur; keine morgenländische Morgenstunde, lauter Feuer und Flamme.*[39] Nachdem Dirk Valkenburg zu Beginn des 18. Jahrhunderts noch einige charakte-

[38] Tagebucheintrag, d.d. 24. März 1860; Bilders 1876, Bd. 2, S. 51.

[39] Brom 1927, S. 6. Zu niederländischen Künstlern, die in Niederländisch-Ostindien arbeiteten, siehe de Loos-Haaxman 1968 und Terwen-de Loos 1972. Siehe auch de Leeuw 1985, S. 10-37.

ristische Gemälde von Surinam angefertigt hatte (Abb. 24), blieb es in den nächsten zwei Jahrhunderten still auf diesem Gebiet. Mit dem talentierten farbenfreudigen einheimischen Maler Raden Saleh als einziger nennenswerter Ausnahme, ließen unsere Maler die Chance ungenutzt, unser koloniales Weltreich im künstlerischen Sinn auszubeuten. Erst um die Wende vom 19. zum 20. Jahrhundert schenkten einige bildende Künstler von Niveau – Toorop*, Bauer*, Nieuwenkamp (1874-1950) und Witsen* – Potgieters Aufruf Gehör, die Schönheit der Gebiete in Übersee bildlich darzustellen.

Der durchschnittliche niederländische Maler blieb eigentlich das ganze 19. Jahrhundert hindurch seiner Heimat verbunden und begnügte sich, was die exotische Landschaft anbelangte, in der Regel mit einem Ausflug an den Rhein. Wiederum war es Ruisdael, der mit seinen Darstellungen des Schlosses Bentheim bereits den Ton im Genre Rheinlandschaft angab, aber insbesondere in den atmosphärischen Landschaften von Herman Saftleven begegnet man schon allen Ingredienzen dessen, was später als Rheinromantik bezeichnet werden sollte. Noch bis ins späte 18. Jahrhundert bedienten aufeinanderfolgende Generationen der Familie Griffier unverdrossen einen unersättlichen Markt mit Saftlevens Konzept. Gerard van Nijmegen* hauchte dem Genre am Ende des 18. Jahrhunderts wieder neues Leben ein, aber erst in den dreißiger und vierziger Jahren des 19. Jahrhunderts tritt die romantische Glut zutage, in die die Rheinlandschaft noch Jahrzehnte lang getaucht werden sollte. Zwischen 1830 und 1860 bildete Johann Wilhelm Schirmer in Düsseldorf zwei Generationen Landschaftsmaler aus, deren Werk man auch auf Ausstellungen in den Niederlanden kaufen konnte.[40] So kaufte der Sammler Carel Joseph Fodor zum Beispiel auf der Amsterdamer Ausstellung lebender Meister 1852 eine grandiose Ansicht des Vierwaldstädter Sees von Schirmers Schüler Lindlar, während der Rotterdamer van Rijckevorsel ein „Wetterhorn" desselben Künstlers erwarb. Auch Georg Saal, von dem das Rijksmuseum ein Waldinterieur mit Hirsch besitzt (Abb. 105), war ein Schüler von Schirmer. Von den Niederländern, die am Rhein arbeiteten, schließt sich Tavenraat, was die Landschaftsgestaltung betrifft, am meisten seinen deutschen Kollegen an. Noch 1861 unternahmen Jacob und Matthijs Maris als beginnende Künstler eine traditionelle Künstlerreise den Rhein entlang.[41]

Wie Hans Kraan schon in verschiedenen Artikeln nachgewiesen hat, war die holländische Landschaft keinesfalls einheimischen Künstlern vorbehalten. In allen kulturellen Hauptstädten Europas gab es wahrscheinlich Künstler mit holländischen Motiven in ihrem Repertoire. So hatten Koekkoek und seine Schule hier zwei ausländische Ruisdael-Epigonen als einzige ernstzunehmende Konkurrenten, und zwar den Düsseldorfer Andreas Achenbach und den zeitweise in Frankreich arbeitenden Schweizer Alexandre Calame (Abb. 25). Achenbach stellte seit 1854 in unserem Land, wo er auch des öfteren arbeitete, aus. Anfangs fühlte er sich von der Nordseeküste angezogen, aber später fertigte er auch immer mehr Landschaften an, auf denen Hobbemas Einfluß deutlich zutage tritt. Von seinen Ruisdael-Nachahmungen, zumeist wilde Berglandschaften in Skandinavien, befanden sich im vorigen Jahrhundert mindestens zwei Dutzend Werke in niederländischen Sammlungen. Calames Landschaften waren etwas wilder und fast ausnahmslos mit Wasserfällen à la Ruisdael ausgestattet, die sich über felsigen Grund ihren Weg zu den Flüssen bahnen. Bei der ersten Arbeit Calames, die hier Aufmerksamkeit erregte, handelte es sich um eine Landschaft, die 1845 von Adriaen van der Hoop angekauft wurde und sich heute im Rijksmuseum befindet. Auch König Wilhelm II. hatte Bergansichten von Calame in seiner Sammlung, und über den Sammler W.C.A. von Weckerlin, Sekretär und Berater von Königin Sophie, gab der Amsterdamer Sammler Fodor 1857 den Auftrag zu *Bergfluß in den Alpen*. Über 50 seiner Werke werden auf Ausstellungen und in Versteigerungskatalogen aus der Zeit vor 1900 erwähnt. Fast alle tonangebenden Sammler besaßen eine Arbeit von Calame.[42] Nach den achtziger Jahren sank Calames Stern allerdings wieder, und in der Sammlung Mesdag war sein Werk schon nicht mehr vertreten.

Der schon so oft zitierte Gerard Bilders arbeitete selbst zweimal in den Schweizer Bergen, 1858 und 1851; diesen Aufenthalten verdanken wir einige Bilder mit Kühen und Alpenweiden. Er behauptete übrigens selbst in einem Brief an Kneppelhout vom 22. Juni 1860: *Es sind vor allem die holländischen Landschaften, die man hierzulande am liebsten sieht. Bei Bergen rümpfen die Holländer ihre Nase. Die Menschen wollen gerne viel von der Ferne sehen. Insofern glaube ich, daß die eine oder andere Sandwüste keine schlechte Spekulation wäre.* Er fügte hinzu: *Fremde Maler haben die Freiheit, alles zu tun, was ihnen gefällt.*[43]

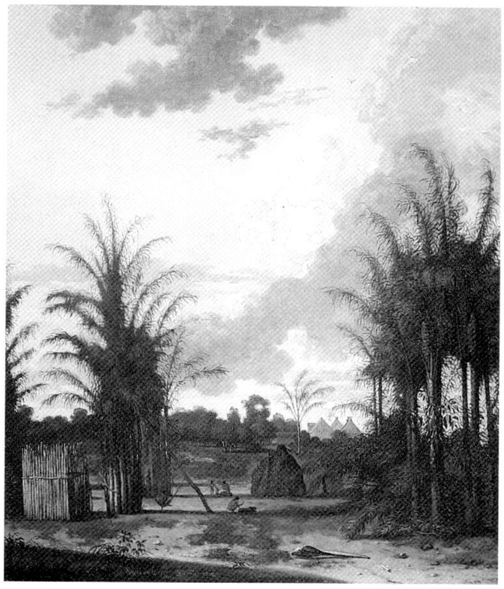

Abb. 24
Dirk Valkenburg (1675-1721), *Plantage in Surinam*, 1707; Leinwand, 52,5 x 45,5 cm; Rijksmuseum, Amsterdam.

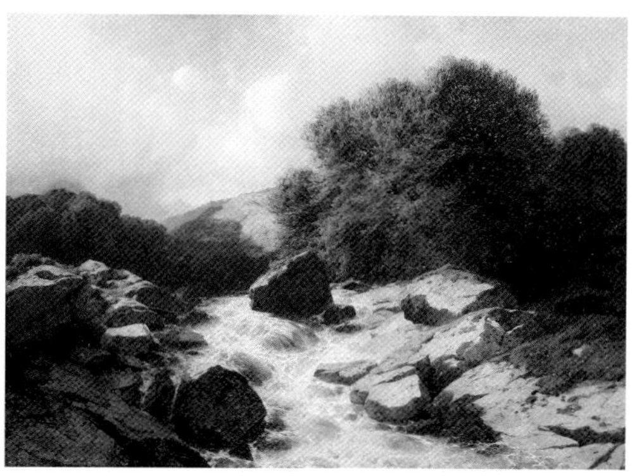

Abb. 25
Alexandre Calame (1810-1864), *Bergfluß in den Alpen*; Leinwand, 70,5 x 95 cm; Amsterdams Historisch Museum, Amsterdam.

[40] Mai u.a. 1979, S. 144-146.
[41] De Leeuw, Sillevis u. Dumas 1983, S. 60, 201, 218. Auf einer Rheinreise besuchten die Brüder Maris in Köln eine große Ausstellung deutscher Kunst, die insbesondere auf Matthijs Maris großen Eindruck machte.
[42] Außer in den bereits erwähnten Sammlungen befinden sich Werke von Calame in den Sammlungen von König Wilhelm III., J.H. van Eeghen, Hoevenaar van Geldorp, Heus de Nijenrode, Hooft van Woudenberg van Geerestein, de Kat, Lantheer, Schneiders van Greiffenwerth, Fop Smit, Suermondt, Rooijaards van den Ham, Tutein Nolthenius, Verhegge, Volcker, de Vos, de Vries, van Walcheren van Wadenoyen, Wesseling und ter Westen. Zu einigen dieser Sammler siehe de Leeuw 1995, insbesondere S. 34-49.
[43] Brief Gerard Bilders' an Johannes Kneppelhout, d.d. 22. Juni 1858; Bilders 1876, Bd. 1, S. 54.

Weil sich niederländische Maler in der Regel tatsächlich nicht an das echte Hochgebirge wagten, blieb der Markt für diese Art Darstellungen fest in der Hand von Ausländern. Ein heute kaum noch bekannter, aber in den fünfziger und sechziger Jahren regelmäßiger Teilnehmer an den Ausstellungen lebender Meister, war Karl Girardet. Er brachte Landschaften mit Tieren mit, oftmals Ansichten vom Lago Maggiore und den Schweizer Seen. Er erreichte seine Käufer in späteren Jahren über den Kunsthandel Goupil in Den Haag, der ein Dutzend seiner Landschaften in unserem Land absetzte. Im selben Genre arbeiteten Vater und Sohn Kuwasseg, in deren Repertoire sich sowohl Südtiroler Bergseen als auch norwegische Fjorde befanden. Daneben zeugt Gerard Bilders in seinen Briefen von einem tiefen Gefühl *für die blauen Berge und die Gletscher, die in der Abendsonne glühen*, aber seine spärlichen Eindrücke von Schweizer Bergweiden gehören nicht zu seinen inspirierten Arbeiten, und an anderer Stelle lesen wir, wo seine wirkliche Leidenschaft liegt, als er sich mit Hingabe *den blonden Weiden und dem blonden Riet widmet, den klaren Seen, in denen sich der Himmel spiegelt und diese Gewässer nicht mit dem dunklen Blau der Schweizer Seen färbt, sondern mit der feinen, tiefen, grauen Farbe, die unserem Vaterland zu eigen ist.*[44] Berglandschaften nehmen des weiteren noch einen Platz im Œuvre von Johannes Tavenraat, Remy van Haanen (1812-1894) und Louwrens Hanedoes (Abb. 117) ein, die alle längere Zeit im Ausland arbeiteten. In niederländischem Staatsbesitz befindet sich eine als norwegisch bezeichnete Landschaft von Gerards Vater, ob er aber den hohen Norden selbst besuchte, ist nicht bekannt. Wohl aber reiste er 1830 und 1844 den Rhein entlang, und es ist deshalb wahrscheinlich, daß er das Gemälde, das typologisch stark an den Stil von Allart van Everdingen anknüpft, auch dort anfertigte. Die Reise, die Willem Maris❦ 1871 nach Norwegen unternahm, hat keine nennenswerten Spuren in seinem Werk hinterlassen. Ein Anführer der Düsseldorfer Schule, der von Ursprung norwegische Maler Hans Fredrik Gude (1825-1903), und dessen in Düsseldorf ausgebildeten Schüler wie der Norweger Sophus Jacobson und der Schwede Axel Nordgren überspülten den Kontinent und auch die Niederlande mit

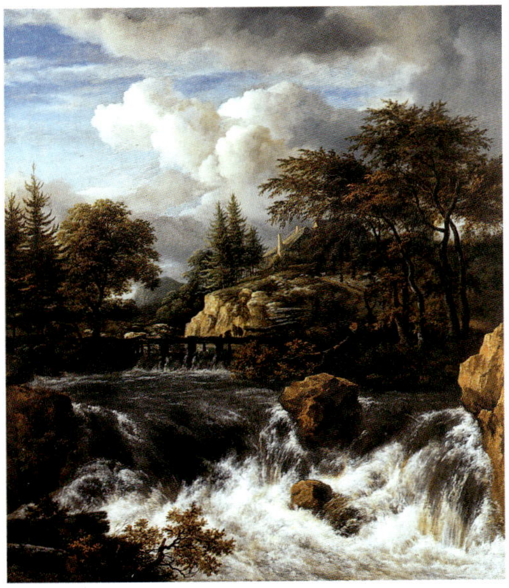

Abb. 26
Jacob van Ruisdael (1628/29-1682), *Wasserfall in einer bergigen Landschaft*, um 1665; Leinwand, 98,5 x 85 cm; National Gallery, London.

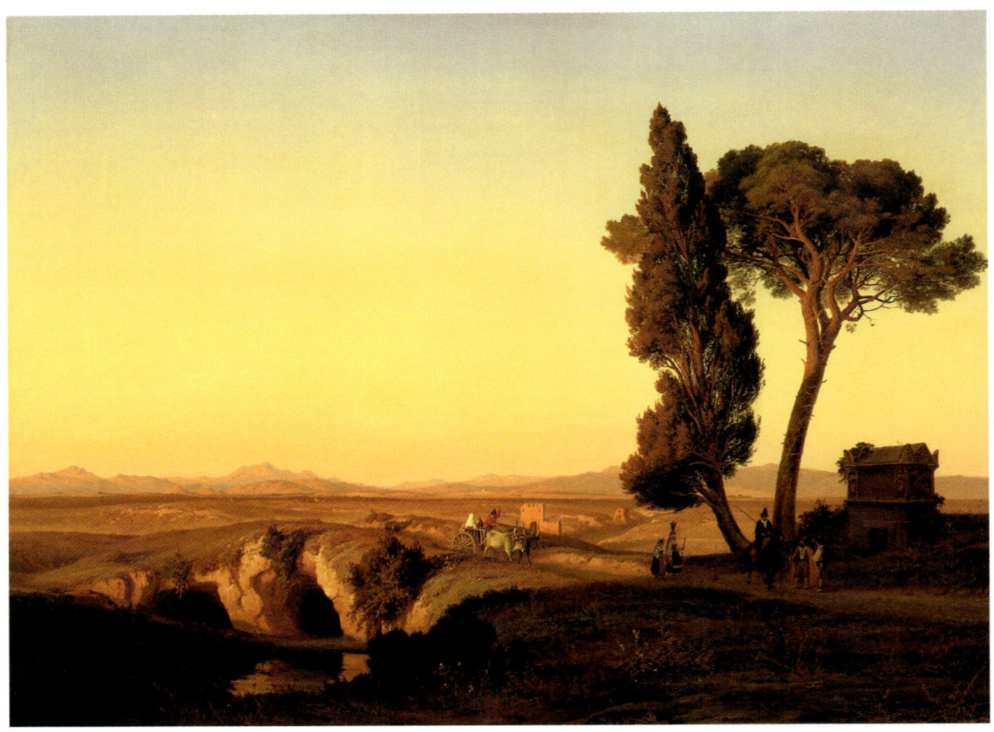

Abb. 27
Pierre Louis Dubourcq (1815-1873), *Landschaft in der Umgebung von Rom*, um 1845; Leinwand, 74,8 x 99,7 cm; Amsterdams Historisch Museum, Amsterdam.

ihren imposanten naturalistischen Impressionen von Fjorden und Wasserfällen oder Szenen im Harz und im Schwarzwald.[45]

Die Landschaft Spaniens sollte erst am Ende des Jahrhunderts bei den Malern beliebt werden, aber Italien war während des ganzen Jahrhunderts Ziel eines ständigen Ansturms von Malern. Grandjeans Abreise nach Italien im Juni 1779, auf Kosten zweier vermögender Kunstliebhaber, bedeutete die Wiederaufnahme einer niederländischen Tradition, die lange Zeit unterbrochen gewesen war. Seitdem stand Italien wieder auf der künstlerischen Agenda. Vereinzelt wurde die Tradition der Italienreisen – beispielsweise von Otto van Bylandt oder Dubourcq❦ (Abb. 27) – Mitte des 19. Jahrhunderts noch fortgesetzt.

[44] Tagebucheintrag von Gerard Bilders, d.d. 15. Mai 1860; Bilders 1876, Bd. 2, S. 63.
[45] J.W. Bilders' ehrgeizige „Norwegische" Landschaft ist 107 x 151 cm groß und befindet sich in der Sammlung des Instituut Collectie Nederland, siehe Kat. Rijksdienst *Beeldende Kunst. An Illustrated Summary Catalogue*, Zwolle / Den Haag 1992, Kat. Nr. 191. Van Walchren van Wadenoyen und Hooft van Woudenberg van Geerestein hatten skandanavische Landschaften von Gude in ihren Sammlungen. Zu Gude und seiner Schule siehe Mai u.a. 1979, S. 146.

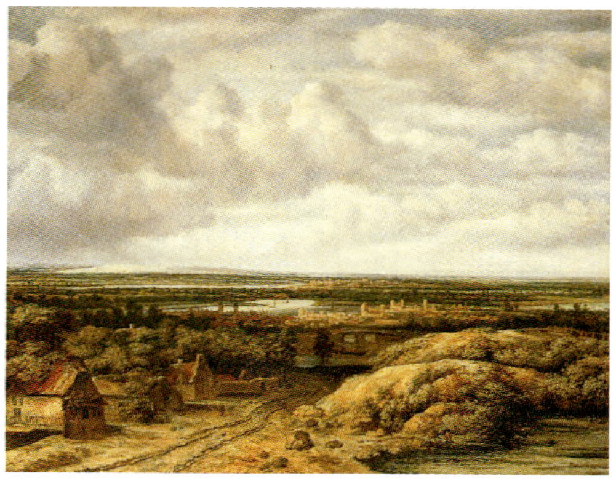

Abb. 28
Philips Koninck (1619-1688), *Panorama mit Hütten an einem Weg*, 1655; Leinwand, 133 x 167,5 cm; Rijksmuseum, Amsterdam.

Abb. 29
Vincent Willem van Gogh (1853-1890), *Die Ernte*, 1888; Leinwand, 73 x 92 cm; Van Gogh Museum (Vincent van Gogh Stiftung), Amsterdam.

Neben den klassischen Ruinen und Landschaften im Stil des Franzosen Nicolas Poussin (17. Jahrhundert), die im 18. Jahrhunderts und dem neoklassizistischen Beginn des 19. Jahrhunderts beliebt waren, gönnte man unseren Landsleuten in der zweiten Hälfte des vorigen Jahrhunderts auch eine informellere Sicht auf die italienische Landschaft. Venezianische Veduten, norditalienische Seen und Ansichten von der römischen Campagna und der Bucht von Neapel waren dabei die Favoriten. Neben dem direktem Import italienischer Künstler belieferten wiederum zwei Künstler aus Düsseldorf, Oswald Achenbach, der Bruder Andreas Achenbachs, und Franz Richard Unterberger, den Markt für dieses Genre. Jahrzehnte später wurde Félix Ziem der wichtigste Maler von in braunen Nebel gehüllten venezianischen Stadtansichten, die von Barbizon inspiriert waren.

DIE HAAGER SCHULE

Der Übergang von der Romantik zum Realismus der Haager Schule läßt sich anhand von zahlreichen Entwicklungen beschreiben. So mußte die Vorliebe für die von den Spitzen der Dünen aus beobachteten Panorama-Landschaften, die Hügellandschaften in Gelderland sowie

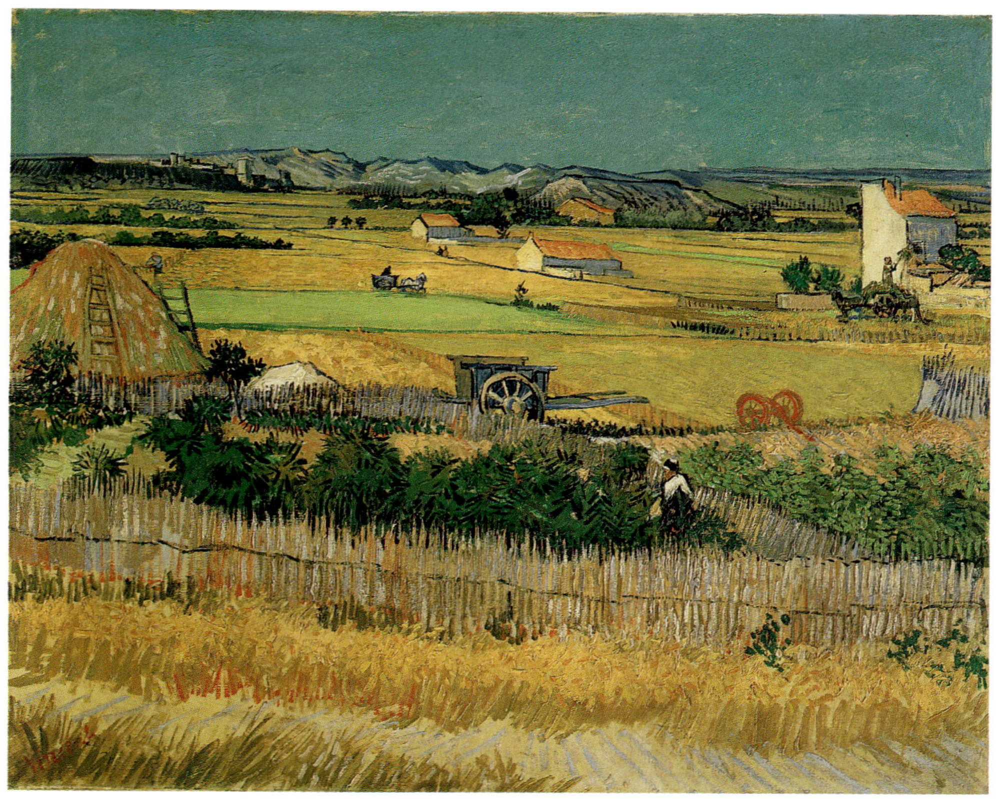

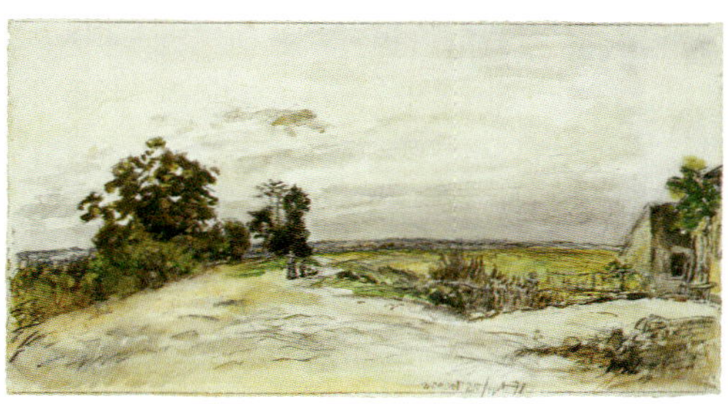

Abb. 30
Johan Barthold Jongkind (1819-1891), *Landschaft bei Nevers*, 1871; Aquarell, 235 x 465 mm; Rijksprentenkabinet, Rijksmuseum, Amsterdam.

die Waldansichten aus Kleve der wiederentdeckten Einfachheit der Polder- und Flußlandschaft weichen. Die Motive, die die Künstler für ihre Landschaften wählen, werden auf Dauer unansehnlicher und bedeutend weniger „malerisch" in der alten Auffassung des Wortes.

Die Wiederentdeckung der Fluß- und Polderlandschaft wird als von ausschlaggebender Bedeutung für die neugefundene Individualität unserer Landschaftstradition erfahren. Sie war ein Wendepunkt im Wiederfinden spezifisch holländischer Qualitäten, auf die unseren Künstlern durch die von Deutschland inspirierte Wälderromantik der Blick versperrt gewesen sein soll.

Dennoch bildete gerade das Werk von Ruisdael, der primär ein Maler der Wälder war, fast ein ganzes Jahrhundert lang die wichtigste Orientierung für die damaligen Künstler. Wir haben gesehen, daß dies sogar für die jüngere Garde galt, die sogenannte zweite Künstlergeneration der Haager Schule, als die Brüder Maris* ihre ersten Proben des Landschaftsmalens in den Wäldern um Oosterbeek gaben, bei denen J.W. Bilders Pate stand (Abb. 16). Auch die Maler von Barbizon, die in vieler Hinsicht Modell für die Haager Schule standen, hatten im Wald von Fontainebleau ihren Beitrag zur Erneuerung der europäischen Landschaftsmalerei geliefert.

Als Gegenstück der beliebten Waldansicht gab es durchaus noch eine andere Tradition, die die Weite der holländischen Landschaft betonte. Philips Konincks Panorama-Landschaften (Abb. 28) des 17. Jahrhunderts bilden das archetypische Vorbild, als dieser Panoramatyp im frühen 19. Jahrhundert mit Schelfhouts Generation wiederauflebt. Bei den Meistern der

Haager Schule sind Jacob Maris* und J.H. Weissenbruch* die neuen Meister des Panoramas. Bei Weissenbruch entwickelt sich das Genre allmählich aus seinen weiten Dünenansichten heraus, während bei Jacob Maris anscheinend vor allem Ruisdaels „Haarlempjes" für Gemälde wie seine *Salatgärten* (Haags Gemeentemuseum) Modell gestanden haben. Vincent van Gogh stellt sich bewußt in dessen Tradition, als er im Sommer von 1888 seine unübertroffene *Erntelandschaft* in der Ebene von La Crau malt (Abb. 29), und er erwähnt diesen Künstler des 19. Jahrhunderts sogar ausdrücklich als seinen Inspirator.[46] Auch die prachtvollen, luftigen und breiten, über zwei Blätter seines Skizzenbuches hinweg gezeichneten Panoramen, wie auch Jongkinds Aquarell der Ebene bei Nevers, stehen in dieser Tradition (Abb. 30).

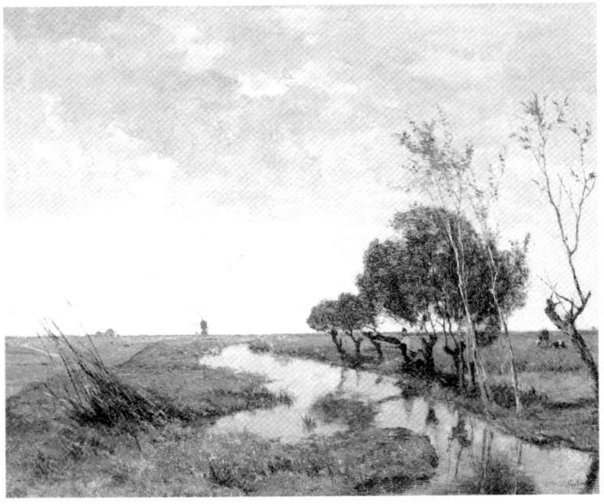

Abb. 31
Paul Joseph Constantin Gabriël (1828-1903), *Ein Wassergraben bei Abcoude*, 1878; Holz, 41 x 50 cm; Rijksmuseum, Amsterdam.

Verlassen wir die Höhen, die für das weite Panorama erforderlich sind, stehen wir plötzlich wie von selbst mitten in der flachen Polderlandschaft, die im wesentlichen als Entdeckung der Haager Schule gelten darf. Wenn wir Willem Maris und Anton Mauve einmal beiseite lassen, weil ihre Polder in erster Linie als Hintergrund für ihre Viehstücke dienen, dann dürfen Willem Roelofs und Paul Gabriël (Abb. 31) als die bedeutendsten Meister des Genres gelten. Während Roelofs die Heide- und Waldlandschaften hinter sich läßt*, erscheinen in den frühen sechziger Jahren ausgedehnte Wasserlandschaften mit einem vereinzelten Bauernhof als Akzent vor dem ebenmäßigen Horizont. Gabriël benutzt in den meisten seiner Werke auch weiterhin ein größeres Element als Repoussoir, um so mehr, da er die Landschaft gerne bei Morgen- oder Abenddämmerung oder im Gegenlicht mit Silhouetten von Mühlen, Booten oder Entenkäfigen wiedergibt.

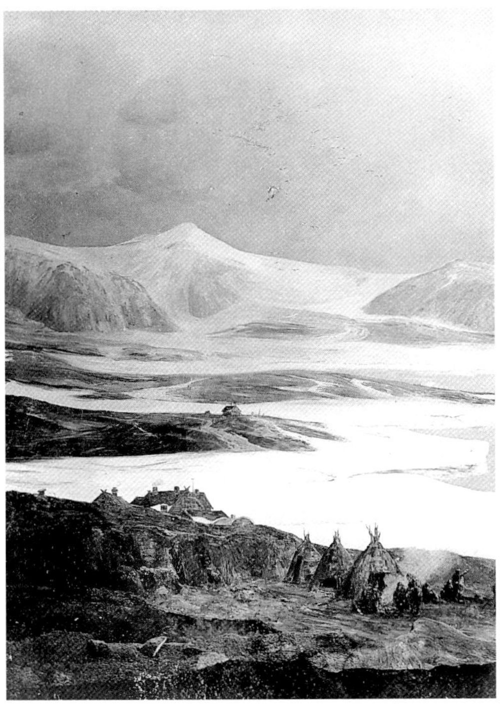

Abb. 32
Gustaaf Oosterhuis (1858-1983), *Fragment des von Louis Apol (1850-1936) gemalten Panoramas Nova Zembla*, 1896; Foto, um 200 x 100 mm; 1896. Koninklijk Huisarchief, Den Haag.

Für viele Künstler dieser Zeit war die sublime Einfachheit der mit wenigen Strichen brauner Tusche skizzierten Landschaftszeichnungen von Rembrandt eine wichtige Inspiration. Bei der Wiederentdeckung der flachen, verträumten Landschaft würde man erwarten, daß die Winterlandschaft auch in den Kreisen der Haager Schule populär wäre. Werden doch die von einer einförmigen Schneedecke bedeckten Formen der Bäume und der Landschaft auf ihre elementarste Form reduziert. Tatsächlich malten die Haager Künstler jedoch nur relativ wenige Winteransichten.

Eine noch von Vincent van Gogh gelobte Winteransicht von Willem Maris, heute im Stedelijk Museum, ist gewiß eine Seltenheit im Œuvre eines Meisters, der sich gerade in der Wiedergabe des Effekts der flimmernden Sommerhitze auf dem Fell seiner Kühe auszeichnete. Willems älterer Bruder Jacob Maris, der chef d'école, beschränkte sich auf einige kraftvolle winterliche Impressionen von Mühlen im Schnee und von der Dordrechter Kirche, allesamt Arbeiten, in denen er an Jacob van Ruisdael, seinem Namensvetter aus dem 17. Jahrhundert, der ihm künstlerisch am nächsten stand, anknüpft. Auch Gabriël hat einige Mühlen im Schnee gemalt, und Mesdag stellte einige Male Fischkutter auf dem winterlichen Scheveninger Strand dar, aber von der Künstlergruppe, die sich nach 1870 als „Haager Schule" manifestierte, hinterließ eigentlich nur Anton Mauve* eine wirklich substantielle Gruppe Winterlandschaften, meistens Heide- und Waldansichten, in denen das Weiß einer Schafherde mit dem des beschneiten Bodens konkurriert. Oft stellt er einen Zusammenhang zwischen dem Winter und dem Alter des Menschen her, wie bei dem älteren Ehepaar, das durch einen winterlichen Stadtpark spaziert.[47]

Als Winterspezialist par excellence galt in dieser Zeit der mit der Haager Schule verbundene Maler Louis Apol. Von seinem Lehrmeister J.F. Hoppenbrouwers in die Schelfhout-Tradition eingeweiht, waren winterliche Waldansichten, manchmal mit stattlichen Landhäusern ausgeschmückt, seine Spezialität.[48] Apols Ruf wurde schon früh gefestigt, als das Rijksmuseum 1875 auf der Ausstellung lebender Meister in Den Haag *Ein Januarabend in Haager Wäldchen* (Abb. 121) des 25jährigen Malers ankaufte. Eine Glanzleistung der Wintermalerei war das großartig konzipierte Panorama, das der Überwinterung auf Nova Zembla (Abb. 32) gewidmet war. Seit der hochberühmten Überwinterung von Jacob van Heemskerk und Willem Barents auf dieser legendären Insel im nördlichen Eismeer gegen Ende des 17. Jahrhunderts, regte diese unvermindert die Phantasie der Niederländer an. Apol selbst hatte 1880 einer Expedition nach Nova Zembla angehört; so konnte er sein kolossales Gemälde also auf vor Ort angefertigten Skizzen basieren. Der Korrespondent des Handelsblad jubelte 1897: *Dieser Hügel von Amsterdam, wo man mitten im Eismeer steht und Nova Zembla sieht, ist für mich im Augenblick der Lichtblick unserer großen Stadt.* Heute hält nur noch eine Fotoserie die Erinnerung an das Kunstwerk wach, das seitdem spurlos vom Erdboden verschwunden ist.[49]

[46] Van Gogh nennt Koninck übrigens versehentlich Salomon Koninck und fügt hinzu: „Du weißt schon, der Schüler von Rembrandt, der diese immensen flachen Landschaften gemalt hat." Im selben Brief aus Arles, d.d. 12.Juni 1888, brachte van Gogh auch die Barbizon-Maler Georges Michel und Jules Dupré mit diesem Landschaftstyp in Verbindung.

[47] Dieses Aquarell, *Altes Paar in einem neuen Park*, befindet sich im Rijksprentenkabinet des Rijksmuseums. Auch Jozef Israëls setzte in seinen Landschaften den Winter häufig in Beziehung zum Alter des Menschen. Vincent van Gogh kopierte 1877 in Aquarellfarben Jozef Israëls' Darstellung eines alten, hinkenden Mannes in einer verschneiten Landschaft mit dem Titel: „Winter, in life as well". Van Heugten 1996, S. 13 und 15.

Abb. 33
George Hendrik Breitner (1857-1923), *Der Oosterpark im Schnee*, um 1890; Leinwand, 170 x 122 cm; Rijksmuseum, Amsterdam.

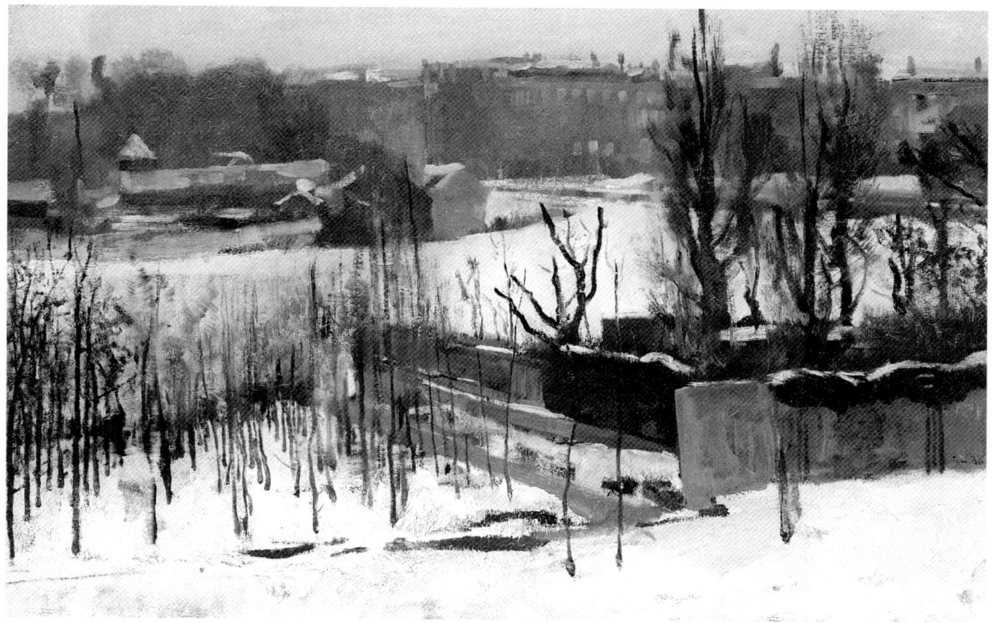

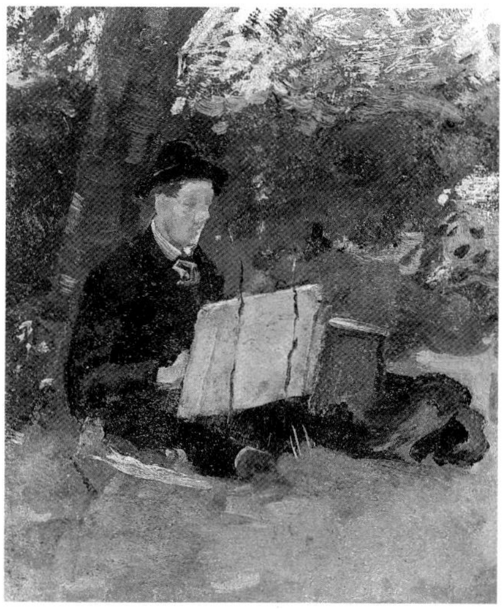

Abb. 34
Richard Nicolaüs Roland Holst (1868-1938), *Jan Verkade, unter einem Baum in Hattem malend*, 1891; Leinwand auf Karton, 24,4 x 20,5 cm; Rijksmuseum, Amsterdam.

Die schlichten Winterdarstellungen einiger Amsterdamer Impressionisten widersprachen der Meinung, daß der Stadtmensch für die Erscheinungsformen der Jahreszeiten unempfindlicher geworden wäre. Sie brillierten mit der Wiedergabe von winterlichen Stadtansichten, wie Breitners *Oosterpark im Schnee* (Abb. 33) optimal illustriert. Willem Witsens[48] Beitrag zum Wintergenre waren wunderbar verträumte, leicht stilisierte Landschaften, in denen der Einfluß des damaligen Symbolismus schon spürbar ist. Dasselbe gilt für einige Werke von Floris Verster[49].

PLEINAIRMALEREI

Die Künstler der Haager Schule übertrafen sich in immer feineren Abstufungen der Wiedergabe der verschiedenen Wettertypen, was vermutlich mit den intensiveren Naturstudien im Freien zusammenhängt. Die Atelierpraxis begann immer öfter auf gespanntem Fuß mit dem zu stehen, was die Künstler jetzt ganz bewußt anstrebten. Bilders bekannte, daß *das eintönige Starren auf dieselben Studien an der Wand eine gewisse Benommenheit verursachte. Dieses begrenzte Licht, diese vernagelten Fenster, dieser Atelier-Effekt, dieses sich Herumplagen mit verklebten Pinseln, dieses Suchen nach Sujets, dieses Durchwühlen des Gedächtnisses, um die eine oder andere Farbe zu entdecken, die man doch après tout eher ausdenkt als findet – ach, das alles gehört zum schönen Künstlerleben! Ist es verwunderlich, wenn so ein Maler dann noch wenig Sonne in seine Bilder bringt?*[50] Diese Bemerkung wird jedoch sofort wieder relativiert, wenn wir sehen, wie Gerard Bilders in der drückenden Sommerhitze so manches Mal der Mut fehlte, um von einem *schönen schattigen Grasfleckchen aufzustehen, meinen Malkasten und Zubehör auf den Rücken zu laden und versuchen, eine geeignete Studie aufzustöbern.*[51] Vielleicht fragen wir uns deshalb, ob die Vorliebe der Haager Schule für das Arbeiten bei grau bewölktem Himmel nicht vielleicht auch eine äußerst praktische Seite hatte.

In den letzten Jahren wurde viel nach frühen Formen vom Arbeiten in der freien Natur geforscht, eine Aktivität, die lange Zeit zu Unrecht als die exklusive Entdeckung der Impressionisten gegolten hatte. Insbesondere die in Italien arbeitenden Ausländer haben um die Wende des 19. Jahrhunderts der Freilichtmalerei einen enormen Impuls gegeben, wobei sie übrigens schon auf Präzedenzfällen aus dem 17. Jahrhundert aufbauen konnten.[52] Leider ist über eine solche Arbeitsweise bei holländischen Malern nur wenig bekannt, auch wenn sich inzwischen herausgestellt hat, daß einige unserer italianisierenden Maler um 1800 diese Praxis nicht scheuten. Auch über die Koekkoeck-Schule und ihr Arbeiten in der freien Natur stehen uns – wenn auch nur summarisch – Informationen zur Verfügung.[53]

Schon länger ist uns bewußt, daß die Maler der Haager Schule viel im Freien malten und nicht nur mit Wasserfarben. Charmante kleine Gemälde, auf denen sich Künstler gegenseitig informell darstellen, zeugen von dieser Praxis (Abb. 34), und in mancher Ölskizze finden sich an den Ecken noch Spuren der Löcher, wo das Leinen am Malkasten aufgespießt war.[54]

Gerard Bilders läßt keine Zweifel darüber bestehen, daß das Arbeiten im Freien die essentielle Lebensader des Malers ist: *Tannenwälder! Ich verlange nach euch! Schon lange habe ich sie*

48 Apol knüpfte an Werke wie das preisgekrönte Bild von Wijnand Nuyens an: *Der Vreedenburgerweg zu Rijswijk*, eingeschickt zur Ausstellung im Felix Meritis unter dem Motto „Dieser Winter, der kein Röschen bietet"; siehe Sillevis, Van Dishoeck u. Jonker 1977, Kat. Nr. 12 und S. 54 (Abb).

49 Die Königinnen Emma und Wilhelmina besuchten als einige der ersten, mit einem Opernglas bewaffnet, dieses winterliche Pendant von Mesdags Scheveninger Panorama. Dank den Fotos, die den Gästen bei dieser Gelegenheit überreicht wurden, können wir uns noch heute ein Bild von diesem Kunstwerk machen. Die Fotos wurden zum ersten Mal wieder ausgestellt und publiziert in R. de Leeuw, *El Invierno en Hollandia*, Caracas (Musea de Bellas Artes) 1983, Kat. Nr. 113; siehe auch de Leeuw 1984, S. 21.

50 Brief Gerard Bilders' an Johannes Kneppelhout, d.d. 9. Februar 1861; Bilders 1876, Bd. 1, S. 179/80.

51 Brief Gerard Bilders' an Johannes Kneppelhout, d.d. 21. Juli 1859; Bilders 1876, Bd. 2, S. 96.

52 Siehe Conisbee 1980 und Conisbee, Faunce u. Strick 1996.

53 Zur Pleinair-Malerei in der Koekkoek-Schule siehe de Leeuw 1981-82 S. 9, 17f, und Nollert 1997.

54 Siehe de Leeuw, Sillevis u. Dumas 1983, S. 55f.

nicht mehr gesehen, diese vornehmen traurigen Bäume mit gebeugten Häuptern, leuchtend in der Abendsonne, ernst und leise flüsternd. Ich sehne mich nach dem Duft und dem Schatten dieser Orte, um der herrlichen Natur zu huldigen und sie mehr denn je liebzuhaben, um durch sie aufgebaut zu werden, um jene Liebe, jenes Gefühl sich entwickeln zu lassen, das man braucht, um sie so gut wie möglich zu verstehen und zu übersetzen. Jenes Gefühl reift alleine in den Sonnenstrahlen, die die Wälder durchschneiden oder Weiden und Hügel in Licht, Farben und Töne tauchen.[55]

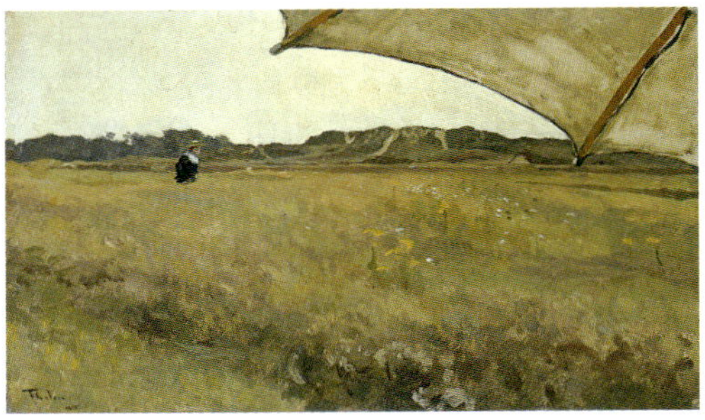

Abb. 35
Willem Bastiaan Tholen (1860-1931), *Landschaft mit dem Sonnenschirm des Malers*, um 1885; Leinwand, 30 x 50 cm; Privatsammlung.

Die Maler haben im letzten Jahrhundert noch lange um die Begriffe „Skizze" und „vollendetes Gemälde" gestritten. So war sich Bilders durchaus der Verdienste des Skizzenhaften bewußt, aber das Vollendete hatte letztendlich doch Priorität. Trotzdem läßt er uns in seinen Briefen auch an seinen Frustrationen darüber teilhaben, daß die Kunstkäufer sein Werk nicht ausführlich genug finden: *Ausführlichkeit! Plage aller Maler, grausame Verfolgerin, Waffe der Liebhaber, um sich gegen die Künstler zu verteidigen, Entschuldigung, um nicht zu kaufen, Spießbürger-Anforderung, verwünschtes Gestrichle, wann wird Ihr verhaßtes Reich enden?*[56] Obwohl gerade seine Skizzen heute hoch im Kurs stehen, galt auch für Willem Roelofs*, daß eine brillante, im Freien angefertigte, Improvisation gegenüber einem ausgearbeiteten Ateliergemälde immer den kürzeren zog. Jacob Maris behauptete später unumwunden, daß ein Gemälde für ihn „fertig" sei, wenn man sehen könne, was es darstellte; Gabriël* hingegen, der sich selbst einmal als *Schüler meiner selbst und der Pleinair* bezeichnete, sieht die Freiluftstudie primär als Grundschicht für ein im Studio anzufertigendes Werk.[57] Wohl rät er seinem Schüler Tholen* ausdrücklich, die Frische der Impression festzuhalten und sofort nach dem Anfertigen des Pleinair-Entwurfs das Atelier aufzusuchen (Abb. 35).

Noch 1869 wurden Gabriël und Mauve in der *Kunstkronijk* zurechtgewiesen, in der der zunehmend skizzenhafte Charakter ihres Werkes zu ihren Ungunsten gegen das Licht des Goldenen Jahrhunderts gehalten wurde: *Berghem, Both oder Potter hätten einmal mit einem Bild ankommen sollen, so unvollendet wie Gabriëls „Früher Morgen" und Mauves „Schafherde", das darunter hängt. Es sind nichts weiter als Skizzen. Dabei ist das von Gabriël, auch wenn es verspricht, von guter Farbe zu sein, eine unangenehme Darstellung.*[58]

BARBIZON UND IMPRESSIONISMUS

Schon verschiedene Male ist der Name der Schule von Barbizon gefallen. Vieles wurde über die Beziehung zwischen den Malern der Haager Schule und ihren Antipoden in der Schule von Barbizon geschrieben. Das Museum Mesdag in Den Haag, wo die Bilder beider Schulen brüderlich nebeneinander hängen, ist noch immer der fühlbarste Beweis der großen Affinität, die die niederländischen Maler mit ihren französischen Vorgängerin verspürt hatten. Die Tatsache, daß das Werk von Barbizon-Malern auch in anderen niederländischen Museen reichlich vertreten ist, bestätigt die noch immer weitverbreitete Überzeugung, daß diese beiden Richtungen in der Malerei zusammengehören.[59] Auch in englischen, schottischen und nordamerikanischen Sammlungen wurde um die Jahrhundertwende die „New Dutch School" parallel zu den Malern von Barbizon gesammelt.

Es ist bekannt, welche Offenbarung das Werk von Constable und seinen Landsleuten in den zwanziger Jahren des 19. Jahrhunderts für zahlreiche französische Künstler war, als es im Pariser Salon ausgestellt wurde und somit die Grundlage für die Erneuerungen der Schule von Barbizon bildete. Auch der Historienmaler Delacroix war so beeindruckt von ihrem unbefangenen Blick auf die Natur, daß er sich ihre Betrachtungsweise der Landschaft zu eigen machte und den Hintergrund eines schon vollendeten Bildes nachträglich im neuen Stil übermalte.[60]

Was die Künstler der Schule von Barbizon über Constable und seine englischen Kollegen von Ruisdael gelernt hatten, sollte in den fünfziger Jahren mit einiger Verspätung auch die Niederlande wieder erreichen. Darüber, in welchem Umfang die Maler der Haager Schule das Werk ihrer französischen Kollegen kannten, ist nur wenig bekannt. Einige eigneten sich die Kenntnis über das aktive Brüsseler Kunstleben an, das, auf halbem Weg nach Paris, in mehrfacher Hinsicht eine wichtige Rolle im künstlerischen Informationsaustausch zwischen den Niederlanden und Frankreich spielte. Andere besuchten die Pariser Salons persönlich. Ein Einzelner wie Jacob Maris ließ sich einige Jahre lang in der Stadt nieder, die sich in diesem Jahrhundert die „Hauptstadt der Kunst" nennen durfte.[61] Auch Gerard Bilders hätte das gerne getan, aber sein Mäzen Kneppelhout war von diesem Gedanken nicht angetan. Bilders nannte als „Mittelpunkte" des damaligen Kunstlebens *Düsseldorf, München, halbwegs Antwerpen, Brüssel im materiellen Sinn, Rom, aber vor allem Paris. Dort fand er die Richtung in der modernen Kunst, für die ich das meiste Gefühl und die meiste Sympathie habe. Die Franzosen verlangen viel von der Natur und leben in ihrer Intimität.*[62]

[55] Tagebucheintrag von Gerard Bilders, d.d. 15. März 1860; Bilders 1876, Bd. 2, S. 45.
[56] Tagebucheintrag von Gerard Bilders, d.d. 6. März 1860; Bilders 1876, Bd. 2, S. 34. Ein anderer Künstler, der noch ganz der romantischen Generation angehörte, Johannes Tavenraat, beklagte sich über die forcierte „Ausführlichkeit", die seine Kunden verlangten; siehe Brief J. Tavenraats an Chr. Kramm, d.d. 9. Januar 1861, veröffentlicht in de Leeuw 1981/82, S. 120.
[57] Siehe de Leeuw, Sillevis u. Dumas 1983, S. 56 und Anm. 32.
[58] *Kunstkronijk* NS X (1869), S. 6.
[59] Die wichtigsten Barbizon-Sammlungen in den Niederlanden befinden sich sich im Van Gogh Museum in Amsterdam (zum Teil als Leihgabe des Rijksmuseums), Museum Mesdag und Haags Gemeentemuseum in Den Haag, Museum Boijmans Van Beuningen in Rotterdam und im Centraal Museum in Utrecht (Sammlung van Baaren). Siehe Kraan 1985/86, S. 70-88, und Leeman u. Pennock 1996, S. 11-27.
[60] Auch Delacroix konnte sich später nicht dem Charme von Ruisdaels Werk entziehen. Am 3. April 1847 schrieb er in sein Tagebuch: [...] *la vue de quelque Ruysdaël, surtout un effet de neige et une marine toute simple où on ne voit presque que la mer par un temps triste, avec une ou deux barques, m'ont paru le comble de l'art, parce qu'il y est caché tout à fait. Cette simplicité étonnante* [...]; Eugène Delacroix, *Journal 1822-1863* (hrsg. v. André Joubin), Paris 1982, S. 147.
[61] Zur Bedeutung von Brüssel siehe de Bodt 1995.
[62] Brief Gerard Bilders an Johannes Kneppelhout, d.d. 14. Juli 1862; Bilders 1876, Bd. 1, S. 259.

Auch Willem Roelofs war in vieler Hinsicht ein Künstler des Übergangs, der die Verschiebung von romantischer zu realistischer Malerei miterlebte. Roelofs begann seinen beruflichen Werdegang auf einer doppelten Spur. Er malte sowohl Panoramen im Stil der Romantik als auch Waldansichten, die einem Koekkoek-Schüler zur Ehre gereicht hätten, bevor er sich schließlich zur Polderlandschaft bekannte (Abb. 36). Roelofs gehörte zu den ersten in unserem Land, die Barbizon entdeckten und die Botschaft der französischen Neuerer begriffen. Das gilt in viel geringerem Maße auch für Künstler wie Martinus Kuytenbrouwer und Louwrens Hanedoes, die ebenfalls im Wald von Fontainebleau malten, sich jedoch trotz eines vereinzelten bemerkenswerten Gemäldes von ihrer romantischen Ausbildung nicht wirklich befreien konnten.

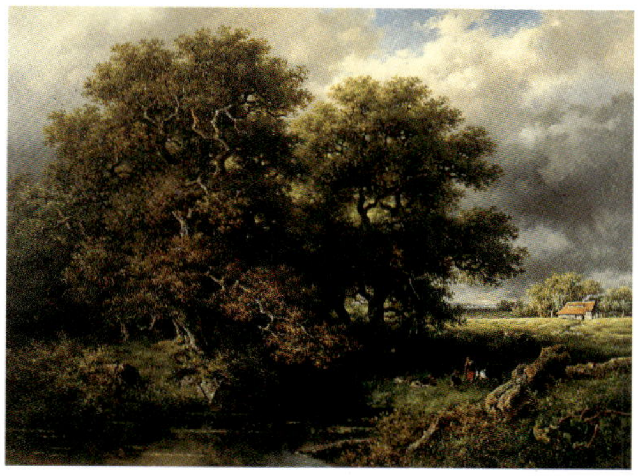

Abb. 36
Willem Roelofs (1822-1879), *Landschaft bei aufziehendem Gewitter*, 1851; Leinwand, 136 x 182 cm; Museum voor Schone Kunsten, Brüssel.

Jacob Maris' Eintritt in die französische Kunstwelt fiel um einiges bescheidener aus. Nachdem er in den frühen sechziger Jahren in den Wäldern bei Oosterbeek seine ersten Proben als Landschaftsmaler abgelegt hatte, war er 1865 nach Paris gezogen, wo er für den Kunsthändler Goupil liebliche Genrestücke mit „Italiennes" malte. Gegen Ende der sechziger Jahre entdeckte er dank dem Vorbild der Barbizon-Maler Corot (Abb. 101) und Daubigny (Abb. 97), wo seine wahre Berufung lag. Von diesem Moment an sollte Maris' Kunst von Barbizon bleibend geprägt werden. Seine außergewöhnliche Position in der Geschichte der Haager Schule, deren Anführer er kurz darauf werden sollte, lag darin, daß es ihm gelang, eine Brücke zwischen den neuen französischen Errungenschaften und der niederländischen Tradition, in der er ausgebildet worden war, zu schlagen. Er scheute auch nicht davor zurück – unter dem Einfluß Ruisdaels –, urholländische Ingredienzen wie Fährboote, Mühlen und Ziehbrücken zur Handelsmarke zu erheben.

Die Künstler der Haager Schule ließen in der Regel die Modernität bewußt nicht im Blickfeld erscheinen. Gabriëls Impression eines Zuges in einer Landschaft (Kat. Nr. 90), blieb in dieser Hinsicht eine große Ausnahme. Die Topographie der Niederlande hatte sich seit dem 17. Jahrhundert bis zur zweiten Hälfte des 19. Jahrhunderts nicht einschneidend geändert. Mit der Erfindung der Eisenbahn veränderten sich die Reisegewohnheiten, und die Entwicklung der großen Städte nahm einen großen Aufschwung.[63] Die Stadterweiterungen und die ersten Industriegebiete sorgten dafür, daß sich die Künstler der Vergänglichkeit der Natur bewußt wurden. War Den Haag anfangs bei Künstlern wegen seiner noch vorhandenen Ländlichkeit und der Meeresnähe beliebt, so fiel doch auch hier so manche pittoreske Stelle der Stadterweiterung zum Opfer. So ist bekannt, daß Hendrik Willem Mesdag mit seinem berühmten Panorama nicht nur eine Publikumsattraktion kreieren, sondern auch die Erinnerung daran festhalten wollte, daß das sich zum Badeort entwickelnde Scheveningen einmal ein Fischerdorf von sublimer Unberührtheit gewesen war. Van der Valks *Alte Weide* (Abb. 37) ist die ungewöhnliche Kombination einer Weidelandschaft mit der modernen Stadt und ihren Fabriken im Hintergrund.

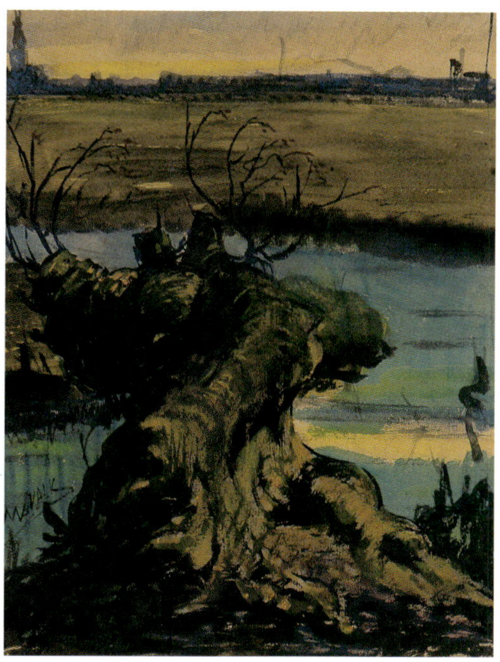

Abb. 37
Maurits van der Valk (1857-1935), *Alte Weide*, um 1900; Aquarell, 398 x 298 mm; Privatsammlung.

Die Maler der Haager Schule profilierten sich in den siebziger und frühen achtziger Jahren als die Maler des „warmen Grautons" und bevorzugten in ihren Bildern eine neblige, dunstverhangene Atmosphäre. Dies führte dazu, daß sie mit den subtilsten Schattierungen in den Morgenstimmungen und in der einsetzenden Abenddämmerung brillierten und grelle Lichteffekte in der Regel vermieden. Anton Mauves *Das Marschland** (Kat. Nr. 88) ist ein schönes Beispiel für ihre nuancierte Kunst des Dämmerlichts, wobei in diesem Zusammenhang auch die wunderschönen dunstigen Polderlandschaften von Gabriël sowie die letzten Aquarelle von Weissenbruch erwähnt werden müssen.

Ihr Glaube an das „Sentiment des Grautons" hat auch zur Folge, daß der Vergleich zwischen ihrer Kunst und der der französischen Impressionisten, die ungefähr ihre Zeitgenossen waren, kaum aufgeht. Die Maler der Haager Schule waren ihrem Wesen nach kontemplativ, bevorzugten eine absolute Tonalität und waren auf der Suche nach der Harmonie verwandter Nuancen. Die flüchtigen Momentaufnahmen, die die Impressionisten in ihren Landschaften wiedergeben wollten, die hellen Farben, die sie von ihrer Palette quasi unvermischt *en plein air* auf die Leinwand auftrugen – all dies sind ebensoviele Punkte, in denen sich die beiden Künstlergruppen gerade voneinander unterscheiden. Soweit Äußerungen von Malern der Haager Schule über ihre französischen Kollegen überliefert sind, verraten diese wenig Affinität, wenn nicht sogar deutliche Abweisung.

Die französischen Impressionisten waren zum größten Teil Künstler, die Wert darauf legten, *de leur temps* zu sein. Sie bekannten sich aus voller Überzeugung zur Modernität, malten das Stadtleben inklusiv der Schattenseiten und waren fasziniert vom Spiel des Lichts über den neuen Eisenbahnbrücken und dem Rauch der Fabrikschornsteine.

[63] Wer sich dafür interessiert, wie ein Kunstliebhaber die Erfindung der Eisenbahn verabscheute, der lese Théophile Gautier (Hrsg.), *Un tour en Belgique et en Hollande*, Paris 1897.

Mit einigem guten Willen könnte man höchstens behaupten, daß die Phase in der „Befreiung" der Malerei, die die Haager Schule hier vertritt – das immer häufigere Arbeiten in der Natur, der lockere Pinselstrich – mit dem Aufstand der Impressionisten gegen den Akademismus vergleichbar ist. Die Haager Maler waren in der Regel jedoch weniger aufsässig und rebellierten auch nicht ganz so heftig gegen das künstlerische Establishment. Wohl gründeten sie 1876, analog zu ähnlichen Initiativen in Brüssel und Paris, ihre eigene Hollandsche Teekenmaatschappij (Holländische Zeichengesellschaft), um das Publikum mit mehr Nachdruck auf ihre Zeichnungen und Aquarelle aufmerksam zu machen. Einige unter ihnen, wie Israëls, Mesdag und Blommers, entpuppten sich eher als geschickte Entrepreneurs denn als Rebellen, und es gelang ihnen, auf die Dauer den Weltmarkt auf ihr Werk aufmerksam zu machen.

Die Tatsache, daß in Mesdags berühmter Haager Sammlung niemals Arbeiten von irgendeinem Impressionisten aufgenommen wurden und er bis zum Ende die Maler der Schule von Barbizon als das non plus ultra ansah, spricht Bände. Daß auch ein aufsehenerregender Maler der nächsten Generation wie Breitner seine Augen an dieser Sammlung schulte, zeigt dessen einzige Landschaft von Bedeutung, eine Mondnacht (Abb. 38), die vermutlich noch gänzlich Daubigny verpflichtet war. Die Maler der Generation der „Achtziger" mögen zwar als „Amsterdamer Impressionisten" in die Geschichte eingegangen sein, aber auch sie bleiben in ihrer Palette noch den erdfarbenen Tönen der Haager Schule verpflichtet.

Die Haager Schule konnte sich durch ihren Erfolg noch bis zum Ersten Weltkrieg behaupten, insbesondere auch dadurch, daß zahlreiche Epigonen ihren Stil fortsetzten. Man hat den Malern der Haager Schule oft vorgeworfen, daß sie nicht experimentierfreudig waren und

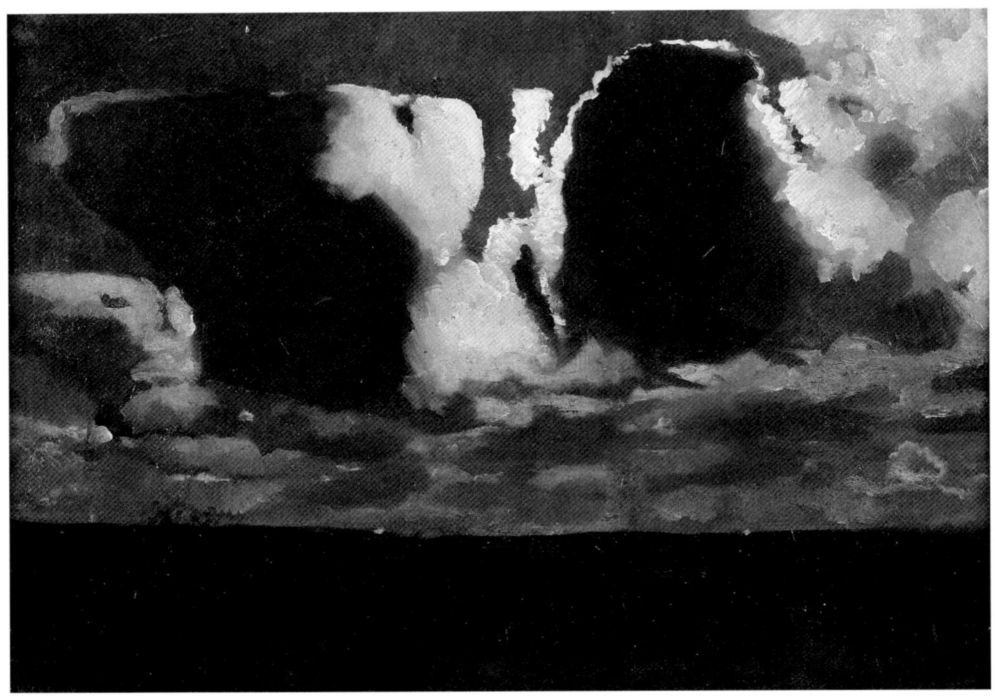

Abb. 38
George Hendrik Breitner (1857-1923), *Mondnacht*, um 1885; Leinwand, 71 x 101 cm; Musée d'Orsay, Paris.

sich innerhalb eines einmal angeeigneten Spezialismus oder einer Methode kaum mehr erneuerten. Ihre Entwicklung war gekennzeichnet durch Bedachtsamkeit, ihr Interesse am Diktat des Marktes hingegen zeugte von einem unverkennbar merkantilen holländischen Zug. Die Maler wußten nur zu gut, daß „ein Mauve" eine Handelsmarke war, und Nachfolger wie van der Weele und Scherrewitz gingen damit nicht leichtsinnig um. Manche waren jedoch selbstbewußt genug, sogar innerhalb dieser selbstauferlegten Restriktionen, d.h. ihrem engen Aktionsradius, den Grundsatz *l'art pour l'art* neu zu interpretieren, wobei ein Willem Maris allen Ernstes behaupten konnte, keine Kühe, sondern Sonnenlicht zu malen.

Die Beliebtheit der Haager Schule bei ausländischen Sammlern führte erneut zur Nachahmung durch Künstler aus anderen Ländern.[64] Bei dem deutschen Naturalisten Max Liebermann (Abb. 39) wurden holländische Landschaftsmotive, besonders Küste und Dünen, neben Motiven aus dem holländischen Stadt- und Landleben, zu einem wesentlichen und ständig wiederkehrendem Motiv.[65] Sogar Künstler aus den Vereinigten Staaten reisten in großer Zahl in die Niederlande, um sich während des Sommers in Katwijk oder im Gooi niederzulassen. Einige un-

[64] Siehe H. Kraan, „Holland in zwang", in de Leeuw, Sillevis und Dumas 1983, S. 115-124.
[65] Sillevis 1980.

ter ihnen eigneten sich das neue Haager Idiom gut an, doch unterschieden sich die Niederländer auch weiterhin dadurch von ihren ausländischen Fachkollegen, daß sie der Versuchung widerstanden, allzu pittoreske Aspekte der Polderlandschaft zum Motiv zu machen. Mühlen, Zugbrücken und Landbevölkerung in lokaler Tracht trifft man in ihren Werken wohl an, aber für gewöhnlich hatten sie es auf deren Wesen abgesehen, während Ausländer wie Gary Melchers oder George Hitchcock dem reizvollen folkloristischen Detail erlagen. Unsere Landschaftsmaler suchten das Urholländische in einer nuancierten Wiedergabe der scheinbar unspektakulären Weite der Polderlandschaft, im Schildern der typischen, stillen Momente eines Tages auf dem Lande wie das Zusammentreiben der Rinder an der Melkstelle. Vor allem übertrafen sie ihre Rivalen in der brillanten Wiedergabe dessen, was für Ausländer oftmals ungreifbar blieb: der unnachahmliche Charakter von Hollands imposantem Wolkenhimmel. Während Claude Monet sich 1886 an der Farbenpracht unserer Blumenfelder ergötzt (Abb. 40), bleiben die Maler der Haager Schule dem Gefühl für den Grauton treu. Der Mauve-Biograph Engel umschrieb ihr Streben einmal treffend als die Erhöhung „des Grautons zu einem nationalen Sentiment“.

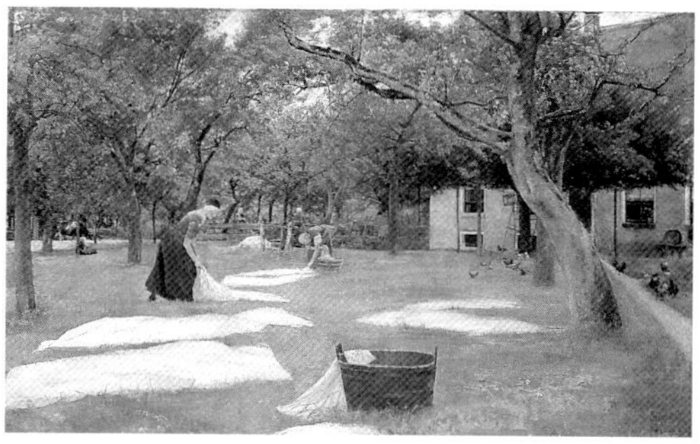

Abb. 39
Max Liebermann (1847-1935), *Die Bleiche*, um 1882; Leinwand, 109 x 173 cm; Wallraf-Richartz-Museum, Köln.

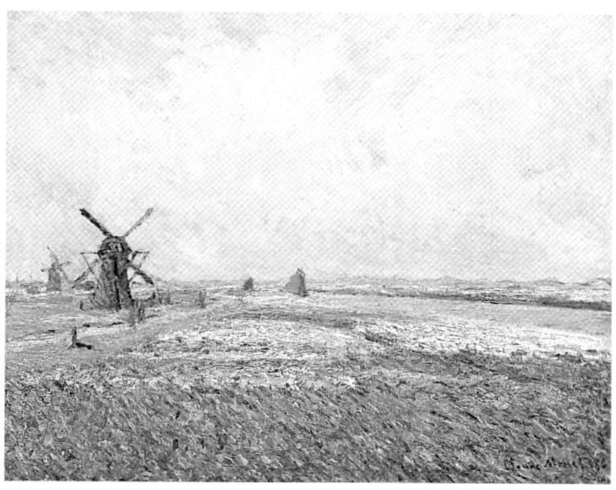

Abb. 40
Claude Monet (1840-1926), *Blumenfelder und Windmühlen bei Rijnsburg*, 1886; Leinwand, 65 x 81 cm; Van Gogh Museum (Vincent van Gogh Stiftung), Amsterdam (Leihgabe des Instituut Collectie Nederland).

„FIGURES IN A LANDSCAPE“

Vincent van Gogh bemerkte einmal, daß die Figuren in niederländischen Landschaften des 17. Jahrhunderts nie zu arbeiten scheinen. Sie bevölkerten die Landschaft auf eine etwas sonntägliche Art und waren reine Dekoration, Ausschmückung oder sogenannte Staffage. Sie sorgten für einen farbigen Akzent und halfen dem Betrachter eines Kunstwerks höchstens beim Einschätzen des Maßstabs des Dargestellten. In den niederländischen Landschaften der ersten Hälfte des 19. Jahrhunderts sind es Melkerinnen, Schäfer oder Schäferinnen, die als Begleiter des Viehs einen geringen Platz in den Landschaften beanspruchen, während in den Winteransichten natürlich die Schlittschuhläufer figurieren. In der Regel sind die Figuren jedoch völlig anonym und stellen nicht mehr als einen farbigen Akzent dar. Der Romantiker Tavenraat* führt manchmal einen Jäger in seinen Waldansichten ein, und auch Charles Rochussen malt um 1860 – nach dem ihm ebenbürtigen französischen Vorbild Meissonier – reizvolle Veluwe-Ansichten mit lebendigen Reitergruppen. Rochussen ist jedoch auch eher ein Figuren- als ein Landschaftsmaler. Erst unter dem Einfluß einiger französischer Maler des Realismus, insbesondere von Jean-François Millet (Abb. 110), Gustave Courbet und Jules Breton, erobert die menschliche Figur ab den fünfziger Jahren des 19. Jahrhunderts einen immer dominierenderen Platz in der Landschaft.

Der jung gestorbene Alexander Mollinger (1836-1867) war einer der ersten, der den Figuren in seinen Landschaften einen wichtigen Platz einräumte. Anläßlich seines Todes sprach Jozef Israëls (Abb. 112) 1867 über Mollingers interessante Stellung in der damaligen Kunstwelt: *Er war eigentlich kein Landschaftsmaler, auch kein Figurenmaler, aber man kann doch sagen, daß er ein eigenes Genre gefunden hat.*[66] Daß Israëls, selbst primär ein Figurenmaler, Millets Beispiel schon früh folgte, ist nicht erstaunlich. Die echten Landschaftsmaler zögerten jedoch noch. Erst in den achtziger Jahren wird die Darstellung des arbeitenden Menschen in der Landschaft unter dem Einfluß von Millet und drei jüngeren Koryphäen des Naturalismus, Jules Bastien-Lepage, Pascal-Adolphe Jean Dagnan Bouveret sowie Léon Lhermitte, zu einem aktuellen Thema.[67] Bei Anton Mauve werden die Muschelfischer und Holzhacker mehr hervorgehoben, und bei den jüngeren niederländischen Malern (der Generation der um 1880 entstandenen Bewegung) wie Vincent van Gogh, Pieter Josselin de Jong, Ernst Witkamp, Floris Verster*, Johan Thorn Prikker* und Willem Witsen* findet das Beispiel der Naturalisten Mitte der achtziger Jahre Nachahmung, wobei insbesondere der Einfluß von Millet und Bastien Lepage unverkennbar ist.

Jan Toorop scheint außer von Millet, dessen *Angélus* deutlich einen Teil der Inspiration für sein *Broek in Waterland* (Kat. Nr. 94) bildete, viel von Dagnan Bouveret gelernt zu haben. George Breitner wird dem handelnden Menschen für immer eine wichtige Rolle in seinen Darstellungen des Stadtlebens einräumen, während die Vitalität von Vincent van Goghs grobgliedrigen grabenden und säenden Figuren nach den phlegmatischen Bauern von Mauve und Israëls verständlicherweise einen Schock verursachen muß.

DIE ISMEN

Die Haager Schule ist bei fast allen führenden Malern der Amsterdamer Impressionisten, die die Richtung für das letzte Jahrzehnt des Jahrhunderts bestimmen sollten, als formativer Einfluß deutlich zu erkennen. Obwohl die niederländische Kunstgeschichtsschreibung das

[66] *De Nederlandsche Spectator* 1867, S. 321.
[67] Der amerikanische Kunstkritiker Gabriel Weisberg durchbrach in seinem Buch *Beyond Impressionism. The naturalist impulse* (New York 1992) die Hegemonie der impressionistischen Landschaftsdarstellung, indem er der Rolle der Naturalisten mit ihren Anführern Bastien Lepage und Dagnan Bouveret mehr Aufmerksamkeit schenkt. Obwohl sich das Buch auch ausführlich naturalistischen Tendenzen außerhalb Frankreichs widmet, hat der Verfasser es leider versäumt, auf den Beitrag von Niederländern wie Anton Mauve, Jan Toorop und Willem Witsen zu dieser Bewegung hinzuweisen.

Streben dieser Jüngeren oft als Opposition gegen die alte Generation zu umschreiben pflegte – Stadt gegenüber Landschaft, Braun gegenüber Grau, Unschuld gegenüber Mondänität – gibt es innerhalb der diversen Gruppen mehr verbindende als trennende Elemente. *De Nieuwe Gids*, das Sprachrohr der neuen Avantgarde, trat regelmäßig als Verteidiger der Haager Schule auf. Seinen Redakteuren war der Akademismus ein Greuel, und damit wurden die Haager niemals assoziiert. Der Künstler und Kritiker Jan Veth (1864-1925) lag jedoch durchaus richtig, als er erklärte, daß für die Erneuerer seiner Generation die Haager Schule trotz allem eher ein Meister gewesen sei, zu dem man aufblickte, als daß man ihn nachahmte.

Ab den achtziger Jahren gerät die niederländische Malerei noch stärker und direkter unter ausländischen, in der Hauptsache französischen, Einfluß. Außer der Schule von Barbizon, die trotz der Tatsache, daß alle führenden Maler dieser Gruppe schon seit den siebziger Jahren tot waren, die niederländischen Maler noch lange in ihrem Bann hielt, geraten die Niederlande immer mehr in den Bann der aufeinanderfolgenden Ismen.

In erster Linie ist es bemerkenswert, wie spät der Impressionismus in den Niederlanden Fuß fassen konnte. 1865 hatte Claude Monet hier einmal sein Glück versucht und für die Ausstellung lebender Meister zwei Gemälde mit Szenen an der Küste bei Honfleur eingereicht, die jedoch keine Resonanz (Abb. 41) fanden. Bei seinen Besuchen in Amsterdam, dem Zaangebiet und den Blumenfeldern zwischen 1872 und 1886, die fast vierzig bemerkenswerte Bilder zur Folge hatten, hat er vermutlich keinen Kontakt zu Künstlern gehabt. Auch als Theo van Gogh (1857-1891), der Bruder des Künstlers Vincent van Gogh, 1888 einige Gemälde in die Haager Filiale des Kunsthandels Goupil verschiffte, hatten sie bei den hiesigen Sammlern keinen Erfolg. Erst um die Jahrhundertwende begann man in unserem Land die Qualitäten der Impressionisten zu schätzen, aber viele, die die tonale Malerei der Haager Schule als Maßstab anlegten, taten sich schwer mit ihrer Anerkennung. Neben Andries Bonger, dem Schwager Theo van Goghs, der eine große Affinität zu dem Werk von Emile Bernard und Paul Cézanne hatte, hat vor allem der Sammler Cornelis Hoogendijk in den Niederlanden eine substantielle Sammlung impressionistischer und postimpressionistischer Bilder in beispiellosem Umfang und großem Format angelegt und gelegentlich auch ausgestellt.[68] Kurz nach der Jahrhundertwende hing ein beträchtlicher Teil seiner Sammlung im Drucker-Anbau des Rijksmuseums, aber leider löste sich die Sammlung wieder auf und blieben unserem Land nur wenige Werke erhalten. Dank der Schenkung van Lynden konnte die Sammlung des Rijksmuseums dennoch seit 1900 schon relativ früh über eine wunderschöne impressionistische Landschaft von Claude Monet verfügen (Abb. 42).

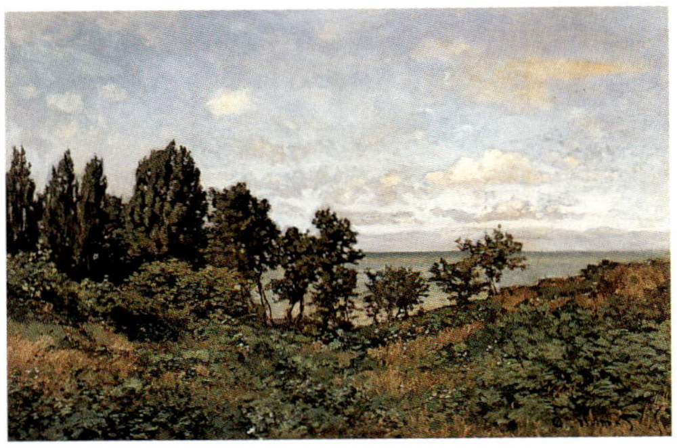

Abb. 41
Claude Monet (1840-1926), *Ansicht der Seine bei Honfleur*, 1864; Leinwand, 53,2 x 80,7 cm; Van Gogh Museum, Amsterdam.

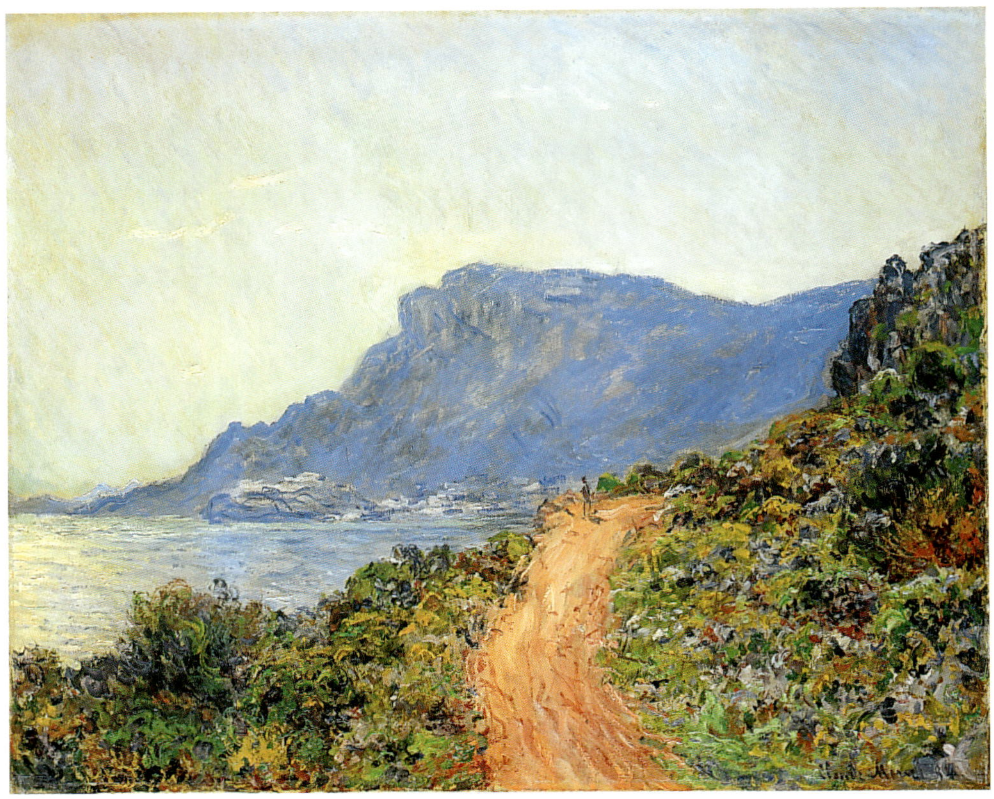

Abb. 42
Claude Monet (1840-1926), *La Corniche bei Monaco*, 1884; Leinwand, 75 x 94 cm; Rijksmuseum, Amsterdam.

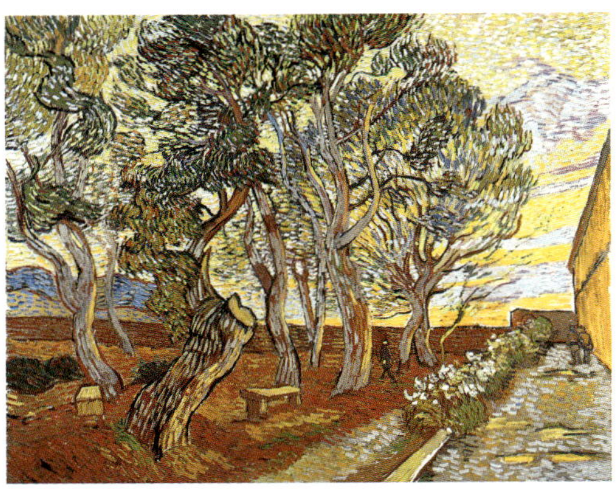

Abb. 43
Vincent Willem van Gogh (1853-1890), *Garten in der Anstalt von St. Rémy*, 1889; Leinwand, 71,5 x 90,5 cm; Van Gogh Museum (Vincent van Gogh Stiftung), Amsterdam.

[68] Zu Hoogendijk siehe Henkels 1993.

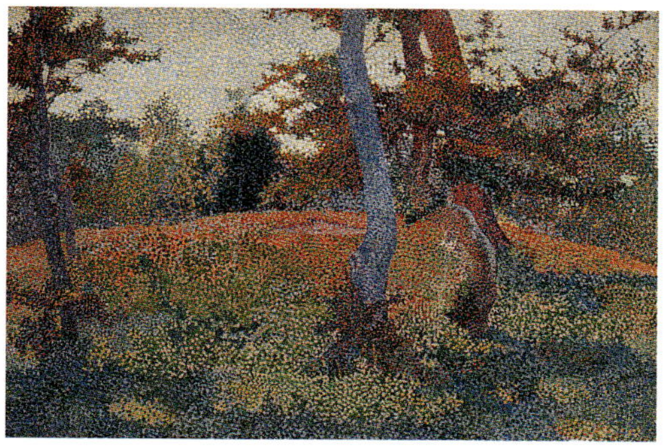

Abb. 44
Jan Vijlbrief (1868-1895), *Offene Stelle im Wald*, um 1895; Leinwand, 29,4 x 44,5 cm; Van Gogh Museum (Vincent van Gogh Stiftung), Amsterdam.

Was Vincent van Goghs Bekanntschaft mit der Kunst der Impressionisten bedeutete, als er 1886 den Entschluß faßte, sich in Paris niederzulassen, wurde bereits mehrfach beschrieben. In kurzer Zeit entwickelte sich van Gogh zu einem der Anführer der postimpressionistischen Avantgarde. In den Niederlanden war sein französisches Werk erst nach seinem Tode im Jahr 1890 zu sehen, als der Haagsche Kunstkring 1891 eine Ausstellung seiner Bilder organisierte, nachdem Pulchri Studio, die Hochburg der Haager Schule, dazu anscheinend nicht bereit war. Einige niederländische Künstler waren sofort von seinen Arbeiten beeindruckt, aber bei der breiten Masse und im internationalen Kunsthandel sollte sich sein Ruf erst nach der Jahrhundertwende etablieren.

Van Goghs Werk wird vielfach der französischen Kunst einverleibt. In der Ausstellung *Vincent van Gogh in seinen holländischen Jahren. Sicht auf Stadt und Land von Vincent van Gogh und seinen Zeitgenossen 1870-1890* (Van Gogh Museum 1980/81) wurde nachgewiesen, wie sehr van Gogh, trotz seiner Vorliebe für Millet und die Schule von Barbizon, doch auch in der niederländischen Malerei verwurzelt war.[69] Der amerikanische Kunsthistoriker Robert Rosenblum ging sogar so weit, van Goghs Kunst als Antithese zur französischen Kunst zu interpretieren. Rosenblum setzte dem Primat der französischen Malerei im 19. Jahrhundert ein nördliches Gegenstück entgegen, mit einem ausgeprägten Naturgefühl sowie einer individuellen Auffassung der Landschaft. Seiner Ansicht nach kann man von einem *Northern light* sprechen, das auch nordamerikanische und skandinavische Künstler darstellten. Neben Caspar David Friedrich und Edvard Munch wurden auch Vincent van Gogh und Piet Mondrian Heldenrollen zuteil in seinem *Modern Painting and the Northern Romantic Tradition: Friedrich to Rothko* (1975).

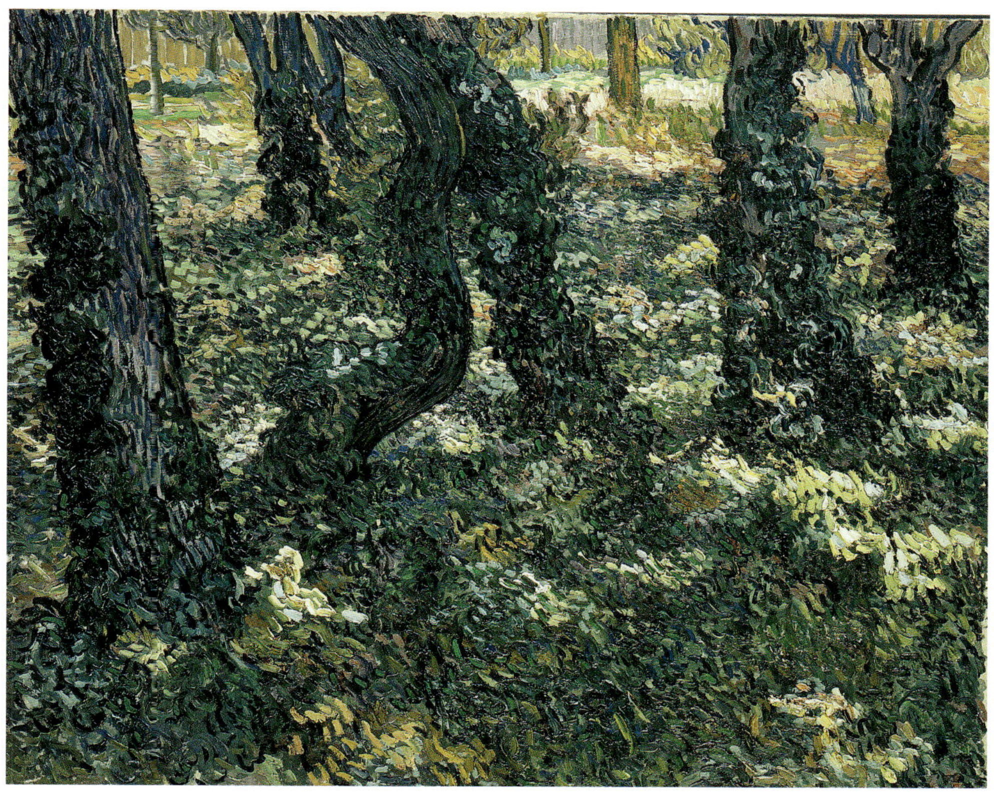

Abb. 45
Vincent Willem van Gogh (1853-1890), *Efeu*, 1889; Leinwand, 73 x 92,5 cm; Van Gogh Museum (Vincent van Gogh Stiftung), Amsterdam.

Daß van Goghs Bilder oft auf tiefere Bedeutungsschichten verweisen als das Motiv allein vermuten läßt, führte zu endlosen Spekulationen, und es gab keine ergiebigere Fundgrube zum „Hineininterpretieren“ als die Hunderte von Briefen, die Vincent van Gogh hinterließ. So wurde dessen *Kornfeld mit Krähen*, zumal es zu Unrecht als van Goghs letztes Gemälde betrachtet wurde, mit seinem tragischen Tod im Kornfeld in Beziehung gebracht, wonach es sich zur Ikone des verkannten Künstlertums entwickelte. Eine solche Deutung paßt eher zum Gemälde *Garten in der Anstalt von St. Rémy* (Abb. 43). Es ist nicht schwierig, aus van Goghs Beschreibung des vom Blitz gefällten Baumes das Selbstporträt des gequälten Künstlers herauszulesen. Van Gogh hatte schon einmal Jozef Israëls mit dessen Zustimmung zitiert, als dieser während eines Besuchs der Sammlung Mesdag einen charakteristisch geformten Baum in einer Waldansicht von Dupré als eine gestikulierende Gestalt bezeichnet hatte.[70]

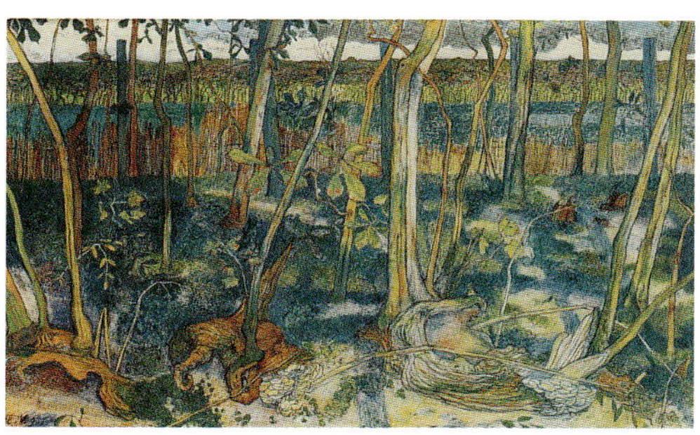

Abb. 46
Floris Hendrik Verster (1861-1927), *Abend*, 1895; Wachsmalkreide auf Papier, 370 x 470 mm; Stedelijk Museum de Lakenhal, Leiden.

[69] Zu van Goghs holländischen Wurzeln siehe auch Dorn 1996.
[70] Brief Vincent van Gogh an Theo van Gogh, d.d. ca. 11. Juli 1883; van Gogh 1990, Bd. 2, Nr. 363: *Es drückt diesen Augenblick und diese Stelle in der Natur aus, wo man alleine, ohne Gesellschaft hingehen kann. Ruysdaels Buisson [Gebüsch] hat das auch stark.*

Außer van Gogh kamen gegen Ende des Jahrhunderts noch drei andere niederländische Künstler, Jacob Meijer de Haan (1852-1895), Jan Verkade (1868-1946) und Jan Toorop* auf eine sehr direkte Weise mit der französischen Avantgarde in Berührung. Meijer de Haan verkehrte einige Zeit in der Künstlergruppe um Paul Gauguin in Pont-Aven, und Jan Verkade schloß sich den Nabis an. Die stark dekorativ inspirierte Stilisierung ihrer Landschaften war das völlige Gegenteil von dem, was ihre niederländischen Zeitgenossen zu diesem Zeitpunkt beschäftigte. Vor allem Jan Toorop – in seiner Frühzeit als Mitglied eng mit der aktiven Brüsseler Künstervereinigung „Les XX" (Les Vingt) verbunden –, trat als *trait d'union* zwischen der Pariser und Brüsseler Avantgarde und dem Kunstleben in den Niederlanden auf. Über „Les XX" kam Toorop mit dem Pointillismus von Seurat und Signac in Berührung, den er sich schnell aneignete und in den Niederlanden einführte. Vor allem nach seiner Ernennung zum Vorsitzenden der Abteilung Malerei des Haagsche Kunstkring im Jahre 1892, übte er großen Einfluß auf jüngere Künstler aus. Seurats Neoimpressionismus wurde dadurch von jungen Künstlern wie Bremmer, Aarts und Vijlbrief (Abb. 44) seltsamerweise schon nachgeahmt, noch bevor der eigentliche Impressionismus hier seinen Einzug gehalten hatte.

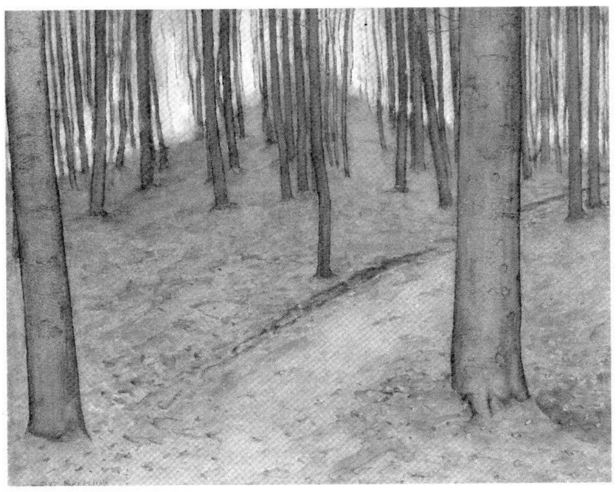

Abb. 47
Pieter Cornelis Mondrian (1872-1944), *Buchenwald*, um 1898; Aquarell und Gouache, 453 x 567 mm; Haags Gemeentemuseum, Den Haag.

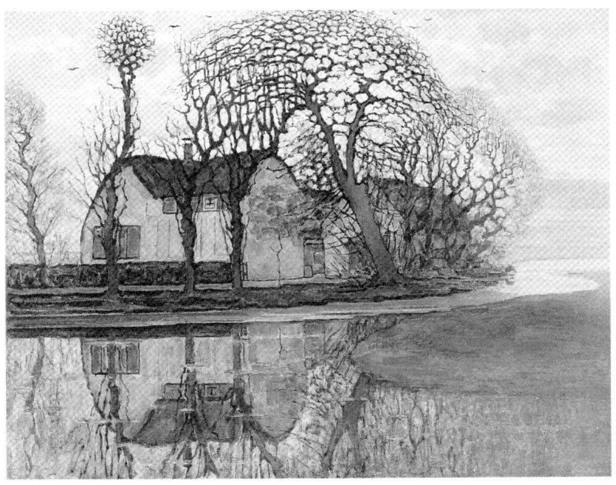

Abb. 48
Pieter Cornelis Mondrian (1872-1944), *Bauernhof bei Duivendrecht*, um 1916; Leinwand, 85,5 x 108,5 cm; Haags Gemeentemuseum, Den Haag.

Jan Toorop war danach auch wieder der erste, der neue symbolistische Tendenzen begrüßte. In den frühen neunziger Jahren entwickelt er einen spannenden linearen Stil, der einen wichtigen Beitrag zum Jugenstil liefern und bis hin zu den damaligen Zentren der Avantgarde wie Wien und Glasgow Nachahmung findet.

Die Künstler des Fin de siècle mit ihrem Hang zur Stilisierung waren häufig vom Rhythmus der eng zusammenstehenden Baumstämme fasziniert. Wo van Gogh das Motiv des *sous-bois* vor allem dazu benutzt hatte, um seinen dynamischen Pinselstrich innerhalb einer sich subtil verschiebenden Skala von grünem Efeu über die Leinwand ranken zu lassen (Abb. 45), verwendeten Künstler wie Floris Verster (Abb. 46) und Piet Mondrian (Abb. 47) das Motiv auf ihre persönliche, unverwechselbare Art und Weise, weil es sich – ausgehend von einer noch erkennbaren Wirklichkeit – ausgezeichnet für die Abstraktion und die Gestaltung dekorativer Muster eignet.

Gegen Ende des Jahrhunderts wurde der Schleier des Symbolismus wieder abgeworfen. Man trat dem neuen Jahrhundert mit einem gewissen Optimismus entgegen, und sowohl Impressionismus als Neoimpressionismus erlebten eine zweite Blütezeit. Toorop kehrt in dieser Periode zum Pointillismus zurück, der inzwischen mit Elementen aus dem Werk Vincent van Goghs, das er schon seit einigen Jahren in den Niederlanden engagiert gefördert hatte, bereichert worden war. Auch nach der Jahrhundertwende stand Toorop mit der jüngeren Generation in Kontakt und verlieh als älterer Künstler dem sogenannten „Luminismus" Autorität, einer Strömung, deren Anführer jüngere Künstler wie Jan Sluijters*, Leo Gestel* und Piet Mondrian* waren. In ihren farbig-glühenden Larener Landschaften kombinierten sie die Lektionen des Neoimpressionismus und der französischen Neuerer, die als Fauves („wilde Tiere") bekannt geworden sind. Nach dem Vorbild van Goghs, dessen Ruf als einer der Väter der modernen Kunst sich inzwischen fest etabliert hatte, arbeiteten sie mit expressiven Pinselstrichen und ließen sie die gedämpfte naturalistische Palette zugunsten einer gewagteren Verwendung von ungebrochenen Farben fallen.

Sowohl Jan Sluijters als Piet Mondrian gaben dem Thema des landschaftlichen Nachtstücks eine überraschend neue Wendung. Jan Sluijters ließ in seiner Reihe von Larener Mondnächten von 1911 die naturalistische Wiedergabe mittels der klassischen „Farben" der Nacht weit hinter sich. Sie machten jetzt ungewöhnlich leuchtenden „luministischen" Farben Platz. Piet Mondrians *Bauernhof bei Duivendrecht* (Abb. 48) läßt zwar noch immer Charles-François Daugbignys Einfluß erkennen, aber die nunmehr stark vereinfachten Konturen der Landschaft verraten schon etwas von der Suche des Malers nach der Abstraktion. Der Kritiker Conrad Kickert erkannte, daß Mondrians Landschaft mit den klassischen Ausgangspunkten gebrochen hatte, die bis zu der Zeit in der Landschaft gegolten hatten. Im April 1907 beschreibt er Mondrians Nachtstück als einen *Mondnebel über einem hohen Baum am Wasser. Der Ton ist silberweiß-violett. Das Wolkenloch dunkelviolett. Der goldene Mond fällt aus dem Ton, hat keine Zeichnung, keinen Raum.*[71]

[71] Conrad Kickert in *De Telegraaf*, 13. April 1907, zitiert nach Blotkamp u.a. 1978, S. 104.

WIEPKE LOOS

Die Natur im Innenraum

Die Darstellung der Landschaft in gemalten Wanddekorationen und -tapeten des 18. Jahrhunderts

Ich glaube, ich gehe schon durch die freudige Wildnis
Üppiger Kräuter und lausche dem Rascheln der Blätter.
Alles was das Auge entzückt, lächelt uns hier reizvoll an.
Der Pinsel Pijnackers überbietet so die Wandteppiche,
Die gelähmt, steif und hart, in Kürze mit verblaßten Farben dahängen,
Gerade wie das Sein dieses Mannes bitteren Neid zum Schwinden bringt.
Hier kann Herr Backer, wenn die Bäume ohne Blätter stehen
Und das karge Feld mit Dünen verwehenden Schnees überhäuft ist,
Über diese belaubten Kronen nachsinnen,
Über das Grün des Laubs – eine Sommerwonne für das Auge.
Hier kann er, erschöpft von der Sorge für den Staat, seinen Bogen lockern
Und bei ihrer Betrachtung feiern.

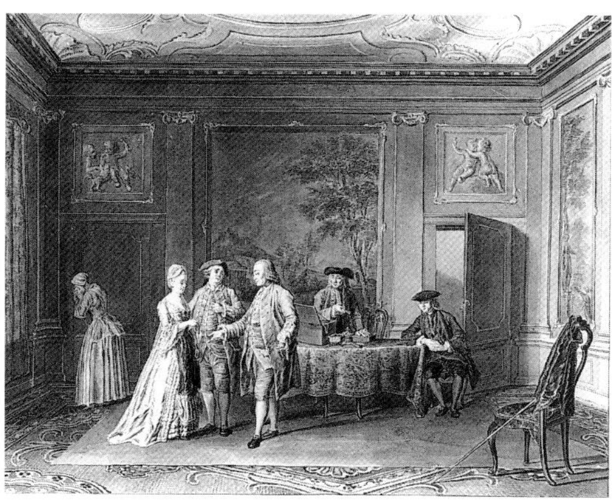

Abb. 49
Nicolaas Muys (1740-1808), *Dritter Akt, dritte Szene des Theaterstücks „Die Freundschaft" von Mart van der Winden* (1780); Aquarell, 230 x 390 mm; Nederlands Theaterinstituut, Amsterdam.

Dies ist die dritte und letzte Strophe eines Gedichtes, das eine Serie von Wanddekorationen besingt, die Adam Pijnacker (1620–1673) im Jahr 1665 für den großen Saal des Hauses Herengracht 548 ausführte. Der Erholungswert dieses Typs von Wanddekoration steht außer Frage.[1] Cornelis Backer, der Eigentümer dieses Hauses mit den vorzüglichen Malereien, die auf die Wände aufgezogen wurden, Gemälde mit rustikalen Szenen, konnte sich in den betreffenden Raum zurückziehen und sich selbst mitten im Winter vorstellen, er sei von einer üppigen Sommerlandschaft umgeben. Eben dies, der Genuß der freien Natur innerhalb der vier Wände, ist der Ausgangspunkt dieses Essays, in dem wir die verschiedenen Aspekte von gemalten Wanddekorationen untersuchen wollen, die sich im 18. Jahrhundert solcher Popularität erfreuten.

In Anbetracht der großen Anzahl exzellenter Gemälde, die während des Goldenen Zeitalters von Holland entstanden, neigt man dazu, das 18. Jahrhundert als eine künstlerisch wenig aufregende Ära zu betrachten, ja gar als eine Phase des Niedergangs. Selbst Kunstliebhaber wissen überraschend wenig über die Malerei des 18. Jahrhunderts. Meistens kann der durchschnittliche Museumsbesucher, der das Zeitalter der Ritterlichkeit charakterisieren soll, vielleicht noch das Bild eines farbenfrohen Stillebens von Jan van Huysum wachrufen oder Cornelis Troosts (1696–1750) Porträt der perücketragenden Vorsteher eines Waisenhauses, einen Deckenschmuck mit Göttern, Göttinnen und Putti oder ein dekoratives „Witje", ein Bild, das über der Tür und am Kamin hing, von Jacob de Wit (1695–1754).[2] Wer sich für Zeichnungen interessiert, assoziiert das Jahrhundert zweifelsohne mit den humorvollen Skizzen Troosts, mit Cornelis Ploos van Amstel (1726–1798) und den vielen Mappen mit topographischen Blättern von Meistern wie Dirk Langendijk (1748–1805), Cornelis Pronk (1691–1759), Paulus Con-

[1] Das Gedicht, das in Houbraken 1718–1721, Bd. 2, S. 98f zu finden ist, wurde von dem Maler und Dichter Pieter Verhoek (1633–1702), dem Bruder von Pijnackers Schüler Gijsbert, verfaßt. Der Auftraggeber des Gemäldes war Cornelis Backer, Ratsherr und Befehlshaber der Ostindischen Kompanie. Siehe Harwood 1988, S. 31–33; das Gedicht ist hier vollständig zitiert. In Harwood 1988, S. 32 wird nahegelegt, daß zwei dekorative Gemälde im Museum Boijmans van Beuningen in Rotterdam ursprünglich Teil einer Serie waren, die für Backer ausgeführt wurde (Harwood 1988, Kat. Nr. 79 und 80).

[2] Einen Überblick über die holländische Malerei des 18. Jahrhunderts siehe in Staring 1937, Mandle u. Niemeijer 1971/72 und Loos, Jansen u. Kloek 1995.

stantijn La Fargue✱ und Jacob Cats✱ oder, in einer anderen Gattung, den lebendigen Vogelporträts in Aquarell vom Dordrechter Meister Aert Schouman✱.[3]

Für den quantitativen Rückgang des Kabinettstückes im 18. Jahrhundert gibt es zwar mehrere Gründe, als Hauptfaktor wird jedoch die wirtschaftliche Rezession angeführt. Dennoch gibt es ein anderes Phänomen, das für diese Entwicklung eine noch gewichtigere Rolle spielte: Auf Grund der enormen Produktion im vorhergehenden Jahrhundert war der Markt gut versorgt, wenn nicht sogar gesättigt.[4] Hinzu kommt, daß im Bereich der Dekorationsstile eine wahre Revolution stattgefunden hatte. Seit Ende des 17. Jahrhunderts wurden die Innenräume wohlhabender Bürger, besonders der Bewohner der staatlichen Villen in Amsterdam und Den Haag, einer wirklichen Metamorphose unterzogen. In Anlehnung an die Franzosen betrachtete man das ganze Haus nun als Einheit, so daß die verschiedenen Räume einem einheitlichen System entsprechend ausgestattet wurden. Möbel und Einrichtungsgegenstände wurden in Farbe, Gestalt und Material aufeinander abgestimmt, so daß das Interieur ein gefälliges Ganzes bildete. In den repräsentativen Räumen, wie dem Sal auf der Gartenseite, wurden die Wände mit Hilfe von Leisten in Abschnitte aufgeteilt, über die die Tapeten gezogen wurden.[5] Die Leinwände wurden in einem Atelier am Ort vorbereitet und bemalt und dann auf dieses

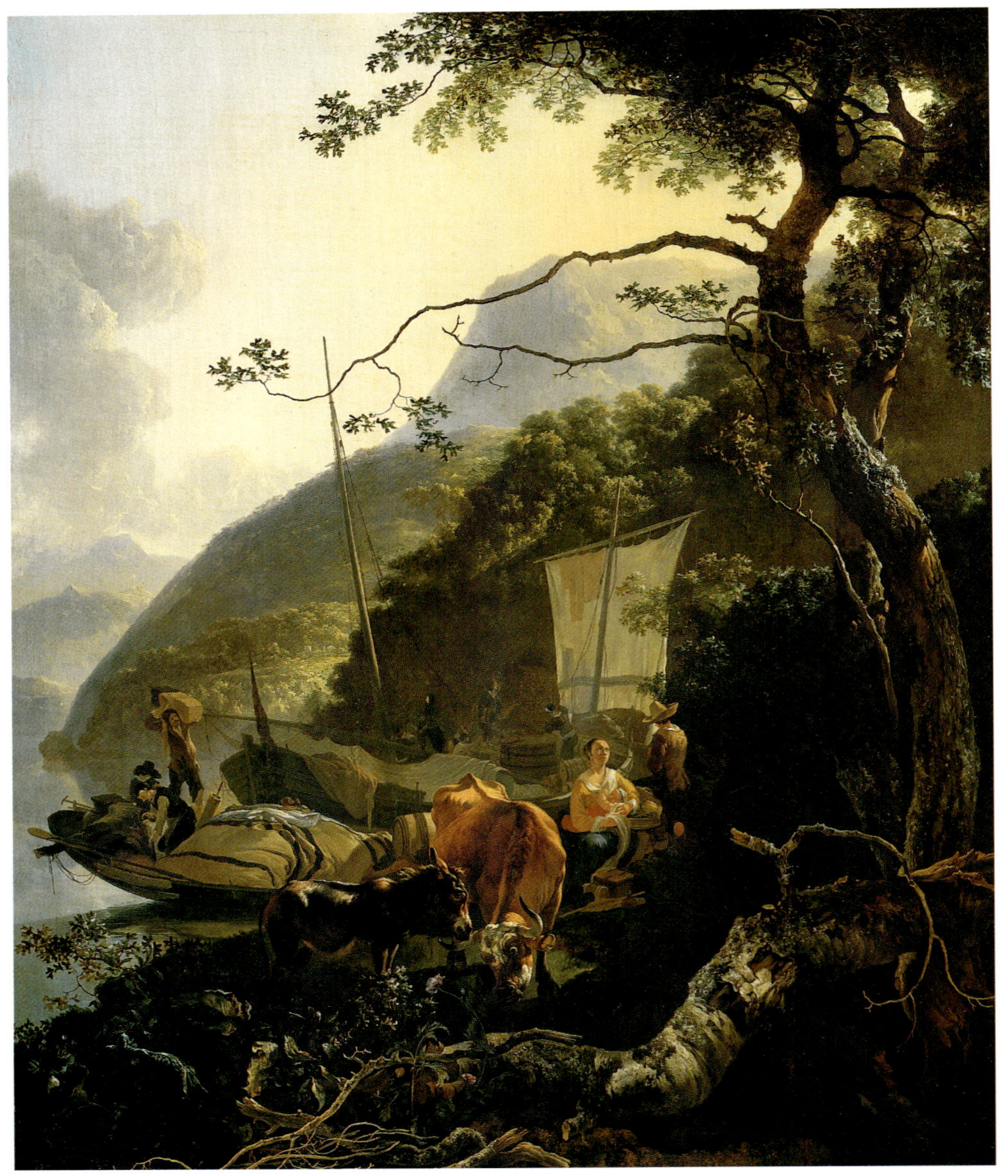

Abb. 51
Adam Pijnacker (1622-1673), *Schiffer mit ihren Booten am Ufer eines italienischen Sees*; Leinwand auf Holztafel, 97,5 x 85,5 cm; Rijksmuseum, Amsterdam.

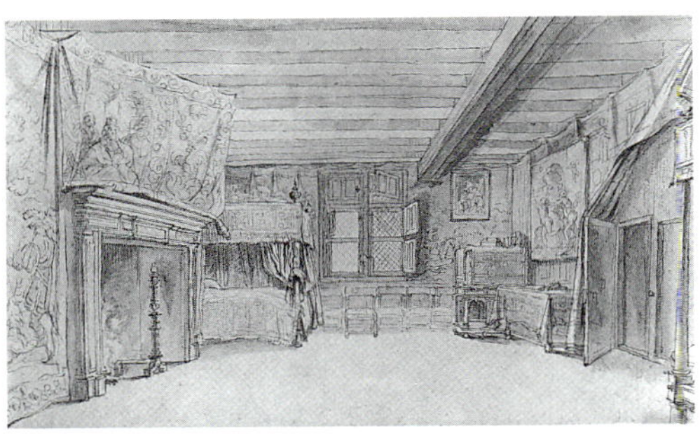

Abb. 50
Adriaen van der Venne (1589-1662), *Interieur mit Wandteppichen*, um 1625; Bleistift, 196 x 324 mm; Rijksprentenkabinet, Rijksmuseum, Amsterdam.

Rahmengerüst montiert.[6] Wo dieser Typus von Wand-zu-Wand-Malererei zum Einsatz kam, gab es selbstverständlich keinen Platz mehr für die kleineren Staffeleigemälde (Abb. 49).

Das Prinzip solcher großen Wandgemälde war eigentlich kein neues Phänomen. In Italien etwa entstanden bereits im 16. Jahrhundert Wandmalereien in Freskotechnik, und auch dort bedeckte die Darstellung mehrere Wände. Weil aber diese Technik für das feuchte Klima in Holland nicht geeignet war, fand man ursprünglich ein Äquivalent in Form von Wandtep-

[3] Zu Zeichnungen und Aquarellen aus dem 18. Jahrhundert siehe die Einträge in diesem Katalog und Niemeijer 1990.
[4] Siehe auch den Essay von Koolhaas-Grosfeld in diesem Katalog.
[5] Einen Überblick über die Kunst dekorativer Malerei in Holland siehe in Staring 1937, Van Luttervelt 1947, Sliggers 1984, Bosma 1985(1), Bosma 1985(2), Heesters 1988, Dumas 1988, Dumas 1991(1), Koldewij u.a. 1991 und Wedde 1996.
[6] Zu den technischen Details siehe besonders Bosma 1985(2), S. 358–360.

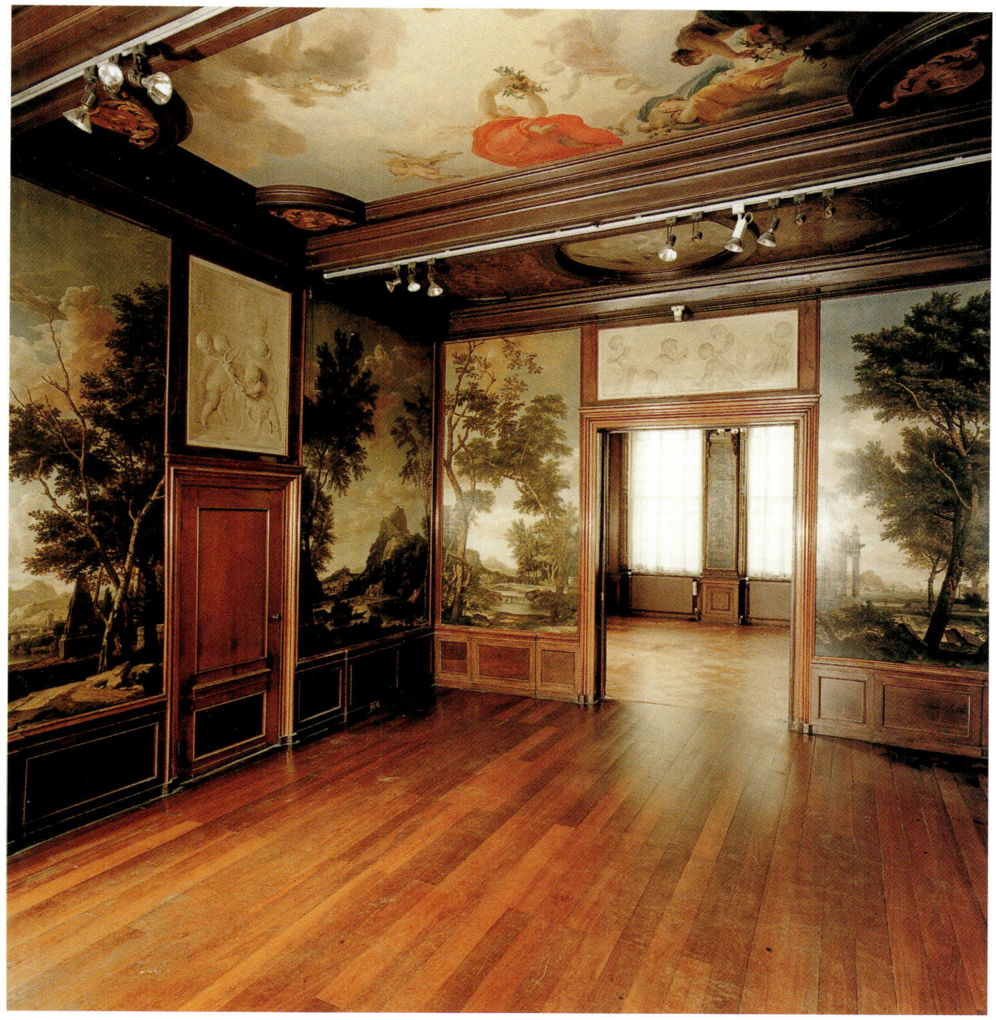

Abb. 52
Isaac de Moucheron (1667-1744), *Bildtapete im Haus Herengracht 168 zu Amsterdam*, 1734; Nederlands Theaterinstituut, Amsterdam.

pichen oder Gobelins, die in Ateliers der südlichen Niederlande hergestellt wurden. Sie waren sowohl praktisch als auch dekorativ, da sie dazu dienten, die Kälte und Feuchtigkeit holländischer Häuser zu dämpfen (Abb. 50). Die großen schmückenden Leinwände in Öl nahmen zu Beginn des 17. Jahrhunderts ihren Einzug und konkurrierten schließlich mit den Wandteppichen. Es fällt nicht schwer, die Gründe dafür zu sehen, wenn wir an die eingangs zitierten Verse denken, in denen derartige Wandbehänge als *gelähmt, steif und hart, in Kürze mit verblaßten Farben* beschrieben werden. Dennoch wetteiferten sie mit den neuen dekorativen Malereien bis weit in die erste Hälfte des 18. Jahrhunderts hinein. Erst nach 1750 gaben sich die Werkstätten für Wandteppiche geschlagen, teilweise wegen der gewaltigen Zunahme von Ateliers, in denen gemalte Wanddekorationen hergestellt wurden.

Die gemalten Raumdekorationen des 18. Jahrhunderts, die die wichtigsten Räume eines Stadthauses, Landhauses oder öffentlichen Gebäudes schmückten, fallen grob in drei Kategorien: Figurenstücke, Landschaften und rein dekorative Darstellungen. Die Ikonographie der ersten Variante, die in der ersten Hälfte des Jahrhunderts den Gipfel ihrer Popularität genoß, bezog sich gewöhnlich auf das Gebäude oder den sozialen Status der Persönlichkeit, die das Werk bestellt hatte. Bis etwa 1750 wählte der Besitzer, der sich mit Landschaften umgeben wollte, normalerweise arkadische, italianisierende Szenen, mit einer Staffage aus Motiven, die von der klassischen Antike stammten, wie architektonische Fragmente, Brunnen und Trajanssäulen. Zu den möglichen Inspirationsquellen dieser phantasievollen Landschaften gehörten italianisierende Künstler des 17. Jahrhunderts, wie Berchem, Both und der oben erwähnte Pijnacker (Abb. 51). Einer der wichtigsten Vertreter dieser Gattung in der ersten Hälfte des 18. Jahrhunderts war Isaac de Moucheron[34], was die üppigen Gemälde bezeugen, die er für das Haus Herengracht 168 in Amsterdam (jetzt Niederländisches Theaterinstitut) herstellte, Dekorationen, zu denen auch Jacob de Wit seinen Beitrag leistete (Abb. 52). Ein Künstler, der mindestens ebenso einflußreich wie De Moucheron war, war Dirk Dalens III. (Abb. 53): Nachfolgende Künstler beschäftigten sich begeistert mit seinem Repertoire. Eine der Hauptserien dekorativer Malerei führte Dalens für das Haus Korte Vijverberg 3 in Den Haag (jetzt

Abb. 53
Dirk Dalens III. (1688-1753), *Niobe verspottet die Frauen von Theben*, 1725; Leinwand, 343 x 336 cm; Korte Vijverberg 3, Den Haag.

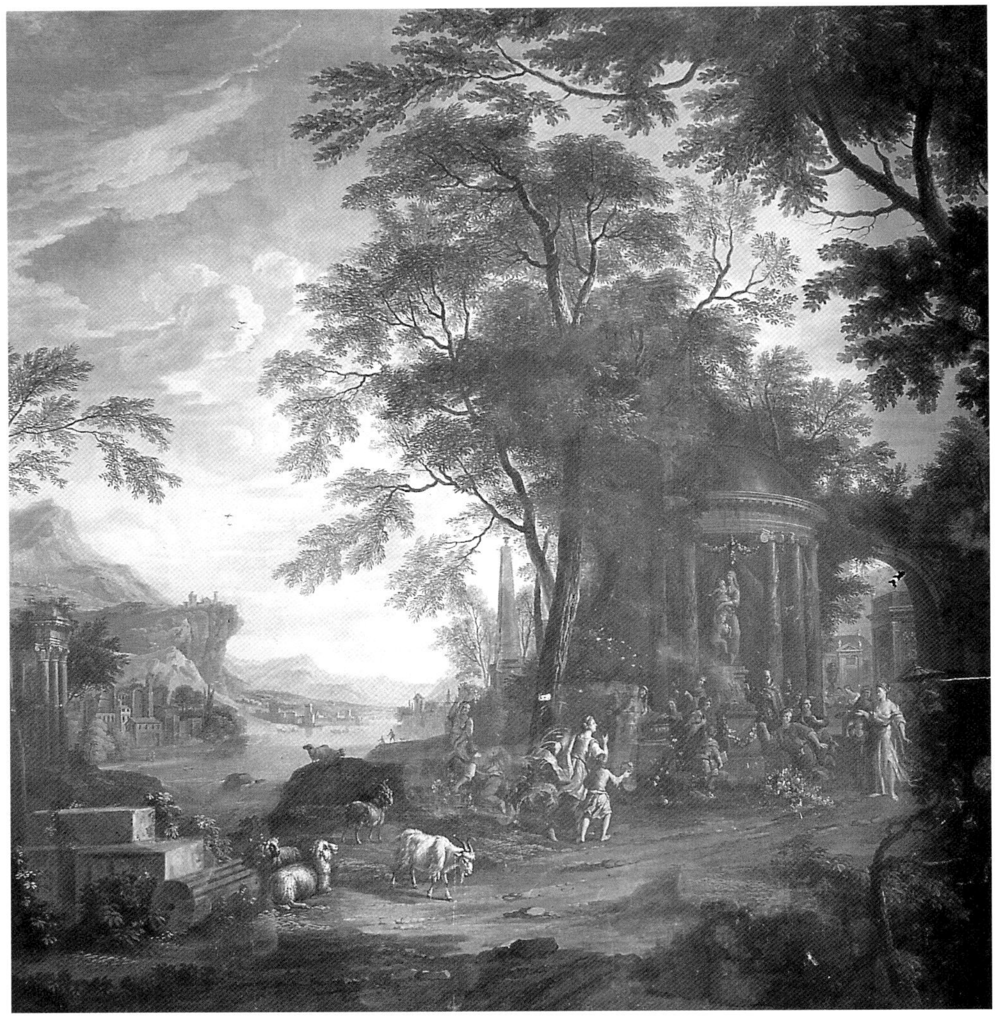

Kabinett der Königin) aus; viele Szenen stammen aus den *Metamorphosen* Ovids.[7] Es muß eine ganze Menge solcher allegorischen Wanddekorationen gegeben haben, aber soweit wir wissen, hat nur diese Serie von Dalens und ein Ensemble von Johannes Glauber (1646–1726), das sich heute in der Sammlung des Rijksmuseums in Amsterdam befindet, überlebt.[8]

In der zweiten Hälfte des 18. Jahrhunderts wurde die italienische Hirtenszene in gewissem Maß von den holländischen arkadischen Szenen verdrängt, was teilweise durch die wachsende Orientierung hin zu wilderen Formen der Natur und durch einen zunehmenden Nationalismus bedingt war.[9] Dieser Typus der Landschaftsgemälde ging deutlich auf die Blüte der holländischen Malerei im Goldenen Zeitalter zurück. Die Bildsprache, die während des letzten Viertels des 18. Jahrhunderts in Gebrauch war, entspricht derjenigen des Staffeleigemäldes im 17. Jahrhundert: eine unverfälschte holländische Landschaft mit einer Staffage aus Bauernhäusern, Landvolk und Tieren. Die Namen, die einem sofort ins Gedächtnis kommen, sind Cats❦ (Abb. 60), Van Drielst❦ (Abb. 54 und 55), Augustini❦ (Abb. 56) und Van Strij❦. Der Auftraggeber suchte den Naturausschnitt aus, mit dem er sich identifizierte – in der Regel war dies durch den Zeitgeschmack diktiert – oder an den er sich täglich erinnern wollte. Allmählich war der ursprünglich recht ausgiebigen Staffage immer weniger Raum vorbehalten, und der Landschaft selbst wurde immer mehr Aufmerksamkeit gewidmet. Da aber mit der Zeit ein natürlicherer Ansatz gang und gäbe wurde, gab es nach 1750 nur eine unwesentliche Wiederbelebung der idealisierten italianisierenden Landschaft. Dies wird in der herrlichen Serie von Andriessen❦ widergespiegelt, die noch immer an ihrem ursprünglichen Amsterdamer Standort in der Herengracht 524 (Abb. 58) zu finden ist. Überdies setzte sich um die Jahrhundertmitte eine Vorliebe für deutsche Berg- und Flußlandschaften spürbar durch, bedingt durch die damals so beliebten Rheinreisen.

Eine negative Meinung über die Entwicklung gemalter Wanddekorationen äußerte um die Mitte des 18. Jahrhunderts Johan van Gool (1685-1763), ein Haager Maler und Verfasser von Künstlerbiographien. Er schrieb in *De nieuwe schouburg der Nederlantsche kunstschilders en schilderessen* (Das neue Theater der niederländischen Maler), es habe *in den vergangenen 40 Jahren ein*

[7] Siehe Dumas 1991(1).
[8] Siehe Van Thiel u.a. 1976, S. 243f.
[9] Siehe den Artikel von Koolhaas-Grosfeld in diesem Katalog.

außerordentlicher Wandel bei der Einrichtung von Häusern Einzug gehalten, gerade hinsichtlich der Malerei, deren auffälligstes Merkmal die Popularität aller Arten von Wandgemälden und italienisches Geklebe ist. Dies hat die Kunst so verarmen lassen, daß man Gemälde kaum zur Einrichtung zählt, da die Räume stets mit allen Arten von Fetzen, sogar Papier, behängt werden, und diese Sitte hat sich nun von den großen auf die mittelgroßen Häuser ausgebreitet, sie wird bereits von den Bürgern übernommen. In Häusern verschiedener Rangstufen, in denen eine Fülle von Gemälden zum Schmuck der Decken, Wände, Türen und Kamine gebraucht wird, findet man wegen der Wandtapeten nun kaum mehr eine Sopraporte oder eine Kaminverkleidung; statt dessen ist die Oberfläche mit einem Stück Stoff bedeckt, wo früher mindestens zwölf Gemälde gebraucht worden wären. [...][10] Etwa ein Jahrhundert später, 1844, äußerte sich das *Nederlandsch Kunstblad* über die *Zerstörung unserer Kunst im 18. Jahrhundert durch die sogenannten gemalten Wanddekorationen*.[11] Diese unverhüllte Abneigung gegen solchen Wandschmuck bedarf jedoch einer Einschränkung. War die Qualität dieser raumgreifenden und höchst arbeitsintensiven Dekorationen sowie die Wertschätzung von seiten der Öffentlichkeit tatsächlich so gering? Im Rückblick scheint die Kritik eher eine Art Volksverhetzung gewesen zu sein, kein wohlüberlegtes Urteil. Denn obwohl van Gool den oben erwähnten Malern von Wanddekorationen kritisch gegenüberstand, war er voll des Lobes für die Leistungen von Männern wie de Moucheron, de Wit und Dalens III. Heute besteht kein Zweifel daran, daß die Haarspaltereien von van Gool, Jeronimo de Vries und anderen, die ihren Lebensunterhalt in der Welt der Kunst erwarben, mehr mit dem alles andere als lukrativen Handel mit großen dekorativen Malereien zu tun hatte als mit dem künstlerischen Wert dieser Stücke [12]

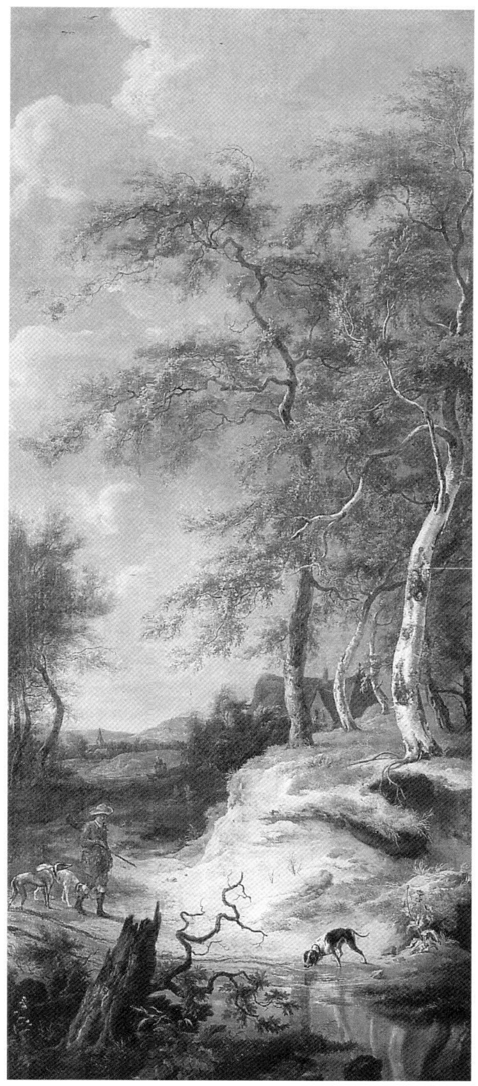

Abb. 54
Egbert van Drielst (1745-1818), *Landschaftstapete mit einer holländischen Szene*, um 1788; Leinwand, 353 x 140 cm; Kunsthandel van Rossum, Amsterdam.

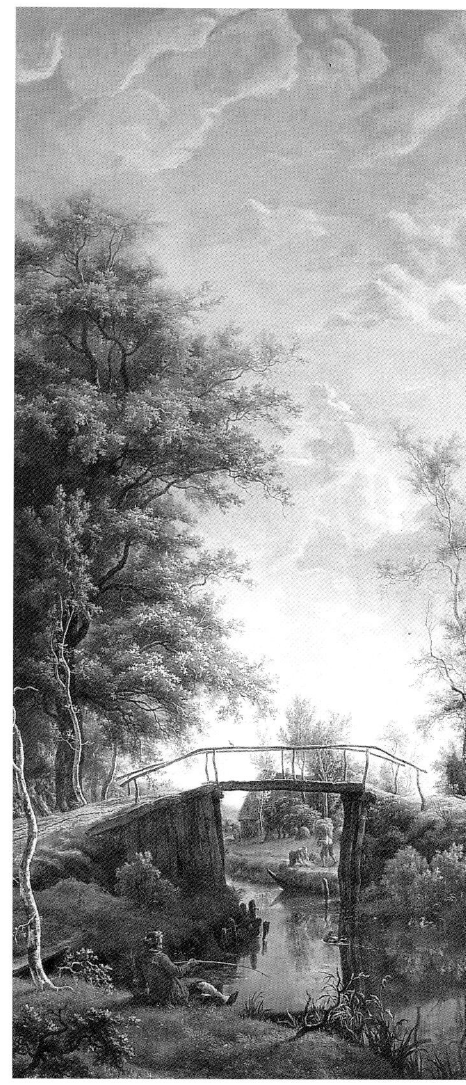

Abb. 55
Egbert van Drielst (1745-1818), *Landschaftstapete mit einer holländischen Szene*, um 1788; Leinwand, 353 x 140 cm; Kunsthandel van Rossum, Amsterdam.

Sehr wenig ist von den dekorativen Gemälden, die van Gool kannte, erhalten geblieben: Werke in Privathäusern in Den Haag – im Gegensatz zu denen in Pensionen, Regierungsgebäuden, dem Rathaus und der Residenz des Stadthalters. Er selbst konnte viele Beispiele nen-

[10] Van Gool 1750/51; Bd. 1, S. 358f; siehe auch Wansink 1996, S. 53. Das *Italienische Geklebe*, auf das sich van Gool bezieht, ist die Stuckarbeit, die von Italienern gemacht wurde.
[11] Bosma 1985(2), S. 357 und S. 373, Anm. 1.
[12] Siehe de Vries 1990.

nen, einschließlich sechzehn Räume in Den Haag mit *Gemälden ringsum*, dreizehn Deckenstücke, sechs Kaminverkleidungen, eine geschmückte Treppe und etwa zehn Sopraporten.[13] Von den hier aufgezählten Werken sind nur vier erhalten.[14]

Es liegt hauptsächlich an den ständig sich ändernden Moden der Innenarchitektur, daß die Mehrzahl der gemalten Wanddekorationen verloren ist. Was einst als modern galt, wurde dann von den Eigentümern als altmodisch betrachtet, und oft ließen sie Gemälde von anderen Künstlern überarbeiten. Dieses Phänomen wird anhand der oft zitierten Passage aus *Camera Obscura* (1839) von Nicolaas Beets (alias Hildebrand) illustriert. In seiner phantasievollen atmosphärischen Impression wechselnden Geschmackes beschreibt er die Wanddekorationen im Haus von Pieter Stastok folgendermaßen: *Was aber dem Festsaal nicht nur jetzt, sondern immer Glanz verleiht, sind zweifellos die vorzüglichen Wanddekorationen über einer grauen Wandtäfelung: goldgerahmt und mit recht hübschen bergigen Landschaften bemalt, mit auf- und untergehenden Sonnen, Sandwegen mit tiefen Spuren und Teichen mit Schilfrohr und Schwänen; dazu eine Staffage aus Frauen mit Körben auf ihrem Rücken, aus denen ein Strohbündel herauslugt; Männer am Wasserrand, die mit langen Stangen Fische hereinziehen; Kinder, ohne Kopfbedeckung und barfüßig, liegen bei einer Ziege im Gras; Reisende auf braunen Pferden wenden dir den Rücken zu, um ihre Reisetasche zu zeigen, diejenigen auf den weißen Pferden halten ihre Reitpeitschen aufwärts; Spaziergänger mit gewaltigen Stöcken und dreieckigen ... Aber halt! Ich wollte dreieckige Hüte sagen. Ja, sie trugen gewöhnlich dreieckige Hüte, aber jene Tage liegen hinter uns. Die große Halle wurde vor ein paar Jahren „renoviert", und Herr Petrus Stastokius Sen., so altmodisch er in vieler Hinsicht auch ist, entschied sich in diesem Fall dafür, allen zu beweisen, daß er mit der Zeit Schritt gehalten hatte.*[15]

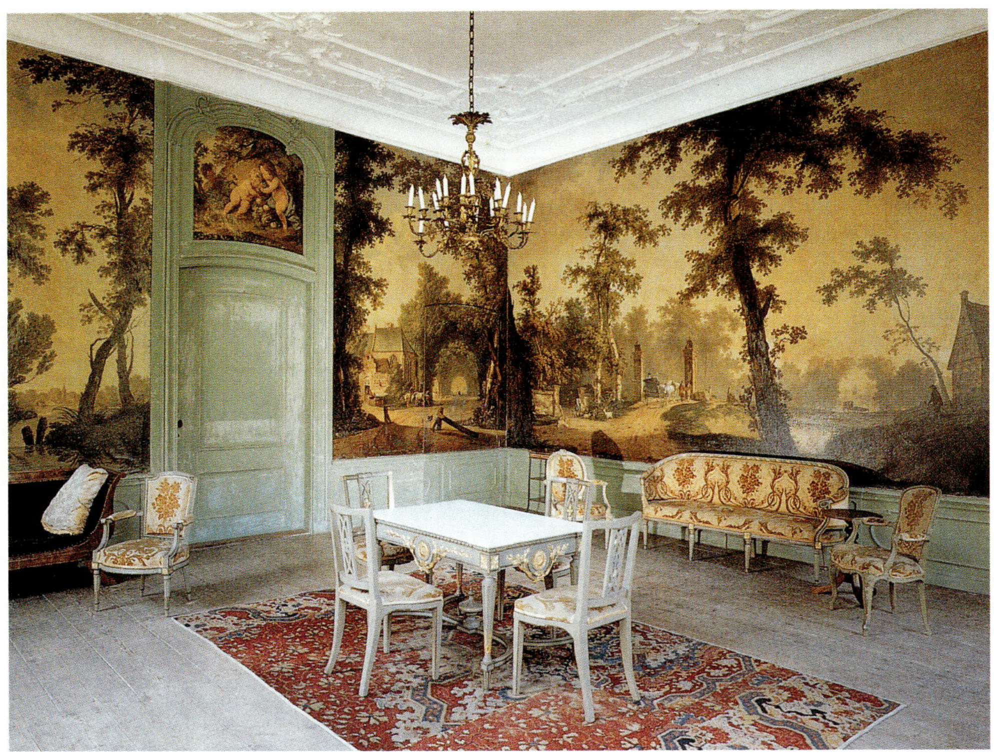

Abb. 56
Jan Augustini (1725-1773), *Der Saal im Schloß Loenerslot*; Loenen, 1774.

Nicht alle Gemälde wurden „angepaßt", wie es bei Pieter Stastoks Haus der Fall war. Viele wurden aus dem Holzgerüst ausgeschnitten, aufgerollt und auf dem Dachboden aufbewahrt; später „entsorgte" man sie oder teilte sie in einzelne Gemälde auf, um sie separat zu verkaufen. Einige wurden von nachfolgenden Besitzern aufgestöbert und irgendwohin gebracht. Deckenstücke, die nicht in derselben Weise wie die großen Wanddekorationen den Raum beherrschten, entgingen diesem Schicksal oft; bei Renovierungen aber wurden viele von ihnen ebenfalls auf den Dachboden verbannt, fanden einen neuen Besitzer oder wurden zerstört. Kaminverkleidungen und Sopraporten, die kleiner und daher leichter zu transportieren waren, wurden oft auf Auktionen als Einzelstücke verkauft.

Aus den obigen Erläuterungen wird wohl deutlich, daß die wenigen gemalten Dekorationen, die vollständig und in situ erhalten blieben, außerordentlich kostbar sind, da sie einen Eindruck vermitteln, welche Wirkung sie in dem gewählten Raum und unter bestimmten Lichtverhältnissen hervorrufen sollten. Wegen der geringen Anzahl gemalter Wanddeko-

[13] Ambachtsheer u. Dumas 1988, S. 23.
[14] Ebenda.
[15] Hildebrand 1839, S. 110f; auf der Grundlage von Utrecht/Antwerpen o.J. [um 1975], S. 80f.

rationen, die an ihrem ursprünglichen Ort überliefert sind, wurde diese Facette der Kunst des 18. Jahrhunderts bis vor kurzem größtenteils vergessen. Überdies befindet sich die Mehrzahl der noch existierenden Beispiele in Privatbesitz, so daß es um so schwieriger ist, sie zu Gesicht zu bekommen und sie zu fotografieren. Schwierigkeiten anderer Art begegnet man im Fall der Leinwände, die in kleinerem Format „wiederverwendet" wurden. Dies bedeutet oftmals vor allem, daß die Signatur, die auf dem ursprünglichen Format des Werkes erschien, jetzt verschwunden ist. Hinzu kommt, daß viele dieser Arbeiten das Ergebnis einer gemeinschaftlichen Leistung waren, so daß es schwierig festzustellen ist, ob das Werk einem einzigen oder mehreren Künstlern zugeschrieben werden muß. Jüngere Initiativen zielen jedoch darauf ab, dieses interessante Gebiet kunsthistorischer Forschung auszuwerten. Mitte des Jahres 1997 haben das Rijksbureau voor Kunsthistorische Documentatie in Den Haag und der Rijksdienst voor de Monumentenzorg in Zeist eine Arbeitsgruppe eingerichtet, um ein Inventar aller noch erhaltenen gemalten Wanddekorationen in Holland aufzustellen.[16] In Vorwegnahme der Ergebnisse dieser Forschungen ist dieser Essay hauptsächlich vorläufiger Natur, vor allem deshalb, weil hier nur die Landschaften zur Diskussion gebracht werden.

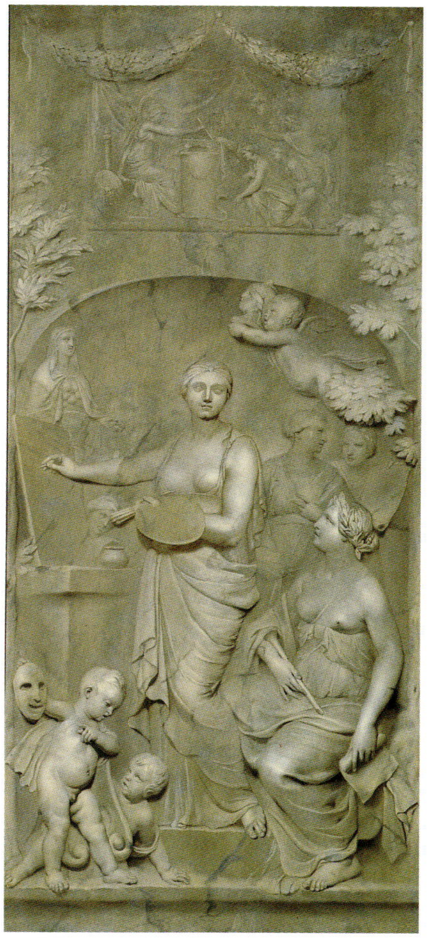

Abb. 57
Gerard de Lairesse (1641-1711), *Allegorie auf die Künste*, um 1680; Leinwand, 289 x 128 cm; Rijksmuseum, Amsterdam.

THEORIEN

In der Zeit, die hier untersucht wird, waren zwei Persönlichkeiten für die Dekoration holländischer Häuser von entscheidender Bedeutung: Gerard Lairesse (1640–1711), der in Liège geboren wurde und 1667 in die nördlichen Niederlande kam, und Daniël Marot (1663–1752), ein französischer Hugenotte, der 1685 nach Holland floh und in den Dienst des Statthalters Willem III. eintrat.[17] Einer der wichtigsten Entwürfe Marots war das Interieur des Palastes Het Loo bei Apeldoorn. Sein Einfluß erstreckte sich auch auf das Design von Kaminverkleidungen, Täfelung, Möbel und Stuckdecken und die sie schmückenden Ornamente. Bis in die letzten Jahre des 17. Jahrhunderts war Lairesse ein bedeutender Maler sowohl von Historienstücken als auch von großen Wanddekorationen (Abb. 57), bis ihn die Erblindung dazu zwang, das Malen aufzugeben. Eine der großartigsten Leistungen des Theoretikers Lairesse war die Befürwortung optischer und kompositioneller Einheit bei der Dekoration von Innenräumen. Seine Ideen, die durch Vorlesungen und Vorträge verbreitet wurden, fanden anfänglich ein begrenztes Echo, erreichten dann aber infolge der Publikation seines *Groot Schilderboek* (Großes Malerbuch) ein breiteres Publikum.[18]

Das Hauptinteresse Lairesses lag in „der Wiedergabe der Natur" innerhalb biblischer, mythologischer und historischer Darstellungen. Sein Credo lautete: *Was kann dem Menschen mehr Vergnügen machen, als die ganze Welt zu bereisen, ohne den Fuß vor die eigene Tür setzen zu müssen.* [...] Die beliebtesten Darstellungen waren Landschaften, oft durchsetzt mit narrativen Elementen. Dies hatte zweifellos mit den kurz zuvor aufgekommenen Schiebefenstern zu tun, die größere Scheiben hatten als die alten Sprossenfenster. Weil sie mehr Licht einließen, wuchs auch der Wunsch, „die Natur nach innen" zu holen. Indem die Wände mit gemalten Landschaften bedeckt wurden, öffnete man quasi geschlossene Räume und schuf so die Illusion, die Bewohner befänden sich inmitten einer wirklichen Landschaft. Man darf nicht vergessen, daß die Meister solcher idyllischen Szenen das Tageslicht, das durch die Fenster drang, berücksichtigten und die Wirkungen der Schatten- und Lichtquellen auf einem Gemälde anpaßten. Das Zusammenspiel von Fiktion und Realität wurde so erhöht, besonders wenn der betreffende Raum den Blick auf den Garten freigab. Die so geschaffene Illusion ist vielleicht eines der charakteristischsten Merkmale gemalter Wanddekorationen.

Unter dem Einfluß von Marot und Lairesse wurden diese großen Landschaftsgemälde trotz ihrer Aufteilung in verschiedene Abschnitte in der Regel als eine geschlossene Einheit behandelt. So präsentierte sich die Szene dem in der Raummitte stehenden Betrachter als ein Panorama, dessen Komposition lediglich durch Fenster, Türen und den Kamin unterbrochen wurde.[19] Die Regel bestimmte, daß die Kaminverkleidung und die Sopraporten gewöhnlich keine Landschaften wiedergaben, sondern vielmehr aus allegorischen Grisaillen oder Blumenstücken bestanden oder aber aus Stilleben mit Jagdtrophäen, Putti oder Attributen, die für den Eigentümer von besonderer Bedeutung waren. All dies entsprach der Vorstellung Lairesses, daß Gemälde, die über Augenhöhe hingen, sowohl vom kompositionellen als auch vom ästhetischen Standpunkt her nie die Landschaften ergänzen könnten. Dieses Prinzip befolgte die Mehrzahl der Maler, wie die Beispiele von Augustini (Abb. 56), De Moucheron* (Abb. 52) und Andriessen* (Abb. 58 und 59) beweisen.[20]

[16] Zu den Mitgliedern dieser Arbeitsgruppe gehören Charles Dumas vom Rijksbureau voor Kunsthistorische Documentatie in Den Haag und Richard Harmanni, der eine Dissertation über Jurriaan Andriessen schreibt, die er 1998 abschließen möchte. Die Ergebnisse der gemeinsamen Forschungen werden voraussichtlich im Jahr 2000 veröffentlicht.

[17] Zu Lairesse Laufbahn siehe Timmers 1942, Snoep 1970 und Roy 1992, zur Laufbahn Marots siehe Ozinga 1938.

[18] De Lairesse 1712. Zu den Theorien von Lairesse siehe auch den Essay von Koolhaas-Grosfeld in diesem Katalog.

[19] Zu den Theorien von Lairesse siehe besonders Snoep 1970 und Gerlagh u. Koolhaas-Grosfeld 1985, S. 11.

[20] Gerlagh u. Koolhaas-Grosfeld 1995, S. 12.

Abb. 58
Jurriaan Andriessen (1742-1819), *Ensemble Bildtapete im Haus Herengracht 524 zu Amsterdam*, um 1770.

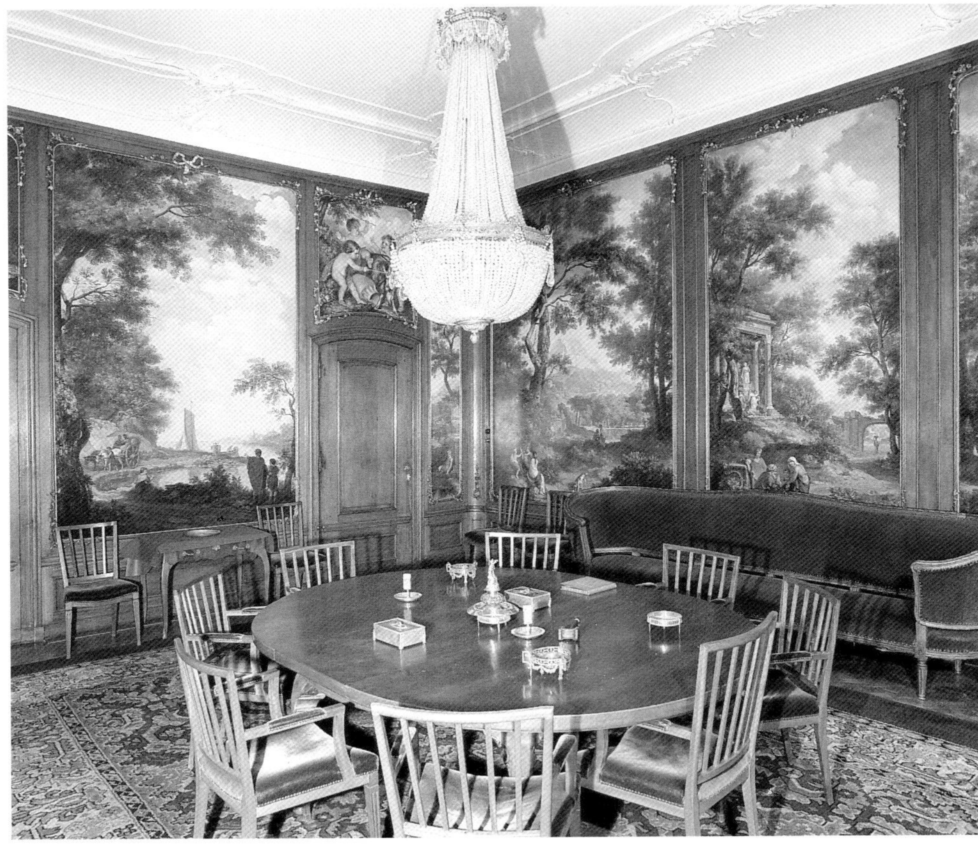

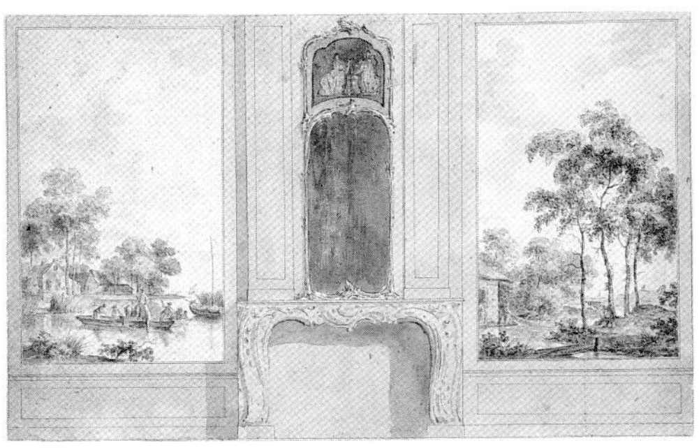

Abb. 59
Jurriaan Andriessen (1742-1819), *Entwurf einer Zimmerwand mit Kamin*, um 1770; Bleistift, Feder in Grau, Aquarell, 320 x 511 mm; Rijksprentenkabinet, Rijksmuseum, Amsterdam.

Weil die Wanddekorationen unmittelbar über der Täfelung montiert wurden und der Horizont auf der Augenebene des Betrachters liegen sollte, war der Standpunkt in der Regel niedrig. Der Vordergrund des Gemäldes bestand oft aus „natürlichen" Elementen: einem sandigen Pfad, einem überwachsenen Weg oder dem verwahrlosten Ufer eines Baches oder Flusses. Bäume und Büsche, die in die verschiedenen Ebenen eingefügt wurden, fungierten als Bühnenflügel und sorgten für die nötige Tiefe. Große Bäume im Vordergrund dienten dazu, die Szene auf einer oder beiden Seiten abzuschließen. Die Täfelung hatte auch praktische Gründe: Sie schützte die Wanddekorationen vor den Stühlen, die in den formellen Räumen entlang der Seite aufgestellt wurden, wenn sie nicht in Gebrauch waren.

WERKSTÄTTEN

In der zweiten Hälfte des 18. Jahrhunderts schoß die Anzahl sogenannter Werkstätten – im Grunde große Ateliers –, die die wachsende Nachfrage nach gemalten Wanddekorationen befriedigen sollten, in die Höhe. Die berühmtesten Werkstätten befanden sich in Amsterdam, Den Haag, Haarlem, Dordrecht, Rotterdam und Hoorn. Das Archiv der *Schilder- Druck- en Behangselfabriek* in Hoorn, einer Einrichtung, die sich auf Gemälde, grafische Arbeiten und Wanddekorationen spezialisierte, gewährt uns einen hervorragenden Einblick in den tagtäglichen Betrieb der Werkstätten. Die Firma wurde 1777 aufgebaut und sollte in Westfriesland, dem nördlichsten Teil der Provinz Nordholland, Arbeitsplätze zur Verfügung stellen.[21] Erhalten blieb eine Serie von über 120 Entwürfen, die in der Werkstatt verwendet wurden, hauptsächlich Aquarelle und lavierte Feder- und Tuschezeichnungen.[22]

Zur Ausbildung der Maler von Wanddekorationen gehörte in der Regel, besonders im westlichen Teil des Landes, eine Lehre in einer dieser Werkstätten unter der Führung eines erfahrenen Künstlers. Gerard van Nijmegen* aus Rotterdam zum Beispiel begann seine Laufbahn als Gehilfe in der Werkstatt seines Vaters Dionijs (1779–1852), wo er an *Decken- und Saalstücken* arbeitete.[23] Aber – so erzählt sein Biograph – *die Popularität dieser Art von Dekoration nahm allmählich ab, und so spezialisierte er sich auf Kabinettstücke, wobei er eine Vorliebe für bergige und bewaldete Landschaften mit Wasserfällen und einer Staffage aus Landbevölkerung und verschiedenen Arten von Vieh zeigte.*[24]

Allein in Amsterdam sorgten solche Werkstätten für die Anstellung von dreihundert Menschen. Die Aufgaben, die die Angestellten übernahmen, waren sehr spezifisch: Ein Mann stattete die Leinwand mit Putti aus, der nächste war für das Malen der Landschaft zuständig, während ein anderer wiederum die Staffage aus Menschen, Tieren und Architektur einfügte.

[21] Bosma 1985(2), S. 361–370.
[22] Ebenda.
[23] Van Eijnden u. Van der Willigen 1816–1840, Bd. 2, S. 243–251.
[24] Loos, Jansen u. Kloek 1995, Kat. Nr. 34.

Die größte dieser Werkstätten war diejenige unter der Leitung von Jan Hendrik Troost van Groenendoelen (um 1721–1794), die 1754 eingerichtet wurde. Im Folgejahr veröffentlichte die Zeitung *Amsterdammer Courant* folgende Anzeige: *Hier sieht man einige schöne Beispiele seiner Sammlung neu gemalter Dekorationen von heute. Diese eignen sich ebenso für feuchte Wände.*[25] Troost van Groenendoelen scheint seine Angestellten so stark in Anspruch genommen zu haben, daß sie sich als Maler sehr wenig weiterentwickeln konnten. Der begabte junge Künstler Cats* zum Beispiel verließ die Werkstatt, um sein eigenes Geschäft aufzubauen.[26] Auch Steven Goblé (1749–1799) und Hendrik Willem Caspari (1770–1829) gehörten zu Troost van Groenendoelens Schülern. Die Familie Remmers beschäftigte Wybrand Hendriks (1744–1831), Willem Joseph Laquy (1738–1798) und Geerlig Grijpmoed (1760–1788), während Daniël Dupré (1751–1817), Jean Grandjean*, Jacques Kuyper (1761–1808) und Abraham Ruytenschildt (1778–1841) bei Jurriaan Andriessen* angestellt waren.[27] In Haarlem war die prestigeträchtigste Werkstatt diejenige der Familie Van der Vinne, wo Jan Augustini (Abb. 56) und Pieter Barbiers Pzn.* ausgebildet wurden. Einer der produktivsten Dekorationsmaler in Den Haag war Hendrik Willem Schweickhardt*. Ein weiteres Hauptzentrum für die Herstellung gemalter Wanddekorationen war Dordrecht, wo Jacob van Strij* mit seinen Landschaften à la Cuyp die Richtung angab. Was Cats betrifft, müssen wir auch die typisch holländischen Landschaften erwähnen, die er im letzten Viertel des 18. Jahrhunderts für das Haus Herengracht 310 schuf. Das Ensemble präsentiert sich als ein fortlaufendes Panorama: Von der Flußlandschaft – im Vordergrund ein Gasthaus und eine Fähre mit Tieren, im Hintergrund die Silhouette einer holländischen Stadt – bis zu Waldszenen vom Typ Ruisdaels bilden die Gemälde eine einzige, zusammenhängende Darstellung der Natur. Eine Anekdote über diese Malerei, die über die Jahre hinweg überliefert wurde, betrifft das „den weißen Stier" (Abb. 60). Wie wir wissen, ging der junge Cats zu Jan Hendrik Troost van Groenendoelen in die Lehre. 1759 wurde er als Gehilfe übernommen, baute aber kurz danach sein eigenes Geschäft auf. Seinen ersten Auftrag bekam er um 1763 von Gijsbert Antwerpen Verbrugge, der zu einem kleinen Kreis wohlhabender baptistischer, kunstliebender Bankiers gehörte.[28] Die Kontakte, die Cats in den Kreisen der Wiedertäufer schloß, verhalfen ihm später zu einem Auftrag von seiten der Witwe Jan van Eeghens, die in Herengracht 310 wohnte; der Saal dort war mit herrlichen Stuckarbeiten von Hans Jacob (1702–1776) und Hendrik Husly (1706–1788) geschmückt. Cats hatte die Ehre, vier große Landschaften für den „großen Saal" zu malen. Die Überlieferung besagt, daß jemand später dem Künstler 200 Gulden bot, um den „weißen Stier" aus dem Gemälde schneiden zu dürfen, damit er das Gemälde separat verkaufen könnte.[29] Offenbar wurde die Anfrage zurückgewiesen, denn die Malereien sind noch immer intakt und an Ort und Stelle an obiger Adresse zu finden. Cats selbst sagte der *mühevollen Malerei von Wanddekorationen* Lebwohl und spezialisierte sich auf das Zeichnen von Landschaften und Stadtszenen (siehe Kat. Nr. 7 und 24).

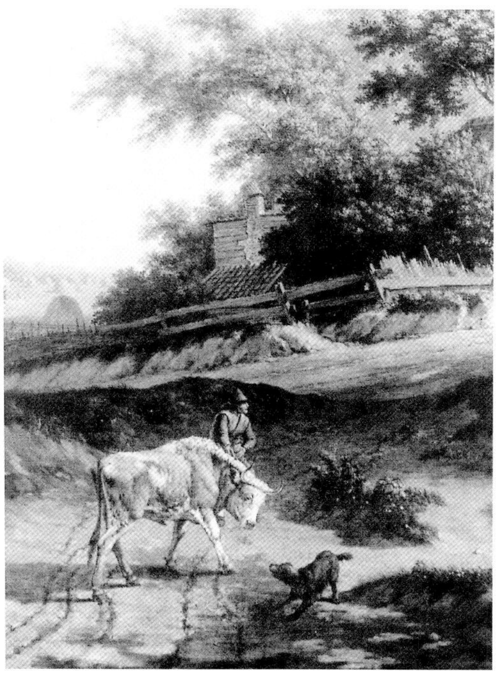

Abb. 60
Jacob Cats (1741-1799), „*Der weiße Stier*". *Detail einer Tapete im Haus Herengracht 310, Amsterdam*, um 1763; Leinwand, ca. 245 x 180 cm.

NIEDERGANG

Das Zusammenwirken von wirtschaftlicher Rezession am Ende des 18. Jahrhunderts, der Konkurrenz der Wandtapeten (die billiger waren) und dem wiedererwachten Interesse für Staffeleigemälde trieben die meisten Werkstätten, viele von ihnen Familienbetriebe, in den Bankrott. Um 1800 trug auch eine Änderung im Geschmack hin zu eher nüchternen Interieurs zum Rückgang der Nachfrage nach großformatigen Wandgemälden bei. Zu Beginn des 19. Jahrhunderts war etwa in Amsterdam nur noch eine Werkstatt in Betrieb. Künstler, die einst als Maler von Wanddekorationen gearbeitet hatten, bildeten sich weiter und verlegten sich auf eine Karriere als Landschaftsmaler; ausgestattet waren sie dafür mit einem Repertoire des 17. Jahrhunderts, das darauf abzielte, den neuen Käufern zu gefallen. Um 1800 begannen Maler wie Pieter Barbiers Pzn.* in Amsterdam, Jacob van Strij* in Dordrecht und Gerard van Nijmegen* in Rotterdam, sich ausschließlich auf Kabinettstücke zu konzentrieren.

Die antiquierte Kunst der dekorativen Wandmalerei wurde 1825 von dem Kritiker Jeronimo de Vries im Rahmen einer Besprechung des Malers Jan Hulswit* charakterisiert: *Als Ergebnis einer törichten Argumentation, durch die es irregeführt wurde, glaubte das 18. Jahrhundert (besonders die Mitte des Jahrhunderts), weiser und klüger zu sein. Wenn man einen Raum betrachtete, der mit Wanddekorationen bedeckt war, erklärte die getäuschte Weisheit des Tages es für möglich, die einzelnen gemalten Werke dank der vollkommen zusammenhängenden Szenen zu einem großen Werk zu vereinigen: Das Malen dekorativer Darstellungen im sogenannten hohen Stil, entlehnt von arkadischen und italienischen höfischen Ansichten mit Nymphen, Grotten und Statuen, kam in Mode. Die Kunst*

[25] Gerlagh u. Koolhaas-Grosfeld 1995, S. 13.
[26] Siehe Van Eeghen 1941, Dudok van Heel 1972, Spies u.a. 1991, S. 142 und Gerlagh u. Koolhaas-Grosfeld 1995, S. 23.
[27] Gerlagh u. Koolhaas-Grosfeld 1995, S. 14.
[28] Spies u.a. 1992, S. 142.
[29] Diese Anekdote wurde erstmals von Van Eijnden u. Van der Willigen 1816–1840, Bd. 2 aufgezeichnet. Zur Dekoration des Hauses Herengracht 310 siehe van Eeghen 1941 und Quarles van Ufford 1972, Kat. Nr. 67.

wurde in gewissem Sinn in eine Art Fabrik verwandelt. In der Tat war alles darauf ausgerichtet, die Unempfindlichkeit unserer nationalen Kunst anzupassen, die später, am Ende des 18. und in unserem aufgeklärten 19. Jahrhundert, Tausende von Menschen dazu trieb, nach Drucken der Franzosen und Engländer zu suchen, Drucke, die dann in teuren Rahmen aufgehängt wurden, eben als Ersatz für das edle künstlerische Werk, durch das sich Rembrandt, Adr. und W. van de Velde, Wouwerman, Both, Hobbema, Ruisdael, Berchem, Dou, Metzu, Pieter de Hooge, Van der Meer von Delft, Jan Steen und hundert andere ausgezeichnet hatten, deren Werk, von Fremden gegen Gold aufgewogen, ganz deutlich die richtige Einsicht und das wohlverstandene Können unserer Vorväter beweist. [...] Wenngleich die Kunst, Wanddekorationen zu malen, auch nicht mehr gebräuchlich war, dominierte ihre Manier weiterhin, besonders hinsichtlich der Oberflächlichkeit, Ungeschliffenheit und Unnatürlichkeit, die für sie so typisch waren. Alles Akademische, alle Nachahmung fand in Hulswit einen Gegner. Es gab keinen, der im Geist der besten Meister arbeiten und sie so täuschend imitieren konnte. Und dies machte ihn zu einem der besten Restaurateure und Überarbeiter von Werken, die die Zeit oder Unachtsamkeit zerstört hatten.[30]

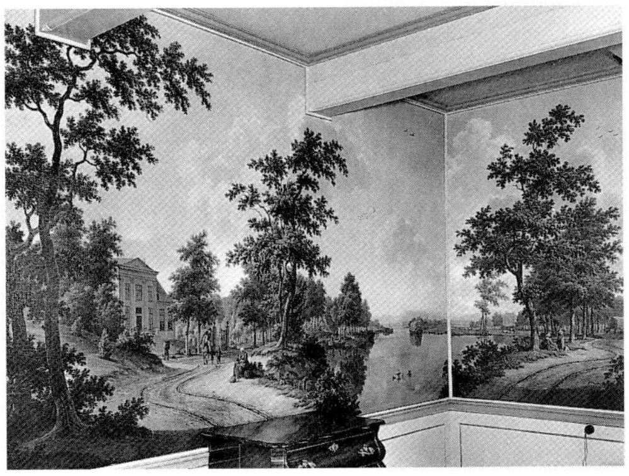

Abb. 61
Willem Uppink (1767-1849), *Bildtapeten im Haus Lagedijk 80, Zaandijk (Museum Zaanlandse Oudheidskamer)*, 1830.

Zwar kam die Kunst, Wanddekorationen zu malen, im richtungsweisenden Amsterdam schneller außer Mode als in den Provinzen; sie war aber im ersten Viertel des 19. Jahrhunderts noch nicht gänzlich ausgestorben. Es gab noch immer Amsterdamer Bürger, die nicht davor zurückschreckten, ihre Residenzen mit Wanddekorationen im Stil des 18. Jahrhunderts einzurichten. Van Drielst[3] (Abb. 54 und 55) war einer der letzten Maler, die Aufträge für Landschaften ausführten – neben Willem Uppink, der zwischen 1812 und 1820 für das Haus Keizersgracht 269 Wanddekorationen schuf und im Jahr 1830 dekorative Stücke für ein Haus in Zaandijk (Abb. 61) malte.[31] Kraft großer Anstrengungen konnte die Werkstatt in Hoorn bis 1826 überleben.

Die verschiedenen oben skizzierten Einschätzungen der Kunst gemalter Wanddekorationen scheinen eine vorwiegend positive Beurteilung dieser Branche im 18. Jahrhundert zu rechtfertigen.[32] Im Rahmen einer subtileren Auswertung sollte angemerkt werden, daß zeitgenössische Kritiker dazu neigten, gemalte Wanddekorationen mit der „großen“ Kunst auf eine Stufe zu stellen und dadurch den Blick für die spezifische Qualität dieser Dekorationen zu verlieren. Überdies wurden, wie wir im Fall van Gools und de Vries' gesehen haben, die hier geäußerten Meinungen in gewissem Maß von der Tatsache beeinflußt, daß Gemälde mit handlicherem Format entschieden marktfreundlicher waren. Möglicherweise wäre es passender, gemalte Wanddekorationen innerhalb der Tradition dekorativer Kunst zu betrachten, also besonders in Bezug zur Innenarchitektur der Räume, für die sie konzipiert waren. Reiche Bürger erfreuten sich am Gedanken, sich mit italienischen oder holländischen Wand-zu-Wand-Landschaften zu umgeben, und, wie Lairesse bemerkt, mochten sie nichts lieber, als in der Bequemlichkeit ihrer eigenen Heime die Welt zu bereisen. Der Abschnitt aus *Camera Obscura* bestätigt auch, daß die Amsterdamer, die im Stadtzentrum wohnten, sich glücklich schätzten, die Illusion der Natur in ihre „großen Säle“ geholt zu haben. Indem der gute Bürger zufrieden die pastoralen Landschaften betrachtete, die seine Wände zierten, konnte er sich von einem Arkadien umgeben sehen, das er selbst geschaffen hatte.

Ich danke Charles Dumas, der mir die Ergebnisse seiner vorbereitenden Forschungen zugänglich machte, und Richard Harmanni für seinen fachmännischen Rat und die freundliche Hilfe beim Verfassen dieses Essays.

30 De Vries 1825, S. 162–169.
31 Zu Van Drielst siehe Dudok van Heel 1972 und Gerlagh u. Koolhaas-Grosfeld 1995; zu Uppink siehe Tulleners 1988, S. 23ff.
32 Siehe auch Hoogenboom 1993, S. 14f und 45, Anm. 114.

EVELINE KOOLHAAS-GROSFELD

Vom Garten zur Wildnis

Zur Bewertung der Natur und Landschaft in den Niederlanden des 18. Jahrhunderts

Unter dem Titel *Hollandsche Arkadia* erschien in Amsterdam im Jahre 1807 ein dickes Buch im Folioformat, das über sechshundert topographische Stiche aus der ersten Hälfte des 18. Jahrhunderts enthielt.[1] Es handelte sich dabei um eine Nachauflage von Werken bedeutender Zeichner jener Zeit, zu denen u.a. Cornelis Pronk, Daniel Stoopendaal und Abraham Rademaker gehörten (Abb. 62-64). Auf dem Titelblatt ist nachzulesen, welche Absicht mit

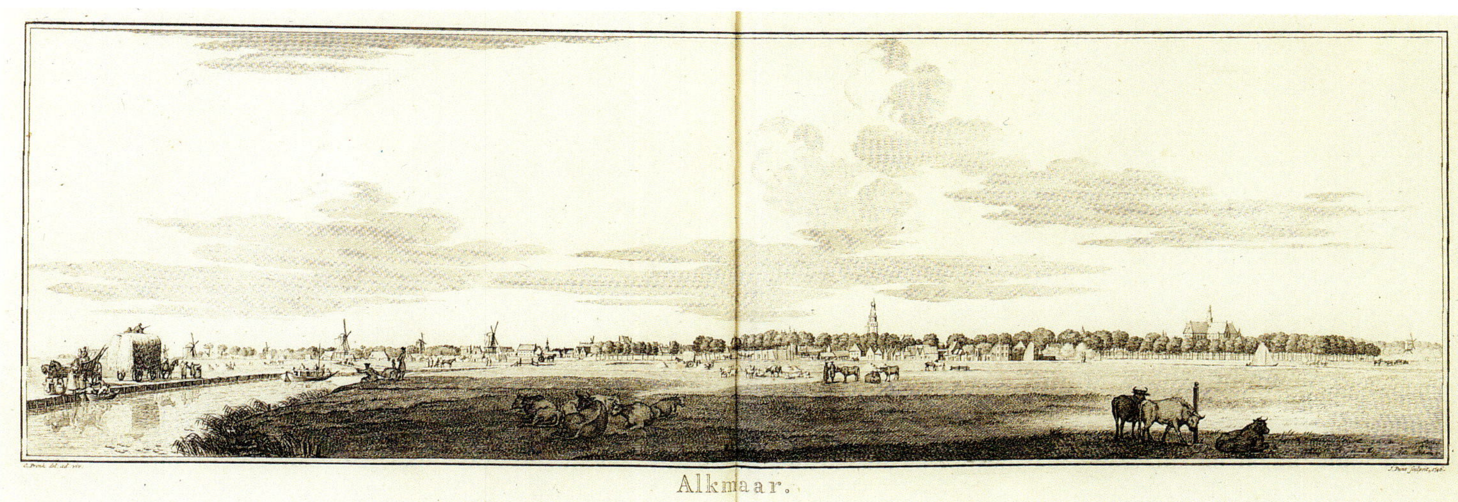

Abb. 62
Jan Punt (1711-1779) nach Cornelis Pronk (1691-1759), *Ansicht von Alkmaar*, 1746; Gravüre aus *Hollandsche Arkadia* 1807.

dieser Ausgabe verfolgt wird: *zum Andenken an die altbekannte Größe und malerische Schönheit sowie den Wohlstand und das Landleben der Eingesessenen*. Angesichts der Tatsache, daß die Republik 1807 gerade von Louis Napoleons holländischem Königreich geschluckt worden war, daß es schlecht um die Wirtschaft stand und sich viele der Landsitze in Verfall befanden, waren das vielsagende Worte.

Merkwürdig ist auch die Anmerkung, die Stiche aus diesem Band könnten der Zeichenkunst und Malerei, der Baukunst und Bildhauerei zugute kommen und als Leitfaden bei der Errichtung von Landsitzen dienen. Das ist vor allem insofern merkwürdig, als es für die Landschaftskunst der damaligen Zeit nicht unbedingt nahelag, sich das 18. Jahrhundert zum Vorbild zu nehmen. Dennoch war das Bild, das diese Stiche von der holländischen Landschaft vermittelten, den Künstlern des frühen 19. Jahrhunderts, durchaus vertraut. Sobald sie aus Amsterdam, Rotterdam, Haarlem oder anderen Städten ins Freie hinauszogen, hatten sie den Anblick dieser kultivierten Landschaft selbst vor Augen. Und vermutlich war ihnen von den Eltern oder Lehrmeistern – möglicherweise anhand von Bildern – eingeprägt worden, daß genau das die *malerische Schönheit* ihres Landes war. So erinnert eines der bemerkenswertesten

[1] *Hollandsche Arkadia* 1807. Es geht größtenteils um Stiche, die für die in Anm. 46 genannten Ausgaben angefertigt wurden. Von Pronk wurden Stiche von Alkmaar und Vlaardingen aufgenommen.

Gemälde aus dem frühen 19. Jahrhundert, *Wasserlauf bei 's-Graveland* von Pieter Gerardus van Os (Kat. Nr. 38b), mit seiner Hervorhebung der Perspektive und der Bebauung an ältere topographische Darstellungen. Van Os erfaßte diese Landschaft aus dem oberen Fenster eines der vielen Landhäuser, die das Kanalufer bei Hilversum an der Naardervelder Seite säumten. Eine Karte aus dem 18. Jahrhundert zeigt den Gegensatz zwischen der geometrischen Struktur des neuen, im 17. Jahrhundert erschlossenen Grundgebiets von 's-Graveland und der angrenzenden wilden Heidelandschaft (Abb. 65).[2]

Aus verschiedenen Beschreibungen des 18. Jahrhunderts geht hervor, daß insbesondere die Städter für die Umgebung schwärmten, in der van Os seine Darstellung angesiedelt hat. Die Schwärmerei ging sogar so weit, daß 's-Graveland am Ausgang des Jahrhunderts zu einem Urlaubsort geworden war, über den in *De Nederlandsche Stad- en Dorpsbeschrijver* (Der niederländische Stadt- und Dorfführer, 1795) folgendes zu lesen war: *Viele Eingesessene verlegen sich darauf, für einige Monate im Sommer einen Teil ihrer Häuser zu vermieten, unter der Devise, Zimmer zu bieten für Einwohner von Amsterdam usw., die kein Landhaus haben* [...].[3] Eine andere zeitgenössische Quelle enthüllte, daß es gerade um den neuen Anblick ging, den die Umgebung bot. *De Jonge Reiziger door Nederland* (Der junge Reisende durch die Niederlande, 1789/90) schrieb in diesem Sinne: *'s Graveland, dieses Dorf gehört gewiß zu den jüngsten der ganzen Provinz, von dem zu Beginn des vorigen Jahrhunderts im Grunde noch nichts bestand. Als man daranging, diese wilden und, wie man vordem zu glauben schien, unbedeutenden Felder zu üppigen und fruchtbaren Äckern und gleichsam einem einzigen großen Lustgarten zu machen, waren die Leute aus dem nahegelegenen Hilversum darüber derart unzufrieden, daß sie die Arbeiter auf jede Art und Weise, bis zum Schießgewehr, bei ihrer Arbeit störten. Die Arbeit ging jedoch unter dem Schutz des Staates weiter.*[4] Zwischen den Zeilen steht hier, daß der Wandel nicht nur Folgen für die Landschaft hatte, sondern auch für die Anlieger, die durch die Erschließung der Gegend das Land verloren, auf dem sie ihre Schafe weiden ließen.

Wie jedes Kulturzeitalter seine eigene Landschaft kreierte, so unterlagen auch die Vorstellungen von landschaftlicher Schönheit einem ständigen Wandel. Offenbar war die Anlage von Landsitzen in den Niederlanden des 18. Jahrhunderts in beiderlei Hinsicht von Bedeutung. Viele Zeitgenossen sahen in dieser Entwicklung eine Bereicherung und einen nicht mehr wegzudenkenden Bestandteil der niederländischen Landschaft. Topographische Zeichnungen und Texte, in denen die verschiedenen Aspekte der niederländischen Landschaft beschrieben und kommentiert werden, bezeugen diese Entwicklung. In diesem Beitrag wird insbesondere die Rezeption der Landschaft in den schriftlichen Quellen zur Sprache kommen, damit die niederländische Landschaft gleichsam mit den Augen des 18. Jahrhunderts gesehen werden kann. Vor allem aber soll dabei auch die Ideenwelt der verschiedenen Autoren und ihre Bewertung der Natur und der landschaftlichen Schönheit zutage treten. Daß es für diese Auffassungen in den Niederlanden zu Beginn des 18. Jahrhunderts ganz klare Kriterien gab, wird sich herausstellen, wenn die Philosophie der Gartenkunst und der Landschaftsmalerei zur Debatte steht. Erst wird jedoch die Kultur der Landsitze unter die Lupe genommen, die das Landschaftserleben im 18. Jahrhundert so entscheidend geprägt hat.

REPRÄSENTATIVE LANDSCHAFT

Daß sich die Niederlande einer besonders blühenden Kultur der Landsitze erfreute, ist auf die schnelle Verstädterung im Westen des Landes seit Ende des 16. Jahrhunderts zurückzuführen. Nirgendwo sonst in Europa hatte sich der Bevölkerungszuwachs und die Urbanisierung so schnell vollzogen wie in diesem Teil der Republik. Gleichzeitig hatte sich dieses Gebiet durch die Einpolderung und das Anlegen von Kanälen drastisch in eine flache und funktionell gestaltete Landschaft verwandelt.[5] Das explosionsartige Wirtschaftswachstum im 17. Jahrhundert hatte dazu geführt, daß eine immer größere Gruppe von Bürgern über genügend finanzielle Mittel verfügte, um ein Landgut außerhalb der Stadt zu erwerben und sich dort im Sommer zu erholen.[6] Für die Auswahl des Grundstücks war meistens das Vorhandensein von Wasser entscheidend. Deshalb waren auch Polder wie der *Beemster* und der *Purmer*, die Gegend an der *Vecht* und die Gebiete in der Nähe der *Amstel* und *Spaarne* besonders beliebt. Dabei brachte das Anlegen von Gärten im großen Maßstab natürlich erhebliche Eingriffe in die Landschaft mit sich (Abb. 66).[7]

Zunächst ließen sich die Stadtbewohner beim Erwerb und bei der Kultivierung des Grund und Bodens in erster Linie von ökonomischen Beweggründen leiten. Sie dachten dabei an die

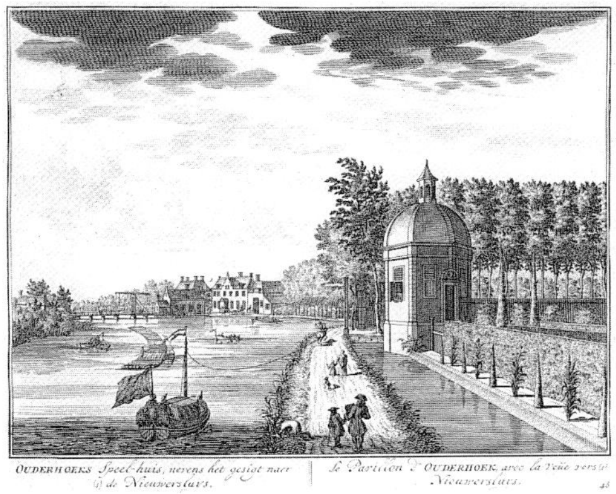

Abb. 63
Daniël Stoopendaal (1672-1726), *Ouderhoeker Spielbank, nebst der Ansicht der Nieuwerschleuse*, 1719; Gravüre aus *Hollandsche Arkadia* 1807.

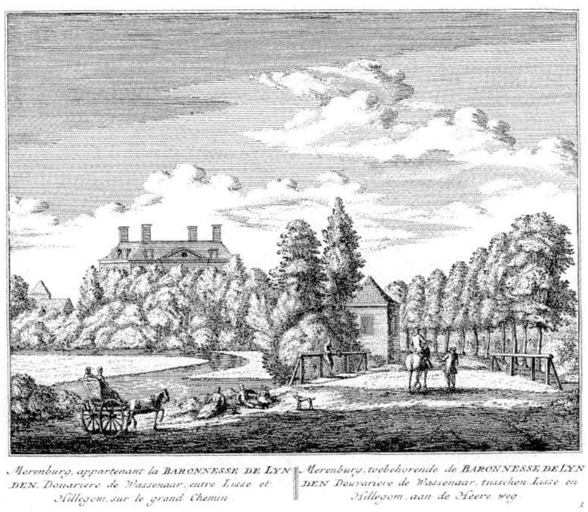

Abb. 64
Abraham Rademaker (1675-1735), *Merenburg, im Besitz der Baronin van Lynden, Douaière de Wassenaar, zwischen Lisse und Hillegom, am Heereweg*, 1732; Gravüre aus *Hollandsche Arkadia* 1807.

[2] Diese Karte von ausgezeichneter Qualität entstand um 1734. Sie ist dem Amsterdamer Bürgermeister Hendrick Bicker gewidmet, der das Landgut Hilvarenbeek in 's-Graveland besaß. Das kreisförmige Detail unter der Karte verweist auf die runde Steintafel, die Bicker auf dem Tafel- oder dem Kooltjesberg bei Laren (auf der Karte links oben) als Wegweiser aufstellen ließ, siehe auch Anm. 87. Spätere Karten, auf denen auch sichtbar wird, wie man auf die streng geometrische Anlage der Gärten entlang des Kanals bei 's-Graveland langsam, aber sicher verzichtete, sind in Mehrtens 1985 abgedruckt.
[3] Zitiert nach Mehrtens 1985, S. 32f.
[4] Backer 1789/90, Bd. 3, S. 245f.
[5] Siehe Taverne 1978, S. 112-116, de Vries u. van der Woude 1995, S. 67-78, und Borger 1978.
[6] Siehe zum Verhältnis zwischen dem Einkommen und dem Besitz eines Landsitzes Diederiks 1976.
[7] Siehe Harten 1978. Viele Gartenabbildungen sind in de Jong u. Dominicus-van Soest 1996 zu finden. Die wichtigste Veröffentlichung auf dem Gebiet der niederländischen Gartenarchitektur und -theorie ist de Jong 1993(2).
[8] Schmidt 1977/78.
[9] De Jong 1993(2), S. 57-96.
[10] Boogman 1991, S. 22-25. Eine allgemeine Einführung in die Kultur und Lebensweise der niederländischen Elite findet sich in de Jong 1987.

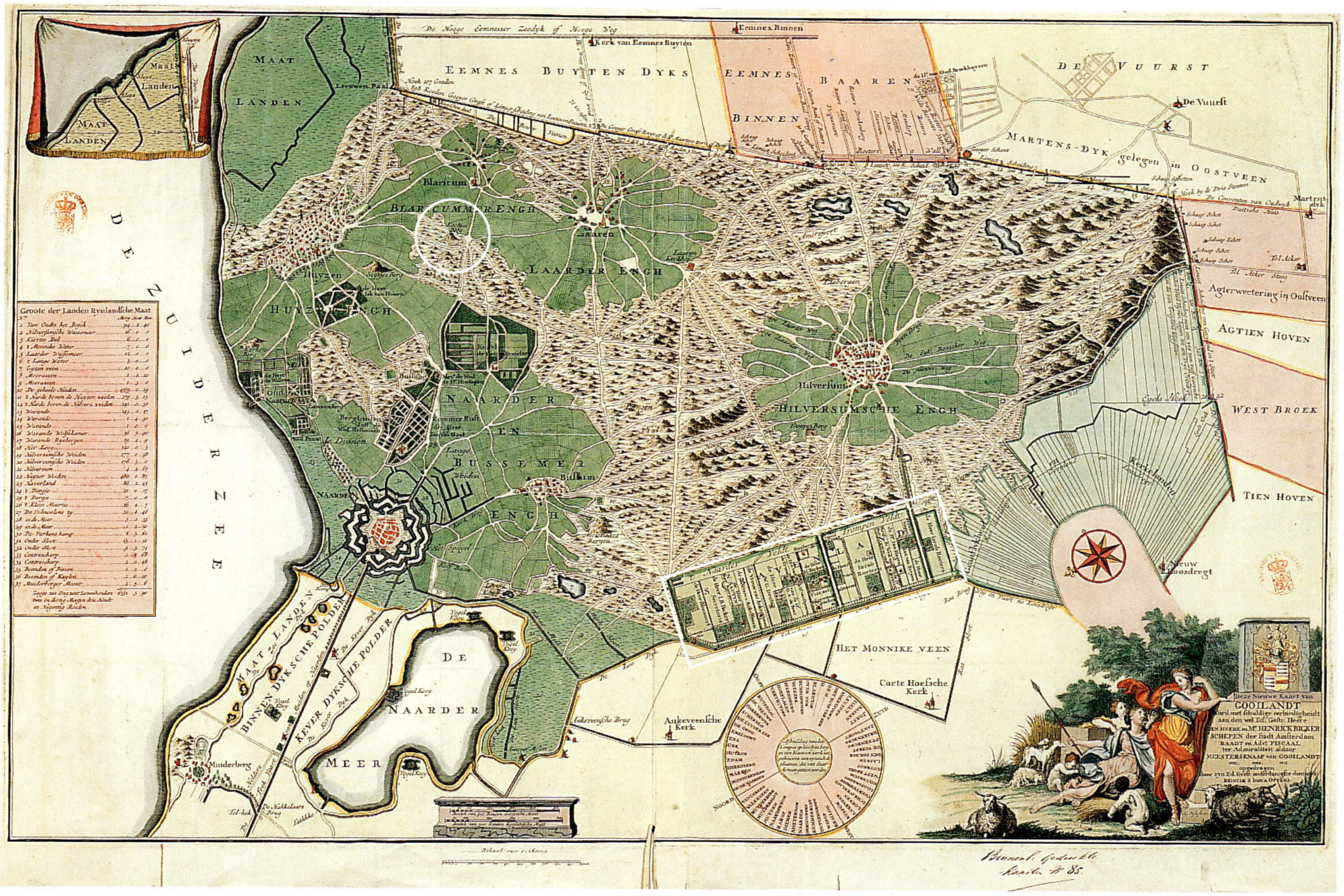

Abb. 65
Neue Karte des Gooilands (R. u. J. Ottens, Hg.), um 1730; Algemeen Rijksarchief, Den Haag.

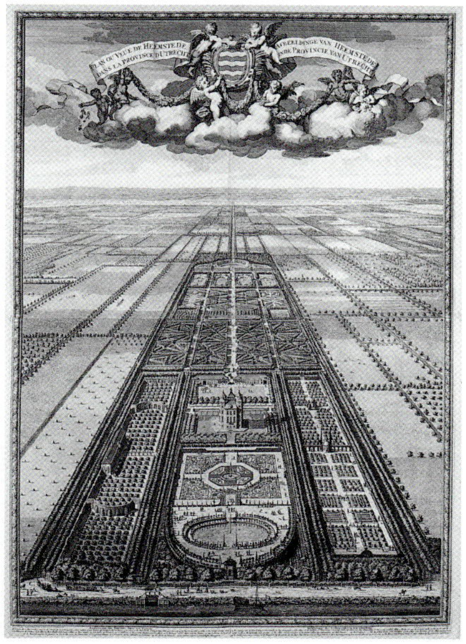

Abb. 66
Daniël Stoopendaal (1672-1726) nach Isaac de Moucheron (1676-1744), *Gartenanlage des Landsitzes Heemstede bei Houten in Utrecht in Vogelschau*, 1700-1702. Stich, 1000 x 723 mm; Rijksprentenkabinet, Rijksmuseum, Amsterdam.

[11] Van Veen 1985 ist das Standardwerk über die Hofdichtung der Niederlande. Eine Ergänzung stellen de Vries 1985 und Gelderblom 1986 dar; siehe auch Anm. 12 und 13.

Erträge der landwirtschaftlichen Produkte und betrachteten das Land als eine sichere Möglichkeit zur Geldanlage. Aber angesichts der immer prachtvolleren Ausgestaltung der Gärten mit Terrassen, Wasserkunst, Statuen, hohen geschnittenen Hecken, Baumanpflanzungen und – nicht zuletzt – des Baus großer Villen im italienischen Stil müssen im Laufe der Zeit auch andere Motive eine Rolle gespielt haben. Aus soziologischer Sicht gilt das Zurschaustellen von Reichtum auf dem Landsitz als ein Merkmal des aristokratischen Lebensstils, den die holländische Elite anstrebte. So wollte man sich als Vertreter der kleinen Republik angeblich bei den großen Mächten Frankreich und England Respekt verschaffen, um bei ihnen als gleichwertiger Verhandlungspartner Anerkennung zu finden.[8] Bezeichnend ist in diesem Zusammenhang beispielsweise, daß die Gärten des Palastes *Het Loo* gerade in jener Zeit erweitert wurden, als es Wilhelm III. gelungen war, sich eine internationale Machtposition zu erwerben (1689-1702). Aus jüngsten gartenhistorischen Untersuchungen geht hervor, daß man das neue Dekorationsprogramm von *Het Loo* ganz und gar auf den neuen Status des Statthalter-Königtums abstimmte. In klassisch-humanistischer, allegorischer Form wurde Wilhelm III. als Verteidiger des Friedens, der Freiheit und des protestantischen Glaubens dargestellt.[9] Die Republik sollte Mitte des 18. Jahrhunderts von der internationalen politischen Bühne verschwinden, die prächtig angelegten Gärten jedoch blieben ein Prestigeobjekt im langjährigen Machtkampf zwischen Regenten und reichen Kaufleuten.[10]

Einen guten Einblick in die repräsentative Funktion des Landsitzes gewähren die niederländischen Hofgedichte aus dem 17. und 18. Jahrhundert.[11] Dieses lyrische Genre, das nach dem Vorbild der *Georgica* von Vergil das Leben auf einem Landsitz beschreibt, genoß in der Republik besonders hohes Ansehen. Manchmal wurden die Hofgedichte von Gartenbesitzern verfaßt, die selbst Dichter waren, wie im 17. Jahrhundert Jacob Cats und Constantijn Huygens, aber meistens beauftragte man damit einen „Lobesdichter". Der Inhalt des Hofgedichts wurde überwiegend von der langen, klassisch-humanistischen Tradition des Genres bestimmt, was seine Popularität größtenteils erklärt. Das Hofgedicht bot genau den richtigen Rahmen, um Reichtum und Grundbesitz zu legitimieren. So war es zum Beispiel seit der Renaissance üblich, die Gartenarbeit zu einer fürstlichen Kunst zu erheben und den Gartenbesitzer in die ehrwürdige Reihe der tugendhaften Menschen einzuordnen, die sich in Friedenszeiten dem

Kultivieren der Natur widmeten.[12] Daneben brachte das Hofgedicht auch das traditionell hohe Prestige des bäuerlichen Lebens, also der Kultivierung und Bebauung des Landes sowie der praktischen Gartenarbeit, zum Ausdruck. Zu diesen einfachen Themen gehörte außerdem die Beschreibung des Lebens im Familienkreis, das zu einem großen Teil dem Studium der Natur gewidmet war. All diese Aspekte eigneten sich hervorragend zur Darstellung des Gartenbesitzers als arbeitsamer und ehrbarer Bürger, und diese Gelegenheit wurde von den niederländischen Hofdichtern in erstaunlichem Maße genutzt. Das deutet darauf hin, daß die moralische Grundlage für das gesellschaftliche Ansehen mindestens ebenso unverzichtbar war wie die materielle.[13]

Kennzeichnend für die Situation der Republik ist auch, daß die Hofgedichte stark mit dem christlichen Gedankengut verwoben sind. So wird der Garten häufig mit dem göttlichen Paradies und seinen üppigen Gaben assoziiert, die Bodenbearbeitung mit der Pflicht des Menschen, nach dem Sündenfall die Wildnis zu bezwingen und das Paradies zurückzuerobern. Die niederländischen Hofgedichte unterscheiden sich von denen anderer Länder hauptsächlich durch die religiöse und moralisierende Absicht, die man mit den verschiedenen Naturerscheinungen verband.

Oft reichte der Anblick eines einzigen Baumes, einer Blume, Frucht oder eines fleißigen Insekts bereits aus, um den dichterischen Geist zu höheren Gedanken zu beflügeln. Daß sich die Dichter dazu berufen fühlten, kann auf den seit Calvin tief verwurzelten Glauben an die Schöpfung als *Zweite Bibel* oder *Das Buch der Natur*, in dem sich Gott dem Menschen offenbart, zurückgeführt werden.[14] Man sah übrigens kein Problem darin, die christliche Symbolik mit den mythologischen Sinnbildern, deren Verwendung im Hofgedicht allgemein üblich war, zu vermischen. Diana, Flora, Venus oder Herkules agierten häufig als sprechende Personen. Auch in den Gärten standen Statuen dieser Figuren, um den Spaziergänger zu Träumen über die Jagd, den Frühling, die Liebe und die Kraft anzuregen.[15]

Man ließ nur wenig unversucht, um den Ruhm eines Gartens und seines Besitzers zu verbreiten. Dazu wurden auch bildende Künstler herangezogen. Stiche aus der Vogelperspektive eigneten sich hervorragend zur Darstellung der Gesamtfläche des Gartens (Abb. 66). Mit ihrer (häufig übertriebenen) Betonung der breiten Hauptachse, die weit in das abgebildete Gebiet hineinreichte, sollten diese Stiche dem Gesamtkomplex eine fürstliche Ausstrahlung verleihen. Gleichzeitig dienten sie zur Veranschaulichung der Harmonie oder des Zusammenspiels der verschiedenen Komponenten sowie der Ordnung und Symmetrie, die dem Ensemble zugrunde lag. Die niederländische Gartenkunst folgte hierin im übrigen den schon älteren italienischen und französischen Garten- und Architekturtheorien, die diesen Prinzipien große Bedeutung beimaßen. Man hielt sich an diese Auffassungen, weil sie einerseits die Basis des klassischen Schönheitsideals bildeten, und weil man andererseits davon ausging, daß in der klassischen Ordnung und Harmonie der göttliche Schöpfungsgedanke, das heißt die paradiesische Vollkommenheit der Natur, noch zu erkennen sei. Aus dieser klassischen Philosophie entwickelte sich die Vorstellung, daß die vollkommene Schönheit und das vollkommen Gute oder Tugendhafte miteinander verbunden seien. In enger Anlehnung daran wurde der Kunst die moralische Pflicht auferlegt, sich an der ursprünglichen Vollkommenheit der Natur zu orientieren.[16]

Für die Einteilung des Gartens waren also Ordnung und Harmonie maßgeblich, während bei der Ausgestaltung der verschiedenen Komponenten der natürlichen Vielfalt Rechnung getragen werden mußte. Bereiche, die der praktischen, landwirtschaftlichen Nutzung des Gartens vorbehalten waren – und in denen sich der Besitzer als guter Gärtner präsentieren konnte –, wurden mit anderen Bereichen kombiniert, die eher dem Vergnügen dienten und mit Muschelgrotten, Bosketten und Springbrunnen geschmückt wurden. Triumphbögen und weitere architektonische Elemente trugen zur Übersichtlichkeit bei. Ein Spaziergang durch den Garten sollte so zu einem Erlebnis voller unterschiedlicher Eindrücke, einem Labsal für Augen und Geist werden.[17] Darauf wurde in den Stichen mit topographischen Ansichten, die viele Besitzer von ihren Gärten anfertigen ließen, besonderer Wert gelegt (Abb. 67-68). Sie enthalten jedoch immer auch mehrere Figuren, die sich umschauen, auf Dinge zeigen oder konversieren und so als Akteure in einem Spiel mit beständig wechselnder Dekoration mitwirken. Interessant ist, daß man aus Gründen der Abwechslung in einigen der schönsten Gärten auch der „wilden" Natur einen Platz einräumte, zum Beispiel in Form eines angrenzenden Wald- oder Dünenstücks. Und natürlich brachte ein solches Stück unberührter Natur das ansonsten so kultivierte Ensemble besonders gut zur Geltung.[18]

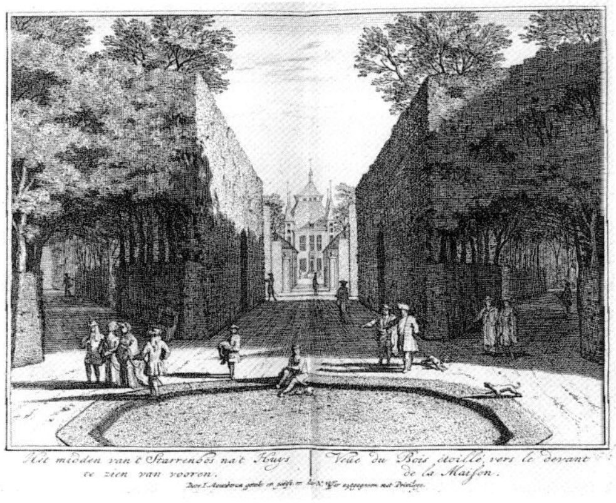

Abb. 67
Isaac de Moucheron (1676-1744), *Das Rondell im Sternenwald des Landsitzes Heemstede bei Houten in Utrecht*, Stich aus *Verscheyde schoonen en vermaakelyke gezigten van Heemstede, gelegen in de Provintie van Utrecht*, [Amsterdam] um 1697-1702.

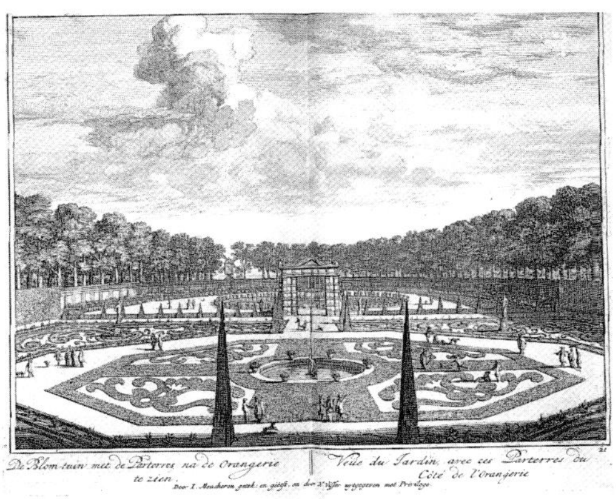

Abb. 68
Isaac de Moucheron (1676-1744), *Ansicht der Erdgeschosse, des Triumphbogens und der Freilandorangerie des Landsitzes Heemstede bei Houten in Utrecht*, Stich aus *Verscheyde schoonen en vermaakelyke gezigten van Heemstede, gelegen in de Provintie van Utrecht*, [Amsterdam] um 1697-1702.

12 De Jong 1993(2), S. 24-28.
13 Schmidt 1978/79 liefert eine soziologische Interpretation der niederländischen Hofdichtung.
14 In van Veen 1985, S. 212, wird auf Artikel II der Reformierten Kirche hingewiesen: [die Schöpfung ist für unsere Augen] *wie ein schönes Buch, in dem alle Geschöpfe, die großen und die kleinen, gleich den Texten sind, die uns die unsichtbaren Dinge Gottes vorführen, nämlich, seine ewige Allmacht und Güte* [...]. Diese protestantisch-christliche Naturbetrachtung taucht auch in anderen literarischen Genres auf, in denen die Landschaft eine Rolle spielt; siehe Beening 1963. Bakker 1993 weist auf den Zusammenhang zwischen diesem Glaubensartikel und der Entstehung der naturalistischen Landschaftsmalerei zu Beginn des 17. Jahrhunderts hin. Siehe auch den Aufsatz von van Zonneveld in diesem Katalog.
15 De Vries 1996 illustriert anhand von Fragmenten aus Hofgedichten, zu welchen verschiedenen dichterischen Assoziationen bestimmten Aspekte der Gärten angeregt haben.
16 Battestin 1974, S. 1-34, de Jong 1993(2), S. 35-47 und 126f, und de Jong u. Dominicus-van Soest 1996, S. 42-52 und 152-168.

Nachdem veranschaulicht wurde, woher das Interesse der niederländischen Elite an der Natur eigentlich rührte, erhebt sich die Frage, welche Bedeutung das für die Aufgabenstellung der Landschaftsmaler hatte. Auf dem Kunstmarkt um 1700 nahmen sie keine besonders günstige Position ein Das war darauf zurückzuführen, daß im 17. Jahrhundert große Nachfrage nach Gemälden herrschte, aus der eine strukturelle Überproduktion resultierte. So wurden gegen Ende dieses Jahrhunderts mehr als genug gute und relativ preiswerte Gemälde auf dem Kunstmarkt angeboten. In Kombination mit dem Niedergang der Wirtschaft – nach dem militärischen Überfall Ludwigs XIV. auf die Republik im Katastrophenjahr 1672 – trug dies zu einem erheblichen Absinken der Nachfrage nach Gemälden zeitgenössischer Künstler bei.[19] Mit anderen Worten: Ein Neuling auf dem Gebiet der Landschaftsmalerei hatte um 1700 nur wenig Aussicht auf Erfolg, wenn er im Stil von Ruisdael, Hobbema und anderen Meistern des 17. Jahrhunderts malte. Er mußte etwas Neues bieten, das überdies den Geschmack seiner kapitalkräftigsten Landsleute traf. Daß dies durchaus lohnenswert sein konnte, bewies Isaac de Moucheron³, der sich mit seinen gemalten und gezeichneten Landschaftsbildern an der Gartenkultur orientierte. Das erforderliche Wissen über die klassische Architektur und die italienische Gartenkunst hatte er sich während eines zweijährigen Italienaufenthalts angeeignet. Er avancierte schnell zu einem sehr begehrten Künstler, vor allem für das Bemalen von Tapeten, mit denen die repräsentativen Räume in vornehmen Häusern dekoriert wurden (siehe Kat. Nr. 3a-e).[20] Er engagierte sich darüber hinaus aber auch direkt in der Gartenkunst. Das geht sowohl aus seinen topographischen Gartenansichten als auch aus seinen eigenen Gartenentwürfen hervor (Abb. 69).[21]

Bemerkenswert ist in diesem Zusammenhang, daß der Historienmaler Gerard de Lairesse (1640-1711) ein umfangreiches Kapitel seiner wichtigen theoretischen Abhandlung aus dem Jahre 1707, *Groot Schilderboek* (Großes Malerbuch), der Landschaft widmete und dieses Genre als das *vergnüglichste Thema in der Malerei* anpries.[22] Daß ihm dabei nicht die normale holländische Landschaft vorschwebte, wie sie von den Malern des 17. Jahrhunderts vielfach wiedergegeben wurde, wird im folgenden verdeutlicht.

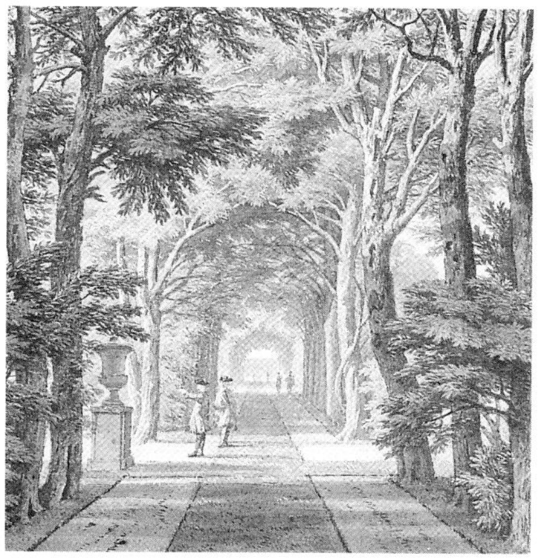

Abb. 69
Isaac de Moucheron (1676-1744), *Im Sternenwald des Landsitzes Heemstede bei Utrecht*, um 1700; Feder in Braun, Pinsel in Wasserfarbe, 153 x 606 mm; Teylers Museum, Haarlem.

DAS „SCHÖNE“ UND DAS „SCHLICHTE“: DIE LANDSCHAFT BEI GERARD DE LAIRESSE

Lairesse war 50 Jahre alt, als er 1690 plötzlich erblindete und den Entschluß faßte, sein Wissen und seine Erfahrungen niederzuschreiben. Er stand damals noch mitten in seiner erfolgreichen Laufbahn als Historien- und Dekorationsmaler. Die Ausbildung in diesem Fach verdankte er einem Lehrmeister in seinem Geburtsort Liège, der ihn bereits frühzeitig mit der klassizistischen Kunstauffassung der Pariser Akademie vertraut gemacht hatte.[23]

Das *Groot Schilderboek* enthält viele praktische und technische Ratschläge für den Landschaftsmaler. Lairesse weist nachdrücklich auf die Bedeutung des Wissens um die Perspektive und die Wirkung von Licht und Schatten zu den verschiedenen Tageszeiten hin. Damit erweist er sich in seinem Fach als Befürworter einer wissenschaftlichen, auf der direkten Wahrnehmung beruhenden Methode. Mit seinen Hinweisen wollte er immer eine optimale, illusionistische Wirkung der gemalten Landschaft erreichen. Hier kann jedoch nur auf die mehr theoretischen Gesichtspunkte eingegangen werden, die für diesen Artikel direkt von Interesse sind.

Lairesse haben eindeutig zwei Überlegungen zum Schreiben seines *Groot Schilderboek* bewogen: seine Besorgnis über den Niedergang der niederländischen Malerei und seine Überzeugung, daß dem durch eine bessere Kenntnis der klassizistischen Grundbegriffe Einhalt geboten werden könne. Eigentlich war er der Meinung, daß sich die Maler die entstandene Situation in erster Linie selbst zuzuschreiben hatten, unter anderem wegen ihrer übertriebenen Spezialisierung. Wer sich einmal auf ein bestimmtes Thema beziehungsweise einen bestimmten Malstil versteift habe, sei nie mehr zu etwas Neuem zu bewegen, auch wenn er damit kaum sein Dasein fristen könne. Warum aber solle ein Landschaftsmaler, so fragte sich Lairesse, immer nur *Wildnisse und Einöden* malen, wenn ihm doch das gesamte Reich der Natur zu Füßen liege, mit *vergnüglichen Auen, schönen Feldern, Flüssen und Wasserfällen, Felsen und Höhlen, Pyramiden, Friedhöfen, Gruften, Lauf- und Rennbahnen oder Plätzen für das Schlagball-Spiel, Plantagen, Lustschlössern und noch vielem mehr.*[24] Zweifellos bezog sich Lairesse mit dieser Kritik auf Meister des 17. Jahrhunderts wie Jan van Goyen und Jacob van Ruisdael (Abb. 70).

Die Ursache dieser Halsstarrigkeit oder, wie Lairesse sagte, *Einspurigkeit, sich immer an dieselbe Art der Darstellung zu klammern*, scheint ihm klar – und auch wichtig – genug zu sein, um näher darauf einzugehen und ihre Unsinnigkeit mit Argumenten zu untermauern. Es ist ihm an sich schon verständlich, daß der eine Landschaftsmaler *wilde und öde Ansichten*, der nächste

[17] De Jong 1993, S. 175f, weist im Zusammenhang mit dieser Betonung der Abwechslung auf den Einfluß des weitverbreiteten Gartentraktats *La Théorie et la Pratique de Jardinage* von A.J. Dézallier D'Argenville aus dem Jahre 1709 hin. Daneben hat gewiß auch John Lockes *Essay Concerning Human Understanding* von 1690, der 1700 in Amsterdam in französischer Übersetzung erschien, Einfluß ausgeübt. Locke ist der Begründer der empirischen Erkenntnistheorie, die besagt, daß sinnliche Reize den Geist in Bewegung setzen. Er hat – vermutlich aus politischen Gründen – von 1683 bis 1689 in der niederländischen Republik gelebt, wo er seine neue Theorie erstmals in einer Zeitschrift vorstellte. Zu Lockes niederländischem Freundeskreis siehe Thijssen-Schouten 1967.

[18] Beispiele sind die Gärten von Constantijn Huygens, Willem Bentinck, Johan Maurits van Nassau und Nicolaas Bidloo, dem Hofarzt von Peter dem Großen; siehe de Jong 1981, S. 323-332.

[19] Bok 1994, S. 120-127. Chong 1987/88 behandelt die nicht geringe Verbreitung von Landschaftsgemälden in den verschiedenen Bevölkerungsschichten des 17. Jahrhunderts.

[20] Siehe zur Tapetenmalerei dieser Periode den Beitrag von Loos in diesem Katalog.

[21] De Jong 1993(2), S. 126f.

[22] Hier wurde die Ausgabe von 1712 benutzt (de Lairesse 1712, Bd. 1, S. 344). Zu den verschiedenen Nachauflagen und Übersetzungen des *Groot Schilderboeck* ins Französische, Deutsche und Englische siehe Timmers 1992, S. 80-83.

[23] Siehe zu Lairesses Laufbahn Timmers 1942 und Roy 1992. Zu seinen Ideen über die Kunst im allgemeinen siehe Snoep 1970 und Dolders 1985, und bezüglich der Landschaft Knolle 1984, S. 104-107. Siehe des weiteren die seit 1996 bestehende Reihe „Lairessiana“ in *Delineavit et Sculpsit* (1996, Nr. 16; 1997, Nr. 17), die als Ergänzung zu Roy 1992 gedacht sind.

[24] De Lairesse 1712, Bd. 1, S. 111f und 121.

stille und sittsame und wieder ein anderer *Sonnen- und Mondschein* usw. bevorzugt.[25] Er führt das auf das allgemeine Phänomen zurück, daß der Mensch immer nur an einem spezifischen Aspekt hänge, da er aus Unwissenheit nicht in der Lage sei, die Natur in ihrer Gesamtheit zu erfassen. Bemerkenswert ist übrigens, daß Lairesse der älteren Generation Landschaftsmaler hier etwas übelnimmt, was man später gerade in einem positiven Sinne, als eine persönliche Affinität mit spezifischer Themenwahl, auslegen sollte.

Als weiteres schwerwiegendes Argument gegen die *Einspurigkeit* der Landschaftsmaler führt er an, daß sich in der Natur selbst bestimmte Kontraste manifestieren: *Läßt sie uns denn nicht den hellen Sonnenschein und angenehmes Wetter nach einem schweren Sturm mit mehr Aufmerksamkeit und Freude betrachten?*[26] Die Landschaftsmaler sollten auch hierin ihrem Beispiel folgen und begreifen, daß gerade in der Kontrastwirkung das eigentliche Vergnügen liegt, das die Natur dem Menschen bereitet. Lairesse behandelt diesen Punkt nicht zufällig am ausführlichsten, wenn er Ratschläge zur Auswahl der Thematik von Pendants gibt. Dabei müssen Format, Lichteinfall und Perspektive eine Einheit bilden, aber ansonsten gilt, was ihn betrifft: *Je unterschiedlicher, desto besser und angenehmer. [...] Denn warum soll ich, nachdem ich eine unheimliche Wildnis lustvoll betrachtet habe, nicht auch mein Vergnügen in gleichem Tun beim Anblick einer schönen Ebene finden dürfen, oder im Unterschied zwischen einer Landschaft mit Wald, im Gegensatz zu einer lieblichen Flußlandschaft und einer vergnüglichen Aussicht?*[27]

Lairesse führt in seinem Plädoyer für die Vielfalt noch ein drittes Argument ins Feld, das direkt mit dem vorherigen zusammenhängt und außerdem von einem ausgesprochenen Geschäftssinn zeugt. Seiner Ansicht nach zieht nämlich ein Landschaftsmaler, der entweder nur fröhliche oder nur traurige Landschaften malt, auch nur Kunden mit einem ausgesprochen fröhlichen oder eben melancholischen Gemüt an. Sein Kundenkreis würde sich mehr als verdoppeln, wenn er beide Landschaftstypen in seinem Repertoire hätte, denn schließlich – so Lairesse – erfreuen sich die meisten Menschen vor allem an der Abwechslung von Stimmungen. Interessant ist dann sein Vergleich des vernünftigen Landschaftsmalers mit einem Apotheker, der in seinem Laden alle Arten von Medikamenten anbietet. Mit anderen Worten: Der Künstler müsse von der therapeutischen Wirkung seines Fachs profitieren![28]

Die angenehme Wirkung der natürlichen Vielfalt war also eindeutig sowohl für die Gartenkunst als auch die Landschaftsmalerei ein entscheidendes Kriterium.[29] Außerdem trug die Ausgestaltung der Landschaft zu dieser beabsichtigten Wirkung bei. So schreibt Lairesse zum Beispiel liebevoll und sachkundig über Bäume und empfiehlt den Malern, die unterschiedlichen Arten gründlich zu studieren. Sie müßten genau wissen, ob eine bestimmte Art hoch oder tief, krumm oder gerade wächst, spärlich oder dicht mit Zweigen besetzt ist, und wie sich das alles verändert, wenn der Baum älter wird. Lairesse rät den Landschaftsmalern, dabei vor allem gut auf die vielen verschiedenen Grüntöne zu achten. Daß einige Maler lieber schwarz, gelb und andere graue Farben verwendeten, verstand er nicht. Natürlich kämen solche Töne in Wirklichkeit häufig vor – die Natur zeige schließlich immer die gesamte Bandbreite des Schönen und Häßlichen –, aber der Maler müsse dennoch möglichst selektiv vorgehen. Er solle ein *Nachahmer der wohlgestalteten Natur sein und ihre herrlichsten Seiten aufs Anmutigste abbilden.*[30]

Bäume, Sträucher, grüne Felder, Felsen und Wasser erfüllen alle eine eigene Funktion. Sie können, wie Lairesse es formuliert, *die Sinne beleben und das Auge erfreuen.* Eine ganz besondere Rolle spielen jene Elemente, die nicht von Natur aus in einer Landschaft vorkommen, sie aber bereichern, wie Menschen, Gebäude, Statuen oder Grabmäler. Lairesse bezeichnet sie als *Ausstattung, die selbige [die Landschaft] in höchstem Maße vervollständigt und den Sinnen alles bietet, was zu ihrer gänzlichen Freude und Erquickung gereichen kann.*[31] Diese Ergänzungen sind für ihn im Prinzip eine Conditio sine qua non der vollkommenen Landschaft. Daran läßt seine Beschreibung einer Landschaft, in der sie fehlen, keinen Zweifel: Dann entstehe *eine Wildnis oder unbewohntes Land, wo die Pest regiert und deshalb auch keine Häuser mehr gezimmert werden.*[32]

Unter einer schönen Landschaft verstand Lairesse also eine bewohnte Landschaft, eine Umgebung, die von menschlicher Anwesenheit und Betriebsamkeit zeugt. Und gerade weil er dem eine so große Bedeutung beimaß, erging er sich in den ausführlichsten Empfehlungen zu ihrer Ausgestaltung. Es scheint fast, als wollte er die Maler vor Fehltritten gegenüber ihren Auftraggebern bewahren, indem er sie über die außer Haus geltenden sozialen Umgangsformen aufklärt. So sei es beispielsweise unangebracht, eine vornehm gekleidete Frau allein auf der Straße oder in einem Wald oder auch im Gespräch mit Menschen aus einer niedrige-

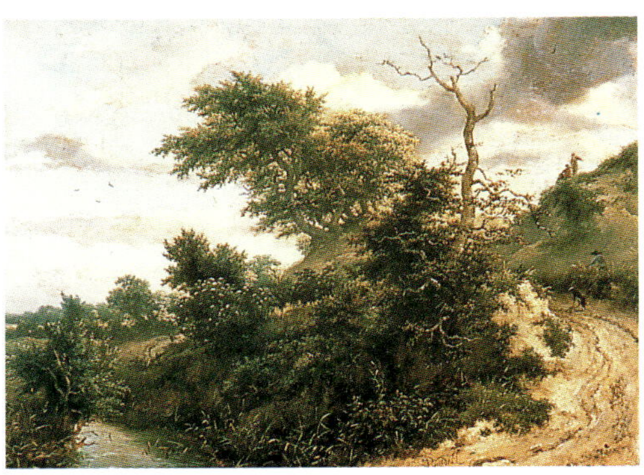

Abb. 70
Jacob van Ruisdael (1628/29-1682), *Sandweg in den Dünen*; Holz, 32 x 42,5 cm; Rijksmuseum, Amsterdam.

25 Ebenda, S. 362 bzw. 352.
26 Ebenda, S. 362.
27 Ebenda, S. 363f.
28 Ebenda, S. 343f.
29 Siehe zu Lairesses Auseinandersetzung mit der Gartenkunst de Jong 1993(2), S. 143. Sein Standpunkt ähnelt dem des französischen Kunsttheoretikers Roger de Piles, der 1708, ein Jahr nach der Erstausgabe des *Groot Schilderboeck*, sein *Cours de Peinture par Principes* veröffentlichte, in dem er mit ähnlichen Argumenten für die Verschiedenartigkeit der Landschaft eintritt.
30 De Lairesse 1712, Bd. 1, S. 358-362.
31 Ebenda, S. 353 bzw. 345.
32 Ebenda, S. 355.

ren Schicht darzustellen. Eine angesehene Frau würde niemals allein reisen – sicher nicht, wenn sie jung ist –, und sie würde zumindest ein Dienstmädchen oder ein Kind bei sich haben. Gleichermaßen täte es der Glaubwürdigkeit einer Landschaftsdarstellung Abbruch, wenn noble Bürger ohne ersichtlichen Grund inmitten feiernder Bauern zu sehen sind. Als Zuschauer hingegen dürften sie erscheinen, etwas abseits vom Rest. Hirten und Hirtinnen, Bauern und Bäuerinnen hielt Lairesse schon eher für passende Kombinationen, sie sollten aber zum Beispiel mit Schafen neben sich dargestellt werden, denn *diese Leute kommen nicht aufs Feld, um zu schwatzen, sondern um Arbeit zu verrichten.*[33]

Wichtig bei der Wahl der Ausstattung sei für einen Landschaftsmaler auch, ob er sich für eine „antike" oder eine „moderne" Landschaftsdarstellung entschied. Für letzteres empfahl Lairesse, dem Stil alter Meister wie Ruisdael zu folgen und die Landschaft mit *alltäglichen, ländlichen Dingen wie Bauernhütten, Fischern und Fuhrleuten mit ihren Heu- oder Lastwagen* auszugestalten.[34] Entschied sich der Maler für die „antike" Variante, habe er bei den Motiven eine viel größere Auswahl und könne interessante Szenen aus der Bibel oder der klassischen Literatur darstellen. Sein Werk würde dadurch inhaltlich sehr an Bedeutung gewinnen. Und dabei bleibe es nicht. Bei der „antiken" Landschaft müsse man nämlich die klassische Architektur oder Fragmente davon einbeziehen, die den natürlichen Landschaftselementen durch ihre Schönheit eine besondere Ausstrahlung verleihen könnten. Die Natur werde sich in Kombination mit dem „antiken" Element an der vollkommenen Schönheit aufrichten und so selbst auch vollkommen wirken. So läßt sich jedenfalls das folgende Zitat interpretieren: *Folglich ist die Natur modern, das heißt unvollkommen, doch abermals antik und vollkommen, wenn man sie geschickt zu kombinieren weiß mit fremden und vortrefflichen Bauten, Grabmälern und ähnlichen Überresten des Altertums, die mit der genannten Ausstaffierung zusammen eine antike Landschaft ausmachen.*[35]

Lairesses Richtlinien für die „antike" bzw. „moderne" Landschaft bezogen sich im übrigen hauptsächlich auf die im 18. Jahrhundert so beliebte Tapetenmalerei. Wie Lairesses Auffassungen von den Dekorationsmalern in die Praxis umgesetzt wurden, zeigen beispielsweise die „antiken" Landschaftstapeten von Jurriaan Andriessen (Kat. Nr. 8) und die „moderne" Tapetenmalerei von Pieter Barbiers Pzn. (Kat. Nr. 19a-b).

Ein entscheidender Punkt, den sich Lairesse vermutlich mit Absicht bis zum Schluß aufgehoben hat, weil er viele der vorher behandelten Aspekte vereint, ist die richtige Interpretation des *Malerischen* oder des *Zeichnerischen*.[36] Lairesse befand die diesem Begriff ursprünglich zugeordnete Bedeutung für unlogisch und stark verbesserungsbedürftig. Im Prinzip verstand man in den Niederlanden bis ins späte 17. Jahrhundert unter dem „Malerischen" all die Elemente der Natur, die es verdienten, gemalt zu werden. Eine genauere Definition gab es nicht, aber angesichts des Charakters der Landschaftsmalerei jener Tage traf dieser Begriff auf eine Vielzahl von Motiven zu.[37] Lairesse zeichnet denn auch ein stark überzogenes Bild, wenn er den Eindruck vermittelt, daß sich das „Malerische" bis dahin nur auf Motive wie *monströse Bäume ... holprige und abgehackte Landstücke ohne Wege ... übertrieben hohe Berge ... unfertige und verfallene Gebäude ... magere Tiere und unpassende Landstreicher* und mehr solcher seines Erachtens häßlichen Motive bezog. Zu den Landschaftsmalern des 17. Jahrhunderts, die er in diesem Zusammenhang nennt, gehören Brueghel, Bril, Bloemaert, Savery und Berchem.[38] Im Gegensatz zu ihnen ist Lairesse der Auffassung, daß nur das Bezaubernde in der Natur die Bezeichnung „malerisch" verdient. Er war an sich nicht der einzige niederländische Kunsttheoretiker, der diese Meinung vertrat. Außergewöhnlich ist jedoch, daß Lairesse diese Auffassung auf der Grundlage der psychologischen Wirkung, die der Anblick eines bestimmten Objekts beim Zuschauer hervorruft, verteidigte. Die Malerei, so behauptet er, *erquickt und bezaubert den offenherzigen Betrachter*, wenn sie ihm das *Schöne, Tugendhafte und Angenehme* vor Augen führt. Dahingegen erwecke sie *Abscheu und Ekel*, wenn sie das *Schlechte, Mißgestaltete und Verachtenswürdige* darstellt.[39] Lairesse griff damit in gewissem Sinn jener Artikelreihe vor, die auf die spätere Bewertung der Natur und Landschaft im 18. Jahrhundert international einen so großen Einfluß ausüben sollte: *The Pleasures of the Imagination* aus der Feder des Theoretikers und Moralisten Joseph Addison (1672-1719), die in der Zeitschrift *The Spectator* im den Jahren 1711-1712 erschien.[40] Darin werden verschiedene Naturobjekte nach der Art der Reaktion, die sie beim Zuschauer hervorrufen, eingeteilt. Was aber bei Lairesse als „das Schlechte" und „Mißgestaltete" gilt, deutet der englische Theoretiker im positiven Sinne als *the Great* und *the Uncommon* – zwei Begriffe für Objekte, die aufgrund ihrer Größe Ehrfurcht oder aufgrund ihrer Ungewöhnlichkeit Neugierde erwecken.

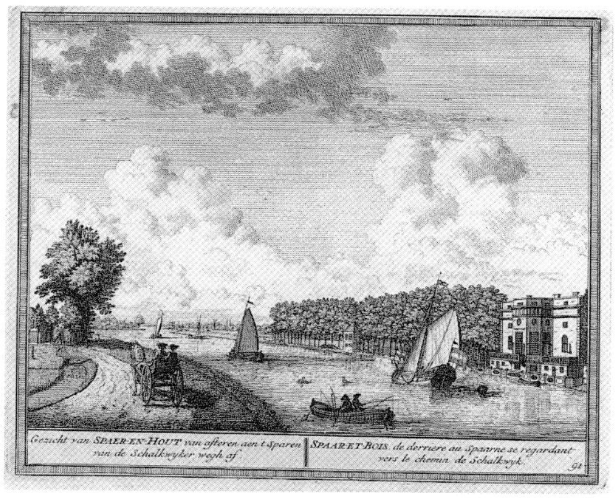

Abb. 71
Hendrik de Leth (1703-1760), *Ansicht des Spaer-en-Hout von hinten, an 't Sparen vom Schalkwyker Wegh her;* Gravüre aus Brouërius van Nidek 1732.

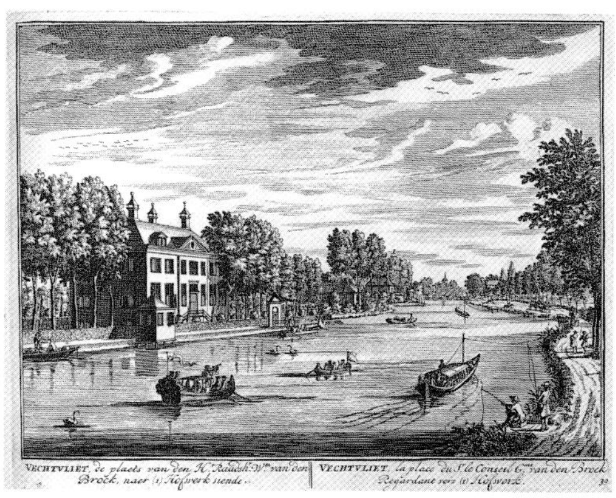

Abb. 72
Daniël Stoopendaal (1672-1726), *Vechtvliet, der Sitz des Herrn Raads. W. van den Broek, in Richtung Hofwerk gesehen;* Gravüre aus Stoopendaal 1719.

[33] Ebenda, S. 353f.
[34] Ebenda, S. 349. Lairesse nennt auch van Everdingen, Pijnacker und Frederik de Moucheron (Isaacs Vater), die in Anbetracht seiner Beschreibung der Ausstattung keine naheliegenden Beispiele sind. Es hat jedoch häufig den Anschein, als streue er die Namen von Landschaftsmaler aus dem 17. Jahrhundert recht willkürlich ein.
[35] De Lairesse 1712, Bd. 1, S. 349.
[36] Ebenda, S. 419f. Lairesse unterscheidet inhaltlich nicht zwischen dem Malerischen und dem Zeichnerischen; letzteres verwendet er für das Nachzeichnen der Natur.
[37] Siehe hierzu Bakker 1994.
[38] De Lairesse 1712, Bd. 1, S. 419.
[39] Ebenda, S. 418.
[40] Die erste niederländische Übersetzung von *The Spectator* erschien in den Jahren 1720-1727 u.d.T. *De Spectator of verrezene Socrates*; zu den verschiedenen Bearbeitungen und Übersetzungen siehe van Hellenberg Hubar 1994. Zu Addison siehe Thacker 1983.

Lairesses Auffassung, daß sich der Landschaftsmaler auf die schöne Natur beschränken sollte, war auf seine streng klassizistische Denkweise zurückzuführen, die (wie das letzte Zitat noch einmal deutlich zeigte) Ästhetik und Ethik miteinander verknüpfte. Diese Assoziation des Schönen mit dem Guten führte logischerweise dazu, das Häßliche als Ausdruck des Bösen zu betrachten. In dieses Bild passen auch Lairesses frühere, negative Äußerungen über die unbewohnte Wildnis, der im allgemeinen das Stigma des Bösen anhafte, hinein.[41] Obwohl er die Wildnis darüber hinaus als kontrastierendes Element anerkannte, nimmt er letztendlich Abstand von ihr und möchte diesen Aspekt der Natur am liebsten ganz aus der Malerei verbannt wissen. Das wird deutlich, wenn Lairesse jene Landschaftsmaler tadelt, die glauben, in ihren Werken das Häßliche zur Hervorhebung der natürlichen Schönheit einsetzen zu müssen. Einen solchen Kontrast hält er für viel zu extrem und genauso unlogisch wie das Verzieren eines Gartens mit halbverfaulten Bäumen oder verwitterten Baumstämmen. Er bietet dafür folgende Alternative an: *Es ist weder das Häßliche, Verwüstete, Beschmutzte noch das Zerbrochene, mit dem die Schönheit triumphiert, und allhier einhergeht: Das Schöne begnügt sich mit der Schlichtheit oder dem weniger Schönen ohne Makel.*[42] Diese Aussage wird sich für unser Thema als äußerst wichtig erweisen.

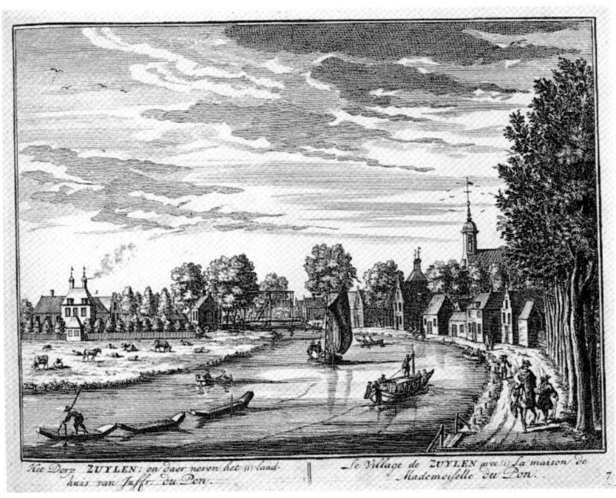

Abb. 73
Daniël Stoopendaal (1672-1726), *Das Dorf Zuylen; und daneben das Landhaus von Frl. du Pon*; Gravüre aus Stoopendaal 1719.

Mit der Einführung einer neuen ästhetischen Kategorie, der „Schlichtheit", differenziert Lairesse im Prinzip seine früheren Ansichten über das „Malerische". Bei näherer Betrachtung verdiene es nicht mehr nur das „Schöne", gemalt zu werden, sondern auch *die Schlichtheit oder das weniger Schöne ohne Makel*. Mehr noch, das „Schlichte" komme der Schönheit sogar zugute. Damit wandelt er auch seine früheren Ideen vom „Antiken" und „Modernen" in der Landschaft ab.

Das „Schlichte" wird von Lairesse nicht näher definiert, aber wie er den Begriff interpretiert, kommt in der Beschreibung eines fiktiven Spaziergangs, die er unter dem Titel *Van het Schilderachtig Schoon in de opene Lucht* (Über die malerische Schönheit unter freiem Himmel) präsentiert, deutlich zum Ausdruck. Es geht ihm hier offensichtlich um die der Natur eigenen spielerischen und ungezwungenen Formen, die einen schönen Kontrast zu den strengen, geometrischen oder architektonischen, vom Menschen künstlich geschaffenen Formen bilden. Das „Schöne" und das „Schlichte" also machen gemeinsam das Wesen der neuen Definition des Malerischen aus.

Lairesse beginnt seinen theoretischen Spaziergang mit einer Beschreibung der Atmosphäre, um die Stimmung wiederzugeben, in die ihn die Landschaft versetzt. Der Tag neigt sich schon dem Ende entgegen, und die späte Sonne wirft schöne lange Schatten, als er ein Gefilde betritt, das offenbar *lauter glückliche Seelen* beherbergt. *Dort fehlte es an nichts, was einem friedlichen Gemüt zur Ruhe gereichen konnte. Alles war sauber und ordentlich. Hier wurde nichts dem blinden Zufall überlassen. Man konnte zur Genüge bemerken, mit welchem Eifer und welcher Lust Natur und Kunst hier in einträchtiger Kraft gewirkt hatten.*[43]

Aus der folgenden, seitenlangen Beschreibung können hier nur einige charakteristische Aspekte angeführt werden. Erwartungsgemäß handelt es sich um eine Landschaft voller Abwechslung. Einmal trifft der Erzähler auf einen Springbrunnen, dann wieder auf eine Statue oder ein Grabmal. Und so tauchen noch verschiedene andere Elemente auf, die den Eindruck erwecken, daß der Spaziergang eher auf einem Landsitz als in freier Natur stattfindet.[44] Aber außer *vornehmen Häusern und Palästen, vernünftig nach der Bauordnung koordiniert ...*, sind auch *kleine Bauernhütten und Häuschen zu sehen, ordentlich aus Stein gebaut, wenn auch sonst sehr einfach gehalten*. Und neben Wegen, die *eben und gesäubert waren*, gibt es auch *einen sandigen Weg mit einem lieblich plätschernden Fluß auf der linken Seite*. Und in der Nähe von *weißlichen, willigen Bäumen, jedoch nicht alle gleich gerade oder groß* stehen auch *große und schwere Bäume von vielerlei Art [...] einige gerade im Stamm, rund in der Krone, schwungvoll im Verlauf und schön im Grün*. Es gibt einen *sanft ansteigenden Hügel* und in der Ferne eine *ebene Fläche*. Außerdem stehen für die Reisenden Ruhebänke und Wegweiser bereit. Schließlich bevölkern noch Menschen *von wohlgeformter Gestalt ... und Kühe, Schafe sowie andere wohlgenährte Tiere* die malerische Schönheit dieser Landschaft.[45] Mit anderen Worten: Die von ihm skizzierte Landschaft ist in jeder Hinsicht ein friedlicher Vergilscher Ort, an dem die Wildnis besiegt wird und die gesamte Atmosphäre von der Tugend, dem Wohlstand und der Betriebsamkeit der Bürger und ihrer Untertanen zeugt; ein Ort, an dem die Natur einen vornehmen, gepflegten und gleichzeitig abwechslungsreichen Anblick bietet und an dem der Besucher gastlich aufgenommen wird. Ein Landsitz also, auf dem jeder Bürger von damals, der etwas auf sich hielt, gerne einen Tag verbracht hätte.

41 Siehe Short 1991, S. 5-18, und Thomas 1990, S. 268-283. Ob bei Lairesse auch die jahrhundertealte, christliche Symbolik der Wildnis als des von Gott verfluchten Landes eine Rolle gespielt hat, ist unklar.
42 De Lairesse 1712, Bd. 1, S. 419f.
43 Ebenda, S. 421.
44 De Jong 1993, S. 143, sieht Parallelen zum Garten des Landgutes Heemstede bei Utrecht.
45 De Lairesse 1712, Bd. 1, S. 421-428. Diese Textstelle wird hier paraphrasiert. Hinzugefügt werden vereinzelte Elemente der vorangehenden kurzen Typisierung einer „malerischen" Landschaft auf S. 419.

DIE NIEDERLÄNDISCHE LANDSCHAFT IN BILD UND WORT

Lairesses „malerische" Landschaft war zu schön, um wahr zu sein, eine Wirklichkeit, die dem Betrachter nur durch den Pinsel des Malers vor Augen geführt werden konnte. Diesen Eindruck erweckt seine Beschreibung zunächst. Allerdings erhebt sich nun die Frage, wie sie auf die Leser des 18. Jahrhunderts wirkte. Hatte man der niederländischen Landschaft durch das Anlegen von Landsitzen mit klassizistischen Häusern und Bepflanzungen nicht ein immer bewohnteres, edleres und gepflegteres Antlitz verliehen? Wirft man einen Blick in die Bücher mit topographischen Stichen der Gebiete an Amstel und Rhein, vom Kennemerland oder anderen Gegenden, in denen Landsitze entstanden sind, wird deutlich, was diese imposante Bebauung für jene Gebiete bedeutete. Darstellungen dieser Art verraten häufig das große Interesse der Zeichner an der einfachen, ländlichen Umgebung (Abb. 71-73 und 62-64).[46]

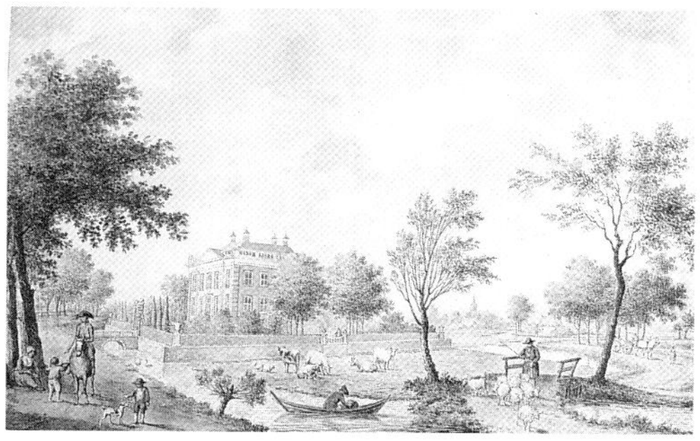

Abb. 74
Anonym, *Landschaft mit Landsitz, Reiter und Schafhirte (Entwurf für eine Bildtapete)*, um 1780; Aquarell, 235 x 364 mm; Westfries Museum, Hoorn.

STICHE UND GEDICHTE

Der Dichter Gijsbert Tysens (1693-1732), Verfasser eines langen Lobgesangs auf die topographischen Stiche von Landsitzen an der Amstel, hat diese Entwicklung enthusiastisch begrüßt. Er spricht von *Feldschmuck* oder *Landjuwelen*. Die folgenden Verszeilen illustrieren besonders gut, was ihn so begeistert hat:

Gen YPENBURG, an der silbernen Amstel gelegen,
Die freudig sich labt am Schatten der Bäume,
Sich tummelt im Grün der Hecken und Zäune,
Sieht man den flachen Grund ein prächtig Lusthaus tragen,
Und dessen Dachstuhl und vier Zinnen in die Höhe ragen,
Hinein in den Himmel, welch schöne Erscheinung
Inmitten des Grüns, das hinfort scheint zu leben,
Um dem luftigen YPENBURG noch mehr Glanz zu geben,
Das sich hier so groß und breit von allen Seiten zeigt.[47]

Es geht also auch bei diesem Dichter um Kontraste – in diesem Fall zwischen der Beweglichkeit des Wassers und der Reglosigkeit der Hecken oder zwischen dem stattlichen Gebäude und dem flachen Land mit seinem lebendigen Grün. Tysens hebt genau jene Aspekte hervor, die auch den topographischen Zeichnern aufgefallen sind und von ihnen offensichtlich mit der gleichen Begeisterung festgehalten wurden. Dabei heben sie die Gegensätze und die Vielfalt oft noch zusätzlich hervor. Das trifft vor allem auf die Stiche von Daniël Stoopendaal in *De Vechtstroom* (Der Vechtfluß) zu. So sind auf dem Stich des Dorfes Zuylen außer dem Landhaus und dem grasenden Vieh auch noch der krumme Weg und das kleine Haus auf der gegenüberliegenden Seite des Flusses abgebildet (Abb. 73). Man hat den Eindruck, daß der Künstler bis zum Äußersten ging, um diese holländische Landschaft so „malerisch" wie nur möglich ins Bild zu setzen. Er hat gleichsam eine bestehende Landschaft ideal wiedergegeben, im Sinne von Lairesses schöner Definition: *das Schöne begnügt sich mit der Schlichtheit*. Inwieweit Idealbild und Wirklichkeit hier in der Tat übereinstimmen, ist natürlich nur schwer nachvollziehbar. Nur soviel kann gesagt werden: Es ist unwahrscheinlich, daß sich dies alles mit einem einzigen Blick erfassen ließ. Der Spaziergänger hätte sich vermutlich in verschiedene Richtungen drehen müssen, um alles übersehen zu können. Hierin äußert sich die künstlerische Freiheit des Zeichners. Er hat die Perspektive der Zeichnung so „gestreckt", daß sich dem Betrachter das malerische Ganze in seiner vollen Schönheit erschließt. In der späteren Tapetenmalerei findet man im übrigen viel von der Vorgehensweise der Topographen wieder, sowohl hinsichtlich der Motivwahl als auch der Kompositionen und der breiten Perspektive (Abb. 74).[48] In einem schönen Gedicht unter dem Titel *Teekenlessen* (Zeichenstunden) von Abraham de Haen (1707-1748), der neben seinem Lehrmeister Cornelis Pronk (1691-1759) zu den besten topographischen Zeichnern des 18. Jahrhunderts zählte, kann man über die Raumsichtkunde bzw. Perspektive folgendes nachlesen:

Du, der sich vergnügt am Zeichnen nach dem Leben!
Du, der Gesichter malt von Häusern, Dorf und Stadt!
Nimm unsre Lehr' in Dank, die wir dir willig geben:
Sie bot mir selbst so manches Mal schon Rat.
Beachte erst den Abstand, den so weit man mißt,
Daß alles, was du zeigen willst auf deinem Blatt,

[46] Mehrere dieser Ausgaben sind im Verlag Kruseman in Den Haag als Faksimiledrucke erschienen. So wurden z.B. 1966 *Het Zegenpralent Kennemerlant* (um 1730, mit Stichen von Hendrik de Leth), 1967 *De Vechtstroom* (1719, mit Stichen von Daniël Stoopendaal), *Rhynlands Fraaiste Gezichten* (1732, mit Stichen von Abraham Rademaker) und 1968 *Hollands Arcadia of de vermaarde River den Amstel* (1730, mit Stichen von Abraham Rademaker) verlegt. Eine sehr ausführliche Liste derartiger Ausgaben ist in Swillens 1978, S. 83-117, enthalten.
[47] Tysens 1730, 26. Spalte.
[48] Mehrere Beispiele werden in Braasem 1982 und Bosma 1985 gegeben.

Bequem in einem Augaufschlag zu fassen ist,
Nur einen Augpunkt setze, sonst fehlt dem Werke der Effekt.
Ich nehme an, daß sie, die unsre Lehren lesen,
die edle Raumsichtkunde eher schon entdeckt;
Sie ist in jedem Werk die Richtschnur und das Wesen:
Sie unterrichtet uns, dem Abstand von dem Leben,
Obwohl er manches Mal begrenzt und kurz sein mag
Durch Schätzung doch Vollkommenheit zu geben [...].[49]

Alles in allem lassen diese Beispiele darauf schließen, daß die neuen Auffassungen vom Malerischen zu Beginn des 18. Jahrhunderts mehr als ein rein kunsttheoretisches Konzept waren. Es hat den Anschein, als hätten sich diese Ideen schon relativ bald zu einem Kriterium für die Wahrnehmung und Abbildung der Realität entwickelt. Eine willkürliche Auswahl aus den Schriften einiger Niederländer des 18. Jahrhunderts, die sich aus eigener Erfahrung und eigenem Interesse über die Natur ihres Landes geäußert haben, bestärkt diese Vermutung.

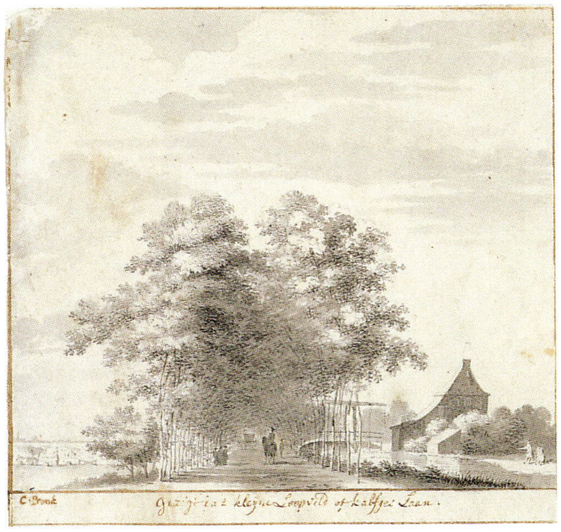

Abb. 75
Cornelis Pronk (1691-1759), *Nieuwer Amstel 006-1*, um 1735; Feder und Pinsel in Grau, 145 x 164 mm; Rijksarchief in Noord-Holland, Provinciale Atlas (Zeichnungssammlung), Haarlem.

MANUSKRIPTE

Soweit bekannt, sind aus dem frühen 18. Jahrhundert zwei Reiseberichte überliefert, in denen der bereits genannte Künstler Cornelis Pronk eine Rolle spielt. Der eine wurde von seinem Neffen Pieter van der Werff (1701-1734), einem Amsterdamer Müller, verfaßt und bezieht sich auf eine Reise, die er im Jahre 1721 in der Gesellschaft Pronks und anderer unternahm. Der zweite stammt von Pronk selbst und berichtet von einer Reise, auf die er sich zehn Jahre später gemeinsam mit seinem Gönner und Auftraggeber, dem Amateurhistoriker Andries Schoemaker (1660-1735), begab.[50] Beide Reisen fanden im Juni statt und führten von Amsterdam aus über Utrecht und Gelderland nach Kleve. Die beiden Reiseberichte liegen nur noch in fragmentarischer Form vor. Trotzdem vermitteln sie einen Eindruck davon, wie die Landschaft in den Kreisen der topographischen Zeichner empfunden und bewertet wurde. Die Beschreibungen van der Werffs enthalten die meisten Informationen. Augenfällig ist sein Interesse und seine Bewunderung für die Landsitze, wie die folgende Notiz verdeutlicht: *[wir] fuhren also die Vecht hinauf, vorbei an sehr herrlichen Lusthöfen und Landsitzen, ein jeder sich (am Fluß) aufs Prächtigste darbietend, kamen also durch Breukelen, vorbei am eleganten Sitz des Herren Boendermaker, welcher ganz herrlich anzusehen ist, weshalb die Kähne in diesem Teil der Vecht auch für gewöhnlich sehr langsam geschleppt werden, um also den Passagieren an diesem entzückenden Ort ein wenig Vergnügen zu gönnen [...].*[51] In Maarsen ging die Gesellschaft an Land, um sich die Landsitze bei einem Spaziergang näher anzusehen. Dann folgt ein sehr ausführlicher Bericht von der Besichtigung des Landsitzes des steinreichen, den Wiedertäufern angehörenden Seidenhändlers David van Mollem (1670-1746). Die Wassermühle, die den Springbrunnen sprudeln läßt, der Fußboden aus bunten Kieselsteinen in der Orangerie und die Muschelgrotte ernten die meiste Bewunderung. Voller Stolz merkt van der Werff an, daß sogar Liebhaber aus Paris anreisen, um diese Grotte, die bezeichnenderweise als *Wunderwerk der Natur* bezeichnet wird, zu besichtigen. Aber auch die Gastfreundlichkeit, mit der die Gesellschaft begrüßt und herumgeführt wird, macht Eindruck, obwohl den Besuchern der Diensteifer des Knechts, der ihre Schuhe abbürstet – *auf daß wir also mit sauberen Füßen durchen Garten wandeln sollten* – dann wohl doch etwas zu weit geht.

In der Landschaft, durch die man mit Pferd und Wagen zieht, zollen sowohl von van der Werff als auch Pronk immer wieder den großen Bäumen Bewunderung. Man preist sie, weil sie den Reisenden angenehmen Schatten spenden oder weil sie eine wahre Lust für das Auge sind (Abb. 75). Die sommerliche, ländliche Atmosphäre, die in den Zeichnungen Pronks oft so treffend erfaßt wird, ist auch in den folgenden Worten von van der Werff zu verspüren: *alsdann reisefertig fuhren wir gegen 7 Uhr von Utrecht ab bis zur Bilt, an einem Steinweg entlang, der sehr schön war, an beiden Seiten voller Bäume, durch die hindurch wir sehr hübsche Kornfelder erblickten, kamen allhier gegen halb acht an und setzten unseren Weg nach Zeist fort, während der Himmel aufklarte und uns in dieser Morgenstunde unter dem Laub der Bäume eine sehr vergnügliche Reise bescherte. Unterwegs begegneten wir schönen Wäldchen und Landsitzen, – dieser Weg nach Zeist hin ist ungemein schön und gut zu einer Wanderung geeignet.*[53] Man erfreute sich offenkundig auch an der landschaftlichen Vielfalt und der herrlichen Aussicht: *fuhren [wir] also gegen halb zwölf von dort ab und erreichten am Ende der Baumreihen das freie Feld, eine Veränderung, die uns nicht ungelegen*

[49] De Haen 1751, S. 137. Siehe zum Schaffen de Haens im Zusammenhang mit dem Pronks Kasteleyn 1996.
[50] Von beiden Journalen sind nur unvollständige Abschriften bekannt. Bert Gerlagh, Mitarbeiter des Amsterdams Gemeentearchief, war so freundlich, mir van der Werffs Text zur Verfügung zu stellen, der im folgenden als van der Werff 1721 aufgeführt wird. Was die Reise von 1731 angeht, greife ich auf Pronk 1974 zurück. Siehe des weiteren Lindeman, Scherf u. Dekker 1994, das eine chronologische Liste der in Manuskriptform überlieferten Reisebeschreibungen von Niederländern enthält. Siehe auch Kooijmans u.a. 1997. Diese kürzlich erschienene Studie über Pronk konnte ich vor der Fertigstellung dieses Aufsatzes nicht mehr einsehen.
[51] Van der Werff 1721, 26. Juni.
[52] Ebenda. Dieser Landsitz wird auch ausführlich beschrieben in de Jong 1993(2), S. 156-189.
[53] Ebenda, 27. Juni.

kam, denn hier auf der Heide konnte der Blick ungehindert schweifen, und da sich der Himmel klar und mild zeigte, konnte man sehr weit sehen, umso mehr, da wir, je länger wir unterwegs waren, desto höher kamen, bis daß wir auf unserer rechten Seite des Rheins gewahr wurden, dessen Anblick uns viel Freude bereitete [...].[54] Im folgenden Zitat versucht Pronk seiner Bewunderung für eine herrliche Aussicht oberhalb von Nijmegen Ausdruck zu verleihen, findet aber nicht die rechten Worte dafür: *die Sicht rundherum [zeigt] eine undenkbare Weite, sich darbietend wie das blaue Meer das tut, das durch die Sonne und die Wolken im Wandel des Lichts wunderschön in Farbe und Bild wird [...].*[55] Wenn Pronk etwas gezeichnet hat, so hält er das stets fest. Seine Notizen beschränken sich aber immer auf ein nüchternes *zeichnete allda das Haus* oder *zeichnete dasselbe von 2 Seiten.*[56]

Auch von Andries Schoemaker sind Schriften mit Reisebeschreibungen überliefert, die vor allem von seinem großen Interesse für die Geschichte der von ihm besuchten Orte zeugen.[57] Ansonsten schätzt er die Landsitze – auch er zeigt sich sehr empfänglich für die Gastfreundlichkeit der Besitzer –, die Qualität der Wege, das Vorhandensein von Bäumen und das

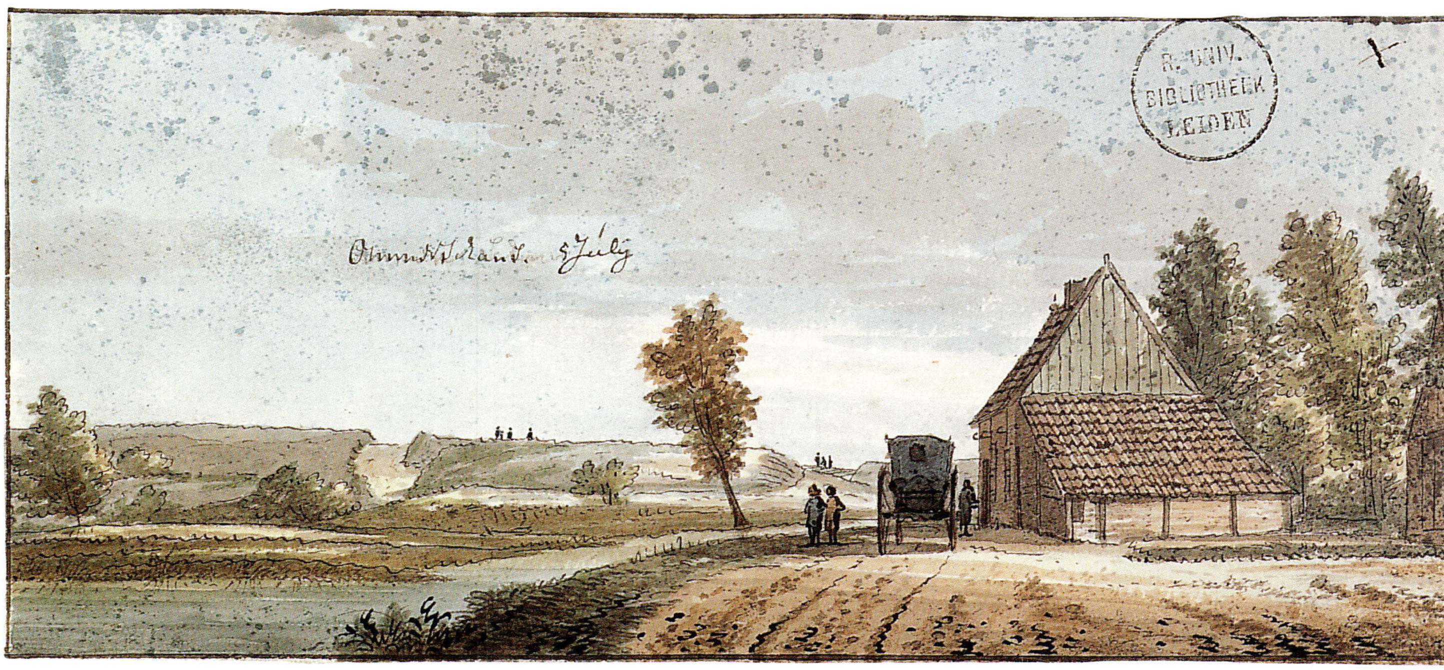

Abb. 76
Cornelis Pronk (1691-1759), *Die Ommerschanze*, 5. Juli 1732; Feder und Pinsel in Farbe, 90 x 200 mm; Prentenkabinet der Rijksuniversiteit Leiden (Sammlung Bodel Nijenhuis).

bäuerliche Nutzland am meisten, wie aus folgender Eintragung hervorgeht: *Des weiteren [wird] dieses Oranjewoud sehr amüsant durch edle Alleen und Spazierwege eingeteilt und ist schön bepflanzt, ihn umgeben herrliche Ländereien, doch vornehmlich Nutzland und verschiedene vornehme Bauernwohnungen.*[58] „Oranjewoud" hieß der Landsitz der friesischen Statthalterfamilie, den Schoemaker während einer Reise durch die Provinzen Gelderland, Overijssel, Drenthe und Friesland im Jahre 1732 gemeinsam mit Pronk und Abraham de Haen besuchte. Aus dieser sehr gut dokumentierten Reise geht übrigens hervor, daß die allgemeine Vorliebe für eine gepflegte Landschaft kein Hinderungsgrund war, auch unwirtliche Gegenden zu besuchen. Beim Anblick der verlassenen Festung Ommerschans auf der Heide in Overijssel, die Pronk gezeichnet hat, schrieb Schoemaker: *Die Zugänge dort sind sehr unbequem, nicht nur wegen der holperstolprigen Heide, sondern an vielen Stellen ist es auch sehr sumpfig.* (Abb. 76)[59] De Haen gab zu diesem Ort einen bezeichnenden Kommentar in Versform ab. Er steht im sogenannten *Memoriaal-boek* (Kladden-Buch), in dem jeder Ort vermerkt ist, den er oder Pronk zeichneten: *Ommerschans,* [...] *Wo weder Baum noch Laubwerk wächst, noch Gras als Augenweide, wo weder Vieh noch Mensch zu seh'n in dieser öden Heide, wo Brand den schwarzen Torf so oft in Asche legt, das Bild von Plutos Hof am Acheronschen Fluß samt üblem Schattenloch von selbst sich in uns regt.*[60] Diese Assoziation der unbewohnten Heide mit der Unterwelt oder dem Schattenreich läßt keinen Zweifel darüber bestehen, wie diese Reisenden die Landschaft wahrgenommen haben. Sie suchten hauptsächlich malerische Kontraste und eine angenehme Umgebung. Oder, um noch einmal mit Lairesse zu sprechen, es durfte nichts fehlen, *was einem friedlichen Gemüt zur Ruhe gereichen konnte.*

Heute mag diese Haltung nicht gerade abenteuerlich wirken, aber man muß bedenken, daß bequemes und sicheres Reisen damals eher die Ausnahme als die Regel war. Das galt vor

54 Ebenda.
55 Pronk 1731, 19. Juni.
56 Ebenda, passim.
57 Schoemakers Reisetagebücher sind zum größten Teil noch unbearbeitet. Hier wurde daraus nur verwendet, was in Gevers u. Mensema 1985 publiziert wurde. Dort ist auch Information über Schoemaker zu finden, genau wie in Otten 1995, S. 179-188.
58 Gevers u. Mensema 1985, S. 103.
59 Ebenda, S. 135.
60 Ebenda.

allem, wenn man sich etwas außerhalb der bewohnten Welt bewegte, wo die Wege schlecht waren und immer die Gefahr bestand, von Räubern überfallen zu werden.[61]

GEDRUCKTE TEXTE

Von den in Buchform erschienenen Texten, die von der niederländischen Landschaft handeln, verdienen in erster Linie die anspruchsvollen Bände der *Hedendaagsche Historie of Tegenwoordige Staat der Vereenigde Nederlanden* (Moderne Geschichte oder gegenwärtiger Zustand der Vereinigten Niederlande) Erwähnung.[62] Diese Reihe zeugt von einem bis dahin unbekannten Drang

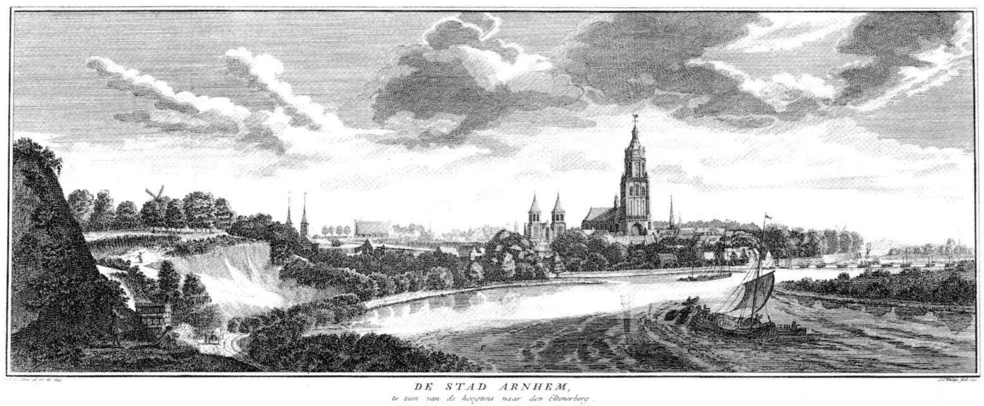
DE STAD ARNHEM,

Abb. 77
Jacob Philips (vor 1707-1775) nach Abraham de Haen (1707-1748), *Die Stadt Arnhem, von den Anhöhen zum Eltenerberg hin gesehen*, 1739; Gravüre aus *Tegenwoordige Staat* (Bd. 13, 1741).

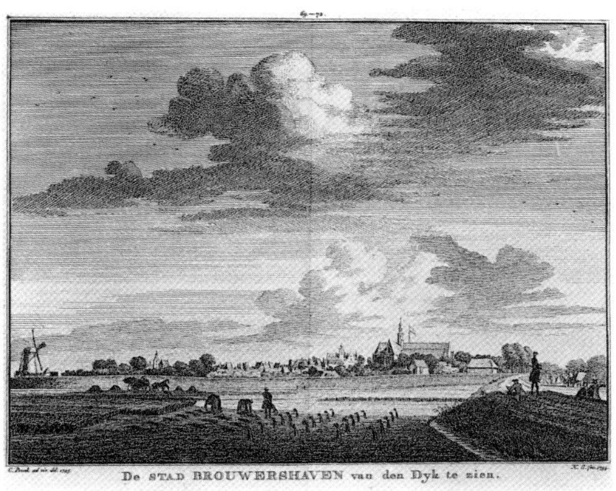
De STAD BROUWERSHAVEN van den Dyk te zien.

Abb. 78
Hendrik Spilman (1721-1784) nach Cornelis Pronk (1691-1759), *Die Stadt Brouwershaven vom Deich her gesehen*, 1745; Gravüre aus *Het Verheerlykt Nederland* [...], Bd. 5, Amsterdam 1754.

nach Vollständigkeit. Sie enthält das gesamte zu dem Zeitpunkt verfügbare Wissen von der Geschichte und Geographie der Republik und alles, was vom Charakter, von den Sitten und dem Gewerbe der Bewohner bekannt war. Überdies wurden in dieser Reihe nicht nur die wichtigsten Städte und berühmtesten Schlösser aus früherer Zeit, sondern auch die gewöhnlichen Dörfer und Ansiedlungen behandelt. Die zeitgenössischen Prunkstücke der Bebauung, die neu angelegten Landsitze, kamen dabei natürlich auch an die Reihe.[63] Initiator des gigantischen Vorhabens war der Verleger Isaac Tirion (1705-1765), der den Wiedertäufern angehörte. 1738 lief das Projekt an, das sich über das gesamte restliche Jahrhundert erstrecken sollte.[64] Manchmal zieren topographische Stiche die Bände, die Tirion später – zusammen mit neuen Arbeiten – unter dem Titel *Het Verheerlijkt Nederland of Kabinet van Hedendaagsche Gezigten* (Die verherrlichten Niederlande oder Kabinett zeitgenössischer Ansichten) in einer gesonderten Reihe herausgegeben sollte. Die Zeichnungen wurden bei Pronk, de Haen und Jan de Beijer (1703-um 1785), einem weiteren Schüler Pronks, in Auftrag gegeben. Teilweise konnte man aus dem Vorrat an Zeichnungen schöpfen, der bereits während der Reisen mit Schoemaker angelegt worden war. Um die fehlenden Ansichten heranzuschaffen, reisten die Künstler in alle Ecken und Enden des Landes. Die letzten Bände, die den Provinzen Friesland, Groningen, Drenthe und Overijssel gewidmet waren, sollten übrigens erst im Zeitraum von 1781 bis 1803 erscheinen und keine Illustrationen enthalten. Die meisten Mitarbeiter an diesem Projekt waren Wiedertäufer. Das galt nicht nur für Pronk und Tirion, sondern auch für den Geschichtsschreiber Jan Wagenaar (1709-1773), der die ersten Textabschnitte verfaßte. Auch deren gemeinsamer Freund Schoemaker, der seine Reisenotizen als Ausgangsmaterial für den Text zur Verfügung stellte, gehörte derselben Religion an. Das breite wissenschaftliche Interesse, das die Wiedertäufer damals im allgemeinen an den Tag legten, förderte gewiß auch die Beschäftigung mit dem eigenen Land.[65]

In der Einleitung des ersten Bandes von *Tegenwoordige Staat* wird das ideologische Motiv enthüllt, das dem Projekt zugrundelag. In erster Linie wollte man den vielen lästerlichen Schriften, die Ausländer über die Republik verfaßten, etwas gegenüberstellen. Auch die Niederländer seien nur zu gern bereit, diese *Faseleien* zu lesen. Außerdem hoffte der Verleger, daß die Leser, wenn sie durch seine Publikationen erst einmal gut informiert seien, mehr Zuneigung zu ihrem Vaterland empfinden würden.[66] Diese Ermunterung der Leserschaft, sich wieder auf ihr eigenes Land und auf die eigene Kultur zu besinnen, kennzeichnet auch andere Schriften jener Zeit wie den *Hollandsche Spectator* (1731-35), den der Literator Justus van Effen herausgab. Das waren die ersten verbalen Äußerungen, mit denen sich die Aufklärung in den Niederlanden ankündigte.[67]

Wenn das Konzept des *Tegenwoordige Staat* erfolgreich war, dann wohl nicht zuletzt wegen der Stiche, die die Reihe enthielt. Sie vermitteln nach wie vor ein anmutiges Bild der

[61] Pronk muß zum 72. Geburtstag Schoemakers ein Gedicht geschrieben haben, in dem der Zeichner an all die Gefahren erinnert, denen man auf der Reise hatte trotzen müssen. Das Gedicht wird in Gevers u. Mensema 1985, S. 12, erwähnt. Leider gelang es mir nicht, das Gedicht wiederzufinden. Zu den Räuberbanden, die damals auf dem Lande ihr Unwesen trieben, siehe Egmond 1994, und zum schlechten Zustand der Land- und Wasserwege im 18. Jahrhundert van der Woud 1987, S. 108-143.
[62] Es handelt sich hier eigentlich um eine Reihe innerhalb einer Reihe, nämlich innerhalb der *Hedendaagsche Historie of Tegenwoordige Staat van Alle Volkeren* [...], der niederländischen Ausgabe des 1724 erschienenen Werkes *Modern History or Present State of All the Nations* von dem englischen Verleger Thomas Salmon. Weil die Republik in diesem Werk zu kurz kam – nur ein Band war für die gesamten Niederlande reserviert –, stellte man eine neue Serie zusammen, die man gesondert bestellen konnte. Die Bände erhielten jeweils eigene, neue Nummern oder wurden als Anschlußbände an das große Werk *Tegenwoordige Staat van Alle Volkeren* durchnumeriert, wobei man bei Band XI begann. Letzteres war bei den hier herangezogenen Bänden (abkürzend *Tegenwoordige Staat* genannt) aus der Sammlung der Koninklijke Bibliotheek der Fall.
[63] In ihrem Drang nach Vollständigkeit hebt sich die niederländische Topographie des 18. Jahrhunderts von der des 17. Jahrhunderts ab; siehe Kasteleyn 1991.
[64] Klapwijk 1985.
[65] Siehe auch Kasteleyn 1992.

Niederlande des 18. Jahrhunderts (Abb. 77/78). Vielleicht veranlaßte das attraktive, eigenständige Bildmaterial Jan Wagenaar dazu, mit lobenden Worten für die Landschaften und Gebäude zu sparen. Seine Beschreibungen sind vor allem nüchtern und objektiv, wobei er häufig die Meinung anderer heranzieht. So schreibt er zum Beispiel über das Haus te Voorst in Gelderland, das im Auftrag von Wilhelm III. für den Grafen von Albemarle erbaut worden war: *Baufachleute halten dieses Haus für das weitaus gepflegteste Landhaus der vereinigten Provinzen, [...]. Am Haus befinden sich hübsche Wäldchen und ein ordentlicher Garten. Der Graf gab viel Geld aus, um dieses Lusthaus in solchem Glanz erstrahlen zu lassen.*[68] Um so interessanter ist es, wenn man dann etwas über die Schattenseiten solcher Verschönerungen erfährt. Im Falle des Hauses te Voorst war die ortsansässige Bevölkerung erzürnt, weil das Agrarland für Auffahrten und das Wasser für Springbrunnen verschwendet wurde. *Was hiervon auch stimmen mag*, schreibt Wagenaar, *nach dem Jahre 1702* [dem Todesjahr Wilhelm III.] *zerrten die Landleute die Grenzpfähle des Grafen aus dem Boden und schreckten nicht davor zurück, einige Auffahrten zum Haus te Voorst umzugraben. Das Wasser wurde auch verlegt, so daß die große Wasserkunst das Nachsehen hatte.*[69]

Ebenfalls zu dem Zweck, das eigene Land bekannter und beliebter zu machen, schrieb der Buchhalter und Dichter Claas Bruin (1670-1732), ebenfalls Wiedertäufer, seine *Kleefsche en Zuid-Hollandse Arkadia* (Klever und Südholländische Arkadia, 1716) sowie seine *Noord-Hollandsche Arkadia* (Nordholländische Arkadia, 1732).

Als „Arkadia" bezeichnete man einen Lyrik- oder Prosatext, in dem der Bericht von einer Wanderung oder eine Reise als Ausgangspunkt diente, eine bestimmte Gegend zu beleuchten.[70] Vom Autor erwartete man einerseits, daß er den Leser unterhalte, beispielsweise mit seinen persönlichen Eindrücken von der Landschaft oder mit Geschichten über Zwischenfälle, die sich unterwegs ereignet hatten. Den „Arkadien" von Claas Bruin lagen drei Vergnügungsreisen zugrunde, die ihn und einige Freunde von Amsterdam aus durch Nord- und Südholland, Utrecht und Gelderland geführt hatten. Die kleinen, mit einfachen topographischen Stichen illustrierten Büchlein waren vermutlich für Leser aus dem gehobenen Mittelstand gedacht, dem der Autor selbst angehörte.[71] Die historischen Angaben sind in gesonderten Anmerkungen untergebracht, bei denen er den Rat befreundeter Altertumskundler eingeholt hatte. Der eigentliche Text kreist um das Anliegen, das Bruin eindeutig am allerwichtigsten war: er wollte die Leser lehren, einer Landschaft in mehrerlei Hinsicht Aufmerksamkeit zu schenken.

Oh Wandel des Anblicks, des nimmer gleichen!
Wie wohl tust du dem Herz und läßt die Trübsal weichen!
Hier erhebt sich die Düne, dort blüht der Acker,
Dessen Ähren gemach zur Reife schwellen,
Und bildet einen See aus grüngelben Wellen;
Hier pflügt man das Land und bereitet es vor;
Dort sät man wieder; hier die Hütte aus Rohr;
Dort sieht man ein Schloß von weitem blinken,
Mit seinen Zinnen durch das Laubdach winken [...].[72]

Hier könnte Bruin eine topographische Zeichnung der Umgebung des nordholländischen Ortes Bergen beschreiben. In jedem Fall verrät die Schilderung, daß er einen Blick für das Malerische hat. Möglicherweise spielte sein Umgang mit Zeichnern wie Pronk und de Haen, die er über Schoemaker kannte, dabei eine Rolle.[73] Im folgenden Fragment wird die Lage des nordholländischen Dorfes Woggenom relativ kritisch betrachtet:

Dies Dorf hat keinen eignen Glanz, doch liegt
es zierlich zwischen Bäumen.
Wär' dieser Ort von Strömen durchpflügt
Wie Vecht und Amstellauf und Rhein,
Dann stimmte es zum Träumen.
So wirkt der Wahn auf unsre Sinne ein,
Weil uns der Wandel soviel gibt [...].

Einige Zeilen später bekommt der Leser auch erklärt, wie natürlich das menschliche Bedürfnis nach Vielfalt ist:

Natur, auf Verwandlung der Rollen bedacht,
mag also gern die Vielgestalt der Dinge.[74]

66 *Tegenwoordige Staat*, Bd. XI (1738), Vorworte.
67 Van Sas 1989, S. 474.
68 *Tegenwoordige Staat*, Bd. XIII (1741), S. 391f.
69 Ebenda.
70 Groot 1985. Zum Reisetext als literarisches Genre im allgemeinen siehe Batten 1978.
71 Diese Reisebeschreibungen werden auch in Beening 1963, S. 388-405, behandelt. Gravendeel 1994 hat in einer sehr lehrreichen Abschlußarbeit fünf niederländische Reisetexte des 18. Jahrhunderts, darunter auch der Bruins, anhand der Kritierien, die Soziogeographen heute bei der Erforschung des Landschaftserlebens anlegen, analysiert.
72 Bruin 1732, S. 371f.
73 Kasteleyn 1992, S. 17f.
74 Bruin 1732, S. 171.

In einfachen Sätzen steht hier im Grunde das gleiche, was Lairesse behauptet hatte, daß nämlich das Wesen unserer Sinnesorgane mit dem Wesen der Natur übereinstimmt. Es ist aber typisch für Bruin, daß er sich nicht damit zufriedengibt. Daß der Mensch und die Natur so gut aufeinander abgestimmt sind, schreibt er der göttlichen Vorsehung zu, unter anderem in dem folgenden Fragment, das von der beruhigenden Wirkung der Farbe Grün in der Landschaft handelt:

Könnte für den Anblick
Denn besseres zur Stärkung wachsen
Als das sanfte Grün, das das Auge nicht müde macht,
Ganz gleich, wie oft es diese Farbe auch erblickt?
Oh Weisheit des göttlichen Ratschlusses!
Die auch dies für uns bedacht.[75]

Wer die Landschaft so sieht wie das im Zusammenhang mit der Hofdichtung genannte *Boek der Natuur*, wird Gottes Weisheit in allem entdecken. Bruin demonstriert das seinen Lesern an zahlreichen Beispielen.[76] Was diese christliche Sicht auf die Natur betrifft, teilt Bruin die Auffassungen der Hofdichter, aber sonst gibt es keine Berührungspunkte zwischen beiden. Im Gegensatz zu den Hofdichtern bedient sich Bruin nie irgenwelcher mythologischer Symbolik. Und wenn er die Natur nicht auf Gott bezieht, dann auf das gute Vaterland oder auf die Sittenlehre. Auch in dieser Hinsicht sieht Bruin die Landschaft als lehrreiches Buch, das er seinen Lesern empfiehlt. Dem emblematischen Blick dieses Sittenmeisters entgeht kein einziges Element der Landschaft. Die Eichen im Wald bei Bergen sind für ihn Sinnbilder der Standhaftigkeit und des Glaubens, und die See bei Scheveningen symbolisiert für ihn Hollands Wohlstand, aber zugleich auch die menschliche Geldgier.[77]

Wie die Landschaft auch für Vaterlandsliebe stehen kann, zeigt sich am deutlichsten bei der Ankunft der Reisegesellschaft in dem wohlhabenden und gepflegten Ort Broek in Waterland. Bruin ist entzückt von dem Anblick, der sich ihm bietet, und verkündet, diese Umgebung übertreffe seiner Ansicht nach die italienische und französische Landschaft bei weitem. Ein Reisegefährte will ihm nicht glauben und weist darauf hin, daß dem Auge hier nicht viel geboten werde. Bruin läßt sich jedoch nicht umstimmen und erklärt umständlich, was der Grund für seine Vorliebe ist. Genau genommen, so räumt er ein, sei die ferne Landschaft tatsächlich viel schöner als die im einfachen Waterland. Wer aber wolle schon in Ländern wie Italien und Frankreich leben, wo Willkür und Gewalt regieren, wo Intoleranz herrsche und die Einwohner um ihren Besitz fürchten müßten? In den Niederlanden dagegen herrsche Freiheit, die Quelle des Wohlstands für jedermann:

Schätze hier bei den lieblichen Früchten
Der Freiheit, die in diesem Gemeinwesen
Zu aller Heil so fest im Sattel sitzt,
Die keinem seine Güter wird entreißen:
Dank ihr muß ich, oh Broek! dein' Wohlstand preisen
Über Prunk und königlichen Glanz;
Die Freiheit hat, sie hat es allesamt
Sie ist und bleibt die Freude uns'res Lebens
D'rum muß ich ihr den Vorzug geben [...].[78]

Dieses Beispiel zeigt, daß Bruin manchmal überraschenderweise an eine Landschaft ganz andere Kriterien als die des Malerischen anlegt. Hier war es der erhebende Gedanke an Hollands Freiheit, der ihn beim Anblick des Ortes Broek in Waterland erfüllte.[79] So gesehen war Bruin ein entfernter Vorgänger von national gesinnten Schriftstellern wie Adriaan Loosjes (1761-1818) und David Jacob van Lennep (1774-1853), die die bescheidenen holländischen Naturschönheiten ebenfalls gern aufwerteten, indem sie sie mit der ruhmreichen Geschichte, dem Freiheitskampf, der Landgewinnung durch den Deichbau, dem Handwerk und anderen großen Leistungen der Bevölkerung assoziierten.[80]

Wie hat sich nun diese Mischung aus klassizistischen, christlichen und patriotischen Elementen im Landschaftserleben des Claas Bruin auf dessen Sicht der unkultivierten Gebiete – der Dünen- und Heidelandschaft –, durch die er auf seinen Reisen hindurchzog, ausgewirkt?

[75] Ebenda, S. 362.
[76] Im Vorwort heißt es, das Reisen sei die ideale Gelegenheit, sich in das Buch der Natur oder der Schöpfung, *wo sich die Gottheit wie in einem klaren Spiegel in ihren Wundern zeigt* zu vertiefen.
[77] Bruin 1732, S. 363f, und Bruin 1716, S. 89f.
[78] Ebenda, S. 34.
[79] Das dürfte kein Zufall gewesen sein, denn in Waterland lebten seit jeher viele Wiedertäufer. Bruin scheint hier unter „Freiheit" sowohl Gewissensfreiheit als auch freies Unternehmertum zu verstehen.
[80] Siehe van den Berg 1995, de Jong 1995, S. 131-133, und Koolhaas-Grosfeld 1995, S. 124-128; siehe zu den genannten Schriftstellern auch den Aufsatz von van Zonneveld in diesem Katalog.

Nun fahren wir inmitten der Dünenrücken,
Die die Augen mit ihrem Gewoge entzücken,
Während die Sonne den blinkenden Sand,
Mit ihrem Wiederschein fast steckt in Brand.[81]

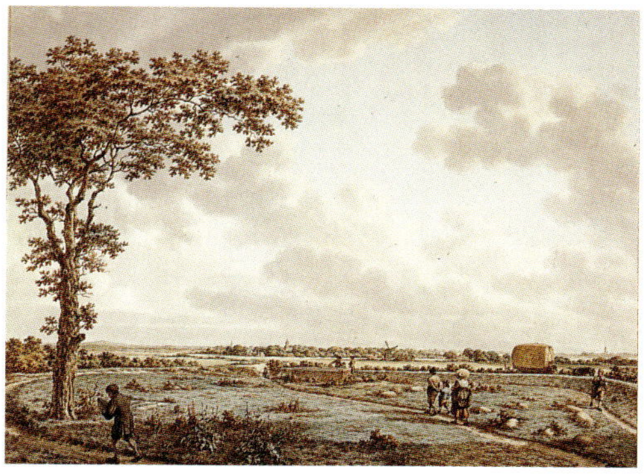

Abb. 79
Jacob Cats (1741-1799), *Ansicht vom Tafelberg bei Laren aus, in nordwestlicher Richtung*, um 1790; Feder und Pinsel in Farbe, 426 x 570 mm; Privatsammlung.

Die Dünen üben also auf Bruin eine bemerkenswerte Anziehungskraft aus. Sie seien zwar kahl und fast ohne Planzenwuchs, fährt er fort, böten aber dem Auge trotzdem genug Abwechslung. Überdies ist ja das Meer in der Nähe, das es Bruin besonders angetan hat:

Oh Bürger Haags! Ich muß euch um das große Glück beneiden, [...]
Die Nähe eurer See, von Düne, Wald und Hainen
Behagt mir so, daß ich nicht nach der Vecht will fragen,
Auch nicht nach dem Spaaren, wie reizend auch in aller Augen,
Nichts als diese Gegend rührt mein Herz so sehr,
Wir sind am Meer: [...][82]

Dagegen hat Bruin überhaupt keinen Sinn für die Heide. Das zeigt sich überdeutlich, als die Reise nach der Besichtigung des Schlosses Het Loo durch die Veluwe führt. Der Fuhrmann hat sich verfahren, und Bruin fallen bei dieser Gelegenheit nur die Namen von Wüsteneien ein, die Gott im alten Testament verflucht:

Was denn: wo irren wir auf schlechten Wegen?
Ist's wilde Libyen hier vielleicht gelegen?
Welch Wüstenei ist das? Ist's Sin, ist's Barseba?
Die Wildnis Maons, die Irrwelt Parans?
Sinkt man hier in den Staub des Sandmeers ein?
Oh nein, die Angst läßt nach, es wird die Veluw' sein,
Mit ihren Bergen an dem einem und dem andern End,
Die nur Verstecke frommer Lämmer kennt.[83]

Anschließend empfiehlt Bruin seinen Freunden, bloß nicht an den gastlichen Empfang zurückzudenken, der ihnen auf der Reise durch Holland – *gelobtes Land mit all den Früchten* – so oft zuteil geworden war. Denn auf der Veluwe dürfe man nicht viel erwarten. Dort mangele es buchstäblich an allem, was ein Mensch zu seiner Bequemlichkeit brauche.

Dieser Schwarzweiß-Gegensatz zwischen der unkultivierten und der kultivierten Landschaft verdeutlicht die christlich-klassizistische Naturempfindung dieses Vertreters des 18. Jahrhunderts ein weiteres Mal. Außerdem dürfte auch der unverhohlene holländische Chauvinismus, den Bruin zur Schau stellt, zu seiner unfreundlichen Schilderung der Veluwe beigetragen haben. Sie paßt nämlich ganz in das Bild, das die Bewohner der Provinz Holland von denen der Provinz Gelderland hatten. Im *Tegenwoordige Staat* hatte Wagenaar den vermeintlichen Gegensatz zwischen Holland und Gelderland nüchtern formuliert: *In Holland sind die Kaufleute bei jedermann und bei der Regierung geachtet. In Gelderland hat man viel für den Adel übrig. [...] Manche Provinzen wie Gelderland und andere wollen den Krieg. Ihre Edelleute haben in Friedenszeiten keinen Widerpart. Die Holländer, Seeländer und Friesen dagegen verlangen ständig, daß man die Friedenshandlungen fortsetzt [...]*[84] Darin lag auch aus Bruins Sicht das Problem: Kriegführung behinderte den Handel, ließ das Land verarmen und erlaubte dem Adel Gelderlands, die Urbarmachung der Heide aufzuschieben. Daß man große Landflächen brachliegen ließ, sollte übrigens im Lauf des Jahrhunderts immer mehr Kritik ernten.

Die Heidegebiete wurden offenbar auch von den Gelderländern selbst höchstens als Kriegsschauplatz betrachtet.

Die Heide, deren Ruhm ich künde,
Wenn auch nicht nach Wert kann singen,
War manches Mal ein düstrer Ort,
Ein Trauerspiel von scharfen Klingen
Und andrem blutigen Gerät zum Mord,
Wo Kriegsleut' gegeneinander gerannt,
im Kampf von Angesicht zu Angesicht
dem Todeslos entgegengingen.
Jetzt aber regt sich hier nichts,
Die Kriegsflamme ist ausgebrannt.[85]

[81] Bruin 1732, S. 380.
[82] Bruin 1716, S. 89.
[83] Ebenda, S. 60.
[84] *Tegenwoordige Staat*, Bd. XI (1738), S. 14.
[85] Arkstée 1733, S. 190.

Abb. 80
Jacob Cats (1741-1799), *Ansicht vom Tafelberg bei Laren aus, in südwestlicher Richtung*, um 1790; Feder und Pinsel in Farbe, 426 x 570 mm; Privatsammlung.

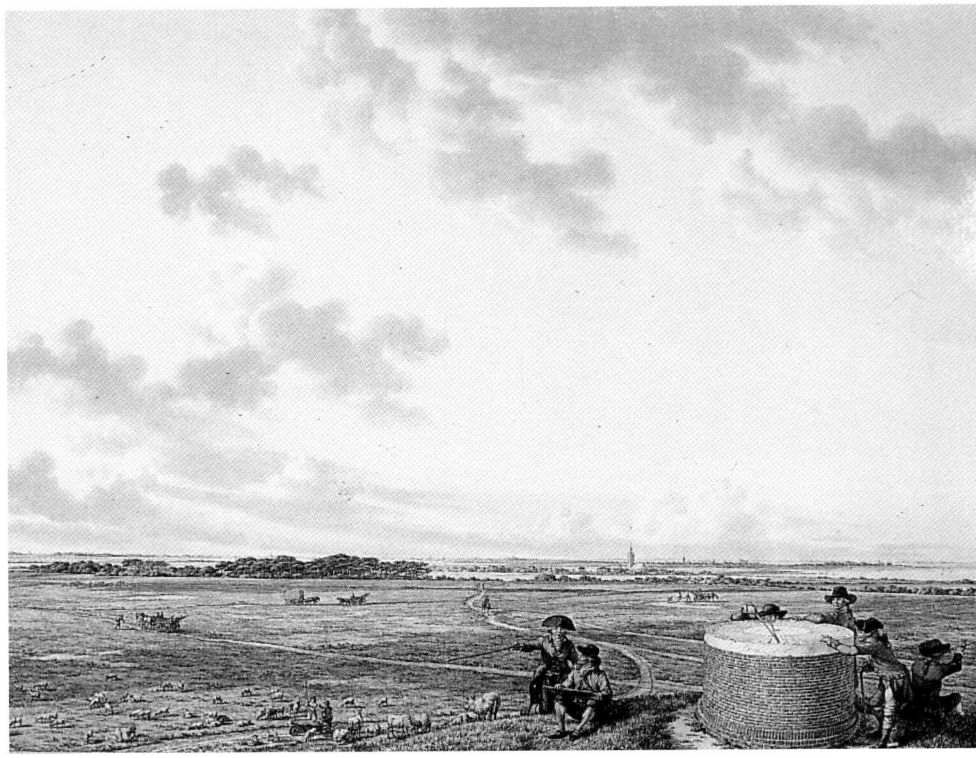

So lautet das Stadtgedicht Nymegen *de oude hoofdstad der Batavieren* (Nijmegen, die alte Hauptstadt der Batavier, 1733) von H.K. Arkstée .

EINE FRÜHLINGSREISE AUS DEM JAHRE 1768

Nach der Mitte des 19. Jahrhunderts sollte sich die im vorigen dargestellte Haltung zu unwirtlichen, unkultivierten Gebieten im ganzen Land ändern. Der Heideboden wurde allmählich als typisches Merkmal der niederländischen Landschaft angesehen, das seinen Sinn und daher auch eine Daseinsberechtigung hatte und dem man sogar eine gewisse Schönheit zubilligte. Das geht beispielsweise aus der *Historische en Natuur-kundige Lente-reis* (Historische und naturkundliche Frühlingsreise, 1768) hervor, dem Bericht von einer Reise durch die Provinzen Süd- und Nordholland sowie Utrecht. Vier Personen (mit fiktiven Namen) kommen zu Wort, wobei jede von ihnen anders auf die Landschaft reagiert. So begeistert sich Polemon auf dem Wege von Utrecht nach Zeist für die üppigen Weiden, auf denen Ochsen und Schafe fettgemästet werden und *die Euter der Kühe* [anschwellen], *um uns das reichste und gesündeste Naß der Welt zu verschaffen*. Eugenius ist über die hübschen Bäume entzückt und preist den Schatten, den sie bieten, und das Holz, das sie liefern. Dann fällt sein Blick auf die Heidelandschaft: *Er verglich die unbebaute Heide, die den Wald säumte, mit dem wohlgeratenen Schatten auf einem hübschen Gemälde, der einen größeren Glanz über den reichen Schmuck der Landschaft wirft. Eine Vielgestaltigkeit, die auch ihren substantiellen Nutzen hat. Hier wird so manches von großem Wert erzeugt und nutzbringend gemacht, ohne daß der Mensch Sorge oder Mühe darauf verwendet.* Der Sprecher meint damit die Heilkräuter, die in großen Menge auf dem Heideboden wachsen. Eremophilus ist der Ansicht, der Mensch habe das *einer besonderen Vorsorge des gütigen Gottes* zu verdanken.[86] Vom Nutzen des Heidebodens spricht die Gesellschaft noch einmal, als sie auf einem der höchsten Punkte des Tafelbergs, auch Kooltjesberg genannt und bei Laren in der Gooilandschaft gelegen, Platz genommen hat. Dort hat man Aussicht auf die Zuiderzee, die Anhöhen der Veluwe und die Niederungen von Waterland. Später sollte Jacob Cats dieses Panorama auf vier prachtvollen Zeichnungen festhalten (Abb. 79/80). Eine dieser Zeichnungen zeigt die runde Steintafel, die um 1720 zum Zwecke der Orientierung aufgestellt worden war. In die Tafel waren die Namen von sechzig Städten, Dörfen, Siedlungen und Landgütern eingemeißelt, die man bei klarem Wetter von jener Stelle aus sehen konnte (siehe auch Abb. 65, links oben).[87] Die abwechslungsreiche Aussicht veranlaßt einen der vier Freunde zu der Bemerkung, daß *das neugierige Auge kaum wußte, wohin es sich wenden sollte, auf daß ihm keine der entzückenden Szenen, keine der schönen Aussichten entgehe.* Eremophilus weist die anderen darauf hin, daß man dem Schöpfer für diese Ansichten dankbar sein müsse, *denn die*

[86] Lente-reis 1768, S. 332f.

[87] Der Amsterdamer Bürgermeister Hendrik Bicker, ansässig auf Hilverbeek in 's-Graveland, ließ die Tafel zur Orientierung anbringen; siehe Kranenburg-Lycklama à Nijeholt 1976, S. 100. Um 1844 wurde die Tafel entfernt, wie aus van der Aa 1845, Bd. VI, S. 573f. hervorgeht. Siehe auch Anm. 2.

gesamte Natur ist eine Art staatlicher Gesandtschaft, vom allmächtigen Herrn selber geschickt, um seine Vortrefflichkeiten auszuposaunen.[88]

Diese allumfassende, mit Religiosität erfüllte Liebe für die Natur sollte noch vor der Jahrhundertwende eine Welle der Verehrung für die Wildnis auslösen.

„KATECHISMUS DER NATUUR"

Dem Wandel des Naturerlebens lag sowohl die experimentelle Naturwissenschaft als auch der für das 18. Jahrhundert typische Drang zur Wissensverbreitung zugrunde. Fachleute wie Amateurforscher, Schriftsteller und Dichter traten dafür ein, wissenschaftliche Entdeckungen mit Hilfe populärwissenschaftlicher Veröffentlichungen bekanntzumachen. In den Niederlanden widmete sich insbesondere der Pfarrer und Philosoph Johannes Florentius Martinet (1729-1795) dieser Aufgabe. Die erste Auflage seines vierbändigen *Katechismus der Natuur* (Katechismus der Natur) kam in den Jahren 1777-1779 heraus und erhielt viele Nachauflagen.[89] Der Text besteht aus einem Dialog zwischen einem Lehrer – Martinet – und seinem Schüler. Die beiden unterhalten sich auf ihren Wanderungen in der Umgebung von Zutphen, dem Ort, an den Martinet 1775 berufen worden war. Das Buch war für die heranwachsende Jugend gedacht, dürfte aber in Anbetracht seiner vielen Auflagen auch häufig von Erwachsenen gelesen worden sein. 1779 wurde eine Sonderausgabe für kleine Kinder in stark vereinfachter Form herausgegeben, der *Kleine Katechismus der Natuur* (Kleiner Katechismus der Natur), der noch erfolgreicher war als die ungekürzte Ausgabe.[90] Offenbar war die Zeit reif für ein solches Werk, das man knapp als einen leichtverständlich geschriebenen Überblick über die neuen Erkenntnisse in den verschiedenen Bereichen der Natur bezeichnen könnte. Lehrer und Schüler sprechen unter anderem über die Himmelskörper, meteorologische Phänomene sowie das Pflanzen- und Tierreich. Immer dann, wenn es sich anbietet, gehen sie tiefer auf die niederländische Situation ein. Auf diesem Weg dürften zahllose Leser die Namen der einheimischen Vögel, Fische, Insekten, Pflanzen und Bäume kennengelernt haben!

Ganz im Einklang mit der internationalen wissenschaftlichen Elite seiner Zeit, an deren Spitze Newton stand, hat Martinet die naturwissenschaftlichen Entdeckungen als Beweis der Existenz Gottes und dessen unaufhörlicher Sorge für seine Schöpfung interpretiert. Damit war Martinet ein typischer Vertreter der Physikoteleologie, jener experimentellen Wissenschaft des 18. Jahrhunderts, die sich stark mit der Theologie verbunden fühlte.[91] Die Physikoteleologie teilte die Standpunkte des *Boek der Natuur*, aber ihre wissenschaftlichen Vertreter verlegten sich im Gegensatz zu den Schriftstellern, die sich mehr oder weniger gefühlsmäßig äußerten, auf die systematische Erforschung der Methode Gottes und der Zweckmäßigkeit der Schöpfung. Mit Hilfe des Teleskops und des Mikroskops war ihnen die bis dahin unvorstellbare Vielfalt, Ordnung und der Zusammenhang des Kosmos zugänglich geworden. Die Überzeugung, daß Gott nichts ohne Absicht geschaffen habe, setzte sich immer mehr durch. Wiewohl die Natur den Menschen in mancherlei Hinsicht in unangenehme oder bedrohliche Situationen verwickeln konnte, unterstellte man, daß sie ihrem Wesen und ihren natürlichen Erscheinungsformen nach gut sei. Auf der Grundlage dieses erneuerten Glaubens an die Vorsehung und Menschenliebe Gottes bildete sich im Lauf des 18. Jahrhunderts ein neues, optimistisches Weltbild heraus. In ihm wurde die Schöpfung metaphorisch als „Kette von Wesen" gesehen, in der alle Phänomene – vom höchsten Himmelskörper bis zur unansehnlichsten Pflanze – unverzichtbare Glieder des großen Ganzen waren.[92] Unter dem Banner dieses Glaubens unternahm man dann einen Kreuzzug gegen die philosophische Strömung, die die Welt als gottlos beziehungsweise als schwachen Abglanz einer anderen, überirdischen Vollkommenheit betrachtete.

In der Einleitung seines Buches hat Martinet die physikoteleologischen Grundsätze deutlich dargelegt. Er formulierte damit zugleich, was das eigentliche Anliegen des *Katechismus der Natuur* war. Sein Werk soll mit den nach wie vor allgemein verbreiteten *Unempfindlichkeiten und Achtlosigkeiten* gegenüber der Natur aufräumen. Es liege an der Unempfindlichkeit gegenüber der Natur, daß der Mensch Gottes Absichten nicht kenne und *daß er sich selbst ein Vergnügen entsagt, welches sein Herz bessern und mit lieben, zarten Eindrücken erfüllen würde; und daß Kenntnis, Ehrerbietung und Lob des Allmächtigen dadurch zurückbleiben.*[93] In Anbetracht dieses Anliegens gibt der Meister seinem Schüler vor Beginn der Wanderungen die folgende Spielregel mit auf den Weg: *Gott machte alles so schön, als sei die Schönheit, und zugleich alles so nützlich, als sei die Nützlichkeit sein einziger Zweck gewesen.*[94] Wer dazu imstande sei, die Natur aus dieser Sicht zu betrachten, werde scheinbar verborgene Schönheiten entdecken: *Glaube*

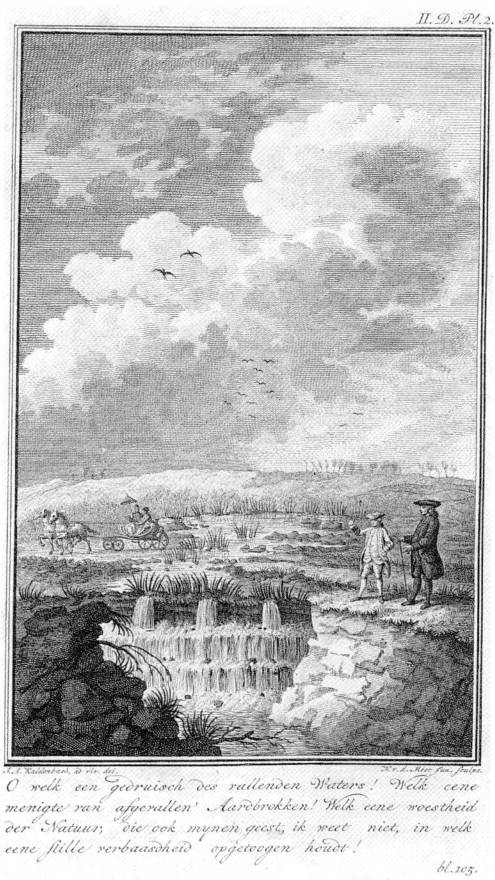
II. D. Pl. 2.
O welk een gedruisch des vallenden Waters! Welk eene menigte van afgevallen Aardbrokken! Welk eene woestheid der Natuur; die ook mynen geest, ik weet niet, in welk eene stille verbaasdheid opgetoogen houdt!
bl. 105.

Abb. 81
N. van der Meer (1741-1822) nach A. Kaldenbach (?-1799), „*Oh welch ein Getöse des fallenden Wassers* [...]!"; Gravüre aus Martinet 1777-1779, Bd. 2.

[88] Lente-reis 1768, S. 339f.
[89] Paasman 1971, S. 45-65, und Bots 1972, S. 67-73. Vom *Katechismus der Natuur* sind sechs Ausgaben erschienen (die letzte 1827-1829), mehrere Bearbeitungen und eine deutsche Übersetzung. Der *Kleine Katechismus der Natuur* erzielte sieben Nachauflagen und wurde ins Englische, Deutsche, Französische und Malaiische übersetzt.
[90] Paasman 1971, S. 63.
[91] Bots 1972.
92 Zur Vorstellung von der Schöpfung als „Kette der Natur" siehe Lovejoy 1976.
[93] Martinet 1777-1779, Bd. 1, S. 4.
[94] Ebenda, S. 18.

mir, *die erbarmungslosesten [erbärmlichsten] Teile der Natur werden Diener Ihres Vergnügens werden; sie werden sich herrlich öffnen, selbst wo Sie nichts davon erwarten.*[95] Martinet hat offensichtlich mit der Idee abrechnen wollen, es gäbe in der Natur häßliche oder abscheuliche Phänomene. Stattdessen spricht er lieber von der Kategorie der „erhabenen" oder „kühnen" Dinge, die von der Kunst schwer nachzuahmen sei: *Ja! selbst in den rohen und ungehobelten Klötzen der Natur steckt etwas Kühneres, Erhabeneres und Meisterhafteres als in den Zeichnungen des ordentlichsten Pinsels, als in den geistvollsten Zügen und hübschesten Verzierungen der Kunst.*[96]

Aus solchen und ähnlichen Äußerungen Martinets ist zweifelsfrei zu schließen, daß er sich nicht nur auf die Wissenschaft, sondern auch auf die Schriften des obengenannten Joseph Addison stützte. Letzterer war einer der ersten Theoretiker, für die der physikoteleologische Grundsatz von der Zweckmäßigkeit der Schöpfung den Weg zur ästhetischen Bewertung der bis dahin vernachlässigten oder aus Unverständnis gefürchteten Aspekte der Natur geebnet hatte.[97] Seine einflußreichen Artikel über *The Pleasures of the Imagination* haben Brücken zwischen der Wissenschaft und der Kunst geschlagen und verdienen daher eine nähere Betrachtung.

DIE „ERHABENE" NATUR

In der Sammlung von Addisons Artikeln, die in den Niederlanden unter dem Titel *Proeve over de Vermakelijkheden der Verbeeldung* (Versuch über die Vergnügungen der Phantasie) erschien, wird die visuelle Wahrnehmung als wichtigster Katalysator des Gedankenstroms betrachtet. Das gilt insbesondere für die Wahrnehmung bestimmter Objekte aus der Natur, die Addison in drei Gruppen einteilt: die „erhabene", die „ungewöhnliche" und die „schöne". Ihr Anblick verschaffe der „Phantasie" die größten „Vergnügungen".[98] Addison verstand diesen ästhetischen Genuß jedoch nicht als Selbstzweck. Die Naturbetrachtung sollte letztendlich dazu dienen, den Menschen in eine spirituelle Stimmung zu versetzen, die ihn dazu befähigen würde, Gott zu sehen. Je kräftiger die visuellen Reize, desto höher könnten die Phantasie und der Geist getragen werden. Für Addison hatte dabei das Erhabene Vorrang, also jene Naturszenen, die beim Betrachter Erstaunen und Respekt auslösten: Ansichten großer offener Flächen oder unwirtlicher Wüsteneien, hoher Bergketten, tiefer Schluchten, schroffer Felsen und nicht zuletzt des aufgewühlten Ozeans. Addison illustrierte das am Beispiel eines Gemäldes des niederländischen Seemalers Willem van de Velde, das er wie folgt kommentierte: *Dieser Gegenstand läßt natürlicherweise den Gedanken an ein allmächtiges Wesen in mir aufkommen und überzeugt mich so stark von dessen Existenz wie ein übernatürlicher Beweis. Die Phantasie kommt dem Verstand zu Hilfe, und sie weckt in uns durch die Erhabenheit des sichtbaren Gegenstands die Idee eines Wesens, das weder Zeit noch Schranken kennt.*[99] Auch andere Äußerungen Addisons besagen, daß die Kunst es der Natur mit ihren Effekten gleichtun könne, falls sie in ihrer Darstellung am natürlichen Charakter der Objekte festhalte oder diesen noch steigere. Diese Überzeugung bezog sich nicht nur auf die Malerei, sondern auch auf die Gartenkunst. Addison war einer der ersten Befürworter des sogenannten Landschaftsgartens.

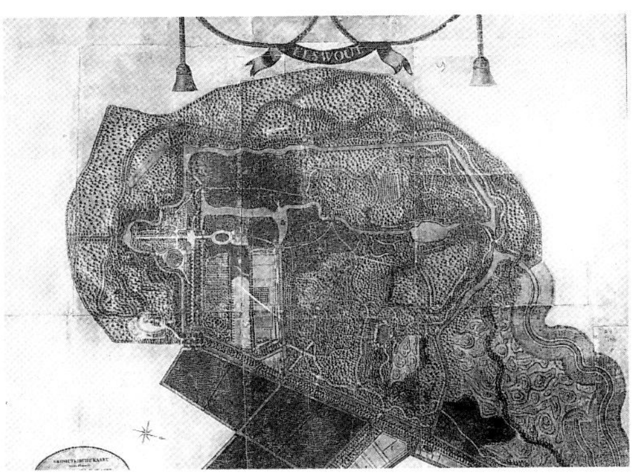

Abb. 82
Geometrische Karte des Gutes Elswout, 1812; Feder in Braun und Pinsel in Farbe, 2420 x 2340 mm; Staatsbosbeheer, Den Haag.

In der Frage, ob die Malerei fähig sei, mit der Natur zu konkurrieren, war Martinet also anderer Ansicht als Addison, aber ansonsten war er weitgehend mit ihm einverstanden. So bevorzugte Martinet ebenfalls herrliche Fernblicke, wie aus dem folgenden Beispiel hervorgeht, das aus der *Zamenspraak over het land en het water* (Zwiegespräch über das Land und das Wasser) stammt. Als der Schüler den Lehrer bittet, ihm die *erhabensten und schönsten Ansichten der Erde* zu zeigen, antwortet dieser, dann müsse man in die Alpen oder andere Teile der Welt reisen, wo solche *ungeheuren Erdklumpen* vorkommen. Der Schüler wundert sich, hat er doch bisher geglaubt, daß Berge die Mißbildungen der Erde sind. Als ihm der Lehrer jedoch umständlich erklärt hat, warum es Berge gibt und welchen Nutzen sie bringen, seufzt er auf: *Hätten wir doch auch so nützliche Berge, hätten wir doch auch so schöne Ansichten in unserem Vaterland.*[100] Das ist Wasser auf die Mühle des Lehrers, der nichts lieber will als seinem Eleven beizubringen, daß im eigenen Land kein Mangel an Naturschönheit herrscht. An diese Textstelle schließt sich eine lange Auflistung der *gefälligen Aussichten* aller Provinzen des Landes an. Dem Schüler entgeht nicht, daß in ihr ein Werturteil steckt: *V. Sie scheinen die Ansichten der Veluwe und die von Haarlem und Alkmaar zur Dünenseite hin sehr zu lieben? A. Gewiß, sie erfreuen das Auge ungemein und wecken erhabene Gedanken im Herzen, die selbiges auf das angenehmste umschmeicheln. V. Und das ist alles? A. Nein! Die wohltätigen Einblicke bei den Bergen [den Anhöhen der Veluwe] und den Dünen ersetzen alsbald die Entzückungen der erhabenen Vorstellungen. Was hält die Einbrüche der schäumenden Zuidersee auf? Die Veluwe tut es! Was wehrt die Angriffe der wilden Nordsee ab? Die Dünen sind es!*[101]

95 Ebenda, S. 8.
96 Ebenda, S. 14.
97 Thacker 1983.
98 Siehe Tuveson 1960, S. 92-132, Claire Pace 1979 und van Helleberg Hubar 1994.
99 Zitiert nach van Hellenberg Hubar 1994, S. 38.
100 Martinet 1777-1779, Bd. 1, S. 350-356.
101 Ebenda, S. 360f.

Abb. 83
Hermanus Numan (1744-1820), *Gotisches Bauwerk und Brücke auf Velzerbeek*; Kolorierter Stich aus Numan 1797.

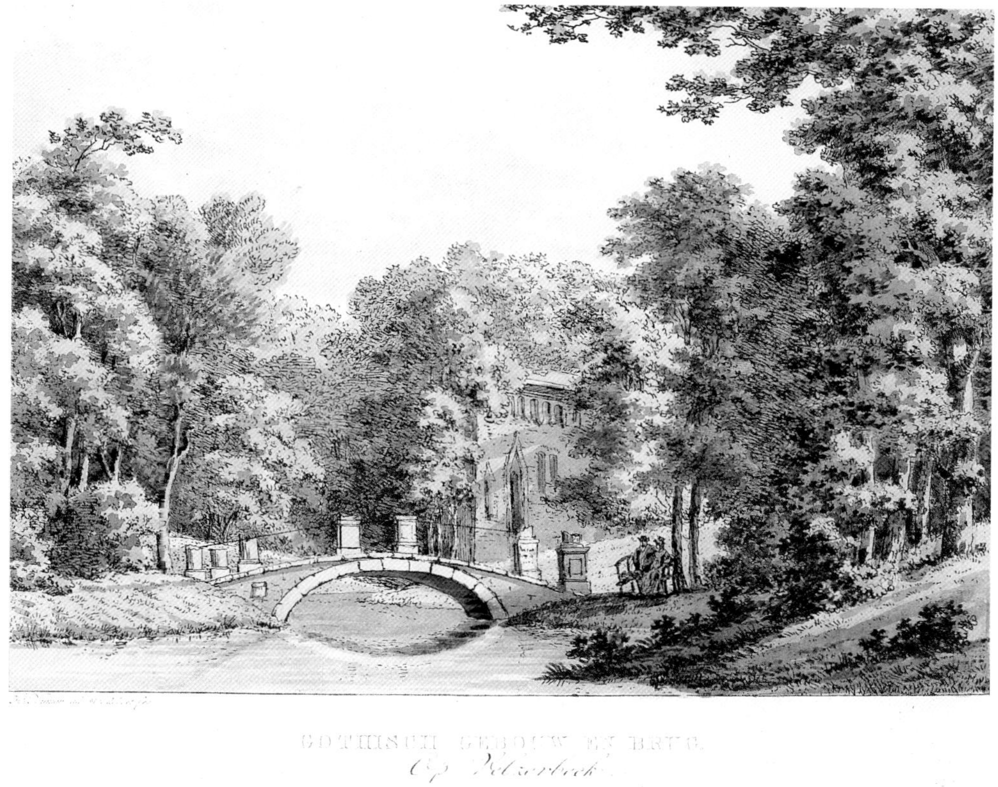

Nach vielen Lobesworten an die Adresse der niederländischen See- (*wenige andere Dinge* [sind] *imstande, uns eine treffendere oder erhabenere Idee des Schöpfers der Welt zu vermitteln*) und Flußlandschaft ist wieder von Gelderland die Rede.[102] Der Lehrer erklärt, daß Gelderland die einzige Provinz der Niederlande sei, in der es natürliche Quellen und Wasserfälle gibt. Eine der nächsten Wanderungen führt die beiden also zum Wasserfall im Imwald auf der hohen Veluwe (Abb. 81). Dieses Gebiet gehörte damals zum Landgut Rozendaal des Barons Torck, war aber ziemlich weit von dessen Schloß und Garten entfernt. Der Schüler, der mittlerweile immer mehr Gefühl für die unkultivierte Natur entwickelt hat, ruft aus: *Welch eine Wildnis der Natur, die auch meinen Geist, ich weiß nicht, in welcher stillen Verwunderung mit Entzücken erfüllt!*[103] Als der Lehrer ihm sagt, daß man an dieser Stelle in die Natur eingegriffen hat, reagiert er entsetzt: *Änderungen, dort vorgenommen! … Hat man denn die schöne wilde unberührte Natur,* […] *allda verändert, verletzt, verziert? das hoffe ich nicht: sonst, fürchte ich, sind die natürlichen Schönheiten, die kein Mensch je mit Kunst versah, für immer an diesem wilden Ort verloren, was ich beklagen würde.*[104] Der Lehrer kann ihn aber beruhigen. Man habe den Wasserlauf unsichtbar reguliert, um den Wasserfall *zugunsten der Betrachter gewaltiger zu machen*. Ansonsten habe man ein paar kleine Bauten in die Landschaft gestellt, die den Besuchern Schutz vor Unwetter und Wind sowie freie Aussicht auf den Wasserfall bieten. Es handele sich dabei um ganz einfache Gebilde, deren Material gut in die wilde Umgebung hineinpaßt, darunter *eine rohe Hütte aus Schilfrohr und Kiefernzweigen,* […] *eine unbearbeitete Pyramide, Hermitage oder Colonnade rustique*.[105] Der Lehrer empfiehlt dem Schüler, noch einmal an diesen Ort zurückzukehren und unbedingt seine Freunde aus anderen Provinzen dazu aufzurufen, diesen *natürlich verschönerten Wasserfall* zu besuchen, denn etwas derartiges sei nirgendwo sonst im Lande zu finden.[106]

Ebensoviel Bewunderung zollte Martinet übrigens der Erschließung des Imwaldes, der ursprünglich vor allem aus Heideboden bestanden hatte. Man hatte bereits viele Tannen, Ulmen und Eichen angepflanzt und Weiden sowie Tabakfelder angelegt. Diese Kultivierung verschaffte den Bewohnern der Gegend langfristig Arbeit. Martinet preist Baron Torck deswegen ausdrücklich als *ein treffliches Beispiel, der Nachfolge patriotischer Edelleute mehr als wert*.[107] Mit dieser Bemerkung nahm Martinet den Adel der Provinz Gelderlands offenbar gegen die Kritik der Holländer in Schutz.

EINE NEUE LANDSCHAFTSARCHITEKTUR

Um 1750 hielt eine neue Auffassung Einzug in die Landschaftsarchitektur. Seit der Mitte des Jahrhunderts tauchte sie in der englischen, französischen und deutschen Gartentheorie auf und erreichte – zunächst über Übersetzungen – auch die Niederlande.[108]

102 Ebenda, S. 362f.
103 Martinet 1777-1779, Bd. 2, S. 105.
104 Martinet 1777-1779, Bd. 4, S. 215f.
105 Ebenda, S. 218f. In Anbetracht der französischen Terminologie hat hier höchstwahrscheinlich der Garten des französischen Marquis' de Girardin in Ermenonville bei Paris Modell gestanden. Dort hatte man ähnliche Wasserfälle angelegt, genau die gleichen rustikalen kleinen Bauten gebaut und Land erschlossen, auf dem die Bauern der Umgebung arbeiten konnten; siehe Wiebenson 1978, S. 70-76 und 81-88. Der Garten von Ermenonville ist jetzt vor allem bekannt, weil de Girardins Freund Jean-Jacques Rousseau (1772-1778) dort begraben liegt. Über seinen Garten und die ihm zugrundeliegenden Ideen hat de Girardin ein einflußreiches Buch geschrieben (siehe Anm. 108). Siehe zu ähnlichen primitiven Bauten in niederländischen Gärten Meulenkamp 1994.
106 Martinet 1777-1779, Bd. 4, S. 219.
107 Martinet 1777-1779, Bd. 1, S. 405. 1778 war die Gesellschaft zur Förderung der Landwirtschaft gegründet worden, deren Anliegen u.a. die Urbarmachung der Heidelandschaft war. Gerade die Landbesitzer in Gelderland hatten großes Interesse daran; siehe de Jong 1987, S. 16, und Mehrtens 1987, S. 57f.
108 Die wichtigsten Schriften, die den neuen Gartenstil in den Niederlanden verbreiteten, waren de Girardins *De la Composition des Paysages*, Genf 1777, und *Theorie der Gartenkunst*, Leipzig 1779-1785, von C.C.L. Hirschfeld. Beide Autoren haben in ihrem Buch englische Gartenbautheorien verarbeitet; siehe de Jong 1987, S. 9-30, de Jong 1989 und de Jong 1992, S. 88-96.

Kurz zusammengefaßt, war diese Neuorientierung dem Bedürfnis entsprungen, die heftigen Effekte, die in der Natur vorkommen, auch im Garten nachzuahmen. Man wollte also zur Abwechslung neben den schönen Aspekten der Natur auch die erhabenen oder „sublimen" im Garten erfassen. Ein wichtiger Wegbereiter der neuen Ideen war der englische Philosoph Edmund Burke mit seinem Buch *A Philosophical Enquiry into the Origin of Our Ideas of the Sublime and Beautiful* aus dem Jahre 1757, in dem Addisons Ansichten über die psychologischen Effekte der Natur theoretisch untermauert und fortgeführt werden.[109] Burke führt aus, daß man die gewünschte Abwechslung erreichen könne, indem man neben dem kultivierten Gartengelände eine unebenes Stück Land mit Wasserfällen, Felsgestein und anderen skurrilen, für die Wildnis typischen Elementen ausstatte, allerdings unter der Voraussetzung, daß diese Elemente zum landschaftlichen Charakter der Umgebung passen. Im Grunde dürfe der Landschaftsgarten kaum etwas anderes als eine komprimierte, akzentuierte Fassung der Umgebung sein, so daß beide ineinander übergehen würden. Ein Spaziergang durch den Landschaftsgarten sollte nämlich eine so intensive Erfahrung sein, daß man danach auch die „normale" Umgebung anders empfinde. Aus diesem Grund gab man die alten Regeln der Ordnung und der Symmetrie auf, die aus der klassizistischen Baukunst stammten und die geometrische Gartenanlage prägten. Stattdessen setzte sich ein Entwurf mit natürlich geschwungener Linienführung und einer unregelmäßigen Anordnung von Bäumen, Bau- und Weideland, Wasser- oder Felspartien durch (Abb. 82). Auch die expliziten Bezüge auf die Antike in Form von Statuen und Triumphbögen, die für den bisherigen traditionellen Garten typisch gewesen waren, gerieten in Verruf, da die Natur selbst schon genügend Abwechslung in sich berge, um beim Besucher ungezwungene Assoziationen auszulösen. In dieser Hinsicht stellte man die Gartenkunst auf eine Stufe mit der Landschaftsmalerei des 17. Jahrhunderts – insbesondere mit deren Meistern, dem Franzosen Claude Lorrain, dem Italiener Salvador Rosa sowie den Niederländern Ruisdael, Berchem und Hobbema –, in der die landschaftlichen Elemente die Hauptrolle spielen. Der neue Begriff des Pittoresken bürgerte sich schnell ein, auch im niederländischen Sprachgebrauch. Als pittoresk wurde eine kontrastreiche Landschaft bezeichnet, die die Phantasie des Betrachters besonders anregte.

Daß man als Synonym für „pittoresk" zuweilen auch das Adjektiv „malerisch" benutzte, war verwirrend, obwohl klar sein dürfte, daß es in diesen Fällen nicht so verstanden wurde, wie es Lairesse zu Beginn des Jahrhunderts definiert hatte. Lairesse hatte das Malerische ausdrücklich gegen jenen Typ der Landschaftsmalerei des 17. Jahrhunderts in Stellung gebracht, der jetzt wieder von sich reden machte.[110] In der neuen Bedeutung wurde das Malerische beispielsweise von dem Künstler Hermanus Numan in seinem Buch *Vierentwintig Printtekeningen met couleuren, verbeeldende Hollandsche Buitenplaatzen, met derzelver beschrijvingen* (24 Strichzeichnungen in Farbe, holländische Landsitze darstellend und mit einer Beschreibung versehen, 1797) verwendet. Das Buch verstand sich sowohl als Fortsetzung der topographischen Atlanten des frühen 18. Jahrhunderts als auch als Lobeshymne auf den neuen Gartenstil.[111] Das folgende Zitat bezieht sich auf den Landsitz Velzer-Beek bei Velzen, der dem aus Deutschland stammenden Bankier und Kunstsammler Goll van Frankenstein (1722-1785; Abb. 84) gehörte: *Aber noch mehr Gefälligkeit, noch mehr natürliche Anmut erhielt Velzer-Beek durch den derzeitigen Besitzer* [Johan Goll van Frankenstein jr., (1756-1821)], *der im Jahre 1785 durch den Tod seines Herrn Vaters Eigentümer wurde: dieser Herr war seither darauf bedacht und tätig, alles, was neu angelegt oder geändert wurde, so weit wie möglich im sogenannten englischen Geschmack, mit abwechselnden und verschlungenen Pfaden und hügligem Gelände anzulegen, und den Lauf des Baches, welcher an dieser Stelle eine ständige Frische verschafft, so zu legen, daß er mit seinen Kurven völlige Gleichheit mit einem natürlichen Fluß erhalten hat, dessen Ufer manchmal mit Wald bewachsen oder mit schrägen Wällen versehen sind, dann wieder von Hügeln oder flachen Feldern gekennzeichnet werden, so daß die malerischen Dinge in ihrem Wechsel ständig die Aufmerksamkeit und Verwunderung der Spaziergänger erregen* [...].[112]

Velzer-Beek war einer der ersten Gärten in den Niederlanden, die mit zusätzlichen Landschaftselementen ausgestattet wurden. Zunächst reichten diese Änderungen – wie auch in anderen niederländischen Gärten – nicht sehr weit und baute man die Landschaftselemente in das vorhandene formale Konzept ein. Erst in einem späteren Stadium rückte man dem gesamten alten Garten zu Leibe und verwandelte ihn in einen Landschaftsgarten.[113] Wer ein Landgut besaß, das inmitten einer natürlichen Wildnis lag, war dabei im Vorteil, da er die heißbegehrten sublimen Effekte mit den Mitteln, die die Natur ihm bot, erzielen konnte und nicht wie die anderen, von Kulturland umgebenen Gutsherren künstliche Hügel anzulegen

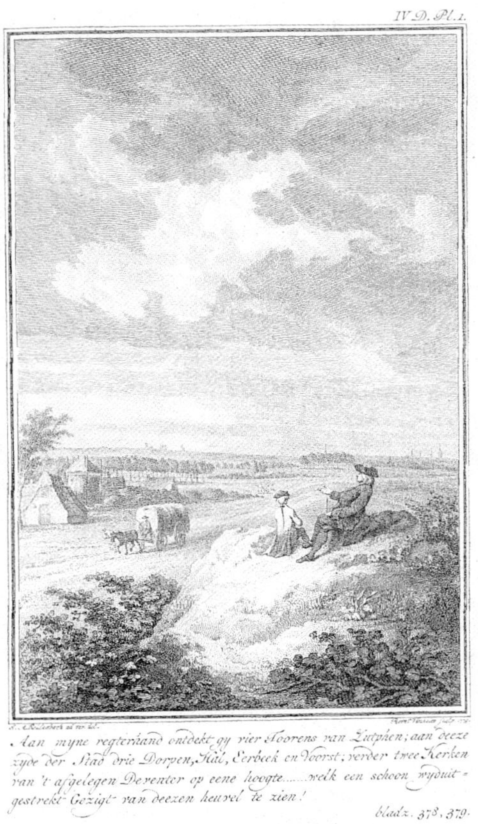
IV D. Pl. 1.
Aan myne regterhand ontdekt gy vier Toorens van Zutphen; aan deeze zyde der Stad drie Dorpen, Hal, Eerbeek en Voorst; verder twee Kerken van 't afgelegen Deventer op eene hoogte......welk een schoon wyduitgestrekt Gezigt van deezen heuvel te zien!
bladz. 378, 379.

Abb. 84
Reinier Vinkeles (1741-1816) nach A. Kaldenbach (?-1799), „*Zu meiner Rechten entdeckst du vier Türme von Zutphen* [...]"; Gravüre aus Martinet 1777-1779, Bd. 4.

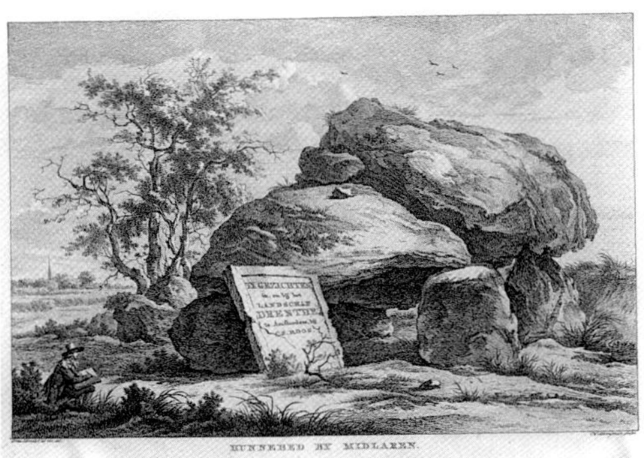

Abb. 85
Hendrik Schwegman (1761-1816) nach Egbert van Drielst (1745-1818), *IX Ansichten in und bei der Landschaft Drenthe* (Titelblatt), um 1794; Stich, 280 x 400 mm.

[109] Monk 1960, S. 84-100. Burkes Philosophie des Erhabenen wurde in den Niederlanden erst nach 1800 bekannter; siehe Contarini 1992.
[110] Siehe zum englischen Begriff „the picturesque" Hussey 1983 und zum niederländischen „pittoresk" Pantus 1994, der auch darauf hinweist, daß die alte und die neue Bedeutung des Adjektivs „malerisch" lange Zeit nebeneinanderexistierten.
[111] „Strichzeichnung" war die gängige Bezeichnung für eine Strichätzung, die mit der Hand koloriert worden war und einer Originalzeichnung ähnelte; siehe Buynsters-Smets 1979/80.
[112] Numan 1797, o.S.

Abb. 86
Hendrik Schwegman (1761-1816) nach Egbert van Drielst (1745-1818), *Ansicht des großen Teichs und des Hauses Elswout*, um 1796; kolorierter Stich, 460 x 595 mm.

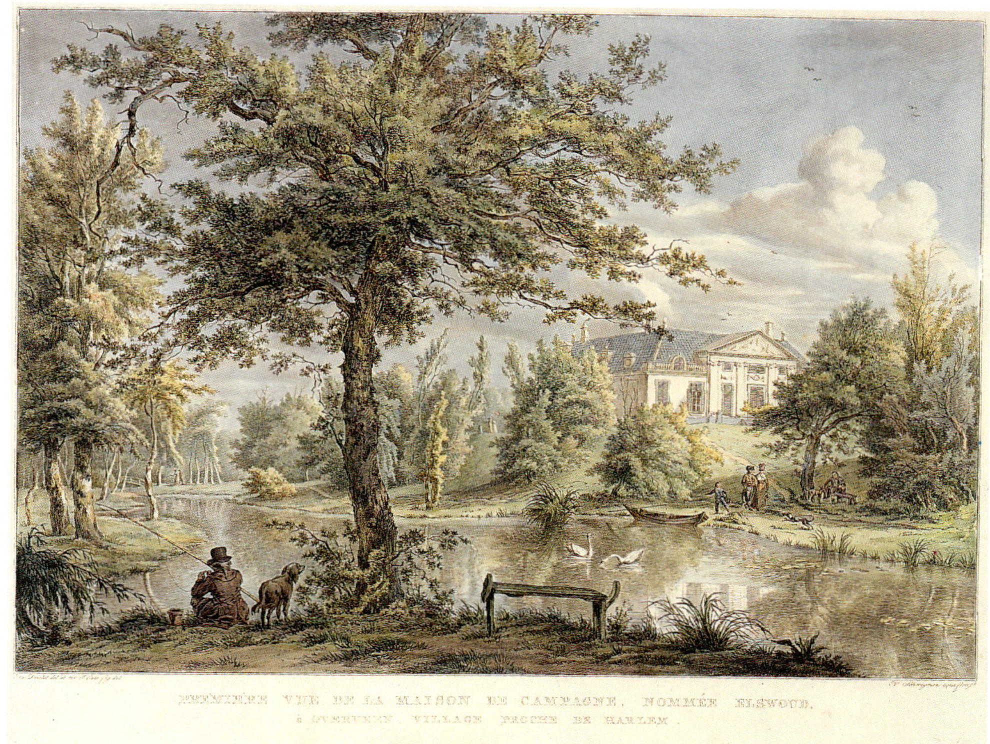

brauchte.[114] Die ersten wirklichen Landschaftsgärten entstanden am Rand der Dünen bei Haarlem und der Veluwe. Zwischen 1780 und 1790 wurde das Landgut Elswout in Overveen an den neuen Stil angepaßt. Dasselbe gilt für die Güter Biljoen und Beekhuizen, die in der Hügellandschaft zwischen Arnhem und Zutphen lagen (siehe auch Kat. Nr. 25 und 43).[115] Übrigens wollte der Besitzer von Biljoen und Beekhuizen, Baron van Spaen, mit der Neugestaltung der Gärten eine Alternative zur typisch holländischen Landschaft schaffen. Es ging ihm nicht um den Landschaftstyp des *reichen Holland, wo man Fruchtbarkeit, Überfluß, Aufputz und Sauberkeit gewöhnt ist, sondern eine Landschaft mit ständiger Abwechslung und gegensätzlichen Szenen, die dem Besucher eine große Verschiedenartigkeit gefälliger Gegenstände bietet.*[116] Das verdeutlicht ein weiteres Mal, wie sehr die Landschaft zugleich als Einsatz im Wettstreit der Provinzen diente. Vielleicht hatte auch die ausnehmende Gastlichkeit, die van Spaen demonstrierte, als er seinen Garten 1790 für das breite Publikum öffnete, einen politischen Hintergrund. Bei einem der Eingänge, der sich an der Beekhuizener Ortsseite befand, hatte er eine Texttafel aufgestellt, auf der der Besucher nachlesen konnte, was ihm der Garten alles bringen könne: Der Maler könne hier seine Palette erweitern, der Dichter neue Inspiration finden, der Glückliche in seinen Erinnerungen schwelgen und der Unglückliche seine Tränen wiederfinden.[117] Zur Quelle der Inspiration ist van Spaens Garten ganz sicher geworden, vor allem für die Schriftstellerin Maria Post (1755-1812), eine Freundin der Famlie, der eines der rustikalen Gartenhäuschen als Arbeitsraum zur Verfügung stand.[118]

Um noch einmal auf Martinet zurückzukommen: Sein *Katechismus der Natuur* war zu zeitig erschienen, um die neuesten Entwicklungen auf dem Gebiet der Gartenarchitektur berücksichtigen zu können. Das ist aber kein wesentlicher Mangel. Martinet war ohnehin fähig, die Landschaft Gelderlands als einen einzigen großen Landschaftsgarten zu betrachten und ungehindert auf sich einwirken zu lassen. Diese Fähigkeit zur Assoziation versuchte er auch seinen Lesern zu vermitteln, wie das folgende Beispiel beweist. Dieses Beispiel zeigt überdies ein weiteres Mal, daß Martinet die wilde und die kultivierte Landschaft gleichermaßen schätzte. Alles in allem war Martinet offenbar kein Vollblutromantiker. Seine Vorliebe für die unberührte Natur hat nie zu einer Abkehr von der Zivilisation nach dem Muster Rousseaus geführt.

Eines der letzten Gespräche zwischen dem Lehrer und dem Schüler bezieht sich auf *die Wälder und Bäume unseres Vaterlands*. Der Schüler hat mittlerweile seine Unempfindlichkeit ganz abgelegt und ist dem Lehrer dankbar, daß er ihm beigebracht hat, die Natur zu genießen, *sogar die ganz unangerührte Natur*.[119] Die beiden schlagen den Weg ein, der von dem Dorf Eerbeek aus in die Höhe führt, und als sie eine der höchsten Stellen erreicht haben, bewundern sie erst einmal die Aussicht über die Berge der Veluwe. Dann soll sich der Schüler umdrehen, um die

[113] Van der Wyck 1983, S. 291-294, und de Jong 1989, S. 80.
[114] In den 70er Jahren war das beispielsweise in 's-Graveland vorgekommen. U.a. die Besitzerin von Schaep en Burgh soll große Heideflächen in ihren Garten einbezogen haben; siehe Mehrtens 1985, S. 31. Bei diesen und anderen Landsitzen in 's-Graveland existierten das formale und das Landschaftskonzept bis mindestens 1800 nebeneinander. Siehe zu Garteinbeispielen mit ähnlich hybridem Charakter an anderen Stellen der Niederlande de Jong 1989, S. 77-80.
[115] Zu Elswout siehe Tromp 1983; zu Biljoen und Beekhuizen Mehrtens u. Tromp 1984 und Mehrtens 1985.
[116] Zitiert nach Mehrtens 1987, S. 62.
[117] Übernommen von Mehrtens 1987, S. 67.
[118] Zu Post siehe Paasman 1987 und den Aufsatz von van Zonneveld in diesem Katalog.
[119] Martinet 1777-1779, Bd. 4, S. 355.

Abb. 87
Hendrik Schwegman (1761-1816) nach Egbert van Drielst (1745-1818), *Ansicht der Schweizer Brücke im Park Elswout*, um 1796; kolorierter Stich, 460 x 595 mm.

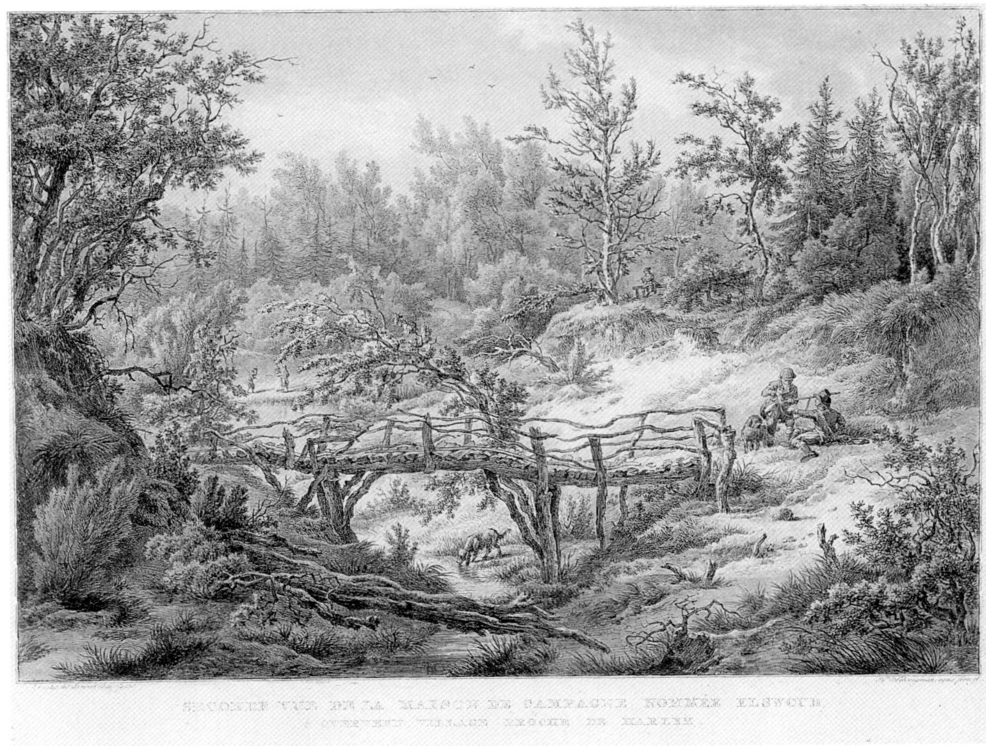

Aussicht auf der anderen Seite zu betrachten. Der Lehrer nennt ihm alle Anhaltspunkte: die Stadt Zutphen und die umliegenden Dörfer, die Papiermühlen, Heu-, Roggen- und Buchweizenfelder, Häuser, kurzum, die bevölkerte Welt (Abb. 84). Dann setzt man sich hin und betrachtet die beiden Aussichten noch einmal, wobei man aber kontemplativer vorgeht. *Mache dir nun eine Vorstellung vom früheren Zustand unseres Vaterlandes*, sagt der Lehrer, *und vergleiche sie mit dem jetzigen. Früher bestand dasselbe aus wilden Wäldern, angeschwemmtem und überschwemmtem Land: jetzt siehst du alles in ein Paradies verwandelt.*[120] Nach der Beschreibung zu urteilen, ist es ein Paradies der Zivilisation, des Handels, der Kunst und Wissenschaft, der Landwirtschaft, von Menschenhand geschaffen, aber *unter der Regie der göttlichen Vorsehung*.

Der *Katechismus der Natuur* war wahrscheinlich die meistgelesene physikoteleologische Schrift der Niederlande, aber keinesfalls die einzige, die hierzulande „sublime“ Naturkenntnisse verbreitete. Großer Popularität erfreute sich auch der große didaktische Gedichtzyklus *The Seasons* (Die Jahreszeiten, 1730) des Schotten James Thomson (1700-1748), der von der Literaturkritik der damaligen Zeit wegen der meisterhaften Visualisierung großer Naturszenen und kleiner, charakteristischer Einzelheiten gleichermaßen gepriesen wurde.[121] Natürlich handeln *The Seasons* vor allem von den allmählichen Veränderungen, die sich in der Natur im Laufe des Jahres vollziehen, oder auch vom schnellen Wandel durch den plötzlichen Umschlag des Wetters. Im 18. Jahrhundert wurde das Gedicht mehrmals ins Niederländische übertragen, unter anderem von dem Amsterdamer Kaufmann und Dichter Nicolaas Simon van Winter (1718-1795).[122] Van Winter hat in seiner Übersetzung (*Jaargetijden*, 1769) bestimmte Abschnitte mit naturwissenschaftlichen Informationen nach eigenem Gutdünken umgeschrieben oder eingefügt, um einen direkten Bezug zur niederländischen Realität herzustellen. So entstanden einige besonders treffende Passagen mit typisch niederländische Naturszenen wie einem Deichbruch, einer Überschwemmung oder einem aufziehenden Gewitter. Der im folgenden aus dieser niederländischen Version zitierte Abschnitt entwirft das Bild eines warmen Sommertags, an dem plötzich alles umschlägt, weil sich ein Gewitter zusammenbraut. Zunächst wird die schwüle Hitze des Sommernachmittags beschrieben. Träge, wiederkäuende Kühe und ein schlafender Hirte mit einem Hündchen an seiner Seite bevölkern die Szene. Der Dichter sucht Kühlung in einem tiefen, dunklen Wald und sinniert über Ewigkeit und Sterblichkeit. Plötzlich merkt er, daß sich der Himmel bezieht:

Das rasende Gewölk hat schon getrübt den Schein
der Mittagssonnenstrahlen. Verbreitet dichte Dunkelheit
in Feld und Wald. Bedeckt das ganze Himmelsrund. [...]

120 Ebenda, S. 379f.
121 Hussey 1983, S. 32-36, und Drabble 1984, S. 54-60.
122 Halberstadt 1923.

Und Totenstille herrscht ringsum in Flut und Grund;
Die Stille birgt Gefahr. Wie wird das Wetter wüten!
Das Erdreich ist voll Angst. Wie schrecklich ächzt Natur!
Wo kann ich mich beizeiten nur vor Bitz und Donner hüten?
Das vorzeitliche Zelt [der Wald] wird Unterschlupf mir bieten.
Wie groß, mein Herr und Schöpfer, ist deine Allmacht nur!
Jetzt zeigt im Süden sich der Himmel wie von Blei.
Der Donner stimmt von ferne grollend ein. [...]
Das berstende Gewölk läßt wilden Guß aus Hagel
Und aus Eis aufs schrecklichste herniederprasseln.
Weh blühend Feldgewächs! Weh ungeschützt Getier!
Wie tobt das Wetter noch! Ich hör das Sturmgerassel. [...][123]

Diese Beschreibung erinnert an das Gemälde *Landschaft bei stürmischem Wetter* von Hermanus van Brussel aus dem Jahre 1794 (Kat. Nr. 22). Übrigens war eine so unheilverkündende Landschaft in der niederländischen Malerei jener Periode fast einmalig. Die meisten Landschaftsmaler widmeten sich damals noch der Tapetenmalerei, in der solche dramatischen Naturszenen in entsprechend großem Format nicht besonders willkommen gewesen wären. Witterungsverhältnisse waren jedoch, auch unabhängig von den Jahreszeiten, ein beliebtes Thema der Grafik (siehe auch Kat. Nr. 10 und 24). Außerdem herrschte wohl große Nachfrage nach Stichen ausländischer Künstler, auf denen wilde Naturerscheinungen wie das Schweizer Hochgebirge und Wasserfälle abgebildet waren.[124] Das melden Zeitschriftenartikel aus der vorhergehenden Periode, die das meist gleich zum Anlaß nehmen, den niederländischen Kunstkäufern vorzuwerfen, sie würden die eigenen Künstler benachteiligen. Daß die Orientierung auf das Ausland bereits in einer früheren Phase des 18. Jahrhunderts Anlaß zur Kritik gegeben hatte, wurde im vorhergehenden bereits dargestellt. In den letzten Jahrzehnten des Jahrhunderts nahm dieses Phänomen aber immer größere Ausmaße an. Mit der zunehmenden Verschlechterung der wirtschaftlichen Lage und dem damit einhergehenden Erstarken des Nationalgefühls wuchs die Besorgnis um das Heil der inländischen Kunst noch. Man verurteilte den Ankauf ausländischer Kunstwerke als Mangel an Vaterlandsliebe. Und damit nicht genug, auch das Interesse für nichtniederländische Naturszenen wurde aus dem gleichen Grund kritisiert.[125]

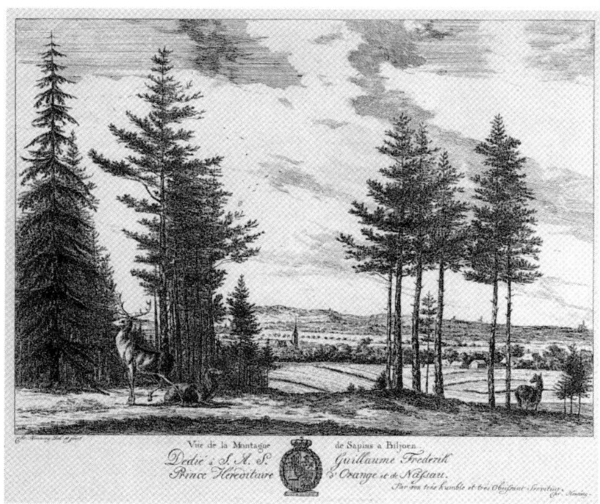

Abb. 88
Christiaan Henning (1741-1822), „*Vue de la Montagne de Sapins à Biljoen*", um 1790; Stich, 150 x 180 mm.

In diesen Kontext sind die Bemühungen des patriotischen Verlegers Cornelis Sebille Roos (1754-1820) einzuordnen, der Grafikserien mit typisch niederländischen Naturszenen auf den Markt brachte. Daß er dabei auf die Arbeiten Egbert van Drielsts stieß, war unvermeidlich. Dieser aus Groningen stammende Künstler spielte mit seiner Vorliebe für die unkultivierte niederländische Landschaft eine Pionierrolle. Seit 1772 unternahm der Zeichner von seinem Wohnort Amsterdam aus viele Reisen nach Drenthe, ein Gebiet, das den meisten Holländern verschlossen geblieben war.[126] Schon bald galt van Drielst als der Fachmann im Zeichnen alter, majestätischer Eichen und holpriger Sandwege im Stil Ruisdaels und Hobbemas. 1794 ließ Roos Stiche von einer Auswahl aus seinen Drenther Zeichnungen anfertigen. Sie erschienen unter dem Titel *IX Gezichten in, en bij het landschap Drenthe* (IX Ansichten in und bei der Landschaft Drenthe). Das Titelblatt zeigt ein Hünengrab, ein in der bildenden Kunst der Niederlande seltenes Motiv (Abb. 85). Der Steinhaufen wirkt recht gewaltig, vor allem im Vergleich zu der verschwindend kleinen Gestalt des Zeichners links unten. Vermutlich hatte der Verleger zu dieser Komposition geraten, denn er mußte ja mit Stichen konkurrieren, die erhabene Naturerscheinungen des Auslands wie Gebirgsmassive und Wasserfälle zeigten.[127] Auch die Ansichten des Landgutes Elswout bei Overveen, die Roos 1796 stechen ließ, dürften nicht bar jeglicher Übertreibung gewesen sein (Abb. 86/87). Dem niederländischen Kunstsammler wurde die Reihe mit dem Argument schmackhaft gemacht, daß sie *sowohl ein Muster der Reize, die unser Boden hier und da aufweist, als auch der Fähigkeiten unserer niederländischen Meister sei.*[128] Van Drielst hatte die Landschaften 1795, kurze Zeit nach der Fertigstellung des neuen Elswouter Gartens, gezeichnet. Ob zu dem Zeitpunkt die Begrünung jedoch schon so wildwüchsig und die Bäume so hochgewachsen waren, wie die Zeichnungen suggerieren, ist fraglich. In geringerem Maße gilt das auch für die sechs Stiche von Biljoen und Beekhuizen, die der Maler Christiaan Henning (1741-1822) 1790 im Auftrag des Barons von Spaen anfertigte (Abb. 88/89).[129] Die Besucher des Landschaftsgartens konnten diese Reihe erwerben, um sie als Andenken nach Hause zu tragen. Zweifellos veranlaßten die Stiche auch andere Künstler

[123] Van Winter 1769, S. 78f.
[124] Möglicherweise handelte es sich um Farbstiche aus der 1785 erschienenen Serie *Vues remarquables des Montagnes de la suisse*, an der französische und Schweizer Künstler beteiligt waren und die außerdem unter dem Namen des Amsterdamer Verlagsbuchhändlers J. Yntema lief. Damals waren in Amsterdam und Den Haag verschiedene Schweizer Künstler tätig; siehe Laurentius, Niemeijer u. Ploos van Amstel 1980, S. 186f. Aus derselben Periode sind auch Farbstiche von Bergansichten des Schweizers J.L. Aberli bekannt; siehe Buynsters-Smets 1979/80, S. 254.
[125] Gerlagh u. Koolhaas-Grosfeld 1995, S. 117-122.
[126] Siehe Niemijer 1977 und Gerlagh u. Koolhaas-Grosfeld 1995, S. 58-73. Zur Darstellung und Bewertung der Landschaft von Drenthe im 19. Jahrhundert siehe de Bodt u.a. 1997.
[127] Gerlagh u. Koolhaas-Grosfeld 1995, S. 88-91.
[128] Engelberts 1798, S. 327-329.
[129] Die Zeichnungen und Stiche Hennings sind in Mehrtens u. Tromp 1984, S. 18-24, abgebildet, die von van Drielst in Tromp 1983. Siehe auch Gerlagh u. Koolhaas-Grosfeld 1995, S. 88-91 und 120-122.

zu einem Ausflug nach Gelderland. Möglicherweise haben sie auch den Amsterdamer Zeichner Christiaan Andriessen inspiriert, der Biljoen und Beekhuizen 1807 einen Besuch abstattete. Eine Zeichnung aus seinem Tagebuch zeigt ihn vor dem offenen Fenster in einer der Blockhütten: die Zeichenfeder in der Hand, steht er bereit, um die Aussicht auf den Garten festzuhalten. Der Untertitel dieser Zeichnung lautet: 12. Juni 24. *Woche auf Beekhuizen. Ou peut on être mieux? oder in diesen heiligen höle kent man die rache nicht etc.*[130]

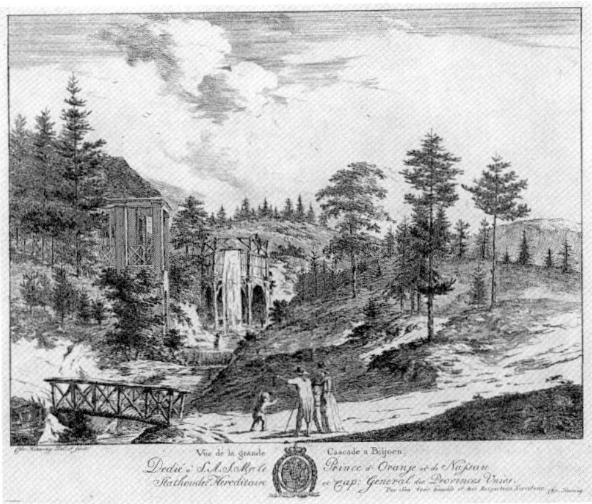

Abb. 89
Christiaan Henning (1741-1822), „*La grande Cascade à Biljoen vue de près*", um 1790; Stich, 150 x 180 mm.

AUF ZU EINER NEUEN KUNSTTHEORIE

Was für eine Reaktion konnte der Künstler, der sich neben dem „Schönen" und dem „Einfachen" auch dem „Erhabenen" zuwenden wollte, von den Kunstkennern erwarten? Soviel heute bekannt ist, hatte die niederländische Kunsttheorie seit Lairesses *Groot Schilderboek* der Landschaft keine besondere Aufmerksamkeit mehr geschenkt. Die Landschaft fehlte auch im Lehrplan der Zeichenvereine, der einzigen Kunstausbildung, die es in den Niederlanden gab. Das änderte sich erst mit dem Wirken des Amsterdamer Kaufmanns, Grafikverlegers und Kunstliebhabers Cornelis Ploos van Amstel (1726-1798), der seit 1765 zum Direktorium der städtischen Amsterdamer Zeichenakademie gehörte. Er hielt mehr oder weniger regelmäßig Vorlesungen über theoretische Fragen.[131] Obwohl Ploos van Amstel als Kunsttheoretiker über die Jahre hinweg ein unverfälschter Klassizist geblieben war, äußerte er in den achtziger Jahren plötzlich neue Ansichten. Jetzt verkündete er, daß alles, was in der Natur in Wirklichkeit vorkomme, zur Abbildung geeignet sei. Seinen Zuhörern, die normalerweise nur in der Geschichte der Malerei unterrichtet wurden, muß das revolutionär erschienen sein, zumal Ploos van Amstel noch einen Schritt weiter ging. Er führte aus, daß gewöhnliche Gegenstände, zu denen er auch die Landschaft zählte, die Phantasie des Betrachters manchmal stärker anregen könnten als literarische oder historische Stoffe. Damit erhob er nicht den Inhalt, sondern die Wirkung der künstlerischen Darstellung auf den Betrachter zum Kriterium der Malerei. Hinter seinem Gesinnungswandel steckt unverkennbar der Einfluß von Addisons *Vermakelijkheden der Verbeelding*. Auch die Beispiele, mit denen Ploos van Amstel seine Thesen illustrierte, stammten aus dieser Quelle, wobei er jedoch Addisons religiöse Nebenabsichten wegließ. Ploos van Amstel konfrontierte die stürmische See und die stillen Gewässer von verschiedenen niederländischen Marinemalern des 17. Jahrhunderts miteinander. Der eine Stoff *kann uns mit Verwunderung und Rührung erfüllen*, wie er sagte, und der andere *verursacht in uns gewisse angenehme Regungen, die unsere Phantasie in liebliche Fassung und Ruhe versetzen*. Er fährt fort: *So verhält es sich auch mit der Anordnung der Landschaften und anderer Gegenstände, die uns bekannt sind*. Letzteres war für ihn einer der wesentlichsten Punkte. *Ich sage an erster Stelle, daß der Gegenstand im allgemeinen bekannt zu sein hat; denn das ist ein leichter Weg und Leitfaden unserer Phantasie* [...].[132] So gesehen, konnte sich der Landschaftsmaler jeden Landschaftstyp aussuchen, ruhig oder wild, allerdings immer unter der Bedingung, daß die ausgewählte Landschaft seinem Publikum bekannt war, und dann noch unter der Maßgabe, daß sie naturgetreu dargestellt wurde. Ploos van Amstels neue theoretische Ideen schlossen eindeutig die Aufforderung an die Künstler seiner Zeit ein, sich die niederländischen Landschaftsmaler des 17. Jahrhunderts, die ja allgemeine Anerkennung als Großmeister der Erfassung der Wirklichkeit genossen, zum Vorbild zu nehmen. Damit war das Programm der Landschaftsmalerei des 19. Jahrhunderts aufgestellt.

SCHLUßBETRACHTUNG

Daß die verschiedenen Gesichter der niederländischen Landschaft vom künstlerischen Standpunkt aus als gleichwertig gelten, und zwar in einer Zeit, da in der Politik für die Einheit und Gleichheit aller Provinzen und Kreise der Republik geeifert wird, hat etwas Symbolisches. Mit der Gründung der Batavischen Republik im Jahre 1795 wird dieses politische Ideal verwirklicht, was aber dem Wettbewerb der Provinzen kein Ende bereitete. Die erwarteten Segnungen der Vereinigung des Landes sollten noch Jahre auf sich warten lassen.[133] Vorerst wurde der Osten des Landes wiederum zum Kriegsschauplatz und litt unter plündernden Truppen und dem Kahlschlag der Wälder, mit dem die von den Franzosen auferlegten Reparationen finanziert werden.[134] Später kam der Handel im Westen durch die strenge Durchsetzung der antienglischen Maßnahmen Napoleons völlig zum Erliegen, und Armut und Verfall griffen dramatisch um sich.[135] Kurzum, um 1810 hatte man allen Grund, nostalgisch auf die Ruhe und den Frieden der *Hollandsche Arkadia* zurückzublicken, von der zu Beginn dieses Aufsatzes die Rede war.

130 Van Eeghen 1983, S. 272f.
131 Knolle 1984, S. 107-110.
132 Ploos van Amstel 1785, S. 310f; siehe auch Knolle 1984, S. 110-114.
133 Knippenberg u. de Pater 1992, S. 17-41.
134 Vor allem Drenthe wurde vom Los des Kahlschlags getroffen; siehe Niemeijer 1977, S. 91.
135 Crouzet 1996.

PETRA TEN-DOESSCHATE CHU

Das Band eines gemeinsamen Erbes

Die Wechselwirkung zwischen der holländischen und der französischen Landschaftsmalerei im 19. Jahrhundert

In Holland läßt es sich schön malen, aber wenn man Profit aus dem schlagen will, was man dort skizziert hast, kommt man dort nicht viel weiter. Um die Anfertigung eines guten Gemäldes zu erlernen [...] geht nichts über Paris; dort findet man die raffiniertesten Kenner, die einen ermutigen und einem sagen können, was noch geschehen muß, und woran es hapert.

(Johan Barthold Jongkind, in einem Brief an A. Beugniet, 14. Oktober [1856])[1]

EINLEITUNG

Dem deutschen Kulturhistoriker Walter Benjamin zufolge war Paris als Hauptstadt des 19. Jahrhunderts zu betrachten und hätten die meisten Künstler und Intellektuellen dieser Zeit diese Ansicht über die damalige kulturelle Spitzenposition von Paris aus tiefstem Herzen geteilt.[2]

Die französische Hauptstadt galt als Quelle künstlerischer Ideen par excellence und als Prüfstein für den künstlerischen Erfolg. Wahrscheinlich hat das niemand bündiger ausgedrückt als der deutsche Künstler Ludwig Knaus (1829-1910), der 1859 schrieb: *Für einen brillanten Erfolg, wenn man etwas Gutes gemacht hat, giebt es halt nur eine Stadt, Paris.*[3]

Wie ein Magnet zog Paris Künstler aus der ganzen Welt in seine Akademien und Salons. Man profitierte von Paris, gab aber auch etwas zurück. Immer wieder lieferten ausländische Künstler der Stadt neue Ideen und Themen und weckten bei den Franzosen die Neugier auf andere Länder und Kulturen. Der Wechselwirkung zwischen Paris und dem Rest der Welt hat man vielleicht nicht immer die verdiente Aufmerksamkeit geschenkt. Kunsthistoriker haben den Einfluß des Pariser Kunstlebens auf das Ausland zwar eingehend untersucht, sich aber weniger mit dem Beitrag beschäftigt, den ausländische Künstler zur französischen Kunst und Kultur geleistet haben.

Dieses Essay versucht, ein kleines Segment des komplizierten Netzes zu beleuchten, das zwischen Paris und den anderen Kunstzentren in Europa gesponnen wurde. Bei einer näheren Betrachtung der Beziehungen zwischen der niederländischen und der französischen Landschaftsmalerei im 19. Jahrhundert werden die zahllosen Fäden, die diese beiden Schulen verbanden, sichtbar, ebenso wie die vielen Faktoren, durch die die Art und die Folgen dieser Beziehungen bestimmt wurden. Dies kann einem besseren Verständnis des komplexen Charakters der künstlerischen Beziehungen dienen; es zeigt auch auf, wie diese sich im Lauf des 19. Jahrhunderts veränderten, einem Zeitalter, in dem der schnelle Fortschritt im Bereich der Transport- und Kommunikationsmittel eine zunehmende Internationalisierung mit sich brachte.

DAS NAPOLEONISCHE ZEITALTER

Nachdem die französischen Revolutionstruppen im Januar 1795 in Holland einmarschiert waren, wurden die Holländer und die Franzosen durch enge politische Bindungen vereint.

[1] Aus dem Französischen, hier in Jongkinds eigener Schreibweise, zitiert nach Hefting 1968, S.45: *La Hollande est beau a Peintre mais pour exploité ce qu on fait comme étude ce n'est que puis pour ce fortifié. pour apprendre à savoire faire „un bon tableau"[...]. il n y a que Paris ou on trouve les juges, les plus terminer, pour en rager et pour dire se qu il faut et se qu il manque.*

[2] Benjamin 1969, S. 19.

[3] Brief an seine Familie, d.d. 17. April 1859, zitiert nach Wiesbaden 1979, S. 31.

Obwohl die Franzosen fünf Monate später, beim Haager Vertrag, die Souveränität der frühen Batavischen Republik anerkannten, erwies sich diese Unabhängigkeit als unsicher und kurz, denn keine elf Jahre später wurde die Republik dem Napoleonischen Kaiserreich angegliedert. Von 1806 bis 1810 regierte Napoleons Bruder Louis Bonaparte das Königreich Holland.

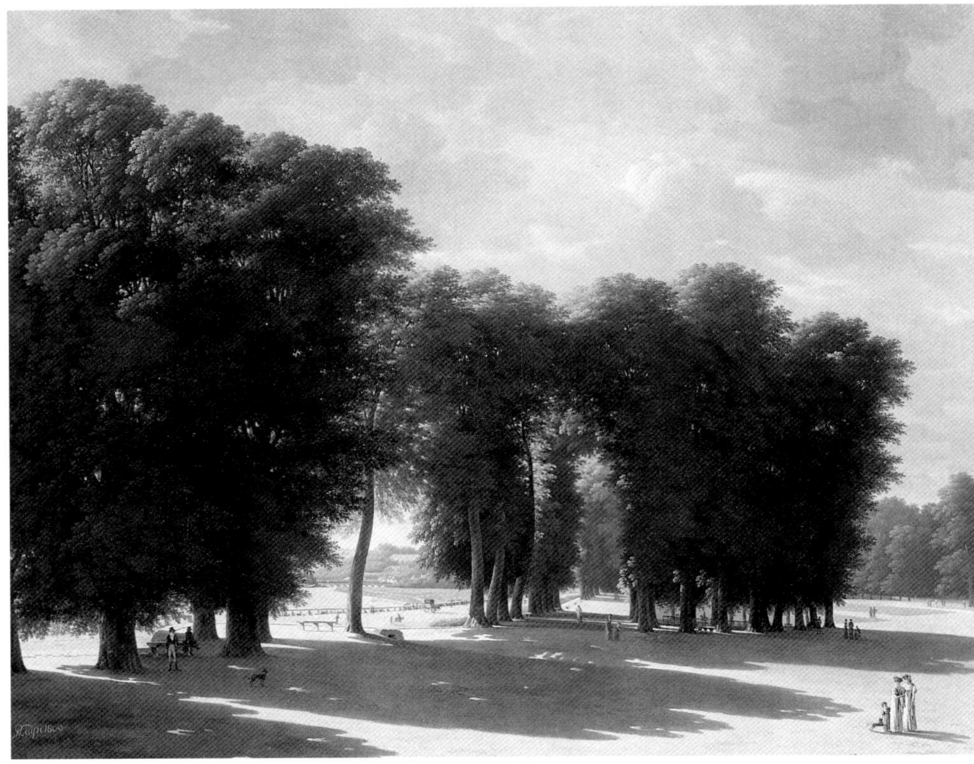

Abb. 90
Pieter Rudolph Kleyn (1785-1816), *Der Eingang des Parks von St. Cloud bei Paris*, 1809; Leinwand, 100 x 130 cm; Rijksmuseum, Amsterdam.

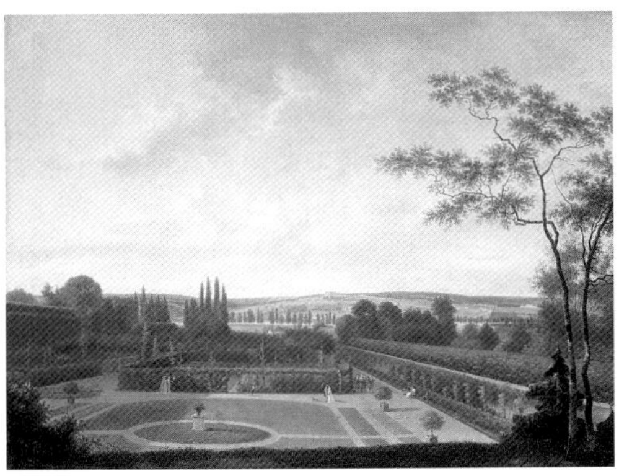

Abb. 91
Josephus Augustus Knip (1777-1847), *Der „Jardin Bagatelle" in Auteuil von Rutger Jan Schimmelpenninck, Botschafter der Batavischen Republik zu Parijs*; Leinwand, 97 x 129,5 cm; Rijksmuseum, Amsterdam (Leihgabe der Erben Schimmelpenninck).

Nach seinem Rücktritt im Jahre 1810 wurde das Land bis zur Befreiung 1813 direkt von Paris aus regiert.[4]

Die napoleonische Verwaltung brachte nicht nur das französische politische System, sondern auch viele Aspekte der französischen Kulturpolitik nach Holland. So gründete Louis Bonaparte 1808 ein Äquivalent des Pariser Salons, die sogenannte Ausstellung lebender Meister, die zu einer vielbesuchten, regelmäßig wiederkehrenden Veranstaltung werden sollte.[5] Eine andere wichtige Neuerung war die Stiftung von königlichen Kunststipendien analog dem französischen Prix de Rome, die niederländischen Künstlern die Gelegenheit boten, drei oder vier Jahre in Paris und Rom zu studieren.[6] Gewöhnlich verbrachten die Stipendiaten einige Zeit in Ateliers wie dem von Jacques-Louis David (1748-1825) – damals auf der Spitze seines internationalen Ruhms – und zogen dann nach Italien, wo einige von ihnen um einiges länger als die geplanten zwei Jahre blieben – manchmal sogar ihr ganzes Leben lang. Von offizieller Seite war ohne Zweifel beabsichtigt, daß diese jungen Künstler als künstlerische Avantgarde den französischen Neoklassizismus in den Niederlanden fördern und verbreiten sollten.

Unter den dreizehn niederländischen Stipendiaten von Louis Bonaparte befanden sich auch verschiedene Landschaftsmaler wie Pieter Rudolph Kleyn* (Abb. 90), Josephus Augustus Knip* (Abb. 91) und Abraham Teerlink*. Kleyn starb, bevor er Eindruck hatte machen können, und Teerlink, der den Rest seines Lebens in Italien blieb, hat bei der Übernahme des französischen neoklassizistischen Landschaftsstils nur eine begrenzte Rolle gespielt.[7] Knip jedoch wurde in den ersten Jahrzehnten des 19. Jahrhunderts zu einem wichtigen künstlerischen Vermittler zwischen Frankreich und den Niederlanden.

Knip, der 1808 die französische Blumenmalerin Pauline de Courcelles (1781-1851) geheiratet hatte, wohnte von 1801 bis 1809 mit Unterbrechungen in Frankreich, und wiederum (inzwischen geschieden) zwischen 1823 und 1827. Während seines ersten Aufenthalts hat er im Salon nur zwei Werke gezeigt, 1806 und 1808; seine umfangreicheren Beschickungen für die Salons von 1824 und 1827 scheinen darauf hin zu weisen, daß er sich in Frankreich inzwischen einen gewissen Namen gemacht hatte.[8] Bemerkenswert ist dabei, daß Knip sowohl in Paris als auch in den Niederlanden niederländische wie italienische Szenen ausstellte, ausgeschmückt mit Kühen, Schafen, Ziegen und anderen Tieren. Vielleicht wollte er nicht nur die herrschende Vorliebe für neoklassizistische, italianisierende Szenen aufgreifen, sondern auch

[4] Siehe zu den künstlerischen Entwicklungen in dieser Periode, Loos in: Loos, Jansen u. Kloek 1997, S. 7-17.
[5] Zur Übersicht der Ausstellungen lebender Meister von 1808 bis 1840 siehe Koolhaas-Grosveld u. Ouwerkerk 1983, Van Tilborgh u. Jansen 1986, S. 180-183, und Hoogenboom 1993.
[6] Siehe hier Bergvelt 1984(1) und Bergvelt 1984(2).
[7] Diese Rolle beschränkte sich auf die Arbeiten, die er in die Niederlande schickte, und auf sein Auftreten als Mentor der Gruppe niederländischer Künstler in Rom.
[8] Knips Beiträge für die Salons waren: 1806 – *Vue prise dans la forêt de Fontainebleau* (Kat. Nr. 260); 1808 – *Vue du pont de St. Aventin, près Tours* (Kat. Nr. 324); 1824 – *Grotte en ruine au Palais des Césars, à Rome* (Kat. Nr. 980); *Débordement du Rhin et rupture des digues, près de Nimègue, dans l'hiver de 1819, d'après nature* (Kat. Nr. 981); *Intérieur d'une bergerie près de Paris, étude d'après nature* (Kat. Nr. 982); *Vue prise près de Civitá Ducale* (Kat. Nr. 983); *Vue de Hollande, avec animaux* (Kat. Nr. 984); *Vue d'une partie des ruines du Palais des Césars*, Gouache (Kat. Nr. 985); 1826 – *Vaches dans un marais, près Bois-le-Duc* (Kat. Nr. 610); *Chèvres et moutons, près Naples* (Kat. Nr. 611); *Plusieurs espèces de moutons; vue des bords de la Meuse* (Kat. Nr. 612); *Vue des tours de Montfort* (Kat. Nr. 613); *Troupeau de moutons pressés par un chien* (Kat. Nr. 614); *Un paysage* (Kat. Nr. 615).

Abb. 92
Paulus Potter (1625-1654), *Junger Stier*; 1647; Leinwand, 235,5 x 339 cm; Königliches Gemäldekabinett Mauritshuis, Den Haag.

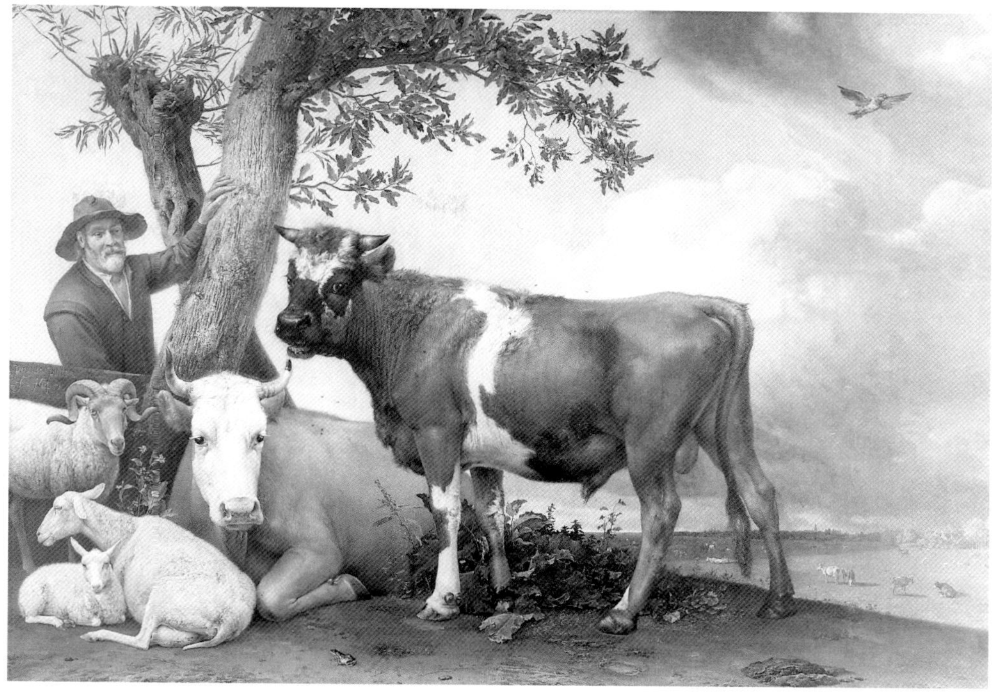

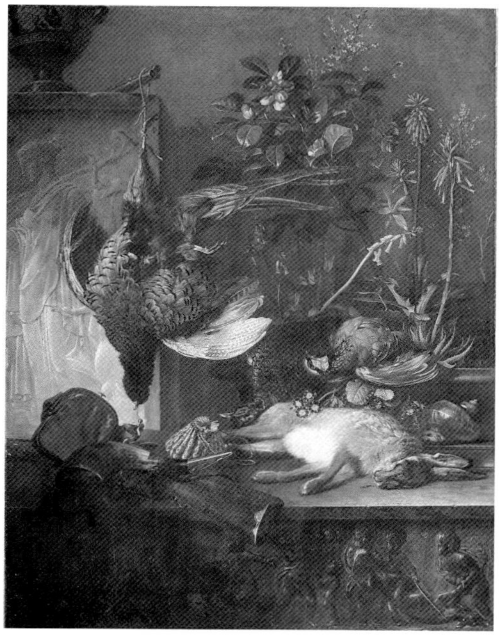

Abb. 93
George Jacobus Johannes van Os (1805-1841), *Stilleben mit Jagdbeute und griechischer Stele: Allegorie auf den Herbst*, 1818; Leinwand, 146 x 116 cm; Rijksmuseum, Amsterdam.

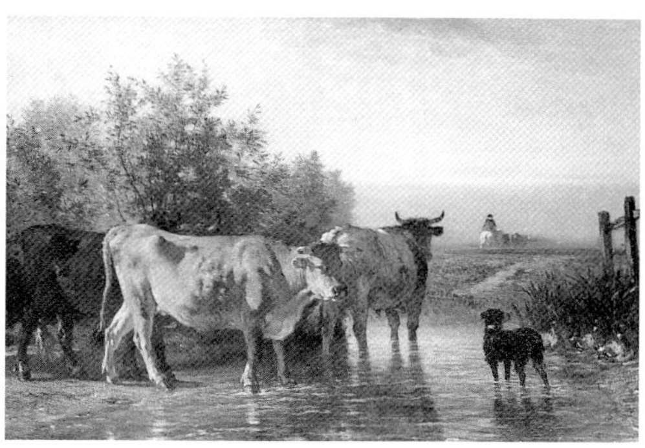

Abb. 94
Constant Troyon (1810-1865), *Tiere an der Tränke*, 1852; Leinwand, 73 x 106,5 cm; Musée d'Orsay, Paris.

die allgemeine Wertschätzung für holländische Landschaften im Stil der Meister aus dem 17. Jahrhundert, Aelbert Cuyp und Paulus Potter, deren Schaffen zu Beginn des 19. Jahrhunderts in Frankreich große Bewunderung fand.[9] So war Potters *Junger Stier* (Abb. 92), den die Franzosen als Kriegsbeute konfisziert hatten, in den zwanzig Jahren, in denen das Stück in Frankreich verblieb (von 1795 bis 1815) einer der Blickfänger des Louvre.[10]

Knip war nicht der einzige niederländische Künstler, der im ersten Viertel des 19. Jahrhunderts holländische Landschaften mit Tieren an die Pariser Salons einsandte. Jan Baptist Kobell*, dessen *Kuhherde beim Überqueren einer Furt* auf der ersten Ausstellung lebender Meister von Louis Bonaparte für das Reich angekauft wurde, zog zwei Jahre später nach Paris um, wo er an den Salons von 1810 und 1812 teilnahm, bevor er wieder in die Niederlande zurückkehrte. Kobell, der bei seiner Ankunft in Paris schon eine Berühmtheit war, erhielt auf dem Salon von 1812 eine Goldmedaille für seine *Weide mit Kühen*. Inmitten der idealisierten klassischen Landschaften muß dieses rein holländische Weidebild mit drei Kühen natürlich sehr aufgefallen sein, sogar so sehr, daß Kaiser Napoleon das Gemälde für seine Sammlung ankaufte.[11] Im gleichen Salon von 1812 konnten die französischen Besucher eine *Landschaft mit Figuren und Tieren* von Pieter Gerardus van Os* bewundern, der zusammen mit seinem jüngeren Bruder Georgius Jacobus Johannes (Abb. 93) nach Paris gekommen war.

DIE ROMANTIK

G.J.J. van Os ließ sich 1826 in Frankreich nieder und sollte in der Gruppe niederländischer Künstler, die in den zwanziger und dreißiger Jahren Paris besuchten oder aber dort lebten, eine wichtige Rolle spielen. Als Porzellanmaler in der Manufacture de Sèvres wurde er vor allem wegen seiner Blumenstilleben bekannt, hat aber in seinem späteren Leben auch Landschaften mit Tieren gemalt, offenbar weil dafür in Frankreich ein guter Markt vorhanden war.[12]

Vielleicht kann man von einer durchgehenden Linie sprechen, die von Knip, Kobell und den Brüdern van Os zu den französischen Malern wie Constantin Troyon (Abb. 94) und Jacques Raymond Brascassat (1804-1867; Abb. 95) reichte, den ersten Vertretern einer blühenden Tradition der französischen Tiermalerei, die in den 30er Jahren aufkam und mindestens ein halbes Jahrhundert standhalten sollte. Es ist erwähnenswert, daß Troyon am Ende der zwanziger Jahre als Porzellanmaler bei der Fabrik in Sèvres beschäftigt war, was eine Verbindung zu G.J.J. van Os suggeriert, der sich gerade in dieser Zeit immer mehr für Landschaften und Tierstücke zu interessieren begann. Van Os fungierte jedenfalls als direktes Zwischenglied mit anderen niederländischen und flämischen Tiermalern, die in Paris aktiv waren, unter ihnen Jean-Baptiste Berré (1777-1838), Knip, Balthasar Paul Ommeganck (1755-1826), Dirk van Oosterhoudt (1756-1830) und Eugène Verboeckhoven (1799-1881). Obschon eine solche Verbindung zwischen Brascassat und in Frankreich arbeitenden holländischen oder flämischen Malern nicht nachweisbar ist, wäre es durchaus möglich, daß er – als er Ende der zwanziger

[9] Siehe van der Tuin 1953.
[10] Zum Ruf dieses Gemäldes siehe J. Hoes, in: Boschma, De Groot u. Jansen 1988, S. 87-100.
[11] Zum Erfolg von Kobell siehe Loos, Jansen u. Kloek 1997, S. 26, Kat. Nr. 4 und Anmerkung(2). Auch vor 1810 war Kobell schon in Paris gewesen. Auf dem Salon von 1806 hatte er *Un Paysage* (Kat. Nr. 778) gezeigt. 1810 stellte er *Un paysage représentant deux vaches* aus (Kat. Nr. 444); 1812 *Des boeufs dans une prairie* (Kat. Nr. 517), *Des vaches et des moutons sous la garde d'un pâtre* (Kat. Nr. 518) en *Un cheval, une chèvre et deux chevreaux* (Kat. Nr. 519). Das letzte Mal, daß Werke von ihm im Salon ausgestellt wurden, war 1814, als der Künstler schon gestorben war. Das hier gezeigte Werk war *Paysage avec animaux* (Kat. Nr. 550).
[12] Im Salon von 1812 gewann er eine Goldmedaille für eine Arbeit im erstgenannten Genre. Es scheint übrigens, daß die Tiere in seinen Landschaften oft von seinem Bruder Pieter Gerardus gemalt wurden.

Abb. 95
Jacques-Raymond Brascassat (1804-1867), *Landschaft mit Tieren*; Leinwand, 98 x 131 cm; Musée du Louvre, Paris.

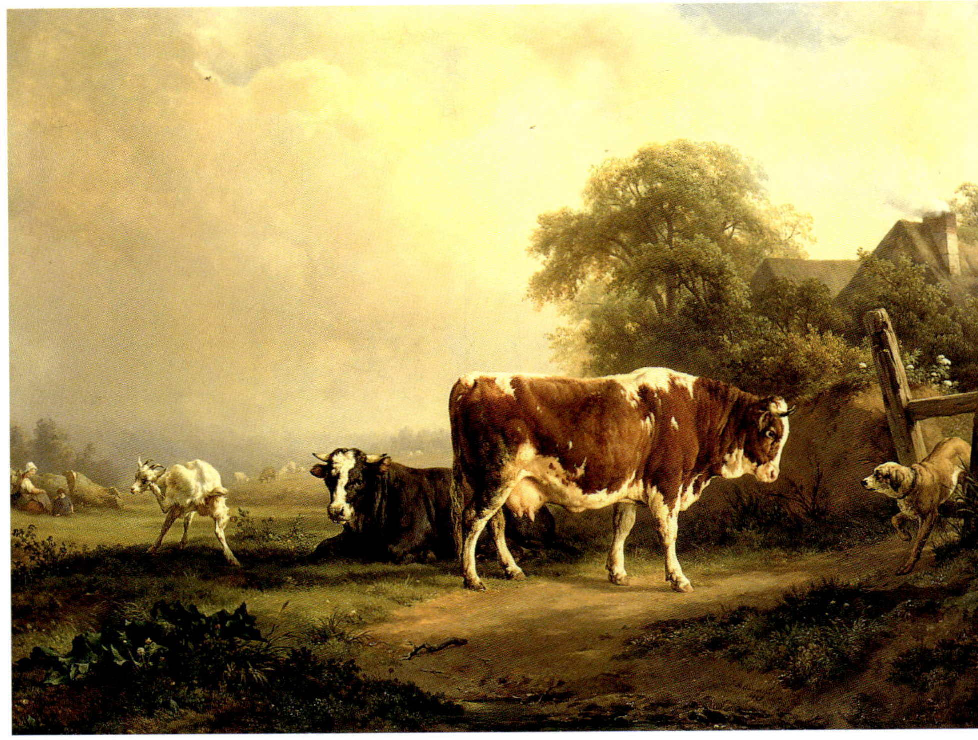

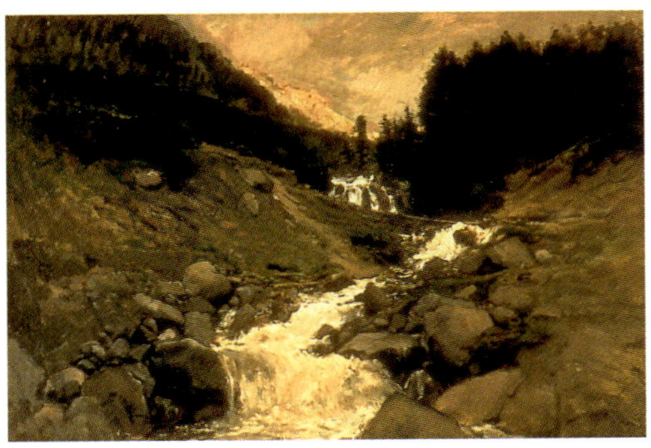

Abb. 97
Charles-François Daubigny (1817-1878), *Der Gebirgsfluß (Die Mahoura bei Cauterets)*, um 1872; Leinwand, 82 x 199 cm; Museum Boijmans Van Beuningen (Stiftung Willem van der Vorm), Rotterdam.

Jahre in Paris an der Kunstakademie studierte – ihr Werk in den Salons gesehen hat. Knip hat, wie gesagt, in den Salons von 1824 und 1827 Tierbilder gezeigt, und der kaum bekannte van Oosterhoudt war 1830 mit zwei Tierstücken mit von der Partie. Oft waren auch Tierszenen von Berré und Verboeckhoven zu sehen, die ebenfalls zum Aufschwung der Tiermalerei in Frankreich beigetragen haben können. Ohne Zweifel sind die Arbeiten von Brascassat, Troyon, Charles Jacque (1813-1894) und, etwas später, Rosa Bonheur (Abb. 96), die unmittelbare Fortsetzung einer französischen Tradition, die Anfang des 19. Jahrhunderts von dort tätigen flämischen und holländischen Malern in Gang gesetzt worden war.

Während Landschaften mit Tieren offensichtlich ein Genre bildeten, für das die Holländer bekannt waren und für das im Frankreich des frühen 19. Jahrhunderts leicht Käufer zu finden waren, scheinen sich auch holländische topographische Szenen einer gewissen Beliebtheit erfreut zu haben. Der holländische Künstler, der die meisten Werke dieses Genres in den Empire-Salons ausstellte, war der Utrechter Frans Swagers (1756-1836), der dort jahrein, jahraus seine Ansichten von Utrecht, Rotterdam, Dordrecht und anderen Orten zeigte.[13] Die Nachfrage nach holländischem topographischem Werk erklärt sich vielleicht aus dem derzeit aktuellen französischen Interesse an den Niederlanden, die fast zwanzig Jahre politisch eng mit Frankreich liiert waren.

Mit dem Sturz Napoleons brachen die politischen Beziehungen zwischen Frankreich und Holland ab, was zur Folge hatte, daß auch die kulturellen Beziehungen zum Erliegen kamen. Unter der Regierung von König Wilhelm I. (1815-40), die mit der Restauration und der ersten Hälfte der Julimonarchie in Frankreich zusammenfiel, erreichte der kulturelle Austausch zwischen den beiden Ländern einen Tiefpunkt. Einige niederländische Maler, die in Frankreich lebten, beispielsweise Knip, G.J.J. van Os und Swagers, nahmen auch weiterhin an den Salons teil.[14] Aus den Niederlanden wurden nur noch sporadisch Werke nach Paris geschickt. Ausnahmen bildeten Johannes Christiaan Schotel (1787-1838), der im Salon von 1822 zwei Seestücke zeigte, sowie eine Handvoll weniger bekannter Maler wie Machiel Versteegh (1756-1843) und der schon erwähnte van Oosterhoudt, deren Arbeiten in den Salons von 1822 bzw. 1830 zu sehen waren.

Daß die niederländischen Künstler in den Salons von 1820 bis 1840 nur spärlich vertreten waren, liegt eher am Zögern der Niederländer, in Frankreich auszustellen, als an einer Abnahme des französischen Interesses an den Niederlanden und an Landschaften in der niederländischen Tradition. Es ist sogar so, daß französische Künstler, die sich die Chance auf kommerziellen Erfolg nicht entgehen lassen wollten, dieses Marktsegment zum großen Teil für sich erobern konnten.

Wie bereits erwähnt, verlegte sich gegen 1830 eine Reihe junger Maler, unter anderem Brascassat und Troyon, auf Tierstücke, ein Genre, das dank Knip, Kobell und den Brüdern

[13] Ansichten von Utrecht und Rotterdam waren zu sehen im Salon von 1801 (Kat. Nr. 318, 319); von Dordrecht, der Schelde bei Antwerpen und Utrecht im Salon von 1802 (Kat. Nr. 264-266); Ansichten von Rotterdam bei Sonnenuntergang im Salon von 1804 (Kat. Nr. 433), von Rotterdam und der Laage Swaalem (sic) im Salon von 1806 (Kat. Nr. 479, 480). Nach 1806 hat Swagers nur noch 1822 und 1824 ausgestellt.
[14] G.J.J. van Os, der seit 1812 von Zeit zu Zeit in Paris gelebt hatte, ließ sich 1822 dort endgültig nieder – bis zu seinem Tod 1861. Knip, der 1813 in die Niederlande zurückgekehrt war, lebte in den Jahren 1823-1827 wieder in Paris. Über das Leben von Swagers ist wenig bekannt: er scheint sich um 1810 in Paris niedergelassen zu haben. Der Katalog des Salons von 1822 gibt Faubourg St. Denis Nr. 12 als seine Adresse an. Er ist 1836 in Paris gestorben.

van Os populär geworden war. Eine andere Künstlergruppe, unter ihnen Charles Collignon (Geburts- und Todesjahr unbekannt), A.-T. Francia (1815/20-1884), Louis Garneray (1783-1857), Théodore Gudin (1802-1880) und Eugène LePoittevin (1806-1870), beteiligte sich an den Salons mit Szenen, die in den Niederlanden situiert waren. Von den meisten, wenn nicht sogar allen dieser Künstler ist bekannt, daß sie die Niederlande besucht haben, manche mehr als einmal.[15] Wiewohl ihre Gemälde mit niederländischer Szenerie nur in wenigen Fällen erhalten geblieben sind, haben diese französischen Maler dafür gesorgt, daß die Nachfrage nach niederländisch orientierter Landschaftskunst nicht nachließ.

Abb.96
Rosa Bonheur (1822-1899), *Gepflügtes Feld in Nivernais*, 1849; Leinwand, 134 x 260 cm; Musée d'Orsay, Paris.

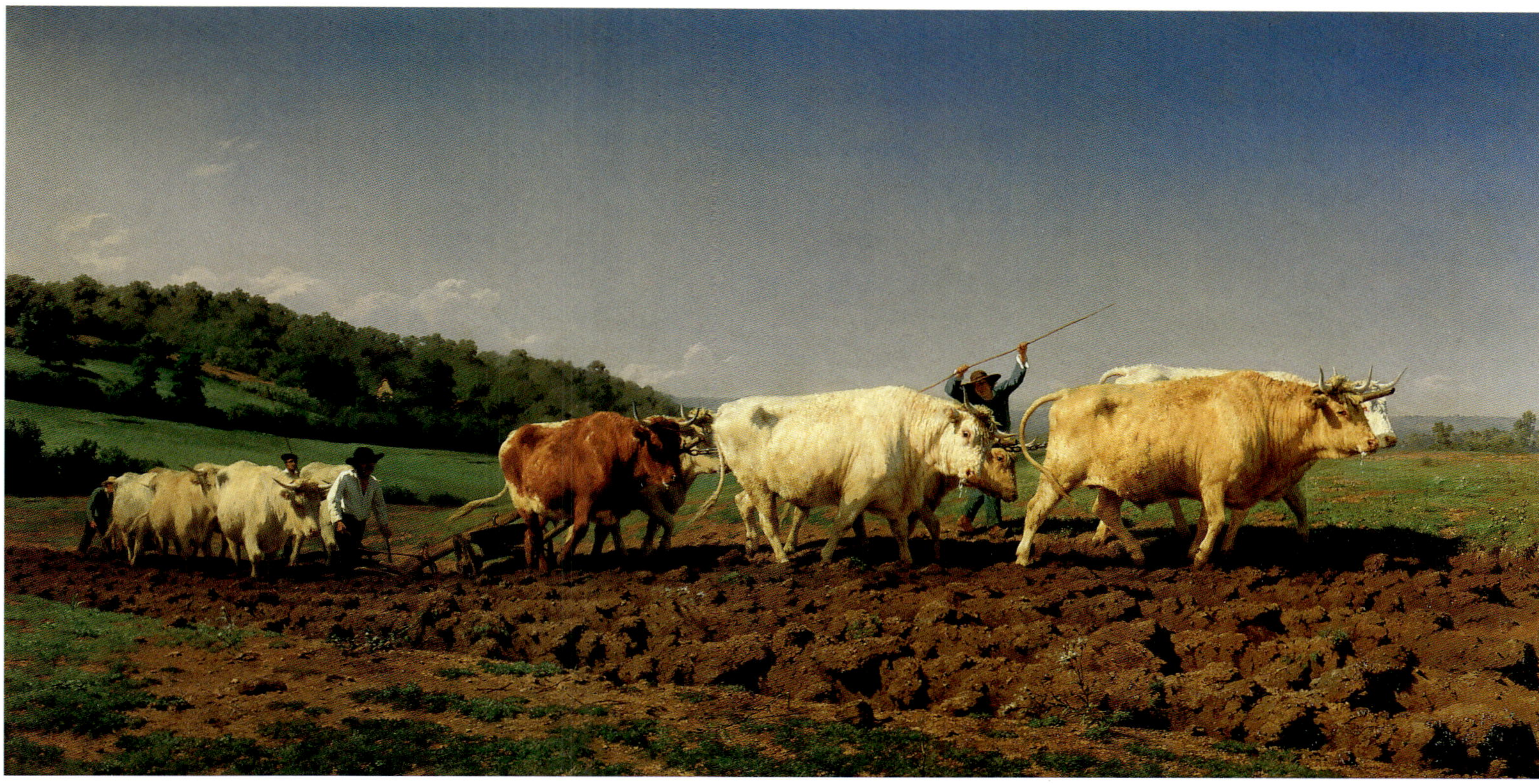

Zu der jüngeren Künstlergeneration, die davon profitierte, gehörten Paul Huet (1803-1869) Auguste Anastasi (1820-1889), Eugène Boudin (1824-1898), Charles-François Daubigny (Abb. 97), Johan Barthold Jongkind und Félix Ziem (1821-1911).[16]

Ansichten von Holland bildeten auch den Hintergrund einiger Darstellungen von wichtigen Episoden aus der Eroberung Hollands und Flanderns durch die französischen Revolutionsarmeen gegen Ende des 18. Jahrhunderts. Diese wurden größtenteils 1836 und 1837 für das Versailler Musée Historique von Louis Philippe bestellt. Eines der zwölf Gemälde in dieser Kategorie ist *die Eroberung der batavischen Flotte, die nahe bei Texel im Eis steckengeblieben ist, durch die französische Kavallerie* von Charles-Louis Mozin (Abb. 98). Einige der Künstler, die Aufträge zu solchen historischen Szenen erhielten – Eugène Lami (1800-1890) und Hippolyte Lecomte (1781-1857) –, aber auch andere wie Eugène Isabey (1803-1886) und Camille Roqueplan (1803-1855), malten ebenfalls Themen, die der holländischen Geschichte des 16. und 17. Jahrhunderts entnommen wurden. Isabeys *Ankunft des Herzogs von Alba zu Rotterdam* von 1844 ist ein Beispiel dafür.[17] Solche Werke können als Inspirationsquelle für einige der Gemälde gedient haben, die für die beiden Historischen Galerien angefertigt wurden, die um die Mitte des 19. Jahrhunderts nach dem Vorbild von Louis Philippes Musée Historique in den Niederlanden errichtet worden sind.[18]

BARBIZON UND OOSTERBEEK, 1840-70

In den vierziger Jahren des 18. Jahrhunderts wurden die Kontakte zwischen Frankreich und Holland wieder zahlreicher. Unter Wilhelm II., dessen Regierungsperiode in die zweite Hälfte der Julimonarchie fiel, konnte man dank Eisenbahn- und Dampfschiffahrt den Abstand zwischen Frankreich und den Niederlanden immer schneller und komfortabler überbrücken.[19] Aus Interesse an der niederländischen Malerei des 17. Jahrhunderts reisten immer mehr französische Künstler und Kunstliebhaber nach Amsterdam und Den Haag, um in den dortigen

[15] Viele dieser Namen tauchen sogar in den Katalogen der Ausstellung lebender Meister auf.
[16] Siehe Sillevis u. Kraan 1985/86, S. 97-104.
[17] Musée d'Orsay, Paris.
[18] Siehe Voom u.a. 1978 und Carasso 1991.
[19] Als Arsène Houssaye 1852 in die Niederlande reiste, fuhr er mit dem Zug nach Brüssel und Antwerpen. Von dort nahm er den Dampfer nach Rotterdam. Siehe Houssaye 1856, passim.

Museen die Werke von Rembrandt und seinen Zeitgenossen zu betrachten. Einer der aktivsten Wegbereiter dieses neuen Interesses war der französische Kunstkenner Arsène Houssaye, der 1846 seine einflußreiche *Histoire de la peinture flamande et hollandaise* publizierte. Als Chefredakteur des in breiten Kreises gelesenen Monatshefts *L'Artiste* (1844-1849) machte Houssaye mit zahlreichen Abbildungen und Artikeln, die von ihm selbst und anderen Autoren stammten, ebenfalls auf die niederländische Kunst des Goldenen (17.) Jahrhunderts aufmerksam.

Ein Faktor, der wesentlich dazu beitrug, daß der kulturelle Austausch zwischen Frankreich und Holland aufblühte, war der 1839 gefaßte Beschluß, die Ausstellung lebender Meister auch für ausländische Künstler freizugeben.[20] Noch im selben Jahr stellten unter anderem die französischen Landschaftsmaler Brascassat, Charles Duvernois (Geburts- und Todesjahr unbekannt), Gudin, Roqueplan und Philippe Tanneur (1795-1878) Arbeiten in den Niederlanden aus. Im Lauf der vierziger Jahre sollten noch mehr Landschaftsmaler der Einladung von Organisatoren niederländischer Ausstellungen Folge leisten, darunter Edouard Audiffred (1818?-1861), Joseph Beaume (1796-1885), Charles Bouchez (1811 geboren), Eliza Chansson (Geburts- und Sterbejahr unbekannt), Collignon, Charles Dubois (Geburts- und Sterbejahr unbekannt), Jules Dupré (1812-1889), Léon Fleury (1804-1885), Louis-Auguste Lapito (1803-1874), LePoittevin, Mozin, Jean-Pierre Thenot (1803-1857) und Louis-Etienne Watelet (1780-1866). Auffallend ist, daß die französischen Maler, die an den Ausstellungen lebender Meister teilnahmen, fast ausschließlich Landschaften zeigten.

Die französischen Künstler, die in den vierziger Jahren die Niederlande besuchten, taten das aus verschiedenen Gründen. Einerseits wollten sie die alten Meister studieren, andererseits kamen sie, um die niederländische Landschaft, die ihre Vorgänger Jacob van Ruisdael, Cuyp, Potter und Willem van de Velde inspiriert hatte, mit eigenen Augen zu betrachten – eine Landschaft, die sie schon aus dem Werk verschiedener niederländischer Maler des frühen 19. Jahrhunderts kannten. Außerdem meinten die französischen Künstler – zu Recht oder zu Unrecht –, sie könnten ihr Werk in den Niederlanden einfacher ausstellen und verkaufen als in Frankreich. Als zum Beispiel Gustave Courbet (1819-1879) 1846 in die Niederlande reiste, tat er das nicht nur, um die alten Meister zu bewundern, sondern auch, um *die Bekanntschaft mit ihren Kunsthändlern zu machen*. Die Niederlande waren, so meinte er, ein Land, wo er *sofort Geld verdienen konnte*.[21] Ganz unbegründet war Courbets Vermutung nicht, denn als er das schrieb, hatte die Werke verschiedener französischer Maler in den Niederlanden schon reißenden Absatz gefunden. So zählte der Seemaler Théodore Gudin zu seinen zahlreichen niederländischen Kunden auch König Wilhelm II., der gleich zehn Arbeiten von ihm erwarb.[22]

Während immer mehr französische Maler in die Niederlande reisten, richteten niederländische Künstler ihre Aufmerksamkeit wieder auf Paris. So hat in den vierziger Jahren eine beachtliche Menge niederländischer Vertreter der romantischen Landschaftsmalerei in den Salons ausgestellt. Unter ihnen befanden sich Adriaen Hendrik de Bruine (Geburts- und Todesjahr unbekannt), Barend Cornelis Koekkoek*, Louis Meijer (1809-1866), Nicolaes Johannes Roosenboom (1805-1880), Andreas Schelfhout* (Abb. 99), Petrus van Schendel (1806-1870), Salomon Leonard Verveer (1813-1876) und Antonie Waldorp (1803-1866).[23] Einige von ihnen standen vermutlich in direktem Kontakt zu französischen Kollegen. So gab Roosenboom im Katalog des Salons von 1843 die Wohnung von Gudin als seine Kontaktadresse in Paris an und beschickte Meijer ein Jahr später ein Gemälde, das er gemeinsam mit Antonie-Léon Morel-Fatio (1810-1871) angefertigt hatte.

Der größte Teil der niederländischen Künstler, der in dieser Periode an den Pariser Salons teilnahm, war im ersten Jahrzehnt des 19. Jahrhunderts geboren; sie kamen also als erfahrene Künstler nach Paris. Daß sie nach Frankreich gingen, entsprang wohl eher dem Bedürfnis nach Anerkennung und der Hoffnung, etwas zu verkaufen, als dem Wunsch, sich von der zeitgenössischen französischen Malerei inspirieren zu lassen. Dieses Muster änderte sich Ende der vierziger Jahre: Eine Reihe jüngerer niederländischer Künstler zog mit der ausdrücklichen Absicht nach Frankreich, die neue französische Landschaftsmalerei – die von den Malern der Schule von Barbizon begründet wurde – selbst in Augenschein zu nehmen.[24]

1846 reisten Jongkind* und Martinus Antonius Kuytenbrouwer (Abb. 100) zusammen nach Frankreich. Beide hatten ein spezielles Reise- und Studienstipendium vom niederländischen Kronprinzen, dem späteren König Wilhelm III., erhalten. In Paris ließen sie sich im Atelier des obengenannten Malers historischer Genrestücke und Seestücke, Isabey, nieder, der zu dieser Zeit in den Niederlanden einen guten Ruf hatte.[25] Sowohl seine Themenwahl – er war einer der Entdecker der pittoresken bretonischen und normannischen Küste – als auch

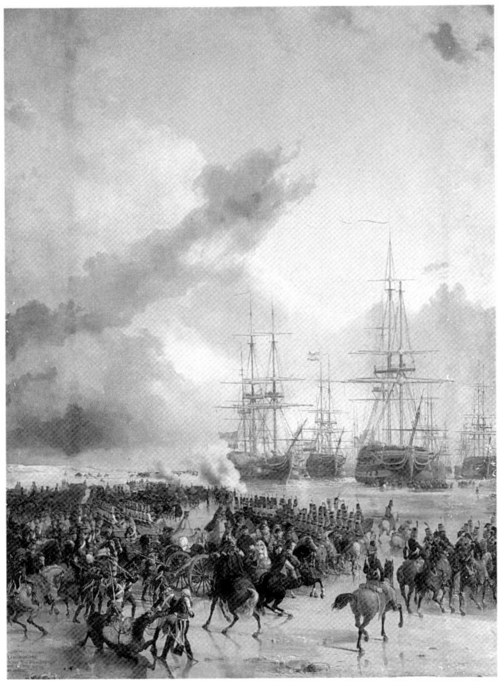

Abb. 98
Charles-Louis Mozin (1806-1862), *Eroberung der batavischen Flotte, die nahe bei Texel im Eis steckengeblieben ist, 21. Januar 1795*, 1835/36; Leinwand, 268 x 192 cm; Musée de Versailles, Versailles.

[20] Sillevis u. Kraan 1985/86, S. 61.
[21] Chu 1992, S. 66.
[22] Siehe Sillevis u. Kraan 1985/86, S. 97.
[23] De Bruine hat in den Salons von 1845 ausgestellt, mit *Après la pluie; vue prise aux environs de La Haye* (Kat. Nr. 415), und 1846 mit *Vue prise d'Amsterdam* (Kat. Nr. 262).
Arbeiten von Koekkoek hingen in den Salons von 1840: *Intérieur de forêt; paysage avec figures et animaux* (Kat. Nr. 945) und 1843 *Intérieur d'un bois* (Kat. Nr. 677).
Meijers Arbeiten waren in den Salons von 1841 zu sehen: *Vue des environs de Gorcum* (Kat. Nr. 1459) und *Echouement d'un navire* (Kat. Nr. 1460), 1843: fünf Stücke, darunter vier Landschaften in der Normandie (Kat. Nr. 1363, 1365-1367) und *Incendie en mer du navire anglais l'India* (Kat. Nr. 1354), 1844: vier Seestücke (Kat. Nr. 1316-1319) und ein zusammen mit Morel-Fatio gemaltes Werk, *Le roi Louis-Philippe se rendant dans son canot royal à bord du yacht de la Reine Victoria* (Kat. Nr. 1320), 1845: drei Seestücke, 1846: *L'évasion de Jean-Bart* (Kat. Nr. 1305) und *Le chien de Terre neuve* (Kat. Nr. 1306) und 1847: drei Seestücke (Kat. Nr. 1178-1180).
Roosenboom zeigte eine Arbeit im Salon von 1843: *Vue des environs de La Haye; effet d'hiver* (Kat. Nr. 1041).
Schelfhout zeigte zwei Arbeiten im Salon von 1846: *Un effet d'hiver* (Kat. Nr. 1615) und *Marine* (Kat. Nr. 1616).
Verveer hat ein Gemälde im Salon von 1845 gezeigt: *Vue prise à Dordrecht (Hollande); effet du matin* (Kat. Nr. 1634).
Waldorp war in den Salons von 1840 vertreten mit *Marine; vue prise à Rotterdam* (Kat. Nr. 1635) und 1846 mit drei Seestücken (Kat. Nr. 1803-1805).
[24] Den Zusammenhang zwischen der niederländischen Landschaftsmalerei und der Schule von Barbizon untersuchte Hans Kraan; siehe u.a. Sillevis u. Kraan 1985, S. 61-104, und Sillevis, Kraan u. Dorn 1988, S. 13-18.
[25] Warum Jongkind bei Isabey in die Lehre ging, wird eingehend behandelt bei Hefting 1968, S. 7.

Abb. 99
Andreas Schelfhout (1787-1870), *Küstenansicht vor der Normandie*; Holz, 45 x 64 cm; Kunsthandel Wim de Boer, Alkmaar.

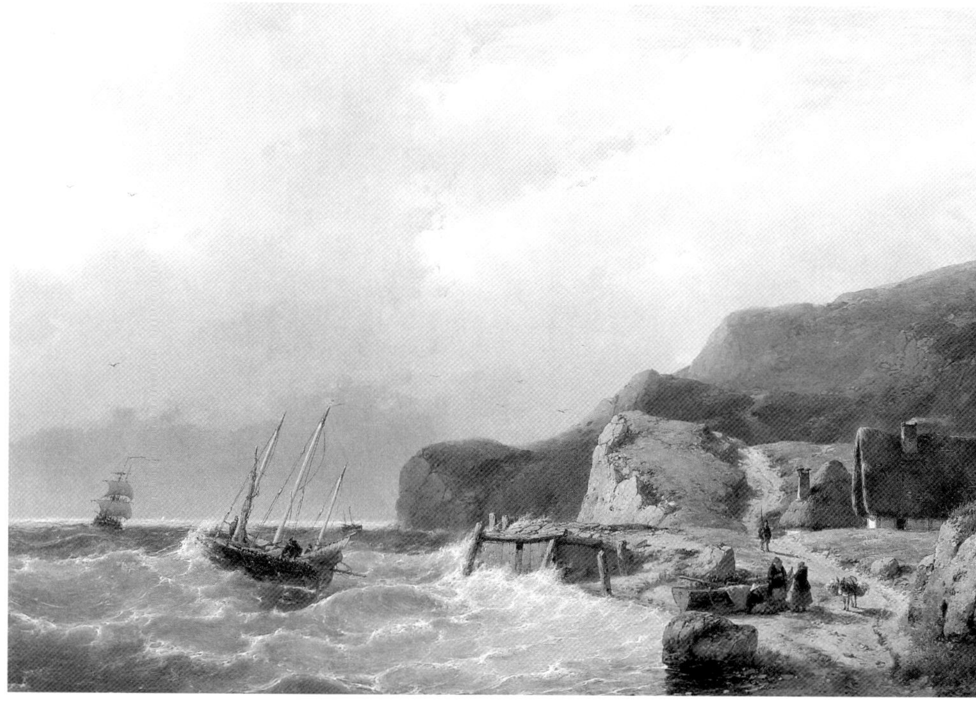

Abb. 100
Martinus Antonius Kuytenbrouwer, *Felsen, die „Gorges d'Apremont" in den Wäldern von Fontainebleau*, 1848; Leinwand, 94 x 128 cm; Museum Boijmans Van Beuningen, Rotterdam.

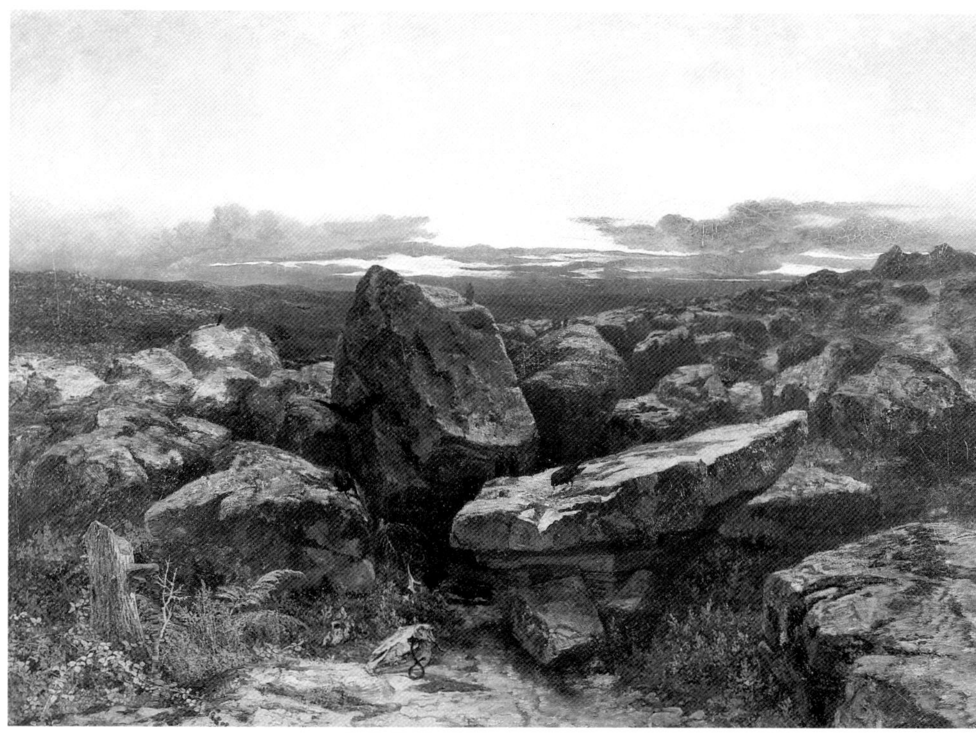

sein flotter Stil als Maler und Aquarellist übten einen großen Einfluß auf jüngere Malerkollegen aus seinem eigenen Land, England und Holland aus. Was die Holländer in diesem Zusammenhang betrifft, so müssen außer Jongkind auch Nuyen* und Bosboom* genannt werden. Auch von Schelfhout* ist eine prächtige, in Nordfrankreich zu lokalisierende *Küstenansicht* bekannt (Abb. 99). Interessant ist hierbei der Vergleich von Schelfhouts romantisch gehaltenen Darstellung mit den flott ausgeführten Arbeiten von u.a. Isabey und Corot (Abb. 101).

Schon kurz nach seiner Ankunft in Paris reiste Kuytenbrouwer nach Barbizon, einem südwestlich von Paris gelegenen Dorf am Rande des Waldes von Fontainebleau, wo sich zwanzig Jahre zuvor eine Künstlerkolonie herausgebildet hatte. Dort schuf er einige Landschaftsgemälde, unter anderem *Eine Aussicht auf die Felsen bei Apremont*, das er 1848 zur Ausstellung lebender Meister im Jahre nach Amsterdam schickte (Abb. 100). Andere junge niederländische Künstler, die Ende der vierziger Jahre nach Frankreich zogen, waren Louwrens Hanedoes und Jozef Israëls. Beiden unternahmen Ausflüge nach Barbizon, das offenbar kurz

Abb. 101
Jean-Baptiste-Camille Corot (1796-1875), *Kreidefelsen bei Yport*, 1872; Leinwand, 43 x 59 cm; Museum Mesdag, Den Haag.

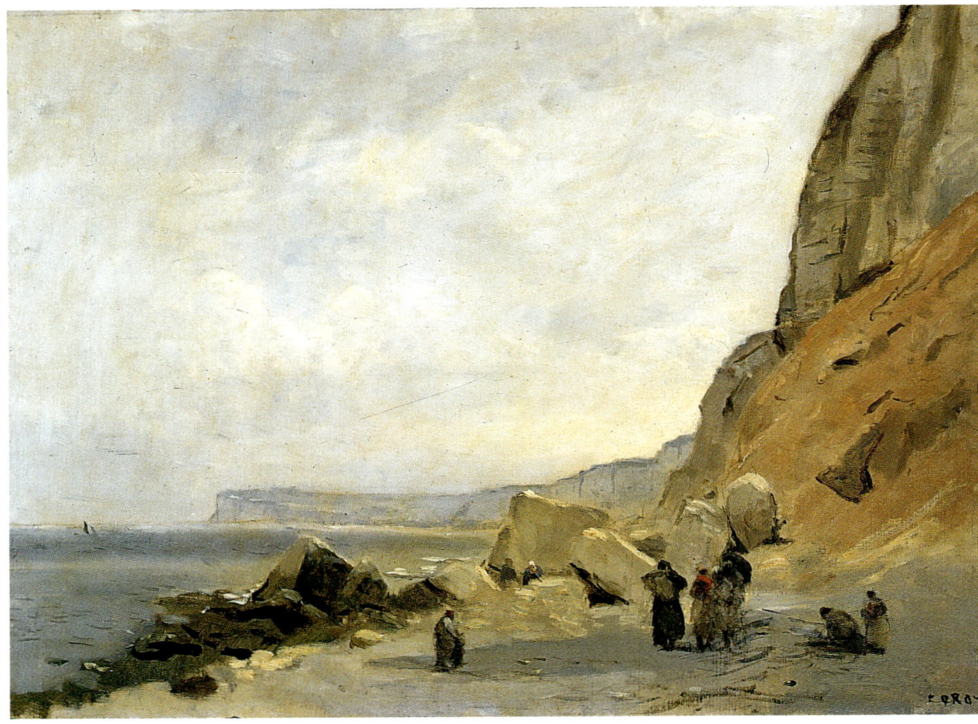

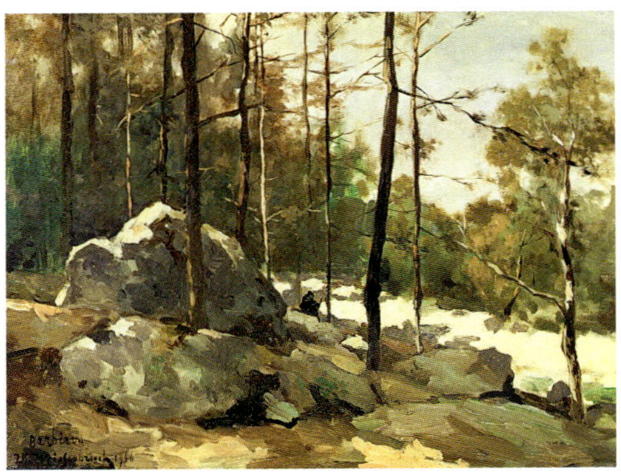

Abb. 102
Jan Hendrik Weissenbruch (1824-1903), *Waldansicht in der Umgebung von Barbizon*, 1900; Leinwand, 48,5 x 64 cm; Rijksmuseum, Amsterdam.

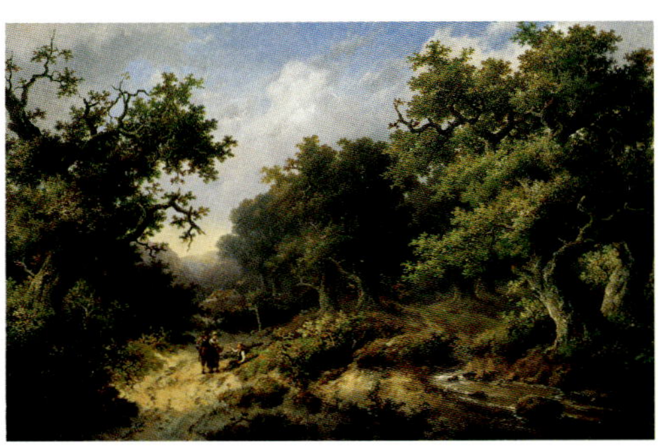

Abb. 103
Jacobus Jan Cremer (1827-1880), *Waldlandschaft in Geldern*, 1849; Leinwand, 67,5 x 100 cm; Rijksmuseum, Amsterdam.

vor 1850 in den Niederlanden schon als Zentrum einer neuen Landschaftsmalerei bekannt war. Bereits 1849 schrieb der damals 27-jährige Maler Willem Roelofs an seinen Freund Jan Weissenbruch, daß es höchste Zeit sei, einmal nach Paris zu reisen, um die jüngsten Entwicklungen innerhalb der französischen Landschaftsmalerei selbst kennenzulernen.[26] Zwei Jahre später realisierte Roelofs seine geplante Reise nach Barbizon, wohin er 1855 noch einmal für eine längere Periode zurückkehrte.

Im Lauf der fünfziger und sechziger Jahre besuchten immer mehr niederländische Künstler das malerische Barbizon. Der bekannteste von ihnen ist Jacob Maris, der 1864 in den Wäldern von Fontainebleau gearbeitet hatte. Noch 1900 unternahm der zu der Zeit schon betagte Jan Hendrik Weissenbruch seine erste und einzige Reise ins Ausland, und zwar nach Barbizon, wo seine französischen Kollegen ein halbes Jahrhundert zuvor die Pleinairmalerei zu ihrem Credo erhoben hatten (Abb. 102). Aber auch diejenigen, die das Dorf nicht selbst besucht hatten, kannten das Werk der Barbizon-Maler von den Ausstellungen in den Niederlanden oder aus den Salons in Brüssel, wo oft Gemälde der modernen französischen Landschaftsmaler zu sehen waren.

Das Interesse junger niederländischer Künstler für die Schule von Barbizon hing zweifellos mit ihrem Wunsch zusammen, sich von der Romantik der dreißigerer und vierziger Jahre zu befreien. Charakteristisch für diese Strömung waren die sorgfältig komponierten Waldansichten von Koekkoek, die aufgewühlten Seestücke von Schotel und Meijer, die in Mondlicht getauchten Stadtansichten von Petrus van Schendel sowie die Winterszenen von Schelfhout – allesamt Arbeiten, auf denen die großen Vorbilder der niederländischen Landschaftsmalerei des 17. Jahrhunderts, Ruisdael, Meindert Hobbema, van de Velde, Ludolf Backhuizen und Aert van der Neer, genau und liebevoll nachgeahmt wurden.

1850 veröffentlichte ein Redakteur in der *Kunstkronijk* kritische Bemerkungen über den gekünstelten Charakter einer Arbeit des Oosterbeeker Landschaftsmalers Jacob Jan Cremer (Abb. 103). Er riet dem Künstler, das Atelier zu verlassen: *Ins Studierzimmer: – in die Natur!* Was Cremer für ein besseres Resultat tun müsse, sei *die Natur zu belauschen, sie in allen Teilen zu untersuchen, sie bei all ihren Äußerungen im Blatt und in der Luft, im Sandkorn und in den Bäumen, in der Blume und im Insekt zu ertappen...*[27] Diesem Aufruf, zur Natur zurückzukehren, einem Echo ähnlicher Parolen, an denen es seit 1830 in Frankreich nicht gemangelt hatte, schenkten verschiedene junge niederländische Künstler Gehör. Sie zogen in das niederländische Pendant zu Fontainebleau, an den Rand der Veluwe, wo sie sich um Johannes Warnardus Bilders scharten (Abb. 16), der sich schon 1842 im Dorf Oosterbeek niedergelassen hatte.[28] In dieser Gruppe lebten zeitweise Bilders' Sohn Gerard, Gabriël, die Brüder Maris, Anton Mauve und Willem Roelofs – Künstler, die später zur Haager Schule gehören sollten. Sie suchten auf dem Land eine neue intime Verbundenheit mit der Natur, um so zu authentischen Darstel-

[26] Sillevis, Dorn u. Kraan 1988, S. 16.
[27] Zitiert nach Loos 1995, S. 190.
[28] Zur Gruppe in Oosterbeek siehe Hefting 1981 und de Leeuw, Sillevis u. Dumas 1983, S. 56-60.

lungen von ihr zu gelangen, die weg von den abgenutzten akademischen Formeln der Vergangenheit führten. Ein wichtiger Unterschied zwischen den Malern in Barbizon und den Holländern bestand in der Art der Vorschriften und Vorbilder, denen man abschwören wollte. Die jungen französischen Künstler widersetzten sich vor allem der klassizistischen Landschaftstradition, die die Akademie abgesegnet hatte und die den Eckstein der Ausbildung zum Landschaftsmaler in Frankreich bildete, während sich die Niederländer vor allem von der uninspirierten Imitation der Kompositionen und des Kolorits – die sogar bis hin zum gelblichen Ton der alten Firnis ging! – der niederländischen Landschaftsgemälde des 17. Jahrhunderts distanzierten.[29] Die Barbizon-Maler, geschult in der klassizistischen Landschaftstradition, sahen die niederländische Malerei des 17. Jahrhunderts als einen wichtigen

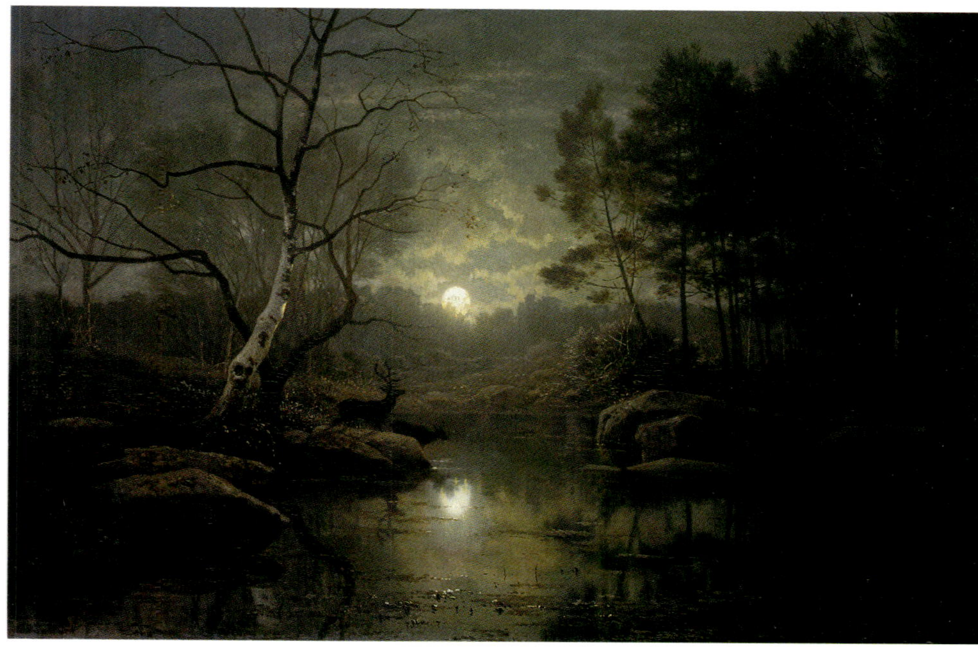

Abb. 105
Georg Saal (1818-1870), *Waldlandschaft bei Mondlicht*, 1861; Leinwand, 71 x 110 cm; Rijksmuseum, Amsterdam.

Wegweiser zu einem neuen Naturalismus an, aber bei ihren niederländischen Kollegen war das Verhältnis zur eigenen Tradition in diesem Genre problematischer. Als der obengenannte Kunstkenner Houssaye 1852 in die Niederlande reiste und in Amsterdam die Ausstellung lebender Meister besuchte, bemerkte er zu seinem Erstaunen, daß die niederländischen Künstler ihrer eigenen Tradition viel weniger Wert beizumessen schienen als ihre französischen Zeitgenossen.[30]

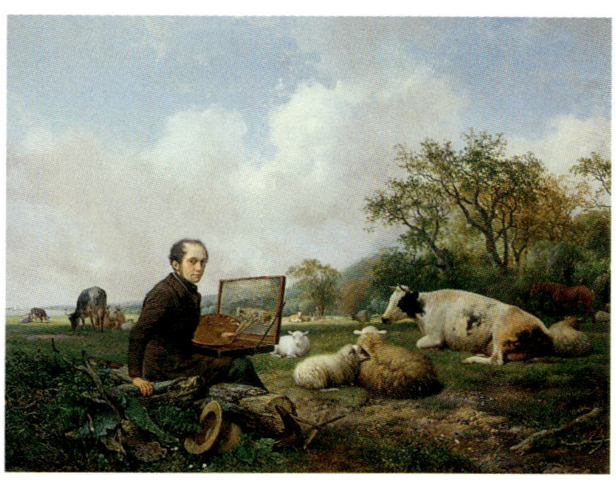

Abb. 104
Hendrik van de Sande Bakhuyzen (1795-1860), *Der Maler selbst, in einer Weidelandschaft mit Tieren malend*, 1850; Holz, 73,2 x 96,7 cm; Rijksmuseum, Amsterdam.

Es ist oft behauptet worden, daß die Künstler der Schule von Barbizon ihren niederländischen Kollegen die Augen für ihre nationale Vergangenheit geöffnet hätten.[31] So simpel lagen die Dinge jedoch nicht. Die niederländischen Landschaftsmaler hatten das Werk ihrer Vorgänger aus dem 17. Jahrhundert immer schon bewundert, sahen dieses Werk aber – dank den Barbizon-Malern – plötzlich mit anderen Augen. Was diese neue Sicht beinhaltete, steht vielleicht am klarsten in einem oft zitierten Brief, den der junge Bilders nach einem Besuch des Brüsseler Salons von 1860 an seinen Gönner Johannes Kneppelhout schrieb: *Ich habe dort Bilder gesehen, von denen ich nicht zu träumen wagte und in denen ich alles fand, was mein Herz begehrt und was ich bei den holländischen Malern fast immer vermisse. Troijon, Courbet, Diaz, Dupré, Robert Fleury, Breton haben einen großen Eindruck auf mich gemacht. Ich bin jetzt also gut französisch, aber wie Simon van den Berg sagt, gerade dadurch, daß man gut französisch ist, ist man gut holländisch, während die großen Franzosen von heute und die großen Holländer von damals viel mehr gemein haben. Einheit, Ruhe, Ernst und vor allem eine unerklärliche Intimität mit der Natur berührten mich in diesen Gemälden.*[32] Während romantische Maler wie Koekkoek und Schelfhout an den niederländischen Gemälden aus dem 17. Jahrhundert vor allem die formalen Kennzeichen – Komposition, Thema, Effekt bewundert hatten, entdeckte die neue Generation niederländischer Landschaftsmaler etwas anderes in ihnen: Liebe zur Natur und das aufrichtige Streben, diese so wahrheitsgetreu wie nur möglich wiederzugeben.

Der neue Trend zu einer naturalistischeren Darstellung der Landschaft wird in der Regel mit dem Malen im Freien in Zusammenhang gebracht. Die Geschichte der Landschaftsmalerei im 19. Jahrhundert wurde lange Zeit als allmählicher Übergang zum Skizzieren und Malen *en plein air* aufgefaßt – eine Entwicklung, deren Höhepunkt das Werk der Impressionisten, ins-

[29] Die an Ruisdael erinnernden Waldansichten von Koekkoek und Schelfhouts Winterlandschaften mit ihren Anleihen bei Aert van der Neer hinsichtlich Komposition und Lichteinfall mögen hier als Beispiele dienen.
[30] Houssaye 1856, S. 52-56.
[31] Möglicherweise geht dieser Gedanke zurück auf Muther 1894, Bd. 3, S. 232. Dort steht, daß die jungen niederländischen Maler von Millet und Daubigny lernten, um – anstelle historischer Szenen – nach dem Vorbild ihrer Vorfahren aus dem 17. Jahrhundert den Strand, die Dünen und die Grachten in den alten holländischen Städten zu malen.
[32] Bilders 1876, Bd. 1, S. 164. Siehe auch Sillevis u. Kraan 1985/86, S. 90.

besondere von Monet, bildete, die der Auffassung waren, daß ein Gemälde vom Anfang bis zum Ende im Freien angefertigt werden sollte. Inzwischen ist deutlich geworden, daß diese Entwicklung durchaus nicht geradlinig verlaufen ist. Wir wissen heute, daß es um 1800 unter den zahllosen in Rom tätigen jungen Künstlern schon gang und gäbe war, in der Campagna Ölskizzen anzufertigen.[33] Wie das charmante Selbstporträt von Hendrik van de Sande Bakhuyzen (Abb. 104) belegt, war dies auch unter den romantischen Künstlern in den Niederlanden eine durchaus gebräuchliche Arbeitsweise. Sowohl die neoklassizistischen als auch die romantischen Landschaftsmaler benutzten im Freien angefertigte (Öl-)Skizzen zur Vorbereitung auf die größeren, definitiven Kompositionen, die danach im Atelier entstanden. Die Bar-

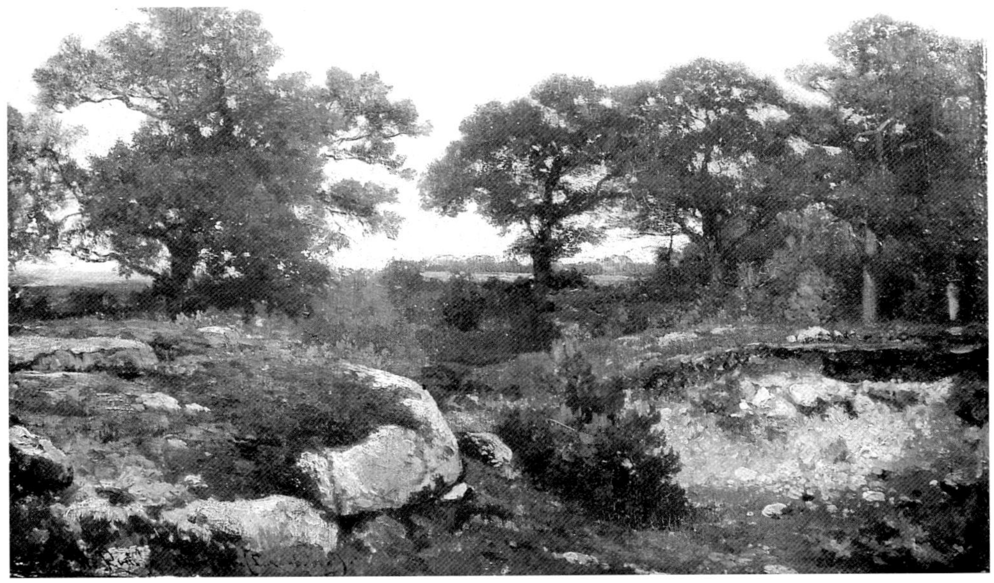

Abb. 106
Willem Roelofs (1822-1897), *In Luxembourg*, um 1854; Marouflée, 26,8 x 44 cm; Museum Mesdag, Den Haag.

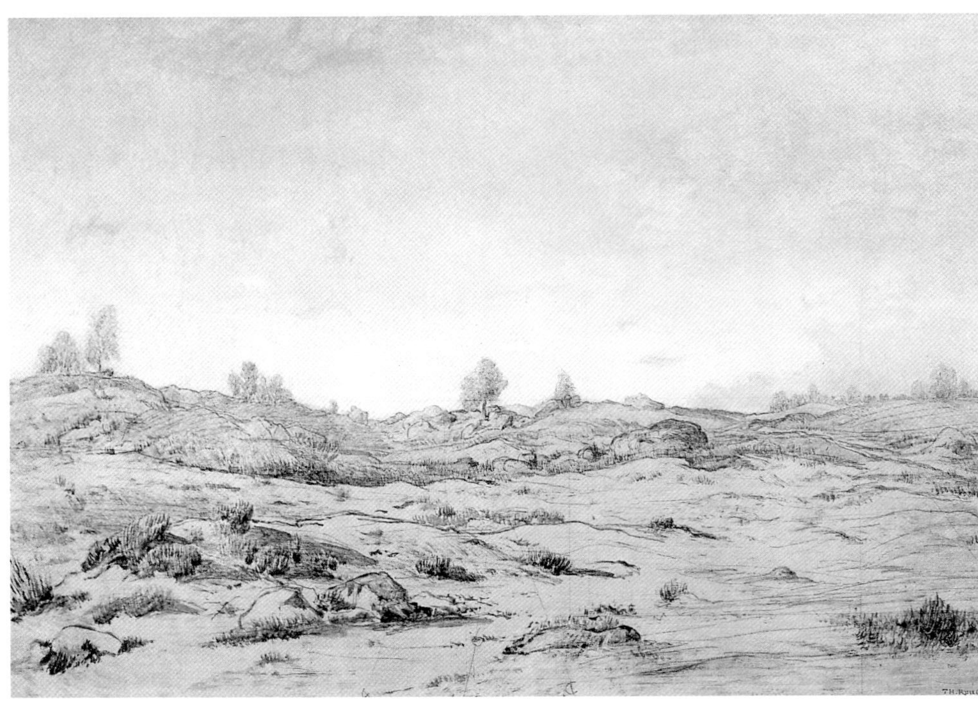

Abb. 107
Théodore Rousseau (1812-1867), *Fontainebleau: les Gorges d'Apremont*, um 1848; Holz, 43,4 x 64 cm; Van Gogh Museum (Vincent van Gogh Stiftung), Amsterdam.

bizon-Maler, die Maler in Oosterbeek und die Vertreter der Haager Schule haben alle diese Arbeitsweise beibehalten.

DER INTERNATIONALISMUS

In den fünfziger und sechziger Jahren begann die schnelle Internationalisierung der Kunstwelt, die ihren Höhepunkt im letzten Viertel des 19. Jahrhunderts erreichen sollte. Dieses Phänomen steht möglicherweise im Zusammenhang mit dem Aufschwung internationaler Kunstausstellungen, dem zunehmenden Reisekomfort sowie dem starken Anwachsen der Reproduktion von Kunstwerken (mittels diverser neuer Techniken wie der Heliogravüre) und

[33] Zu vielen dieser römischen Skizzen, u.a. eine von Knip, siehe Conisbee, Faunce u. Galassi 1996.

Abb. 108
Antonij Mauve (1838-1888), *Heide in Laren*, um 1880; Aquarell, 52,5 x 81,5 mm; Van Gogh Museum (Vincent van Gogh Stiftung), Amsterdam.

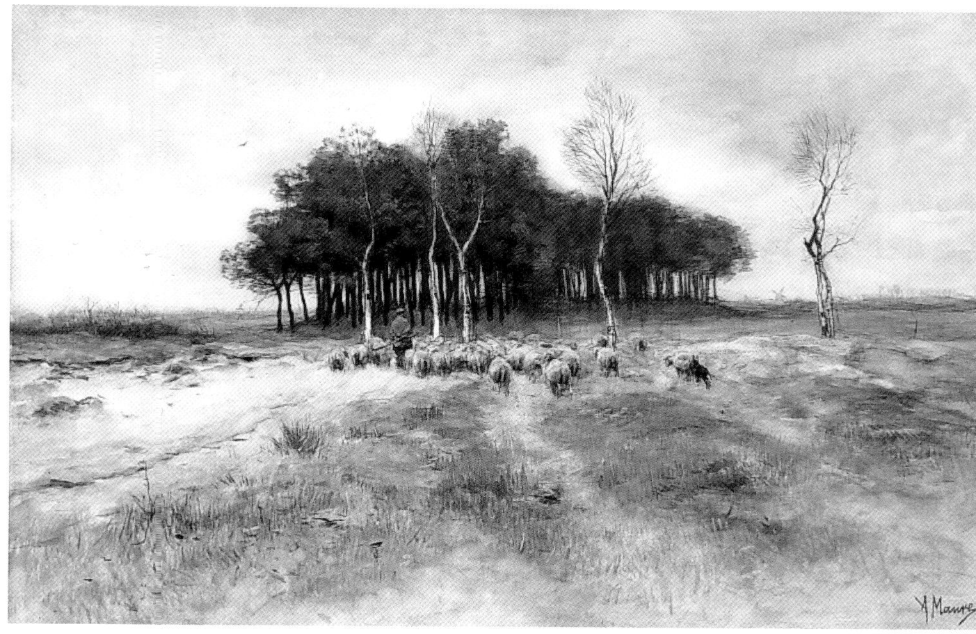

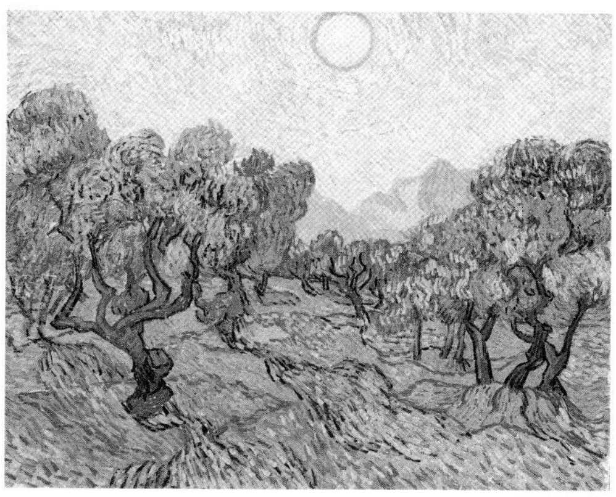

Abb. 109
Vincent Willem van Gogh (1853-1890), *Olivenbäume*, 1889; Leinwand, 73,7 x 92,4 cm; The Minneapolis Institute of Arts (William Hood Dunwoody Fund), Minneapolis.

der illustrierten Publikationen über Kunst. 1855 fand die erste internationale Kunstausstellung statt, die Bestandteil der Pariser Weltausstellung war. Darauf folgten ähnliche Ausstellungen: die Pariser Weltausstellung von 1867, die Ausstellung im Münchner Glaspalast von 1869 sowie die Weltausstellung von 1873 in Wien. Außerdem beteiligten sich an den diversen nationalen Ausstellungen, die jedes Jahr zusätzlich in den europäischen Ländern organisiert wurden, immer mehr ausländische Künstler. So wuchs der Anteil nichtfranzösischer Künstler am Pariser Salon vom Anfang der fünfziger bis zum Anfang der sechziger Jahre von weniger als zehn Prozent auf fast achtzehn Prozent. Das veranlaßte Théophile Gautier in seinem *Abécédaire du Salon de 1861* zu folgendem Stoßseufzer: *Unendliche Vielfalt ohne viel Originalität, das scheint uns kennzeichnend für den Salon von 1861, und die Vielfalt wird durch den Kosmopolitismus der Künstler noch verstärkt, die durch Dampfkraft bis in die entferntesten Winkel verbreitet werden.*[34]

Eine weitere nationale Ausstellung, die viele ausländische Teilnehmer anzog, war die Exposition générale des Beaux-Arts in Brüssel. Strategisch günstig gelegen für Frankreich, die Niederlande, Großbritannien und Deutschland, zudem berühmt für die Fortschrittlichkeit seiner Jury, lockte der Brüsseler Salon nicht nur viele Künstler aus dem Ausland, sondern auch ein internationales Publikum an.[35]

Als Folge dieses neuen Kosmopolitismus in der Kunstwelt entstanden verschiedene internationale Strömungen. Eine von ihnen, von Gabriel Weisberg „Internationaler Naturalismus" getauft, zeichnet sich durch Figurenstücke mit Szenen aus dem Alltagsleben aus, deren Themen auf der direkten Wahrnehmung und auf Fotos basierten.[36] Eine andere Strömung war meines Erachtens die Landschaftsmalerei, die man als „Internationalen Barbizon-Stil" bezeichnen könnte. Diese Strömung wurde in Frankreich u.a. vertreten durch Charles-François Daubigny (Abb. 97) und Adolphe Appian (1818-1898), in Deutschland durch Georg Saal (Abb. 105) und den jungen Max Liebermann (Abb. 39), in Belgien durch Alfred de Knijff (1819-1885) und die Brüder César (1823-1904) und Xavier de Cock (1818-1896), in Mitteleuropa durch Lászlo de Paál (1846-1879) und Antonín Chittussi (1848-1891), und in den Niederlanden durch die jüngeren Mitglieder der Haager Schule, u.a. Gabriël*, die Brüder Maris*, Mauve*, Hendrik Willem Mesdag (1831-1915), Albert Neuhuys (1844-1914) und Jan Hendrik Weissenbruch*. Obwohl das „Internationale Barbizon" in jedem Land eine andere Gestalt annahm, lassen sich einige allgemeine Merkmale herauskristallisieren, so die Vorliebe für einfache ländliche Szenen, für mehr tonale als koloristische Effekte und eine Pinselführung, die zwar locker ist, aber nicht das Stakkato des französischen Impressionismus aufweist.

Einen großen Teil des reifen Werks der Maler der Haager Schule kann man dem „Internationalen Barbizon" zuordnen. Sogar die Arbeiten, die typisch niederländische Sujets wie Windmühlen, Flüsse oder den Strand darstellen, zeigen in ihrer Neigung zu einer einfachen Komposition und zum gedämpften Kolorit ihre Verwandtschaft mit dem Barbizon-Stil. Die Übereinstimmung mit den ursprünglichen Barbizon-Meistern wird jedoch besonders auf den Gemälden mit Barbizon-Themen augenfällig: Waldansichten, Heidefelder und Bauern bei der

[34] Englisch zitiert von Holt 1982, S. 283.
[35] Zur Rolle von Brüssel als Treffpunkt von Kunstströmungen und als attraktive Stadt für niederländische Maler, siehe de Bodt 1995(1) und de Bodt 1995(2).
[36] Weisberg 1992, S. 7-10.

Arbeit. So ist Roelofs'❦ *In Luxembourg* (Abb. 106) ohne das Vorbild der Waldansichten von Théodore Rousseau (Abb. 107) undenkbar, während die vielen Heidefelder mit Schafherden von Mauve (Abb. 108) an Gemälde von Sandwehen und Heidefeldern von Rousseau, Narcisse Diaz de la Peña (1807-1876) und Dupré erinnern.

Landschaften mit Bauern bei der Arbeit und die nach Belieben romantisierten Darstellungen der „harten" Seite des Landlebens wie die von Jean-François Millet (Abb. 111) übten einen großen Einfluß auf das Œuvre von Philips Sadée (1837-1904), Mauve und, einige Zeit später, Willem Witsen❦ und Vincent van Gogh aus (Abb. 110). Ronald de Leeuw hat diesbezüglich jedoch zu Behutsamkeit gemahnt, indem er konstatierte, es sei zwar oft von Millets Einfluß in den Niederlanden die Rede gewesen, aber es habe bisher nur wenige einschlägige systematische Untersuchungen gegeben.[37] Man muß bedenken, daß das Interesse am Leben der Bauern und der unteren Volksschichten im 19. Jahrhundert weitverbreitet war, so daß es sich um eine Simplifizierung und sogar Verzerrung eines kulturhistorischen Kontexts handeln würde, wollte man jedes niederländische Gemälde, auf dem ein Bauer abgebildet ist, mit Millet in Verbindung bringen. Das schließt nicht aus, daß manche niederländischen Künstler direkt von Millet inspiriert wurden. Das gilt insbesondere für van Gogh, der den französischen Meister vergötterte und ihn seinen „geistigen Vater" nannte; er kopierte und paraphrasierte Millet denn auch in großem Umfang.[38]

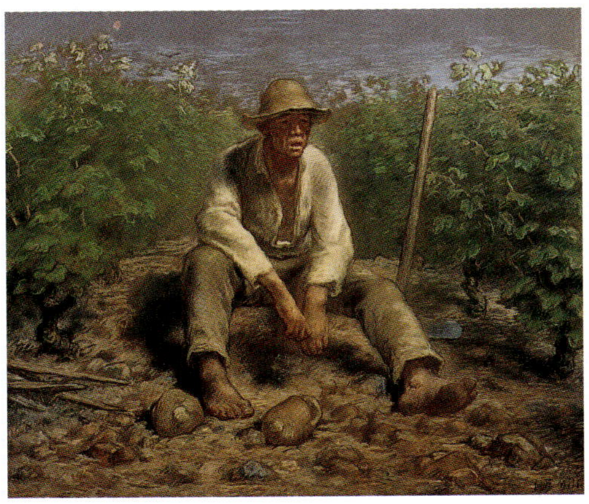

Abb. 110
Jean-François Millet (1814-1875), *Ruhender Weinbauer*, um 1870; Pastell und schwarze Kreide auf braunem Papier, 705 x 840 mm; Museum Mesdag, Den Haag.

Einen klaren Einblick in den Internationalismus der Kunst des späten 19. Jahrhunderts verschaffen uns die frühen Briefe Vincent van Goghs. Seine Bewunderung für die Kunst seiner Zeit war sehr umfassend und reichte von niederländischen und französischen Künstlern bis hin zu britischen, belgischen, deutschen und Schweizer Malern. Van Goghs eigenes Frühschaffen aus der Haager und Nuenener Zeit ist in vielerlei Hinsicht repräsentativ für das „Internationale Barbizon", sowohl in der bescheidenen ländlichen Thematik als auch im Gebrauch einer gedämpften tonalen Palette.

Erst als van Gogh nach Paris ging und dort das Werk der Impressionisten kennenlernte, die zu der Zeit lediglich eine nationale oder nur eine lokale Bewegung waren, kam es für kurze Zeit erneut zu einem direkten und reinen Kontakt zwischen einem niederländischen Künstler und einem im Kern französischen Stil der Landschaftsmalerei. Dieser Kontakt war der Auslöser für van Goghs gereiften Stil, in dem der Modernismus der Impressionisten und Postimpressionisten mit dem Traditionalismus des „Internationalen Barbizon" verschmolz.

DAS PHÄNOMEN VAN GOGH UND DIE JAHRE 1900-1914

Mit van Gogh halten in den Diskurs über die niederländisch-französischen Beziehungen zwei wichtige Veränderungen Einzug: Einerseits wird der Diskurs, da diese Beziehungen sich mehr in der Domäne des Modernismus als in der der Tradition abspielten, in einem völlig neuen Kontext fortgesetzt, andererseits gerät, angesichts des kulturellen Internationalismus des späten 19. und des frühen 20. Jahrhunderts, der bis dahin unerschütterliche Begriff „nationale Schule" leicht ins Schwanken.[39] Van Gogh ist selbst ein Beispiel für den problematisch gewordenen Status einer „nationalen Schule". Er wurde sowohl von den Niederländern als auch von den Franzosen beansprucht, die beide nur allzu geneigt waren, einen neuen Stern an ihrem künstlerischen Firmament aufgehen zu sehen. Dementsprechend ist van Goghs Einfluß auf die französische Kunst nicht so sehr eine Frage des künstlerisches Austauschs zwischen zwei Ländern, als vielmehr der Bedeutung, die ein immigrierter Künstler, der den progressiven Tendenzen in seinem Gastland aufgeschlossen gegenübersteht, für die jüngere Künstlergeneration in diesem Land hat. Die Bewunderung der französischen Fauvisten für die Kunst van Goghs hatte also auch nichts mit Schwärmerei für das Niederländische, sondern alles mit „Modernismus" zu tun.[40] Wie Marcel Giry nachgewiesen hat, beeindruckte die jungen fauvistischen Maler vor allem van Goghs gewagter und phantasievoller Umgang mit der Farbe; er führt die Vorliebe der Fauvisten für ganz bestimmte Farben wie z.B. Chromgelb und Vermillon sowie ihr Interesse an den expressiven Möglichkeiten und an der Bedeutung der Farbe (anstatt des Clairobscur) zur Erzeugung einer Raumwirkung darauf zurück.[41]

Was van Goghs Einfluß auf die jüngere Generation niederländischer Künstler angeht, so liegt die Sache etwas komplizierter. Als sein Werk in den neunziger Jahren des 19. Jahrhunderts erstmals in den Niederlanden bekannt wurde, hielt man es für etwas Ausländisches und war sogar der Ansicht, daß es im Widerspruch zur niederländischen Tradition stehe.[42] In ihrer Besprechung von van Goghs Retrospektive 1892 in Amsterdam bemerkte die Künstlerin und Kritikerin Etha Fles, die niederländischen Künstler jener Zeit hätten keine Affinität mit

[37] Siehe de Leeuw, Sillevis u. Dumas 1983, S. 33.
[38] Siehe van Tilborgh 1988.
[39] Es ist auffallend, daß eine ganze Reihe Künstler aus dem frühen zwanzigsten Jahrhundert, unter ihnen bekannte Persönlichkeiten wie Pablo Picasso (1881-1973), Wassily Kandinsky (1866-1944), Constantin Brancusi (1876-1957) und die Niederländer Piet Mondrian (1872-1944) und Kees van Dongen (1877-1968), keine eindeutige nationale künstlerische Identität besitzen.
[40] Das soll nicht heißen, daß van Goghs niederländische Herkunft unbemerkt blieb. Der französische Kunstkritiker Julien Leclerq hatte in seiner Einleitung für den Katalog von van Goghs erster großer Retrospektive in der Pariser Galerie Bernheim-Jeune sogar versucht, im Werk des Malers einige niederländische Züge zu betonen. Ungeachtet dessen beanspruchte er van Gogh ausdrücklich für die französische Schule, und zwar mit den Worten: Mit [seinem Namen] *Vincent tritt er in unsere französische Malerschule ein, zu der er wahrlich gehört und zu der er auch gehören wollte.*
[41] Siehe Dorn u.a. 1990, S. 220-255.
[42] Bemerkenswert ist, daß die negative Haltung gegenüber van Gogh bei Künstlern, speziell bei den eher konservativen unter ihnen, vielleicht sogar noch stärker als bei der breiten Masse war; siehe F. Leeman, in: Dorn u.a. 1990, S. 173.

van Gogh und sein Werk sei ihnen sogar zuwider: *Die Kunst van Goghs steht in direktem Widerspruch zum holländischen Charakter. Sie knüpft mehr an die der französischen Illuministen an, seine Palette weicht weit von der der Haager Meister ab [...] Würden sie van Gogh bewundern, so gäben sie dabei etwas von ihrer Individualität preis.*[43]

Damit die Niederländer van Gogh schätzen konnten, mußten sie erst einmal die modernistischen Strömungen akzeptieren, die sich im letzten Viertel des 19. Jahrhunderts in Frankreich entwickelt hatten. Jan Toorop*, einer der ersten niederländischen Künstler, die das Werk van Goghs bewunderten, war auch einer der ersten, die sich mit dem französischen Impressionismus und Postimpressionismus auskannten. Jan Sluijters*, ein Künstler der nächsten Generation, begann van Gogh erst zu schätzen, nachdem er 1906 den französischen Fauvismus im Salon d'Automne kennengelernt hatte, und Zeitgenossen von Sluijters, unter ihnen Piet Mondrian* und Leendert Gestel* (Abb. 112), hatten gerade dank ihrer Kontakte zu Sluijters einen Blick für das Schaffen van Goghs.

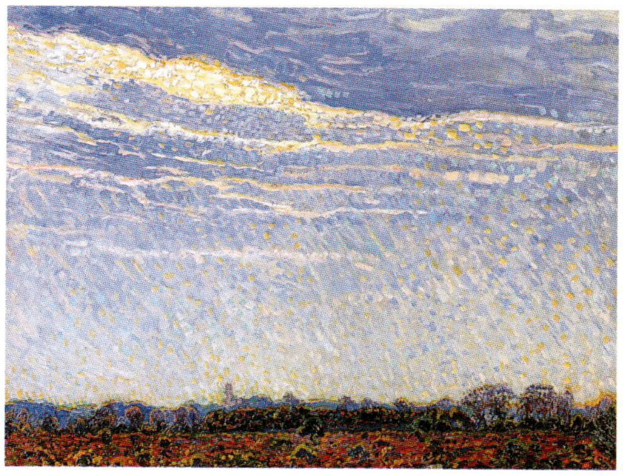

Abb. 111
Leo Gestel (1881-1941), *Herbsttag*, 1909; Leinwand, 50 x 65 cm; Van Gogh Museum (Vincent van Gogh Stiftung), Amsterdam (Staatliche Leihgabe).

Die Landschaftsbilder, die Sluijters, Gestel und Mondrian in den Jahren zwischen Sluijters' Rückkehr aus Paris 1907 und dem Beginn des Ersten Weltkriegs gemalt hatten, illustrieren, wie sich eine erste Generation niederländischer Künstler der internationalen Bewegung des Modernismus anschloß. Die grellen Farben, der pointillistische Farbgebrauch und der Verzicht auf Helldunkel-Kontraste sind Elemente, die ihr Werk mit der breiten expressionistischen Bewegung verbinden, die Europa im ersten Jahrzehnt des 20. Jahrhunderts im Sturm eroberte. Weniger dekorativ als die meisten der fauvistischen Landschaftsgemälde und naturalistischer als die der deutschen Expressionisten, zeigen sie eine gewisse Verwandtschaft mit dem Werk van Goghs. Diese Verwandtschaft läßt sich leicht aus der unmittelbaren Bekanntschaft von Sluijters, Gestel und Mondrian mit van Goghs Werk erklären.[44] Aber daneben spielt auch die Tatsache eine Rolle, daß diese Künstler, genau wie van Gogh selbst, dem Modernismus sowie dem internationalen Barbizon-Stil verpflichtet waren, der seinerseits wiederum, wie ich nachzuweisen versucht habe, in der niederländischen Malerei des 17. Jahrhunderts wurzelte.

SCHLUßFOLGERUNG

Skizziert wurde, wie sich die Kontakte zwischen der niederländischen und der französischen Landschaftsmalerei im Lauf des 19. Jahrhunderts entwickelt haben: aus ein paar losen Fäden wurde ein dichtes Gewebe, in das allmählich die starken Stränge diverser anderer internationaler Beziehungen – zwischen Frankreich und Deutschland, zwischen den Niederlanden und Belgien usw. – eingeflochten wurden, so daß schließlich wiederum ein komplexes Gewirke entstanden ist, in dem individuelle Beiträge nur noch schwer wahrzunehmen sind.

Während des gesamten 19. Jahrhunderts stand die Beziehung zwischen Frankreich und den Niederlanden im Zeichen der allgemeinen Bewunderung für die niederländische Malerei des 17. Jahrhunderts. Und auch wenn dieser Faktor im Lauf der Zeit manchmal mehr, manchmal weniger ins Gewicht fiel, so ist und bleibt er doch der Hintergrund, vor dem diese Beziehung stets gesehen werden muß. Um die Jahrhundertwende hat sich dieser Kontext radikal gewandelt; von da an wurde die künstlerische Wechselwirkung zwischen den beiden Ländern durch die Evolution des Modernismus innerhalb eines breiteren europäischen Kontextes bestimmt.

[43] *Algemeen Handelsblad*, 23. Dezember 1892. Zitiert nach Dorn u.a. 1990, S. 172.
[44] Idem, S. 200-208 und 213-219.

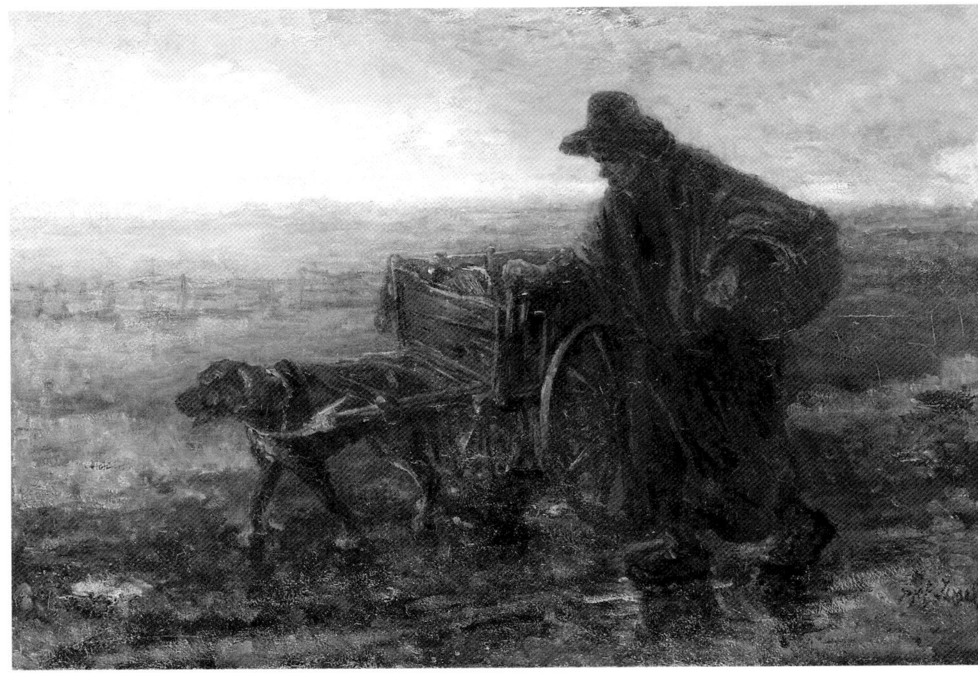

ANNEMIEKE HOOGENBOOM

Die Landschaft und der Markt

Der Markt für zeitgenössische nationale Landschaftsmalerei in Holland, 1800-1900

Der Gedanke, daß die Landschaftsdarstellung (neben dem Genrestück) innerhalb der holländischen Malerei einen besonderen Platz einnimmt, wurde in vielen Kreisen während des 19. Jahrhunderts kundgetan. Als dank des französischen Kunsttheoretikers Diderot die klassizistische Doktrin, die erhabene Historienmalerei sei das künstlerische Ideal, um die Mitte des 18. Jahrhunderts die ersten Risse bekam, entwickelten Kunsttheoretiker mehr Interesse für die Nachahmung der „bescheidenen" Natur – ein typisches Element holländischer Landschaften des 17. Jahrhunderts. Darüber hinaus gingen die holländischen Theoretiker im späten 18. Jahrhundert zur Verteidigung des „nationalen Geschmacks" über. 1781 schrieb der Gelehrte Rhynvis Feith: *Wir wissen schon, wir sind bereits davon überzeugt, daß die Holländer ganz genau wußten, wie man die Natur malt, während die Italiener nur darüber Bescheid wußten, wie man die Modelle der Antike darstellt. Jetzt ist es offensichtlich, daß nur die holländische Schule wahre Maler hervorgebracht hat.*[1] Letztendlich wurde es ein soziologisches oder politisches Thema, daß die Holländer unerreicht waren in der Darstellung des Landes, das sie dem Wasser oder ihren fremden Unterdrückern abgerungen hatten und das sie hegten und kultivierten.[2] Schließlich erklärte der maßgebliche französische Kunsttheoretiker Eugène Fromentin Jacob Ruisdael zum „holländischsten" aller Maler und – gleich nach Rembrandt – zum wichtigsten Mitglied der holländischen Schule – *wahrlich keine geringe Auszeichnung für jemanden, der nur tote Landschaften malte.*[3]

Abb. 112
Jozef Israëls (1824-1911), *Über Felder und Wege*, 1893; Leinwand, 128 x 185 cm; Rijksmuseum, Amsterdam.

Hier blieb die Theorie, wie so oft, hinter der Praxis zurück. Im Lauf des 18. Jahrhunderts fand die Bewunderung ausländischer Sammler, besonders der Franzosen, für die unidealisierte Darstellung der Landschaft, die die holländischen Maler bevorzugten, ganz klaren Ausdruck in der Zusammensetzung ihrer Sammlungen. In Holland selbst hatte die Kunstbürokratie die Bedeutung der Landschaft im frühen 19. Jahrhundert institutionalisiert. Die holländische Variante des Prix de Rome war nämlich im Gegensatz zur vorherrschenden Praxis in Frankreich auch für Landschaftsmaler offen (siehe Kat. Nr. 31, 36 und 41). Und später wurde die Landschaft zur dauerhaften Komponente des Lehrplans der Amsterdamer Akademie.[4]

Der spezielle Platz, der der Gattung Landschaft innerhalb der holländischen Malerei vorbehalten war, erhielt im dritten Viertel des 19. Jahrhunderts durch den Erfolg der Maler der Haager Schule einen neuen Impuls. Etwas fälschlich wurde – und wird – diese innovative Bewegung hauptsächlich mit der Landschaftsmalerei assoziiert. Den Terminus „Haager Schule" gebrauchte 1875 erstmals der Kunstkritiker J.J. van Santen Kolff für das damals sogenannte „junge Holland". Obwohl er zu den realistischen Malern nicht nur die Landschaftskünstler, sondern auch Maler von Stadtszenen, Meereslandschaften und Genrestücken zählte, besprach er die Landschaften stets zuerst und ausführlicher.[5] Dasselbe gilt für G.H. Marius, der kurz nach der Jahrhundertwende die erste umfassende Studie holländischer Kunst im 19. Jahrhun-

[1] Koolhaas-Grosfeld 1982, S. 610.
[2] Demetz 1963; Carasso 1992.
[3] Fromentin 1976, S. 146.
[4] Hoogenboom 1985, S. 35 und 50.
[5] Sillevis 1983, S. 83; van Santen Kolff 1877.
[6] Marius 1920, S. 99 und 106.
[7] De Leeuw 1983, S. 14f.
[8] Montias 1987.
[9] Zum Markt in der ersten Hälfte des 19. Jahrhunderts siehe Hoogenboom 1993, S. 138-156. Die Situation in der zweiten Jahrhunderthälfte wird in Stolwijk 1997, S. 107-183 beschrieben.
[10] Siehe ALM (d.i. Ausstellung lebender Meister) Den Haag 1811, 1835 und 1843, auf der Grundlage kommentierter Kataloge im Archiv des Pulchri-Studios (Gemeentearchief Den Haag, Nr. 59, Inv. Nr. 563) und ALM Amsterdam 1850, auf der Basis des kommentierten Kataloges in der Universitätsbibliothek Utrecht.

dert veröffentlichte. Ihrer Ansicht nach bedurfte es keiner Worte, daß Den Haag der Geburtsort *des Höchsten [...] war, was die holländische Kunst seit dem 17. Jahrhundert hervorgebracht hatte, da die Stadt damals auf allen Seiten in Fülle von Natur umgeben war.*[6]

Viel später, im Jahr 1983, hatten die Organisatoren der prestigeträchtigen Ausstellung über die Haager Schule Schwierigkeiten, die allgemeine Ansicht zu modifizieren, die Haager Schule sei vorwiegend eine Bewegung, die sich mit der Landschaft befaßte. Als sie die herausragendsten Vertreter der Schule auswählten, waren die Namen fast zwangsläufig diejenigen von Landschaftskünstlern: Gerard Bilders, Gabriël, die Brüder Maris, Mauve, Mesdag, Roelofs und J.H. Weissenbruch⁂. Um der Vollständigkeit willen wurde diese Liste mit Namen von Künstlern wie den Dekorations- und Genremalern Johannes Bosboom⁂ und Jozef Israëls (Abb. 112) ergänzt, *zusammen mit Adolphe Artz, B.J. Blommers und Albert Neuhuys, die größtenteils als „mindere Meister" abgetan wurden.*[7]

All dies wirft die Frage auf, ob die Gattung Landschaft auch auf dem holländischen Kunstmarkt des 19. Jahrhunderts eine herausragende Rolle spielte. Möglicherweise war das Angebot an Landschaftsgemälden größer als das von Gemälden mit anderen Sujets. Die erzielten Preise könnten recht hoch gewesen sein. Vielleicht führte die Popularität der Landschaftskunst während der Glanzzeit der Haager Schule zu Veränderungen der Anzahl der Werke oder des Preisniveaus für die Gemälde. Umgekehrt ist es auch denkbar, daß Entwicklungen bezüglich der Menge der angebotenen Landschaftsgemälde und der Preise der Werke die künstlerischen Neuerungen der Haager Schule vorwegnahmen. Anders gesagt – wie Michael Montias mit Blick auf das Werk von Malern wie Jan van Goyen postuliert: Marktfaktoren könnten für einen stilistischen Wandel verantwortlich sein.[8]

Weil diese Fragen eine mögliche Verknüpfung von kunsthistorischen Veränderungen einerseits und Verschiebungen des Marktes andererseits umfassen, wird es zweckdienlich sein, zunächst einmal das 19. Jahrhundert in Phasen aufzuteilen, die sowohl den stilistischen Wandel als auch Entwicklungen der Marktstruktur als solcher reflektieren. In diesem Sinne bilden die ersten dreißig Jahre des Jahrhunderts eine Einheit. Aus kunsthistorischer Perspektive ist die Periode durch eine Orientierung hin zum Goldenen Zeitalter charakterisiert. Die romantischen Jahrzehnte (1830–1860) sind ebenso eine thematisch und stilistisch separate Phase innerhalb des 19. Jahrhunderts. Was den Markt betrifft, so war die erste Jahrhunderthälfte durch die vorherrschende Rolle der Ausstellungen lebender Meister und durch das allmähliche Auftauchen kommerzieller Einrichtungen gekennzeichnet, die mit zeitgenössischer Kunst handelten. Die Jahre 1850–1875 können als Übergangsphase von der Romantik zur Haager Schule begriffen werden. Eben zu jener Zeit wurden die ersten großen Firmen aufgebaut, die sich auf die zeitgenössische Kunst konzentrierten, wie etwa Van Gogh und Goupil in Den Haag und Van Wisselingh in Amsterdam. Im letzten Viertel des 19. Jahrhunderts entwickelte sich der Handel mit moderner Kunst zu einem spezialisierten internationalen Geschäftsunternehmen. Dank anspruchsvoller Marketingstrategien wuchs die Firma Goupil zum Beispiel zu einer bedeutsamen Antriebskraft in der nationalen und internationalen Welt der Kunst heran und spielte für die Blüte der Haager Schule eine wesentliche Rolle. Aus diesem Grund und wegen der Konkurrenz mit Organisationen wie Arti et Amicitiae in Amsterdam und dem Pulchri-Studio sowie der Hollandsche Teeken-Maatschappij (holländische Zeichengesellschaft) in Den Haag schwand schließlich der Einfluß der Ausstellungen lebender Meister.[9]

Will man den Stellenwert der Landschaftsmalerei auf dem Markt des 19. Jahrhunderts bestimmen, so stellt sich als Hauptproblem, daß der einfache Terminus „Markt" eine große Bandbreite von Sektoren umfaßt, die nur teilweise integriert waren. Überdies gibt es Komponenten, die gut dokumentiert sind, und andere, über die wenig oder gar keine Informationen verfügbar sind. Die Bewegungen des Markts, die mit Ausstellungen verknüpft sind, sind am besten belegt. Zwar haben wir sehr wenige Kataloge aus der ersten Hälfte des 19. Jahrhunderts, in denen die Preise der Gemälde aufgeführt sind; verlassen wir uns jedoch auf die Daten zu den Haager Ausstellungen von 1811, 1835 und 1843 und der Amsterdamer Ausstellung von 1850, so müßte es möglich sein, die Entwicklungen bezüglich der Anzahl angebotener Werke und der Preise aufzuzeichnen.[10] Weit umfänglichere Informationen sind zu den Ausstellungen lebender Meister während der zweiten Jahrhunderthälfte verfügbar. Chris Stolwijk hat kürzlich eine Studie über zwölf Amsterdamer und Haager Ausstellungen aus der Zeit zwischen 1858 und 1896 erstellt, die wichtiges statistisches Material ans Licht gebracht hat.[11] Andere wertvolle Informationen bieten uns Angaben über die Aktivitäten der Firma

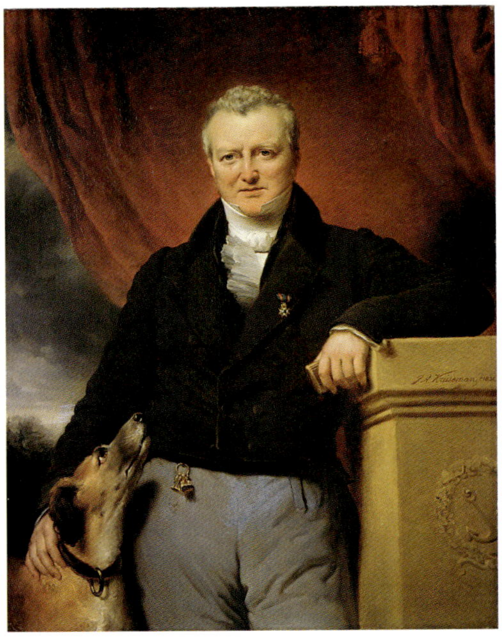

Abb. 113
Jan Adam Kruseman, (1804-1862), *Porträt von Adriaan van der Hoop (1778-1854); Bankier und Kunstsammler zu Amsterdam*, 1835; Leinwand, 125 x 99 cm; Rijksmuseum, Amsterdam.

[11] Mein Dank gilt Chris Stolwijk, der mir dieses Material freundlicherweise zur Verfügung stellte.

[12] Stolwijk 1997, S. 153-183.

[13] Das beliebig ausgewählte Beispiel umfaßt die Gemälde lebender holländischer Meister aus den folgenden Katalogen: 1810: Lugt Nr. 7788 (Johannes van de Putte Nicolaasz.), 7817 und 7842 (Pieter de Smeth van Alphen), 1820: Lugt Nr. 9773 (Barend Kooy), 9777, 9865 (Cornelis Sebille Roos) und 9872, 1830: Lugt Nr. 12214, 12317, 12360, 12439 (Jan Andries Topfer) und 12445, 1840: Lugt Nr. 15769 (S.M. de Boer), 15789, 15884 (E.J. Eelkema), 15914, 15938 (I. van Idsinga) und 15941, 1850: Lugt Nr. 19654, 19779 (Jacob Mendez de Leon), 19983 (P.J. und B. van der Muelen), 19984, 19985 und 20093, 1860: Lugt Nr. 25243, 25509, 25580, 25728, 25744, 25773 (Daniël Hooft Jbzn.) und 25775, 1870: Lugt Nr. 31907, 32062, 32241 (Joannes Kooij) und 32244, 1880: Lugt Nr. 39901, 40051-52 (E. Koster, Maler-Direktor des Rijksmuseum van Moderne Kunst Paviljoen in Haarlem) – die annähernd 80 Gemälde von Koster selbst wurden hier vernachlässigt, um Konfusion der Zahlen zu vermeiden –, 40100, 40415 und 40560 (Witwe von Viruly van Vuren und Dalem, geb. Mathijsen), 1890: Lugt Nr. 48764, 48902 (Z.J.E. Gentis, ed. J.H.F. Briquemont dit Guimont), 49147 und 49374 (J. Bielders), 1900: Lugt Nr. 57778, 57884, 58081, 58191, 58216, 58484 und 58536. Auf folgenden Auktionen waren keine Werke lebender Meister vertreten: Lugt Nr. 7844, 9859, 40097, 48963, 49119, 57860, 58011 und 58160. Lugt Nr. 15936 fand nicht in Amsterdam statt, wie Lugt behauptet, sondern in Utrecht. Lugt Nr. 58076 umfaßte nur Werke von Th. van Hoytema. Ich habe alle Preise berücksichtigt, da nicht immer klar ist, ob die Grenze erreicht wurde oder nicht.

Goupil, eine der wenigen kommerziellen Firmen, deren Archiv erhalten blieb, und die einzige, deren Unterlagen analysiert wurden.[12]

Eine Fülle von Informationen über den Kunsthandel im Rahmen von Auktionen ist uns überliefert; eine Menge äußerst mühevoller Arbeit ist noch zu tun. Daher habe ich mich auf ein beliebiges Beispiel beschränkt, das die Mehrzahl der Amsterdamer Auktionen von 1810, 1820, 1830 usw. bis einschließlich 1900 umfaßt – in dem Rahmen, in dem Kataloge mit Preisen und Kommentaren verfügbar waren.[13]

Um Material über die Praxis des Sammelns einsehen zu können, müssen wir uns anderen Quellen als den Auktionskatalogen zuwenden. Es ist selten, daß auf einer Auktion Werke aus einer einzigen Sammlung angeboten werden (wenngleich das Cover des Kataloges derartiges nahelegen könnte). Stellt ein Katalog detaillierte Informationen zur Verfügung, so ist es gewöhnlich so, daß es viele Verkäufer, einschließlich mehrere Händler, gab, die oftmals am Bieten und Steigern teilnahmen und für sich selbst oder im Auftrag anderer tätig wurden.[14]

DIE ANGEBOTENEN WERKE IN DER ERSTEN HÄLFTE DES JAHRHUNDERTS

Der Anteil von Landschaftsgemälden auf den Ausstellungen lebender Meister und in den großen öffentlichen Sammlungen betrug etwa 30 Prozent. Im Fall der Ausstellungen, die ich detaillierter untersucht habe – Den Haag 1811, 1835 und 1843 und Amsterdam 1850 –, war der Durchschnitt 33,7 Prozent. Bergvelt gibt einen niedrigeren Prozentsatz (24,6 %) für die Amsterdamer Ausstellungen in der Zeit zwischen 1808 und 1840 an.[15] 1848 lag der Anteil von Landschaftsgemälden in der Nationalsammlung moderner Kunst im Paviljoen Welgelegen in Haarlem, in der Sammlung des 19. Jahrhunderts im Amsterdamer Rijksmuseum und im Mauritshuis in Den Haag in derselben Größenordnung, nämlich bei 26,2 Prozent, 29,9 Prozent und 24,9 Prozent.[16]

Das bedeutet nicht nur, daß in der ersten Hälfte des 19. Jahrhunderts die Orientierung auf das Goldene Zeitalter stilistisch sehr ausgeprägt war, sondern ebenfalls, daß der herrschende Geschmack in erster Linie der aus der zweiten Hälfte des 17. Jahrhunderts war. Als Montias beispielsweise die Privatsammlungen in Amsterdam während dieser Zeit untersuchte, kam auch er auf einen Anteil von etwa einem Viertel.[17] Die Zahlenangaben Chongs für die Landschaften in holländischen Sammlungen als Ganzes während der zweiten Hälfte des 17. Jahrhunderts, die Angaben von Fock hinsichtlich der Leidener Sammlungen und diejenigen von Montias für die Situation in Delft waren alle höher, im Bereich zwischen 30 und 40 Prozent, aber hier wurden auch Marinen, Fluß- und Stadtansichten mit eingeschlossen.[18] Nur in Dordrecht waren Landschaften weniger beliebt: Der Anteil von Landschaftsgemälden in den Kunstsammlungen der Stadt betrug (einschließlich Meeres- und Flußansichten) etwa 25 Prozent.[19]

Es bedürfte detaillierterer Untersuchungen, um den Grad festzustellen, in dem der Anteil von Landschaften in Privatbesitz während der ersten Hälfte des 19. Jahrhunderts dem Anteil in Ausstellungen, öffentlichen Sammlungen und den Privatsammlungen der zweiten Hälfte des 17. Jahrhunderts entspricht. Diese Übereinstimmung kann jedenfalls anhand der Sammlung demonstriert werden, die der Amsterdamer Kohlehändler C.J. Fodor zusammentrug und die als repräsentativ für die großen Amsterdamer Sammlungen des zweiten Viertels des 19. Jahrhunderts gilt.[20] Mehr als ein Viertel (25,8 Prozent) der Gemälde zeitgenössischer holländischer Meister in der Sammlung Fodor waren Landschaften.

Die Sammlungen König Willems II. und des Amsterdamer Bankiers Adriaan van der Hoop bieten jedoch ein anderes Bild. Nach den Aufzeichnungen Van der Hoops aus den Jahren 1822-1853 machten Landschaftsgemälde lediglich 16,9 Prozent seiner Sammlung moderner holländischer Kunst aus (Abb. 113).[21] Es sollte jedoch nicht verschwiegen werden, daß die Gemälde in der Sammlung Van der Hoops nicht nur Kunstwerke, sondern auch Ausdruck der persönlichen Präferenzen waren. Selbstverständlich standen die meisten Porträts in Bezug zur Familie Van der Hoops. Überdies führte seine spezielle Liebe für Hunde und Rennpferde zu einer außergewöhnlich großen Anzahl von Tierstücken und „Porträts" seiner Lieblingspferde.[22] Auch ein Teil der Landschaften, Stadtszenen und Historienstücke spiegelt Aspekte seiner persönlichen Umstände wider.[23]

In Van der Hoops Sammlung älterer Kunst waren Landschaftsgemälde dagegen gut, das heißt zu 30 Prozent, vertreten. Im übrigen besaß er eine Anzahl international angesehener Werke, wie Ruisdaels *Mühle von Wijk bei Duurstede* (Abb. 115) und *Eine Wassermühle* von Hobbema (beide Amsterdam, Rijksmuseum). Im großen und ganzen war es eine traditionelle

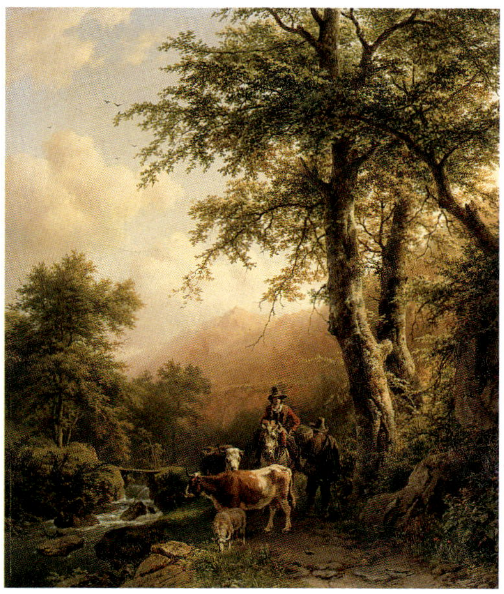

Abb. 114
Barend Cornelis Koekkoek (1803-1862), *Italienische Landschaft*, 1848; Leinwand, 63 x 53 cm; Rijksmuseum, Amsterdam, Leihgabe der Stadt Amsterdam (Legat A. van der Hoop).

[14] Von den 86 Gemälden lebender Meister, die auf der Auktion am 20. Mai 1890 (Lugt Nr. 49147) präsentiert wurden, wurden – laut Katalog im Besitz von G. ter Westen – 41 Werke von Händlern beigetragen (H. Koekkoek Jun., P. Burk, C.L.C. Voskuil, Firma Dubourcq & Holman, L. Schulman und F. Buffa), die übrigen Werke von 16 Privatleuten. Bei 47 Gemälden gab es Gebote von Händlern, offenbar für sich selbst oder im Auftrag nicht zu identifizierender Privatleute (C.R. Roos, „Agent Muller", J.D. Huyer, C.L.C. Voskuil, P.C. Schuymer, P. Burk, L. Schulman, I.E. Goedhart, M. van Gelder), in 9 Fällen im Auftrag namentlich erwähnter Auftraggeber. Etwa 18 verschiedene Personen boten auf den Rest. Es sollte angemerkt werden, daß die Praxis, Inventare aufzuzeichnen, im 19. Jahrhundert recht neu war. Die Listen in Stolwijk 1997, S. 263-319, und Hoogenboom 1993, S. 200-208, beanspruchen keine Vollständigkeit. Das Ergebnis, daß Auktionen im 19. Jahrhundert eine Mischung boten, erscheint auch bei Dekkers 1994, S. 156f.

[15] Bergvelt 1984, S. 142.

[16] Ebenda.

[17] Montias 1991, S. 350-353.

[18] Chong 1987/88, S. 116; Fock 1990, S. 18; Montias 1982, S. 242.

„holländische" Sammlung, mit sehr vielen Genreszenen, nur einigen Historienstücken und sehr wenigen Werken ausländischer Meister.

In der Sammlung König Willems II. war das Verhältnis umgekehrt.[24] Landschaften machten nur 7 Prozent seiner Sammlung älterer Kunst aus, die 1850/51 versteigert wurde; auch hier waren einige Werke von Ruisdael und eines von Hobbema zu finden. Diese Sammlung wird jedoch von Historienstücken (hauptsächlich mit religiösen Sujets) und Porträts beherrscht (44,6 bzw. 37,6 Prozent), viele davon waren von ausländischen Künstlern. Die Sammlung älterer Kunst trug somit einen internationalen, unholländischen und königlichen Stempel. Was Gemälde zeitgenössischer Meister betrifft, so war fast genau das Gegenteil der Fall: Dieser Teil der Sammlung bestand überwiegend aus Werken von Künstlern der nördlichen und südlichen Niederlande. Der Anteil an Landschaften (alle von Künstlern aus den nördlichen Niederlanden) betrug 38 Prozent. Dies deutet darauf hin, daß der König ein kräftiger Förderer der künstlerischen Schöpfungen seiner eigenen Untertanen und seines Königreichs war.

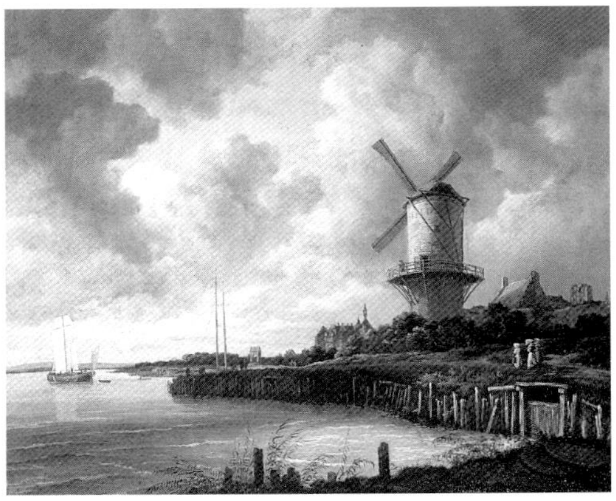

Abb. 115
Jacob van Ruisdael (1628/29-1682), *Die Mühle von Wijk bij Duurstede*; Leinwand, 83 x 101 cm; Rijksmuseum, Amsterdam.

Die Sammlungen von Fodor, Van der Hoop und Willem II. sind natürlich für die Ganzheit aller kleinen und großen Sammlungen nicht typisch. Es gibt Grund zu der Annahme, daß die Nachfrage nach Landschaftsgemälden größer war, als es die obigen Zahlen vermuten lassen. Besonders in der ersten Hälfte des Jahrhunderts war der Anteil dieser Gattung auf Auktionen deutlich größer als auf den Ausstellungen und in Privatsammlungen, nämlich 38,3 Prozent. Wie wir später sehen werden, stehen diesem relativ hohen Prozentsatz an Landschaften keineswegs relativ niedrige Preise gegenüber. Dies mag ein Hinweis darauf sein, daß die typisch holländische Vorliebe für Landschaften sogar noch stärker war, als es die Zusammensetzung der offiziellen Sammlungen und großen Privatsammlungen nahelegt, und daß die Ausstellungen mehr auf die Kunstkritik und -theorie ausgerichtet waren als auf den Geschmack des Großteils der Käufer. Es ist aufschlußreich, daß die Anzahl von Historienstücken auf Auktionen viel niedriger war als auf den Ausstellungen und in Privatsammlungen.[25]

DIE ANGEBOTENEN WERKE IN DER ZWEITEN HÄLFTE DES JAHRHUNDERTS

Nun stellt sich die Frage, ob es Hinweise auf eine Zunahme von Landschaftsgemälden, die nach 1850 entstanden, gibt und – falls dies bestätigt wird – wann es zu diesem qualitativen Aufschwung kam. Die Zahlen, die Stolwijk über die Ausstellungen in Amsterdam und Den Haag auswertete, legen ein leichtes Wachstum nahe, besonders in der Phase, bevor die Haager Schule als solche die volle Reife erreichte. In den Jahren 1858-1872 machten Landschaften, die zu Ausstellungen eingereicht wurden, einen Anteil von 35,4 Prozent aus – was laut den Ziffern Bergvelts ein Wachstum von 10 Prozent im Vergleich zur ersten Jahrhunderthälfte bedeutet. Im letzten Viertel des Jahrhunderts, der Glanzzeit der Haager Schule (sowie der Blütezeit des französischen Impressionismus), sank der Anteil an Landschaften auf den Ausstellungen ganz leicht auf 33,6 Prozent.

Ein ähnliches Muster ist hinsichtlich zeitgenössischer Landschaften in der Nationalsammlung erkennbar. Die Sammlung des Paviljoen Welgelegen bestand 1848 zu 26,2 Prozent aus Landschaften, 1880 zu 33,8 Prozent.[26] Diese Sammlung wurde 1885 in das neue Rijksmuseum integriert, gemeinsam mit vielen anderen Sammlungen, einschließlich derjenigen der VVHK (Vereinigung für die Einrichtung einer öffentlichen Sammlung zeitgenössischer Kunst). Unter den 252 Gemälden holländischer Meister des 19. Jahrhunderts, die im Rijksmuseum in der Abteilung „Moderne Kunst" ausgestellt wurden, waren 78 Landschaften (31 Prozent) – ein etwas niedrigerer Prozentsatz als derjenige, der für Paviljoen Wolgelegen in Haarlem festgestellt wurde.[27]

Die Zahlen, die den Kunsthandel betreffen, präsentieren ein etwas anderes Bild als diejenigen, die auf den Ausstellungen und der Nationalsammlung basieren. Laut den Verkäufen, die Goupil verzeichnete, der eine Hauptrolle beim Vertrieb von Werken der Haager Schule in Holland und im Ausland spielte, war die Konzentration von Landschaftsgemälden im letzten Jahrzehnt des Jahrhunderts erheblich größer als vorher. Zwischen 1891 und 1900 machten Landschaften fast die Hälfte der von Goupil verkauften Gemälde aus – verglichen mit knapp 30 Prozent zwischen 1861 und 1890.[28]

Die Daten bezüglich der Anzahl von Landschaften, die auf Auktionen angeboten wurden, unterscheiden sich auch von den Zahlen, die für die Ausstellungen ermittelt wurden. 1860 und 1870 betrug der Anteil an Landschaften 38,2 bzw. 38,3 Prozent – fast genau dasselbe Niveau wie in der ersten Jahrhunderthälfte. Lediglich in den letzten zwanzig oder dreißig

[19] Loughman 1992, S. 46.
[20] Reichwein, Bergvelt u. Wieringa 1995, S. 51-71 und 107-156.
[21] Ich habe auf eine Fotokopie der Liste von Gemälden von Adriaan van der Hoop in Amsterdam sowie der Zeichnungen und Skulpturen in der Bibliothek des Rijksmuseums in Amsterdam (Inv. Nr. 520 F 22) zurückgegriffen; das Originalmanuskript befindet sich im Amsterdams Historisch Museum.
[22] Zu den Pferdegemälden siehe Loos, Jansen u. Kloek 1997, S. 82-87, Kat. Nr. 32-34.
[23] Knoef 1948(1), S. 58f und 68f.
[24] Hinterding u. Horsch 1989. Ich habe kommentierte Exemplare von den Katalogen der Auktion benutzt, auf der die Sammlung König Willems II. verkauft wurde, sowie die begleitenden Anmerkungen (im Rijksinstituut voor Kunsthistorische Documentatie).
[25] Der Anteil an Historiengemälden auf den Auktionen während der Jahre 1810-1850 betrug 0,6 Prozent, in den Jahren 1860-1870 machte er 1,0 Prozent aus, in der Zeit zwischen 1880 und 1890 schließlich 1,1 Prozent. Auf den Amsterdamer Ausstellungen zwischen 1808 und 1840 waren Historiengemälde zu 7,6 Prozent vertreten, in den öffentlichen Sammlungen während der ersten Hälfte des 19. Jahrhunderts zu etwa 10 Prozent (siehe Bergvelt 1984, S. 142). Auf den Amsterdamer und Haager Ausstellungen in der Periode 1858-1896 waren etwa 2 Prozent der Werke Historiengemälde (siehe Stolwijk 1997, S. 127).
[26] Bergvelt 1984, S. 142; Gonnet 1880.
[27] Rijksmuseum 1893; dies umfaßt nicht die Galerien, die die Sammlung Van der Hoop präsentierten.
[28] Stolwijk 1997, S. 176.

Jahren des Jahrhunderts gab es Zeichen des Wachstums: Zwischen 1880 und 1890 lag der Anteil an Landschaften bei 42,1 Prozent.

Soweit Landschaften auf Grund des Erfolgs der Haager Schule besonders beliebt waren, wurde diese Popularität aber nur auf Ausstellungen offensichtlich, das heißt gerade in dem Teil des Markts, der für Modeerscheinungen am anfälligsten war. Für einen Händler wie Goupil war die Gattung Landschaft so lange nicht wirklich interessant, bis sich die Vertreter der Haager Schule völlig etabliert hatten. Auf Auktionen war der Einfluß der Mode nicht annähernd so stark und wurde erst viel später spürbar. Anfangs spielte sie wohl überhaupt keine Rolle, da die Sammler erst damit begonnen hatten, „moderne" Kunst in ihre Sammlungen zu integrieren; überdies hätten sie die Gemälde von den Händlern oder Künstlern selbst gekauft.

PREISE

Die Tatsache, daß Ausstellungen, Auktionen und, in gewissem Grad, das Tätigkeitsfeld der Kunsthändler ganz klar definierte Marktsegmente repräsentierten, wird auch anhand der Preise deutlich, die in den verschiedenen Bereichen für die Gemälde bezahlt wurden. Auf den Ausstellungen sank der Anteil von Gemälden mit einem geforderten Preis von weniger als 100 Gulden von 26 Prozent in den Jahren 1811-1850 auf nur 5 Prozent in den Jahren 1880-1896, während der Anteil dieser Niedrigstpreis-Werke auf den Auktionen in der Zeit von 1880 bis 1890 noch immer 60 Prozent betrug (siehe Tabelle 1 und 2 auf S. 94). Nahezu ein Drittel der Gemälde, die auf den Auktionen des Jahres 1900 angeboten wurden, sollten weniger als 50 Gulden kosten.

Andere wesentliche Unterschiede zwischen den Ausstellungen und den Auktionen bieten sich dar, wenn wir die teuersten Werke betrachten, die in diesen beiden Bereichen zum Verkauf angeboten wurden. In erster Linie bestätigen die Zahlen den Vorwurf, daß Künstler dazu neigten, keine Werke mehr zu Ausstellungen beizutragen, sobald sie eine gewisse Reputation erworben hatten. Während die Haager Ausstellung von 1811 eine „gebirgige" und eine „weniger bergige" Landschaft des erfolgreichen Dordrechter Künstlers Jacob van Strij* präsentierte, die beide mit je 450 Gulden zu den teuersten Werken in dieser Gattung gehörten, sahen die Käufer in den folgenden Jahren auf Ausstellungen selten die Hauptwerke der romantischen Landschaftsmaler Koekkoek* und Schelfhout*. Koekkoek etwa präsentierte auf den Ausstellungen von 1835, 1843 oder 1850 überhaupt kein teures Werk, und nur im Katalog von 1850 finden wir unter den Werken zu Höchstpreisen eine Landschaft von Schelfhout, nämlich eine Winterszene mit Staffage von J.J. Moerenhout (1801-1874), die mit einem Preisschild über 2200 Gulden ausgezeichnet war.[29]

Im Gegensatz dazu erzielten die Sommer- und Winterszenen beider Künstler nach ihrem Tod auf Auktionen zwischen 1820 und 1870 ausnahmslos die höchsten Preise. Interessanterweise wurde 1820 eine Winterlandschaft von Schelfhout noch für nur 149 Gulden verkauft.[30] Diese wenig eindrucksvolle Summe lag nicht nur in der Tatsache begründet, daß Schelfhout damals noch in einem frühen Stadium seiner künstlerischen Entwicklung steckte – auch die Preise für andere Gemälde zeitgenössischer Künstler waren niedrig.[31] Diese niedrigen Preise weisen, zusammen mit der kleinen Anzahl zeitgenössischer Gemälde, die in den frühen Dekaden des Jahrhunderts auf Auktionen erschienen, darauf hin, daß das System der Auktionen noch nicht ganz entwickelt war, wenn es um zeitgenössische Kunst ging. 1810 wechselten die teuersten zeitgenössischen Gemälde, die auf Auktionen verkauft wurden, nämlich zwei Landschaften aus der Provinz Drenthe von Egbert van Drielst*, für nur je 65,50 Gulden den Besitzer. Auf derselben Auktion erzielte eine *Bewaldete Landschaft* von Hobbema, dem illustren Vorgänger und Vorbild van Drielsts, nicht weniger als 3250 Gulden.[32]

Einige Jahrzehnte später hatte sich die Lage völlig verändert, und die Preise für zeitgenössische Kunst überstiegen auf Auktionen gelegentlich die 1000-Gulden-Marke. 1840 wurden zwei Landschaften von Koekkoek für 1225 bzw. 1000 Gulden angeboten. Eine Landschaft von Schelfhout wurde 1840 für 1560 Gulden verkauft (Abb. 116), 1850 für 1355 Gulden.[33] Bis 1850 war der Preis für eine von Koekkoeks hügeligen Landschaften auf 2470 Gulden geklettert.[34]

Einige Jahre später lag das Preisniveau erheblich niedriger. Eine Winterszene von Schelfhout war 1860 mit 500 Gulden die teuerste Landschaft; von den anderen zeitgenössischen Werken erbrachte nur ein Bosboom mehr, und selbst dieses Werk ging für magere 550 Gulden weg.[35] 1870 fielen die Preise noch mehr. Nur das Werk des gefeierten Koekkoek, der 1862 gestorben war, erzielte mit 1510 Gulden bedeutend mehr.[36] Dieser Rückgang der Auktionspreise, der auch in der geringen Anzahl von Auktionen, die 1860 und 1870 organisiert wurden, wider-

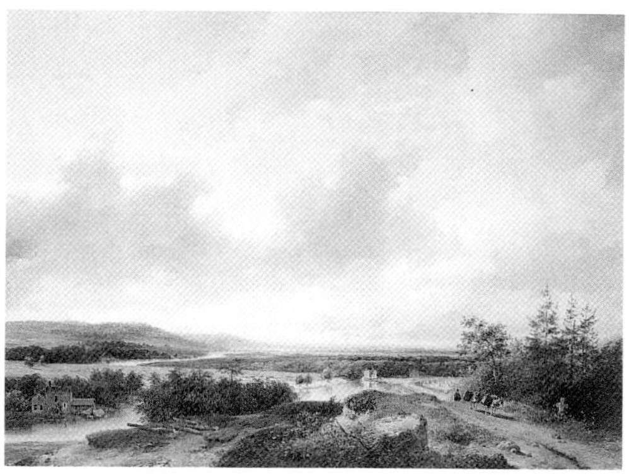

Abb. 116
Andreas Schelfhout (1787-1870), *Flußlandschaft in Geldern im Sommer*, 1835; Leinwand, 66 x 89 cm; Privatsammlung.

[29] Siehe ALM (Ausstellung Lebender Meister) Den Haag 1811, Kat. Nr. 94 und 95, und ALM Amsterdam 1850, Kat. Nr. 292.

[30] Lugt Nr. 9865, Kat. Nr. 98.

[31] Das teuerste Gemälde im Jahr 1820 war ein Genrestück von C.L. Hansen (1775-1840), das 200 Gulden erbrachte (Lugt Nr. 9865, Kat. Nr. 41).

[32] Lugt Nr. 7842, Kat. Nr. 26 (Van Drielst) und 40 (Hobbema).

[33] Lugt Nr. 15938, Kat. Nr. 20 und 21 (Koekkoek) und 51 (zu Schelfhout im Jahr 1840; siehe auch Laanstra 1995, Nr. Z1835-1) und Lugt Nr. 19779, Kat. Nr. 61 (zu Schelfhout im Jahr 1850).

[34] Lugt Nr. 19983, Kat. Nr. 36.

[35] Lugt Nr. 25243, Kat. Nr. 11 (Bosboom) und 125 (Schelfhout).

[36] Lugt Nr. 32241, Kat. Nr. 39 (Koekkoek). Selbst das teuerste Landschaftsgemälde, das 1870 verkauft wurde, ein Werk von J.B. Klombeck (1815-1893), Kat. Nr. 44, wechselte für nur 410 Gulden den Besitzer, und die Preise, die für andere Werke lebender Meister gezahlt wurden, überstiegen dieses Niveau nicht. Ein Gebot über 420 Gulden ging für eine Stadtszene von Cornelis Springer (1817-1891) ein, Kat. Nr. 32; ein kleines Genrestück von H.J. Scholten erzielte 425 Gulden (Lugt Nr. 31907, Kat. Nr. 125).

gespiegelt wird, gibt die trübsinnige Stimmung der Zeit wieder. Der Landschaftsmaler Louwrens Hanedoes klagte in Briefen von 1864 und 1865, daß *der Kunstsinn dieses Landes erstickt wird*. Er stellte fest, daß es ein Ergebnis *derzeitiger Umstände* und der Einstellung der *Regierung* sei, daß die Anzahl von Künstlern sinke und daß viele Fotografen oder Zeichenlehrer würden oder sogar emigrierten.[37]

Natürlich sind solche Beschwerden zu allen Zeiten laut geworden, aber Hanedoes' Behauptung birgt doch Wahres in sich. Seit 1848 (dem „Geburtsjahr" der liberalen Politik)

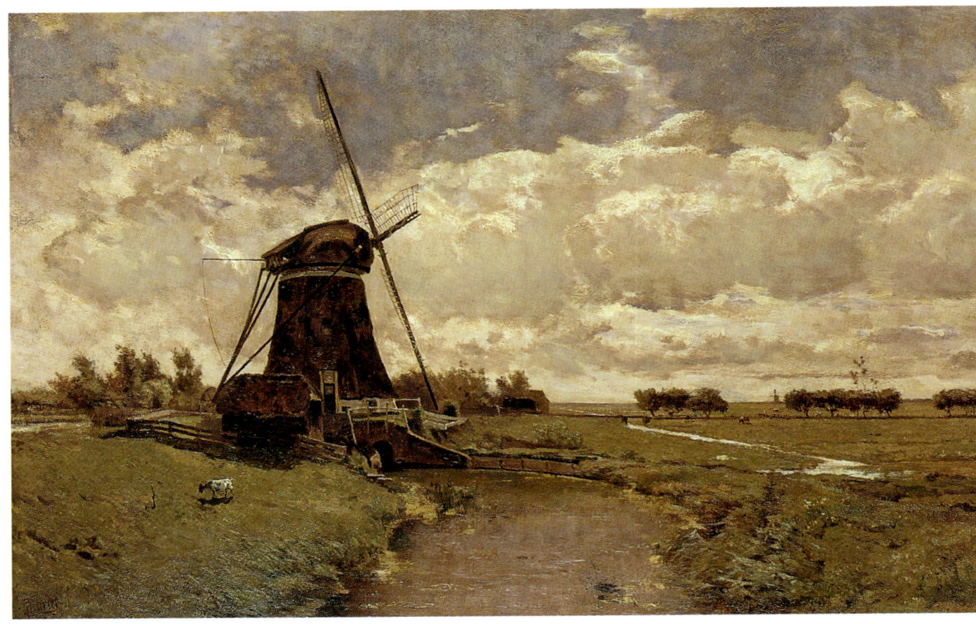

Abb. 118
Paul Joseph Constantin Gabriël (1828-1903), *Wassermühle bei Leidschendam*, um 1885; Leinwand, 65 x 97 cm; Dordrechts Museum, Dordrecht.

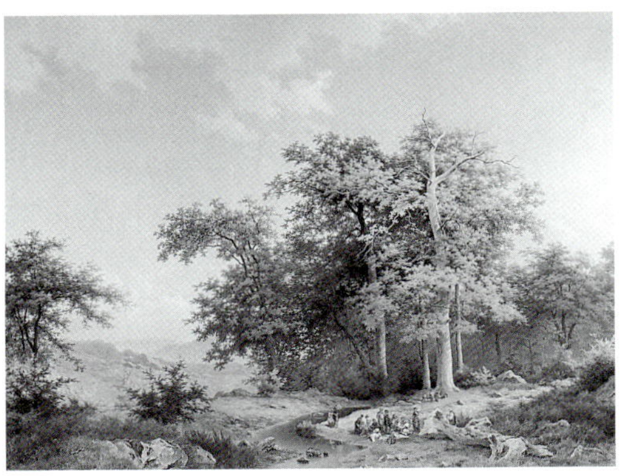

Abb. 117
Louwrens Hanedoes (1822-1905), *Waldlandschaft (Ein Ausflug nach Gelderland)*; Leinwand, 100 x 135 cm; ausgeschmückt von Charles Rochussen (1814-1894); Rijksmuseum, Amsterdam.

war die staatliche Förderung minimal gewesen, und das wirtschafliche Klima war nicht ganz so günstig, wie es im letzten Viertel des Jahrhunderts werden sollte. Es ist emblematisch, daß die Anzahl von Künstlern, die in dieser Zeit ihr Werk auf Ausstellungen präsentierten, etwas abnahm.[38] Überdies ist Hanedoes eine verläßliche Quelle, da er selbst aus einer wohlhabenden Familie kam und finanziell unabhängig war. So heißt es im oben erwähnten Brief von 1864: *... auch wenn ich selbst nicht zu klagen habe*, da er für seine Werke einen hohen Preis fordern konnte. Seine *Erinnerung aus dem Wald von Fontainebleau* (jetzt Amsterdam, Rijksmuseum) zählte auf der Amsterdamer Ausstellung von 1858 und auf der Haager Ausstellung im Jahr darauf mit 800 bzw. 1200 Gulden zu den hochpreisigen Landschaften (Abb. 117).[39]

Das Werk von Hanedoes, einem der *maîtres manqués* der Haager Schule, war einer der ersten Hinweise auf das, was kommen sollte. Ein anderer älterer, etablierter Landschaftsmaler, J.W. Bilders (Abb. 16), verlangte für sein Werk ebenfalls außerordentlich hohe Summen. Das Heim der Familie Bilders in Oosterbeek in der Provinz Gelderland wurde ein Treffpunkt für die erste Malergeneration der Haager Schule und wurde als „holländisches Barbizon" bekannt. Die Gelderland-Landschaften Bilders', die auf Ausstellungen zwischen 1850 und 1872 zu sehen waren, gehörten sämtlich zur Kategorie „teuer" bis „sehr teuer", das heißt sie lagen auf einem Preisniveau zwischen 1100 und 1500 Gulden.[40]

Im Vergleich mit den geforderten Preisen für Werke von Malern der Haager Schule nach 1875 waren diejenigen von Hanedoes und Bilders jedoch im Grunde sehr moderat. 1880 verlangte Mesdag für eine Strandszene enorme 5000 Gulden, und auch die Preise für die Werke von Gabriël* auf der Haager Ausstellung von 1881 und von Mauve* auf der Haager Ausstellung von 1887 waren sehr hoch (3000 bzw. 3600 Gulden).[41] Auch in den neunziger Jahren waren solche Preise nicht ungewöhnlich. Die teuerste Landschaft auf der Amsterdamer Ausstellung von 1895 war mit 4800 Gulden eine Strandszene von Jacob Maris*, gefolgt von Roelofs' *Am Ufer*, das mit 3000 Gulden ausgezeichnet war. Die teuerste Landschaft (3500 Gulden) auf der Haager Ausstellung von 1896 stammte von J.H. Weissenbruch*.[42]

Insofern wird der Eindruck, daß das Auftauchen neuer Bewegungen auf den Auktionen später spürbar wurde als auf den Ausstellungen, durch die Entwicklungen des Preisniveaus von Gemälden der Haager Schule auf den Auktionen selbst bestätigt. Obwohl 1880 die teuerste Landschaft – zu 1225 Gulden – ein Werk von Willem Roelofs* war, war das Interesse für seine anderen Gemälden sehr viel geringer. *Früher Morgen* von Mauve wurde für 40 Gulden verkauft,

37 Brief von L. Hanedoes an J.D. Kruseman von 27. Oktober 1864, jetzt im Gemeentearchief Den Haag (Sammlung von Malerbriefen, Akte L. Hanedoes); siehe auch Stolwijk 1997, S. 189.
38 Stolwijk 1997, S. 189.
39 ALM (Ausstellung Lebender Meister) Amsterdam 1858, Kat. Nr. 178; ALM Den Haag 1859, Kat. Nr. 238. Zu Hanedoes siehe de Leeuw, Sillevis u. Dumas 1983, S. 53; Kraan 1985/86, S. 92f; Hoogenboom 1993, S. 179f; de Bodt 1995, S. 99 und 137.
40 ALM Amsterdam 1850, Kat. Nr. 24 und 26; ALM Den Haag 1866, Kat. Nr. 34; ALM Den Haag 1872, Kat. Nr. 26.
41 ALM Amsterdam 1880, Kat. Nr. 272 (Mesdag); ALM Den Haag 1881, Kat. Nr. 108 (Gabriël); ALM Den Haag 1887, Kat. Nr. 280 (Mauve).
42 ALM Amsterdam 1895, Kat. Nr. 250(Maris) und Kat. Nr. 341 (Roelofs) und ALM Den Haag 1896, Kat. Nr. 232 (Weissenbruch).

eine holländische Landschaft von Gabriël für 125 Gulden.[43] Auch auf späteren Auktionen bestand keine Nachfrage nach dem Werk Gabriëls; nur der Preis für seine *Wassermühle bei Leidschendam* (Abb. 118), ein Werk, für das 1050 Gulden geboten wurden, kommt dem geforderten Preis für seine Gemälde auf den Ausstellungen nahe, einschließlich 2200 Gulden für *Abcouder See* im Jahr 1895 in Amsterdam.[44]

Es mag von Interesse sein, daß das Rijksmuseum auf der Amsterdamer Ausstellung von 1889 sein aufsehenerregendes und höchst modernes *„Im Monat Juli" – Mühle an einem Poldergraben* für 1000 Gulden kaufte (Abb. 119).[45]

1880 beschränkte sich das Interesse der Käufer auf Auktionen nicht auf Gemälde der Haager Schule. Eine Summe von 775 Gulden wurde für eine Winterlandschaft mit französischen Infanteristen von Wouter Verschuur Jun. (1841-1936) bezahlt, der sich im Unterschied zu seinem berühmteren Vater, dem Pferdemaler Wouterus Verschuur (1812-1874), auf reali-

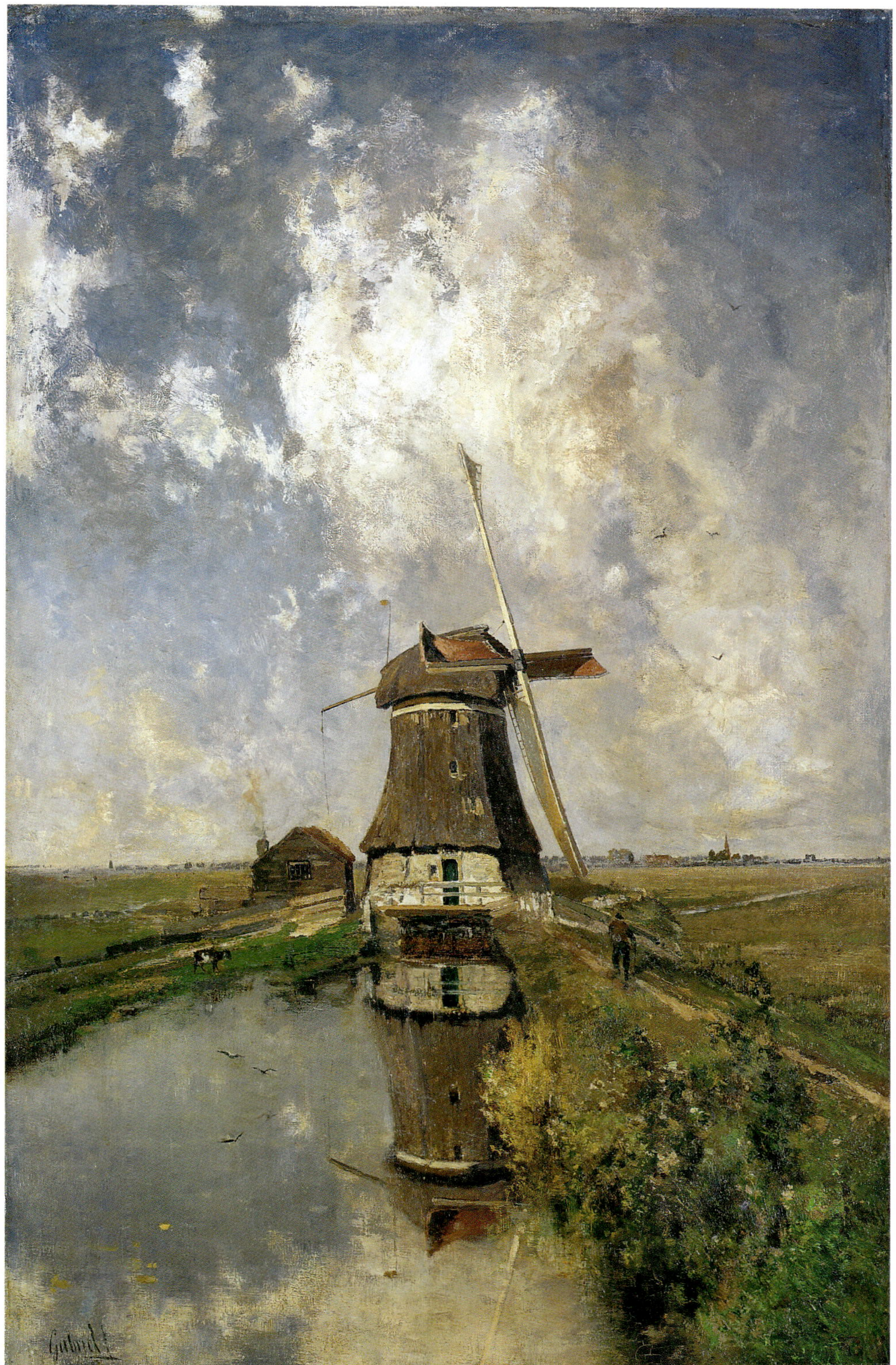

Abb. 119
Paul Joseph Constantin Gabriël (1828-1903), *„Im Monat Juli"; Mühle an einem Poldergraben*, um 1888; Leinwand, 102 x 66 cm; Rijksmuseum, Amsterdam.

[43] Lugt Nr. 40100, Kat. Nr. 140 (Roelofs zu 1225 Gulden), Lugt Nr. 39901, Kat. Nr. 85 und 86 (zu Werken von Roelofs, für die 152 bis 178 Gulden geboten wurden), Lugt Nr. 40051-2, Kat. Nr. 116 (Mauve), Lugt Nr. 40415, Kat. Nr. 13 (Gabriël).
[44] Lugt Nr. 58536, Kat. Nr. 36 (zu Wassermühle bei Leidschendam von Gabriël). Weitere Werke Gabriëls auf den Auktionen von 1890 und 1900 waren: Lugt Nr. 48764, Kat. Nr. 31 (für 120 Gulden), Lugt Nr. 57778, Kat. Nr. 25 (für 30 Gulden), Lugt Nr. 57884, Kat. Nr. 23-25 (für 375, 230 bzw. 96 Gulden), Lugt Nr. 58191, Kat. Nr. 30-32 (für 225, 190 bzw. 120 Gulden). Zu Abcouder See siehe ALM Amsterdam 1895.
[45] Siehe Loos u. Jansen 1995, S. 36, Kat. Nr. 9.

stische Szenen im Stil August Allebés (1838-1891) spezialisierte.[46] Das teuerste Gemälde (1500 Gulden) in jenem Jahr stammte von H.F.C. ten Kate (1822-1891). Es zeigte eine Gruppe von Musikern vor einem Hintergrund des 18. Jahrhunderts und war nach einem Schema ausgeführt, das dem Künstler viele Jahre lang gute Dienste leistete.[47]

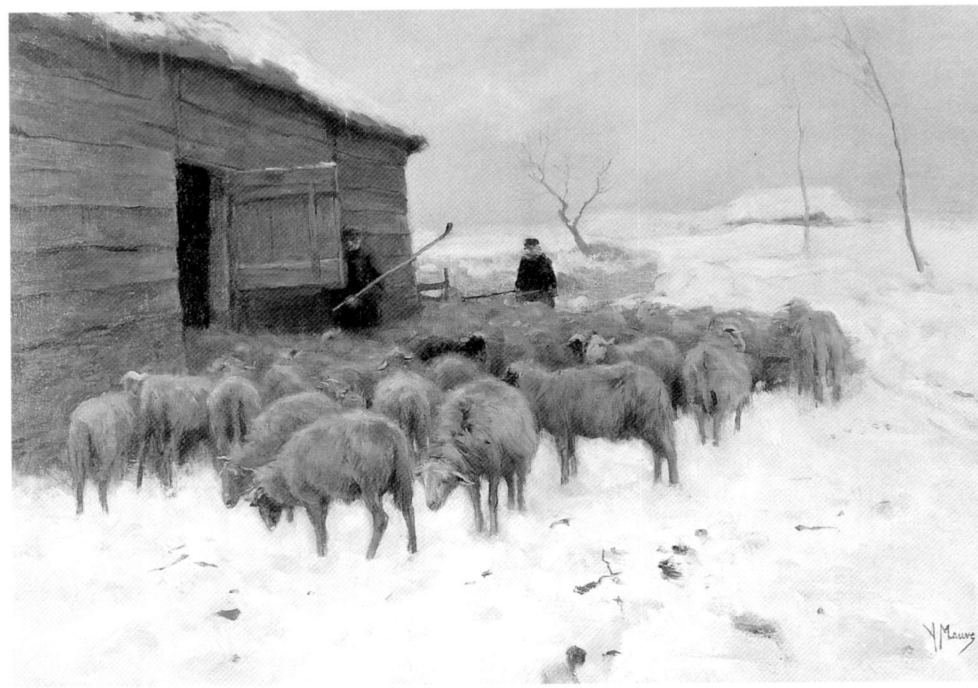

Abb. 120
Anthonij Mauve (1838-1888), *Zurück in den Stall*; Leinwand, 55 x 80 cm; Privatsammlung.

Die Auswirkungen der Popularität der Haager Schule wurden erst 1890 und danach richtig spürbar, zu einer Zeit, als die Preise durch interessierte ausländische Sammler in die Höhe getrieben wurden.[48] Ein Werk von Willem Maris* etwa erzielte in diesem Jahr 2000 Gulden; im Jahr 1900 wechselten andere Gemälde für 2000 Gulden den Besitzer.[49] Für einige Maler kam der Ruhm auf Auktionen zu spät. Mauve starb einige Jahre vor 1890, dem Jahr, in dem sein *Le potager* für 2525 Gulden verkauft wurde; 1900 bezahlte ein kanadischer Sammler 6600 Gulden für eines seiner Gemälde (Abb. 120).[50] Ein anderer Maler, der es nicht mehr erlebte, daß seine Gemälde auf Auktionen spektakuläre Preise erzielten, war Jacob Maris. 1900, ein Jahr nach seinem Tod, wurden zehn seiner Werke für Summen zwischen 2000 und 9100 Gulden verkauft.[51] Somit waren seine Werke in diesem Jahr die teuersten, die in andere Hände übergingen. Nur Jozef Israëls konnte mit eigenen Augen den erheblichen Wertgewinn seines Werks sehen. 1880 wurden seine Genreszenen mit Fischern und strickenden Frauen für etwa 500 Gulden angeboten, aber 1890 bezahlten die Sammler für seine Gemälde bis zu 3000 Gulden; 1900 erbrachte ein Werk sogar 4650 Gulden.[52]

Derartig hohe Preise wurden nur für das Werk von Künstlern bezahlt, die ihre frühen Rum über eine längere Zeitstrecke hinweg gerecht werden konnten. Sehr deutlich wird dies im Fall jener Maler, die am Rand der Haager Schule arbeiteten. Der Name Hanodoes zum Beispiel taucht in Auktionskatalogen nicht auf. 1860 wurde ein Werk von Bilders d.Ä. für nur ein paar hundert Gulden verkauft, weniger als die Hälfte dessen, was es auf Ausstellungen dieses Jahres erzielte, während die Gebote in den Jahren 1870, 1880 und 1890 bei 2 bis 55 Gulden lagen.[53] Ebenfalls aufschlußreich ist es, die Preise zu vergleichen, die für das Werk von Louis Apol auf Ausstellungen und Auktionen bezahlt wurden. Ab Mitte der achtziger Jahre des 19. Jahrhunderts zählten seine gewöhnlichen Winterlandschaften zu den teuersten angebotenen Werken. 1875 festigte er seinen Ruf mit *Ein Januarbend im Haager Wäldchen* mit einem geforderten Preis von 1200 Gulden; es wurde für 1000 Gulden von den staatlichen Sammlungen erworben (Abb. 121). Auf der Amsterdamer Ausstellung 1889 verlangte Apol je 3000 Gulden für *Sommernacht* und *Wintertag*.[54] Auf den Auktionen aber erschien das Werk Apols erst zehn Jahre später und erbrachte nicht mehr als ein paar hundert bis tausend Gulden.[55]

[46] Lugt Nr. 40100, Kat. Nr. 161; zu Verschuur jun. siehe Knoef 1947, S. 263-270.
[47] Lugt Nr. 40100, Kat. Nr. 132.
[48] Dumas 1983 und Dekkers 1996.
[49] Lugt Nr. 49374, Kat. Nr. 27 (zu Maris im Jahr 1890); Lugt Nr. 57778, Kat. Nr. 65 (für 850 Gulden); Lugt Nr. 58081, Kat. Nr. 102 (für 1260 Gulden); Lugt Nr. 58191, Kat. Nr. 88 (für 1950 Gulden); Lugt Nr. 58484, Kat. Nr. 65 (für 2300 Gulden).
[50] Lugt Nr. 48764, Kat. Nr. 193 (zu Mauve im Jahr 1890) und Lugt Nr. 58536, Kat. Nr. 60 (zu Mauve im Jahr 1900).
[51] Lugt Nr. 57778, Kat. Nr. 62; Lugt Nr. 58191, Kat. Nr. 87; Lugt Nr. 58484, Kat. Nr. 63 und 64; Lugt Nr. 58536, Kat. Nr. 53-83.
[52] 1880: Lugt Nr. 39901, Kat. Nr. 37 (449 Gulden), Lugt Nr. 40051-52, Kat. Nr. 24 (570 Gulden); 1890: Lugt Nr. 48764, Kat. Nr. 54 (115 Gulden), Lugt Nr. 49374, Kat. Nr. 18 und 19 (3150 bzw. 2500 Gulden); 1900: Lugt Nr. 57778, Kat. Nr. 39 und 40 (4650 bzw. 3300 Gulden).
[53] 1860: Lugt Nr. 25243, Kat. Nr. 6, Lugt Nr. 25509, Kat. Nr. 13, Lugt Nr. 25580, Kat. Nr. 7*, Lugt Nr. 25728, Kat. Nr. 13, Lugt Nr. 25744, Kat. Nr. 70; 1870: Lugt Nr. 32062, Kat. Nr. 10; 1880: Lugt Nr. 39901, Kat. Nr. 4-8, Lugt Nr. 40051-52, Kat. Nr. 2; 1890: Lugt Nr. 49147, Kat. Nr. 7.
[54] ALM Amsterdam 1889, Kat. Nr. 9 und 10.
[55] Lugt Nr. 57778, Kat. Nr. 1 und 2; Lugt Nr. 57884, Kat. Nr. 1 und 151; Lugt Nr. 58191, Kat. Nr. 2-4; Lugt Nr. 58484, Kat. Nr. 4 und 5; Lugt Nr. 58536, Kat. Nr. 3 und 4.

In Anbetracht dieser Preisentwicklungen ist der Erfolg der Haager Schule sowohl auf Ausstellungen als auch Auktionen offensichtlich. Die Tatsache, daß die Auswirkungen dieser Entwicklungen im Fall der Auktionen erst später spürbar wurden, lag an den unterschiedlichen Positionen, die diese beiden Marktsegmente einnahmen. Die Frage ist, ob sich die Preise für Landschaftsgemälde von denjenigen für andere Gattungen vor, während oder nach dem Erscheinen der Haager Schule unterschieden. Die Tabellen 1 und 2 zeigen das Verhältnis der Preise für Landschaften auf den Ausstellungen und den Auktionen sowie der Preise für andere Gattungen. Das Endergebnis besagt, daß die Preisunterschiede zwischen Landschaftsgemälden und den anderen Gattungen minimal waren.

Auf den Ausstellungen, die in der ersten Hälfte des 18. Jahrhunderts veranstaltet wurden, waren Landschaftsgemälde nicht ganz so teuer wie andere Gattungen. Sie waren überdies in den Kategorien mit niedrigeren Preisen besser vertreten als andere Gattungen, aber weniger gut in den höheren Preisklassen. In der Zeit von 1858 bis 1872 waren die Unterschiede

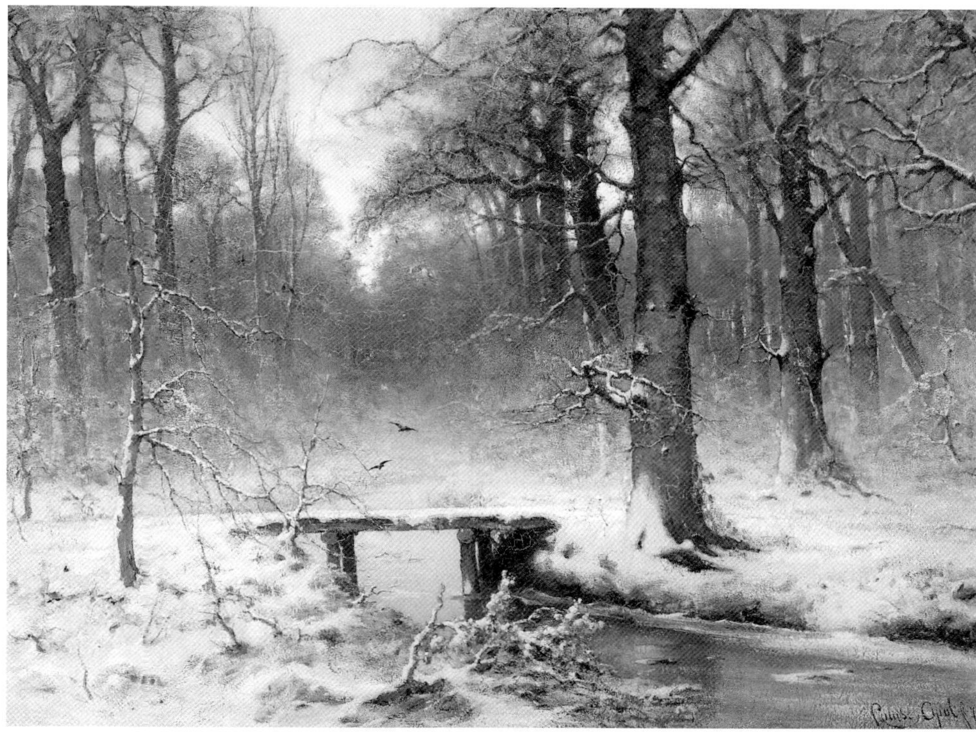

Abb. 121
Louis Apol (1850-1936), *Ein Januarabend im Haager Wäldchen*, 1875; Leinwand, 92 x 121 cm; Rijksmuseum, Amsterdam.

geringfügig. Der Preisanstieg von Gemälden, die zum Verkauf ausstanden, betraf nicht nur die Landschaften, sondern auch andere Gattungen. Nur zwischen 1880 und 1896 war die Gattung Landschaft etwas teurer als die anderen Gemäldetypen.

Auf den Auktionen der ersten Jahrhunderthälfte gab es wiederum keinen wesentlichen Unterschied zwischen den Preisen für Landschaftsgemälde und denjenigen für andere Gattungen. Lediglich in der Preisstufe von 100 bis 500 Gulden waren Landschaftsgemälde etwas besser repräsentiert. In der Periode 1860-1870, als so berühmte Maler wie Koekkoek und Schelfhout bereits tot waren und sich ihre Nachfolger noch keinen Ruf erworben hatten, waren Landschaften etwas weniger teuer. 1880-1890, als die hohen Preise für die Haager Schule spürbar wurden, lagen die Preise in der Gattung Landschaft etwas über dem Durchschnitt; auch dies war in der Kategorie 100-500 Gulden am deutlichsten zu erkennen.

Der besondere Platz, den die gemalte Landschaft innerhalb der holländischen Kunst im 19. Jahrhundert einnahm, wurde auf dem zeitgenössischen Kunstmarkt in dem Sinne offensichtlich, als der Anteil dieser Gattung im Rahmen der Vollzahl zum Verkauf angebotener Gemälde beträchtlich war, nämlich 25-30 Prozent auf den Ausstellungen und in den öffentlichen Sammlungen in der Zeit bis 1850. Die Anzahl zum Verkauf angebotener Werke stieg möglicherweise dank der Popularität der Haager Schule während des dritten Viertels des Jahrhunderts um weitere 5-10 Prozent an. Auf den Auktionen gab es für ein solches Wachstum weniger Anzeichen; der Anteil von Landschaftsgemälden auf den Auktionen während des ganzen Jahrhunderts blieb mit etwa 40 Prozent konstant. Im Fall des Kunsthandels Goupil zeichnete sich ein Anstieg in der Anzahl von Landschaften erst ab, nachdem die Haager Schule ihren Ruf etabliert hatte.

Die Unterschiede in der Preisentwicklung zwischen Landschaften und anderen Gattungen waren geringer, als es die spezielle Stellung der Gattung Landschaft vermuten läßt. Die Preise für Gemälde in der zweiten Hälfte des 19. Jahrhunderts weisen sowohl auf den Ausstellungen als auch den Auktionen einen beachtlichen Anstieg auf. Doch hob sich diese Situation im Hinblick auf die Landschaft nur unwesentlich von der allgemeinen Tendenz ab. Nur in den letzten Jahrzehnten des Jahrhunderts, als die Haager Schule bereits sehr angesehen war, erzielte ein Landschaftsgemälde in der Regel einen etwas höheren Preis als ein Werk aus einer anderen Gattung, sowohl auf Ausstellungen als auch auf Auktionen.

Um 1850 war der holländische Kunstmarkt für die Entwicklung einer Landschaftsschule recht günstig. Es bestand eine große Nachfrage nach Gemälden dieser Kategorie, wie anhand der Anzahl von zum Verkauf angebotenen Werken auf Auktionen und Ausstellungen sowie anhand der Zusammensetzung öffentlicher Sammlungen zu sehen ist. Aus der Preisentwicklung wird jedoch deutlich, daß der künstlerische Erfolg der Haager Schule einen größeren Einfluß auf den Markt ausübte als umgekehrt.

Bei Chris Stolwijk, Maarten Jan Blok und Wiepke Loos bedanke Ich mich herzlich für die Hilfe und die Vorschläge mit denen sie mich beim Schreiben dieses Artikels unterstützt haben.

TABELLE 1
Prozentsätze von Gemälden, die pro Preiskategorie zwischen 1811 und 1896 auf Ausstellungen in Amsterdam und Den Haag zum Verkauf angeboten wurden. Die Daten über die Landschaftsgemälde für die Periode von 1811-1850 basieren auf den Katalogen der Haager Ausstellungen in den Jahren 1811, 1835 und 1843 und der Amsterdamer Ausstellung 1850.
Die Daten für die Perioden 1858-1872 und 1880-1896 beruhen auf der Datengrundlage von Stolwijk. Zur Zusammensetzung der Datensammlung siehe Stolwijk 1997, S. 124, Anm. 80.

PERIODE	TYPUS	N	0<100	100<200	200<300	300<400	400<500	500<1000	>1000	?
1811-1850	LANDSCHAFT	274	30,2	28,1	17,1	8,4	5,8	6,6	2,2	1,5
1811-1850	ANDERE GATTUNGEN	540	24,3	28,5	14,4	11,9	4,4	9,3	4,4	2,8
1858-1872	LANDSCHAFT	585	14,7	26,3	18,8	9,4	8,7	16,7	5,3	-
1858-1872	ANDERE GATTUNGEN	1069	15,6	24,6	16,7	10,7	7,5	16,2	8,7	-
1880-1896	LANDSCHAFT	597	3,0	12,4	20,1	13,0	8,9	27,0	15,6	-
1880-1896	ANDERE GATTUNGEN	1175	6,2	15,1	17,3	13,3	10,1	20,9	17,0	

TABELLE 2
Prozentsätze von Gemälden lebender holländischer Künstler, die auf den Auktionen in Amsterdam von 1810 bis 1850 (1810, 1820, 1830, 1840 und 1850), von 1860 bis 1870 (1860 und 1870), von 1880 bis 1900 (1880, 1890 und 1900) pro Preiskategorie angeboten wurden.

PERIODE	TYPUS	N	0<50	50<500	100<500	500<1000	>=1000	?
1810-1850	LANDSCHAFT	194	63,4	11,8	19,6	0,5	3,1	1,5
1810-1850	ANDERE GATTUNGEN	312	63,8	14,1	15,4	4,2	0,6	1,9
1860-1870	LANDSCHAFT	236	79,9	11,4	8,9	-	-	-
1860-1870	ANDERE GATTUNGEN	382	75,7	12,8	9,4	0,3	-	1,8
1880-1900	LANDSCHAFT	385	41,0	15,6	31,2	5,7	2,9	3,6
1880-1900	ANDERE GATTUNGEN	529	40,8	20,8	24,2	6,0	4,0	3,6

PETER VAN ZONNEVELD

Erhaben, wild oder anmutig?

Die romantische Landschaft und die niederländische Literatur, 1750-1850

Der Begriff der „Romantik" ist oftmals ungenau und verwirrend, wird aber viel benutzt. Das Wort ruft ganz entgegengesetzte Assoziationen hervor: von Treidelschiffen und Kutschen, Strandwanderungen und Diners bei Kerzenlicht bis zu tragischen Liebesgeschichten, Seufzern, Klageliedern, Tränen, vorzeitigem Tod, Friedhöfen und trauriger Musik. Um das romantische Naturbild der niederländischen Literatur im Zeitraum von 1750 bis 1850 eingehender betrachten zu können, ist eine kleine Exkursion in die fernere Vergangenheit erforderlich.

Das englische Wort „romantic" kam erstmals im 17. Jahrhundert vor.[1] Es bedeutete damals „wie in den Romanzen", was soviel wie „unwahr, unwahrscheinlich, übertrieben, phantasiereich" heißen sollte. Unter einer Romanze ist dabei ein episches Gedicht über merkwürdige Begebenheiten oder eine rührende Liebesgeschichte in einfacher Sprache zu verstehen. Das Genre hatte sich im Mittelalter in Spanien herausgebildet und wurde im 17. Jahrhundert nicht besonders hoch bewertet. „Romantic" konnte sich auch auf den Roman beziehen, in dem ebenfalls unwahrscheinliche Ereignisse stattfanden. Schon bald bezeichnete man auch Personen, die zu Übertreibung, Exaltiertheit oder Exzentrismus neigten und insofern an Romanfiguren erinnerten, als „romantisch" (oder ähnliches). Auf diesen literarischen und psychologischen Konnotationen folgten alsbald landschaftliche: unter einer romantischen Landschaft verstand man eine Gegend, die die Phantasie anregte und an die wilde und bizarre oder liebliche und idyllische Szenerie der Romanzen erinnerte. Dieser landschaftliche Begriffsinhalt entwickelte sich im 18. Jahrhundert weiter und blieb bis zum heutigen Tag bestehen.

Um 1800 bildete sich in Deutschland eine neue Bedeutung des Wortes heraus: „romantisch" nannte man die Literatur, die nicht (wie die Aufklärung oder die Klassik) auf die Antike zurückgriff. Anfangs bezog sich das auf die mittelalterliche Literatur, aber bald gab sich auch eine zeitgenössische literarische Strömung diesen Namen. Die genaue literaturwissenschaftliche Bedeutung des Begriffs war schon damals umstritten. Man hat seither zahllose Versuche unternommen, das Phänomen zu interpretieren. Daraus sind über tausend verschiedene Definitionen hervorgegangen.[2] Wer den Begriff „Romantik" benutzt, kommt also nicht umhin zu erläutern, was er darunter versteht.

Was die Beschreibung der Landschaft angeht, besteht das Problem darin, daß die alten Inhalte des Attributs „romantisch" und die neuen Inhalte des Begriffs der „Romantik" seit dem 19. Jahrhundert nebeneinander und durcheinander existieren. Daher herrscht auf diesem Gebiet soviel Sprachverwirrung. Aus diesem Grund kehre ich zunächst zum Beginn des 18. Jahrhunderts zurück, als die als romantisch klassifizierte Landschaft ihren Siegeszug durch Europa antrat.

DIE ROMANTISCHE LANDSCHAFT: EINDRUCKSVOLL ODER IDYLLISCH?

Schon bald nach 1700 bezeichnete man in England sehr unterschiedliche Landschaftstypen als „romantic", *whether felt as irregular, strange, and fantastic; primitive, untamed, and wild; varied,*

[1] Eichner 1972 und van den Berg 1973.
[2] Remak 1973.

changing, and contrasting; richly fertile, or peaceful and secluded.[3] In James Thomsons (1700-1748) großem didaktischen Gedicht *The Seasons* (1730), das eine äußerst wichtige Rolle bei der Verbreitung der landschaftlichen Bedeutung des Begriffs in Europa spielte, ist „romantic" jedoch in erster Linie für die wilde schottische Hochgebirgslandschaft reserviert.

In der Landschaftsarchitektur vollzogen sich um 1760 einschneidende Veränderungen. Die streng geometrische Gartenstruktur wich einer lockereren Einteilung des Geländes (S. 65-69).[4] Englische, französische und deutsche Theoretiker lieferten einen Beitrag zur Entwicklung dieser Ideen. Der Garten sollte beim Spaziergänger seit jeher angenehme Gedanken und Wahrnehmungen hervorrufen. Kleine Tempel, Ruinen und Aufschriften sollten dabei helfen. In der zweiten Hälfte des 18. Jahrhunderts war man der Ansicht, die Natur solle mehr für sich sprechen. Bäume, Wiesen und Wasserpartien übernahmen die Aufgabe der obengenannten künstlichen

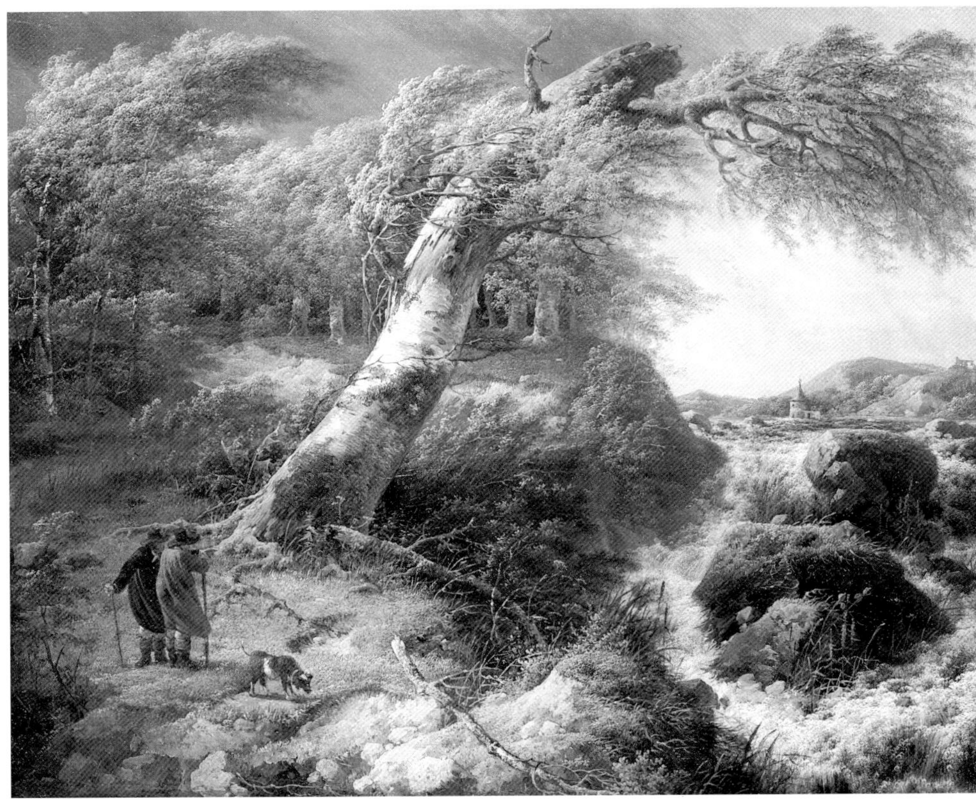

Abb. 122
Gerard van Nijmegen (1735-1808), *Landschaft mit wehenden Bäumen*, 1804; Holztafel, 74 x 92 cm; Hoogsteder u. Hoogsteder BV., Den Haag.

Elemente. Stärkere Kontraste sollten die Wahrnehmung des Betrachters anregen, ihn in die richtige Stimmung versetzen. Zu diesem Zweck besann man sich auf die Landschaftsmalerei, was den Begriff des Malerischen mit neuem Inhalt erfüllte: man meinte damit den pittoresken Effekt, den bestimmte Elemente in einer Landschaft erzielen konnten. In den Niederlanden trug vor allem der deutsche Autor C.C.L. Hirschfeld (1742-1792) mit seinen Schriften zur Verbreitung der neuen Ideen bei, wobei er den Begriff des Romantischen häufig benutzte.[5]

Das niederländische Äquivalent zum englischen „romantic" und zum deutschen „romantisch" war zunächst „romanesk". Es verfügte ebenfalls über ein breites Spektrum von Bedeutungen. So belegte man mit diesem Wort Landschaften, die man als unnatürlich und unwahrscheinlich empfand - ganz im Sinne der alten Bedeutung „wie im Roman". Ein gutes Beispiel dafür ist bei Rhijnvis Feith zu finden, der im Jahre 1784 schrieb: *Man denke an jemanden, der die Natur überhaupt nicht studiert hat oder sie nur insoweit kennt, als sie sich ihm innerhalb der kleinen Umrisse unseres Gemeinwesens offenbart; die Szenen und Bilder, die ein Dichter, selbst blindlings, von der Natur abschreibt – aber so, wie sie sich, beispielsweise, in der Schweiz, Italien und Sizilien zeigt – sie werden ihm bereits romanesk vorkommen, und wie wird das erst sein, wenn der Künstler aus diesen malerischen Ländern sein Ideal herauskristallisiert und auf selbiges hingearbeitet hat? Wie viele schöne Beschreibungen finden wir im Vergil, die niemandem natürlich vorkommen werden, der den gesegneten Landstrich nicht kennt, in dem jener lebte, und wo eine Natur, die milder als in den nördlichen Teilen Europas ist, all ihre Schätze zur Schau stellte.*[6] In demselben Text spricht Feith nur wenige Zeilen weiter von einem unterirdischen Garten auf Sizilien, der die Reisenden mit seinem romanesken Charakter begeistere. Hier wird der Begriff also positiv-landschaftlich verwendet, im Sinne von „bezaubernd" (Abb. 122).[7]

[3] Immerwahr 1966, S. 3, und van den Berg 1973, S. 14f.
[4] Koolhaas-Grosfeld 1995, S. 122-133.
[5] Van den Berg 1973, S. 139 und 230.
[6] Zitiert nach van den Berg 1973, S. 131.
[7] Van den Berg 1973, S. 131f.

Die Verwendung des Begriffs des Romantischen in seiner landschaftlichen Bedeutung unterliegt im 18. Jahrhundert in den Niederlanden einem beachtlichen Wandel. Zunächst wird der Begriff über die Bedeutungen „wunderbarlich", „unglaublich" und „märchenhaft" (also „wie im Roman") auf Landschaften angewendet, die man für ungewöhnlich, bizarr und exotisch hält. Unter dem Einfluß der veränderten Ideen über die Natur änderte sich auch der landschaftliche Begriffsinshalt. Der Akzent verschob sich von „eindrucksvoll" und „erhaben" in Richtung „bezaubernd", „anmutig" und „idyllisch".[8] Die Niederlande folgten dabei dem Beispiel anderer Länder. So unterschied man in Deutschland zwischen dem „Wild-romantischen" und dem „Schön-romantischen".[9] Meines Erachtens hat gerade diese Dichotomie stark zur Sprachverwirrung beigetragen. Ob man eine Landschaft als großartig und eindrucksvoll oder als lieblich und anmutig empfindet, ist ja ein beträchtlicher Unterschied. Obwohl die These noch geprüft werden muß, hat es den Anschein, daß das Wilde in der niederländischen Literatur des 19. Jahrhunderts kaum vorkommt, das Idyllische und Anmutige dagegen um so mehr.

DIE LANDSCHAFT DER ELISABETH MARIA POST

Der erste Autor des 18. Jahrhundert, bei dem die landschaftliche Bedeutung des Begriffs eine wesentliche Rolle spielt, ist Elisabeth Maria Post (1755-1812).[10] In ihrem Roman *Het land, in brieven* (Das Land in Briefen, 1788) beschreibt sie die Umgebung von Amerongen, in der sowohl bewaldete Ausläufer des Utrechter Höhenrückens als auch Wiesen und Flußlandschaften vorkommen. Eufrosyne, die in der Stadt lebt, unternimmt mit ihrer Busenfreundin Emilia einen Ausflug im Pferdegespann: *Auf einem offenen Bauernwagen [..] fuhren wir gemütlich an bebauten Flächen und Weiden, bestellten Feldern und Heideflächen, Bergen und Tälern vorbei, bis wir bei dem ausgedehnten Wald am Fuße eines Berges ausstiegen, mit einer Seele, die ganz auf die Betrachtung der romanesken Schönheit, die wir hier antrafen, vorbereitet war. Stellen Sie sich einen nicht absehbaren Kreis überwiegend alter, bemooster Bäume vor, die steil und gerade emporragten, einander mit den breiten Kronen berührten und also die Schatten verdoppelten; und unter einigen derselben kleine Grashügel, von der Natur als Ruhestelle vorbestimmt; der Boden, einmal mehr, einmal weniger hügelig, war mit einem grünen Teppich aus weichem Moos bewachsen. Hier herrschte, mehr als ich anderswo sah, die schöne Unordnung, die die freie Natur aufweist, wenn sie nicht von einer verunstaltenden Kunst in Bande geschlagen wird. Vögel, die den stillen, einsamen Schatten aufsuchen, wo kein menschliches Gewühl sie stört, da nur die Echos ihr Lied nachahmen, bewohnten in friedlicher Gemeinsamkeit diesen kaum besuchten Wald; ihrem gemischten Wildsang lauschend, irrten wir in stiller Freude über die verschlungenen Pfade.* (Abb. 123)[11]

Post achtet offensichtlich auch auf Details und kennt die Namen der verschiedenen Vogelarten, wie aus ihrer Beschreibung einer Wanderung im Winter hervorgeht: *Endlich kam ich an einen Tannenwald, der auf einem steilansteigenden Berg mit erschütternder Schönheit sein grünes Dach entfaltete, im Umkreis blauer Berge, denen die helle Sonne gefällige Heiterkeit verlieh. Dieses Grün stach durch die Dürre der umliegenden Felder stärker ab. Verschiedene Vögel, geschweifte Kohlmeisen, gesellige Zaunkönige und Finken hüpften hier auf den grünen Ästen, sangen alles, was Mutter Natur sie gelehrt hatte, und vergaßen, genau wie ich, als ich bis ins Innerste der verschlungenen Pfade vorgedrungen war, daß außerhalb dieses Waldes der dürre Winter herrschte. Überall zierten Moospflanzen den Boden, in der Sorte so unterschiedlich wie in der Schönheit: – diese hatten feingeschnittene und zweifarbige Blätter, jene dunkelgrüne Quasten und wieder andere, zart seegrüne, hatten wohlgeformte Ästchen und Blättchen und bildeten einen Hochwald oder ein Unterholz im kleinen.*[12]

Post repräsentiert in ihrem literarischen Schaffen die Physikoteleologie, die philosophische Naturbetrachtung, die davon ausging, daß sich Gott dem Menschen in der Natur zeige. Solche Ideen kamen auch schon im 17. Jahrhundert vor. So entdeckte der Biologe Jan Swammerdam (1637-1680) *den allmächtigen Finger Gottes in der Anatomie einer Laus*. Daß sein Opus magnum, das postum von Boerhaave veröffentlicht wurde, den Titel *Bijbel der Natuure* (Bibel der Natur) erhielt, ist kein Zufall.[13] Für die Literatur stellte das bereits erwähnte Lehrgedicht *The Seasons*, das auch ins Niederländische übersetzt wurde, eine wichtige Inspirationsquelle dar. Die Natur zeugte – wie eine Bibel – von Gottes Weisheit und Güte. So heißt es bei Post: *Noch viel größer wurde meine Freude, als ich, einige Moospflänzchen von einem Baum pflückend, bemerkte, daß diese schönen Gewächse als Versteck für eine große Menge kleiner, fast unsichtbarer Insekten dienten, die hier, in nahrhaftem Schlaf in ihre Zellen eingesponnen, der Ungnade des Winters entkommen waren. Hier fühlte ich mit einer stumm machenden Ehrfurcht die peinliche Vorsorge des guten Schöpfers, die selbst solchen kleinen, schwer zu bemerkenden Geschöpfen gilt!*[14]

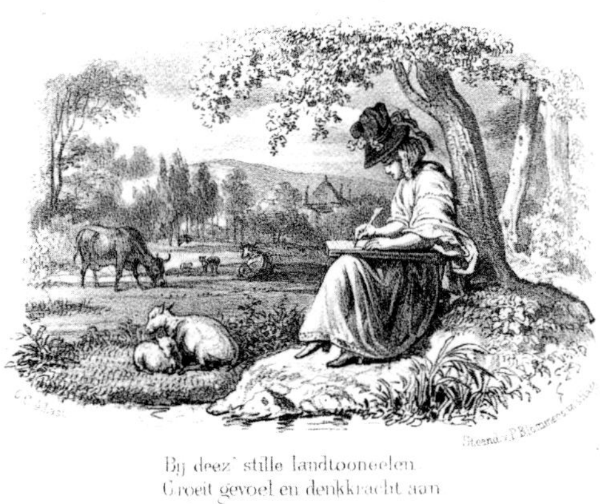

Abb. 123
Bei solch' stillen Landschauspielen / Erstarkt Gefühl und Denkkraft wieder; Lithografie von P. Blommers nach einem unbekannten Zeichner, um 1850; Erstveröffentlichung auf dem Titelblatt von Elisabet Maria Post, *Reinhart, of natuur en godsdienst*; Amsterdam 1791; Privatsammlung.

[8] Ebenda, S. 148.
[9] Ebenda, S. 33.
[10] Zu Post siehe Paasman 1974 und Paasman 1984.
[11] Post 1788, S. 205f.
[12] Ebenda, S. 28f.
[13] Schierbeek 1923, S. 88.
[14] Post 1788, S. 29f.

WEISHEIT, SCHÖNHEIT, NUTZEN UND GESCHICHTE

Das Ideengut der Physikoteleologie fand in den Niederlanden vor allem Verbreitung durch den *Katechismus der natuur* (Katechismus der Natur, 1777-1779) aus der Feder des Zutphener Pfarrers Johannes Florentius Martinet (1729-1795).[15] Dieses Werk verdeutlichte dem Leser in Dialogform, wie man Gottes Weisheit in der Natur entdecken kann. Mit seiner Orientierung auf die Schönheit des eigenen Landes hat dieses Werk großen Einfluß auf die Literatur des späten 18. und des beginnenden 19. Jahrhunderts ausgeübt.[16] Ein deutliches Beispiel dafür ist ein Buch des Schriftstellers Adriaan Loosjes (1761-1818) aus dem Jahre 1804, das den Titel *Hollands Arkadia of wandelingen in den omstreeken van Haarlem* (Hollands Arkadien oder Spaziergänge in der Umgebung von Haarlem) trägt. Der Autor wollte beim niederländischen Leser vor allem den Sinn für die Naturschönheit des eigenen Landes entwickeln. Zu diesem Zweck läßt er sechs Erwachsene und ein Kind in der Umgebung von Haarlem spazierengehen, die ihnen wie ein einziger großer Garten voller verschiedenartiger und kontrastreicher Erscheinungsformen der Natur vorkommt. Der Anblick einiger Kühe veranlaßt Loosjes zu Betrachtungen über den Nutzen dieser Tiere, und der Anblick einer Ruine löst eine Diskussion über das Wie und Warum der anmutigen Wirkung eines solchen Bauwerks aus.[17] Dieses Werk ist kein Einzelfall – auch andere Autoren bemühten sich, die Aufmerksamkeit auf die Schönheit des eigenen Landes zu lenken.

Eine wichtige Rolle spielte diesbezüglich David Jacob van Lennep (1774-1853). 1827 erschien seine einflußreiche *Verhandeling over het belang van Hollands grond en oudheden voor gevoel en verbeelding* (Abhandlung über die Bedeutung des holländischen Bodens und der Altertümer für das Gefühl und die Phantasie).[18] Für ihn hängt die hübsche holländische Landschaft mit dem Nutzen zusammen, den dieser von Menschenhand geschaffene „Garten" seinen Bewohnern bringt: *Wenn der Holländer von seinen Dünen ins Land hinunterschaut, findet er zu seiner Freude in der holländischen Tiefebene ein unaufhörliches Schauspiel des Wohlstands, der reich an Erzeugnissen der Viehzucht, des Garten- und Ackerbaus ist, die, im Überfluß nach anderswo ausgeführt, den Fleiß der Landleute mit reichlichem Gewinn lohnen: und die Freude, mit welcher ihn dieser Anblick erfüllt, wächst und steigt noch bei dem Gedanken, daß diese Tiefebene, der holländische Garten, kein Geschenk der Natur ist, sondern eher gegen der Willen der Natur von der Umsicht und dem Mut und der Ausdauer der Einwohner so geformt worden ist.*[19]

Van Lennep verleiht der Landschaftsbetrachtung eine weitere Dimension. In der Nachfolge von Naturkundlern des 19. Jahrhunderts wie Claas Bruin sieht er die heimatliche Erde auch aus historischer Perspektive: *Boden und Geschichte stehen bei uns in enger Beziehung zueinander. Es gibt wohl keine Stelle in Holland, deren Betrachtung uns nicht in frühere Zeiten zurückführt, die nicht mit edler Kriegstugend, tapferer Freiheitsliebe oder wackerem Tun und unermüdlicher Geduld verknüpft sind. Dagegen sieht der Fremdling, an eine wilde und wüste, gänzlich romantische Natur gewöhnt, höhnisch auf das einförmige Schauspiel unserer flachen, in Koppeln unterteilten Weiden und Polder herab. Wenig weiß er davon, daß selbst in dieser eintönigen Abfolge von Weiden und Poldern für den Holländer ein Denkmal vaterländischen Ruhms, einen Anreiz zu hohem Gedankenflug steckt.*[20]

Daß der Holländer zwar nicht über wilde, aber doch ganz bestimmt anmutige Landschaften verfüge, unterstreicht van Lennep noch einmal: *Dennoch, hat Holland denn nur Weiden und Polder und Seen und Moore, wie der Fremdling, der es nie betrachtet hat, annimmt? – Vielleicht sind wir reicher als er, wenngleich nicht an erschröcklichen und schauerlichen, so doch an einladenden und gefälligen Landszenen. Vielleicht bietet die Natur hier mehr Überfluß an allem, was Herz und Gefühl in angenehmer Art und Weise umschmeichelt.*[21]

DIE NATUR UND DIE ROMANTIK

Die Idee der romantischen Landschaft, die zum Nachdenken anregt, weil sie eindrucksvoll und erhaben oder so anmutig ist, daß sie beim Betrachter angenehme Empfindungen hervorruft, bildete sich im 18. Jahrhundert heraus. In der ersten Hälfte des 19. Jahrhunderts war vor allem das Anmutige der dominierende Ausgangspunkt für die Beschreibung der niederländischen Landschaft in der Literatur. Man koppelte es an Betrachtungen über die Weisheit Gottes, den wirtschaftlichen Nutzen und die vaterländische Geschichte. Mit der internationalen literarischen Strömung der Romantik hat das alles nicht viel zu tun. Sie hat in den Niederlanden kaum Widerhall gefunden. Wer von einer strengen Definition des Begriffes ausgeht, wie es beispielsweise der Literaturhistoriker René Wellek tut, wird in der niederländischen Literatur wenig Einschlägiges entdecken.[22] Wellek geht von den folgenden Schlüsselbegriffen aus: das organische Naturbild, die Phantasie als schöpferische Kraft und die Verwendung von Symbolen und

[15] Paasman 1971. Siehe auch den Artikel von Koolhaas-Grosfeld in diesem Katalog.
[16] Paasman 1970.
[17] Koolhaas-Grosfeld 1995, S. 124-128.
[18] Stuiveling 1966; siehe auch van den Berg 1995.
[19] Stuiveling 1966, S. 38.
[20] Ebenda.
[21] Ebenda.
[22] Wellek 1949.

Mythen. Damit blieben etwa Lord Byron und Walter Scott, die doch in den meisten Abhandlungen der Romantik zugerechnet werden, auf der Strecke. Vermutlich ist es sinnvoller, von einer etwas großzügigeren Definition auszugehen, in der der Akzent auf dem Gefühl und der Phantasie liegt, auf einem ausgeprägten Individualismus, der Unzufriedenheit mit der Existenz, der Flucht aus dem Hier und Jetzt - hinein in die Natur, in ferne Länder, in die Vergangenheit oder die Zukunft –, auf einem starken Verlangen nach dem Grenzenlosen, dem Unendlichen und einer ganz persönlichen Religiosität.[23] So könnten verschiedene niederländische Schriftsteller zumindest mit der internationalen Strömung in Zusammenhang gebracht werden.

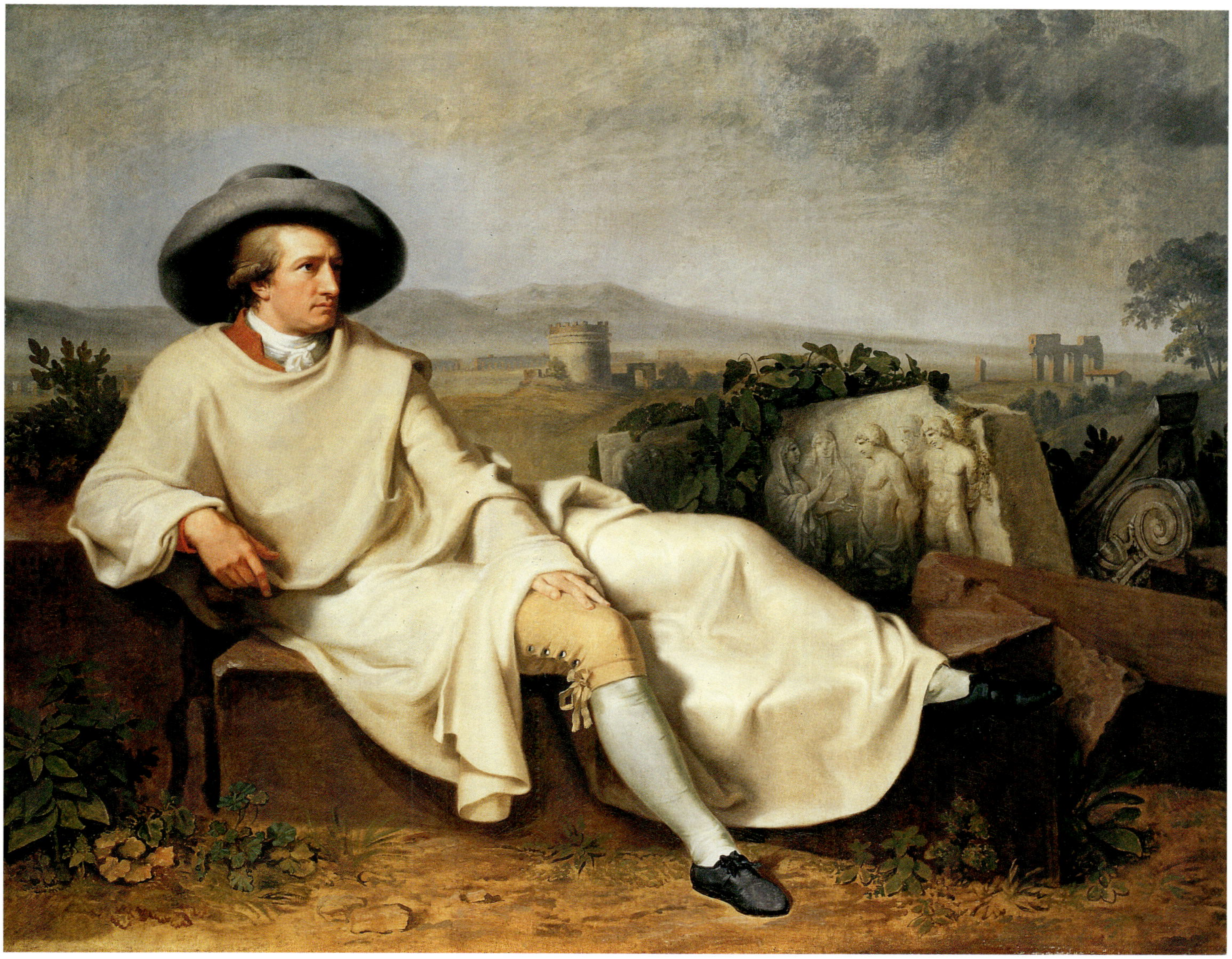

Abb. 124
Johann Heinrich Tischbein (1751-1829), *Der Schriftsteller Johann Wolfgang von Goethe* (1749-1832) *in der Campagna bei Rom*, 1786; Leinwand, 164 x 206 cm; Städelsches Kunstinstitut, Frankfurt am Main.

Auch in den Niederlanden taucht die Romantik nicht aus dem Nichts auf. Unter dem Einfluß der ausländischen Literatur werden schon der zweiten Hälfte des 18. Jahrhunderts erste Ansätze sichtbar. So weist der sentimentale Briefroman *Julia* (1783) von Rhijnvis Feith einige romantische Elemente auf. Er enthält direkte Bezüge auf Goethes *Die Leiden des jungen Werthers* (1774), den das Europa des 19. Jahrhundert als romantisches Werk empfinden sollte.[24] Feiths Buch ist eine unverhohlene Hommage an den Roman *Julie oder die neue Heloise* von Jean-Jacques Rosseau, in dem das Naturempfinden die Hauptrolle spielt. Der empfindsame Eduard zieht sich an einem Sommerabend in einen Tannenwald zurück, um sich seinen Grübeleien hinzugeben. Dort trifft er Julia. Es ist Liebe auf den ersten Blick. Julias Vater ist jedoch gegen eine Heirat. Als Eduard bei einem nächtlichen Rendevous beinahe von der Wollust übermannt wird, schickt Julia ihn weg. Er zieht in den wilden, unwirtlichen Norden, wo er in völliger Einsamkeit der Geliebten gedenkt. Plötzlich ändert deren Vater seine Meinung, und Eduard eilt nach Hause. Bei seiner Ankunft begegnet ihm ein Begräbniszug: Julia ist gestorben. Ihm bleibt nur das einsame Warten auf die Wiedervereinigung mit der Geliebten.

[23] Remak 1973; van Zonneveld 1983(1); van den Berg 1984; Vis 1986; Mathijsen 1986; van den Berg 1990.
[24] Van Zonneveld 1976(1).

Diese Geschichte ist von der deutlichen Wechselwirkung zwischen der Natur und dem innerlichen Zustand der Romangestalten geprägt. Natur und Landschaft können den Mensch beeinflussen: eine angenehme Umgebung ruft heitere Gedanken und Gefühle hervor, eine düstere Umgebung bewirkt Schwermut. Manchmal korrespondiert die Umgebung mit dem Gefühl, dann herrscht völlige Übereinstimmung. Aber auch das Innerliche kann die Umgebung beeinflussen, dann wird die Stimmung auf die Außenwelt projiziert. In *Julia* kommen diese Beziehungen zwischen Natur und innerem Zustand alle drei vor[25].

Bei Feith kann die Natur genau wie bei Post zu angenehmen Reflexionen führen, in denen auch der physikoteleologische Aspekt nicht fehlt. Post schildert jedoch eine im Detail konkrete und erkennbare Welt, während Feith seine Natur vor allem mit traditionellen Symbolen wie Turteltäubchen (ewige Treue), weißen Rosen (Keuschheit) und Veilchen (Demut) ausstaffiert. Überdies benutzt Feith in stärkerem Maße als Post literarische Klischees wie finstere Tannenwälder, nächtliche Friedhöfe und verlassene gotische Bauwerke. Post geht von einer optimistischen Lebenshaltung aus: der Mensch soll auch die unangenehmen Seiten der Existenz akzeptieren, denn auch in ihnen stecke Gottes Wille. Bei Feith dagegen ist der Held pessimistisch. Aber der wichtigste Unterschied besteht möglicherweise darin, daß die Beziehung zwischen den Figuren und der Natur nicht mehr so unverbindlich ist. In seinem Trübsinn entscheidet sich Eduard bewußt für die völlige Einsamkeit in einer düsteren Umgebung. Er ist der Typ des Romantikers, der in der romantischen Landschaft Posts nicht vorkommt.

Zunächst zeigt sich die romantische Natur in dem Roman *Julia* von ihrer anmutigen Seite, die auch einen leicht erhabenen und großartigen Einschlag hat: *In einer dieser anmutigen sommerlichen Abendstunden, die uns nach der niederdrückenden Wärme eines wolkenlosen Tages Trost bieten, den Geist erquicken und uns, beim Einatmen tausend erfrischend kühler Luftzüge, aufs Neue die Freude unseres Daseins spüren lassen, schlug ich den Weg zu meinem bevorzugten Wanderziel ein. Dieses war ein ausgedehnter Tannenwald, in dem ewiges Dunkel herrschte, umgeben von all dem Ehrfurchtgebietenden der abgeschiedensten Einsamkeit. Unzählige Bächlein plätschernden Wassers schlängelten sich überall an den kunstlosen Pfaden entlang. Von einer sanften Brise fortgetrieben, umspülten ihre kleinen Wellen blumenreiche Ufer, auf denen die wohlriechendsten Kräuter sprossen. Zahllose Maiglöckchen, die die Natur hier überall knospen ließ, vermischten ihre lieblichen Düfte mit ihnen. Im tiefsten Walde war eine große Mulde, deren Mitte die einzige erleuchtete Stelle des ganzen Waldes war. Vor langer Zeit hatte meine Hand hier ein bequemes Ruhekissen im Gras bereitet, und an dieser Stelle gab ich mich immer meinen liebsten Überlegungen hin.*[26] Später, als das Unheil zugeschlagen hat, befindet sich Eduard im frostigen Norden in einer Umgebung, die mehr wild als anmutig, also eher wild-romantisch als schön-romantisch ist: *JULIA! Ich sitze gerade am Rande eines steilen Felsens, der gräßlich über die tobende See hinausragt – der ganze Horizont ist von feuchtem Nebel erfüllt –, ich sehe nichts anderes als die ständig aufs Neue anstürmende Wellen, die alle am Fuße des Felsens zertrümmert werden.*[27] Auf diesen Übergang bereitet ein Abschnitt vor, in dem die Verbindung zwischen der wilden Natur und dem starken Individualismus, der existentiellen Unzufriedenheit sowie der Flucht aus der Welt der Menschen hergestellt wird, die das hervorstechende Merkmal der neuen Literaturströmung darstellt: *Traurig durchschreite ich meine schwere Laufbahn – aber wie die Nachteule, die die Ruinen eines verfallenen Schlosses bewohnt, bekommt mir die Einsamkeit besser als die quälenden Vergnügungen einer turbulenten Welt – ohne JULIA stelle ich die heulende Wildnis, in der ich ihrer ungestört gedenken kann, über ein Eden –, dort verliere ich mich, den Blick auf die unabsehbare Weite gerichtet, in diese Abbildung meines müßigen Herzens.*[28] So ist also schon bei Feith festzustellen, wie verschiedene landschaftliche Konnotationen des Begriffs im 18. Jahrhundert mit dem Weltbild der Romantik zusammenfallen.

Zu großer Blüte ist diese Strömung, wie gesagt, in den Niederlanden nicht gelangt. Dennoch hat sie vor allem in der Periode von 1830 bis 1840 einen Aufschwung erlebt, der sich insbesondere in den Kreisen der Leidener Studenten abspielte. Diese Studenten hatten sich im Romantischem Club zusammengeschlossen, den die meist konservativen Professoren mit Argusaugen verfolgten, fürchteten sie doch, daß der romantische Freiheitsdrang zu sozialer Unruhe führen könnte.[29] Der Vertreter des umstrittenen Klubs, der das größte nationale Aufsehen erregte, war Nicolaas Beets (1814-1903). Er stand in seinen ersten Studienjahren stark unter dem Einfluß Byrons, von dem er einige Prosagedichte übersetzte. Beets verfaßte auch selbst einige Werke in diesem Stil, die die Literaturkritik mehr oder weniger in die neue internationale Strömung einordnete. Das erste dieser Werke trug den Titel *Jose, een Spaansch Verhaal* (Jose, eine spanische Geschichte, 1834). Jose ist ein spanischer Edelmann aus dem

[25] Kloek u. Paasman 1982, S. 38f.
[26] Ebenda, S. 77.
[27] Ebenda, S. 142f.
[28] Ebenda, S. 139.
[29] Van Zonneveld 1993.

Mittelalter, der schmerzerfüllt umherirrt und sich an der Welt rächt. Eines Abends streift er durch heimatliche Gefilde - in der Stille der Dämmerung. *Wenn blauroter Schimmer die Kimm bedeckt.*[30] Dann folgt ein Abschnitt, der verschiedene romantische Zutaten mischt:

Oh Gott! Welch Wollust und Genuß,
Wenn's Herz der wilden Hast der Welt,
Entfleuchen kann an stillen Ort,
Wenn es, von irdischem Verdruß
Gefoltert, leise in sich kehrt,
Bis allen Wunden Salbung widerfährt, -
Wenn dann die Seele von himmlischer Huld
In Ruh' und Friede gesenkt,
Die ihr nur selten geschenkt,
Durch fremde oder eig'ne Schuld,
Und in der lieblichen Abendstund,
Allein mit Dir und Deiner Natur
In heil'ger Stille Labsal
Finden darf - Heilung - Balsam - Kur
Für hundert Tage voller Busenqual,
Gelindert nur von dumpfem Schlaf wie eitlem Traum.[31]

Natur und Religion hängen eng zusammen. Die unberührte, harmonische Natur verweist unmittelbar auf Gott:

Denn was auch auf Erden
Zum Haß ihn zwang, die Natur
Behielt für ihn den Himmelsrang,
Und sprach zu ihm des Nachts und in der Früh
Von jenem Schöpfer, der in Harmonie
Sie einst ließ werden.[32]

In *Jose* wird die Natur noch nicht in allen Einzelheiten durchgestaltet. Viel spanisches Lokalkolorit ist nicht vorhanden, abgesehen von einigen wenigen Zitronenwäldchen, dem Ebro und einer Grotte in den Pyrenäen. Ganz anders in seinem humoristischen Gedicht *De Masquerade* (Die Maskerade, 1835), das er anläßlich des historischen Umzugs der Leidener Studenten verfaßte.[33] Die Studenten stellten den Einzug von Ferdinand und Isabella in Granada aus dem Jahre 1492 dar. Beets spielt in seinem Gedicht mit dem Kontrast zwischen dem sonnigen Spanien und dem wasserreichen Holland.

Oh Spanien! Spanien! Romantisch schönes Land!
Du fruchtbarster Ort des Südens, schwül und mild!
Der Stunden weit von deinem herrlichen Strand,
die Seeluft mit den Düften deiner Kräuter
füllt! - Ich kann dich nicht besingen, denn
Die Sprache soll so süß wie deine klingen,
In die das Lob deines Bodens gehüllt,
Die Süße deiner Täler ist gebannt.
Oh herrlicher Ort, wo die Zitronen blühen,
Orangenbäume ihr Aroma versprühen,
Keine doppelte Ernte den Acker verbraucht,
Wo Balsamluft dem frohgestimmten Gemüt
Die Lebensfreude mit dem Atem einhaucht
Und Wohlbefinden schafft im schneller fließend Blut
Wo sich das Herz entfaltet, gleich den Rosen
deiner schönen Täler in der Sonne Glut.[34]

Die Elemente, mit denen er die spanische Landschaft ausstattet, entlehnt er Gedichten von Byron und Victor Hugo, dem führenden Vertreter der französischen Romantik. Zum Schluß

30 Beets 1834, S. 9.
31 Ebenda, S. 10f.
32 Ebenda, S. 20.
33 Van Zonneveld u. Berkvens-Stevelinck 1985.
34 Ebenda, S. 31f.

gibt er wiederum ausdrücklich zu, daß er das Land nicht aus eigener Erfahrung kennt: *Auch geb ich zu, ich lobe mich/ Daß ich so lang von Spanien weiß zu reden,/ wo ich das 'Land der Väter' niemals ließ im Stich.*[35]

In seinem folgenden Epos, *Kuser* (1835), das im vaterländischen Mittelalter angesiedelt ist, hat Beets durchaus eigene Erfahrungen verarbeitet. So enthält sein Tagebuch unter dem Datum des 27. Juli 1835 die folgende Notiz: *An Kuser gearbeitet. Unter anderem einen Lichteffekt im Wald skizziert, wie ich ihn allabendlich im Forst bewundere.*[36] Über einen Monat zuvor, am 17. Mai, hatte er ins Tagebuch eingetragen: *Einsamer Abendspaziergang im Forst. Auf einem Abendspaziergang muß man allein sein. Das Einschlummern all dessen, was einen in der Schöpfung umringt, der geheimnisvolle Zweifel zwischen Hell und Dunkel macht, daß man jede Gesellschaft meidet. Das Herz will mit seinem Sinnen und Fühlen allein gelassen werden. Nie hat der Forst tieferen Eindruck auf mich gemacht. Ich hatte das junge Grün nicht kommen sehen, und nun alles in vollem Blatt, dichtem Laub. Herrlicher Lenz! Wie schön ist die Jugend in allem!, auch im Pflanzenreich. Unzählige Nachtigallen. Frühjahrsblumen im Überfluß. Veilchen, Ehrenpreis, Wicken... Balsam in der Atmosphäre. Das untergehende Sonnenlicht im Spiel mit den Schatten der bebenden Blätter. Ich bin voller Entzücken, beten, danken, sinnieren, Poesie, Liebe. Immer wieder rufe ich aus: Großer Gott! Deine Schöpfung ist schöner als meiner würdig.*[37]

Hier entsteht das Bild des Dichters, der sich in die Einsamkeit der Natur zurückzieht, um über Dinge nachzusinnen, die ihm am Herzen liegen. Die Verzweiflung und der Haß von Jose fehlen, während die religiöse Komponente an die physikoteleologischen Ideen des 18. Jahrhunderts erinnert. Genau wie bei Post und im Unterschied zu Feith geht es hier um konkrete Beobachtungen; auch Beets kennt offenbar die Namen der Vögel und Blumen. Der Abschnitt aus *Kuser*, auf den sich Beets bezieht, beginnt mit der Beschreibung einer anmutigen und idyllischen Szene:

Da war ein lieblich Fleckchen in dem Wald:
Ein kleiner Bach floß durch das weiche Moos
Ein Ulmenbaum inmitten Haselsträuchern warf
Sanft und breit den Schatten seiner Blätter,
Der Efeu, der jetzt blühte, gab dem Stamme,
So viele Blätter wie die Zweige trugen; bald
Funkelt seiner Krone Helm in roter Feuerglut,
Wenn Abendsonne schmückend auf ihm ruht.[38]

Einige Zeit später, im August desselben Jahres, verbringt Beets ein paar Tage in Beek bei Nijmegen, in der Provinz Gelderland. In seinem Tagebuch berichtet er von verschiedenen Wanderungen. Dabei fällt auf, wie er seine eigene Rolle wahrnimmt; offenbar sieht er sich von außen als romantischer Dichter in der Landschaft: *Am Abend eine genußvolle Wanderung in stiller Einsamkeit. Beim Ersteigen der Hügel bemerke ich, daß die Sonne noch nicht untergegangen ist. Ich sehe noch einen kleinen Teil ihrer Scheibe über den Anhöhen. A crest upon his brow. Ich besteige den höchsten Punkt, den ich erreichen kann. Er liegt bei einer Mühle, die auf einem hohen Hügel auf einer Art Wall steht. Ich lehne mich an das Mühlrad und hänge den Hut an eine der Speichen. Die Abendkühle säuselt erfrischend durch mein Haar und durch die Blätter der Sträucher zu meinen Füßen. Vor mir, rechts und links, braune Hügel, mit Heidekraut und Kiefern bewachsen, über die sich schmale Fußwege wie die vielen Bächlein hinwegschlängeln; oder deren Hänge Äcker mit Buchweizen, Klee oder anderen Ernten tragen; Täler, mit niedrigen Eichen und anderem Gehölz gefüllt, die ein Laubmeer bedeckt [...] In einiger Entfernung das Dorf und dahinter der kleine Turm von Persingen, von tausend Hektar Weide- und Bauland umgeben. Rundherum ein blauer Bergsaum in der Ferne. Der Himmel ist klar und ruhig, hier und da ein weißes Schaumwölkchen, wie eine Wollflocke, wie ein glitzerndes, zerstörtes Spinnennetz. Im Osten blau wie Lapislazuli, im Westen orangefarben wie Gold. Die Sonnenscheibe blutrot.*[39]

Nicolaas Beets war nicht der einzige, der in diesem Jahrzehnt Prosagedichte im Stil Byrons schrieb. 1838 erschien *De Renegaat* (Der Renegat) von Adriaan van der Hoop jr. (1802-1841), eine romantische Geschichte voller existentieller Unzufriedenheit und Abenteuer in exotischen Gegenden, darunter Nordafrika. Die wilde Natur ist hier nur ein Dekor, das die intensiven Gefühle des Helden widerspiegelt, ohne das er es bemerkt. Außerdem fungiert die Natur vor allem als Metapher:

[35] Ebenda, S. 33.
[36] Van Zonneveld 1983(2), S. 178.
[37] Ebenda, S. 160.
[38] Schenkeveld 1966, S. 64f.
[39] Van Zonneveld 1983(2), S. 184.

Er schweigt: wie nach der Sonnenglut
Am Sommertag der Dämpfe Schar
Das Donnerwetter am Himmelszelt
Läßt quellen aus den Nebelschwaden,
So zeigt sich an der Finsternis,
Die Don Fernandos Antlitz trübt,
Daß seine Brust in Flammen loht,
Die er am liebsten löscht mit Blut.[40]

In diesem Gedicht wird die Mitternachtsstunde beschworen, in der die Natur und das Schicksal aufeinandertreffen: Nachteulen, Gespenster, Vampire und Fledermäuse kreieren eine beklemmende Atmosphäre, die zur Dramatik der Geschichte paßt.[41]

Ein dritter Autor, der sich auf dieses Genre verlegte, war Hendrik Arnold Meijer (1810-1854), ein Offizier zur See mit trübsinnigem und melancholischem Charakter, der weite Reisen nach Ost und West unternahm und in recht jungen Jahren auf Java starb. Sein abenteuerlicher Lebenslauf machte ihn selbst zu einer Art Held à la Byron.[42] Er schrieb das Prosagedicht *De Boekanier* (Der Seeräuber, 1840), in dem sich der Held nach dem Tod seiner Geliebten als Anführer einer Seeräuberbande in der Karibik niederläßt. Im Unterschied zu den meisten anderen Dichtern in Byrons Nachfolge kannte Meijer die Gegend, in der sich die Handlung abspielt, aus eigener Erfahrung. Seine Naturbeschreibungen sind eher realistisch als romantisch.[43] Dennoch kann man die exotische Inszenierung an sich durchaus als romantisch bezeichnen:

Auf einer Insel jener Gruppe war es, die aus Felsgestein
Gestapelt, doch in Jahrhunderten bedeckt
Mit fruchtbarer Erdschicht, wo südliche Flora,
Vom Wendekreisfeuer gespeist, in prächtigem Blüh'n,
Den bunten Blumenteppich über rauhen Boden legte,
Und eine tiefe Grotte vor dem Forscheraug erschien.[44]

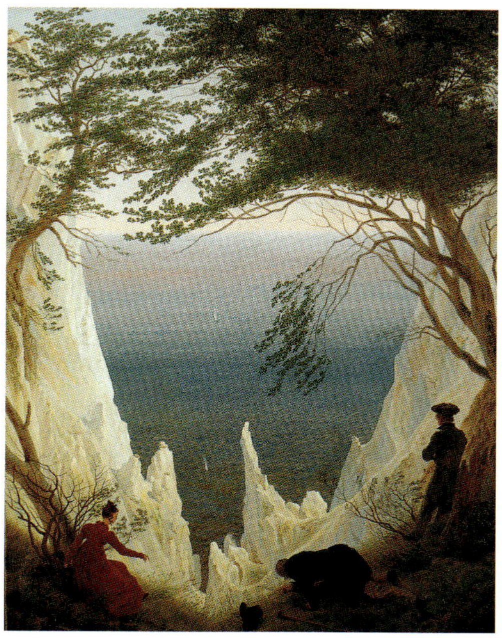

Abb. 125
Caspar David Friedrich (1774-1840), *Kreidefelsen auf Rügen*; Leinwand 90 x 70 cm. Oskar Reinhart Stiftung, Winterthur.

Auch in dieser Geschichte korrespondiert das, was sich im Inneren des Menschen abspielt, mit den Vorgängen in der Natur. Wiederum ist die Natur eine Metapher für die Stimmung des Helden. Somit existiert in diesen Prosagedichten bei der Wiedergabe der Natur und Landschaft eine große Variationsbreite. Manchmal handelt es sich um literarische Klischees, die zumindest bis auf das 18. Jahrhundert zurückgehen, in anderen Fällen wird die Umgebung realistisch wiedergegeben, wirkt aber romantisch, weil sie so ungewöhnlich ist. In jedem Fall existiert aber – in dieser oder jener Form – eine enge Beziehung zwischen Natur und Mensch.

DIE ROMANTIK ZUR DISKUSSION

Gerade in diesem vierten Jahrzehnt des vergangenen Jahrhunderts stand die Romantik in den Niederlanden unter Beschuß. Der Angriff hatte nicht nur literarische, sondern auch moralische und politische Aspekte. Im allgemeinen warf man der Romantik ihre Zügellosigkeit und ihren Freiheitsdrang vor. Als Epizentrum betrachtete man das als frivol und revolutionssüchtig geltende Paris, das zu der Zeit die Metropole jeglicher künstlerischen Innovation war. Aber auch die deutsche Romantik, die in den Niederlanden viel weniger bekannt war, wurde kritisiert. Den wichtigsten Beitrag zu dieser Debatte leistete der Leidener Professor Jacob Geel (1789-1862). 1835 veröffentlichte er sein nach wie vor schwer zu ergründendes *Gesprek op den Drachenfels* (Gespräch auf dem Drachenfels), einen Dialog über die Romantik, den zwei deutsche Gelehrte und ein niederländischer Fachkollege führen, während sie durch eine Landschaft spazieren, die damals von vielen für romantisch gehalten wurde.[45]

Die Ruinen mittelalterlicher Burgen inmitten einer eindrucksvollen Landschaft, die die Phantasie anregte, hatten ein reiches, mündlich überliefertes literarisches Erbe hervorgebracht. Deutsche Romantiker wie Friedrich Schlegel, Clemens von Brentano, Achim von Arnim und die Gebrüder Grimm hatten die alten Rheinsagen gesammelt. So war die sogenannte Rheinromantik entstanden, die auch in den Niederlanden bekannt geworden war, nicht nur als Genre der Literatur, sondern auch der Malerei.[45]

Den deutschen Romantikern erschien die Natur als eine Geheimschrift, die der Dichter zu entschlüsseln hat – ein Phänomen, das heute vielleicht noch am stärksten in der (Landschafts-)

[40] Drop 1965, S. 82.
[41] Ebenda, S. 11. Zum Vampir in der Romantik siehe van Zonneveld 1976(2).
[42] Sijbrandi 1861, S. 3-10.
[43] Drop 1964, S. 20.
[44] Ebenda, S. 35.
[45] Brandt Corstius 1981.
[46] Van den Berg 1973, S. 390-394.

Malerei von Koryphäen wie Caspar David Friedrich nachwirkt (Abb. 125). Sie machten nicht bei den äußeren Erscheinungsformen halt, sondern versuchten, zur Seele der Natur vorzustoßen, der sie eine göttliche Bedeutung zuschrieben.[47]

Geels Gesprächspartner legen einem Orakel vier Definitionen des Romantischen vor. Die zweite lautet: *Ist es eine Art, die Natur schärfer zu belauern: ihre Geheimnisse enger mit den Wahrnehmungen unserer Seele in Zusammenhang zu setzen: die alles zu poetischem Stoff macht, woran das Gefühl hängt?*[48] Diese Definition lehnt das Orakel ab. Der Niederländer, die Ich-Figur des Textes, wird stattdessen von der Natur angeregt zu untersuchen, was das Romantische nun eigentlich ist: *Vielleicht erweckte die Natur, die mich umgab, die Gedanken in mir: denn was ich um mich herum sah, war neu für mich. Ich hatte zwar Naturschauspiele gesehen, die kühner waren, schärfere Linien und spitzere Ecken hatten, aber ein so überraschender Wechsel zwischen dem Erhabenen und Lieblichen, dem Harten und Sanften, wie ich ihn hier vorfand, war mir noch fremd, und er hat meine Seele und meine Sinne tief beeindruckt.*[49]

An dieser und anderer Stelle des Gesprächs spielen die landschaftlichen Bedeutungen des Begriffs offensichtlich noch eine Rolle, während sich die Diskussion der drei Gelehrten doch gerade auf die Strömung bezieht. Der Literaturhistoriker van den Berg ist der Ansicht, daß sich Geel am Rande auch über die Hypothese lustig machen wolle, das antithetische Begriffspaar klassisch-romantisch ließe sich auf klimatologische und landschaftliche Unterschiede zurückführen. Die Schriftsteller, die weite Reisen, vor allem in den Süden, unternommen hätten, wären demnach romantischer als diejenigen, die zu Hause geblieben waren. Geel wolle diese Theorie widerlegen. In seinem Dialog spiele er mit den unbestimmten Gefühlen, die die romantische Landschaft beim Betrachter hervorruft, und mit dem Niederschlag dieser Gefühle in den literarischen Werken, der der Romantik zugerechnet werden.[50] Im Endeffekt sei das *Gesprek op den Drachenfels* auch als Kritik an den niederländischen Autoren zu verstehen, die sich zu der neuen Strömung bekehrt hatten.

ROMANTIKER AUF REISEN

Als Nicolaas Beets seine Prosagedichte im Stil Byrons schrieb, hatte er noch nie die Landesgrenzen überschritten. Sein Leidener Freund Johannes Kneppelhout (1814-1885), der Victor Hugo nacheiferte, reiste regelmäßig ins Ausland. Kneppelhout veröffentlichte die Geschichte seiner Schweizreise 1840 unter dem Titel *In den vreemde* (In der Fremde). Das Buch ist skurril, romantisch und abwechslungsreich. Es enthält Naturbeschreibungen, Anekdoten, Anspielungen auf Autoren der französischen Romantik wie Rousseau, Lamartine und Hugo sowie auf Byron, aber auch Äußerungen von Mitreisenden und ein Selbstporträt des Autors als Reisender.

Mehrmals stellt Kneppelhout einen Bezug zur Malerei her. Er beschreibt die imposante Berglandschaft mit Donner, Blitz und unbestimmten Nebelschwaden und fährt fort: *Aber der Himmel, aber das schwere und drohende Wolkengefährt! Ich konnte den Blick nicht abwenden. Diese Unendlichkeit und Durchsichtigkeit der Nächte bei Martin, diesem Hugo der Malerei, dessen Erzeugnisse in ihrer unverhältnismäßigen Verwirrung darum so bezaubernd sind, weil dort, in der stockfinstersten Nacht, weder Vernichtung noch Tod ist, sondern diese auch selbst mit Zagen und Zähren erfüllt sind, weil auch dort zähneknirschende Verzweiflung und Todesangst herrschen.*[51] An anderer Stelle schreibt er: *Ein Maler würde Gold dafür geben, die sonderbaren Lichteffekte zu sehen.*[52] Ungefähr zehn Jahre später sollte Kneppelhout einen seiner Schützlinge, den jungen Gerard Bilders, in die Schweiz schicken, wo er seine Ausbildung zum Landschaftschaftsmaler fortsetzen sollte (Kat. 64 und 67). Eine Querverbindung zwischen der Literatur und der Malerei wird auch in Abschnitten wie dem folgenden hergestellt: *Indessen hatte sich der Himmel bewölkt, und ich werde es nicht wagen, das Schauspiel zu schildern oder den Eindruck wiederzugeben, den all die schweren Wolken, die sich entlang der aufeinandergestapelten Berge absenkten, auf mein Gemüt machten. Es war das Unendliche! Der Himmel stieg zur Erde nieder, und die Berge, wo war ihre Grenze?*[53] So entsteht auch bei Kneppelhout ein Zusammenhang zwischen der romantischen Landschaft und dem romantischen Weltbild. Sogar die Physikoteleologie meldet sich bei ihm zu Wort: *Oh! Als ich die Erhabenheit der Natur in stummer Anbetung erschaute und meinen entzückten Blick über die Wunder der Schweiz schweifen ließ, habe ich tausendfach den Mineralogen, den Geologen, den Botaniker, den Naturforscher beneidet, die durch die zuverlässigere Wissenschaft zum Schöpfer gelangen. Die großen Forscher wühlen in den Eingeweiden des Erdreichs, kennen dessen Formation und Entwicklung und alles, was in dessen Innerstem umgeht und lebt, wissen um die tiefsten Geheimnisse der Blumenkelche; ich hatte nichts als meine Unkenntnis, und wenn ich die Flügel auszubreiten wagte, dann waren es doch die des Gefühls, aber wenn sich das Gefühl wahrhaft und fruchtbringend erheben soll, so muß es doch vom reinen Äther der Wissenschaft getragen werden?*[54]

[47] Nivelle 1970; van den Berg 1973, S. 400.
[48] Brandt Corstius 1981, S. 33.
[49] Ebenda, S. 34.
[50] Van den Berg 1973, S. 400f.
[51] Stapert-Eggen u. van Zonneveld 1988, S. 34.
[52] Ebenda, S. 38.
[53] Ebenda, S. 54.
[54] Ebenda, S. 86.

ROMANTIK UND NATURWISSENSCHAFT

Auch in der Naturwissenschaft wandelten sich in der zweiten Hälfte des 18. und in der ersten Hälfte des 19. Jahrhunderts die Ideen über Natur und Landschaft. Dieser Wandel hing mit den Entwicklungen in der Literatur, bildenden Kunst und Gartenarchitektur zusammen. Diese „Ästhetisierung des Naturbildes" kommt vor allem im Schaffen des deutschen Naturforschers und Entdeckungsreisenden Alexander von Humboldt (1769-1859) zum Ausdruck.[55] In seinen *Ansichten der Natur* (1807) ist das wahrnehmende Subjekt ein Wanderer beziehungsweise

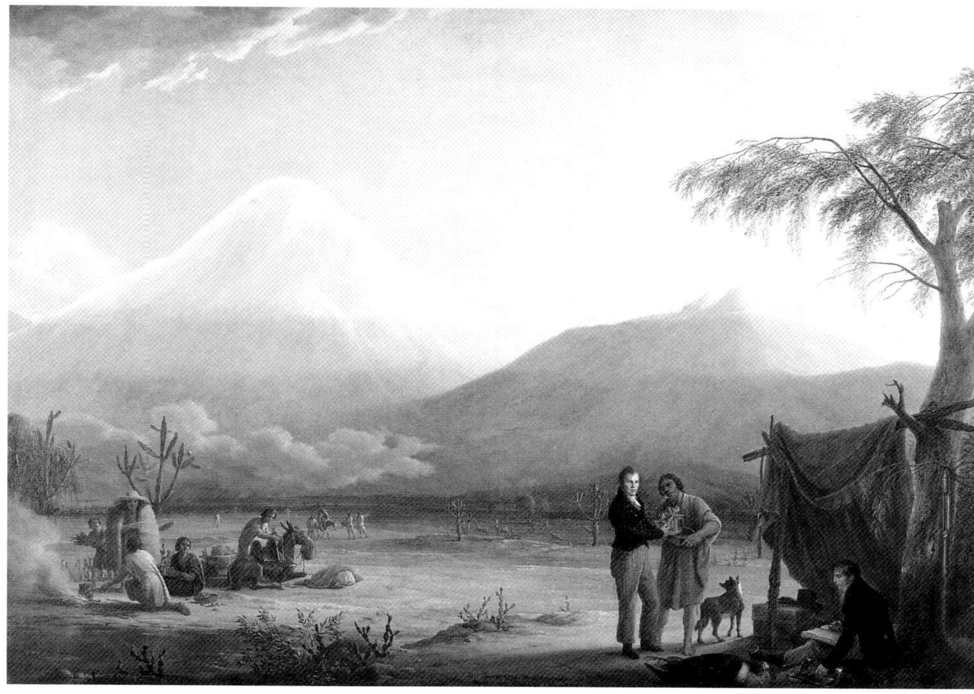

Abb. 126
Friedrich Georg Weitsch (1758-1828), *Humboldt und Bonpland in den Anden, Ecuador*; Leinwand; Schloß Tegel, Berlin.

Entdeckungsreisender, der mit allen Sinnen und Emotionen auf die Natur reagiert, aber auch genügend Ideen hat, um diese Reaktion bewußt zu verarbeiten, und genug von den verschiedensten Fachgebieten weiß, um die wahrgenommene Landschaft wissenschaftlich einzuordnen. Kurzum: der Naturforscher, wie ihn sich Kneppelhout vorstellte. Auch bei von Humboldt kehrt die Weltflucht des romantischen Charakters wieder: *Wer sich herausgerettet aus der stürmischen Lebenswelle, folgt mir gern in das Dickicht der Wälder, durch die unabsehbare Steppe und auf den hohen Rücken der Andenkette. Zu ihm spricht der weltrichtende Chor: Auf den Bergen ist Freiheit! Der Hauch der Grüfte/ Steigt nicht hinauf in die reinen Lüfte;/ Die Welt ist vollkommen überall,/ Wo der Mensch nicht hinkommt mit seiner Qual.*[56] Von Humboldt will mit Hilfe seiner konkreten Beschreibungen die abstrakte Idee der Natur sichtbar machen. Bei ihm korrespondiert die „erhabene" oder „sublime" Natur im Sinne des uns bereits bekannten Begriffsinhalts aus dem 18. Jahrhundert mit der „Natur als Ganzes", als organischer Einheit, die so typisch für die Romantik ist.

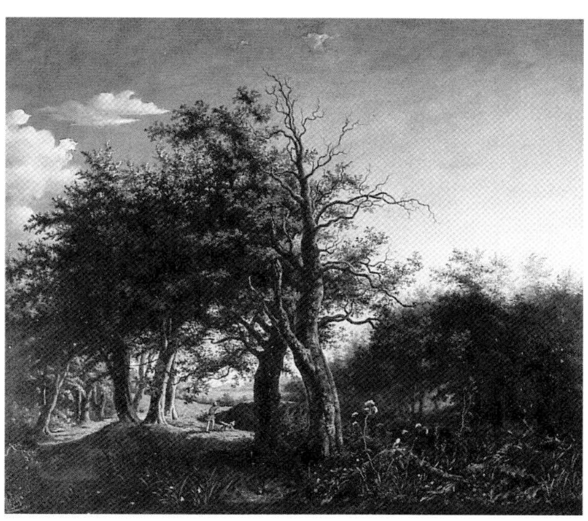

Abb. 127
Willem Hofdijk (1816-1888), *Waldansicht*, 1850; Leinwand, 63 x 83 cm; Stedelijk Museum, Alkmaar.

In den Niederlanden wurde Humboldts Ideengut von dem deutschen Naturforscher Franz Junghuhn (1808-1864) personifiziert. Junghuhn durchkreuzte den indischen Archipel und fühlte sich besonders zur wilden, leeren, unberührten und erhabenen Natur hingezogen. Vulkane waren ihm lieber als die Gesellschaft von Menschen. Der amerikanische Literaturhistoriker E.M. Beekman hat kürzlich darauf hingewiesen, daß das Unberührte in Europa nicht mehr zu finden war, so daß Junghuhns Aufzeichnungen über Ostindien an die Schriften des romantischen Naturforschers Thoreau über die amerikanische Natur erinnern.[57] Junghuhn war 1835 auf Java angekommen; nach dreizehn Tropenjahren zwang ihn sein Gesundheitszustand, für einige Zeit nach Europa zurückzukehren. Während seines Aufenthalts in den Niederlanden veröffentlichte er sein wichtigstes Werk, *Java* (1850-1853), eine dreibändige Sammlung geologischer, botanischer und zoologischer Beobachtungen über die vulkanreiche Insel.[58] Der Abschied von der erhabenen ostindischen Natur war ihm schwergefallen. Zunächst hatte er versucht, sich in einer Hütte auf dem Kraterrand des Tangkuban Prahu, eines Vulkans in der Nähe von Bandung, auszukurieren. Schließlich mußte er diese wilde Berglandschaft doch verlassen, und als er ein letztes Mal um sich blickte, stellte er fest: *Am allerschönsten, voller Majestät war die Ruhe, in der sich die Natur befand, sie glich der eines menschlichen Gemüts, in dem der Frieden wohnt.*[59] Die weite, wilde Krateröffnung erinnerte ihn dagegen an die menschli-

[55] Scholz 1996.
[56] Zitiert nach Scholz 1996, S. 91.
[57] Beekman 1990 und Beekman 1996. Zu Thoreau siehe McIntosh 1974.
[58] Junghuhn 1850.
[59] Nieuwenhuys u. Jaquet 1980, S. 122f.

chen Leidenschaften. Obwohl alles still war, schien die nackte, schwarzverkohlte Kraterböschung dem Reisenden zuzurufen: *Vertrauen Sie der Ruhe des Kraters nicht, denn sie gleicht nebst der schönen frischen Natur, die Sie umringt, voll und ganz dem menschlichen Gemüt und dem Leben der Völker, die, leicht von Leidenschaften verleitet, ihr eigenes Glück zerstören.*[60]

Dann folgt ein Abschnitt, in dem fast alle romantischen Elemente der Natur und Landschaft zusammenkommen: das Erhabene und das Liebliche, das Malerische und das Kontrastreiche sowie der Reisende, der mit seinen Sinnen und Emotionen darauf reagiert und sich in der Einsamkeit, in weiter Entfernung von der Gesellschaft, heimisch fühlt: *Trotz alledem verließ ich diesen Berggipfel in wehmütiger Stimmung. Denn diese Kratertäler sind doch die schönsten von Java und reicher als alle anderen Gegenden der Insel an malerischer Abwechslung; hier bildet das Starre und die Nacktheit der Felsen, das Kolossale iher Formen, den schärfsten Kontrast zum Grün der Umgebung; die niedrigwüchsigen Alpenbäumchen sind doch die lieblichsten der ganzen Insel und fast immer mit den schönsten, buntesten Blumen geschmückt; die Luft in dieser Zone ist so rein, so kühl. Wohin man den Blick auch wendet, man hat von hier die herrlichste Aussicht über die Weite des tief unten liegenden Landes; der Innenraum des Kraters liegt dort so einsam, so ungestört, so geschützt vor jedem Wind, die Seen liegen dort so friedlich. Der Gedanke an die gewaltigen, alles zerstörenden Kräfte, die dort unten in der Tiefe schlummern, besitzt eine so eigentümliche, furchterregende Anziehungskraft, daß einem unwillkürlich die Wechselhaftigkeit des menschlichen Schicksals und die Vergänglichkeit des irdischen Glücks in den Sinn kommt. Und dennoch hatte mich eine lange Reihe von Jahren so mit den Kratern vertraut gemacht, daß sie mir lieb und zu einem zweiten Vaterland geworden waren!*[61]

Junghuhn war nicht der einzige Propagandist der romantischen deutschen Naturphilosophie in den Niederlanden. Auch der Schriftsteller und Maler Willem Hofdijk (1816-1888), von dem einige Landschaftsgemälde erhalten geblieben sind (Abb. 127), hat sich dieser Aufgabe gewidmet. Er übersetzte für die *Kunstkronijk* (Kunstchronik) die *Neun Briefe über die Landschaftsmalerei* des schreibenden Malers Carl Gustav Carus (1789-1869), eines Freundes von Caspar David Friedrich.[62] Das Werk Franz Junghuhns repräsentiert in den Niederlanden jedoch die Auffassungen der deutschen Romantik über Natur und Landschaft in ihrer reinsten Form.

SCHLUßBETRACHTUNG

Liebliche und anmutige Landschaften, die zu den verschiedensten Reflexionen anregen, sind in der niederländischen Literatur im Zeitraum von 1750 bis 1850 reichlich vertreten. Erhabene und großartige Landschaften kommen viel seltener vor. Das hängt natürlich stark mit der landschaftlichen Umgebung zusammen: drohende Berge waren innerhalb der Landesgrenzen nicht zu finden. Beide Landschaftstypen sind als romantisch zu bezeichnen. Die Seite der Romantik, in der sich der Betrachter in die wilde, unberührte Natur zurückzieht, um sich von den Menschen abzusondern, kam jedoch kaum zur Entfaltung. Für das kompromißlose Weltbild des Vollblutromantikers war in der niederländischen Gesellschaft des 19. Jahrhunderts kein Platz. In dieser Hinsicht verlief die Entwicklung auffallend parallel zur Malerei. Auch für die niederländische Malerei der ersten Hälfte des 19. Jahrhunderts ist der Begriff der Romantik - im Sinne seiner internationalen Definition - kein adäquates Etikett.[63]

[60] Ebenda, S. 123.
[61] Ebenda, S. 124.
[62] De Ree 1993, S. 28f.
[63] Van Tilborgh 1984.

ALEXANDER BAKKER

Malen mit Worten

Das Landschaftserleben der Maler in Reiseberichten, 1780-1900

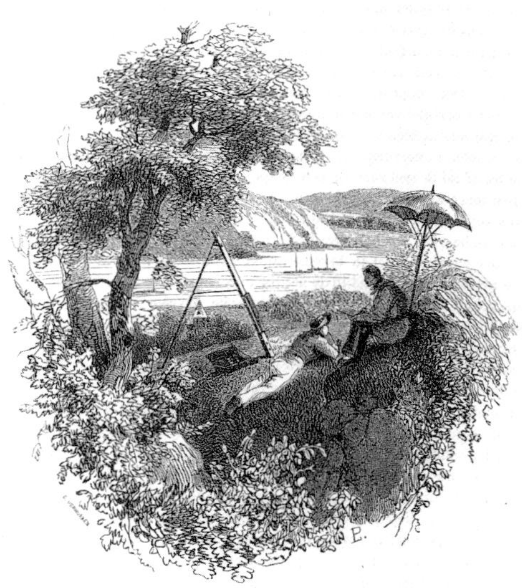

Abb. 128
Zwei Landschaftsmaler bei der Arbeit mit einem Skizzenbuch und einder aufklappbaren Staffelei; Holzschnitt, um 1850.

Ich wollte, ich könnte mich mit Farbe oder Kreide so gut ausdrücken, wie es mir häufig mit der Feder gelingt[1]. Das schreibt der Maler Jacobus van Looy 1885 an seinen Lehrmeister August Allebé, mit dem er während seiner Reise durch Italien und Spanien in regem Briefwechsel steht. Verschiedene Maler haben Reiseberichte hinterlassen – als Manuskripte oder in gedruckter Form.[2] Da es sich dabei um Selbstzeugnisse handelt, liegt es nahe, daß sich die Künstler in diesen Texten über ihr Landschaftserleben und ihre Ansichten zur Malerei äußern. Insofern können die Reiseberichte einen Kommentar zum Schaffen jener Maler darstellen.

Im Rahmen der Ausstellung *Über Felder und Wege* sind solche Texte relevant, soweit sie vom Ende des 18. und aus dem 19. Jahrhundert stammen. Aus der ersten Hälfte des 18. Jahrhundert liegen kaum Reiseberichte vor, da Privatleute damals höchst selten Gelegenheit hatten, durch die Welt zu ziehen.[3] Ein chronologischer Überblick über diese Reiseliteratur vermittelt ein Bild der künstlerischen Ansichten und des Landschaftserlebens der betreffenden Maler.

Im folgenden werden vier Texte reisender Maler behandelt. Ausgewählt wurden Künstler, die auf der Ausstellung vertreten sind, nämlich Gerard van Nijmegen, Barend Conelis Koekkoek, Willem de Famars Testas und Jacobus van Looy. Bei der Erörterung des jeweiligen Reiseberichts wird kurz auf den Maler-Autor und seine Kunst eingegangen, wobei der Leser, der detailliertere Informationen wünscht, auf die Texte zu den Katalognummern verwiesen wird. Auf die Reise und ihren schriftlichen Niederschlag wird dagegen ausführlicher eingegangen. Die einzelnen Texte sind höchst unterschiedlich, wobei die Palette von Urlaubserinnerungen bei van Nijmegen bis zum Entwurf einer Ästhetik bei Koekkoek reicht. Koekkoeks Schrift ist überdies die einzige, die für den Druck bestimmt war, was sie auch in der Anlage von den anderen drei Dokumenten unterscheidet.

Damit die Reiseberichte als Kommentar zu den Landschaftsgemälden dienen können, steht die Frage, wie die Landschaft dargestellt wird und was dieser Darstellung zugrundeliegt, im Mittelpunkt. Unter „Landschaft" wird ausdrücklich nicht nur „Natur", sondern im weiteren Sinne auch „Umgebung" verstanden. So fallen beispielsweise auch Stadtansichten unter die Landschaftsdarstellung.

KURFÜRSTLICHE KUNSTSAMMLUNGEN

Gerard van Nijmegen* entstammte einem bekannten Rotterdamer Künstlergeschlecht, das sich mit dekorativen Gemälden einen Namen machte. Gerard spezialisierte sich auf Kabinettstücke. Seine Naturdarstellungen verraten den Einfluß der Meister des Goldenen Jahrhunderts wie Jacob van Ruisdael (Abb. 26 und 70), Allart van Everdingen und Adam Pijnacker (Abb. 51). Da er einerseits auf die alten Meister zurückgriff und andererseits Szenen voller Dramatik malte, gilt van Nijmegen als ein Bindeglied zwischen der Landschaftsdarstellung des Goldenen Jahrhunderts und der Romantik.[4]

[1] Van Looy, S. 38.
[2] Die Wiedergabe der Titel erfolgt hier auf Deutsch; siehe zu den Originaltiteln die Liste auf S. 114.
[3] Siehe zu Reiseberichten aus dem 18. Jahrhundert Lindeman, Dekker u. Scherf 1994 sowie den Aufsatz von Koolhaas-Grosfeld an anderer Stelle dieses Katalogs.
[4] Loos u. Jansen 1995, Kat. Nr. 34.

Abb. 129
Gerard van Nijmegen (1735-1808), *Der Maler mit seiner Frau und der Dienstmagd auf einer Rheinreise in Deutschland*, 1792; Leinwand, 96 x 80 cm; Historisch Museum, Rotterdam.

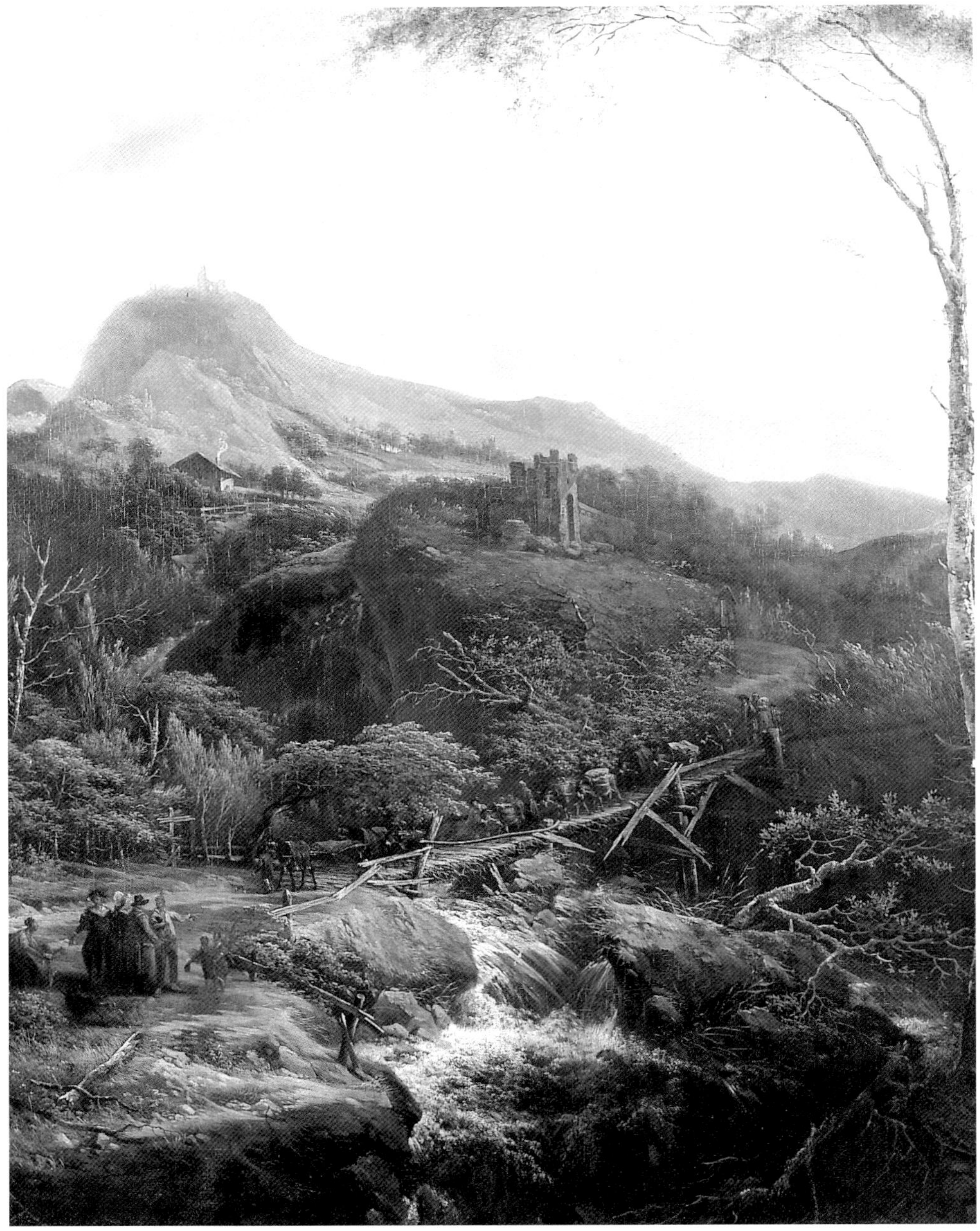

Von Gerard van Nijmegen liegen zwei Reiseberichte in Manuskriptform bei der Stiftung Atlas van Stolk in Rotterdam vor.[5] Der erste stammt von 1782, der zweite von 1788. Letzterer trägt den Titel *Zweite Reise durch Deutschland, in den Monaten Mai, Juni und Juli des Jahres 1788 von Gerard van Nijmegen nebst Hausfrau gemacht*. Da das erste Manuskript neben der Deutschlandreise auch einen Ausflug in den Niederlanden, Kleve und Belgien enthielt, wirkt das zweite geographisch geschlossener. Außerdem hat es kunstgeschichtliche Bedeutung: es enthält die Information, daß die Rheinreise den Maler zu drei – heute noch bekannten – Gemälden inspiriert hat (Abb. 129).[6]

Die handschriftliche Niederschrift der zweiten Reise umfaßt 208 Seiten und ist mit fünf Radierungen ausgestattet. Van Nijmegen hat sie nach der Rückkehr aus Deutschland verfaßt, denn er bezieht sich im Text auf zwei seiner Gemälde aus dem Rotterdamer Atelier. Die Reise hatte den Maler und seine Frau von Rotterdam über Utrecht nach Arnheim geführt. Der erste Aufenthaltsort in Deutschland war Emmerich. Von dort aus reiste man am Rhein entlang und besuchte Wesel, Düsseldorf, Köln, Bonn, Andernach, Neuwied, Frankfurt, Rüdesheim und Mainz. Heidelberg war die Endstation. Auf dem Rückweg hielt sich das Ehepaar an dieselbe Route. Insgesamt war man elf Wochen unterwegs, vom 15. Mai bis zum 31. Juli.

Offenbar waren die van Nijmegens begütert, denn sie reisten mit der Extrapost, einer privaten Postkutsche, die sie gemietet hatten und die immer dann abfuhr, wenn es den Fahrgästen beliebte. Wo es möglich war, setzte das Ehepaar mit der Fähre über den Rhein. Diese Abwechslung war recht willkommen, zumal man damit dem Staub entging, den die Postkutsche auf den deutschen Sandwegen aufwirbelte.

[5] Siehe S. 114.
[6] Niemeijer 1983; Niemeijer 1984.

Van Nijmegen beklagt sich wiederholt über den ärmlichen Zustand der Städte, die er besucht. Die Gosse ist dreckig und verstopft, so daß er sich die Schuhe schmutzig macht, und die Häuser sind baufällig, ohne Farbe und heruntergekommen. Überdies sind die Städte klein, verwinkelt und unansehnlich. Deutschland war um 1788 nicht sehr wohlhabend, vor allem im Vergleich zu den Niederlanden. Auf den Landschaftsbildern, die van Nijmegen gemalt hat, bringen halbvervallene, wacklige Brücken den ärmlichen Zustand der Gegend, die er bereiste, zum Ausdruck. In seinem Bericht empfiehlt er den Reisenden, sich aus Sicherheitsgründen einen deutschen Knecht zuzulegen, der sie überallhin begleitet. Der könne sie gegen Raufbolde und Taschendiebe beschützen. Sein eigener Knecht habe ihn aus den Händen eines Betrügers gerettet, der sie auf der Straße angesprochen hatte.

Merkwürdigerweise besucht van Nijmegen nur Städte, die am Rhein liegen. Die landschaftliche Umgebung erblickt er nur von der Postkutsche oder der Fähre aus bzw. bei seinen höchst seltenen Ausflügen aufs Land. Der Maler ist ein richtiger Stadtmensch. Eine seiner bevorzugten Szenen ist das Füttern der Schweine im Park. Daraus geht hervor, daß ihm nicht klar ist, daß die Haut der Frischlinge anders aussieht als die der älteren Tiere. In einem anderen Park hält er ein Trompe-l'oeil auf einer Mauer für eine echte Landschaft - oder er tut zumindest so; erst als sein Knecht an die Mauer herantritt und mit der flachen Hand auf die „Aussicht" klatscht, gibt er zu, daß er sich getäuscht hat. Kurzum, van Nijmegen ist kein Naturkenner.

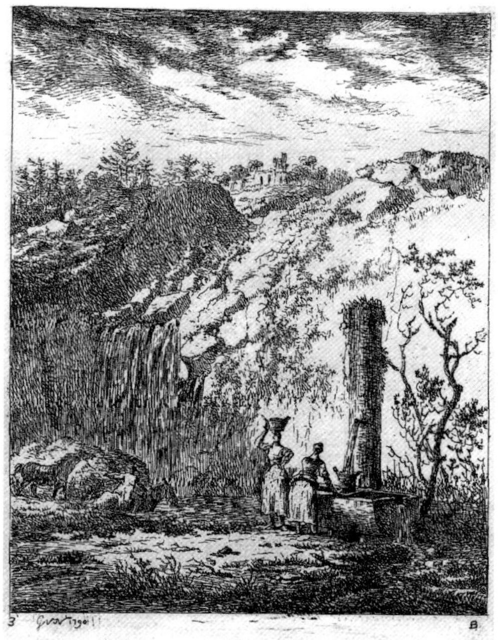

Abb. 130
Gerard van Nijmegen (1735-1808), *Frauen an einem Wasserbehälter in den Bergen*; Radierung, 198 x 150 mm; Rijksprentenkabinet, Rijksmuseum, Amsterdam.

Statt sich von der Natur inspirieren zu lassen, sieht er sich lieber Gemälde an. Sie stellen in erster Linie seinen landschaftlichen Bezugsrahmen dar. Das geht auch aus dem folgenden Abschnitt hervor: *Ehe ich es vergesse, muß ich hier, als MALER eine Bemerkung machen, man sieht in vielen Landschaften von BERCHEM, BOTH, MILEE und anderen oftmals eine Viehherde aus einem HÖLZERNEN oder STEINERNEN WASSERTROG trinken, bei welchem ein Stein oder auch ein ausgehöhlter Baumstamm aufrecht aufgestellt ist, aus dem von oben, durch eine Leitung, Wasser in den Trog läuft* [...] *– ich muß sagen, daß ich auf unserer Reise manchen solcher Tröge für das Vieh begegnet bin, gerade so wie die alten Maler sie abgebildet haben* (Abb. 130).[7] Van Nijmegens Sicht auf die Landschaft wird deutlich von den Gemälden bestimmt, die er gesehen hat. Sie bilden seinen Ausgangspunkt.

Die meisten Städte am Rhein, die er besichtigt, haben einen Kurfürsten. Deutschland bestand im ausgehenden 18. Jahrhundert noch größtenteils aus kleinen Stadtstaaten. Jeder Kurfürst glaubte es seinem Ansehen schuldig zu sein, eine Kunstgalerie zu besitzen. Van Nijmegen hält sich gern dort auf. Über manche Gemälde äußert er sich bewundernd, aber meist ist er sehr kritisch. Am liebsten sieht er holländische Meister aus dem Goldenen Jahrhundert.

Bei der Beschreibung der Kunstwerke aus dem 17. Jahrhundert geht er sehr detailliert vor. *Man erhält den Eindruck, daß er ein Inventar der Themen und Kompositionen anlegt, in dem er bei der Zusammenstellung eigener Gemälde nachschlagen will: Im zweiten Saal sieht man drei große Stücke, die eine Gebirgslandschaft zeigen, in der Ferne liegt auf einem Berg das Schloß BENSBERG, und in Schloßnähe sieht man die Hirschjagd. Im Vordergrund, an der Umrahmung des Mittelteils, steht ein alter Baum, und an diesem Baum hängen - tot und in Lebensgröße - ein Hirsch, Wildschwein, Hasen, Kaninchen und Rebhühner, wobei der tote Hirsch mit Kopf und Vorderläufen auf dem Rahmen ruht, auf welchem des weiteren Jagdtaschen, Pulverhörner, Jagdgewehre, Pistolen, Spieße, kostbare Sättel und sonstiges Jagdzeug liegen: alles ganz besonders eingehend, natürlich und sauber gemalt.*[8] Welches Gemälde ihn so beeindruckt, verrät van Nijmegen nicht.

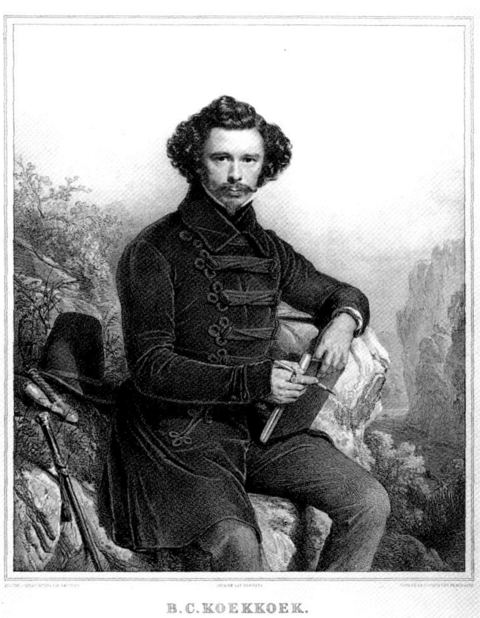

Abb. 131
Porträt des Malers Barend Cornelis Koekkoek (1803-1862), 1839; Litho nach Charles Baugniet; Rijksprentenkabinet, Rijksmuseum, Amsterdam.

Nur vereinzelt beschreibt der Maler eine Landschaft, die er selbst gesehen hat. Dann skizziert er die Szene im Überblick und verzichtet auf Einzelheiten. So notiert er zum Beispiel, wie das Pferdegespann auf dem Treidelpfad das Treidelschiff auf dem Rhein schleppt: *Mehrmals sah sich unser Treiber gezwungen, eine Zeitlang durch das Wasser zu fahren, an und hinter hervorstehenden Mauern entlang, an aufragenden Türmen vorbei, seine Pferde so manches Mal so tief im Wasser gehend, daß man den Kopf und nur ein klein wenig von den Rücken der Pferde sehen konnte, auf einem von denen unser Treiber mit gekreuzten Beinen saß, genau wie ein Schneider auf seinem Tisch, bis er dann wieder auf einer Anhöhe war, hinter dem Dickicht entlang, doch so, daß man vom Treiber und seinen Pferden lange Zeit nichts sah.*[9]

Die Inspiration zu seiner Landschaftsmalerei bezieht van Nijmegen eindeutig von den alten Meistern. Die Natur steht an zweiter Stelle. Er beobachtet sie wie durch einen Bilderrahmen. Damit steht er ganz in der Konvention seiner Zeit: am Ende des 18. Jahrhunderts hielten sich die Maler gern an ihre illustren Vorgänger aus dem Goldenen Jahrhundert.

DIE NATUR ALS BAUKASTEN

Barend Cornelis Koekkoek[10] (Abb. 131) war seinerzeit ein gefeierter Landschaftsmaler und einer der wichtigsten Vertreter der holländischen Romantik. Seine Waldlandschaften wurden

[7] Van Nijmegen 1788, S. 143.
[8] Ebenda, S. 75.
[9] Ebenda, S. 113.

gerühmt, insbesondere wenn sie Baumriesen mit minuziös erfaßten Laubdächern enthielten. Viele Romantiker traten für die Rückkehr zur „wahren Natur" ein. Koekkoek hatte sehr genaue Vorstellungen von der Art und Weise, wie der Maler die Natur darzustellen habe. Auch in seinem Reisebericht äußert er sich häufig dazu.

Seine *Erinnerungen und Mitteilungen eines Landschaftsmalers* erschienen 1841. Sie sind mit drei Lithografien ausgestattet. Koekkoek berichtet von einer Studienreise durch Deutsch-Limburg, wo er große Bäume zum Skizzieren sucht (Abb. 132). Nach Hause zurückgekehrt, will er auf der Grundlage der auf der Reise entstandenen Skizzen Gemälde anfertigen. Koekkoek hat offenbar eine vorgefaßte Idee von den Landschaften, die sich zur Abbildung eignen: er bevorzugt imposante Gegenden. Da aber der Fortschritt nicht vor Deutsch-Limburg haltgemacht hat, sind alle Baumriesen der Säge zum Opfer gefallen. Darum entschließt sich Koekkoek zur Weiterreise ins Ahrtal. Diese ihm altvertraute Gegend hat seinen Hunger nach malerischen Szenen noch immer stillen können. Von den drei anderen Malern in seiner Begleitung nennt er nur die Vornamen – Rudolf, Herman und Karel.[10]

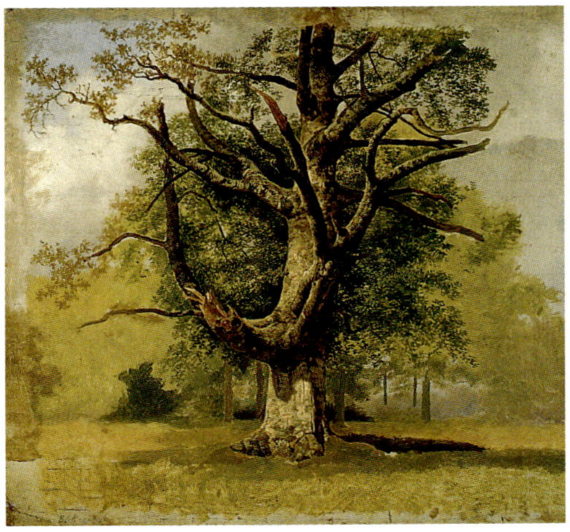

Abb. 132
Barend Cornelis Koekkoek (1803-1862), *Die große Buche am Schloß Moyland*, 1840; Leinwand, 69 x 49 mm; Museum Haus Koekkoek, Kleve.

Koekkoek ist der Meinung, ein Maler müsse die Natur aufmerksam und sorgfältig studieren. Schließlich sei sie vollkommen und könne von einem Maler nie überboten werden. Durch häufiges und gründliches Studium vor Ort gelinge es jedoch zuweilen, sich der Perfektion der Natur anzunähern. *Glücklich die Schule, in der Mutter Natur im Vordergrund steht und in der man allein bei ihr zu Rate geht, um Wahrheit auf die Leinwand oder die Tafel zu bringen [...].* [Der Maler, der so vorgeht,] *kennt die Geheimnisse aller Schattierungen der Natur, sein Gemälde ist eine getreue Kopie der Natur, hier bitte das höchste Lob, das einem Maler zuteil werden kann, das heiligste Ziel seiner ganzen Arbeit, seines ganzen Strebens.*[11]

Der Maler solle mit seinem gesamten Instrumentarium in die Natur ziehen, um vor Ort arbeiten zu können. *Den Staubmantel am Leibe, die Mappe und den Malkasten auf dem Rücken, Zeichenstuhl samt Feldstaffelei in einem Leinensack oder Futteral zur Linken, [...] einen Gürtel oder Riemen um den Leib, an dem Tabaksbeutel, Pfeife usw. hingen, bewaffnet mit einem langen Stock mit scharfer Eisenspitze [...] verließen wir [...] das Gasthaus* (Abb. 133).[12] Diese Ausstaffierung erregt ziemliches Aufsehen, so daß die Maler einige Hemmungen überwinden müssen, bevor sie das Haus verlassen. Aber Koekkoek findet die Arbeit nach der Natur so wichtig, daß er gern zur Zielscheibe des Spottes wird. Er spornt seine jungen Kollegen an, nicht länger zu zögern, sondern auch die Staffelei zu gürten und hinauszugehen.

Die Schönheit der Natur bezeichnet Koekkoek als *Poesie*. Mit der Darstellung der Naturschönheit soll der Maler beim Betrachter Gefühle auslösen. *Das Anliegen des Malers ist [...] insofern das gleiche wie beim Dichter, daß beide auf das Gefühl des Betrachters oder des Lesers einwirken wollen. Das können sie keineswegs tun, wenn ihren Szenen, welcherart sie auch sein mögen, der Stempel der Natur, der Wahrheit fehlt.*[13] Koekkoek hält dramatische Szenen wie Stürme und drohende Regenwolken für besonders geeignet, um für die Schönheit der Natur einzunehmen. Dabei orientiert er sich gern an Ruisdael, seinem Vorgänger aus dem 17. Jahrhundert.[14]

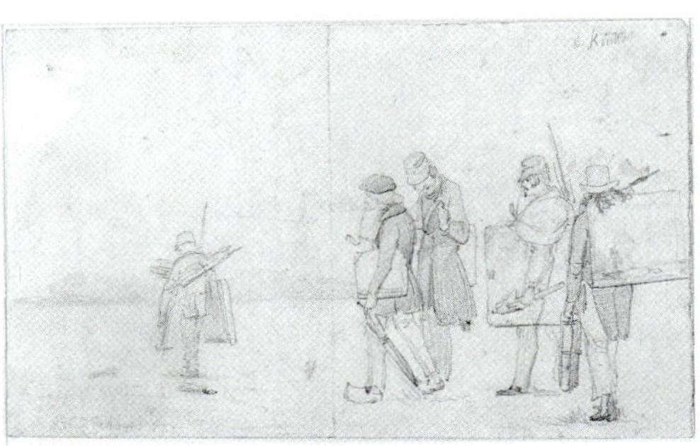

Abb. 133
Barend Cornelis Koekkoek (1803-1862), *Der Künstler und die Maler aus seinem Freundeskreis*, 1838; Bleistift, 145 x 233 mm; Rijksprentenkabinet, Rijksmuseum, Amsterdam.

Indem er dem Gefühl eine Vorrangstellung einräumt, erweist sich Koekkoek als Romantiker. Sein Text enthält auch immer wieder gefühlsbetonte Ausrufe. *Was für eine holde Aussicht! Was für ein sanftes Abendrot! Wie lieblich weht ein lindes Abendlüftchen kaum spürbar hier und da den bläulichen Rhein entlang! Wie fein, zart und von milder Farbe sind alle Gegenstände in ihrem Schatten!*[15]

Der Maler solle sich immer an der Natur schulen, um diese wahrheitsgetreu und einfühlsam darstellen zu können, meint Koekkoek. Aber in den Gemälden, die er schließlich in seinem Atelier anfertigt, könne er Elemente aus verschiedenen Landschaften zusammenfügen, um eine ideale Szene zu komponieren. Da die Natur sowieso unnachahmlich sei, dürfe der Maler in seiner Darstellung der Landschaft Phantasie und Wirklichkeit kombinieren, vorausgesetzt, daß er die einzelnen Elemente möglichst naturgetreu erfasse. *Geben Sie sich zufrieden mit dem Eindruck, den es auf Ihre Seele macht; streben Sie, wenn Sie können, danach, diesen ganz rein zu bewahren, das wird Sie das Schöpfen lehren.*[16] Es kommt also nicht darauf an, die Natur ohne weiteres zu übernehmen, sondern viel eher auf den Eindruck, den die Landschaft beim Maler hinterläßt. Und die Darstellung dieses Eindrucks sei der kürzeste Weg zu den Emotionen der Betrachter. Koekkoek widmet dieser Theorie ein ganzes Kapitel, in dem er den jüngeren Kollegen, die seinen Reisebericht zur Hand nehmen, Belehrungen erteilt. Nicht umsonst gründet er 1841, in dem Jahr, da sein Reisebericht erscheint, in Kleve eine Akademie, in der er diese Theorie praktisch unterrichtet.

Wenn Koekkoek eine Landschaft beschreibt, skizziert er eine Szene. Er ordnet einzelne Landschaftselemente stets der Gesamtperspektive unter. *Schon bald* [wurden wir] *angenehm von neuen Szenerien überrascht [...]. Die erste war ein kleines, aber anmutiges Tal: zur Rechten die*

[10] Jellema 1986.
[11] Koekkoek 1841, S. 27f.
[12] Ebenda, S. 27f.
[13] Ebenda, S. 29.
[14] Van der Laan 1982.
[15] Koekkoek 1841, S. 3.
[16] Ebenda, S. 121.

Ruine eines Kirchenbaus, die sehr malerisch zwischen Bäumen liegt und deren hellgraue Farbe einen angenehmen Gegensatz zum Grün erzeugt. Ein kleines Bächlein, das sich in den Ahrstrom stürzt, murmelt leise durch diese Schlucht hindurch; ein paar Behausungen [...] *verleihen* dieser Stelle [...] *viel zusätzlichen Reiz.*[17]

Koekkoeks Reisebericht ähnelt dem van Nijmegens hinsichtlich der Orientierung auf die alten Meister Auch er malt er ein Gemälde in Worten, wenn er Landschaften szenisch beschreibt. Seine Ideen vom Studium in der Natur sind jedoch innovativ. Indem er dem Gefühl eine Vorrangstellung einräumt und von der Arbeit des Malers verlangt, daß sie in erster Linie an das Gefühl appellieren solle, erweist er sich als Kind der Romantik.

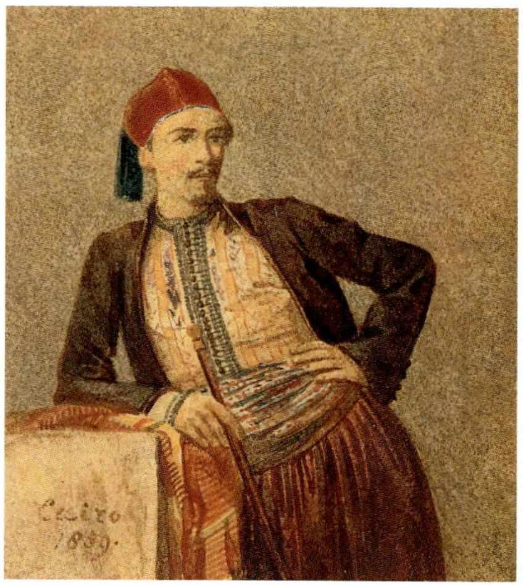

Abb. 134
Fotografisches Porträt von Willem de Famars Testas (1834-1896), 1859; Rijksmuseum van Oudheden, Leiden.

EIN UNBEFANGENER WÜSTENWANDERER

Willem de Famars Testas[18] (Abb. 134) war in den Niederlanden ein führender Vertreter des orientalistischen Genres. In der Periode, in der er sich darauf spezialiserte, wählte man immer häufiger Szenen des Alltagslebens als Sujet. Testas malte vor allem anekdotische Darstellungen, als wolle er ein einzelnes Bild aus einem datierten Geschehen einfrieren. Er hielt sofort fest, was er sah, fast dokumentarisch, ohne einen bestimmten Effekt oder eine Emotion auslösen zu wollen. Damit erweist er sich als Anhänger der realistischen Strömung in der Malerei.

Im Jahre 1868 brach Testas nach Ägypten auf, um von dort aus auch Palästina und Syrien zu bereisen. Eingeladen hatte ihn Jean-Léon Gérôme (1824-1904), der bedeutendste französische Maler der damaligen orientalistischen Strömung. Drei Schüler Gérômes reisten mit,

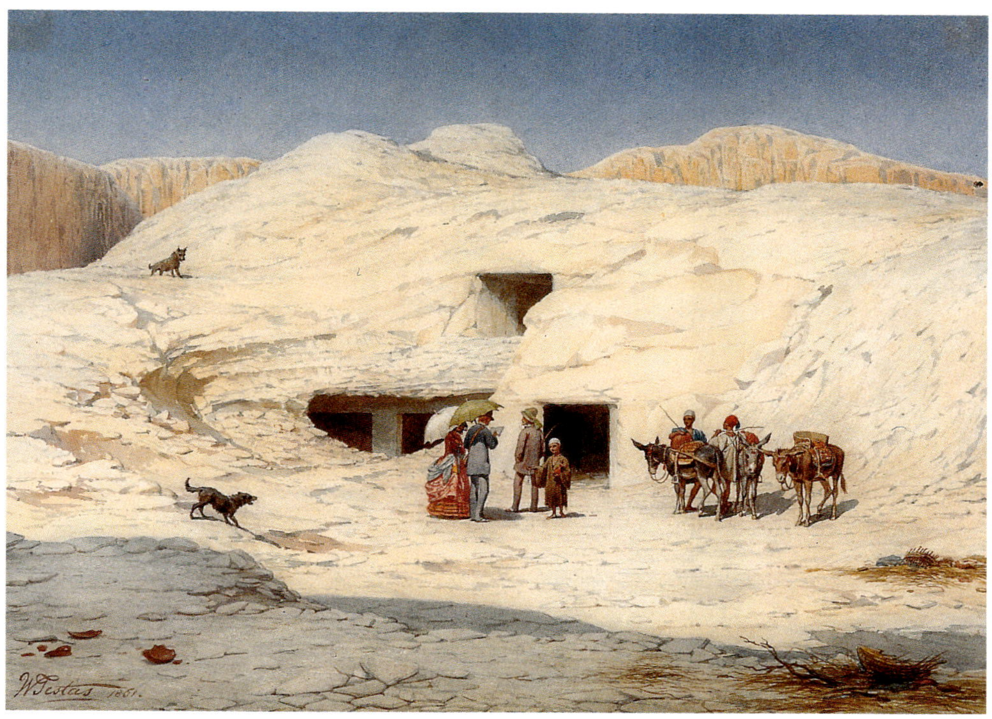

Abb. 135
Willem de Famars Testas (1834-1896), *Ägyptische Gräber in Theben*; Aquarell, 258 x 350 mm; Teylers Museum, Haarlem.

Goubie, Journault und Lenoir, die wiederum von Léon Bonnat und Adolphe Goupil begleitet wurden. Goupils Vater besaß in Paris eine berühmte Kunsthandlung, in der Reproduktionen verkauft wurden. Die meisten Mitglieder der Reisegruppe betraten bei dieser Gelegenheit den Boden des von ihnen so gern dargestellten Weltteils zum ersten Mal. Nur Gérôme und Testas waren schon einmal dort gewesen.

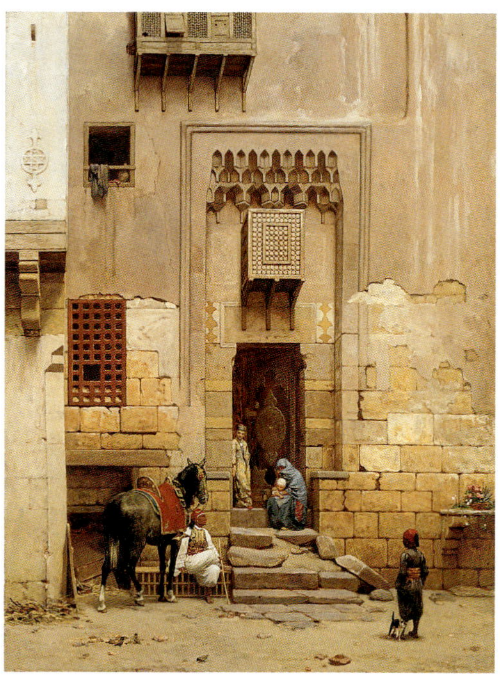

Abb. 136
Willem de Famars Testas (1834-1896), *Innenhof eines Hauses in Kairo*; Leinwand, 84 x 62 cm; Rijksmuseum, Amsterdam.

Das Manuskript des Tagebuchs, das Testas auf seiner zweiten Reise führte, wurde 1992 unter dem treffenden Titel *Die Malerkarawane* herausgegeben. Zu diesem Zweck wurde es aus der französischen Originalsprache übersetzt. Obwohl auch Testas' Bericht von der ersten Reise (1858-1860) 1988 erschienen ist, wird hier nur das zweite Tagebuch herangezogen. Während das erste eine wissenschaftliche Expedition beschreibt, kommentiert das zweite eine künstlerische Bildungsreise.

Die Maler heuern in Kairo einen Führer an, der sie bis nach Syrien begleiten wird. Er sorgt für Diener, ausreichenden Proviant und Dromedare als Transporttiere. Auch die Maler reiten auf den Dromedaren. *Das Gehen im Schritt,* so Testas, *ermüdet* [...] *am meisten: seitlich schaukelt man zwar wenig oder gar nicht, aber stattdessen muß man ständig eine Art Diener (wie bei einer Begrüßung) machen, was auf die Dauer anstrengt. Außerdem ist die Reibung des Hintern auf dem Sattel*

[17] Ebenda, S. 261.

nicht gerade vergnüglich.[18] Am ersten Tag schält sich Journaults Hinterteil, so daß er lieber zu Fuß weiterreist. Testas will jedoch lieber durchhalten, bis sich Hornhaut auf der Sitzfläche bildet. Die Reisegesellschaft verfügt über siebenundvierzig Kamele und stellt also eine ansehnliche Karawane dar. Unterwegs entwickelt Testas Sympathie für die Tiere. Als sich sein Reittier eines Tages nicht wohlfühlt, geht er zu Fuß neben ihm her. Er wird ein geübter Dromedarreiter und gewinnt sogar ein Wettrennen mit einem ortsansässigen Scheich.

Der ägyptische Führer läßt jeden Abend Zelte für die Reisenden aufstellen. Das Schlafen in Zelten macht den Künstlern großen Spaß. Als sie nach mehreren Wochen Wüstenaufenthalts in einer Stadt ankommen, in der es komfortable Hotels gibt, entscheiden sie sich doch für das Zelten außerhalb der Stadtgrenzen. Sie identifizieren sich offenbar mit der nomadisierenden Bevölkerung. Auch in diesem Hang zu exotischen Orten und Sitten klingt ein romantisches Verlangen an. Testas kleidet sich auf der Reise teilweise ägyptisch. Mit viel Flair wickelt er sich bunte Tücher um den Kopf.

Wiewohl Testas den Landschaften, durch die man hindurchzieht, vor allem ein faktisches Interesse entgegenbringt, sind seine Beschreibungen oftmals zugleich evokatorisch. *Der interessanteste und eindrucksvollste Abschnitt der Route führte durch Wadi Selaga. Man umkurvte die Ecken der Felsblöcke, als seien es Straßen. Einmal lag blendend weißer Sand dahinter, das nächste Mal ein steinernes Gelände, so glatt wie ein Parkettfußboden. Nach einer der zahlreichen Kurven umschloß uns eine enge Kluft. Auf hartem Untergrund trat man den Abstieg an, auf demselbem Gestein wie dem der Felsen, das hier wie eine Treppe geformt war. Licht umgab uns; die Formen und die Farbe dieses Ortes stellten eine wirklich phantastische Inszenierung dar.*[19]

In der Malerkarawane behandelt der Autor fast ausschließlich positive Ereignisse. Von eventuellen Streitigkeiten, Unbilden oder schleichenden Krankheiten erfährt der Leser nichts. Testas präsentiert sich als unbefangener, optimistischer Mann, der allen Reiseerfahrungen aufgeschlossen gegenübersteht. Auch bestimmte Verhaltensweisen der Ägypter, die bei anderen Reisenden des 19. Jahrhunderts wohl kaum Verständnis gefunden hätten, verurteilt er nicht. Im Höchstfall klingt bei ihm ein moralistischer Unterton an, wobei aber das faktische Interesse schnell die Oberhand gewinnt. Er akzeptiert die einheimischen Sitten und Gebräuche vorurteilsfrei. *Wir haben lange haltgemacht bei einer Gruppe von Leuten, in der ein fast nackter Bengel den Clown spielte. Es war sehr dumm und sogar ziemlich unanständig. Um die Lenden trug er einen Strick, der eine Phallus-Imitation abstützte, die aus Putzlappen bestand und übermäßig groß war und die er tanzend und hüftenschwingend im Takt der Musik zweier Rohrflöten und einer Darabouka auf und nieder schwang.*[20]

Testas fertigt seine Zeichnungen und Studien direkt nach der Natur an (siehe auch Kat. Nr. 75). In diesem Zusammenhang beklagt er sich darüber, daß die Ägypter einen Maler bei der Arbeit umschwirren wie Fliegen den Honig. Auf seiner ersten Reise hatte er deswegen den einheimischen Kittel getragen, aber jetzt, als Mitglied einer großen europäischen Reisegesellschaft, kann er sich nicht erlauben, das Dekorum zu verletzen. *Heute morgen habe ich die Aussicht auf das Tor Bab el Zouéleh skizziert, am Markt für Zuckerwerk. Es ist ein großartiger Anblick, störend ist nur, daß gerade an dieser Stelle so viel Verkehr ist, so daß es lästig ist, in Ruhe zu arbeiten und entsprechend gut voranzukommen. Am Nachmittag habe ich eine Ölstudie von einem Tor in einer kleinen Straße gegenüber der Moschee – oder besser gesagt der Universität – el Azâr gemacht. [...] Es gab viele Neugierige, aber ein gutwilliger Soldat [...] hat Wache gehalten, um die allerlästigsten auf Distanz zu halten.*[21] Im Gegensatz zu Koekkoek, der im Freien nur skizziert und das Bild erst später zusammenstellt, legt Testas also die Komposition sofort fest. Wenn Testas ein Gemälde anfertigt (Abb. 136), kopiert er seine Zeichnungen mit Hilfe der Techniken des Abpausens und der Quadratur in den gewünschten Proportionen auf die Leinwand, ohne vom ursprünglichen Entwurf im geringsten abzuweichen.[22]

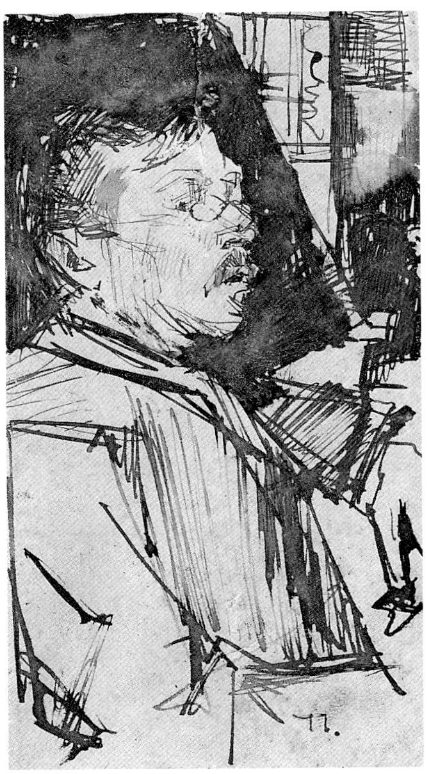

Abb. 137
Isaac Israëls (1865-1934), *Porträt von Jacobus van Looy (1855-1930) in einem Wirtshaus*; Feder in Tinte, 148 x 80 mm; Frans Halsmuseum (Stiftung Jacobus van Looy), Haarlem.

LOB DER IMPRESSIONEN

Jacobus van Looy* (Abb. 137) war sowohl Maler als auch Schriftsteller. Er schloß sich der Zeitschrift *De Nieuwe Gids* und der Bewegung der Achtziger an, deren Anführer Willem Kloos war. Das Schaffen dieser Gruppierung läßt sich mit dem Stichwort l'art pour l'art (Kunst um der Kunst willen) charakterisieren. Da van Looy mit seinem schriftstellerischen Werk bekannter als mit seinen Bildern wurde, entschloß er sich, nicht mehr auszustellen, sondern sich nur noch als Mann des Wortes zu präsentieren. Er sollte das Malen und Zeichnen für den Hausgebrauch jedoch nie aufgeben[23].

[18] De Famars T estas 1992, S. 62.
[19] Ebenda, S. 84f.
[20] Ebenda, S. 38.
[21] Ebenda, S. 32.
[22] Braas-Parser 1978.

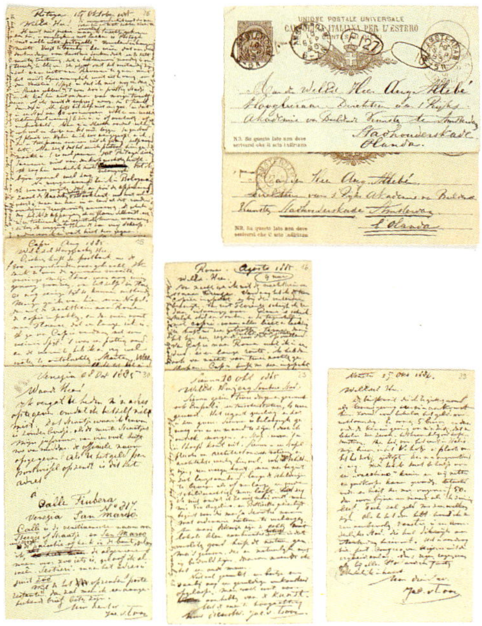

Abb. 138
Collage aus Postkarten von Jacobus van Looy (1855-1930) an August Allebé (1838-1927); Frans Halsmuseum (Stiftung Jacobus van Looy), Haarlem.

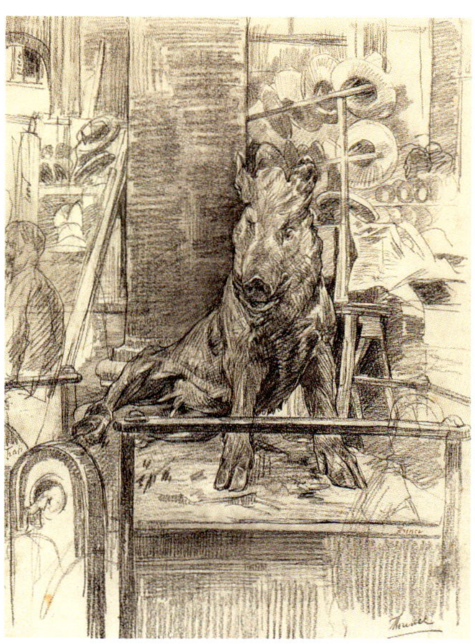

Abb. 139
Jacobus van Looy (1855-1930), *Bronzewildschwein auf dem Mercato Nuovo in Florenz*; schwarze Kreide und Aquarell, 336 x 251 mm; Teylers Museum, Haarlem.

Im Jahre 1885 gewann van Looy den Prix de Rome, der jungen, vielversprechenden Künstler Gelegenheit bot, ein paar Jahre im Ausland zu studieren.[24] Diese Auszeichnung wurde – nach französischem Vorbild – erstmals 1807 gestiftet. Als van Looy den Preis erhielt, war es üblich, das Stipendium jedes Jahr neu vergeben. Nach Ablauf einer Jahresfrist untersuchte man, ob der Zögling Anrecht auf ein weiteres Jahr hatte. Van Looy mußte eine Kopie zur Beurteilung einsenden. Er wählte Michelangelos *Sibylle Delphica* aus der Sixtinischen Kapelle aus. Daneben wollte man vom Preisträger ein paar freie Arbeiten sehen, die im Ausland entstanden waren. Van Looy sollte schließlich drei Jahre als Stipendiat in Italien und Spanien verbringen. Er hatte sogar Anspruch auf einen dritten Termin, auf den er jedoch verzichtete, da er nicht glaubte, daß ihn das Kopieren alter Meister viel weiterbringen würde.

Während seiner gesamten Reise stand van Looy in regem Briefwechsel mit seinem Lehrmeister August Allebé (Abb. 138). 1975 erschien eine Anthologie dieser Korrespondenz unter dem Titel *Wie dronk toen Water!* (Wer trank damals Wasser!). Es handelt sich dabei um ein sehr persönliches Zeitzeugnis. Anfänglich wirkt van Looy in seinen Briefen desolat, weil er so weit von zu Hause weg ist, aber nach einiger Zeit macht ihm das Reisen Vergnügen. Dann beschwert er sich immer wieder darüber, daß seine Reiseroute von der Aufsichtskommission in den Niederlanden festgelegt wird. Diese Leute hätten nicht die geringste Ahnung von der Lage in den Ländern, in die sie ihre Preisträger schicken. Statt ein so strenges Zeitschema aufzustellen, sollten sie dem Maler lieber ein paar Aufträge erteilen, die er in selbstgewählter Reihenfolge erledigen könne. Das Unverständnis der Kommission für die Situation vor Ort behindere die Stipendiaten geradezu bei ihrer Arbeit. *Man [kann] in der Gewißheit, daß man frei ist, die festgelegte Route in aller Ruhe antreten und braucht nicht vor lauter Aufregung und Hitze halbkrank zu werden. Zudem verbringt man, wenn man nicht gebunden ist, die heißen Monate freiwillig an Orten, wo die Hitze weniger störend ist: Venedig, Capri oder andere hoch- oder an der See liegende Orte, und dann möchte ich fast sagen, daß Florenz die Endstation ist* (Abb. 139).[25] Allebé liest die Vorschläge seines früheren Schülers voller Interesse, ist aber nicht in der Lage, auf die Reiseplanung Einfluß zu nehmen.

Van Looys Freiheitsdrang zeigt sich auch in seiner Vorliebe für das Arbeiten nach der Natur. Vom Kopieren eines Gemäldes hält er nicht viel. *Die ganze Woche arbeite ich in den Museen, und du kannst dir nicht vorstellen, wie ungeheuer langweilig es ist, die alten Gemälde, die allerdings sehr schön sind, nachahmen zu müssen. Sonntags und oft auch am Abend ziehe ich daher, mit meinem Malkasten bewaffnet [...], hinaus. Mein größter Genuß ist es [...] ganz allein draußen zu sitzen, mit dem Rücken an einen Olivenbaum oder ein Stück Felsgestein gelehnt, und ein wenig zu arbeiten. [...] Dann umschwirren mich prachtvolle Schmetterlinge, und grüne Eidechsen huschen zwischen den Steinen hin und her, und dann vergesse ich die ganze Langeweile, die mich in so einem Museum befallen hat.*[26]

Diese Idee von der Malerei steht im Gegensatz zu den Ansichten, die van Nijmegen gegen Ende des 18. Jahrhunderts äußerte. Während dieser lieber die Kunstgalerien besuchte, bevorzugt van Looy die freie Natur. Da aber der Prix de Rome auf van Nijmegens späte Jahre zurückgeht, basiert sein Programm noch größtenteils auf dem Kopieren der alten Meister. Um 1800 entsprach das in der Tat dem Zeitgeist, aber am Ausgang des 19. Jahrhunderts sind die theoretischen Ausgangspunkte des Prix de Rome datiert.

In seinen freien Arbeiten zeichnet und malt van Looy direkt nach der Wirklichkeit, die ihn umgibt. Häufig versucht er, auf der Straße zu arbeiten, wo er aber zu stark abgelenkt wird, so daß er dazu übergeht, Modelle anzuheuern, die über längere Zeit eine bestimmte Haltung für ihn einnehmen. Er will in seinen Zeichnungen vor allem die Impression der Szene erfassen (Abb. 140). Auch wenn er Ölfarbe verwendet, trägt er sie in einem Arbeitsgang auf die Leinwand auf. Danach nimmt er höchstens noch einige Verfeinerungen vor. In dem folgenden Briefausschnitt entschuldigt er sich, weil er ein Gedicht beigelegt hat, in dem er seinen Eindruck vom Anbruch der Nacht auf dem Forum Romanum beschreibt. *Sie werden es mir doch nicht übel nehmen, daß ich das beilege, es ist ein sehr tiefempfundener Eindruck, der nicht zu malen ist. Heute sah ich zwischen zwei Regengüssen, in einem Gäßchen, in das brüsk ein Sonnenstrahl einfiel, einen Jungen, der gerade etwas kochte, Leim, glaube ich, es war ganz herrlich. Ich habe sogleich ein Kroki [Lageplan] skizziert und werde nun versuchen, etwas daraus zu machen.*[27]

In regelmäßigen Abständen wünscht sich van Looy, das Gesehene genausogut in Kreide oder Farbe wiedergeben zu können wie in seinen verbalen Beschreibungen. Er geht immer öfter dazu über, seine Eindrücke in Gedichte umzusetzen, und seine geschriebenen Impressionen werden immer anschaulicher. Er hat viel Sinn für Details, wie aus der folgenden Strophe hervorgeht, in der er einen Sturm im Wald von Ravenna beschreibt. *Wilde Wolken,*

[23] Siehe Huygens 1975, Loos u. van Tuyll van Serooskerken 1988, S. 73-89, und Bionda u. Blotkamp 1991, S. 218.
[24] Siehe zu Allebé, seiner Freundschaft mit van Looy und zum Prix de Rome von 1883 und 1884 Loos u. van Tuyll van Serooskerken 1988, S. 73-89.
[25] Ebenda, S. 94.
[26] Ebenda, S. 74.
[27] Ebenda, S. 31.

geflügelte Gesandte, Eilboten, hört ihr nicht den dunklen Orkan, wie er von Westen zieht heran? Hört ihr ihn nicht mit seinen üblen Trabanten? Eilboten kommt, rückt an, rückt an.[28]

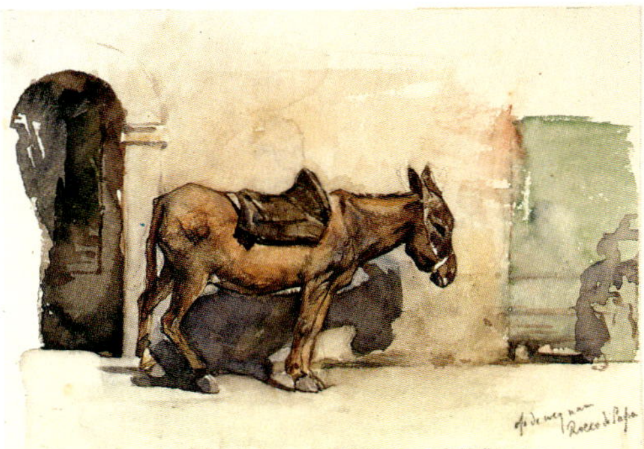

Abb. 140
Jacobus van Looy (1855-1930), *Ein Esel auf dem Weg zur Rocca di Papa*, um 1886; schwarze Kreide und Aquarell, 164 x 233 mm; Teylers Museum, Haarlem.

DER BANKROTT DES ZIELGERICHTETEN BLICKS

Die vier Reiseberichte vermitteln einen Eindruck vom Landschaftserleben und seinem Niederschlag in der Malerei über mehr als ein Jahrhundert hinweg. Aus den Ideen, denen die Maler anhängen, lassen sich möglicherweise einige historische Tendenzen ableiten.

Offenbar betrachtet man die Natur aus einer immer breiteren Perspektive: der zielgerichtete Blick verschwindet. Während van Nijmegen und Koekkoek noch klare Vorstellungen davon hatten, welche Landschaft es verdiente, festgehalten zu werden – sie sollte an klassische Gemälde erinnern bzw. dramatische Gefühle erzeugen –, existierten solche vorgefaßten Ideen nach dem Aufkommen des Impressionismus und des Realismus nicht mehr. Seither wird die Landschaft ohne vorformuliertes Anliegen beobachtet und dargestellt.

Überdies hat sich herausgestellt, daß die Maler in ihren schriftlichen Äußerungen seit der Romantik auf den von der Landschaft evozierten Gefühlswert eingehen. Dieser Gefühlswert dringt jedoch nicht immer bis in die Gemälde vor. Das unablässige Interesse für die Emotionen, die eine Landschaft hervorruft, ist aber das wichtigste Erbe der Romantik, das sich über weite Strecken des 19. Jahrhunderts geltend macht.

Zugleich mit dem Aufkommen des Realismus verändert sich die Beschreibung in dem Maße, wie der zielgerichtete Blick verschwindet: die Natur wird an ihren eigenen Maßstäben gemessen. Diese Entwicklung läßt sich auch in den Gemälden und Zeichnungen nachweisen: die Bildführung verlagert sich von der Übersicht auf den Ausschnitt. Ein Rundgang durch die Ausstellung oder das Blättern im vorliegenden Katalog wird das bestätigen.

Ein letzter auffallender Aspekt der hier behandelten Selbstzeugnisse besteht darin, daß die wichtigsten Äußerungen der Maler über ihr Landschaftserleben in den Abschnitten zu finden sind, in denen sie sich über ihre Malerei auslassen. Merkwürdigerweise ist die Ausbeute in Textstellen, die Landschaftsbeschreibungen enthalten, recht mager. Bildende Künstler auf Reisen versuchen zwar mit Worten zu malen, greifen aber schließlich doch auf die Zeichenfeder und den Pinsel zurück.

CHRONOLOGISCHE BIBLIOGRAPHIE DER REISEBERICHTE VON MALERN, 1780-1900

Gerard van Nijmegen (1735-1808) *Eerste Reis door Gelderland, een gedeelte van Duitschland en Brabant gedaan door Gerard van Nijmegen, Huisvrouw en Dienstmaagd in 't jaar 1782.* Manuskript (Atlas van Stolk, Rotterdam)

Gerard van Nijmegen (1735-1808) *Tweede Reis door Duitschland gedaan in de maanden Meij, Junij, Julij in 't jaar 1788 door Gerard van Nijmegen en Huisvrouw.* Manuskript (Atlas van Stolk, Rotterdam)

Cornelis Kruseman (1797-1858) *Aantekeningen van C. Kruiseman, Betrekkelijk deszelfs Kunstreis en verblijf in Italië.* Den Haag 1826 (zusammengestellt und herausgegeben von A. Elink Sterk jr.)

Hendrik Willem Cramer (1809-1874) *Kunstreis door Frankrijk, Zwitserland, Italie en Engeland. Van Hendrik Willem Cramer, Antx., Ondernomen den 23 november 1831.* Amsterdam 1832-38, 4 Bde. (hrsg. von A. Cramer)

Abraham Hulk (1813-1897) *Dagboek van de zeereis naar Amerika* [1833-35]. Manuskript (Privatsammlung); siehe Booemstra 1994, S. 16-20

Johannes Franciscus Christ (1790-1845) *Wandelingen van een landschapschilder langs de Ruhr en een gedeelte van den Rijn.* Gorinchem 1835

Frans Lebret (1820-1909) *Een Reistogtje langs den Rijn en de Roer door vier Vrienden in het Jaar 1839.* Manuskript (Privatsammlung); siehe Ubbens 1988

Johannes Franciscus Christ (1790-1845) *Aanteekeningen op een reisje langs de Ahr en den Rijn.* Nijmegen 1840

Barend Cornelis Koekkoek (1803-1862) *Herinnerungen en mededeelingen van eenen Landschapschilder.* Amsterdam 1841 (Faksimile, Schiedam 1982)

Johannes Franciscus Christ (1790-1845) *Kunstenaars-Reisje door Limburg en België in het jaar 1841.* Amsterdam 1843

Pierre Louis Dubourcq (1815-1873) *Manuskript bezüglich der Romreise von 1843/44.* Gemeentearchief Den Haag; siehe Furstner 1992

Abraham van Pelt (1815-1895) *Portefeuille van een schilder.* Nijmegen 1881

Willem de Famars Testas (1834-1896) *De schilderskaravaan 1868.* Leiden/Löwen 1992 (Übersetzung, Einleitung und Annotationen von M.J. Raven)

Johan Philip Koelman (1819-1893) *In Rome. 1846-1851.* Arnhem 1869, 2 Bde.

Albertus Gerardus Bilders (1838-1865) *Brieven en dagboek.* Leiden 1876 (hrsg. von J. Kneppelhout)

Jacobus van Looy (1855-1930) F. P. Huygens, *Jacobus van Looy. Wie dronk toen Water!* [1887], Amsterdam 1975

Marius Bauer (1867-1932) *Reis naar Engels Indië in 1897/98;* siehe Jansen u. Kraayenga 1991, S. 75-169

Jozef Israëls (1824-1911) *Spanje, ein reisverhaal.* Den Haag 1899

[28] Ebenda, S. 96.

KATALOG

Verfasser der Katalogeinträge:
Charles Dumas (ChD)
Marjan van Heteren (MvH)
Wiepke Loos (WL)
Robert-Jan te Rijdt (RJtR)

JAN VAN HUYSUM

Amsterdam 1682 - 1749 Amsterdam

1 Arkadische Landschaft, 1728

Öl auf Leinwand, 53,5 x 73,5 cm.
Rechts unten: *Jan Van Huijsum fecit.* 1728.

Amsterdam, Amsterdams Historisch Museum
(Inv. Nr. A 25174)

LITERATUR
Hofstede de Groot 1907–1936, Bd. 10 (1928), Nr. 30; de Bruyn Kops 1965, S. 93; Blankert u. Ruurs 1975–1979, Kat. Nr. 193; Buijsen 1992/93, Nr. 79 (*Verehrung einer Statue des antiken Gottes Pan*).

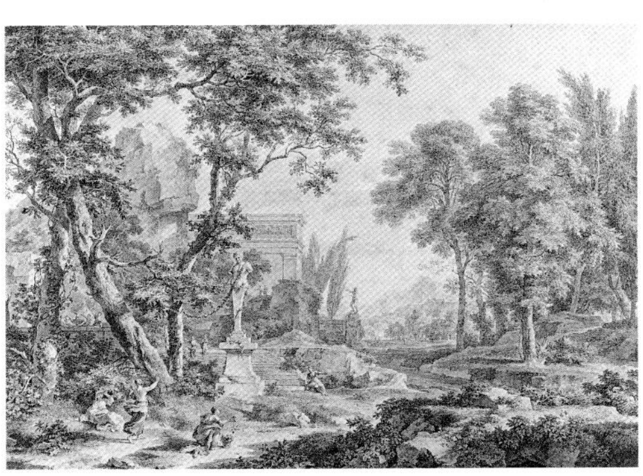

Abb. 1a
Jan van Huysum, *Arkadische Landschaft*, 1728;
Feder und Pinsel, 284 x 394 mm;
Amsterdam, Amsterdams Historisch Museum.

Der Ruf Jan van Huysums beruht vor allem auf einer großen Anzahl besonders detailliert ausgeführter Blumen- und Früchtestilleben, sowohl Zeichnungen als auch Gemälden. Weniger bekannt, aber keineswegs minderwertig sind etwa vierzig Landschaften, die vermutlich während der Wintermonate entstanden, wenn es keine frischen Blumen und Früchte gab.

Die italianisierenden Landschaften von van Huysum bilden stilistisch eine Brücke zwischen den idealisierten Landschaften Johannes Glaubers (1646–1726) und Albert Meyeringhs (1645–1714) aus dem späten 17. Jahrhundert einerseits und den neoklassizistischen Landschaften des 18. Jahrhunderts auf der anderen Seite. Widergespiegelt wird dies in den verschiedenen Landschaftstypen, mit denen sich van Huysum befaßte. Einige stellen zerklüftete Berghänge mit eindrucksvollen Wasserfällen dar, eine Festung auf einem der höheren Gipfel, wo sich winzige Figuren tummeln, wie etwa ein Viehtreiber mit seinen Eseln, ein Reiter oder eine Jagdgesellschaft. Andere – die eher klassizistischen Landschaften – beziehen die Anregung ganz deutlich aus den arkadischen Werken von Nicolas Poussin und Gaspard Dughet, den französischen Meistern des 17. Jahrhunderts. Diese überaus dekorativen Stücke, die ein poetisches Bild der Natur entwerfen, weisen eine gekonnt gemalte Vegetation, Panoramen und Schlüssellochperspektiven halb versteckter antiker Architektur auf. Im 18. Jahrhundert waren diese Landschaften von van Huysum bei Sammlern sehr gefragt und erzielten auf Auktionen hohe Preise. Johan van Gool zollte dem Künstler folgenden Tribut: *Unser Künstlerheld [...] versteht es, Bäume so darzustellen, jeden gemäß seiner Art, daß es einem beim Anblick wie ein Wunder vorkommt. Er hat ein Geschick dafür, die Landschaften anzuordnen, sowohl hinsichtlich der Vordergründe als auch der Ausblicke, und sie mit Skulptur zu füllen.*[1] Als Staffage dieser arkadischen Stücke benutzte van Huysum oftmals heidnische Motive, wie etwa das Opfer für einen antiken Gott.[2] Auch auf diesem Gemälde ist ganz links auf einer Ebene im Hintergrund ein solches Opfer zu finden. Hier handelt es sich um Priapus, den Gott der Fruchtbarkeit und Hüter der Gärten, Weinstöcke, Bienen und Schafherden. Gemäß einem Brauch aus der Renaissance ist er als eine Herme wiedergegeben (jedoch ohne den großen Phallus), geschmückt mit Blumengirlanden.

Diese *Arkadische Landschaft* (1728), die Teil der berühmten Sammlung des Amsterdamers Jan Gildemeester Jansz war, wurde auf Auktionen in den Jahren 1763, 1800 und 1817 verkauft, gemeinsam mit dem fast ebenso großen Pendant *Josef und Maria auf der Flucht nach Ägypten*.[3] Letzteres Gemälde, das erst kürzlich versteigert wurde, entstand 1727.[4] Die Kombination eines klassischen Themas auf dem einen Pendant und eines biblischen Sujets auf dem anderen ist etwas ungewöhnlich. Im Œuvre van Huysums ist dies jedoch kein Einzelfall. Insofern sollten die narrativen Szenen in solchen Stücken als rein dekorative Elemente verstanden werden.[5]

Eine diesem Gemälde vorausgehende Zeichnung, die ebenfalls die Signatur *Jan van Huijsum fecit 1728* trägt, befindet sich im Amsterdams Historisch Museum (Abb. 1a). ChD

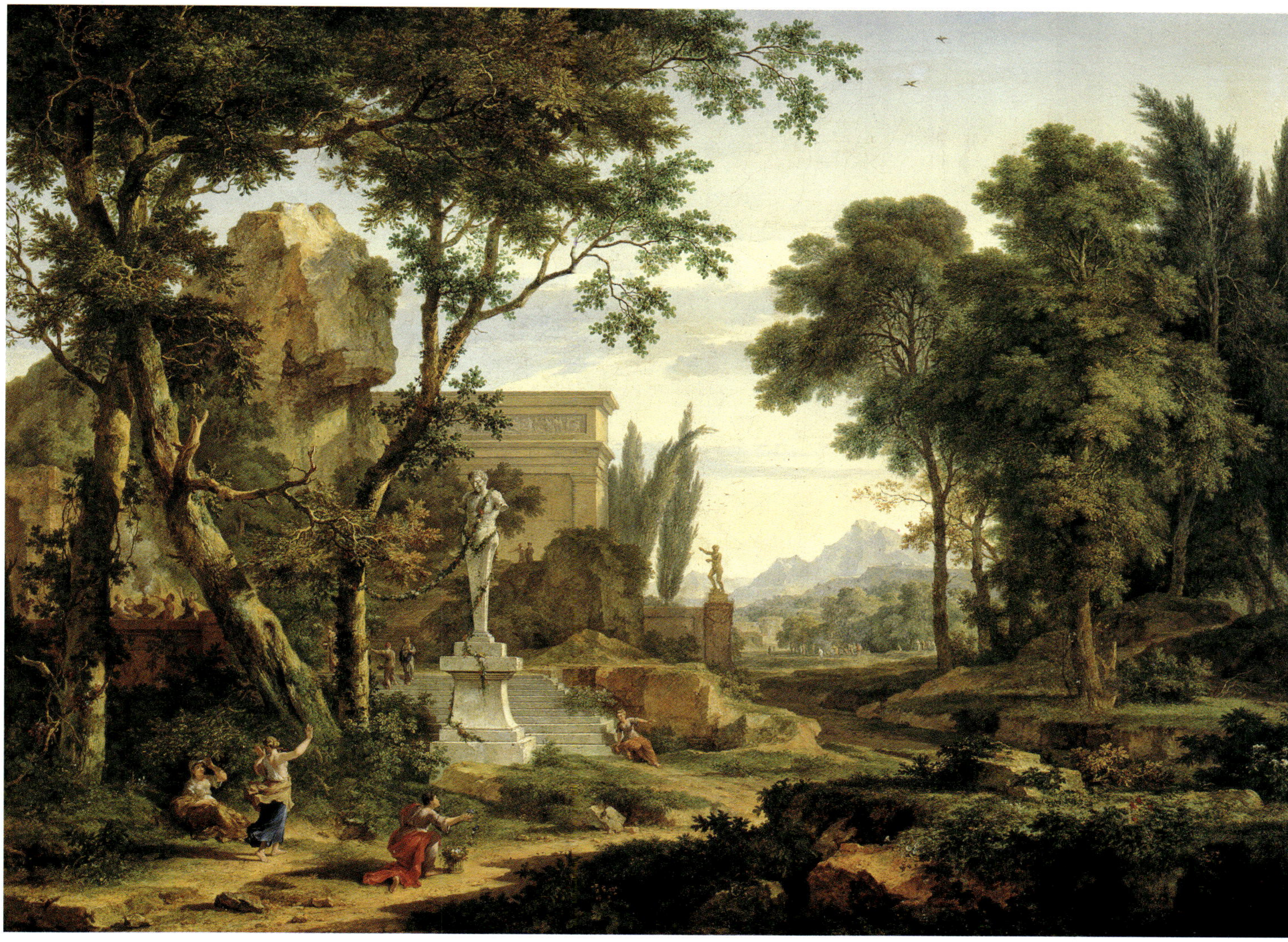

JAN VAN HUYSUM

Amsterdam 1682 - 1749 Amsterdam

2 Arkadische Landschaft, um 1730/33

Kohle in Leinöl getränkt, schwarze Kreide, Umrahmung mit Feder in Braun, 317 x 403 mm.
Rechts unten: *Jan van Huijsum fesit.*

Sammlerzeichen: E. Calando (zweite Hälfte des 19. Jahrhunderts; L. 837); P in einem Kreis (nicht in L.).

Privatbesitz

Die arkadischen Landschaftszeichnungen von Jan van Huysum – sie kommen in seinem Werk seit mindestens 1699 vor – sind gewöhnlich in angemessenem, aber eher zaghaftem Stil mit Feder und Pinsel in Grau oder mit brauner Tusche ausgeführt. Dennoch gibt es eine kleine Gruppe wirklich feiner arkadischer Landschaften, die großzügig mit in Leinöl getränkter Kohle gezeichnet sind.[1] Dieses Material, das anhand der intensiv schwarzen Farbe und den öligen, brauntonigen Rändern der Linien erkennbar ist, wurde nicht oft verwendet: Korrekturen waren fast unmöglich; man brauchte eine sichere Hand und ein beachtliches Selbstvertrauen.[2] Van Huysum zeichnete auch eine Serie virtuoser Blumen- und Früchtestilleben – seine Spezialität –, indem er in Öl getränkte Kohle, manchmal leicht mit Aquarell laviert, benutzte. Alle diese großen Zeichnungen waren mit einiger Sicherheit für sein üppiges Musterbuch gedacht, aus dem Kunden ein Motiv für ein Gemälde auswählen konnten. Offenbar ist keine gemalte Fassung der hier gezeigten Zeichnung vorhanden.

Van Huysum datierte seine Zeichnungen nur selten. Dennoch kann der Ursprung seiner Landschaften in geölter Kohle in Zusammenhang gesehen werden mit den Stilleben im selben Material, die zwischen 1730 und 1733 entstanden.[3] Diese überaus dekorative Landschaft muß ebenfalls aus dieser Schaffensperiode stammen.

Van Huysum hat nie Italien besucht und verließ sich völlig auf Elemente arkadischer Landschaften in Gemälden und Drucken anderer Künstler. Beim phantasievollen Umgang mit diesen Motiven zeigte sich Jan van Huysum als Gegenpol von Isaac de Moucheron (vgl. Kat.Nr. 3a–e). Während de Moucheron zweifelsohne großartigere Kompositionen zuwege brachte, zeigen seine Zeichnungen nicht die kühne Ausführung, die in Jan van Huysums besten Blättern sichtbar wird.

RJtR

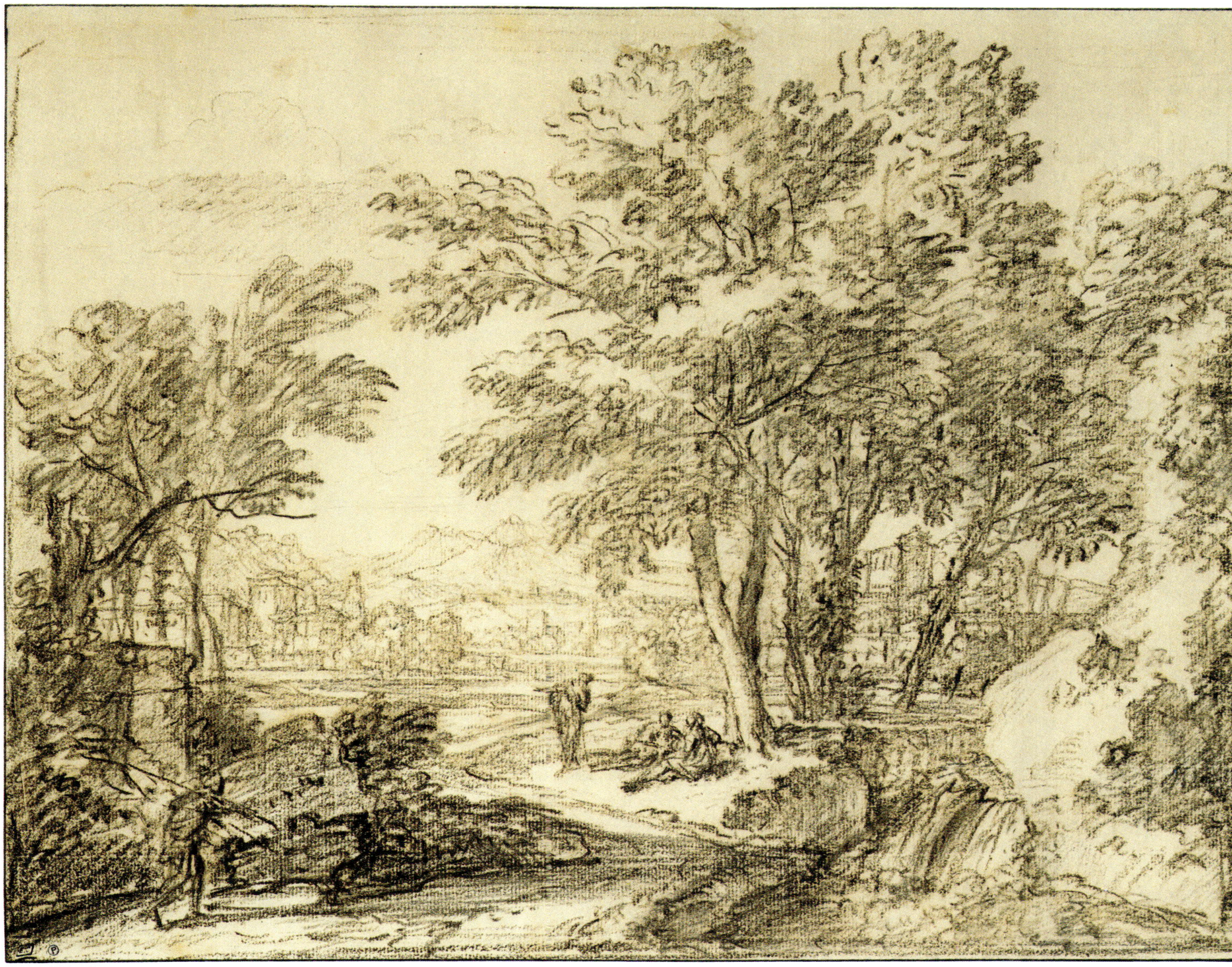

ISAAC DE MOUCHERON

Amsterdam 1667 - 1744 Amsterdam

3a-e Entwürfe zu den fünf Gemälden für die Wände im Saal des Hauses Saxenburg, Amsterdam, Keizersgracht 224, um 1730/35

Feder und Pinsel in Braun, Aquarell über einer Skizze in schwarzer Kreide, Umrahmung mit Feder in Braun, 199 x 303 mm (3a), 196 x 181 mm (3b und 3c), 198 x 181 mm (3d) und 198 x 183 mm (3e).
Auf dem Karton in einer Handschrift des 19. Jahrhunderts: *voor de / Zaal van het Huis Saxenburg / door Moucheron geschilderd (für den / Saal des Hauses Saxenburg / gemalt von Moucheron).*

Leiden, Universität Leiden, Kupferstichkabinett
(Inv. Nr. AW 958–960 und AW 962; 3a–c und 3e)
Rotterdam, Museum Boijmans Van Beuningen
(Inv. Nr. 1946-T-5; 3d)[1]

LITERATUR
Rotterdam 1946, Kat. Nr. 38 (mit zwei weiteren Zeichnungen, als 1729); Bolten 1985, Kat. Nr. 67 (3a); Elen-Clifford Kocq van Breugel u. Domela Nieuwenhuis Nyegaard 1987, Kat. Nr. 17 (3b); Wedde 1996, Bd. 1, S. 119f und Kat. Nr. W 114 – W 118.

In den Jahren zwischen 1720 und etwa 1740 wandten sich Regenten und Kaufleute von Amsterdam, die die Wände ihrer Häuser mit Gemälden schmücken lassen wollten, oftmals an Jacob de Wit (1695–1754) und Isaac de Moucheron. Ersterer spezialisierte sich auf farbenprächtige Deckengemälde, monochrome Sopraporten und monochrome oder farbige Kaminverkleidungen. Die Spezialität de Moucherons waren Wanddekorationen auf Leinen mit Abbildungen idealisierter italienischer Landschaften und erhabener klassizistischer Architektur – oft mit einem faszinierenden Ausschnitt –, sämtlich in überaus dekorativen Kompositionen. Die Mehrzahl entstand zwischen 1720 und 1740.[2] Ein wichtiges Element war die mehr oder weniger symmetrische Anordnung mit einem Ausblick (oft mit einem Teich) im Mittelpunkt. Für die kunstliebenden Amsterdamer stellte de Moucherons Wandschmuck einen idealen Dekor dar. Sie hatten eine Vorliebe für Szenerien des alten Rom, und viele ließen ihre Ehe am Tag ihrer Hochzeit mittels einer klassizistischen Schäferdichtung glorifizieren.

Im Unterschied zu Jacob de Witt nannte de Moucheron nie den Namen des Kunden auf den Entwürfen. Bei diesen fünf Zeichnungen sorgte jedoch ein späterer Eigentümer für diese Information. Er schrieb auf den Karton, die Entwürfe seien für Gemälde in einem als Saxenburg bekannten Haus, also der Keizersgracht 224 in Amsterdam, bestimmt.[3] Aus der Anordnung der alten Täfelung im nun restaurierten Gartenzimmer wird deutlich, daß hier ursprünglich ein großes rechteckiges Gemälde und vier kleine, annähernd quadratische Gemälde gleicher Größe angebracht waren. Alle Gemälde müssen vor 1908 abgenommen worden sein.[4] Die fünf aquarellierten Zeichnungen sollten zweifellos dem Kunden Jan Deyman Dutry (1665–1745) zur Präsentation vorgelegt werden. Dutry, ein Rechtsanwalt und Ausschußmitglied des Viehmarktes, hatte Saxenburg 1728 von seinem Bruder geerbt.

Das Gartenzimmer der Keizersgracht 224 verläuft perpendikular zur Eingangshalle: Das große Gemälde de Moucherons befand sich an der langen Wand, beidseitig flankiert von breiten Türen. In der gegenüberliegenden Wand geben vier ziemlich schmale Fenster den Blick in den Garten frei. Auf der kürzeren Wand rechts befindet sich ein plastisch verzierter Kamin aus Marmor mit Malereien auf beiden Seiten; die Wand gegenüber ist ähnlich aufgeteilt, hat aber in Form eines Wandtisches und eines Spiegels einen Mittelteil, der in den Raum hereinragt. Die fünf Gemälde bildeten keinen fortlaufenden Landschaftsausschnitt; insofern ist es unmöglich, die genaue Position jedes der vier schmaleren Stücke zu rekonstruieren.

De Moucheron war sowohl als Maler als auch Zeichner außerordentlich produktiv. Seine letzten Zeichnungen arkadischer Landschaften und Parkansichten waren speziell für die Mappen von Sammlern gedacht und ähnelten sehr seinen Wanddekorationen. 1736 zum Beispiel wiederholte de Moucheron die Komposition von Dutrys großem Wandgemälde auf einer signierten und datierten Zeichnung (Abb. 3a).[5] RJtR

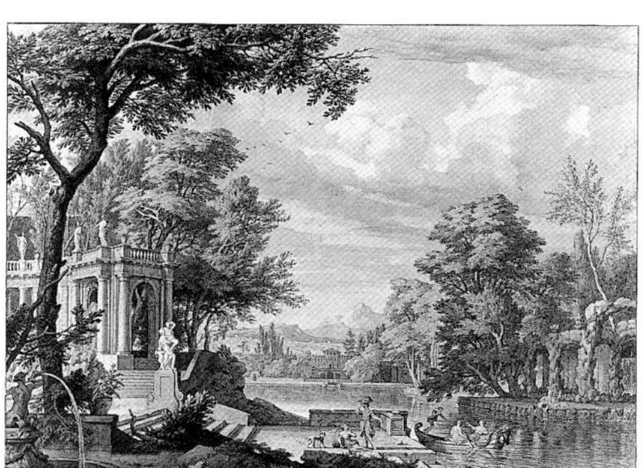

Abb. 3a
Isaac de Moucheron, *Park mit klassizistischen Bauwerken und hohen Bäumen*, 1736; Feder in Braun und Aquarell, 237 x 330 mm; Nettetal, Sammlung H.B. Kosten.

3a

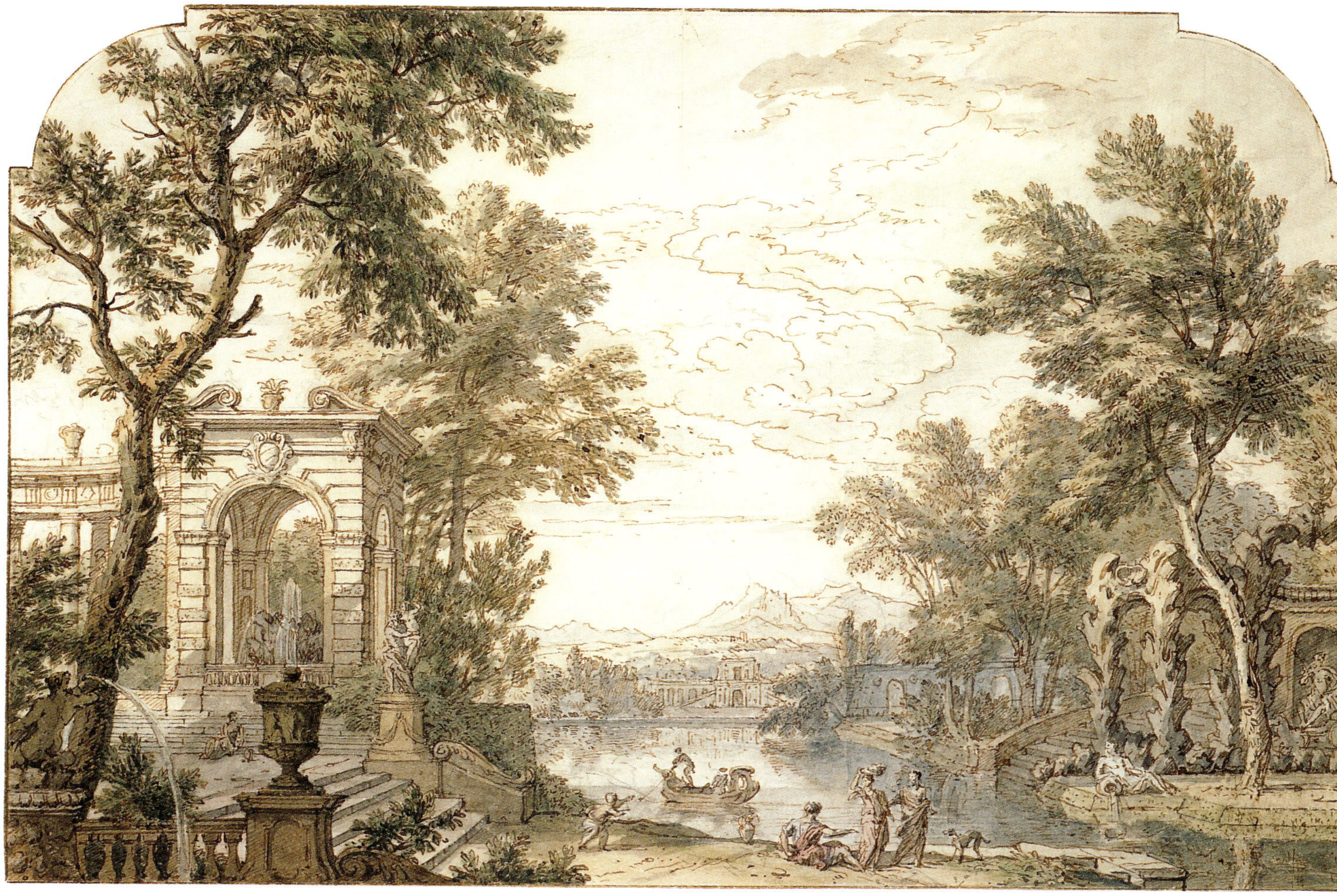

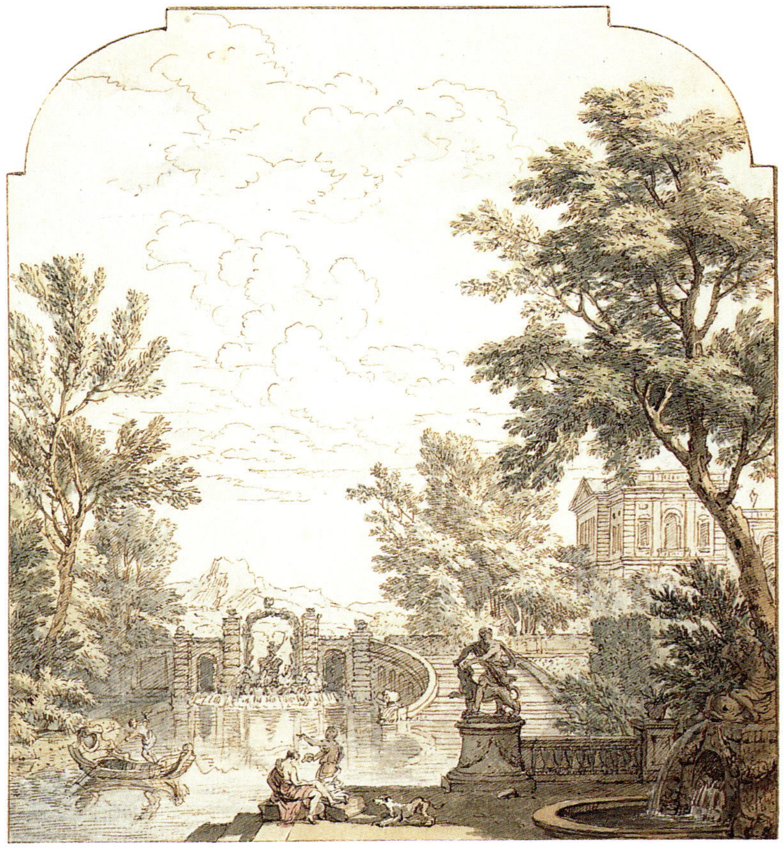

3b

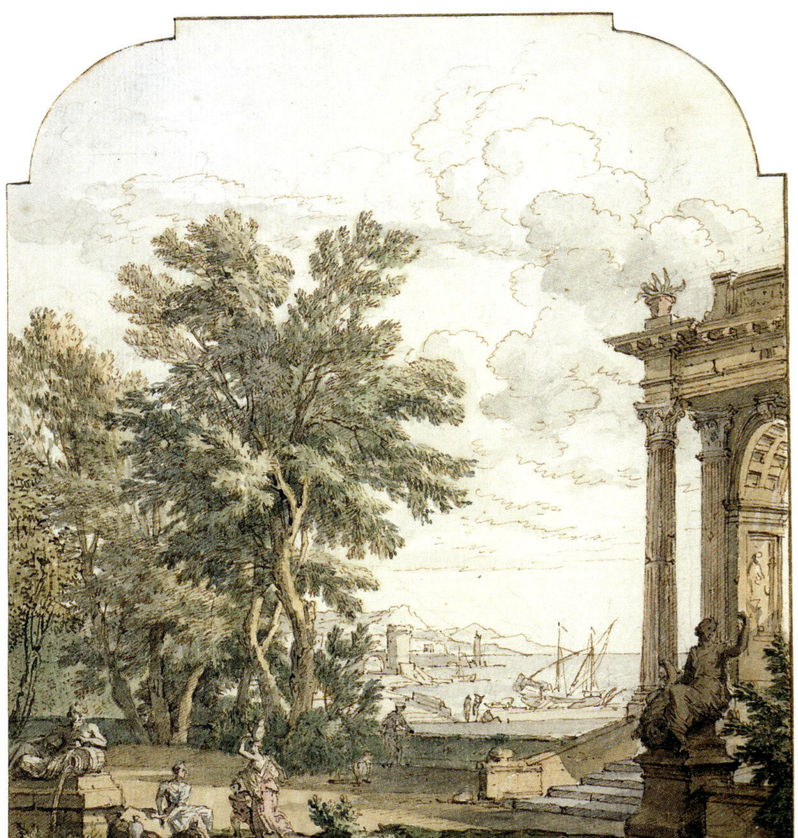

3c

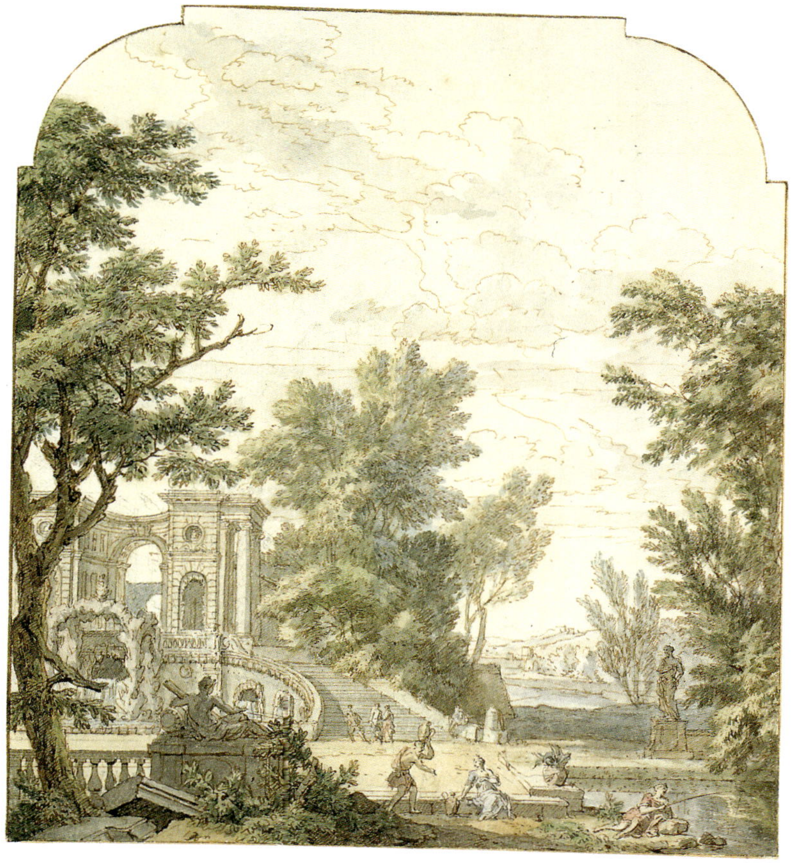

3d

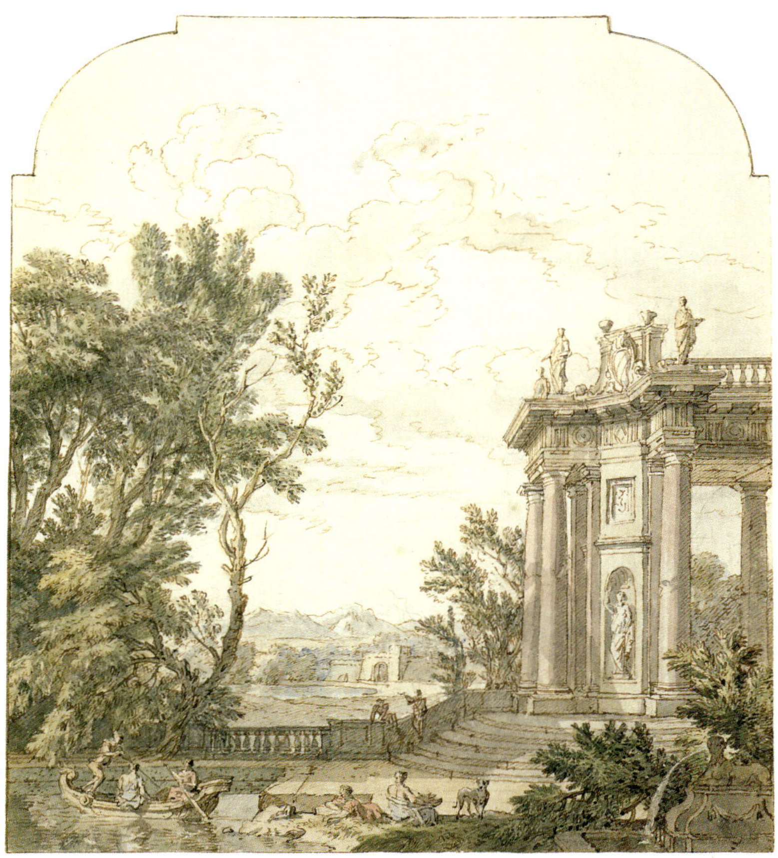

3e

JAN TEN COMPE

Amsterdam 1713 - 1761 Amsterdam

4 Ansicht von Den Haag, 1750

Öl auf Holz, 27,6 x 37 cm.
Links unten: J. T. *Compe* f. 1750.

Antwerpen, Kunsthistorische Musea – Museum Smidt van Gelder

(Inv. Nr. SM 1196)

LITERATUR
Auktion De Groot, Den Haag (Rietmulder), 20. März 1771, Nr. 62; Bergeon 1773, Kat. Nr. 50; Tillemans 1980(1), Nr. 3; Tillemans 1980(2), S. 37f; Dumas 1991(2), S. 190f.

Das Gemälde, das wir vor uns haben, zeigt eine der eher ländlichen Stadtlandschaften Jan ten Compes, in der sich die Wiedergabe der topographischen Motive auf die „Skyline" am Horizont beschränkt. Den Haag wird hier von Nordnordwesten aus gesehen (von links nach rechts): eine Mühle, die sogenannte Beekmolen, das Dach der Kloosterkerk, einen hinteren Teil und die Kuppel des Hauses Van Wassenaer Obdam, ganz rechts Gebäude an der Kreuzung der Noord-Cingelsgracht (jetzt Scheveningseveer) mit dem Noordeinde, dahinter der gewaltige Turm der St. Jacobskirche.[1] Der Standort des Künstlers war auf der Laan van Schuddegeest (heute Javastraat), in Höhe des „Slagvelt" (das vom Abdecker als Schlachtfeld benutzt wurde). Um 1860 gehörte diese Weide mit den grasenden Kühen und verstreuten Heumieten zur ersten Erweiterung Den Haags, die die Bezeichnung Willemspark erhielt.

Im Vordergrund dieses sorgfältig ausgeführten Werkes sehen wir ein dahinschlenderndes Paar und eine Frau aus Scheveningen mit einem Fischkorb auf dem Kopf. Ihre Schatten fallen stark nach links, so daß die Szene wohl am späten Nachmittag spielt. Mittels eines Repoussoirs auf der rechten Seite deutete ten Compe Tiefe an; hinzu kommen die horizontalen Streifen, die durch den Wechsel von Schatten und Sonne entstehen.

Eine undatierte Variante dieses Gemäldes befindet sich jetzt im Haags Historisch Museum (Abb. 4a), zusammen mit dem Pendant von 1751, *Ansicht des Schuitengat in Scheveningen*.[2] Eine dritte Version von 1756 hat ihr eigenes Pendant, das 1757 entstand: *Ansicht von Kleve* (Paris, Fondation Custodia, Sammlung F. Lugt).[3]

Um die Mitte des 18. Jahrhunderts gehörte die Tafel zur Sammlung des Haager Zeitungsverlegers Anthony de Groot.[4] Angesichts der Tatsache, daß seine Sammlung hauptsächlich aus Gemälden des 17. Jahrhunderts bestand, ist es doch bemerkenswert, daß sie auch vierzehn Werke von ten Compe umfaßte, zumal das Œuvre dieses Künstlers recht klein ist.[5] Möglicherweise spielte de Groots Freund Jacob de Wit (1795–1854) – ein bekannter Maler von Wanddekorationen –, unter dessen Anleitung die vierzehn Gemälde Gestalt annahmen, beim Erwerb der Arbeiten eine Rolle.[6] Im dritten Viertel des 18. Jahrhunderts fanden zwölf der vierzehn Gemälde, einschließlich des hier vorliegenden Werks, den Weg in die Sammlung des Den Haager Rechtsanwalts und Bankiers Jacques Bergeon.[7]

ChD

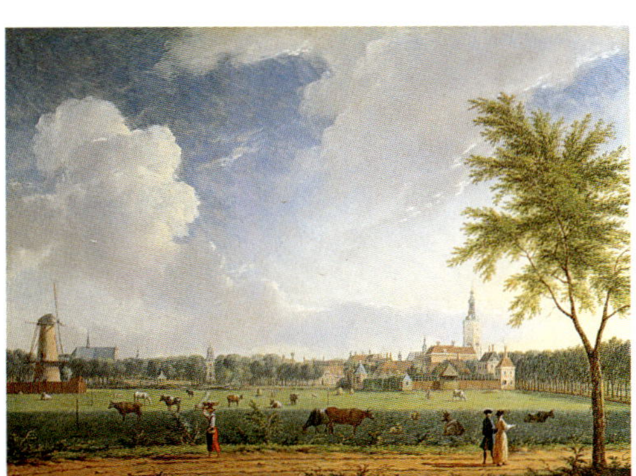

Abb. 4a
Jan ten Compe, *Ansicht von Den Haag*, um 1750; Öl auf Holz, 30 x 39,5 cm; Den Haag, Haags Historisch Museum.

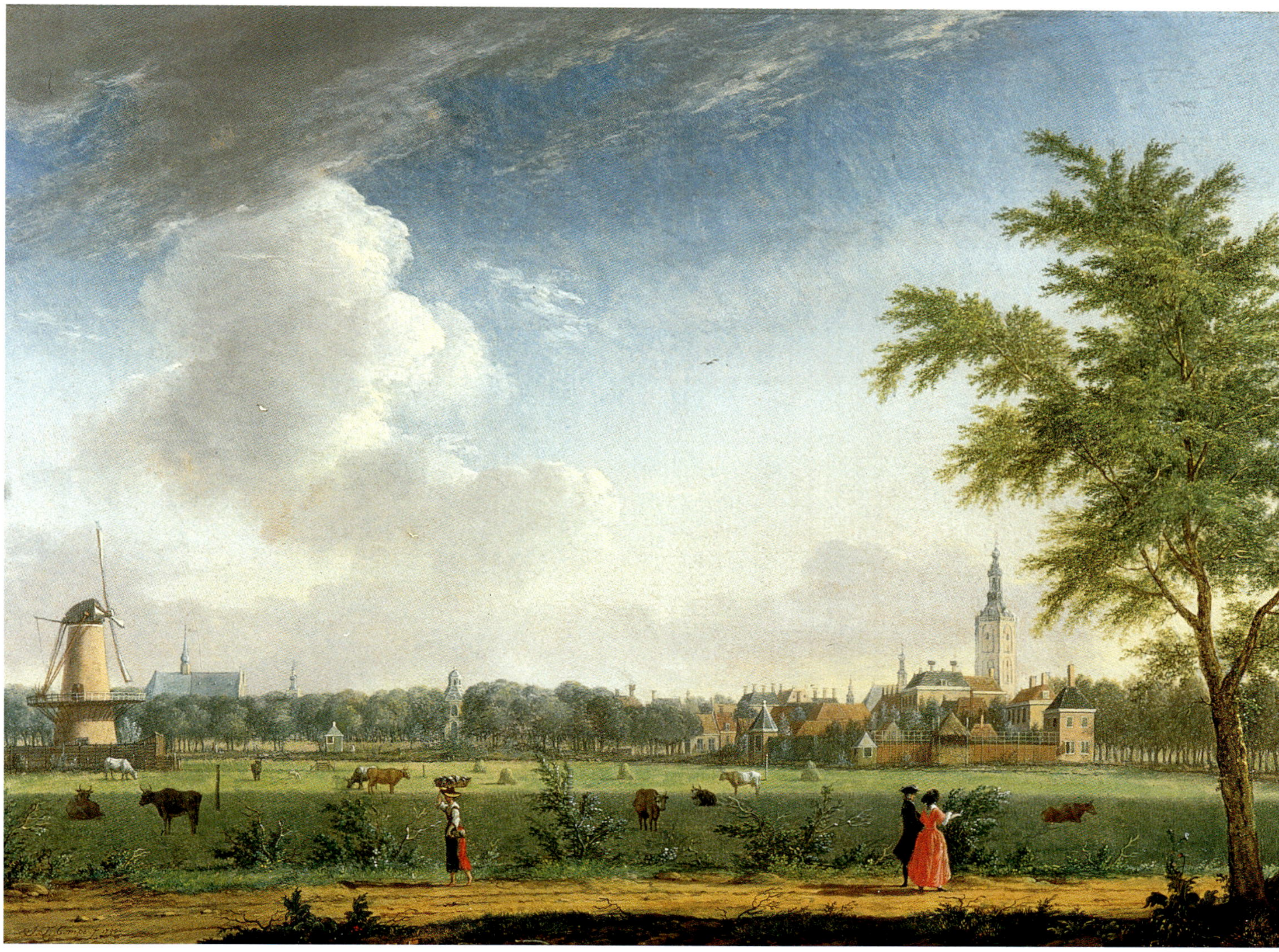

PAULUS CONSTANTIJN LA FARGUE

Den Haag 1729 - 1782 Den Haag

5 Ansicht von Leiden, 1765

Feder und Pinsel in Grau, Umrahmung mit Feder in Grau, 290 x 464 mm.
Signiert unten, links der Mitte:
P.C. la Fargue del 1765.

Leiden, Universitätsbibliothek, Sammlung Bodel Nijenhuis
(Nr. 307 I 4)

Obwohl la Fargue einige Zeit in Leiden lebte, wo er 1771 an der Universität eingeschrieben war, so stammt diese Zeichnung aus der Periode, in der er noch in Den Haag wohnte.[1] Sie gehört zu einer Gruppe von Landschaften, die in den fünfziger oder sechziger Jahren entstanden und von denen die meisten Kanäle am Rand des Haager Wäldchens oder Ackerland in der Umgebung von Den Haag zeigen.

Bei dieser Zeichnung hat la Fargue Leiden aus jener Richtung gezeichnet, wie Besucher sie erblicken, wenn sie sich der Stadt von Süden her nähern. Sein Aussichtspunkt war der Delftse Jaagdpad, der Treidelpfad, der parallel zum Fluß Vliet lief. Rechts, auf dem Zouterwoudseweg, sieht man die Windmühle de Haen, während man am Horizont – von links nach rechts – die Türme und Dächer von Kirchen, der Pieterskerk, der Hooglandse Kerk und der Oosterkerk, sowie eines der Stadttore von Leiden, Koepoort, erkennt.

Die lebendigen Zeichnungen la Fargues nehmen mit ihrer variationsreichen Staffage verschiedene Aspekte des Alltagslebens auf. Eines der Lieblingsmotive, das Treidelboot, taucht auch in dieser Zeichnung auf: ein typisch holländisches Fahrzeug aus dem 18. Jahrhundert, mit dem man bequem von einer Stadt zur anderen reisen konnte. Für Künstler war es das ideale Transportmittel, weil das gemächliche Tempo es zuließ, daß sie die verschiedenen Motive in ihrem Skizzenbuch festhalten konnten.

Diese Ansicht von Leiden muß auf einer offenbar verlorenen Skizze basieren, die vor Ort entstanden war und auf die der Künstler Jahre später auch für eine etwas kleinere Zeichnung mit vereinfachter Staffage zurückgriff.[2] Die Studien la Fargues nach dem Leben dienten nicht nur als Vorlage für seine eigenen durchgearbeiteten Zeichnungen, sondern auch für jene seiner jüngeren Brüder Jacob Elias (1735–1778 oder später) und Karel (1738–1793). Letzterer zum Beispiel zeichnete eine fast identische Ansicht von Leiden, für er auf dieselbe Skizze als Vorlage zurückgegriffen haben muß (Abb. 5a). **ChD**

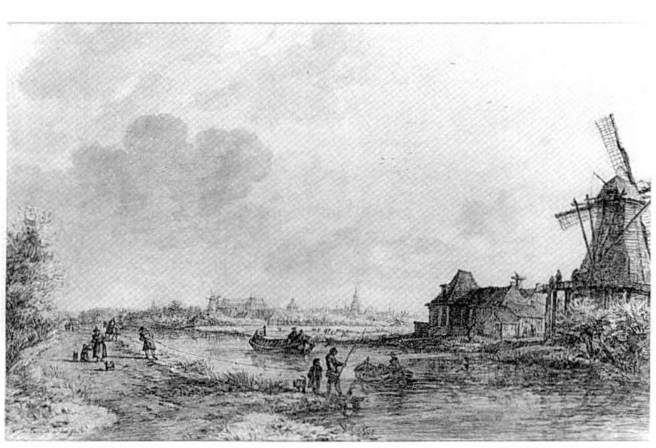

Abb. 5a
Karel la Fargue (1738–1793), *Ansicht von Leiden*, um 1770; schwarze Kreide und Pinsel in Farbe, 245 x 380 mm; Privatbesitz.

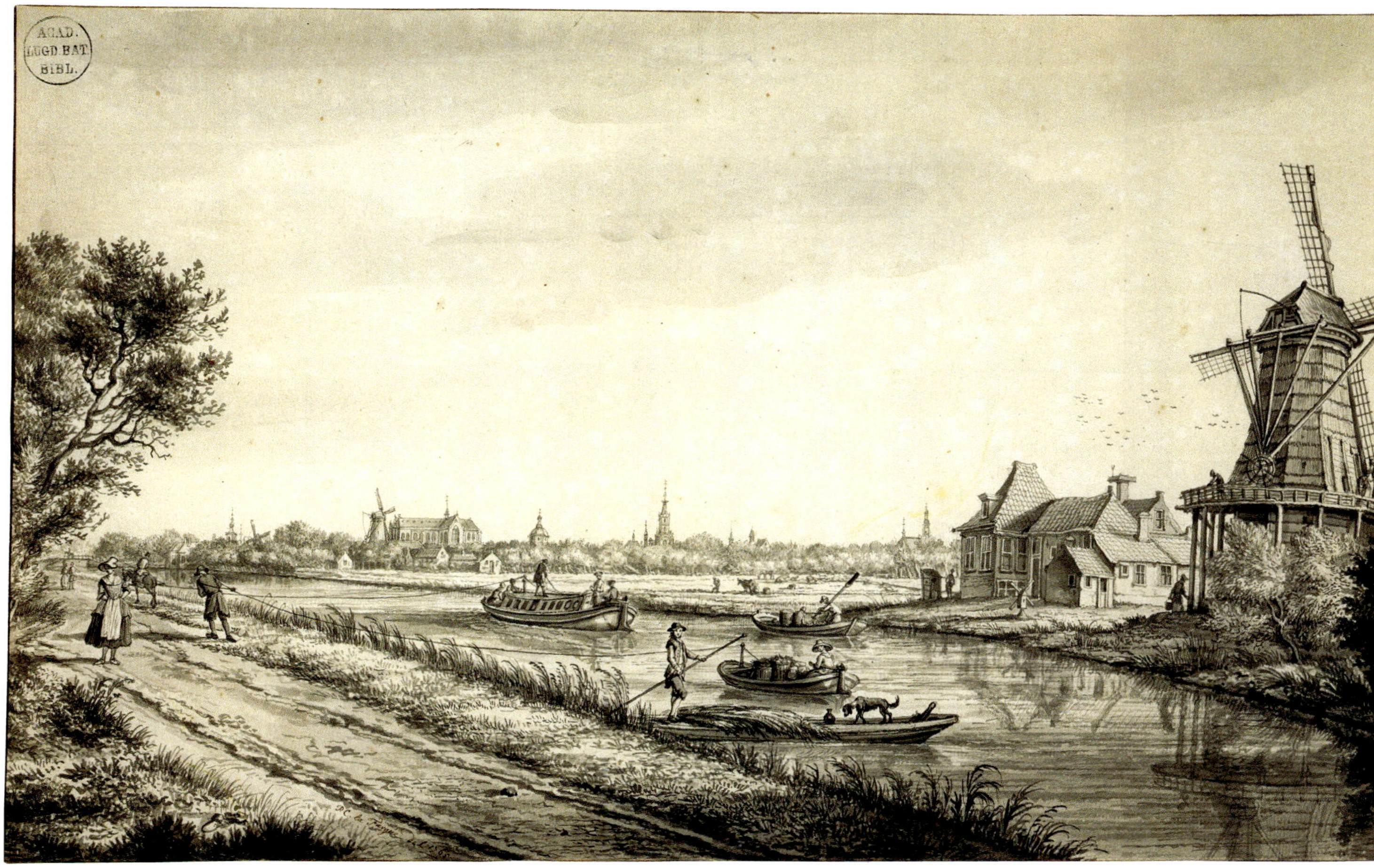
ACAD.
LUGD.BAT.
BIBL.

AERT SCHOUMAN

Dordrecht 1710 - 1792 Den Haag

6 Landschaft bei Windsor, 1766

Aquarell über Bleistiftskizze, Umrahmung mit Feder in Braun, 140 x 198 mm. Auf der Rückseite in der Handschrift des Künstlers: *dit heb ik geteekent uyt het Logement t wite hert te Winsor* (*Ich habe dies von der Unterkunft Der weiße Hirsch in Winsor gezeichnet*) 1766 [zu 1765 abgeändert]; unten beschnitten, unleserliche Inschrift.

Amsterdam, Rijksmuseum, Rijksprentenkabinet

(Inv. Nr. RP-T-1982-17)

LITERATUR

Niemeijer 1975, S. 3f; *Bulletin van het Rijksmuseum* 31 (1983), S. 78, Nr. 11; Bol 1991, S. 25f.

Topographische Ansichten gehörten zu den vielen Gattungen, mit denen sich der Zeichner Schouman beschäftigte. Er wurde oft mit Aufträgen von seiten der Eigentümer der Landgüter bedacht, deren Häuser, Gärten und Nebengebäude er manchmal in ganzen Zeichenserien verewigte. Auch „gewöhnliche" Sammler topographischer Werke waren unter seinen Kunden. Diese Arbeiten unterschieden sich etwas von den topographischen Stücken solcher Zeitgenossen wie Cornelis Pronk (1691–1759) und Jan de Beijer (1703–1780). Schouman wählte seine Aussichtspunkte sehr bedachtsam, um seinen Kompositionen den frischen, natürlichen Hauch einer improvisierten Skizze zu geben. Dieser Effekt wurde durch die besondere Technik Schoumans erhöht: Er machte sparsamen Gebrauch von der Feder, zeichnete mit der Spitze eines dünnen Pinsels und widmete der Lavierung besondere Aufmerksamkeit. Insofern erscheinen seine unfarbigen topographischen Darstellungen gelegentlich ein wenig unbeholfen. Die farbigen Versionen jedoch profitieren von Schoumans unübertroffener Meisterschaft in der Kunst des Aquarells. Zeitgenossen rühmten die Leichtigkeit seines Stils – besonders in Aquarellen von Vögeln und den aquarellierten Kopien von Gemälden alter Meister – und seine Fähigkeit, Hintergründe mit wenigen Pinselstrichen anzudeuten. Ein weiterer Aspekt seines Geheimnisses *war Herrn Schoumans Zubereitung der Farben, die er so vorteilhaft einsetzt.*[1]

Diese Ansicht in der Nähe von Windsor ist zweifellos das allerbeste Beispiel für Schoumans Begabung in der Gattung Landschaft. Sie wurde vollständig mit dem Pinsel in Farbe skizziert, und die offenbar mühelose Pinselarbeit paßt hervorragend zur Natur des Objekts. Laut einer Notiz in der Handschrift des Künstlers war es dieser Blick, der sich Schouman von seinen Räumen im Weißen Hirsch aus bot: eine fast gewöhnliche Ansicht über die Baumspitzen im Vordergrund hinweg. Vielleicht erregten die sanft geschwungenen Baumreihen in der Landschaft und die hügeligen blauen Ausblicke im Hintergrund das Interesse Schoumans – Motive, die er in Holland wohl nicht sah.[2] Auf einer zweiten, weniger lebendigen Fassung dieses Aquarells, das eine Trompe l'oeil-artige Einfassung hat, hielt er den Titel fest (Abb. 6a).[3] Hier wird das Jahr 1766 genannt; die Anmerkung auf der Rückseite besagt jedoch, daß diese zweite Version 1775 entstand. Dieselben Daten erscheinen auch in Verbindung mit einem anderen englischen Werk Schoumans, dem *Landgut von Mr. Berens außerhalb Londons, bei Enfeld.* Auch diese Arbeit liegt in zwei aquarellierten Versionen von 1766 und 1775 vor.[4] Schließlich gibt es ein drittes englisches Aquarell Schoumans aus dem Jahr 1766: eine Wiedergabe von *Das Schiff „Die Hoffnung", Eigentum der Kontore der Herren Ribout von Middelburg und Berens von London etc.*, höchstwahrscheinlich dem Schiff, mit dem Schouman den Kanal überquerte.[5] Insofern scheint die Vermutung gerechtfertigt, daß Schouman England nicht 1766 und 1775 besuchte, wie man immer annahm, sondern nur 1766.[6]

Schoumans topographische Aquarelle erinnern an die Aquarelle von Thomas (1723–1798) und Paul Sandby (1730–1809), von denen viele in der Gegend um Windsor Castle angesiedelt sind. Thomas war ab 1746 Parkaufseher und wohnte auf dem Gelände. Schouman kann sehr wohl mit ihm Bekanntschaft gemacht und sein Werk gesehen haben. Wir wissen jedoch mit Sicherheit, daß Schouman durch das Schaffen der Sandbys nicht entscheidend beeinflußt worden sein kann. Seinen so englisch wirkenden Stil im Aquarellieren entwickelte er zu Beginn der vierziger Jahre, wenn auch die Formate, die Schouman verwandte, bescheidener waren als die seiner englischen Kollegen.

Es ist unbekannt, warum Schouman nach England ging. Der Besuch stand wahrscheinlich mit seiner Arbeit als Kunsthändler oder mit einem Auftrag des ansonsten nicht zu identifizierenden Herrn Berens in Zusammenhang.

RJtR

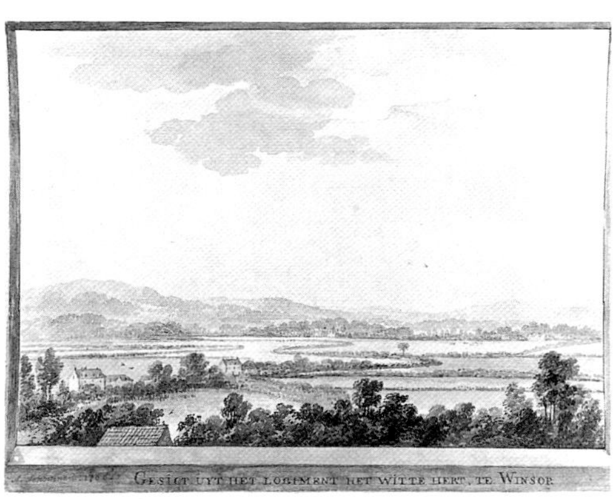

Abb. 6a
Aert Schouman, *Landschaft bei Windsor*, 1775; Aquarell über Bleistiftskizze, 172 x 227 mm; Verbleib unbekannt.

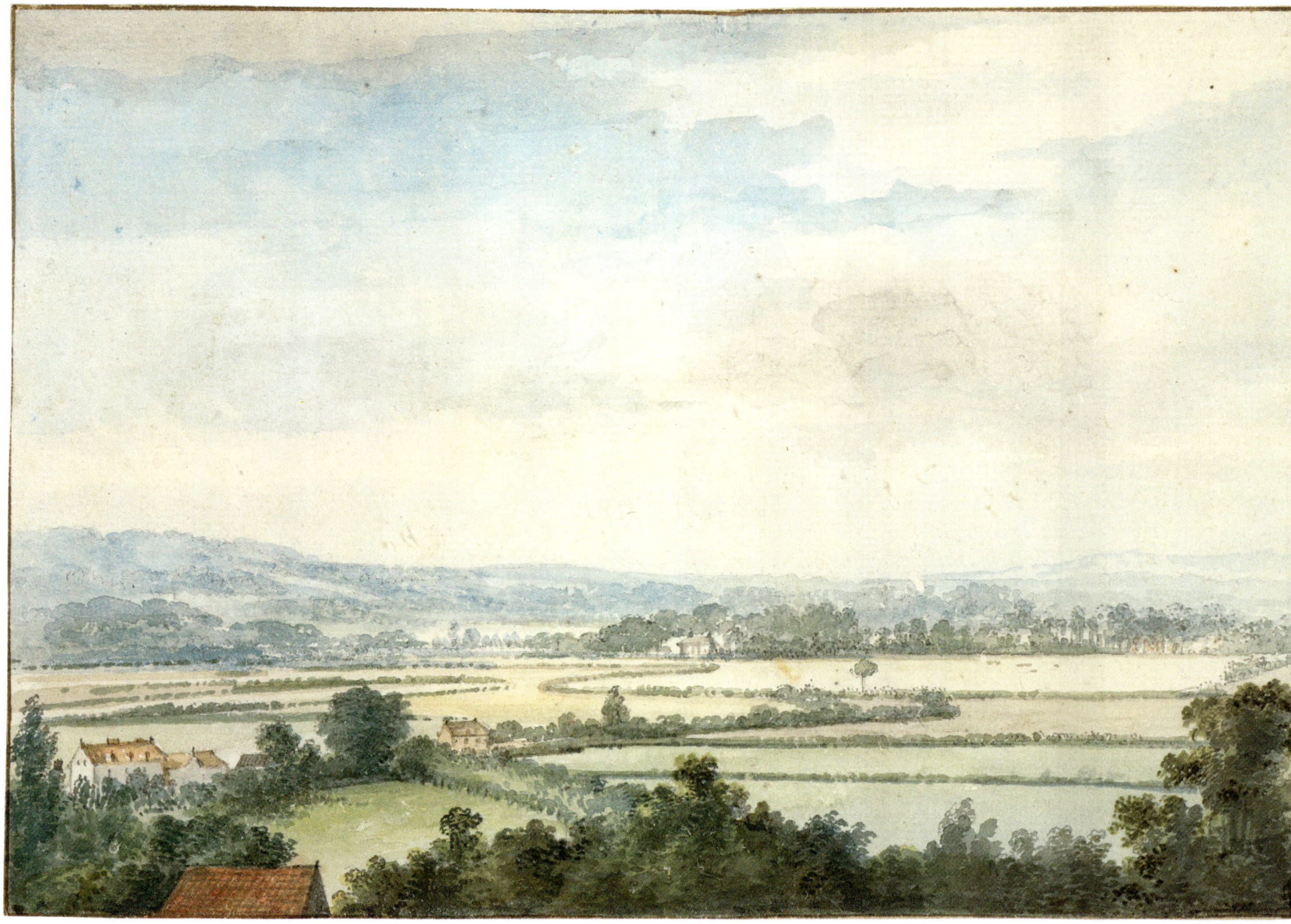

JACOB CATS

Altona 1741 - 1799 Amsterdam

7 Weide am Waldrand, 1769

Bleistift oder schwarze Kreide, Pinsel in Braun, 299 x 421 mm.
Auf der Rückseite in der Handschrift des Künstlers: N 100 *Gedagten in Maart* (*Gedanken im März*) / 1769 / P.

Amsterdam, Rijksmuseum, Rijksprentenkabinet

(Inv. Nr. RP-T-1950-901)

Die Anmerkung Jacob Cats' auf der Rückseite dieser Zeichnung, N 100 *Gedagten in Maart* 1769, sollte klarstellen, daß er diese Landschaft nicht nach der Natur, sondern mit Hilfe seiner Vorstellungskraft – *aus dem Gedächtnis* – zeichnete. Anders als bei den arkadischen Landschaften eines Künstlers wie Jan van Huysum (vgl. Kat. Nr. 2) beruhte diese Imagination hauptsächlich auf Naturimpressionen, auf Eindrücken, die der Künstler in Erinnerung behalten hatte. Dank seines vorzüglichen Gedächtnisses und seiner Begabung für Komposition gelang es ihm, diese Impressionen in frei erfundene, realistisch wirkende Landschaften zu integrieren. Cats' Ruhm war beachtlich, weil er auf Grund seines fotografischen Erinnerungsvermögens die Landschaften, die er auf seinen Ausflügen mit dem Skizzenbuch gesehen hatte, im Atelier zeichnen konnte – und dies in so natürlicher Weise, daß es schien, er sei noch immer vor Ort.[1] Dieses Talent war für Cats äußerst wichtig, da er unter Arthritis litt und oft ans Haus gebunden war. Auf der Zeichnung äußerte er freimütig, daß er aus der Erinnerung zeichne – so auch auf einem anderen Blatt von 1769: *Castricom, aus der Erinnerung*.[2]

Die Naturimpression *Weide am Waldrand*, die auf den ersten Blick so spontan und unvorbereitet wirkt, ist in Wirklichkeit im Atelier entstanden. Bei genauerer Analyse erkennt man, daß das Bild aus drei getrennten und unterschiedlichen Ebenen besteht. Das Werk als Ganzes erinnert an die Guckkästen, die damals sehr beliebt waren: Eine Reihe von teilweise bemalten Glasplatten erzeugten zusammen eine dreidimensionale Wirkung.

Dank des Maßstabs des Bildes und der gekonnten Lavierung ist das Bild ein Beweis dafür, daß holländische Künstler des 18. Jahrhunderts auch Arbeiten zuwege brachten, deren Niveau sich über alle Beschränkung und Oberflächlichkeit erhob. Wenige solcher Beispiele sind erhalten geblieben. Überdies werden solche Werke oft irrtümlich für Arbeiten von Holländern des 17. Jahrhunderts oder von ausländischen Künstlern des 18. Jahrhunderts gehalten. In einigen kunsttheoretischen Texten des 18. Jahrhunderts wird Skizzen an sich der Rang von „ersten Gedanken" der großen Meister zugesprochen.

Die Numerierung der Zeichnung, N 100, heißt nicht, daß sie Cats' hundertstes Werk auf Papier war; vielmehr hatte er es sich zur Gewohnheit gemacht, die Skizzen, die „aus dem Gedächtnis" gezeichnet wurden, zu beziffern.[3] Diese Skizzen bewahrte er in seinem Atelier auf, so daß er – oder ein zukünftiger Kunde – aus einer Palette von Kompositionen auswählen konnte, wenn eine ausgearbeitete Version entstehen sollte.[4] Alles in allem numerierte und datierte er etwa 700 Skizzen. Die Zeichnung, die wir vor uns haben, ist eine der wenigen, die fast ganz mit Pinsel gezeichnet wurde; der Großteil seines Werks wurde als detaillierte Skizze in schwarzer Kreide angefertigt, und recht helle Lavierungen sorgen dabei für Volumen und für die Verteilung von Licht und Schatten (Abb. 7a). Laut Adriaan van der Willigen zog der wahre Kenner die etwas skizzenhaften Zeichnungen Cats' den ausgearbeiteten und detaillierteren vor (vgl. Kat. Nr. 24a–d): *Viele dieser Zeichungen sind sehr detailliert; in einigen hält man die Einzelheiten für übertrieben, als sei dies der meisterlichen Behandlung abträglich, und das Werk wird sozusagen schwermütig. Bei vielen seiner farbigen Zeichnungen ist dies der Fall – weshalb seine skizzenhaften und weniger ausgefeilten Zeichnungen im allgemeinen von den wirklichen Kennern bevorzugt werden.*[5]

Weide am Waldrand entstand zu der Zeit, als Cats erstrangig als Maler von Wanddekorationen – mit Spezialisierung auf arkadische und holländische Landschaften – tätig war, und es ist vorstellbar, daß er die Zeichnung mit eben einer solchen holländischen Wanddekorationsszene im Hinterkopf anfertigte. Ungewöhnlich ist der Gebrauch von tiefbraunem Bister, einer Tusche, die in holländischen Landschaften im 18. Jahrhundert eher selten für Lavierungen eingesetzt wurde. In der Regel benutzte auch Cats graue Tusche. Nicht nur die braune Tusche, auch die Ausführung, die Lichteffekte und die Komposition rufen die Erinnerung an Jan de Bisschop (1628–1671) wach, wenngleich dieser im allgemeinen kleinere Formate verwendete. Man kann kaum bestimmen, ob wir es hier mit bewußter Nachahmung zu tun haben. Wir wissen jedoch, daß Johann Goll van Franckenstein (1722–1785), Cats' Freund und Gönner, kurz nach 1761 eine beachtliche Anzahl von Zeichnungen de Bisschops erwarb.[6]

RJtR

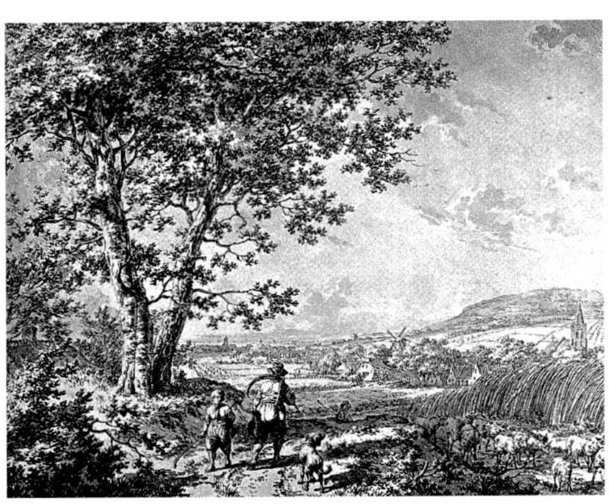

Abb. 7a
Jacob Cats, *Sommerlandschaft mit Figuren*; schwarze Kreide, Pinsel in Grau; Maße und Verbleib unbekannt.

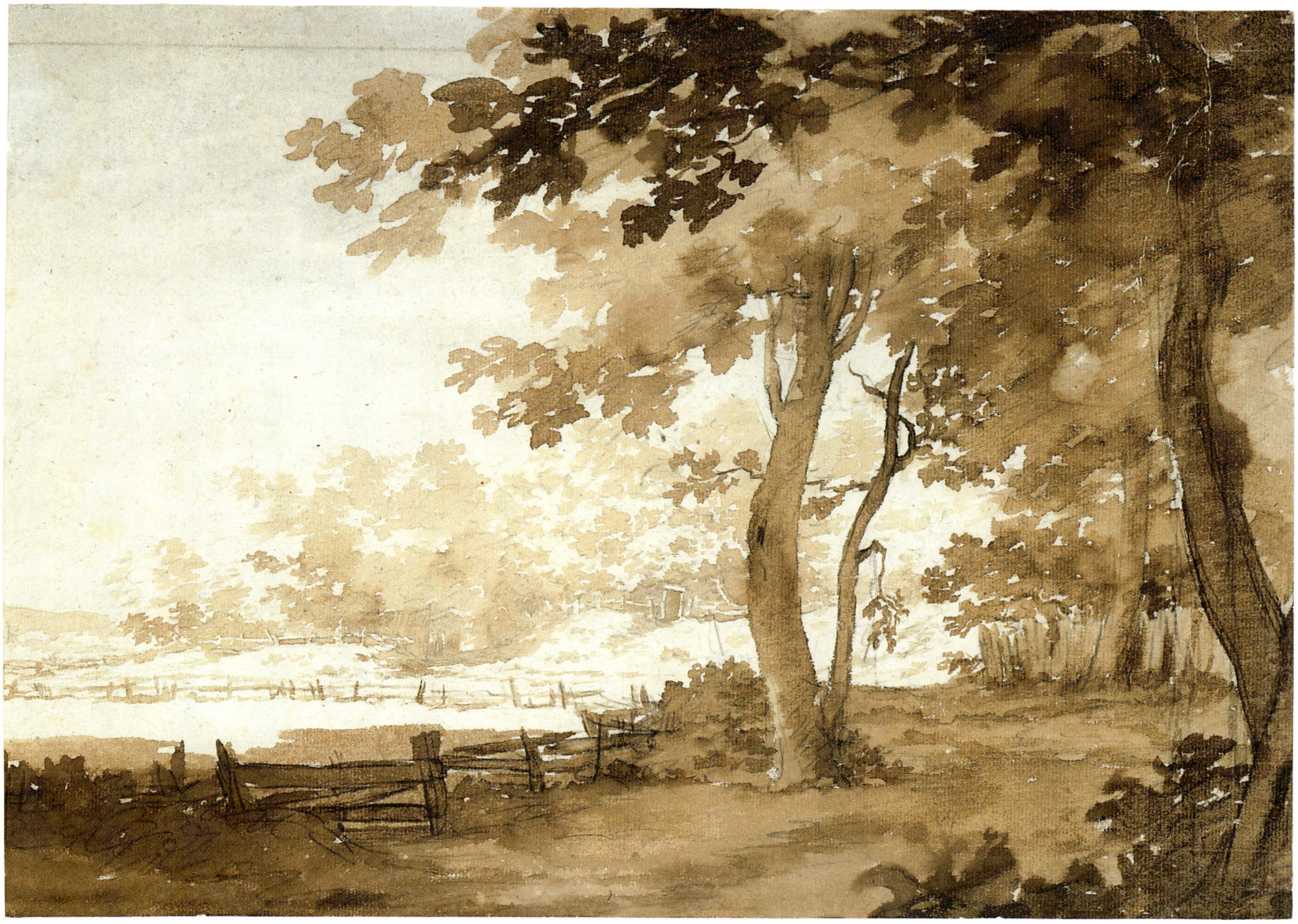

JURRIAAN ANDRIESSEN

Amsterdam 1742 - 1819 Amsterdam

8 Arkadische Landschaft, 1771

Öl auf Leinwand, 335 x 252 cm.
Rechts unten: J. *Andriessen inv. et. fec.* 1771.

Amsterdam, Rijksmuseum

(Inv. Nr. Sk-A-4854-A)

LITERATUR
Lunsingh Scheurleer 1953; van Eeghen, Roosegaarde Bisschop u. Wijnman 1976, S. 588f; Spies u.a. 1991, S. 163; van Thiel u.a. 1992, S. 38f.

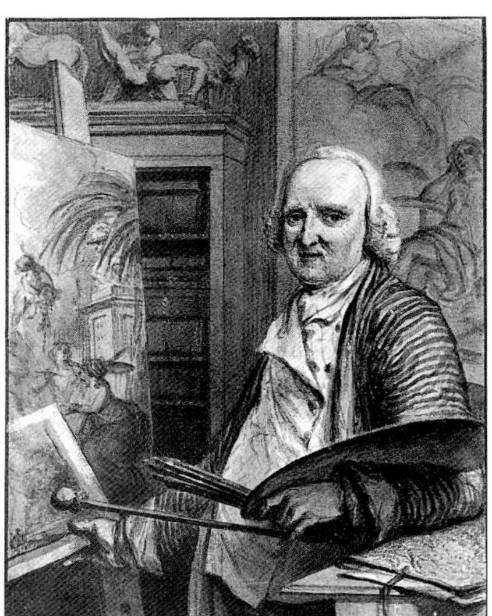

Abb. 8a
Jurriaan Andriessen, *Selbstbildnis im Atelier*, um 1770; schwarze Kreide und Pinsel, 185 x 146 mm; Amsterdam, Rijksmuseum, Rijksprentenkabinet.

Die als Gemälde auf Leinwand ausgeführte Wanddekoration gehörte zu einer zehnteiligen Serie. Diese entstand 1771 im Auftrag von Jacob van Ghesel (1732–1792) und war für einen Raum seines Hauses Herengracht 524 in Amsterdam bestimmt, von dem sich ein Ausblick auf den Garten bot. Die Ausstattung, die sich heute noch an Ort und Stelle befindet, besteht aus acht Landschaftsbildern von gleicher Höhe, zwei Sopraporten mit Putti sowie zwei Wandgemälden mit Trophäen in der Technik der Grisaille-Malerei, die von einem anderen – wenngleich noch nicht identifizierten – Künstler hergestellt wurden. Die Leinwandbilder besitzen geschnitzte Holzrahmen mit Rocailleformen an den Ecken. Die obere Rahmenleiste ist in der Mitte mit Blumengirlanden geschmückt, die von Bändern zusammengehalten werden (Abb. 57).

Die fünf großen Ansichten arkadischer Landschaften sind mit Figuren, Gebäuden und sonstigen Motiven ausgestattet, die sich alle auf das klassische Altertum beziehen. Eine dieser Szenen schildert ein Opfer für die Göttin Ceres. Zwischen den beiden Türen gegenüber der Fensterwand befindet sich eine weiträumige Flußlandschaft, die holländisch anmutet. Dennoch dienen auch hier antike Bauwerke und entsprechend gekleidete Figuren als Staffage.

Diese Ausstattung gehört zu Andriessens frühesten Serien von als Leinwandbilder ausgeführten Wanddekorationen mit arkadischen Landschaften. Vier Jahre zuvor hatte er einen ähnlichen Auftrag – möglicherweise seine erste Serie in diesem Genre – für das Haus te Manpad bei Haarlem ausgeführt, Werke, die ebenfalls gut erhalten sind.[1] Im Jahr 1768 vollendete Andriessen eine Serie von acht Landschaften für einen Saal im Haus Keizersgracht 704 in Amsterdam mit nahezu derselben Anordnung wie im Haus Herengracht 524. Leider ist diese Wanddekoration nur teilweise erhalten.[2] Alle übrigen in Amsterdam noch an Ort und Stelle erhaltenen Ausstattungen stammen aus späterer Zeit. Hierzu gehören die Gemälde in den Häusern Herengracht 386 (1776), Oudezijds Voorburgwal 316 (kurz nach 1786), Herengracht 475 (1792), Herengracht 252 (1794) und Keizersgracht 121 (1799).[3]

Thematisch schließen sich Andriessens frühe Arbeiten eng an die großen Wanddekorationen mit idealisierten italienischen Landschaften an, die im Zeitraum vom Ende des 17. bis zum ersten Viertel des 18. Jahrhunderts hergestellt wurden, und zwar von Künstlern wie Dirk Dalens III. (Abb. 53) oder Isaac de Moucheron (Kat. Nr. 3a–e).[4] Trotz des Geschmackswandels im späten 18. Jahrhundert behielt Andriessen das Thema der arkadischen Landschaft in seinem Repertoire. Selbst am Ende des Jahrhunderts blieb er diesem Genre treu, während sich andere Maler der neuentdeckten Schönheit der holländischen Landschaft widmeten (vgl. Kat. Nr. 18 und 19a-b).

Interessant ist, daß zu den hier abgebildeten Landschaft – der einzigen des ganzen Ensembles, die Andriessen signiert und datiert hat – eine Vorstudie existiert.[5] **ChD**

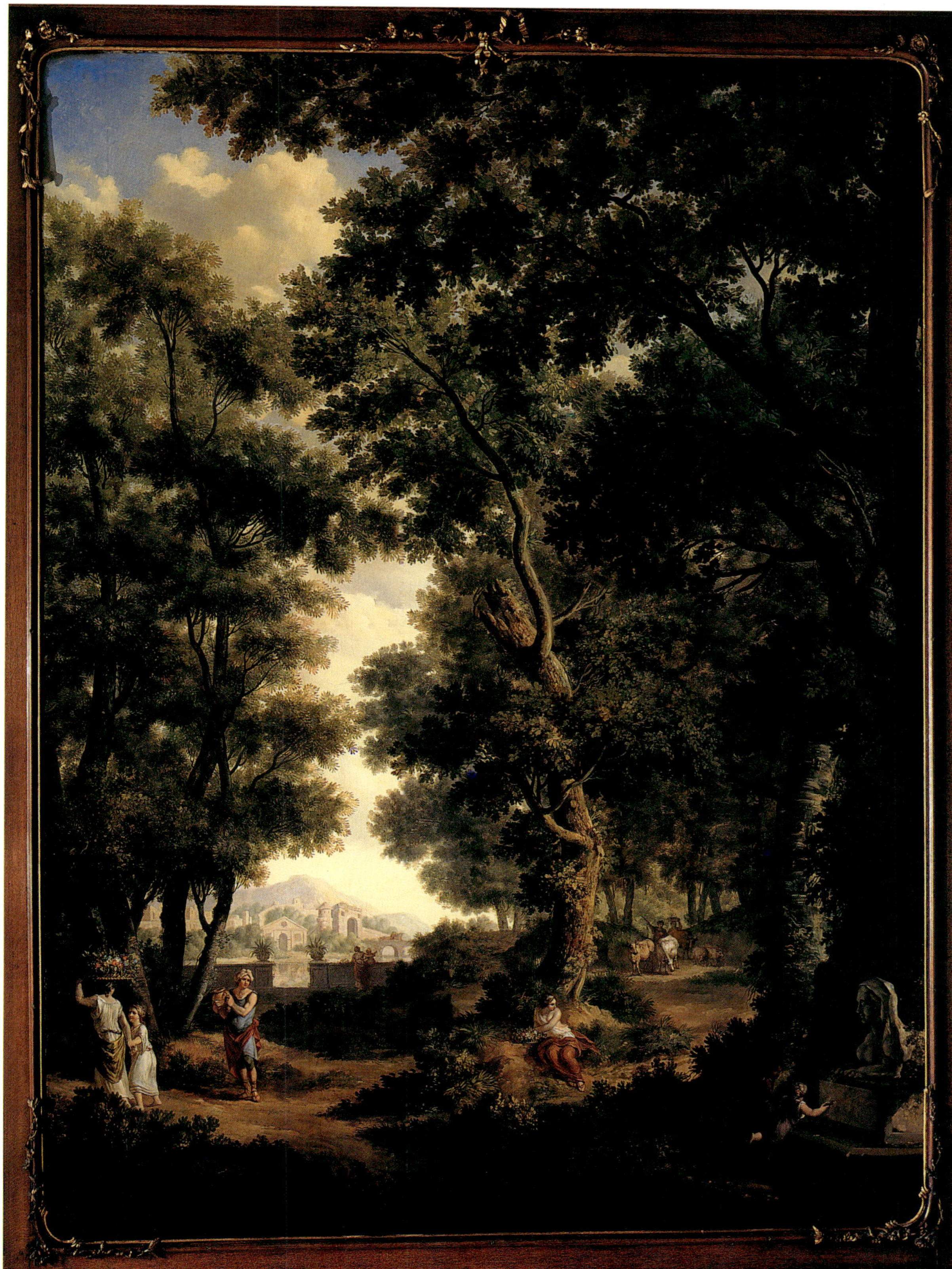

PAULUS CONSTANTIJN LA FARGUE

Den Haag 1729 - 1782 Den Haag

9 Der Rijswijkseweg bei Den Haag, um 1772

Öl auf Leinwand, 38 x 53 cm.

Toulouse, Musée des Augustins

(Inv. Nr. 698)

LITERATUR

Dumas 1984, S. 23; Dumas 1991(2), S. 445f.

Paulus Constantijn la Fargue schuf unzählige Landschaftszeichnungen – vor allem zu Beginn seiner Karriere –, von denen die meisten die unmittelbare Umgebung von Den Haag, einschließlich des Haager Waldes, zeigen. Dennoch gibt es nur wenige Gemälde, in denen das Land eine herausragende Rolle spielt.[1] Bei seinen anderen Gemälden handelt es sich hauptsächlich um Stadtlandschaften und Dorfansichten.

Auf diesem Gemälde sehen wir den Rijswijkseweg, eine Landstraße in südöstlicher Richtung, die, von Weiden gesäumt, Den Haag mit Rijswijk und Delft verbindet. Auf der linken Seite befinden sich in einer Straßenkrümmung, der Kurve von Guinea, die letzten Häuser, die noch Teil Den Haags sind. Rechts sind die Kirchtürme von Rijswijk und Delft zu erkennen. Die parallel zur Bildfläche verlaufende Straße ist die spätere Hoefkade.

Ein anderes Leinwandgemälde la Fargues mit dem Blick in die entgegengesetzte Richtung (Abb. 9a) könnte ein Pendant dieses Gemäldes sein.[2] Da letzteres Werk 1772 datiert ist, ist anzunehmen, daß *Der Rijswijkseweg bei Den Haag* etwa zur selben Zeit entstand.

Obwohl die meisten Werke la Fargues topographisch zuverlässig sind, trifft dies nicht für das hier vorliegende Gemälde zu. Auf der linken Seite stand ursprünglich anstelle der „mittelalterlichen" Häuser mit ihren Holz-Aufbauten ein Tor aus dem 17. Jahrhundert, das – wie auf dem Pendant zu sehen – zum Haus Leper führte.

Anders als bei seinen Zeichnungen, wo sich la Fargue viel Freiheit zugestand, grenzt die Darstellung der Natur in seinen Gemälden ans Stereotype. Seine Bäume, Sträucher und Blätter sind sämtlich in derselben nahezu leblosen Weise gemalt. Und innerhalb dieses Œuvres, das mehr als dreißig Jahre umfaßt, zeichnet sich praktisch keine künstlerische Entwicklung ab. Der Reiz, der diese Gemälde dennoch auszeichnet – die meisten haben Kabinettformat –, rührt vor allem von der ausgeglichenen – und sogar überraschend originellen – Komposition her sowie von den variationsreichen und wohlgewählten anekdotischen Figuren, die den Hintergrund bevölkern.

Die Gemälde und vollendeten Zeichnungen la Fargues basieren auf Skizzen „nach dem Leben". Die vielen Skizzenbüchern, die seinen jüngeren Brüdern Jacob Elias (1735–1778 oder später) und Karel (1738–1793) zugute kamen, sind wahrscheinlich alle verloren – außer dem einen oder anderen losen Blatt, das daraus erhalten blieb. Eines dieser Blätter, dessen Rückseite von einem anderen Künstler „wiederverwendet" wurde, ist eine ausgeführte Pinselstudie des rechten Teils dieses Gemäldes.[3]

ChD

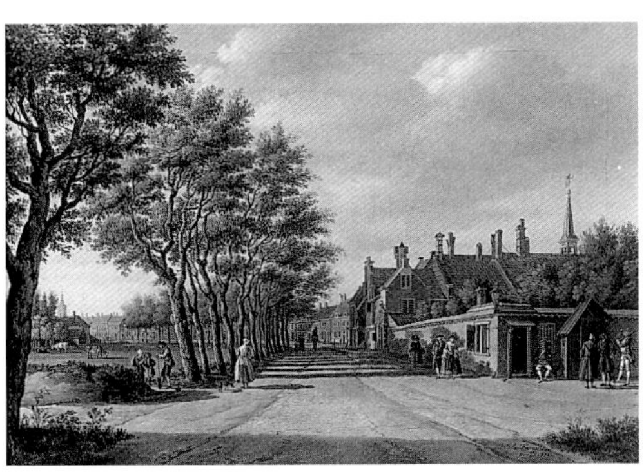

Abb. 9a
Paulus Constantijn la Fargue, *Kurve von Guinea in Den Haag*, 1772; Öl auf Leinwand, 37,5 x 53 cm; Den Haag, Haags Historisch Museum.

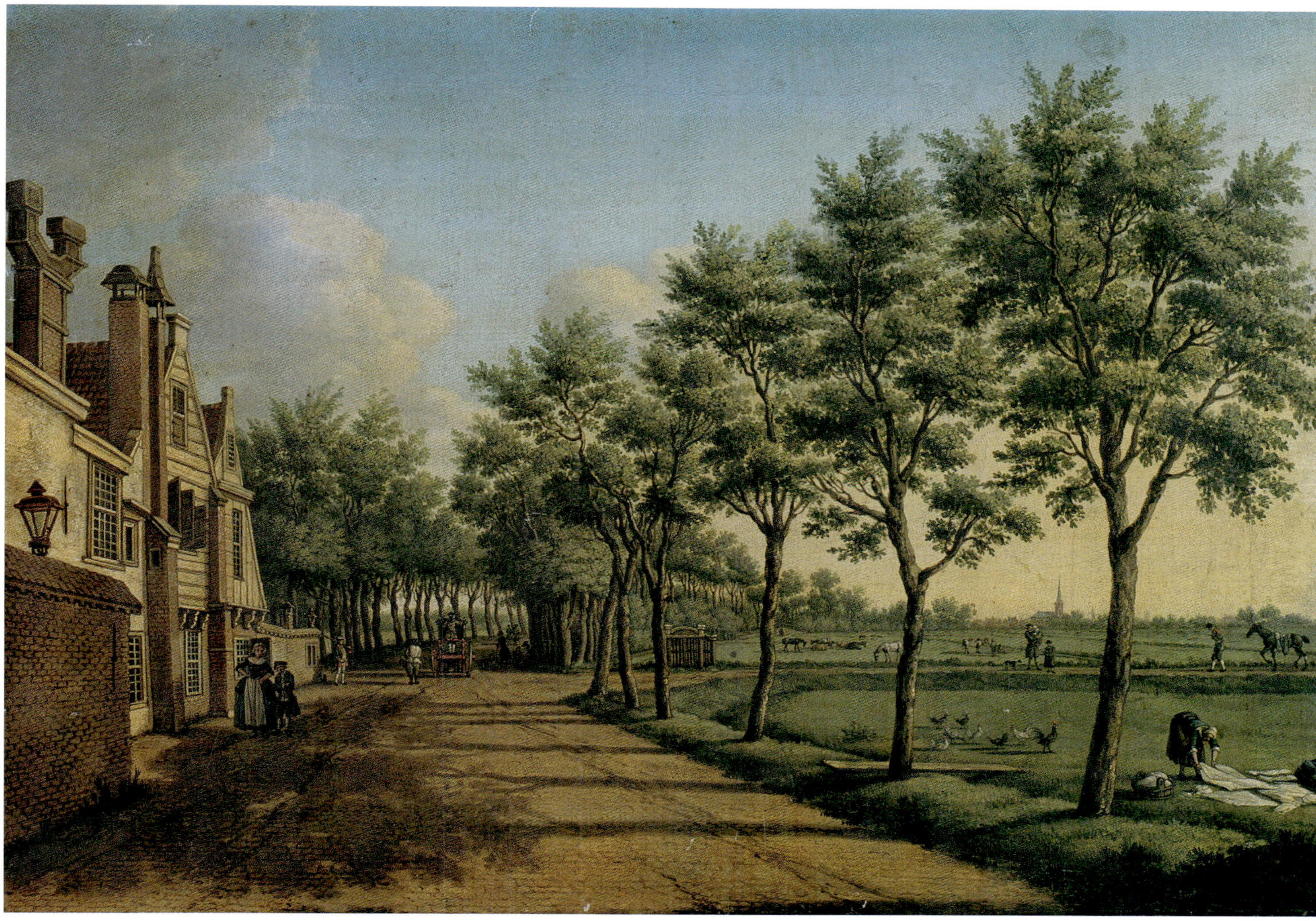

HENDRIK MEYER

Amsterdam 1744 - 1793 London

10[a–d] Vier Landschaften mit den vier Jahreszeiten und den vier Tageszeiten, 1777

Deckfarbe, Feder in Braun, teilweise mit Eiweiß oder Gummi verstärkt, Umrahmung mit Feder in Schwarz (10a–c) und Grau (10d),
401 x 507 mm (10a),
405 x 501 mm (10b),
403 x 508 mm (10c),
408 x 505 mm (10d).
10a: links unten: *Hk Meyer invt et Fecit 1777*; auf der Rückseite: *Lente Dageraad* (*Frühlingsmorgen*).
10b: links unten:
Hk Meyer invt et fecit 1777; auf der Rückseite: *Zomer Middag* (*Sommermittag*).
10c: Mitte unten: *Hk Meijer inv fecit 1777*; auf der Rückseite: *Herfst Avond* (*Herbstabend*).
10d: links unten: *Hk Meyer inv fecit 1777*; auf der Rückseite: *Winter Nacht* (*Winternacht*).

Haarlem, Teylers Museum

(Inv. Nr. W 21–24)

LITERATUR

Van Eijnden u. van der Willigen 1816–1840, Bd. 2, S. 262; Josi 1821 bezügl. Jacob Ruisdael; Scholten 1904, S. 441f; Mandle u. Niemeijer 1971, S. 61, Kat. Nr. 42; Koolhaas-Grosfeld 1995, S. 131.

Als Maler großer Wanddekorationen mußte Hendrik Meyer flink und locker mit dem Pinsel umgehen können. So ist es um so bemerkenswerter, daß auch äußerst sorgfältig ausgeführte Landschaften – sowohl Aquarelle als auch Gouachen – von seiner Hand stammen. In diesen Werken siegte das dekorative Element deutlich über die Naturbeobachtung – ein Zug, der 1775 nicht so sehr gegen einen Künstler in die Waagschale geworfen wurde wie in späteren Jahren. Wenn sich auch das Werk Meyers gut unter Sammlern verkaufte, so weisen die späteren Auktionspreise auf einen leichten Rückgang des Interesses hin. So erbrachte die Landschaftsserie, die wir vor uns haben, 1791 eine Summe von 365 Gulden. Der Käufer war Jan de Groot, der sechs Jahre danach 600 Gulden für eine vergleichbare Jahreszeiten-Serie bezahlte (Kat. Nr. 24a-d). Als die Sammlung De Groots zur Auktion anstand, zeugte der Erlös zugunsten einer Bevorzugung von Cats' natürlicherer Darstellung der Landschaft: Seine Serie ging für 1000 Gulden in andere Hände über, diejenige von Meyer für nur 250 Gulden.[1]

Viele Landschaften Meyers waren nach demselben wohlbewährten Muster komponiert: In der Mitte sehen wir parallel zur Bildfläche oder diagonal nach links verlaufend ein großes Gebäude oder eine Gebäudegruppe, die nichts Holländisches an sich haben, sondern von seltsam hybrider und altertümlicher Natur sind. Der *Sommermittag* weist dieses Schema besonders gut auf. Die Wassermühle auf dem Bild trägt die Jahreszahl 1655.

Der Kunsthändler Christiaan Josi (1768–1828), der Meyer persönlich gekannt haben muß, charakterisierte seine Arbeitsweise: Meyer „erfand" – denn er befaßte sich kaum jemals mit dem Studium der Natur.[2] Tatsächlich bestehen die drei Landschaften der Jahreszeiten-Serie – *Winternacht* ist eine Stadtszene – vollständig aus Elementen, die der Phantasie des Künstlers entsprangen. Meyer wurde ziemlich sicher von den damals beliebten Szenen zerklüfteter deutscher Berge am Rhein beeinflußt. Die bedeckten Himmel werden betont, was dem Ganzen eine etwas theatralische Note verleiht. Meyer interessierte sich besonders für Lichtwirkungen. In *Frühlingsmorgen* wird dies in Form der typischen verlängerten Schatten deutlich, während der Künstler in der Winterszene die Gelegenheit ergriffen hat, die launischen Schatten, die die Lampe des Imbißstandes auf das Eis wirft, wiederzugeben.

Frühlingsmorgen wird von den breiten Strahlen der aufgehenden Sonne beherrscht – was zu jener Zeit in bestimmten Künstlerkreisen als ein beliebtes Motiv galt. Die Jahreszeit wird anhand der Lämmer in der Herde, den Körben auf dem Esel, dem gepflügten Land und den blumenpflückenden Kindern angedeutet. Der Ton von *Sommermittag* ist relativ dunkel (vgl. Kat. Nr. 24b). Trotz des bedeckten Himmels bringen die Figuren in diesem Stück eifrig das Heu ein, sie waschen oder faulenzen einfach, sind beim Picknick oder schwimmen. Das Thema von *Herbstabend*, wo die Sonnenstrahlen ebenfalls zu sehen sind, ist die Traubenernte.[3] *Winternacht* stellt die Vergnügungen rund um den zugefrorenen Kanal am späten Abend dar. Die Szene spielt am Galgewater in Leiden, wo der Künstler von 1775 bis mindestens 1779 lebte.[4] Das fröhliche Treiben, das solche Szenen prägt – das Herumwirbeln auf dem Eis und der Junge, der sich unbekümmert Erleichterung verschafft –, gab Meyer die Möglichkeit, eine Begabung zu offenbaren, die er mit Jacob Cats teilte (vgl. Kat. Nr. 24a–d): die Fähigkeit, eine üppige, lebendige und unterhaltsame Staffage zu kreieren.[5]

Serien von Landschaftszeichnungen mit Darstellungen der Jahreszeiten waren in den Niederlanden während der zweiten Hälfte des 18. Jahrhunderts weitverbreitet. Die Künstler kamen eifrig der Vorliebe des Publikums für thematisch zueinanderpassende Bildserien und Pendants entgegen. Diese Tradition hatte ihren Ursprung im 17. Jahrhundert, als die Maler – möglicherweise von Kunstdruckern angeregt – ein breites Spektrum thematisch verwandter Werke herstellten. Es gab viele Beispiele dafür daß ein Künstler den Auftrag erhielt, ein Pendant zu einem Gemälde eines anderen Künstlers zu machen, oder daß Sammler zwei ähnliche Werke zusammenfügten, um ein Paar zu „schaffen". Auch im 18. Jahrhundert kannte man Paare, doch das Sujet beschränkte sich meist auf Landschaften, Stilleben und topographische Darstellungen. Weitverbreitet waren Pendants aus Sommer und Winter, Land und Wasser, ruhiger und aufgewühlter See, Tag und Nacht, zwei Seiten desselben Bauwerkes, zwei ähnli-

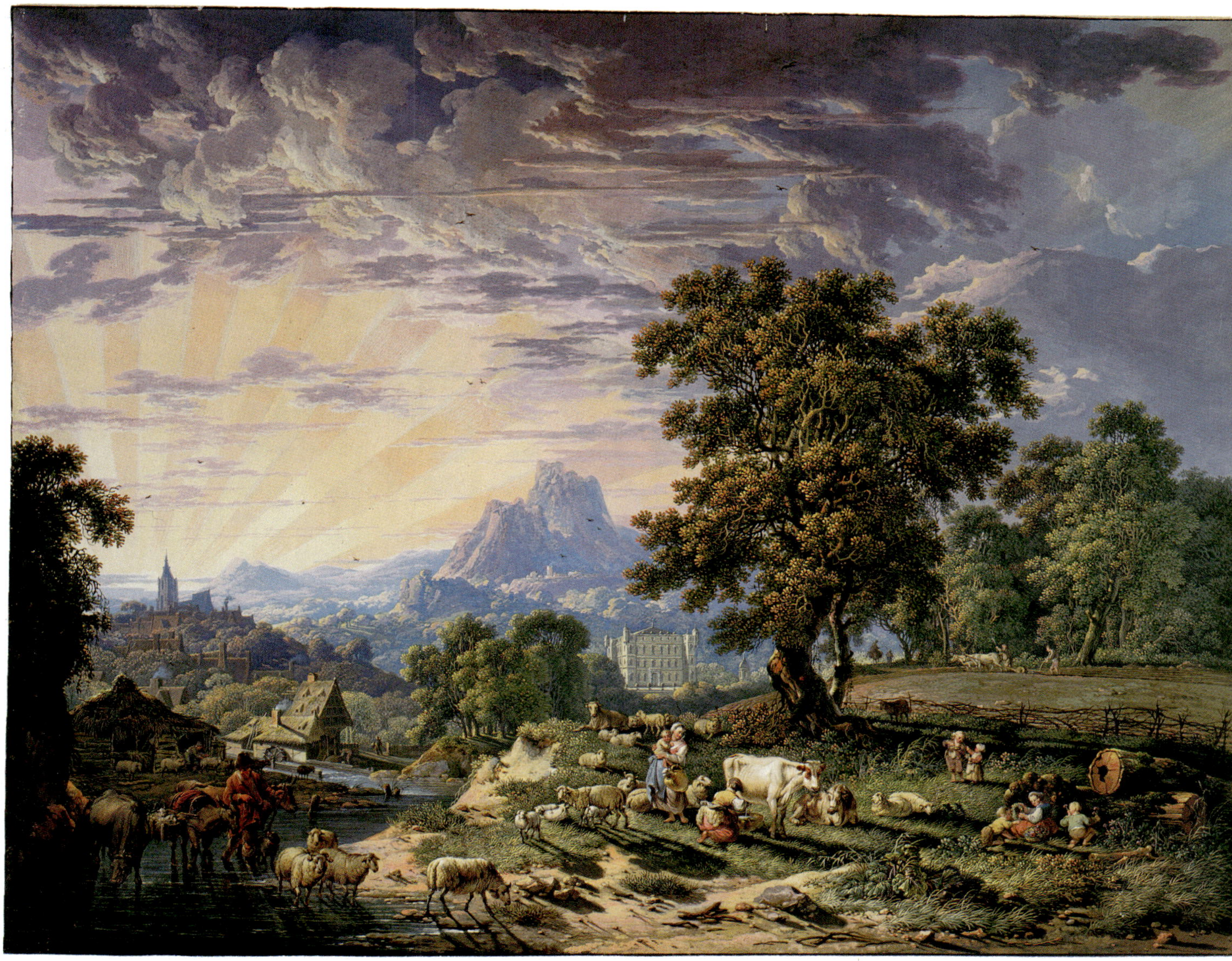

10a

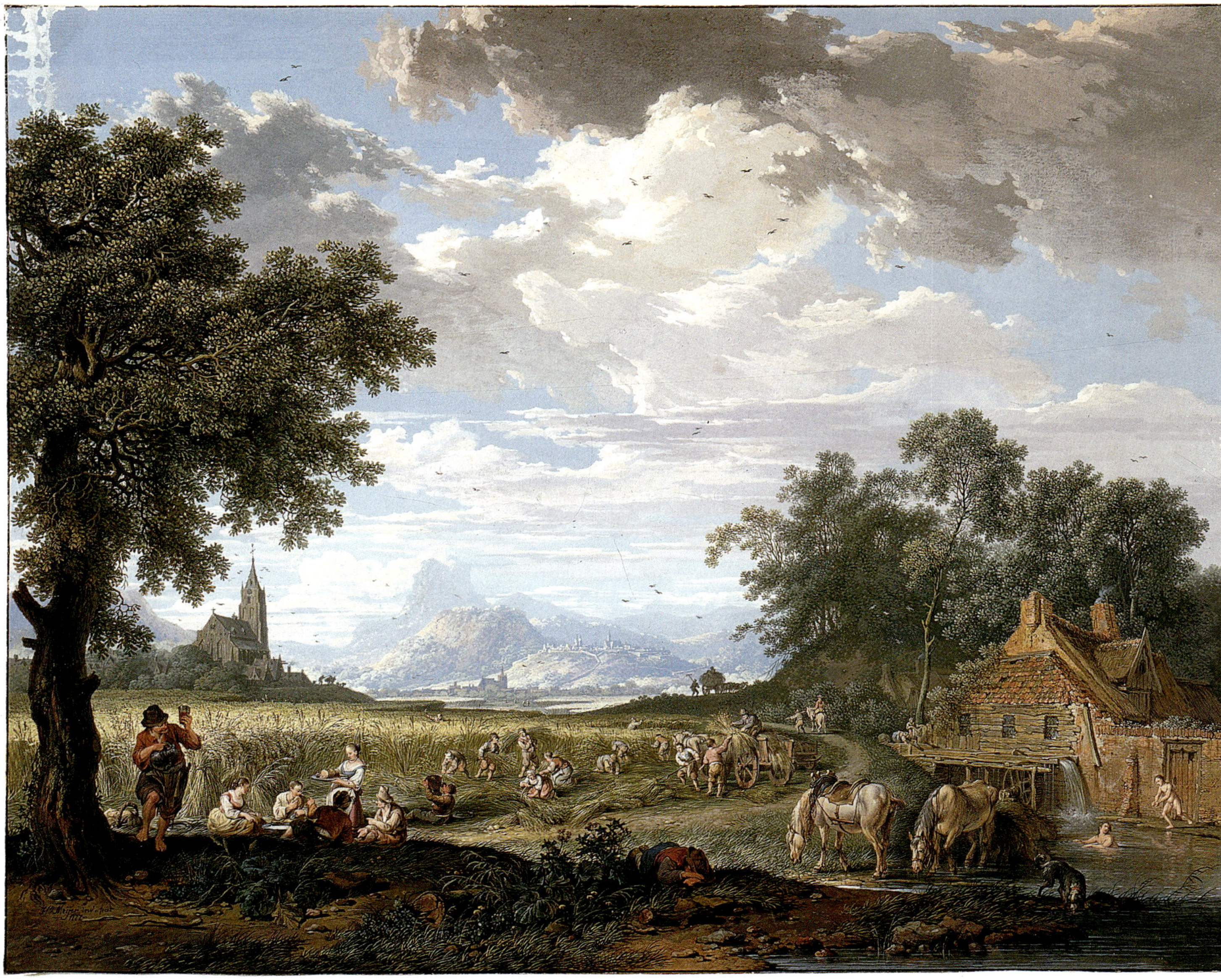

10b

chen Gebäuden und Stadtszenen. Bei Genrestücken war es nicht so sehr das Sujet als vielmehr die Ausführung und das Format, die wirkungsvolle Paare aus zwei ursprünglich getrennten Werken machten.

Eine etwas ehrgeizigere Variante war das Faible für Zeichnungen, die ein Ensemble bilden: Serien mit den Jahres- bzw. Tageszeiten, den Elementen oder den Sinnen. In alten Auktionskatalogen findet man unzählige Beispiele, einschließlich der „zwölf Monate des Jahres" von Hendrik Kobell (1751–1779), die in Form von Seelandschaften dargestellt sind. Die Serien von Hendrik Meyer und Jacob Cats, die als die Hauptwerke der beiden Künstler gelten, sind typisch für diese Tradition von Serien und Paaren.[6] Viele dieser zusammengehörigen Werke sind inzwischen auf Grund von Transaktionen der Kunsthändler oder wegen Aufteilung eines Erbes auseinandergerissen worden. RJtR

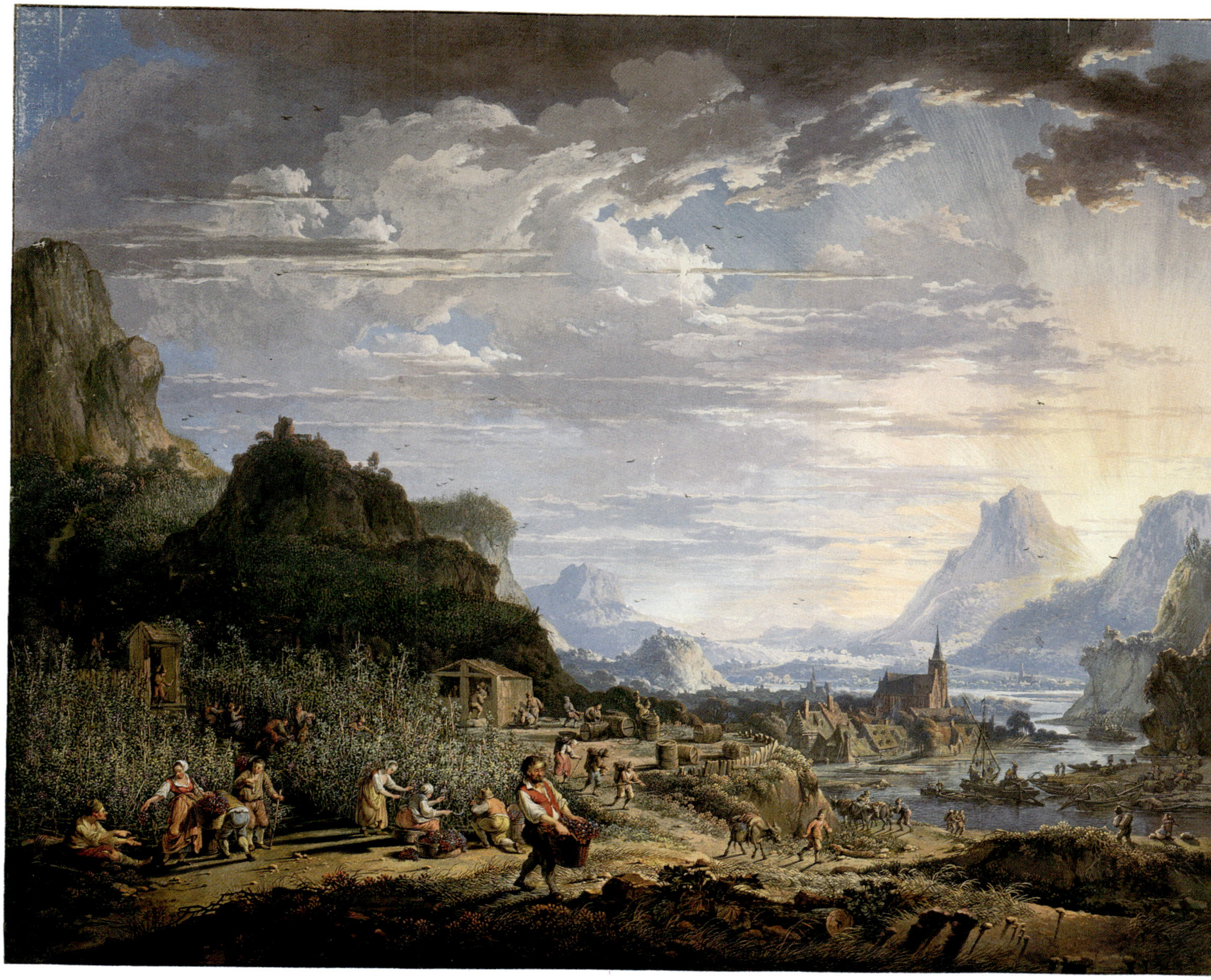

10c

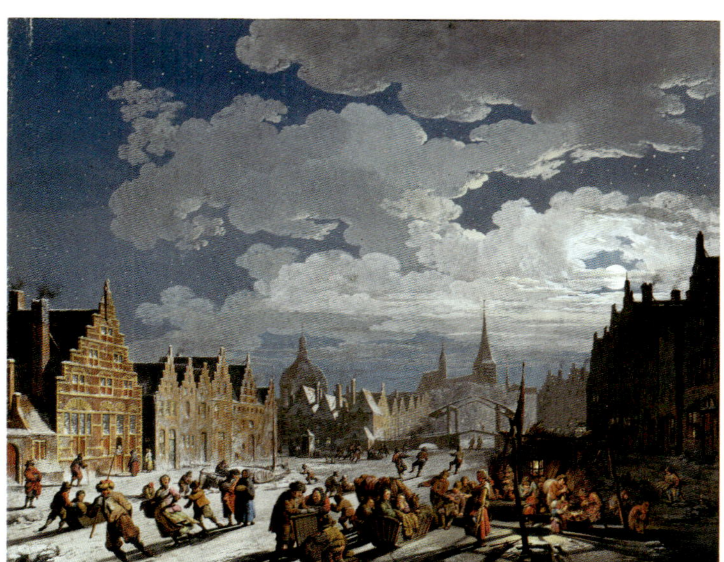

10d

HENDRIK WILLEM SCHWEICKHARDT

Hamm 1746 - 1797 London

11 Schlittschuhläufer auf einem zugefrorenen Kanal, 1779

Öl auf Leinwand, 71 x 98 cm.
Rechts unten: *H.W. Schweickhardt 1779.*

Paris, Musée du Louvre

(Inv. Nr. 1837)

LITERATUR
Sluijter 1975, S. 166 und 179; Brenninkmeyer-de Rooij 1977/78, S. 172, Nr. 151; Brejon de Lavergnée, Foucart u. Reynaud 1979, S. 127.

Hendrik Willem Schweickhardt gehörte einer Künstlergeneration an, die für die Wiedergeburt der holländischen Landschaftsmalerei um 1770 verantwortlich war. Diese Künstler wandten sich auf der Suche nach Inspiration dem Werk der Vorgänger aus dem zweiten und dritten Viertel des 17. Jahrhunderts zu. Schweickhardt selbst bezog seine Anregungen von dem Tiermaler Paulus Potter, was an seinen gemalten Wanddekorationen Mitte der siebziger Jahre offenbar wird, aber auch anhand späterer Gemälde mit Kühen, Schafen und anderen Tieren.

Das für Schweickhardt besonders charakteristische Werk besteht aus etwa dreißig Winterlandschaften: Einige davon waren gemalte Tapeten aus der Mitte der siebziger Jahre, andere waren Staffeleigemälde, die er zwanzig Jahre später in Arbeit hatte. Das hier vorliegende Werk ist seine früheste unabhängige Eisszene – unabhängig insofern, als es nicht als „Wandtapete" gedacht war. Schweickhardt malte sie 1779 für den Statthalter Willem V.[1]

Einzelheiten über diesen Auftrag hielt Schweickhardt in seinem noch erhaltenen Notizbuch fest. Er führte hier alle Arbeiten auf, die er zwischen 1773 und 1796 schuf, dazu den Namen des Kunden und den Kaufpreis.

Die vertraute, reich mit Schlittschuhläufern bevölkerte holländische Winterszene wurde im 17. Jahrhundert dank Künstlern wie Hendrick Avercamp und Aert van der Neer ins Leben gerufen. Im darauffolgenden Jahrhundert verschwand diese Gattung jedoch gänzlich, und erst im 19. Jahrhundert konnten Maler wie Andreas Schelfhout und seine Nachfolger neues Interesse für solche Szenen wachrufen. Zu den Vorboten dieser Wiederbelebung gehören die Eisszenen Schweickhardts, die alle dasselbe Thema variieren: Das Eis erstreckt sich bis zum Horizont, links oder rechts ist eine bebaute Uferböschung, auf der anderen Seite ein Repoussoir in Form eines ausgedehnten Geländes mit einigen hohen Bäumen. Die hier vorgestellte Winterszene ist ein höchst glückliches Beispiel für diesen Typus; jedenfalls ist die Staffage lebendiger als sonst.

Den Auftrag für das Pendant dieser Winterszene erteilte König Willem V. 1780: eine italianisierende Berglandschaft mit Fischern, einigen anderen menschlichen Figuren und etwas Vieh (Abb. 11a).[2] Für die beiden Stücke bezahlte der Monarch die königliche Summe von 2400 Gulden. 1795, kurz nach dem Einmarsch der Franzosen in die Niederlande, wurde seine ganze Gemäldesammlung nach Paris gebracht und später in das große französische Museum, das als Musée Napoléon bekannt wurde, eingegliedert.[3] König Willem V. besaß auch zwei Marinen von Schweickhardt.[4] Nach mühsamen Verhandlungen wurde der Großteil dieser Sammlung wieder den Niederlanden übergeben; 68 Gemälde – einschließlich der vier Stücke von Schweickhardt – blieben jedoch in Frankreich.[5] Eine kleinere und leicht abgeänderte Kopie der *Schlittschuhläufer* befindet sich heute in einer Privatsammlung in Heemstede.[6] **ChD**

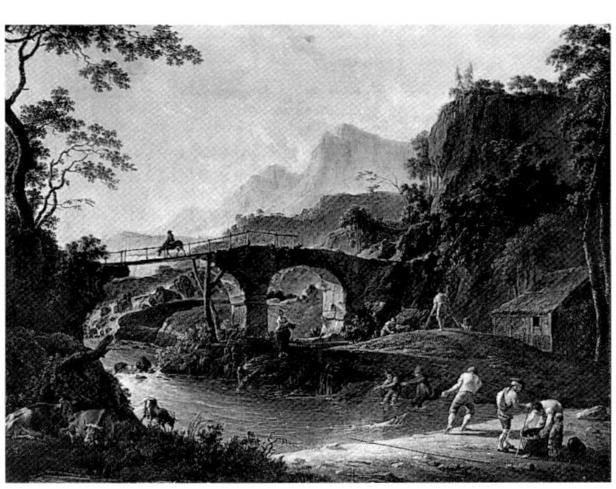

Abb. 11a
Hendrik Willem Schweickhardt, *Berglandschaft*, 1780;
Öl auf Leinwand, 72,5 x 101,5 cm; Verbleib unbekannt.

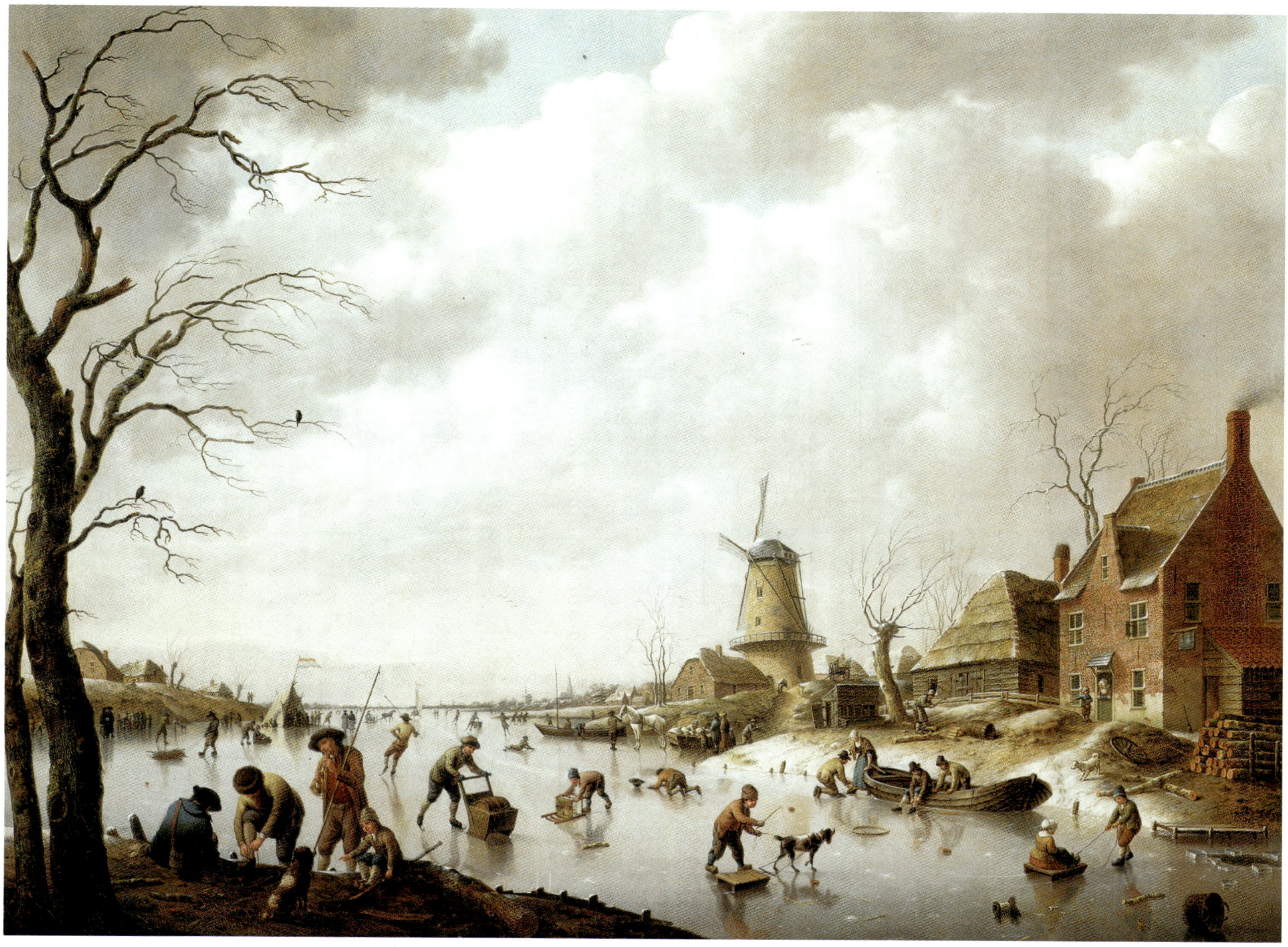

JEAN GRANDJEAN

Amsterdam 1752 - 1781 Rom

12 Ansicht der Via Tiburtina unterhalb der sogenannten Villa des Maecenas in Tivoli, 1779

Feder in Braun, Pinsel in Braun, Grau und Graugrün, über einer Skizze in schwarzer Kreide, mit weißer Deckfarbe gehöht, Umrahmung mit Feder in Braun, 410 x 566 mm.
Mitte rechts in der Handschrift des Künstlers: *L'Entree de la villa Mecène a Tivoli J: Grandjean fec. 1779*.

Brüssel, Koninklijke Musea voor Schone Kunsten
(Inv. Nr. 4060/1419, Sammlung De Grez)

LITERATUR
Nève 1913, Kat. Nr. 1419.

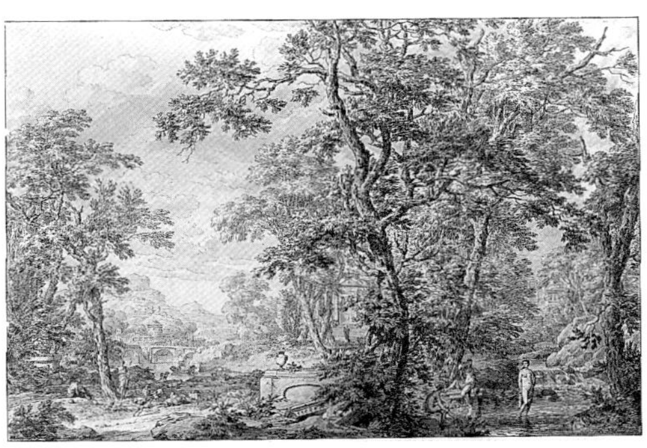

Abb. 12a
Jean Grandjean, *Arkadische Landschaft*, 1778; Feder in Grau, Pinsel in Grau und Braun, 232 x 338 mm; Amsterdam, Rijksmuseum, Rijksprentenkabinet.

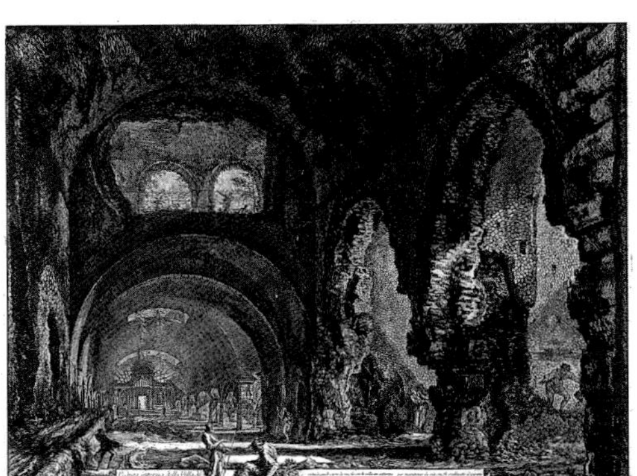

Abb. 12b
Giovanni Battista Piranesi (1720–1778), *Ansicht der Via Tiburtina unterhalb der sogenannten Villa des Maecenas in Tivoli*, 1764; Radierung, 470 x 675 mm.

Diese reizvolle Zeichnung wurde von Grandjean selbst mit einer Notiz versehen, datiert und signiert. So wissen wir, daß das Blatt unter den *sechzig bis siebzig großen Zeichnungen* war, die der Künstler von Rom aus an seine Amsterdamer Förderer Tersteeg (1750–1807) und Dirk Versteegh (1751–1822) schickte, bevor er starb.[1] Auf diese Weise entkamen sie dem Schicksal, dem fast alle unvollendeten Arbeiten Grandjeans anheimfielen, nämlich, daß sie vom nächsten holländischen Maler, der nach Rom kommen sollte, dem weit weniger talentierten Zeichner Daniël Dupré (1751–1817), zu Ende geführt wurden. In Anbetracht der Datierung muß Grandjean seine *Ansicht der Via Tiburtina unterhalb der sogenannten Villa des Maecenas in Tivoli* innerhalb der ersten sechs Monate nach seiner Ankunft in Italien gezeichnet haben. Er verließ Holland am 2. Juni 1779 per Schiff von der Insel Texel aus und kam am 6. Juli im Hafen von Civitavecchia an. Nach den zwei obligatorischen Wochen in Quarantäne erreichte er Rom am 21. Juli. Der Strom holländischer italianisierender Maler war im frühen 18. Jahrhundert versiegt, und so war Grandjean der erste, der sich wieder zur Ewigen Stadt aufmachte.

Im Vergleich zu den arkadischen Landschaften, die er in Amsterdam in Arbeit hatte (Abb. 12a), beweist die monumentale *Ansicht der Via Tiburtina*, welch erstaunliche Fortschritte er gemacht hatte. Zweifellos wurde der viel umfassendere Blick, den Grandjean in jenem kurzen halben Jahr entwickelt hatte, durch den Kontakt mit ausländischen – vor allem deutschen – Künstlern geprägt. Jedenfalls schloß er sich kurz nach seiner Ankunft in Rom einer internationalen Künstlergruppe an, die sich gemeinsam mit Aktstudien befaßten.[2] Vielleicht war es das Gefühl, endlich das verheißene Land Italien erreicht zu haben, das den jungen Künstler so berauschte – eine Trunkenheit, die nicht ohne Wirkung auf sein Schaffen blieb.

Trotz der topographischen Kennzeichnung war das eigentliche Motiv dieses wahrlich poetischen Stückes die Natur selbst, deren Launen diese Ruine bereits seit Jahrhunderten ausgeliefert war. Die beiden mit Wein bewachsenen Terrassen sind der einzige Beweis dafür, daß dieses Gebiet mehr oder weniger bewirtschaftet wurde. Die wechselnden Lavierungen in Braun, Grau und Blaugrau sind besonders schön ausgeführt, während die längliche Gestalt der Blätter an Grandjeans früheres Schaffen in Amsterdam erinnert, das wiederum dem Werk Isaac de Moucherons* verpflichtet war. Die ausgiebige Höhung mit weißem Pigment, die auch in den Figurenzeichnungen erscheint, die Grandjean in Rom machte, ist für die holländische Zeichenkunst im 18. Jahrhundert ungewöhnlich.

Damals dachte man, die Ruinen, die Grandjean als Motiv wählte, seien die Überreste einer gewaltigen Villa, die Maecenas gehört habe, dem legendären römischen Förderer, dem Patron der Künste. In Wirklichkeit aber war es die Ruine einer großen, Hercules Victor gewidmeten Grabstätte aus dem ersten Jahrhundert n. Chr. Der Teil, den Grandjean darstellte, war ein Abschnitt, an dem die Via Tiburtina, die römische Straße von Rom nach Tivoli, unterhalb vorbeiführte.[3] Die „Villa des Maecenas" lag einige hundert Meter außerhalb von Tivoli, ganz in der Nähe des Terrains, auf dem sich im 16. Jahrhundert angeblich der Garten der Villa d'Este befand. Die Ruine war einer der beliebtesten Anziehungspunkte für Touristen – zweifelsohne auch wegen der romantischen Idee, daß Maecenas hier gelebt habe –, und dies wird zur Genüge durch drei Drucke von Giovanni Battista Piranesi bezeugt (1720–1758). Einer zeigt die Ansicht desselben Tunnels vor der Via Tiburtina (Abb. 12b). Wie üblich hat Piranesi auch hier die Wirklichkeit klug verändert, um eine monumentale und dramatische Szene zu schaffen. Für Grandjean war die Ruine schlicht ein Landschaftsausschnitt, den er getreu wiedergab. RJtR

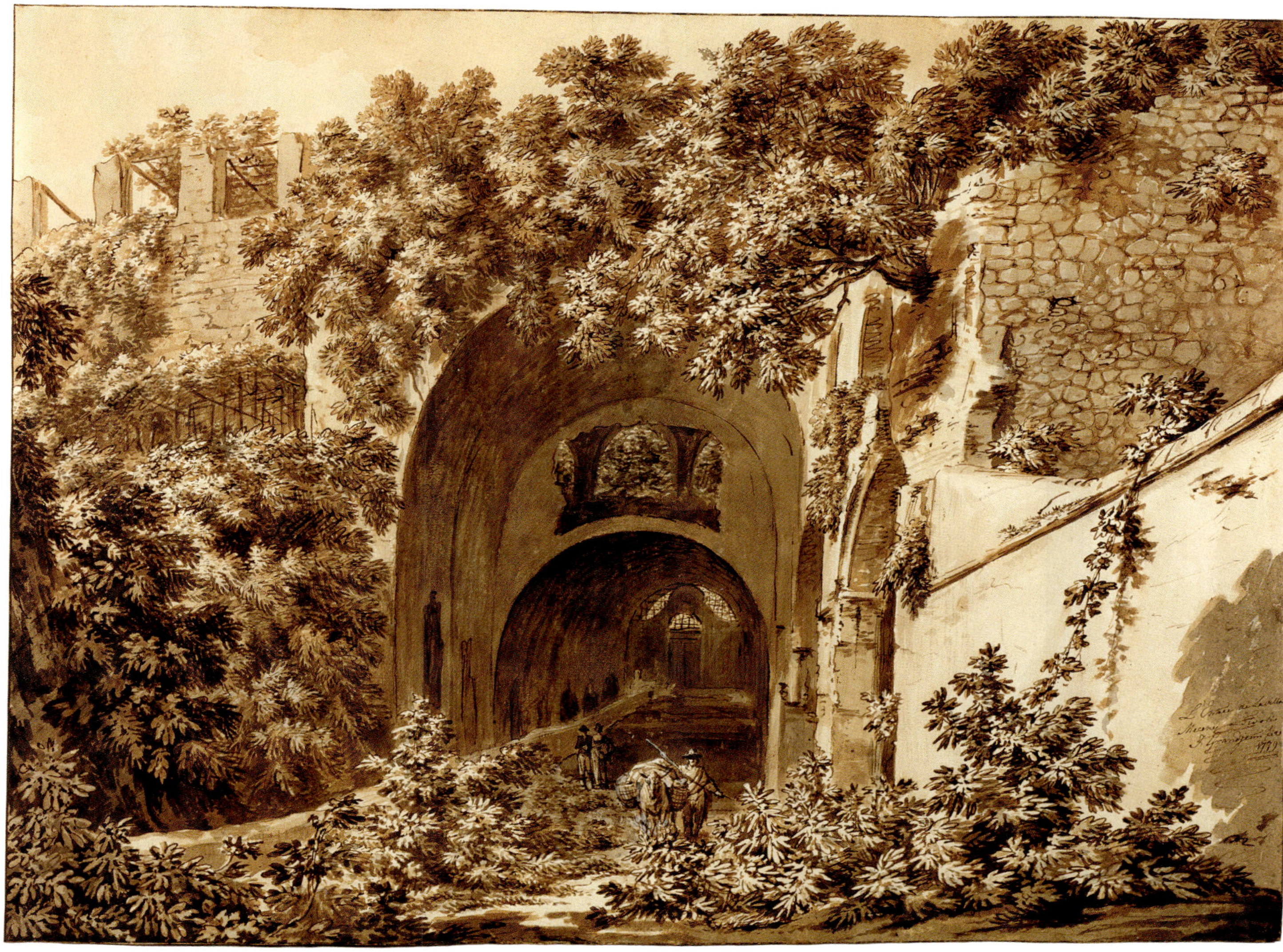

JURRIAAN ANDRIESSEN

Amsterdam 1742 - 1819 Amsterdam

13 Blick in den Wald von Schloß Doorwerth bei Arnhem, 1780

Pinsel in Grau und Aquarell, weiß gehöht, über einer Skizze in schwarzer Kreide, Umrahmung mit Feder in Grau, 348 x 265 mm.
Auf der Rückseite in der Handschrift des Künstlers: *Gezicht bij den doorewaard na 't leven getekend Ao 1780 door J: Andriessen* (*Ansicht nahe Doorewaard, nach der Natur gezeichnet im Jahr 1780 von J: Andriessen*).

Privatbesitz

LITERATUR
Amsterdam 1958, Kat. Nr. 2;
Mandle u. Niemeijer 1971/72, Kat. Nr. 1.

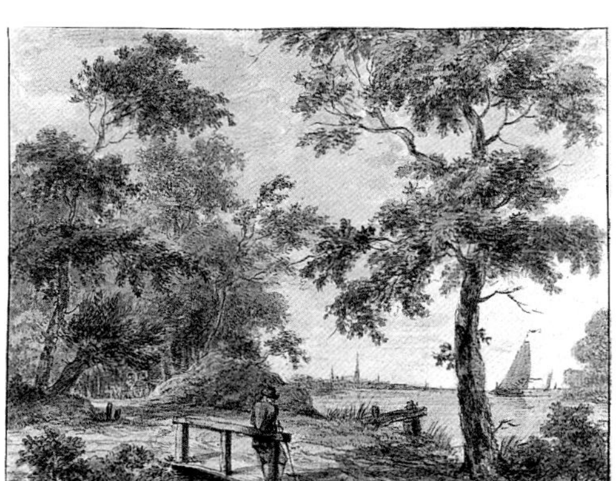

Abb. 13a
Jurriaan Andriessen, *Landweg entlang des Wassers*; schwarze Kreide und Aquarell, 155 x 197 mm; Haarlem, Teylers Museum, Sammlung Teding van Berkhout.

Urteilt man anhand der zahlreichen Skizzen, einschließlich vieler Arbeiten anderer Künstler und ungezwungener Abbildungen aus dem Familienalltag, so muß Jurriaan Andriessen mit und für die Kunst gelebt haben. Er war der Hauptmaler für schmuckvolle und ornamentale Dekorationen in der zweiten Hälfte des 18. Jahrhunderts (vgl. Kat. Nr. 8), und zu seinem Repertoire gehörten sowohl holländische als auch arkadische Landschaften. Er verließ sich oftmals auf seine Vorstellungskraft, die auf Grund seiner Streifzüge übers Land reich und lebendig war. Er machte eine große Anzahl von Skizzen, die er später mit lockerem Pinsel kolorierte und oft mit erläuternden Notizen versah.[1] Viele Entwürfe für die gemalten Wanddekorationen Andriessens sind uns überliefert, und es ist offensichtlich, daß er sich bei der Ausführung dieser Werke selten unmittelbar an die Skizzen nach der Natur hielt. Wir können daraus schließen, daß er die letzteren lediglich zu seinem eigenen Vergnügen schuf.

Die großartige Ansicht mit den Wäldern um Schloß Doorwerth bei Arnhem ist das früheste und schönste Beispiel für diese Art von Landschaftszeichnung. Sie ist jedoch auch größer als seine üblichen Skizzen nach der Natur – was die Frage aufwirft, ob dieses Blatt einer gewissen „Standardisierung" der Größe vorangeht oder ob es im Atelier nach einer Skizze entstand, die er auf seinen Reisen festhielt. Wir wissen überdies nicht, was Andriessen nach Gelderland brachte. Möglicherweise war er in die Bauaktivitäten verwickelt, die damals von den Angehörigen des Adels von Gelderland mit großer Begeisterung unternommen wurden, besonders von Johan Willem Frederik, Baron van Spaen van Biljoen. Oder er wurde von der Schönheit der Landschaft, die bei Künstlern damals innerhalb kurzer Zeit beliebt wurde, verlockt. Es gibt zwei Zeichnungen aus Gelderland von 1781 – ein Jahr, nachdem diese Ansicht von Doorwerth entstanden war; beide sind eher topographischer Natur und zeigen eine Ansicht des Belvedère in Nijmegen und ein Panorama von Rhenen.[2]

Die Stelle bei Schloß Doorwerth, die wir hier sehen, war wahrscheinlich der Südhang des Duno, eines malerischen Berghügels, der zum Rheinufer hinabführte.[3] Auf einer Waldlichtung rasten zwei elegant gekleidete Personen, um Wasser aus einem kleinen Bach zu schöpfen, der zwischen ausgehöhlten Baumstämmen jenseits und entlang eines Fußwegs strömt. Sie werden von einem Zeichner und seinem Begleiter, der sich in der Nähe leger zurücklehnt, beobachtet. Etwas hügelaufwärts werden Kühe durch den Wald getrieben. Andriessen bemühte sich offensichtlich um eine wahre, ungekünstelte Wiedergabe der Landschaft. Er scheint sogar die Ansicht vereinfacht zu haben, indem er das Unterholz und das Reisig wegließ. Die Kolorierung ist auffallend nüchtern, mit sparsamen Farbspuren, die das Grau-in-Grau der Komposition aufhellen. Die diagonale Reihe von Baumstämmen verleiht dem Bild eine überaus dekorative Wirkung. Die Figurengruppen wecken Erinnerungen an sonntägliche Spaziergänge im Wald. Andriessen entwickelte seine Begabung, die Landschaft mit einer spürbaren Atmosphäre auszustatten, indem er die Staffage bedachtsam wählte (Abb. 13a), zweifellos durch seine Arbeit als Dekorationsmaler.

RJtR

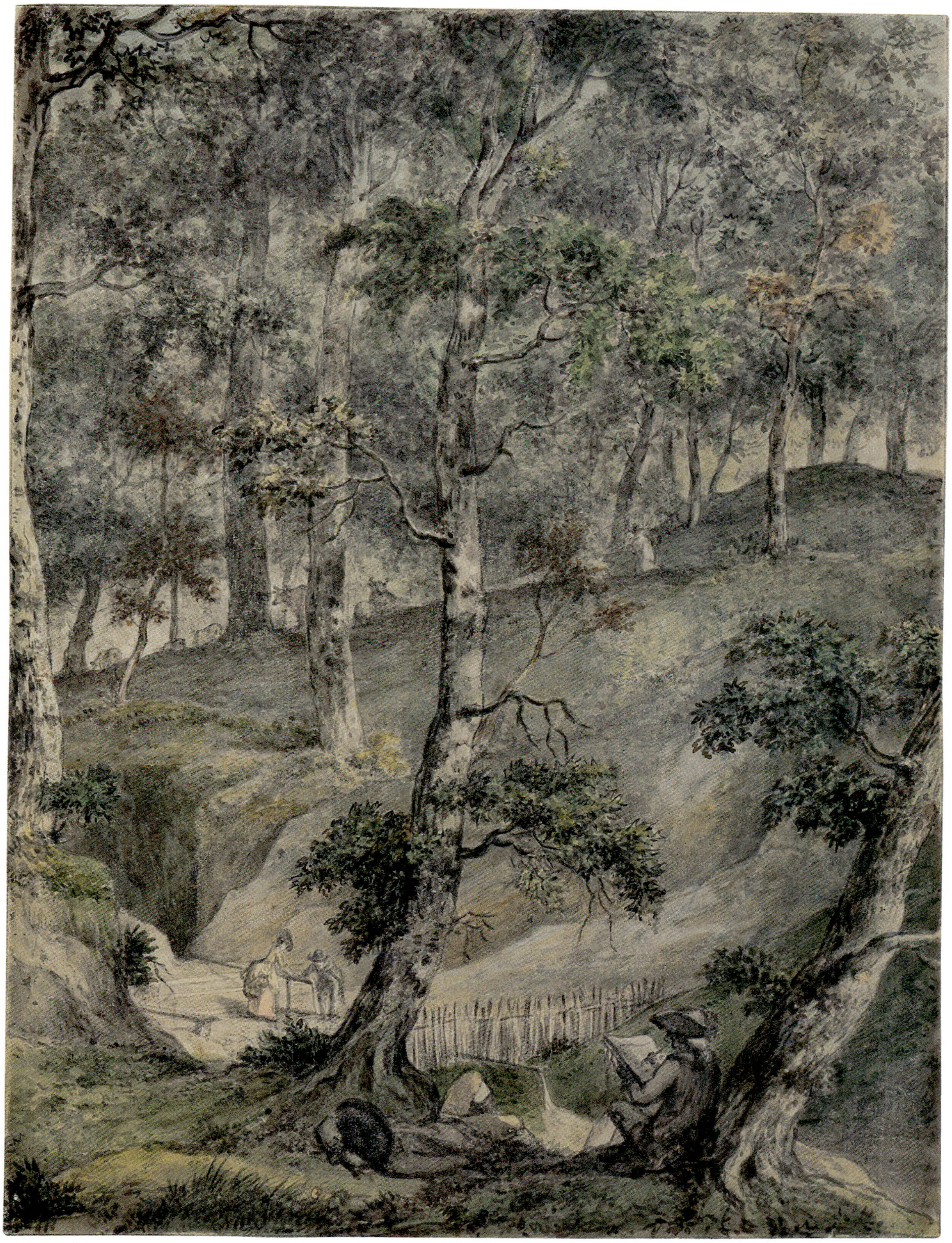

GERARD VAN NIJMEGEN

Rotterdam 1735 - 1808 Rotterdam

14 Waldansicht, 1781

Feder und Pinsel in Braun, mit weißem Pigment über Bleistiftskizze gehöht, in der oberen Mitte mit weißem, braunem und schwarzem Pigment korrigiert, Umrahmung mit Feder in Braun, 319 x 478 mm.
Auf der Rückseite: *Gérard van Nijmegen inv & Ft 1781. Landschap met man met ossenkar (Landschaft mit Mann mit Ochsenkarren)*, Bleistiftskizze.

Rotterdam, Museum Boijmans Van Beuningen
(Inv. Nr. MB 1989/T-6)

In den frühen achtziger Jahren des 18. Jahrhunderts schuf Gerard van Nijmegen eine Anzahl überaus dekorativer Waldlandschaften, die innerhalb der holländischen Landschaftskunst einen besonderen Platz einnehmen. Soweit wir wissen, wurden alle, außer einer einzigen, in brauner Tusche ausgeführt. Diese Zeichnung ist wegen der ausgeprägten Höhung mit weißer Deckfarbe die dramatischste unter ihnen.

Fast alle Waldszenen sind in derselben Weise konstruiert. In der horizontalen Komposition wird durch das *sous-bois* ein schmales Blickfeld für einen stark erhellten Fleck im Mittelgrund, in dem sich eine Figurengruppe tummelt, geschaffen – umrahmt durch spielerischen Schmuck aus Zweigen und Stämmen im Vordergrund. Im Hintergrund wird die Landschaft von dichten Wäldern und überwachsenen Felsen eingeschlossen.[1] Ein wichtiges Element für die Atmosphäre dieser Waldszenen stellt die tiefbraune Tusche dar, die van Nijmegen gebrauchte. Er muß sich bewußt dafür entschieden haben, denn in jenen Tagen gab es keine fertig zu kaufenden Materialien; jeder Künstler mischte seine eigenen Tuschen und Farben, indem er Grundrezepte gemäß seinen eigenen Bedürfnissen und Vorlieben variierte.

Es ist unwahrscheinlich, daß van Nijmegen diese dramatischen Waldszenen auf der Grundlage eigener Naturerkundungen schuf. Man betrachte nur seine Gemälde aus den frühen achtziger Jahren: Diese Landschaften, die in der Regel „vollendeter" sind, zeigen auch eine Gegend, die wilder ist, als man es in Holland antrifft. Es ist nahezu sicher, daß van Nijmegen zu dieser Zeit nicht weit außerhalb der Grenzen seines Landes umhergereist war. Aus seinen Reiseaufzeichnungen wissen wir, daß er von Mai bis Juli 1782 eine *Erste Reise* unternahm, die ihn nach Geldern, Kleve, Antwerpen und Brüssel führte; auf seiner *Zweiten Reise* von Mai bis Juli 1788 reiste er am Rhein entlang und besuchte Düsseldorf, Köln, Frankfurt, Mainz und Mannheim.[2] Insofern muß sich van Nijmegen bei solchen Motiven wie felsigen Landschaften und Wasserfällen, die vor 1782, besonders aber vor 1788 entstanden, auf seine Vorstellungskraft verlassen haben, die durch das Schaffen anderer Künstler genährt worden war.

Unter den größten Vorbildern van Nijmegens waren zweifellos Italianisten wie Nicolaas Berchem, Jan Both und Adam Pijnacker. Er besaß das komplette druckgrafische Werk von Berchem und kopierte Landschaftsgemälde von Pijnacker in Form von Aquarellen. Die große Ähnlichkeit ihres Schaffens tritt darin zutage, daß Zeichnungen von van Nijmegen gelegentlich für Werke von Pijnacker gehalten wurden, wie etwa eine Waldszene mit Vieh in Frankfurt (Abb. 14a).[3] Diese Zeichnung sowie eine weitere in Farbe, die sich in Paris befindet[4] und etwas dramatischer ist, aber dieselbe Atmosphäre wiedergibt, zählen wohl zu den Arbeiten, die den Auftakt zu van Nijmegens Zeichnungen von Waldszenen in brauner Tusche bildeten. Bedauerlicherweise sind beide Zeichnungen nicht datiert.

1816 schrieb der Biograph des Künstlers, Adriaan van der Willigen, eine Passage, die der Beziehung van Nijmegens zur Natur gewidmet und bemerkenswert kritisch war, während er zugleich bestimmte Mängel glossierte: *Es ist ein Unglück, daß dieser so begabte Landschaftsmaler nicht öfter direkt vor der Natur gezeichnet und gemalt hat; sein Schaffen hätte dadurch in hohem Maß gewonnen.*[5] Er fügte eine seltsame Fußnote hinzu: *Denn das muß auch die allgemeine Ansicht sein?* In seinem Haupttext fährt er fort: *Vielfach vertraute er auf seine blühende Imagination und sein exzellentes Gedächtnis, und in seinen Szenen komplettierte er auf diese Weise die groben Skizzen, die er auf weißem oder grauem Papier vor der Natur anfertigte. Hätte er die Wasserfälle, sein geliebtes Motiv, in Italien und der Schweiz erforscht, dann wäre er zweifellos bei diesen Werken noch erfolgreicher gewesen.* RJtR

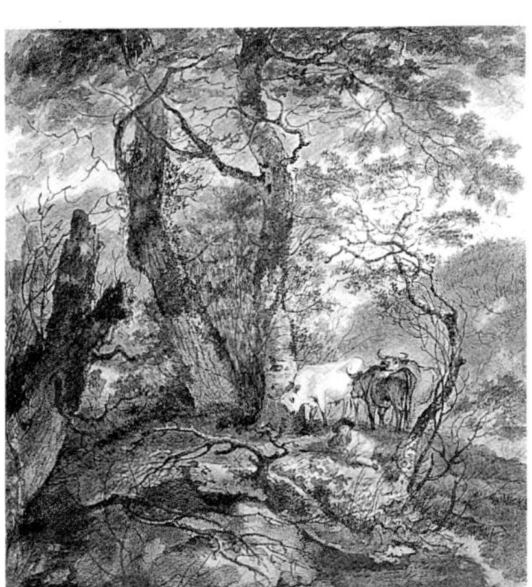

Abb. 14a
Gerard van Nijmegen, *Waldszene mit Vieh*;
390 x 347 mm; Frankfurt, Städelsches Kunstinstitut.

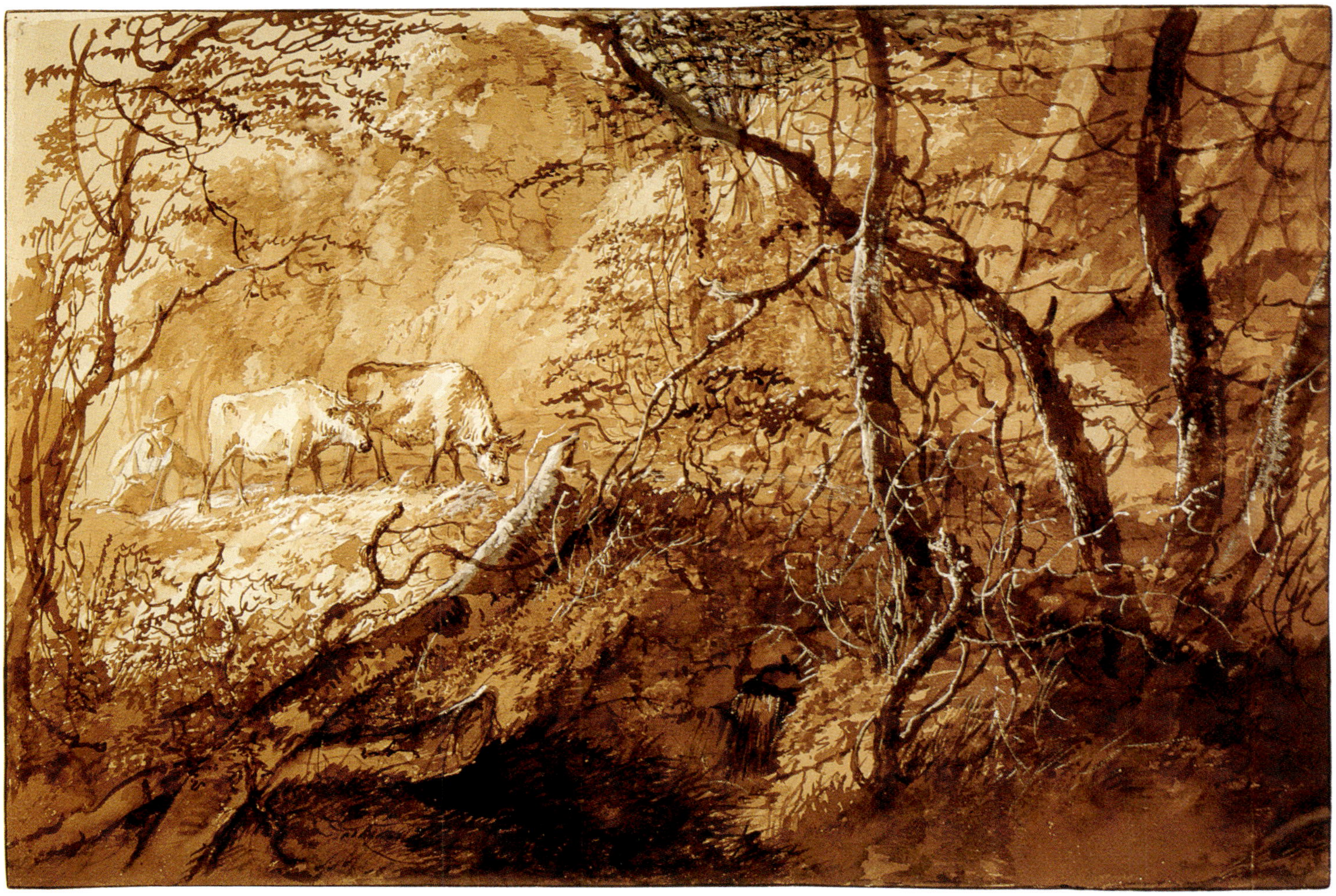

PAULUS VAN LIENDER

Utrecht 1731 - 1797 Utrecht

15 Blick auf einen Wald mit riesigen Bäumen, um 1790

Schwarze Kreide, Feder und Pinsel in Grau, Umrahmung mit Feder in Grau, 378 x 475 mm.

Privatbesitz

LITERATUR
Knoef 1947, S. 49 und Abb. S. 48; van Gelder 1958, S. 52 und Abb. 154 (als um 1770/80).

Gegen Ende seines Lebens schuf Paul van Liender eine Reihe überaus origineller Waldansichten, die ohne Zweifel den Höhepunkt seines gesamten Œuvres darstellen. Diese Zeichnungen bilden das Resultat einer stilistischen und thematischen Entwicklung, die im Schaffen der holländischen Künstler des 18. Jahrhunderts Ausnahmecharakter hat.

Um 1750/60, zu Beginn seiner Karriere, beschäftigte sich van Liender mit traditionellen topographischen Ansichten und ging dazu über, sich auf seine eigenen, charakteristischen Topographien zu konzentrieren. Diese zeigten in der Regel hohe Gebäude, im Vordergrund einen monumentalen Baum oder eine Baumgruppe, die oft in ungewöhnlich hellen Tönen ausgeführt waren. In den Landschaftszeichnungen, mit denen sich van Liender etwa zwischen 1770 und 1790 befaßte, bemerkt man eine Umkehrung der Rolle von Gebäuden und Bäumen: Der Vordergrund wird nun von großen Bäumen mit wilden, ungebärdigen Zweigen und strengen Helldunkel-Kontrasten beherrscht. Im Mittelgrund findet das Auge des Betrachters einen Ruhepunkt in Form einer hellen Gegend, in der oft ein großes Schloß oder eine Ruine abgebildet ist. Der letzte Landschaftstyp, mit dem sich van Liender beschäftigte – das früheste Beispiel stammt von 1789 –, zeigt keine Gebäude.[1] Der Vordergrund wird von einem stämmigen, wild geformten Baumriesen eingenommen, und die Staffage ist immer überaus winzig. Wie sein dritter Typ von Zeichnungen sind diese Waldszenen fast immer in Grau ausgeführt.[2] Bei diesen beiden Kategorien ist das Laub mit dem Pinsel laviert, während die Blätter in den ersten beiden Gruppen gewöhnlich mit der Pinselspitze in Tupfentechnik aufgetragen sind. Das Spiel von Licht und Dunkel in den späten Waldszenen ist außerordentlich expressiv; die Kompositionen, die Bühnenkulissen wiedergeben, wie wir sie im zweiten und dritten Typus finden, sind gänzlich verschwunden.[3]

Die Waldszenen van Lienders wurden oftmals als Auftakt zu den „romantischen" Waldlandschaften von Barend Cornelis Koekkoek* betrachtet.[4] Diese Meinung zieht nicht in Betracht, daß zwischen diesen beiden Malern eine fast vergessene Generation von Malern, einschließlich Männer wie Albertus Brondgeest*, lebte und daß die Wiedergabe der Natur bei Koekkoek mit deren Werk verwandt ist. Im Fall der Landschaften van Lienders gibt es eine viel unmittelbarere Verbindung zu den späten Italianisten des Goldenen Zeitalters. Es war kein Zufall, daß Sammler des 18. Jahrhunderts die Zeichnungen van Lienders irrtümlich für Arbeiten Jan Hackaerts hielten. Überdies gibt es einige freiere Baumstudien, die nicht eindeutig als Werke von van Liender oder von Adam Pijnacker identifiziert werden können.[5]

Aus der Autobiographie des Haarlemer Lehrers Willem van den Hull wissen wir, daß sein Großvater Maas Jansen, ein einfacher Bauer in Maartensdijk, um 1760/65 Bekanntschaft mit einem *sehr elegant gekleideten Herrn aus Utrecht* machte, der *zeitweilig in die Gegend kam, um Landschaften zu malen, und der in seinem Haus eine Ruhepause machte.*[6] In Wirklichkeit lebte der Künstler, Paul van Liender, in Haarlem, wo er in der bewaldeten Umgebung seine Quelle der Inspiration fand. Er verbrachte jedoch den größten Teil des Sommers bei seinen Geschwistern in Utrecht, denen er sehr nahestand, und unternahm von dort aus kurze Ausflüge, um Skizzen anzufertigen. So waren es nicht die Wälder um Haarlem, die van Liender zu seinen dramatischen Waldansichten anregten, sondern diejenigen im Nordosten von Utrecht.[7] Diese Waldgegenden existieren noch heute und dehnen sich von Den Dolder bis Maartensdijk aus. Die Stadt Maartensdijk, in der Maas Jansen lebte, wurde 1772 beschrieben: Sie liege *zwischen herrlichen hohen Bäumen, die den Ort sehr angenehm machen.*[8]

Von allen Waldszenen van Lienders, die gewunden geformte Baumriesen zeigen, ist diejenige, die wir vor uns haben, die dramatischste. Das Werk offenbart die üblichen kompositionellen Elemente des Künstlers. Aber mit einem feinen Sinn für Effekte verteilte er unregelmäßige Schatten auf den Baumstämmen und Kontraste zwischen helleren und dunkleren Teilen; die Staffage ist noch kleiner als sonst. Die Dynamik der Komposition wird hauptsächlich durch den großen, knorrigen Ast des riesigen Baumes im Vordergrund bestimmt. Mit einem kleineren Ast bildet er einen peitschenartigen Bogen, der nahezu diagonal die Bildebene durchschneidet.

RJtR

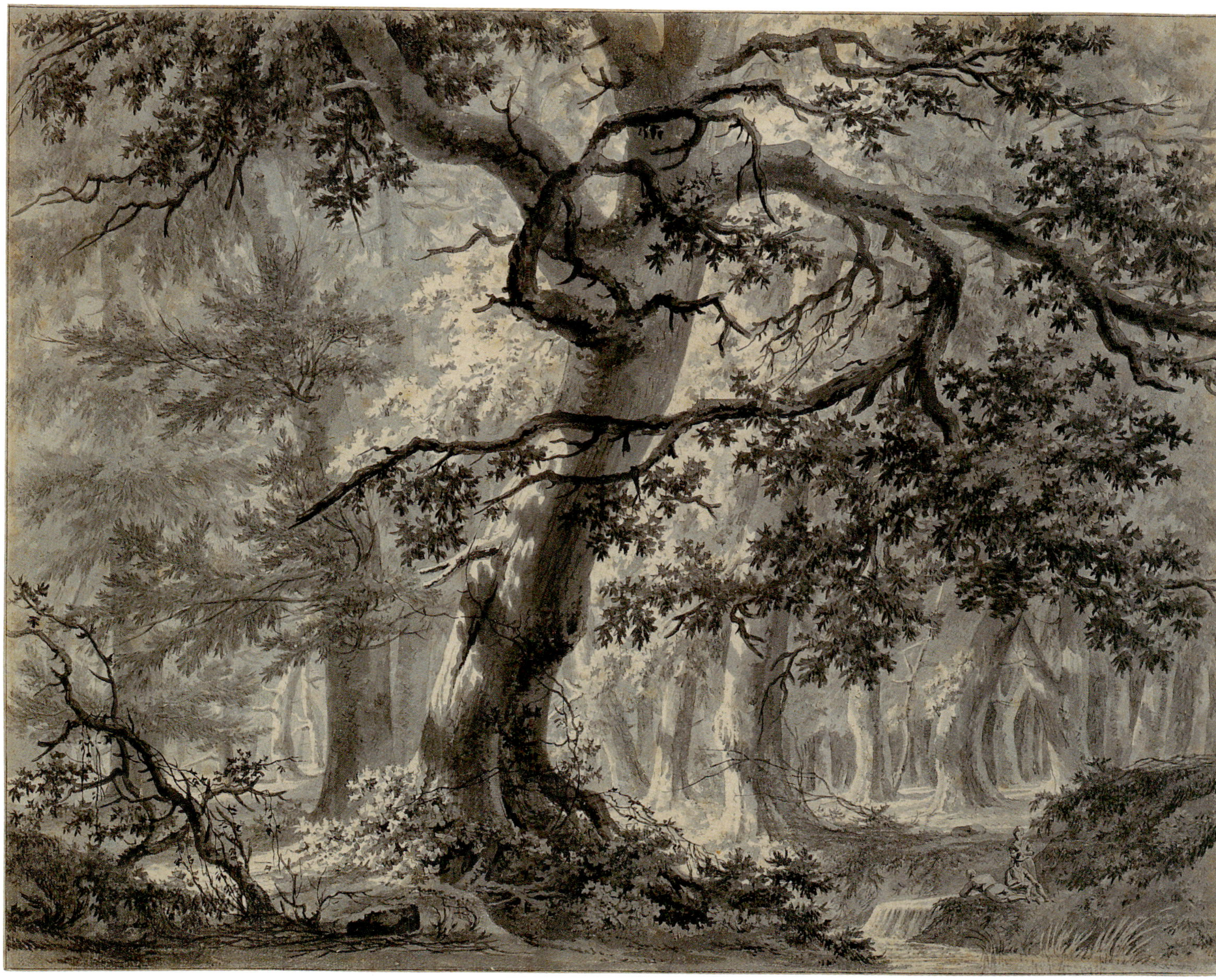

GERARD VAN NIJMEGEN

Rotterdam 1735 - 1808 Rotterdam

16 Gebirgige Landschaft mit Ochsenkarren auf einer Holzbrücke, 1790

Öl auf Holz, 62 x 89 cm.
Rechts unten: *G. van Nijmegen 1790.*

Amsterdam, Rijksmuseum
(Inv. Nr. Sk-A-4223)

LITERATUR
De Bruyn Kops 1974, S. 26–28, Nr. 8; van Thiel u.a. 1976, S. 422; Niemeijer 1984; Loos, Jansen u. Kloek 1995, Kat. Nr. 34.

Gerard van Nijmegen begann seine künstlerische Laufbahn als Gehilfe seines Vaters Dionijs (1705–1798), der große Wand- und Deckenmalereien ausführte. Als sein Interesse an dieser Form von Malerei kurz nach 1768 zu schwinden begann, wandte er sich *Kabinettstücken zu und entschied sich dafür, hügelige und bewaldete Landschaften mit Wasserfällen zu malen, dazu eine Staffage aus Landbevölkerung und verschiedenen Vieharten.*[1] Sein Schaffen orientierte sich an Meistern des 17. Jahrhunderts wie Jacob van Ruisdael und Adam Pijnacker dessen Werk er auch kopiert hatte.

Dieses Tafelgemälde von 1790 ist ein ausgesprochen schönes Beispiel für ein solches Kabinettstück im Stil des 17. Jahrhunderts. Hier jedoch wurde der Künstler auch wesentlich durch eine zweite Reise nach Deutschland im Jahr 1788 inspiriert, wie wir aus seinem Reisetagebuch wissen.[2] Er beschreibt, wie ihn bei einer Wanderung in der Nähe von Düsseldorf die Art faszinierte, in der Waren mittels zweirädriger Ochsenkarren auf den engen, gewundenen Straßen transportiert wurden.[3]

Wahrscheinlich basiert das Gemälde nicht auf einer Zeichnung, die an Ort und Stelle angefertigt wurde, sondern eher auf einer Kombination von Skizzen, Erinnerungen und Phantasie. Das Bild ruft Gedanken an die Malerei des 17. Jahrhunderts wach, besonders an die rauhe Natur bei Allaert van Everdingen, an van Ruisdaels felsige Landschaften mit einer Burg auf einem Felsen und an die Flußszenen Pijnackers bei Sonnenuntergang. Und dennoch weist der imposante Baum rechts mit seinem Wirrwarr von Zweigen den Weg zu den Motiven, die den romantischen Landschaftsmalern wie Barend Cornelis Koekkoek* fünfzig Jahre später so sehr am Herzen lagen.

Gebirgige Landschaft ist nicht das einzige Gemälde van Nijmegens, in dem der Kontrast zwischen der überwältigenden Macht der Natur und der Bedeutungslosigkeit des Menschen hervorgehoben wird. 1792 entstand ein weiteres Beispiel, auf dem der Künstler nicht nur sich selbst, sondern auch seine Frau und seine Hausangestellte porträtierte (Abb. 129).[4] Es befindet sich im Museum Boijmans Van Beuningen. Dieselbe romantische Natursicht kennzeichnet ein etwas kühnes Gemälde von 1804, das kürzlich im Kunsthandel zum Vorschein kam (Abb. 122). ChD

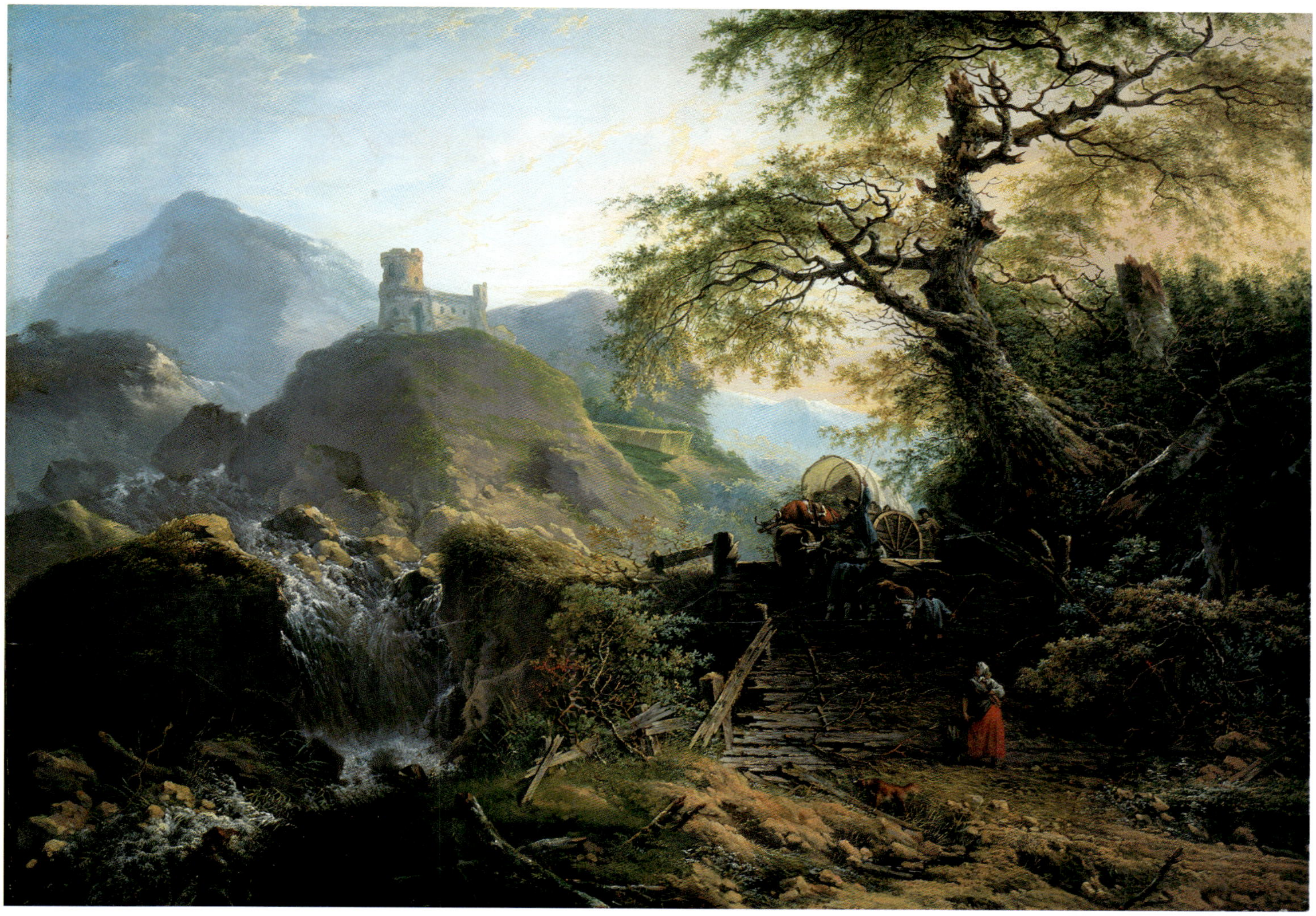

HENDRIK VOOGD

Amsterdam 1768 - 1839 Rom

17 Die Wasserfälle bei der Neptunsgrotte in Tivoli, um 1789/93

Bleistift, Pinsel in Braun, 634 x 496 mm.

Leiden, Universität Leiden, Kupferstichkabinett

(Inv. Nr. PK 5921)

LITERATUR

De Bruyn Kops 1970, S. 347, Anm. 64; Bergvelt, Dekker u. de Jong 1984, S. 163; Kuyvenhoven 1985, S. 274f und 283, Nr. 13.

Unter den vielen Studien und ausgearbeiteten Zeichnungen, die in der italienischen Periode Hendrik Voogds – von Juli 1788 bis zu seinem Tod im September 1839 – entstanden, gehört diese zu den eindrucksvollsten. Sie fasziniert wegen ihres beachtlichen Formats, das Voogd und andere holländische Künstler in Italien wie Grandjean*, Knip* und Teerlink* für ihre Naturstudien wählten. Anstelle der bescheidenen Skizzenbücher, die die meisten holländischen Zeichner im 18. Jahrhundert benutzten, zogen Voogd und seine Zeitgenossen mit großen Zeichenmappen los und kehrten mit kühnen, höchst detailfreudigen Studien zurück. Diese Praxis haben Pieter Rudolph Kleyn und Voogd selbst auf Gemälden festgehalten (Kat. Nr. 30 und 31).

Zwar muß Voogd Tivoli bei vielen Gelegenheiten bis zu seinem Tod besucht haben, man kann aber nahezu sicher behaupten, daß die Zeichnung, die wir vor uns haben, aus seiner frühesten italienischen Periode, um 1789–1793, stammt. Wie wir aus einem Brief an seinen Gönner Dirk Versteegh vom Mai 1790 wissen, plante der Künstler, *den ganzen Sommer in und um Tivoli herum zu verbringen, um die Natur zu studieren, um zur wahren Erkenntnis der Natur zu gelangen – woran es mir bisher schmerzlich mangelt –, den Wechsel der Farben und Töne zu beobachten und um jegliche Monotonie aus meinem Schaffen zu bannen. Ich werde Pflanzen, Bäume, Felsen etc. nach der Natur gestalten, weil mir auch hier das Können fehlt.*[1] Voogd war wahrscheinlich in jenem Sommer mit dem deutschen Künstler Johann Christian Reinhart (1761–1847) in Tivoli. Die beiden hatten sich kurz nach der Ankunft Reinharts in der Ewigen Stadt im Dezember 1789 getroffen; Reinhart erinnerte sich später: *Wir mochten uns, sobald wir uns trafen, studierten gemeinsam in Tivoli usw. und lebten von da an als wirkliche Freunde.*[2] Es gibt stilistische Gründe für die Datierung. Rechts unten auf der Zeichnung, in dem unvollendeten Abschnitt, erkennen wir einen ungewöhnlich großen Mann. Ähnliche Figuren erscheinen nur in den frühen Zeichnungen Voogds wie den dreien von 1791 und 1793, die die sogenannte Villa des Maecenas in Tivoli (vgl. Kat. Nr. 12) zeigen.[3] Dennoch ist nicht auszuschließen, daß Voogd auch im Sommer 1788 oder 1789 in Tivoli war – die meisten Maler besuchten die berühmte Stadt mit ihren Wasserfällen bald nach ihrer Ankunft in Rom.

In Anbetracht der sparsamen Schattierungen muß der Künstler die Absicht gehabt haben, die Zeichnung mit dem Pinsel auszuarbeiten. Die Mehrzahl der erhalten gebliebenen Studien Voogds, die ausgiebiger schraffiert sind, stammen wohl aus späteren Jahren. Diese Zeichnungen sind strenger, linearer, und entsprechen mit ihrer Technik, die als neoklassizistisch gelten kann, eher der internationalen Formensprache (Abb. 17a). Bekanntlich war Voogd von 1800–1810 mit den deutschen Künstlern in Rom sehr vertraut.[4]

Die Wasserfälle bei Tivoli waren bei den Künstlern als Motiv überaus beliebt, da sie leicht zu erreichen und eng mit dem alten Rom verbunden waren. Gerade zur Zeit Voogds schufen die Mitglieder der internationalen Künstlerkolonie in Italien eine Flut von Drucken und Gemälden mit diesem Sujet.[5] Dieser Ort bewegte Künstler und empfindsame junge Männer auf ihrer großen Reise dazu, über die Relativität ihrer irdischen Ambitionen nachzudenken: *Oh, welch ein Getöse des fallenden Wassers! Welche Erdmassen! Welche Wildheit der Natur, die auch meine Seele emporhebt zu einem – ich weiß nicht wie unermeßlich großen – andächtigen Erstaunen!* Diese Reaktion auf einen kleinen Wasserfall in Gelderland kannte Voogd möglicherweise; sie erschien 1779 in dem weitverbreiteten *Katechismus der Natuur* von J.F. Martinet, einem Geistlichen aus Zutphen.[6]

Merkwürdigerweise sind keine Zeichnungen Voogds bekannt, die die 125 Meter hohen Wasserfälle bei Tivoli als eigentliches Motiv zeigen.[7] Auf der Zeichnung, die hier zu sehen ist, konzentrierte der Künstler seinen Blick auf den steilen Felshang mit seinen Höhlen, zerklüfteten Flächen und Winkeln. Von den Wasserfällen nahe der Neptunsgrotte, Teil der östlichsten der drei Gruppen von Wasserfällen um Tivoli, gab Voogd nur den linken wieder (vgl. Kat. Nr. 42). Er zeichnete von einer Stelle im Gregorianischen Park aus und wählte als Aussichtspunkt einen Weg, der an der Grotte der Sibylle vorbeiführt. Die Wasserkaskade, die ins Tal strömt, verschwindet durch die Grotte in den Felsen direkt unter ihm und fließt schließlich in den Aniene. Anstelle der üblichen horizontalen Ansicht wählte Voogd einen vertikalen Panoramablick.

RJtR

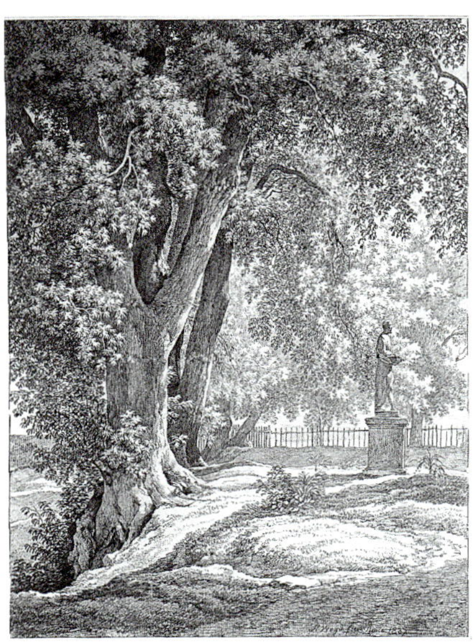

Abb. 17a
Hendrik Voogd, *Blick in einen Park bei Rom*, 1807; schwarze Kreide auf gelbem Papier, 592 x 445 mm; Wien, Graphische Sammlung Albertina.

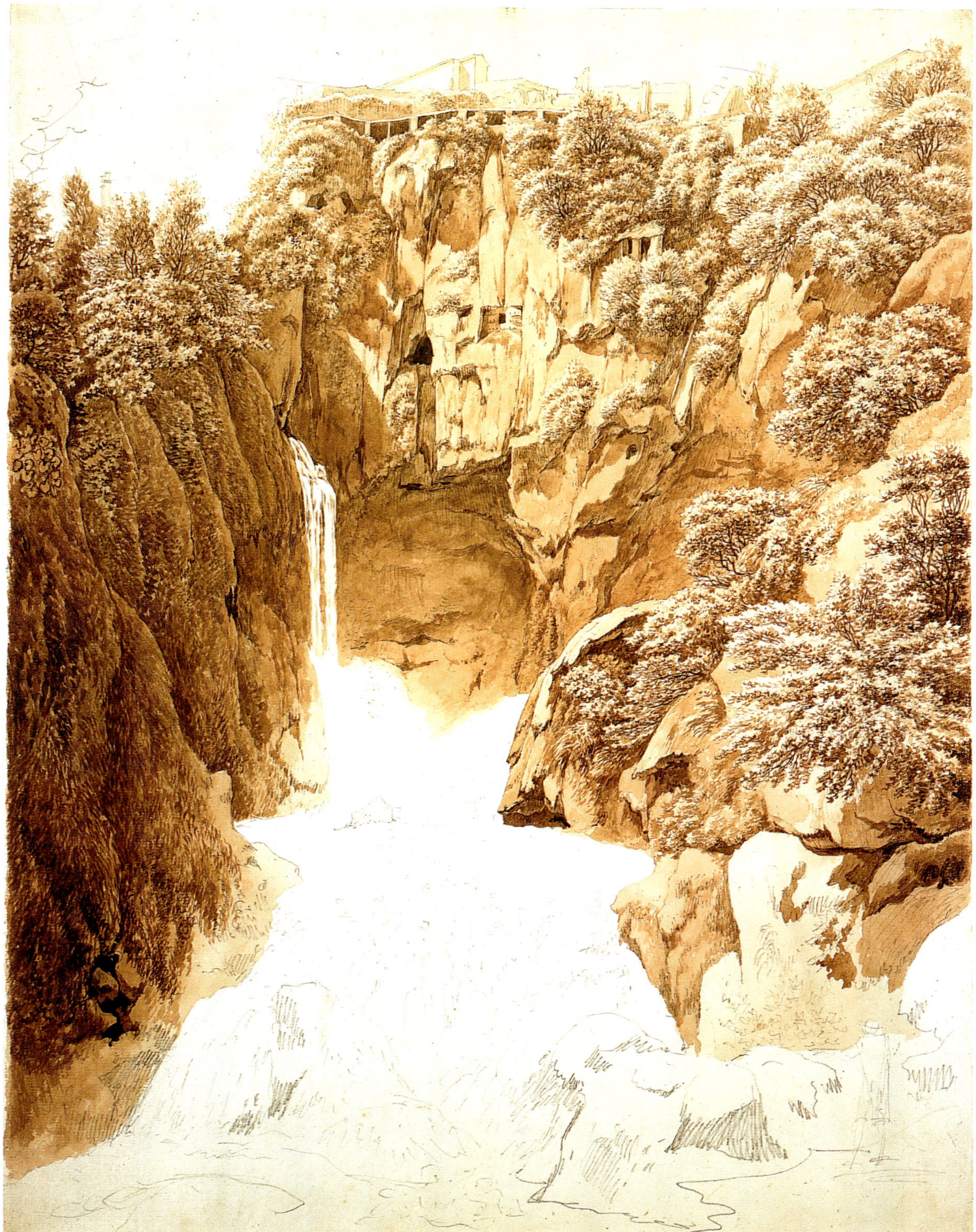

JACOB VAN STRIJ

Dordrecht 1756 - 1815 Dordrecht

18 Landschaft, um 1790

Öl auf Leinwand, 230 x 186 cm.
Rechts unten: *J. van Stry.*

Dordrecht, Dordrechts Museum
(Inv. Nr. DM/976/511–1)

LITERATUR
Staring u. van Gelder 1933, S. 81; de Groot 1976; Schweitzer 1985, S. 68–74; de Pous 1986, Nr. 16 A; Nollert 1997, S. 28.

Wie bei den meisten Dekorationsmalern des 18. Jahrhunderts (Kat. Nr. 8 und 19a–b) ist auch nur ein kleiner Teil von Jacob van Strijs Arbeiten auf diesem Gebiet erhalten. Wir wissen lediglich von drei Serien dieses Typus gemalten Wandschmucks, der dazu bestimmt war, ein ganzes Zimmer zu dekorieren. Eine davon ist ein wohl aus den neuziger Jahren stammendes Ensemble, das aus einer Sopraporte und zwei großen Gemälden mit mythologischen Themen besteht und noch immer im Haus Houttuinen 36 in Dordrecht zu finden ist.[1] Die zweite Serie, bestehend aus fünf Wanddekorationsstücken, wurde für das Haus von Jacob Vriesendorp in der Hoge Nieuwstraat in Dordrecht in Auftrag gegeben; inzwischen ist sie Teil des Louis seize-Zimmers im Gemeentemuseum in Den Haag.[2] Letztere Gemälde, Ergebnis der Zusammenarbeit von Jacob und seinem älteren Bruder Abraham, entstanden zwischen 1790 und 1796.[3] Die dritte Serie, zu der dieses Werk gehörte, muß um 1790 gemalt worden sein.

Sieben getrennte Gemälde derselben Höhe, aber unterschiedlicher Breite, waren für einen Raum auf der Rückseite eines Hauses am Groenmarkt in Dordrecht bestimmt, wo van Strij lebte, und wurden wohl von der Familie van den Brandeler bestellt. Über die Dordrechter Familie van den Santheuvel gelangten die Gemälde um 1900 in den Besitz des Grafen W. van Rechteren Limpurg, der sie in seinem Haus in der Javastraat in Den Haag anbringen ließ. 1945 wanderten die Gemälde erneut, nach 't Haveke, dem Gut der Familie van Rechteren Limpurg in Eefde in Gelderland, bis sie schließlich 1976 vom Dordrechts Museum erworben wurden.

Diese sieben dekorativen Gemälde offenbaren deutlich den Einfluß der Vorgänger van Strijs im 17. Jahrhundert: Ein Stück erinnert sehr an das Werk von Philips Wouwerman, während ein anderes scheinbar auf einem Gemälde und einer Radierung von Paulus Potter (Abb. 18a) basiert.[5] Das Bild, das wir hier sehen, verrät den Einfluß von Aelbert Cuyp und Jan Both; tatsächlich näherte sich van Strij im kompositionellen Grundgerüst und in der subtilen Wiedergabe des Sonnenlichts, die für die beiden Künstler charakteristisch sind, diesen Vorbildern an. Bei seinen Kabinettstücken orientierte sich van Strij am Werk des Dordrechter Künstlers Cuyp (Kat. Nr. 34).

Das künstlerische Niveau der Landschaftsstücke van Strijs ist bedeutend höher als das jener Maler, die mit Hilfe von Schülern und Gehilfen am laufenden Band Bilder produzierten, um der Nachfrage nach gemalten Wanddekorationen gerecht zu werden. Daher übertraf die Qualität von Werken anderer Dekorationsmaler, die alleine arbeiteten – wie Andriessen (Kat. Nr. 8), Cats (Abb. 60) und van Drielst* (Abb. 54 und 55) in Amsterdam und Schweickhardt* in Den Haag –, bei weitem diejenige der „Vertragsarbeiter“.

Für die Serien van Strijs – aber nicht nur für die seinen – ist es charakteristisch, daß die Kombination italianisierender und holländischer Landschaften ein wenig die Geschlossenheit der Serie beeinträchtigt.

ChD

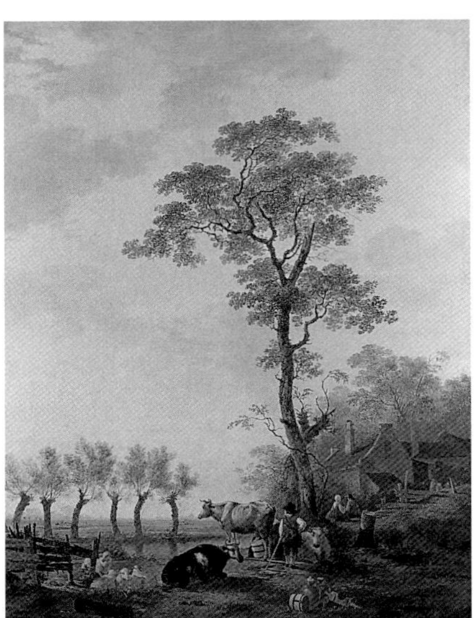

Abb. 18a
Jacob van Strij, *Landschaft*, um 1790; Öl auf Leinwand, 230 x 180 cm; Dordrecht, Dordrechts Museum.

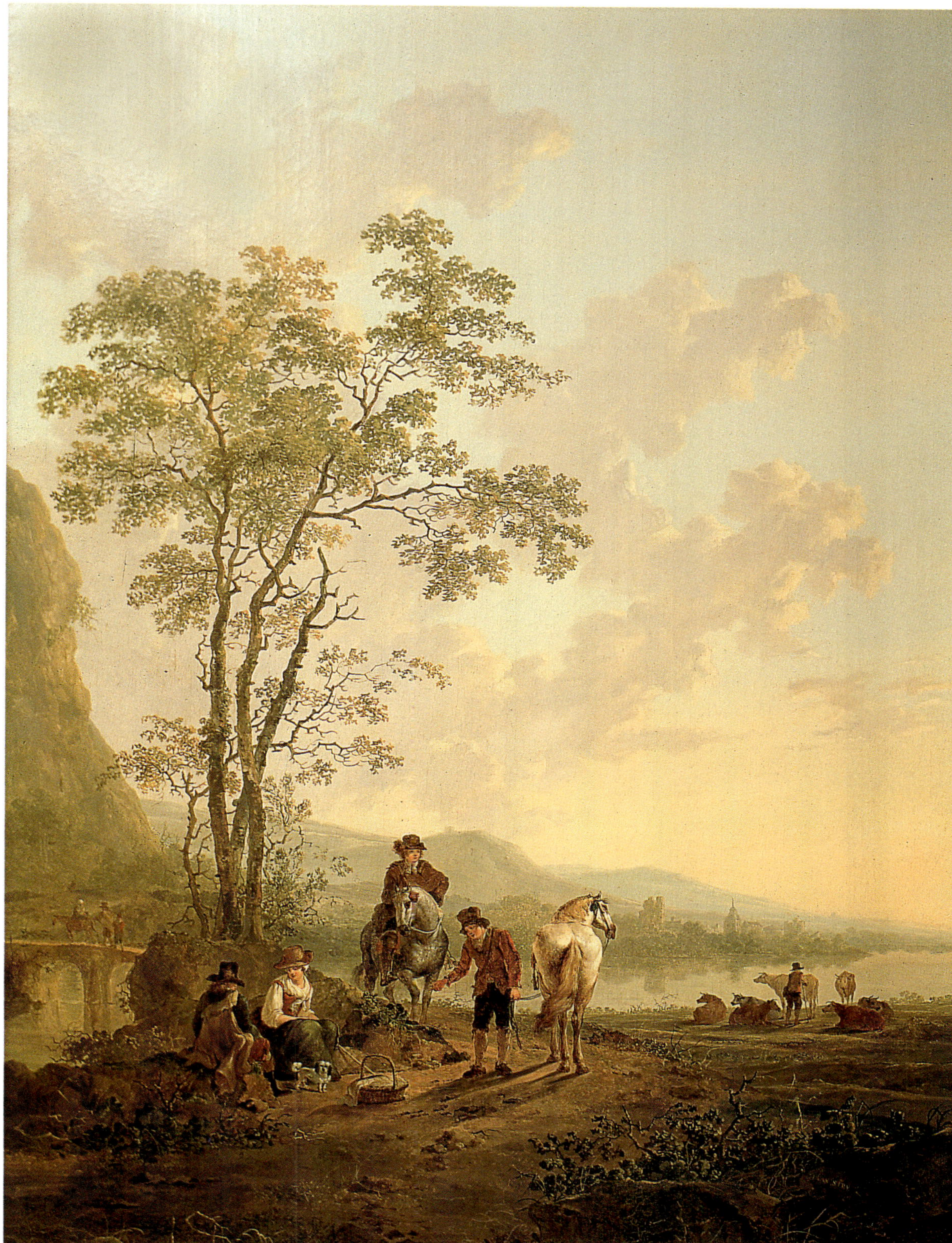

PIETER BARBIERS PZN.

Amsterdam 1749 - 1842 Amsterdam

19[a] Bewaldete Landschaft mit einem Bauernhof und arbeitender Landbevölkerung, 1792

Öl auf Leinwand, 267 x 201 cm.

Sammlung der Britischen Regierung

19[b] Bewaldete Panoramalandschaft mit Tieren und Figuren, 1792

Öl auf Leinwand, 270 x 217 cm.

Sammlung der Britischen Regierung

LITERATUR

Staring 1937, S. 414; Mandle u. Niemeijer 1971/72, Kat. Nr. 3; Niemeijer 1990, S. 24.

Das Œuvre von Pieter Barbiers Pzn. kann grob in vier Kategorien unterteilt werden: Entwürfe für Theaterdekorationen, gemalte Wanddekorationen, Gemälde auf der Staffelei und Zeichnungen. Aus der ersten Sparte ist uns nichts überliefert, wenn wir auch von Bühnenprospekten und -kulissen Kenntnis haben, die er für ein kleines Theater herstellte.[1]

Auch die Mehrzahl seiner Entwürfe für große Wanddekorationen, die er bis etwa 1800 anfertigte, sind verloren; soweit wir wissen, ist keine einzige Serie noch in situ. Die Serie, zu der diese zwei Stücke gehören, ist eine der wenigen, die mit einiger Sicherheit Barbiers zugeschrieben werden kann.[2]

Eines der Bilder dieses sechsteiligen Ensembles ist signiert und datiert *P.z Barbiers pinx 1792 / J. Lauwers. figur.*[3] Der Zusatz deutet an, daß die Staffage nicht von Barbiers stammt, sondern von dem flämischen Historien- und Genremaler Jacobus Johannes Lauwers (1753–1800), der um 1780 in den Niederlanden seßhaft wurde. Es ist zweifelhaft, ob Lauwers für die Staffage aller sechs Landschaften verantwortlich war. Barbiers versah seine Landschaften mit allen möglichen Elementen, die er nach eigenen und fremden Naturstudien zeichnete. Ein Beispiel für diese Methode stellt eine Zeichnung mit zwei Bauern beim Heuen dar: Die mit dem Heu beschäftigte Figur kehrt in einer der gemalten Wanddekorationen wieder (Kat. Nr. 19a), wie auch der Mann, der links unten gräbt.

Das Haus, für das diese Wandgemälde bestimmt waren, konnte bisher nicht identifiziert werden. van Eijnden und van der Willigen berichten aber, daß *es auch schöne gemalte Wanddekorationen und Gemälde dieses Meisters gibt, einschließlich denjenigen im Haus des Amsterdamer Doktors der Medizin à Roy, auf denen die Figuren von J. Lauwers gemalt worden sind.*[4] Ist damit die Serie von 1792 gemeint, dann war sie für das Haus von Cornelis Henricus à Roy (gestorben 1833) bestimmt, dem späteren Hofarzt von König Louis Napoleon.[5]

Alle Stücke zeigen Sommerlandschaften mit kräftigen Bäumen, teilweise mit einer Staffage aus Bauernhäusern, Reisenden zu Pferd und Landleuten. Bei den Panoramen erscheint stets ein Kirchturm am Horizont. Im Gegensatz zu einem Künstler wie Jurriaan Andriessen, der sich auf arkadische Szenen spezialisierte (vgl. Kat. Nr. 8), bekannte sich Barbiers zum Zeitgeschmack, indem er sich auf die holländische Landschaft konzentrierte.[6] Es ist offensichtlich, daß er Anregungen aus dem Schaffen von Meistern des 17. Jahrhunderts aufnahm, wie etwa Hobbema und Ruisdael; die betreffenden Landschaften zeigen vermutlich Gelderland.[7]

An ihrem ursprünglichen Platz, wo sie als „Wand-zu-Wand-Panorama" dienten, müssen diese schönen Landschaften mit ihrer warmen und vollen Palette außerordentlich reizvoll gewirkt haben. Die riesigen Eichen mit ihren unregelmäßigen Zweigen und dem üppigen Laub, die sandigen Wege mit den Karrenspuren und die bergige Landschaft in der Ferne sind mit beachtlichem Schwung wiedergegeben – um Immerzeel zu zitieren: *Seine Pinselführung unterscheidet sich durch ein reiches Arrangement von Figuren, einen sicheren und raschen Duktus.*[8]

Es bleibt ein Geheimnis, warum zwei der sechs Bilder, die ursprünglich die Serie bildeten, erst in jüngster Zeit (jedenfalls nach 1972) entfernt wurden, und wo sie sich derzeit befinden. Bedauerlicherweise ist gerade das Stück, das signiert und datiert war, eines der beiden, die verloren sind.

ChD

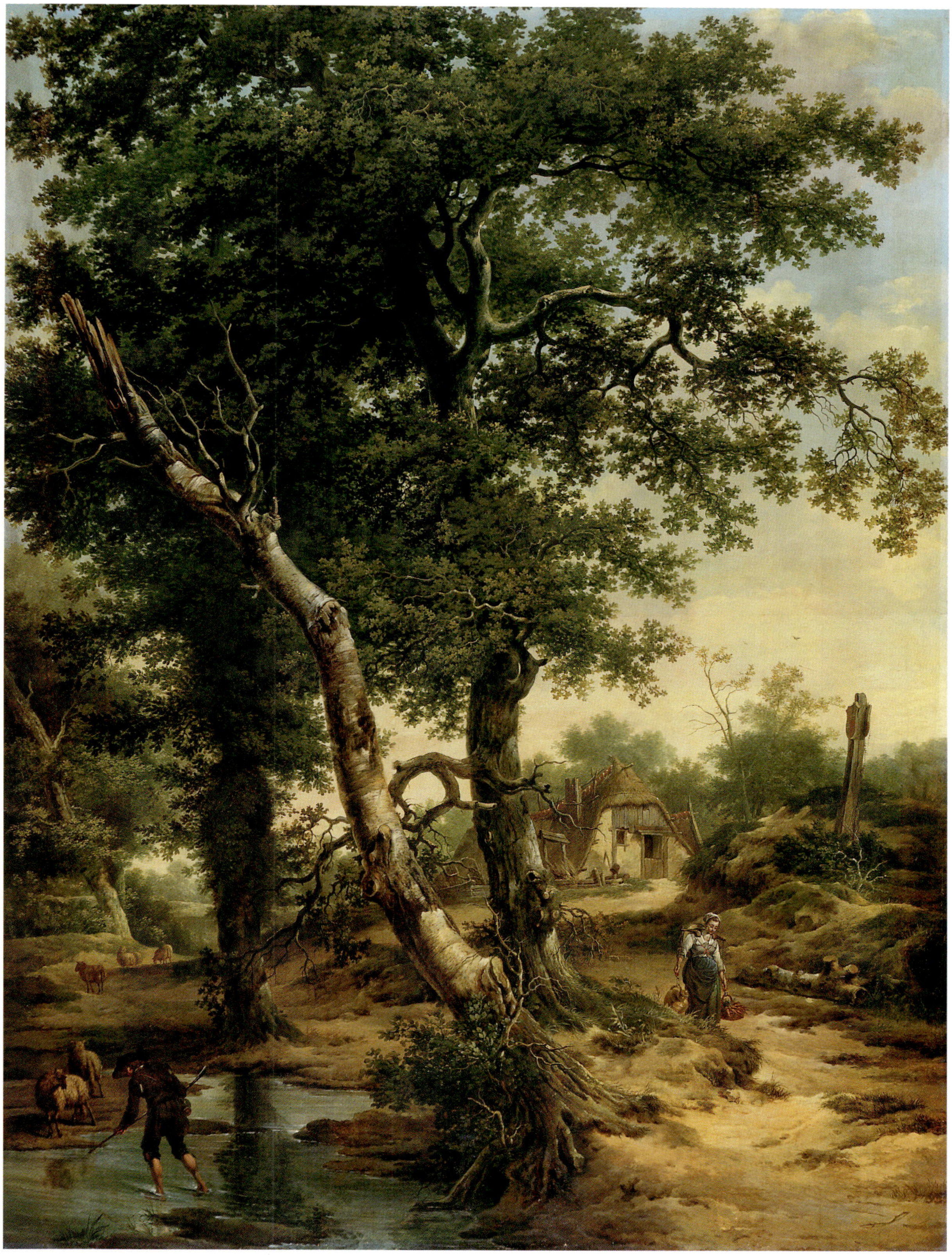

19a

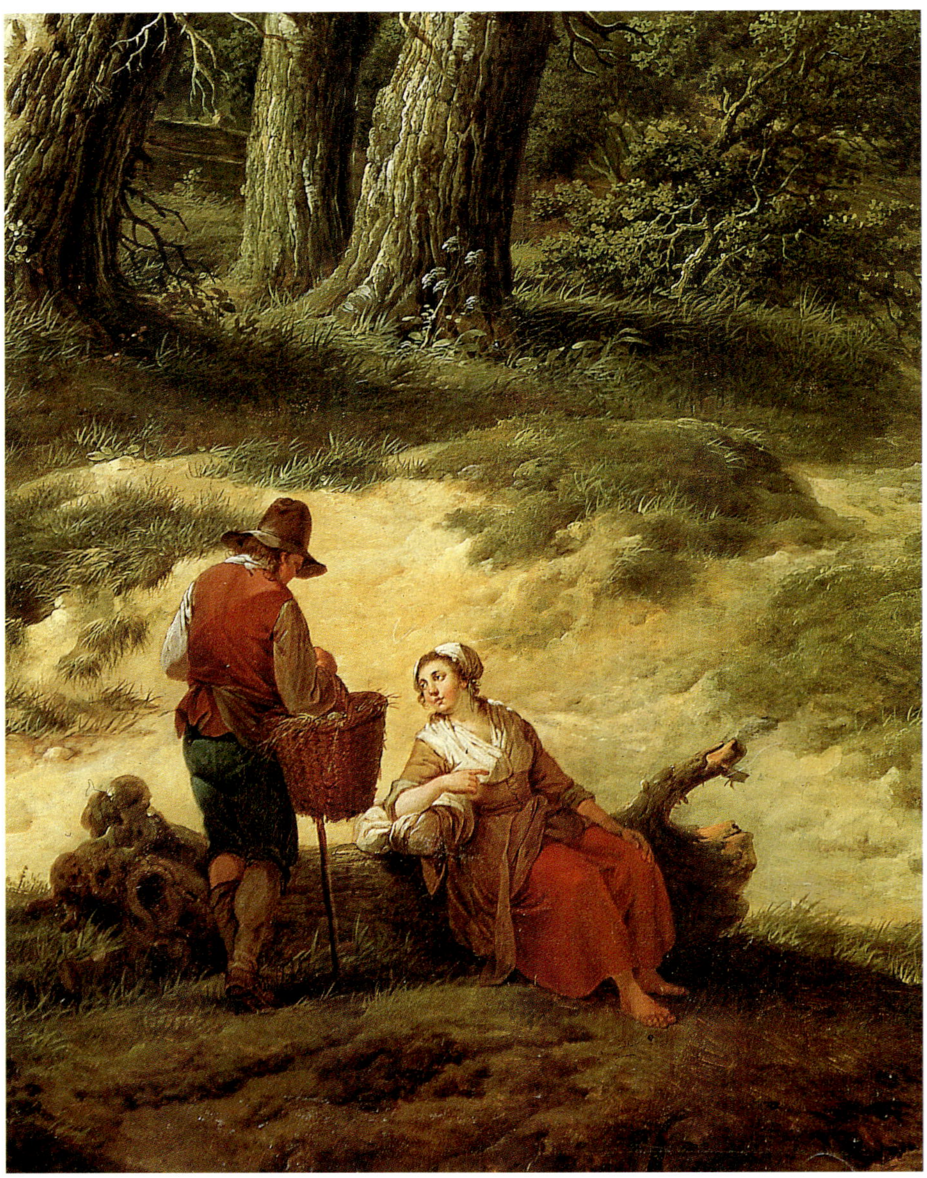

detail 19b

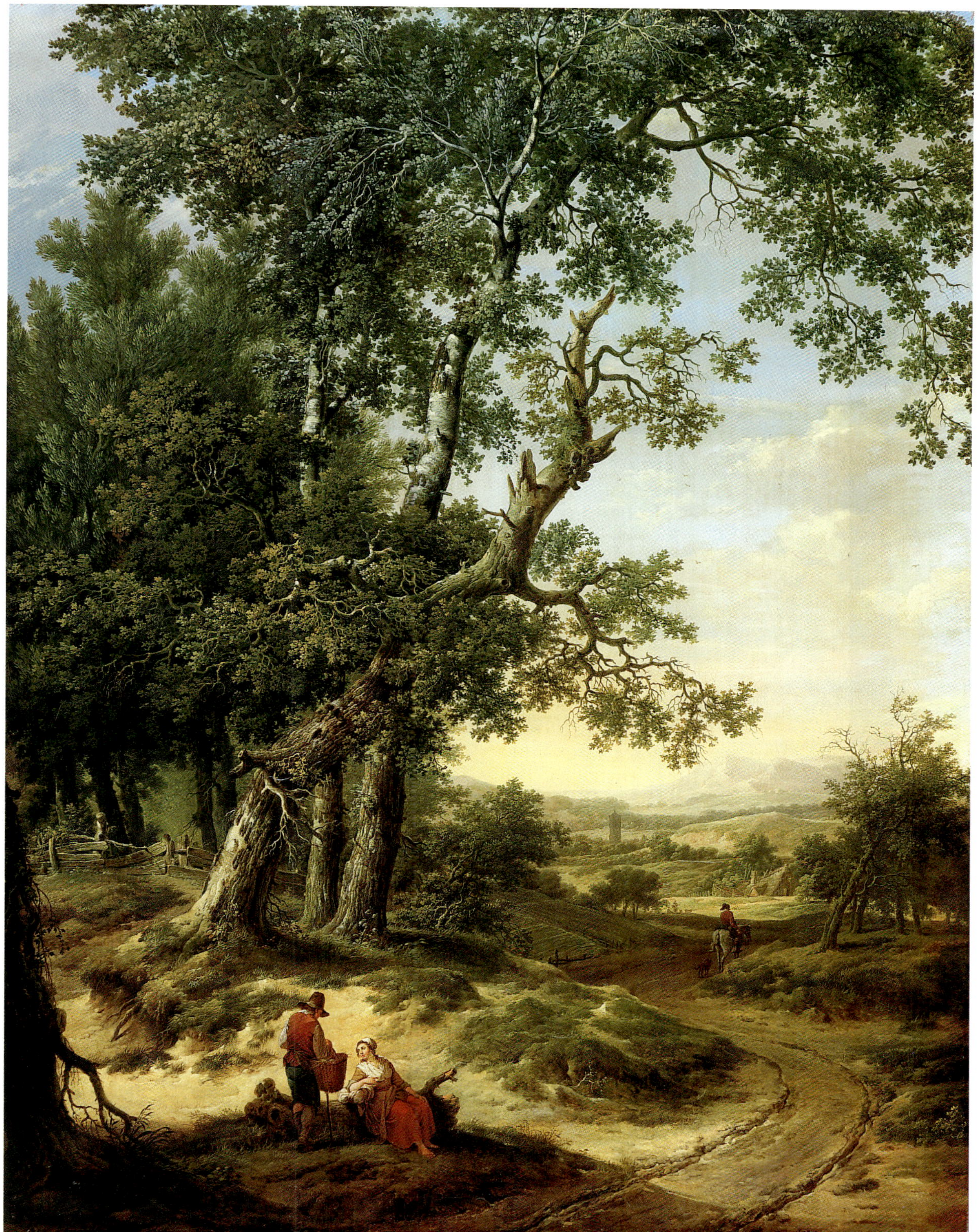

19b

HERMANUS NUMAN

Ezinge 1744 - 1820 Amsterdam

20 Das Landhaus Hofwerk am Fluß Vecht bei Breukelen, um 1792/93

Aquarell, Feder in Grau und Braun, über einer Bleistiftskizze, Umrahmung mit Feder in Grau, 171 x 234 mm.
Auf der Rückseite: *Hofwerk aan de Vecht bij Breukelen* (*Hofwerk an der Vecht bei Breukelen*).

Sammlerzeichen: Museum Fodor (1860; L. 1036) auf der Rückseite.

Amsterdam, Amsterdams Historisch Museum
(Inv. Nr. A 10731)

Gemeinsam mit Aert Schouman* und Jurriaan Andriessen* muß Hermanus Numan als einer der besten holländischen Aquarellisten *pur sang* im 18. Jahrhundert betrachtet werden. Er beschäftigte sich vor allem mit Landschaften, sowohl italianisierend-arkadischen, die sich dem Stil von Jan van Huysum* nähern, als auch holländischen. Während die Zeichnungen des ersten Typs nichts weiter als hübsche, für die Sammler quasi maßgefertigte Stücke waren, offenbarten seine holländischen topographischen Landschaften weit mehr. Sowohl in der Auswahl der Sujets als auch der Weise, in der sie dargestellt werden, waren diese Arbeiten Ausdruck der neuen Naturerfahrung, die sich zwischen 1770 und 1790 dank des in England beliebten „natürlichen" Stils des Landschaftsgartens Bahn brach. Einige der Bilder Numans von Landgütern und Parks waren zweifellos Auftragsarbeiten der stolzen Eigentümer. Vielfach muß der Künstler aber auch selbst die Initiative ergriffen haben.[1] Zwischen 1793 und 1797 gab Numan eine Serie von *Vierundzwanzig gedruckten Zeichnungen in Farbe mit Abbildungen holländischer Landhäuser und deren Beschreibungen* heraus. Diese handkolorierten Radierungen gaben erst kurz zuvor modernisierte Güter und Gärten wieder. Auch im Begleittext zeigte sich Numan als leidenschaftlicher Verfechter des neuen Gartenstils und begrüßte alle landschaftlichen und architektonischen Innovationen mit enthusiastischem Lob. In seinem Prospekt hatte Numan schon verkündet, daß *der moderne Geschmack beim Bauen von Landhäusern in unserem Land ebenso reizvoll, natürlich und ungezwungen ist wie in anderen Nationen.*[2]

Mit dieser Publikation hauchte Numan dem einst so beliebten ländlichen und topographischen Genre neues Leben ein. Wie bei den Parks selbst spielte in seinen Zeichnungen nicht die Architektur die führende Rolle, sondern das Zusammenspiel von Architektur und Natur. Ein vorzügliches Beispiel ist die überaus fein aquarellierte Ansicht des Landhauses Hofwerk am Fluß Vecht in der Provinz Utrecht. Dieses Werk erschien auch in der Serie der *Vierundzwanzig gedruckten Zeichnungen.*[3] Nur ein Detail ist anders: Die beiden hohen Pappeln vor dem Haus wurden weggelassen, zweifellos um die Hausfront vorteilhafter darzustellen.

Das Blatt wurde fast völlig mit dem Pinsel gezeichnet, die Feder blieb für Akzente vorbehalten, vor allem beim Laubwerk und im Vordergrund. Anders als bei einem Künstler wie etwa Schouman, der seine Aquarelle aus breiten, gleichmäßigen Pinselstrichen aufbaute (Kat. Nr. 6), gebrauchte Numan den Pinsel zum Tupfen und um die Arbeit mit einer Fülle von Farbnuancen zu beleben, besonders wenn er Wasser oder Laub malte. Der Himmel ist bewölkt, und es ist bemerkenswert, daß Numan das Weiß des Papiers nicht durchscheinen ließ, wie es Schouman tat. Um den Effekt seiner Aquarelle zu erhöhen, war Numan einer der ersten in den Niederlanden, die ab etwa 1780 ausschließlich das neue englische Papier verwandten; dieses Papier hatte eine besonders glatte Oberfläche, da es keine Spuren des Drahtsiebs zeigte, das bei der Herstellung benutzt wurde.[4]

Eine Radierung von 1719 mit Hofwerk und der Vecht von annähernd demselben Aussichtspunkt aus (Abb. 20a) illustriert deutlich den Unterschied zwischen den topographisch ausgerichteten Versionen von Künstlern des frühen 18. Jahrhunderts und dem Blick Numans auf die Landschaft. In seinem Schaffen ist die Hervorhebung der Gebäude und des geschäftigen Treibens im Freien auf oder am Wasser fast ganz verschwunden und durch eine Atmosphäre friedlicher Gelassenheit ersetzt worden. Selbst die Gelegenheit, eine dynamische, diagonale Komposition zu wählen, wurde hier beiseite gelassen. Numan bietet dem Betrachter einen verträumten Blick in die Ferne, wo ein Segel- und ein Ruderboot den Eindruck eines windstillen Sommertages aufkommen lassen.

Das Landhaus Hofwerk bei Breukelen wurde um 1675–1700 gebaut und kurz nach 1781 modernisiert und vergrößert.[5] Die wichtigsten Änderungen fanden im Garten statt, wo man die Möglichkeiten, die die Vegetation bot, im guten Sinne ausnützte. Laut Numan wurde *alles, was im früheren formellen Stil gepflanzt worden war, verändert und vollständig im natürlicheren englischen Stil angelegt, so daß die langen, hohen Hecken und geraden Wege zu gewundenen Pfaden wurden, die von den verschiedensten Arten von Bäumen und exotischen Pflanzen gesäumt wurden.* Die Teehäuser und das Bootshaus verschwanden ebenfalls, und die kleine Holzterrasse über dem Wasser wurde rustikaler gemacht.

RJtR

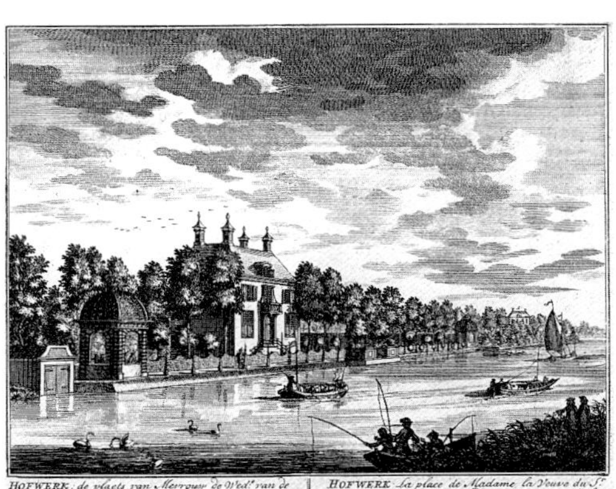

Abb. 20a
Anonymus nach Daniël Stoopendaal, *Das Landhaus Hofwerk am Fluß Vecht bei Breukelen*, 1719; Stich, 159 x 203 mm.

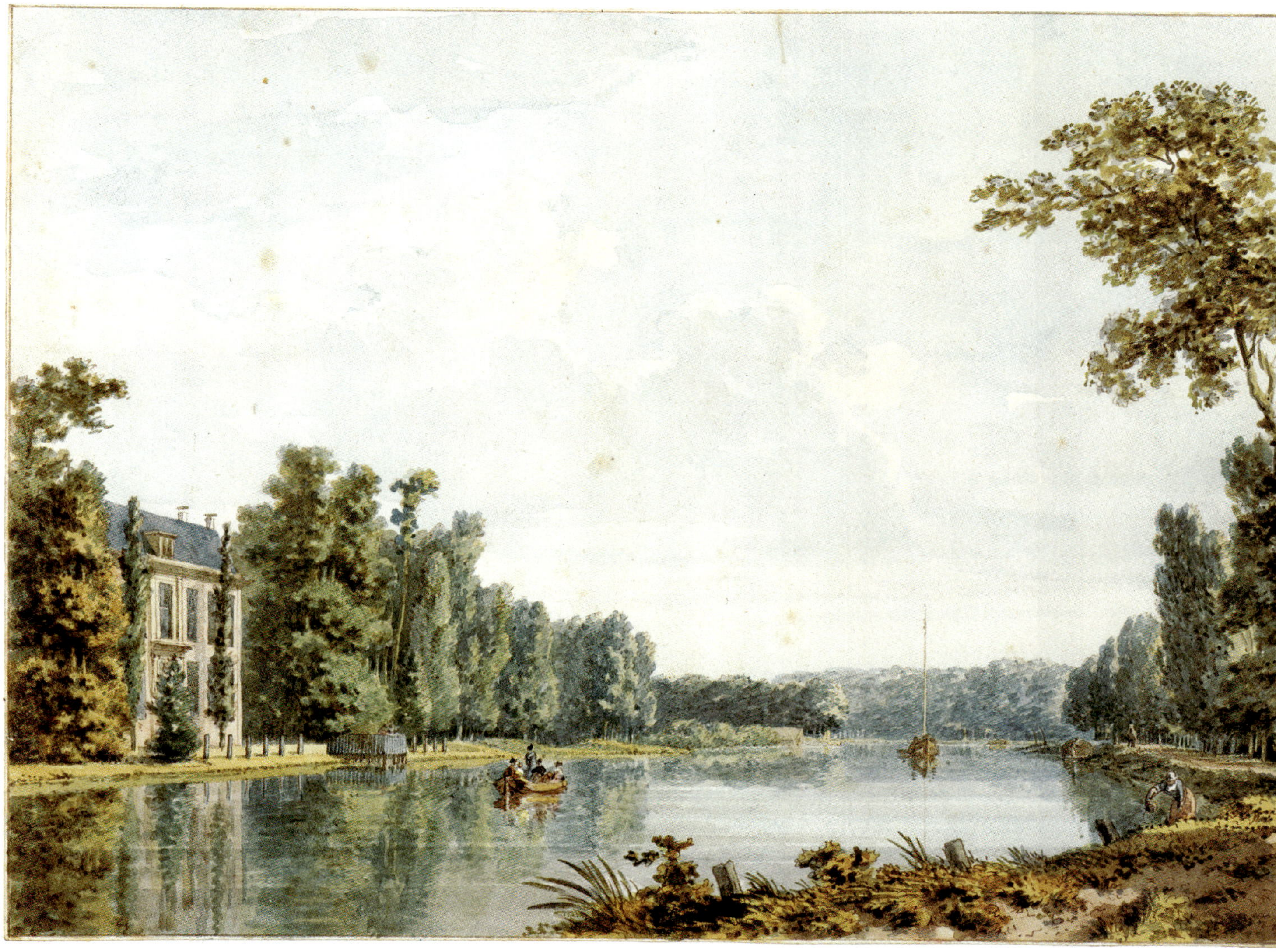

JACOB VAN STRIJ

Dordrecht 1756 - 1815 Dordrecht

21 Winterlandschaft mit einem Bauernhof am Fluß, um 1790/1800

Feder und Pinsel in Braun, Aquarell, mit Deckfarbe gehöht, über Bleistiftskizze, 241 x 374 mm.
Links unten: J: *van Strij*.

Sammlerzeichen: P, teilweise abgeschnitten, vielleicht A E Posonyi (1839–1899; L. 159); *VC* unter einem aufgerichteten Löwen (L. 2508; nicht identifiziert).

Sammlung Thomas E. Bartee

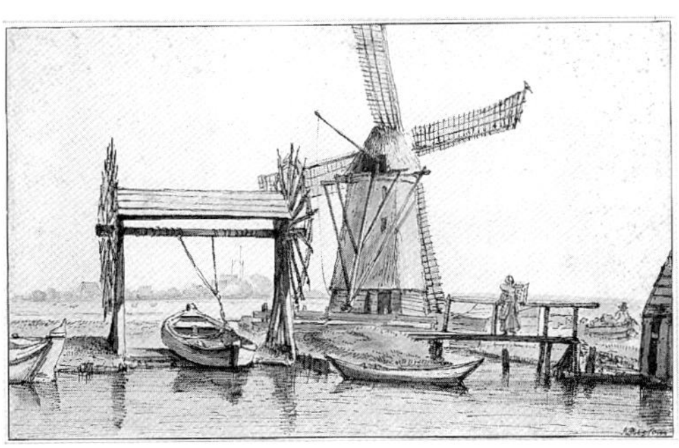

Abb. 21a
Anthonie van Borssom (1630–1677), *Kreuzung mit Windmühle außerhalb von Amsterdam*; Feder in Braun und Aquarell, 205 x 335 mm; Amsterdam, Rijksmuseum, Rijksprentenkabinet.

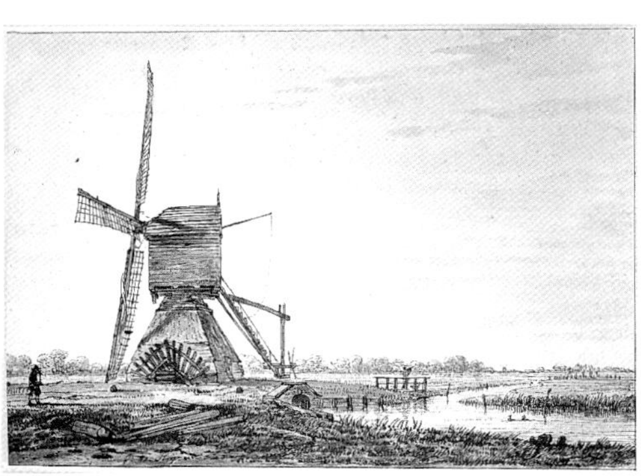

Abb. 21b
Jacob van Strij, *Windmühle bei Smitshoek in der Umgebung von Dordrecht*, um 1790/1800; Feder in Braun und Aquarell, 286 x 418 mm; Amsterdam, Rijksmuseum, Rijksprentenkabinet.

Städtischer Chauvinismus war den holländischen Künstlern des 18. und frühen 19. Jahrhunderts keineswegs fremd. Ein offenkundiges Beispiel ist die Verehrung und Nachahmung von Aelbert Cuyp in seiner Heimatstadt Dordrecht. Die künstlerische Orientierung an Cuyp wurde durch Jacob van Strij eingeleitet und durch eine Gruppe von Schülern und Nachfolgern übernommen, einschließlich Johannes van Lexmond (1769–1838) und Abraham Teerlink*. Ihre Anregungen fanden sie in Cuyps weiträumigen Flußlandschaften mit friedlich ruhenden Rindern, badend im goldenen Licht der Morgensonne. Adriaan van der Willigen zufolge bedurfte es eines geschulten Auges, um van Strijs Kopien und Nachahmungen von Cuyps Originalwerken zu unterscheiden.[1] Seine Gemälde waren vor allem in England populär, und viele der Werke von van Strij – der, soweit wir wissen, ehrlich war und seine Bilder signierte – wurden dort zweifellos als Arbeiten von Aelbert Cuyp verkauft.[2] Van Strij schuf auch Landschaften, die nicht dem Vorbild von Cuyp folgten (vgl. Kat. Nr. 34).

Es machte van Strij keine Schwierigkeiten, Cuyps Ölgemälde nachzuahmen oder seine Aquarelle zu kopieren. Sobald es sich jedoch um Zeichnungen handelte, konnte sich van Strij nicht in allen Fällen auf Vorbilder von der Hand seines berühmten Landsmannes beziehen. Seit Ende des 17. Jahrhunderts war das Interesse an Zeichnungen beträchtlich gestiegen. Zu van Strijs Zeit erfreuten sich detaillierte farbige oder lavierte Zeichnungen besonderer Beliebtheit, doch waren Arbeiten dieser Art selten in Cuyps Schaffen. Mitunter konnte sich van Strij bei seinen Studienblättern mit Figuren und Kühen auf Cuyp beziehen, der sich diesen Genres mit besonderem Geschick gewidmet hatte. Bei farbigen Landschaftsstudien mußte er jedoch einen neuen Zeichenstil entwickeln. Anregungen fand er bei Rembrandts Schüler Anthonie van Borssom (Abb. 21a), dessen Technik er weitgehend übernahm.[3] Van Borssom gehörte zu den wenigen Künstlern des 17. Jahrhunderts, die auch farbige Landschaftsstudien schufen. Diese Arbeiten bieten gewöhnlich kraftvolle Ansichten in Form dunkelbrauner Federzeichnungen, wobei die Details durch Punkte und kurze Striche wiedergegeben sind.

Die Zeichnungen, die van Strij für Sammler angefertigt hat, unterscheiden sich im Typus der Landschaft von jenem seiner Gemälde à la Cuyp. Eine stilistische Entwicklung läßt sich nicht feststellen, zumal der Künstler diese Arbeiten nicht wie sonst üblich datiert hat. Die meisten Blätter dürften im Zeitraum von etwa 1790 bis 1819 entstanden sein. Den Kühen kommt hier keine Bedeutung mehr zu. In den Mittelpunkt rücken ländliche Gebäude: Bauernhöfe am Fluß, zerfallene Häuser am Rande einer Stadt oder Windmühlen in einer Wiesenlandschaft (Abb. 21b). Das letztere Motiv leitet sich von Anthonie van Borssoms Zeichnungen her.

Van Strij zeichnete auch verschiedene Winterszenen, ein im 18. Jahrhundert recht ungewöhnliches Thema. Abgesehen von Werken von Spezialisten wie Schweickhardt* und Andreas Vermeulen (1763–1814) kam der Winter damals nur vor auf Zeichnungen, die ein Pendant zu Sommerlandschaften bildeten (vgl. Kat. Nr. 10). Im Gegensatz zur Mehrheit seiner Zeitgenossen schilderte van Strij nicht die sportlichen und sonstigen Tätigkeiten, die in Holland untrennbar mit der winterlichen Witterung verbunden sind, sondern bevorzugte wie in seinen Sommerlandschaften die verhaltene Atmosphäre abgelegener Lokalitäten. Die *Winterlandschaft mit einem Bauernhof am Fluß* ist hierfür ein gutes Beispiel. Der diagonal die Bildfläche kreuzende Zaun verleiht der Darstellung eine geradezu monumentale Wirkung, welche die von van Strij angestrebte Gestaltung ländlicher Ruhe verstärkt. Der umgekippte Schubkarren verdeutlicht van Strijs erzählerisches Geschick. Bemerkenswert sind ferner die suggestive Farbgebung und die summarische Wiedergabe der Bäume. Ansonsten zeigen van Strijs Winterlandschaften mit Vorliebe das feingliedrige Netzwerk kahler Äste und Zweige.

Es ist ungewiß, ob van Strij dieses schöne Bild nach der Natur oder aus der Vorstellung geschaffen hat. Unter seinen zahlreichen Landschaften befinden sich nur einige wenige, die einen konkreten topographischen Hinweis enthalten. Von keiner seiner Studien ist bekannt, daß sie im Freien entstand.

RJtR

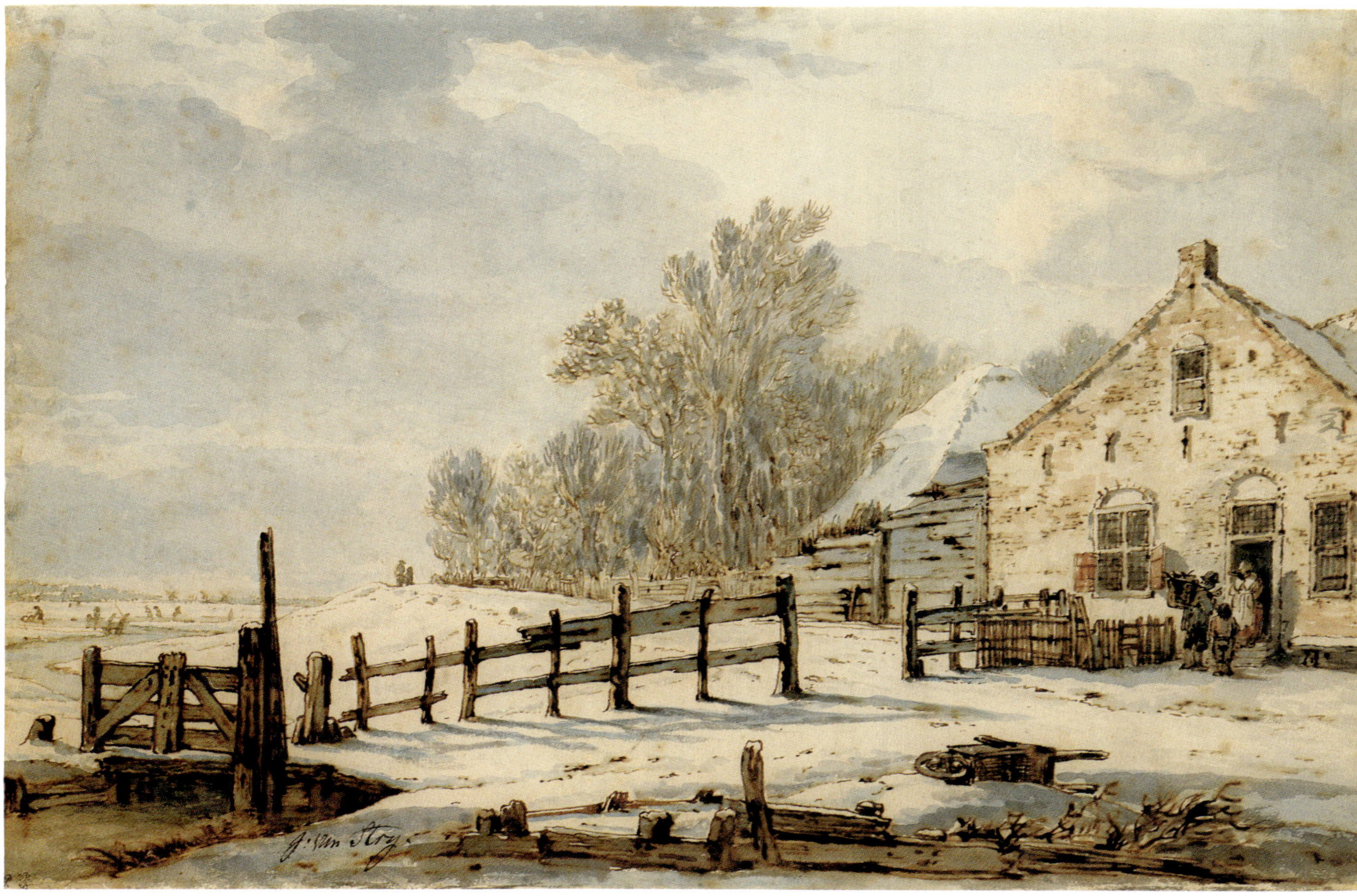
J. van Stry

HERMANUS VAN BRUSSEL

Haarlem 1763 - 1815 Utrecht

22 Landschaft bei stürmischem Wetter, 1794

Öl auf Leinwand, 59,5 x 69,5 cm.
Links unten: *HVB 1794.*

Haarlem, Teylers Museum

(Inv. Nr. KS 1992:1)

LITERATUR
Koolhaas-Grosfeld 1992; van Tuyll van Serooskerken 1992; van Tuyll van Serooskerken 1993.

Diese Landschaft von Hermanus van Brussel, die kürzlich vom Teylers Museum in Haarlem erworben wurde, nimmt in seinem gemalten Œuvre einen besonderen Platz ein. Bis jetzt sind seine einzigen bekannten Gemälde ein Porträt, ein paar kleine Landschaften und ein Hof im Stil des 17. Jahrhunderts. Keine seiner gemalten Wanddekorationen oder Theaterausstattungen ist erhalten, und unsere Kenntnis von den Landschaften van Brussels beruhte bisher lediglich auf seinen Drucken und Zeichnungen (vgl. Kat. Nr. 37).

Dennoch beruhte der Ruf des Künstlers zu seiner Zeit hauptsächlich auf seinen Landschaften, was aus folgendem Abschnitt aus einem Gedicht mit vierzehn Verspaaren von Adriaan Loosjes Pzn. (1761–1818) deutlich wird:

Du, der mit seinem Pinsel bannte
Die Seligheit des Lebens auf dem Lande,
Die Düsternis im stolzen Wald;
Wo du den Pinsel kunstvoll hast geschwungen,
Hat stets dein Feuer nachgeklungen,
Wie keiner hast du flott und frei gemalt.[1]

Die ländlichen Elemente in der *Landschaft bei stürmischem Wetter* – wie die Bühnenkulisse in Form der Baumgruppe links, der sandige Weg, der von knorrigen Eichen flankiert wird, und die Schäferin, die ihr Vieh heimtreibt –, sind eher konventionell. Van Brussel bezog diese Motive hauptsächlich aus dem Werk seiner Vorgänger im 17. Jahrhundert, besonders Jacob van Ruisdael. Aber das Hauptmotiv ist nicht die Landschaft, sondern die spezifische Wirkung der Wetterverhältnisse, die die Assoziation an ein heraufziehendes Gewitter erwecken. Es ist dem Künstler gelungen, die Bedrohlichkeit des Sturmes durch den bleiernen Himmel und die sich unter der Gewalt des Windes biegenden Bäume anzuzeigen. Die unheilverkündende Atmosphäre wird durch den Kontrast von dunklen Passagen und dem Fleck, den die Sonne durch ein Loch in der Wolkendecke erleuchtet, verstärkt.

Obwohl zu dieser Zeit dramatische Naturszenen zum Repertoire ausländischer Zeitgenossen wie den Franzosen Joseph Vernet und Philippe de Loutherbourg und dem Engländer John Constable gehörten, kannte man dergleichen in der holländischen Malerei fast gar nicht. Erst gegen Ende des 18. Jahrhunderts, in der sogenannten vorromantischen Phase der Malerei, versuchten holländische Künstler sich mit solchen theatralischen Effekten (vgl. Kat. Nr. 16). Dieser Typus der Landschaft hielt sich in Holland nicht lange; im frühen 19. Jahrhundert wurde er von den Kritikern als unwirklich, theatralisch und unholländisch abgelehnt – was in scharfem Gegensatz zu der Meinung in Nachbarländern wie Deutschland stand, wo sich das romantisch geprägte Werk berühmter Maler wie Caspar David Friedrich einer außerordentlichen Popularität erfreute (Abb. 125 und 32 b).

Koolhaas-Grosfeld hat nahegelegt, daß van Brussel eventuell durch die Radierung *Waldszene bei Regen* (Abb. 22a) angeregt wurde, ein Werk seines engen Freunds Franciscus Andreas Milatz (1764–1808).[2]

ChD

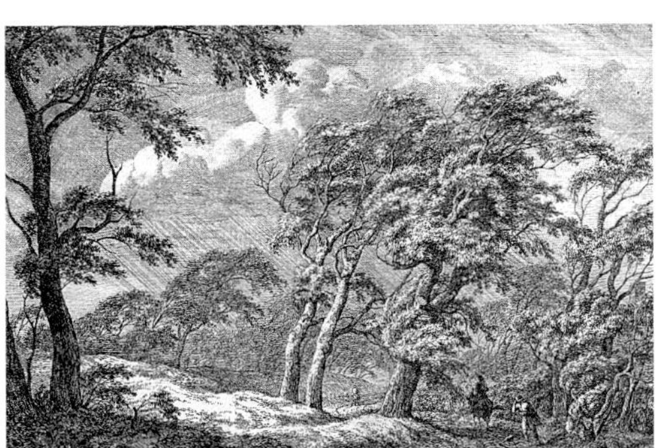

Abb. 22a
Franciscus Andreas Milatz, *Waldszene bei Regen*, um 1790; Radierung, 210 x 280 mm; Amsterdam, Rijksmuseum, Rijksprentenkabinet.

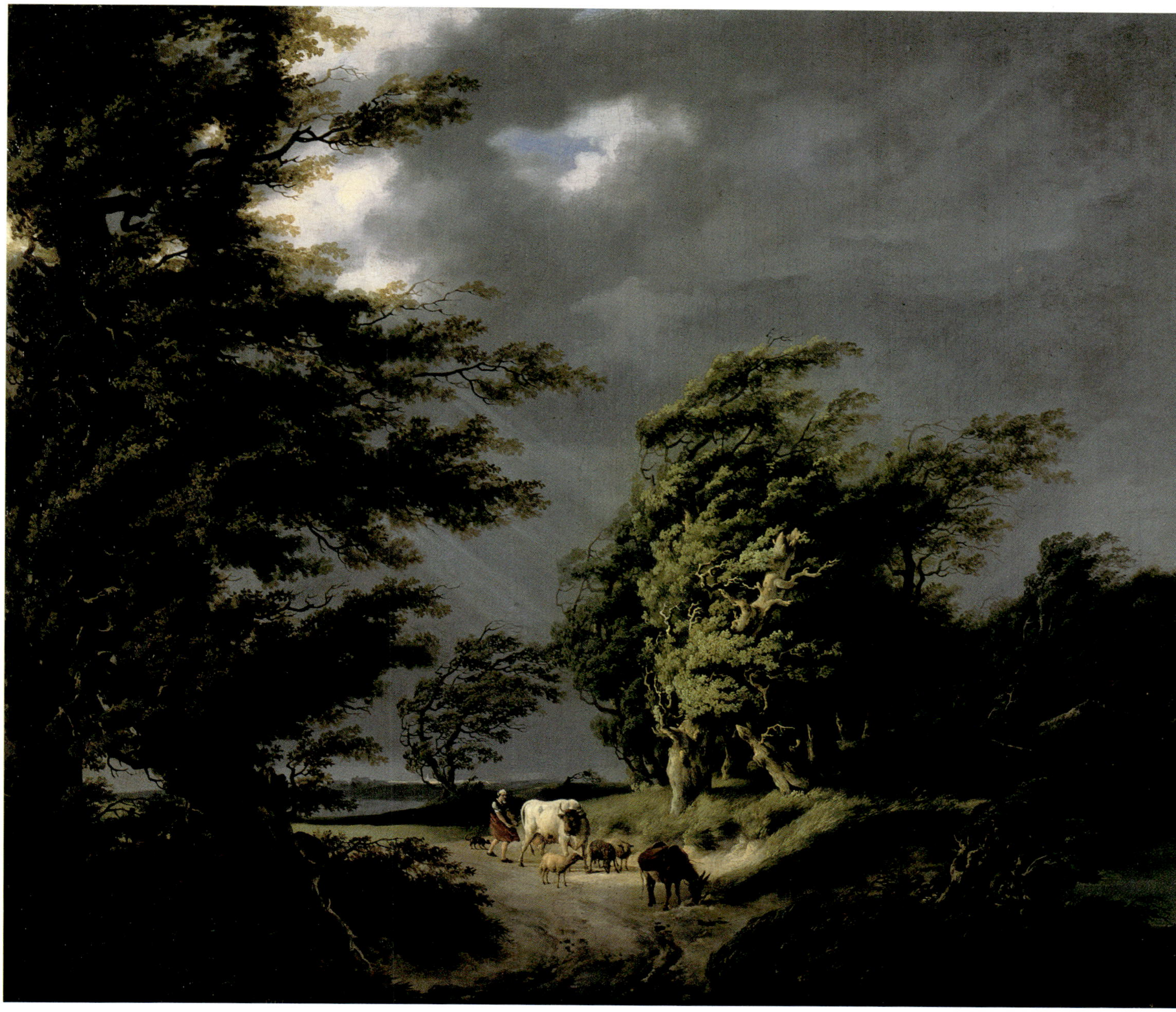

JAN KAMPHUIJSEN

Amsterdam 1760 - 1841 Amsterdam

23[a] Der Gutshof Hartelust mit Dame und Herr im Vordergrund, 1795

Öl auf Leinwand, 55 x 68 cm.
Auf der Rückseite (auf einem Etikett):
J. Kamphuijsen fecit 1795, Gezicht op de hofstede Hartelust, Sloterweg.

23[b] Der Gutshof Hartelust mit Ruderboot im Vordergrund, 1795

Öl auf Leinwand, 54 x 69 cm.
Auf der Rückseite (auf einem Etikett):
J. Kamphuijsen fecit 1795, Gezicht op de hofstede Hartelust, Sloterweg.

Amsterdam, Amsterdams Historisch Museum

(Inv. Nr. A 4021 und A 4022)

LITERATUR

Blankert u. Ruurs 1975–1979, Kat. Nr. 203 und 204; Post 1988, S. 36f.

Es gibt nur zehn bekannte Gemälde von Jan Kamphuijsen, der in erster Linie ein Maler von Wanddekorationen war.[1] Die meisten stellen allegorische oder historische Szenen und Stadtlandschaften dar, einschließlich einer Ansicht der Herengracht in Amsterdam, die den russischen Zaren Alexander und König Wilhelm I. während eines Besuches bei Josephus Augustinus Brentano, einem bekannten Sammler, zeigt.[2] Brentano, der dieses Gemälde in Auftrag gab, war ein guter Freund des Künstlers und hatte ihn schon 1791 die Säulen im großen Sal seines Hauses dekorieren lassen.[3] Zwar studierte Kamphuijsen bei den Landschaftsmalern Johannes van Dreght (1737–1807) und Pieter Barbiers I. (1717–1780), doch malte er selbst sehr wenige Landschaften. Die Pendants, um die es hier geht, sind eine interessante Ausnahme.[4] Sehr wahrscheinlich wurden sie von dem Paar bestellt, das auf diesen beiden Werken porträtiert wurde (in einem davon zusammen mit der Tochter). Durch ein Etikett auf der Rückseite erfahren wir, daß der Gutshof Hartelust dargestellt ist, so daß wir das Paar als den Amsterdamer Staatssekretär Jan van Loon (1751–1801) und Maria Backer (1758–1801) identifizieren können, die 1775 heirateten.

Der Gutshof Hartelust, dessen Geschichte bis 1696 zurückreicht, wurde südöstlich von Bloemendaal erbaut.[5] Als der Besitz 1767 verkauft wurde, hieß es, er bestehe aus *einem Herrenhaus, Schuppen, überdachtem Abstellplatz für die Kutschen, Gärtnerhütte, Bauernhaus, Ställen für Vieh und Pferde, Heuhaufen, Hundehütten, einem großen Wintergarten, Gewächshaus, Obstgarten, Küchengarten und Wald, dazu Feldfrüchten und weiteren Pflanzen – das ganze kultivierte Gebiet bedeckt eine Fläche von 18 Morgen*. Die Beschreibung erwähnt ebenso eine Terrasse mit Bäumen, eine Wildnis, einen Finkenherd und eine Weide mit Wassermühle, die eine Fläche von rund 50 Morgen einnahm. Die Bilder Kamphuijsens geben diese Weide sowie einige Scheunen und Heumieten wieder; das Gemälde mit dem Ruderboot zeigt überdies das Herrenhaus, halb hinter Bäumen versteckt, und die Wassermühle. Eigentümer und Bewohner von Hartelust waren Simon Gilles, der dort bis 1722 lebte, Jan Jeronimus Boreel (bis 1743), François Constantijn Druyvensteyn (bis 1767) und Hendrick Backer, der hier bis 1780 wohnte. Im selben Jahr fiel der Besitz an die oben erwähnte Maria Backer, Ehefrau von Jan van Loon.[6]

Lassen wir die Kleidung der Figuren außer acht, scheinen beide Gemälde für die Zeit ihrer Entstehung etwas altmodisch. Sie könnten geradeso um 1750/60 entstanden sein. Die Komposition, die von Bühnenkulissen und parallel zur Bildfläche gesetzten Baumreihen beherrscht wird, bezeugt, daß diese Gattung nicht Kamphuijsens Stärke war. Dennoch sind diese gemalten Andenken vom Leben in und außerhalb eines Landgutes in Holland gegen Ende des 18. Jahrhunderts reizvoll und rufen Erinnerungen wach. **ChD**

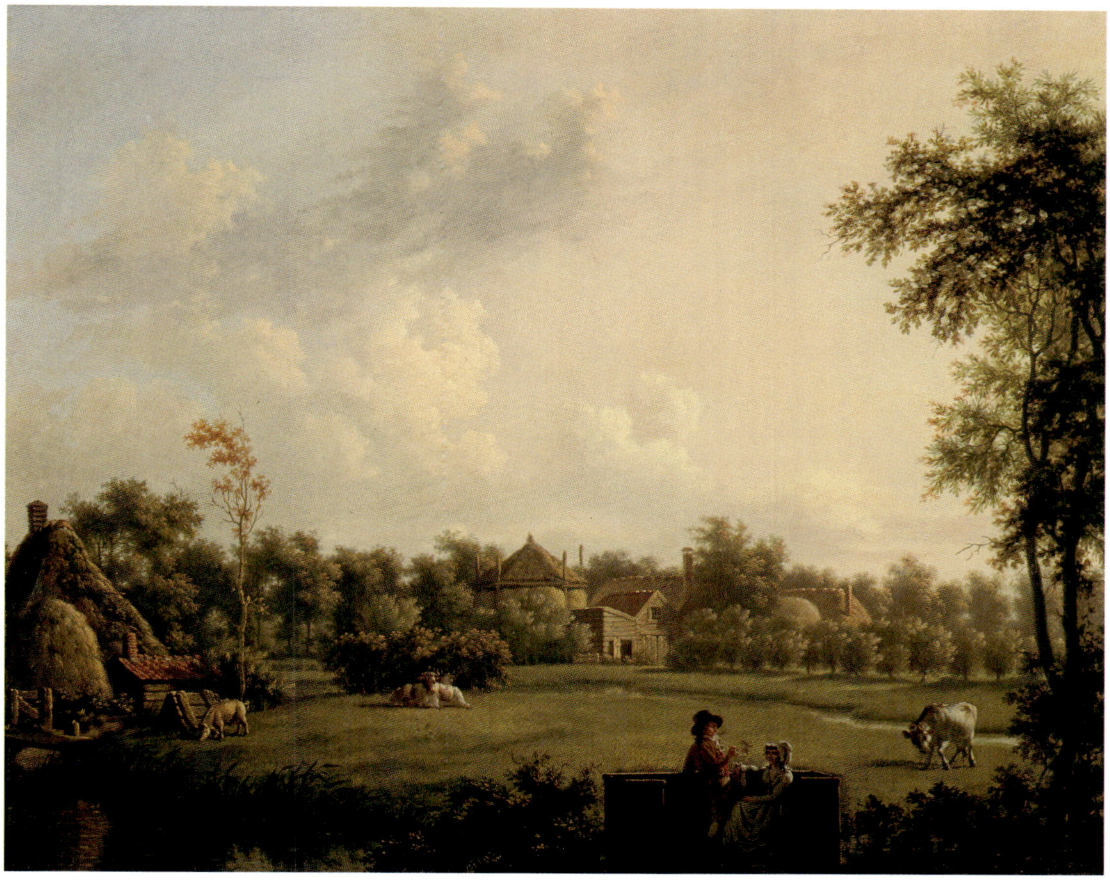

23a

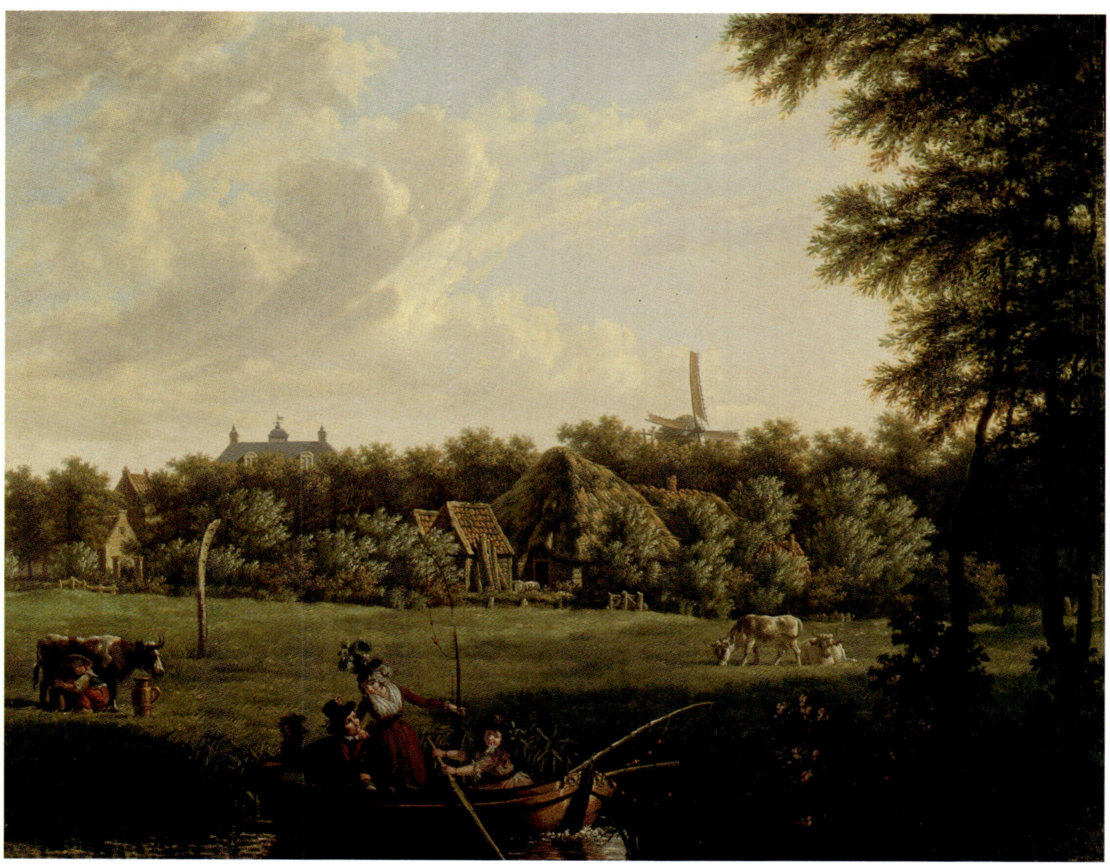

23b

JACOB CATS

Altona 1741 - 1799 Amsterdam

24$^{\text{a-d}}$ Vier Landschaften mit den vier Jahreszeiten, den vier Tageszeiten und den vier Elementen, 1797

Aquarell und Feder in Braun und Grau über Bleistiftskizze,
Umrahmung mit schwarzer Feder,
334 x 415 mm (24a–d).
24a: auf der Rückseite signiert, mit Anmerkung des Künstlers: März April Mai / Frühling Morgen Erde / J: Cats fect. 1797.
24b: auf der Rückseite signiert, mit Anmerkung des Künstlers: Juni Juli August / Sommer Mittag Luft / J: Cats fec 1797.
24c: auf der Rückseite signiert, mit Anmerkung des Künstlers: September Oktober November / Herbst Nachmittag Wasser / J: Cats fec 1797.
24d: auf der Rückseite signiert, mit Anmerkung des Künstlers: Dezember Januar Februar / Winter Nacht Feuer / J: Cats fec 1797.

Sammlerzeichen: Christiaan Josi (1765–1828; L. 573) auf der Rückseite.

Amsterdam, Rijksmuseum, Rijksprentenkabinet
(Inv. Nr. RP-T-1992-12/15)

LITERATUR
Vereniging Rembrandt 2, Nr. 3 (Herbst 1992), S. 26–28; *Bulletin van het Rijksmuseum* 40 (1992), S. 397f.

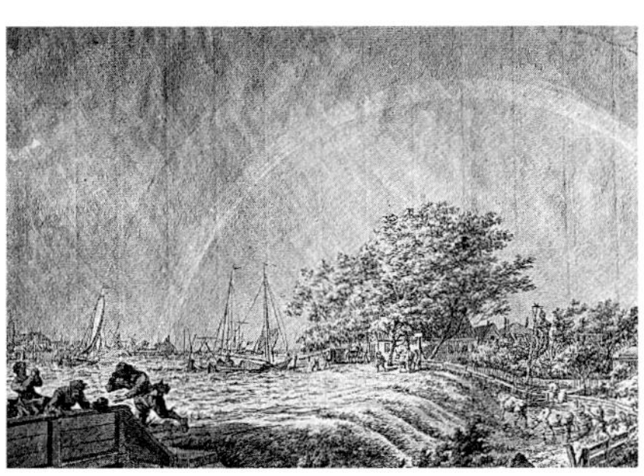

Abb. 24a
Jacob Cats, *Herbstlandschaft mit Deichbruch am Abend*; schwarze Kreide und Pinsel in Grau oder Braun, ca. 310 x 410 mm; Verbleib unbekannt.

Das kühne Format beweist an sich schon, daß Jacob Cats diese Serie von Anfang an als Vorzeigestück entwarf. Die Kombination der vier Jahreszeiten mit den vier Tageszeiten war nicht ungewöhnlich und war zum Beispiel schon von Hendrik Meyer in ähnlich umfassenden Zeichnungsserien gestaltet worden (Kat. Nr. 10a–d). Unüblich war aber die Verbindung der Jahreszeiten mit den vier Elementen. Um sicherzugehen, daß die Besonderheit des Werkes beim Publikum ankam, notierte Cats auf jeder Zeichnung die drei verschiedenen Themen der Darstellung – was er bei „gewöhnlichen" Serien der Jahreszeiten nie tat.

Diese vier großen Aquarelle, die als Einheit betrachtet werden müssen, gehören zu Cats' Spätwerk. Auch wenn der Künstler in seinen späteren Lebensjahren kränklich war, beeinträchtigte dies nicht die Qualität seines Schaffens. Sowohl die Zeichentechnik als auch die Farbgebung sind keineswegs seinen früheren Werken unterlegen, ganz sicher nicht, was die ersten drei betrifft. Schon kurz nach dem Tod des Künstlers wurde die Serie der Jahreszeiten – zusammen mit einem ähnlich großen Ensemble von vier Panoramaansichten des Tafelberg bei Laren in Nordholland[1] – als eines seiner bedeutendsten, wenn nicht gar als wichtigstes Werk betrachtet. Die Serie wurde von dem Amsterdamer Verleger, Buchhändler, Organisator von Lotterien und Sammler Jan de Groot (1733–1801) in Auftrag gegeben, der für das Werk 600 Gulden bezahlte.[2] Sieben Jahre später, 1804, erzielten die vier Aquarelle fast den doppelten Preis (1000 Gulden), als die Sammlung De Groot zur Versteigerung ausstand.[3] Käufer war Christiaan Josi (1765–1828).

Als Kunsthändler zählte Josi viele wohlhabende englische Sammler zu seinen Kunden; als Kunstkenner unterwarf er das Werk von Hendrik Meyer einer überaus kritischen Analyse (Kat. Nr. 10a–d). Cats zollte er nur Lob: *Seine Kompositionen sind sehr geschickt, seine ländlichen Szenen reich, reizvoll und natürlich.*[4] Er beschönigte eine kritische Anmerkung, die kurz zuvor vom Biographen des Künstlers, Adriaan van der Willigen, geäußert worden war: *Man sollte bedenken, daß der Künstler dazu verpflichtet war, der Mode zu folgen und dem Geschmack entgegenzukommen, der sich zu seiner Zeit durchsetzte, ein Geschmack, der sich seither sehr verändert hat.* Van der Willigen spendet auch Lob für Cats: *Er kleidete gefällige Natur auf poetische Weise mit wohlgewählter und wohlausgeführter Staffage, und sein sehr flüchtiges Licht und das Braun haben ihre Wurzeln in der Wahrheit.* Aber dann fährt er fort: *Viele seiner Zeichnungen sind sehr ausgearbeitet; in der Tat meinen manche, dies sei exzessiv und schade der meisterlichen Behandlung, während andere das Werk als „düster" bezeichnet haben. Letzteres richtet sich vor allem gegen seine farbigen Zeichnungen, wohingegen die eher skizzenhaften und weniger ausgearbeiteten bei den wirklichen Kennern mehr Anklang fanden.*[5] Dennoch fiel van der Willigens Urteil günstig aus, denn Cats sei *dank der gefälligen und poetischen Natur seines Werkes vielen überlegen gewesen.*[6] Zieht man dies alles in Betracht, so überrascht es nicht, daß sich Josi – Besitzer der Serie der Jahreszeiten und einer Reihe mit den Darstellungen der Monate sowie einer großen Anzahl weiterer Zeichnungen von Cats – dazu berufen fühlte, die kommerziellen Schätze in seinem Besitz zu verteidigen. Die Geschichte hat Josi sowohl Recht als auch Unrecht gegeben: Nicht nur die anspruchsvollen Aquarelle von Cats, sondern auch die Gouachen von Meyer, die er so verabscheute, wurden zu Lieblingsstücken von Freunden der holländischen Kunst des 18. Jahrhunderts. Im Vergleich mit Meyers Zeichnungen der Jahreszeiten überzeugt einen die scheinbar mit Leichtigkeit zuwege gebrachte Konstruktion von Cats' Werken. Die wirkungsvolle Auswahl von Details und Staffage ließ ihn zum Erzähler werden, der Erinnerungen wachruft. Der *Frühling* zeigt eine Herde, die auf die Weide geführt wird, und einen Bauern auf einem Feld mit jungen Planzen; die Kaninchen am Eingang ihres Baus repräsentieren das Element Erde, wie auch der Boden unter dem Pflug. Der *Sommer* gibt wie bei Meyer Leute beim Tanz, Picknick und Baden wieder; eine Vogelschar und die Geigenmusik, die von der Luft davongetragen wird, stehen für das Element Luft. Der *Herbst* wird durch eine Überschwemmung verkörpert, die zu jener Zeit so häufig waren – was Cats die Gelegenheit gab, seine Begabung für anekdotische Staffage zu beweisen; das Element Wasser spielt hier deutlich die Hauptrolle. Die Winter-Szene ist wie bei Meyer genaugenommen keine Landschaft; das Element Feuer tritt

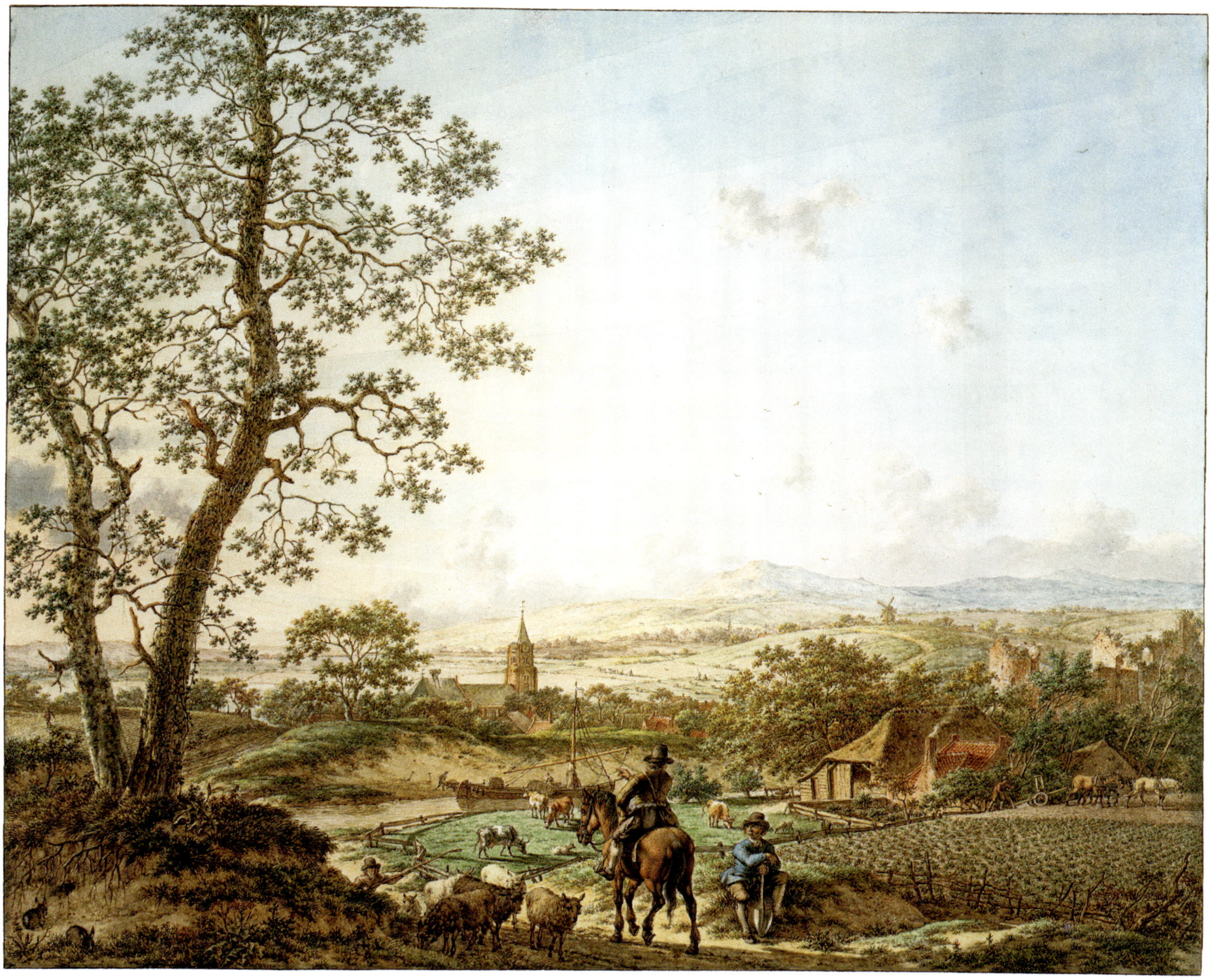

24a

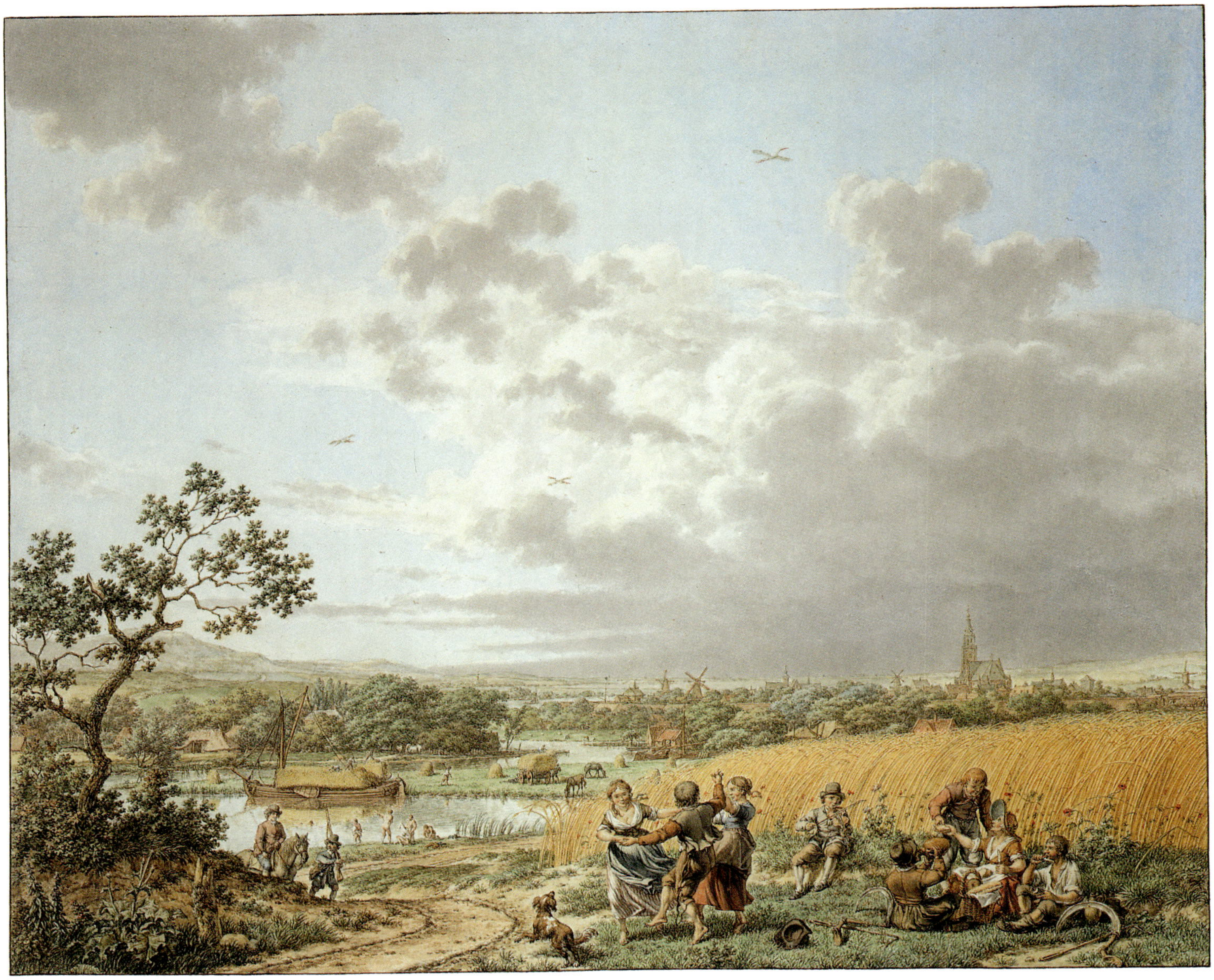

24b

deutlich hervor, und die Behandlung des Lichts verrät, daß nächtliche Szenen nicht zu den Stärken des Künstlers gehörten. Es gibt auch skizzenhafte Versionen der vier farbigen Zeichnungen, von denen jedoch nur eine erhalten zu sein scheint (Abb. 24a).[7]

Der Künstler zeichnete die vier Landschaften nach der Phantasie, vielleicht auf der Basis von Erinnerungen an das hügelige Gelderland oder die Gegend des Gooi nordöstlich von Amsterdam. Die Vorspiegelung von Natürlichkeit in solchen konstruierten Landschaften, die erstrangig dekorative Wirkung anstrebten, genügte dem holländischen Sammler des 18. Jahrhunderts offenbar. Man schätzte diese Zeichnungen mindestens ebensosehr wie die zeitgleich entstandenen, die die Natur unmittelbarer wiedergaben, wie diejenigen von Cats' Freund Egbert van Drielst[8]. Letzterer war nicht einmal in der enormen Sammlung von de Groot vertreten, der eine riesige Anzahl von Zeichnungen und Aquarellen von Cats und Meyer zusammentrug. Diese Tatsache und die hohe Summe, die die Serie der Jahreszeiten von Cats 1804 einbrachte, machen deutlich, daß das Ensemble nach Meinung einiger Sammler zu den denkbar besten Beispielen zeitgenössischer Landschaftskunst gehört. RJtR

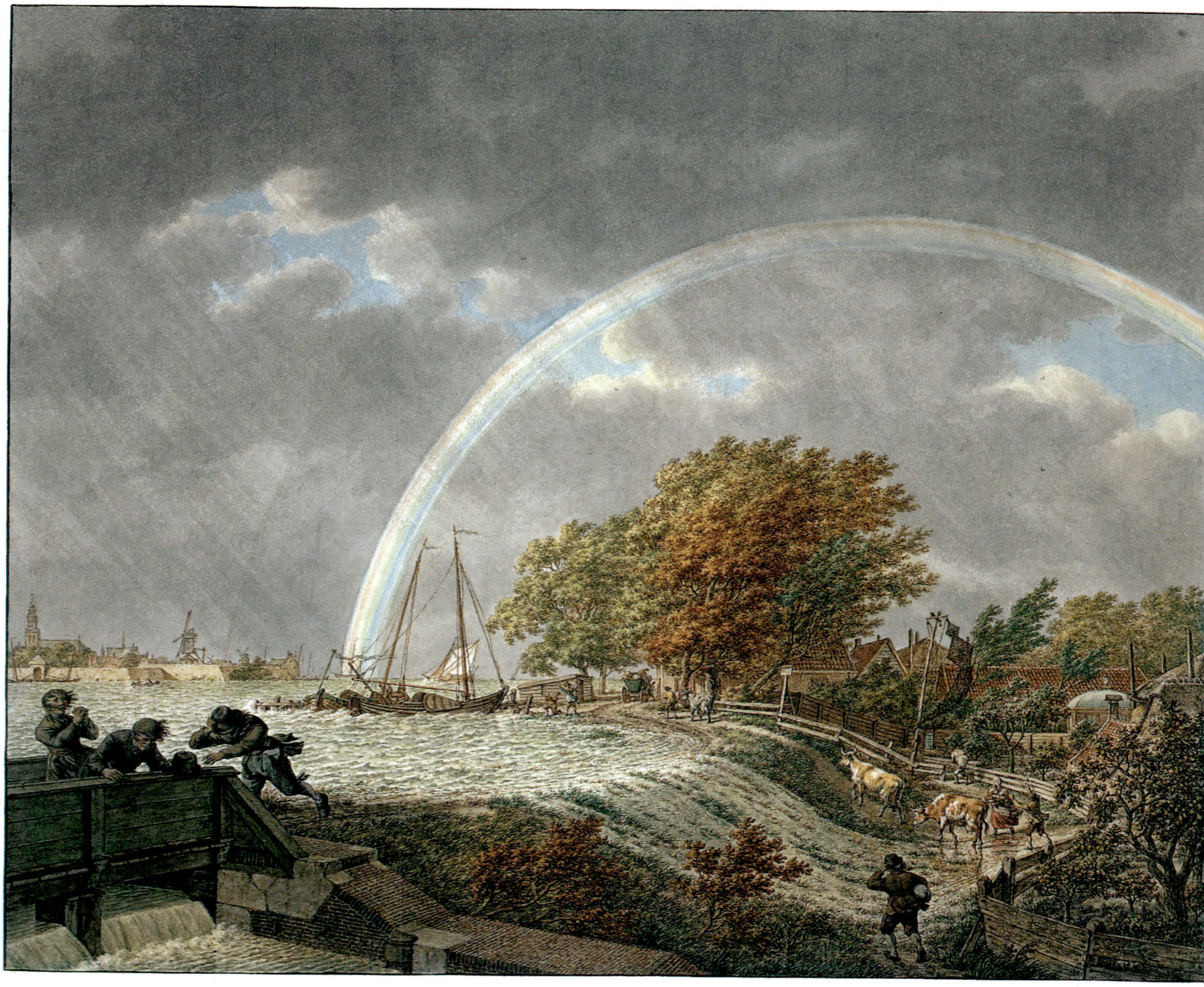
24c

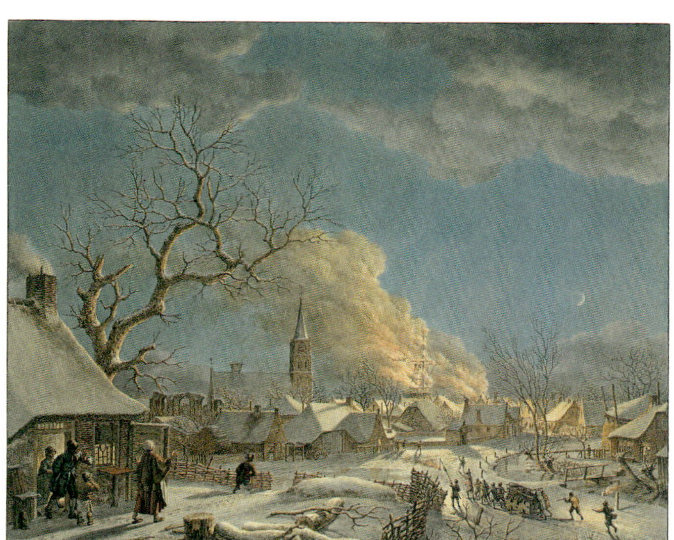
24d

EGBERT VAN DRIELST

Groningen 1745 - 1818 Amsterdam

25 Spaziergänger beim Wunderbaum im Park des Hauses Elswout in Overveen, 1800

Schwarze Kreide, Aquarell und Pigment, teilweise gehöht mit Gummi oder Eiweiß, Umrahmung mit brauner Feder, 422 x 639 mm. Auf der Rückseite signiert und mit Inschrift von der Hand des Künstlers: *Op de Hofstede Elswoud / buijten Haarlem / E. van Drielst 1800 (Auf dem Gutshof Elswoud / außerhalb von Haarlem / E. van Drielst 1800)*.

Privatbesitz

LITERATUR

Niemeijer 1968, Kat. Nr. 22; Mandle 1971, Kat. Nr. 17; van der Wyck 1982, S. 240; Tromp 1983, S. 15, Anhang I, Kat. Nr. 6b; Grijzenhout u. van Tuyll van Serooskerken 1989, Kat. Nr. 242; Gerlagh u. Koolhaas-Grosfeld 1995, S. 67.

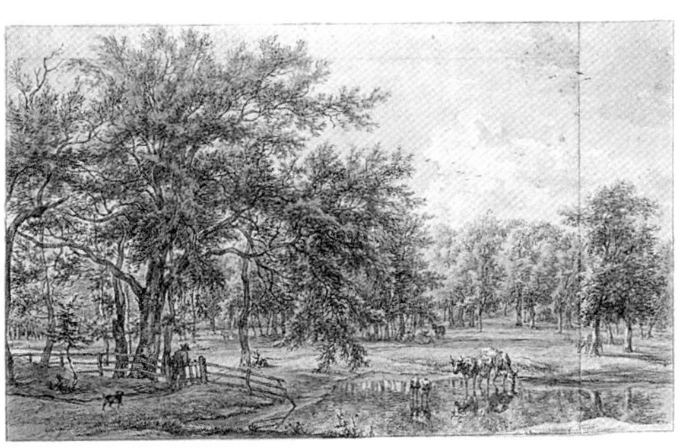

Abb. 25a
Egbert van Drielst, *Rastendes Vieh im Park des Hauses Elswout in Overveen*, 1793; schwarze Kreide und Aquarell, 271 x 430 mm; Privatbesitz.

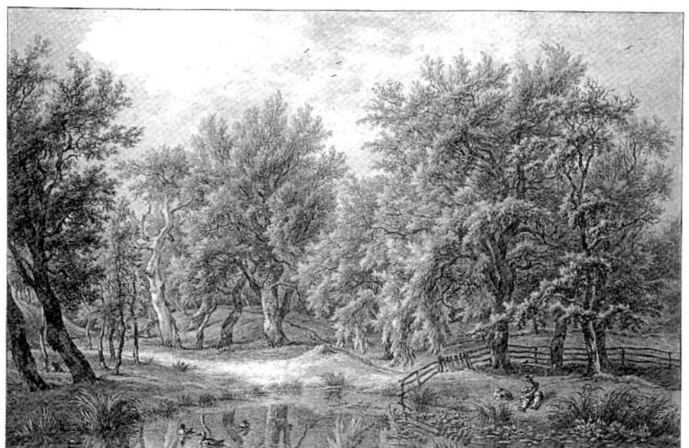

Abb. 25b
Egbert van Drielst, *Teich nahe des Wunderbaums im Park des Hauses Elswout in Overveen*, 1795; schwarze Kreide und Pinsel in Grau, 360 x 502 mm; Privatbesitz.

Spaziergänger beim Wunderbaum im Park des Hauses Elswout in Overveen ist eines der späten Werke von van Drielst. Das große Format und die Kolorierung, aber auch das Sujet und die Komposition machen es zu einer seiner beeindruckendsten Zeichnungen. Als Künstler, der unzählige von großen Bäumen umgebene Höfe in Drenthe abgebildet hatte, war van Drielst wie kein anderer in der Lage, Waldlandschaften wiederzugeben. Diese Szene in Overveen unterscheidet sich kaum von denen aus Drenthe, die ihm so viel Erfolg eingebracht hatten. Zwar war van Drielst darauf bedacht, die Namen solcher Weiler wie Eext und Yde auf seinen Zeichnungen zu notieren, aber die holländischen Sammler kauften sie nicht wegen der topographischen Ansichten – wie das um 1730–1775 oftmals bei den Werken von Zeichnern wie Cornelis Pronk (1691–1759) und Jan de Beijer (1703–1780) der Fall war –, sondern vielmehr wegen ihrer künstlerischen Qualität.

Die pittoresken Baumpassagen links, im Stil von Meindert Hobbema, seinem Vorbild aus dem 17. Jahrhundert, sind kennzeichnend für die gezeichneten und gemalten Landschaften van Drielsts. Ein Ausblick dagegen, wie wir ihn rechts sehen, kommt in den Zeichnungen aus Drenthe selten vor. Es ist die Kombination dieses Ausblicks und der Diagonale, die rechts in die Ferne weist, die der Komposition ihre eigentümliche Spannung verleiht.

Um dieses Ergebnis zu erzielen – vielleicht auch weil er durch die ihm verfügbaren Studien eingeschränkt war –, nahm sich van Drielst einige Freiheiten heraus. Der rechte Abschnitt seines großen Aquarells basiert auf einer Zeichnung von 1793 (Abb. 25a).[1] Letztere wurde fast buchstäblich kopiert, mit Ausnahme des großen Baumes links, der etwas wuchtigere Proportionen angenommen hat. Für den Wunderbaum – ein knorriges, verwachsenes, bereits abgestorbenes Exemplar mit einem eigentümlichen Wirrwarr aus Zweigen über dem Erdboden – konnte van Drielst auf eine Zeichnung von 1795 zurückgreifen (Abb. 25b), die er von der gegenüberliegenden Seite gemacht hatte. Es war der linke Teil des Werkes, den er entlehnte. In der monumentalen Zeichnung, die wir vor uns haben, erregt der Wunderbaum auf Grund seiner hellen Farbe Aufmerksamkeit, jedoch läßt die Vergrößerung der beiden Bäume im linken Vordergrund ihn kleiner erscheinen. Und schließlich fügte van Drielst einen dunklen Vordergrund hinzu, der sich – wenn man einmal die Komposition, die Verschmelzung zweier Landschaften, durchschaut hat – als eine Art isoliertes Stück erweist.

Jacob Boreel (1746–1794), Ratgeber und Advokat der Amsterdamer Admiralität, erwarb das prestigeträchtige Landgut Elswout im Jahr 1781. Er widmete sich begeistert der Änderung von Gärten und Wald und hatte die Absicht, einen großen Landschaftspark in englischem Stil zu entwerfen.[2] Einen der wesentlichsten Aspekte dieser Umwandlung stellte die Integration von Grasland und Wald dar, und Abbildungen des Parks zeigen oft eine Menge Vieh.[3] Es gab alle Arten gewundener Promenaden, Teiche und Flüßchen, Attraktionen wie eine Schweizer Brücke, Höhlen, einen arkadischen Tempel und speziell aufgeworfene Hügel, die den Wanderern eine außerordentlich gute Weitsicht boten. *In einem Wort: die Heimat artifizieller Kunst wurde zum grenzenlosen Lebensraum einer freien und bezaubernden Natur*, jubelte der Zeichner Hermanus Numan in einer Hommage an Elswout.[4]

Viele Künstler zeichneten Elswout, das dem Publikum leicht zugänglich war. Wir wissen, daß van Drielst 1792, 1793, 1795 und 1796 dort war. Es mag in diesem letzten Jahr gewesen sein, daß Hendrik Schwegman (1761–1816) nach Zeichnungen von Egbert van Drielst eine Serie von vier Ansichten Elswouts in Aquatinta schuf.[5] Solche Druckserien mit Landgütern waren damals in Holland ganz ungewöhnlich. Leider wissen wir nicht, ob die Kinder Jacob Boreels, denen Elswout bis 1805 gehörte, die Anregung zu dieser Serie gaben oder sie sogar bezahlten. Genausowenig sicher ist es, ob diese farbige Zeichnung, das Meisterstück van Drielsts, von den Kindern Jacob Boreels in Auftrag gegeben wurde. Wir haben aber Kenntnis davon, daß ein Gemälde des Parks, das van Drielst 1795 nach einer Zeichnung der rechten Aquarellseite (Abb. 25a) ausführte, vom Amsterdamer Sammler Jan Gildemeester (1705-1799) erworben wurde.[6]

RJtR

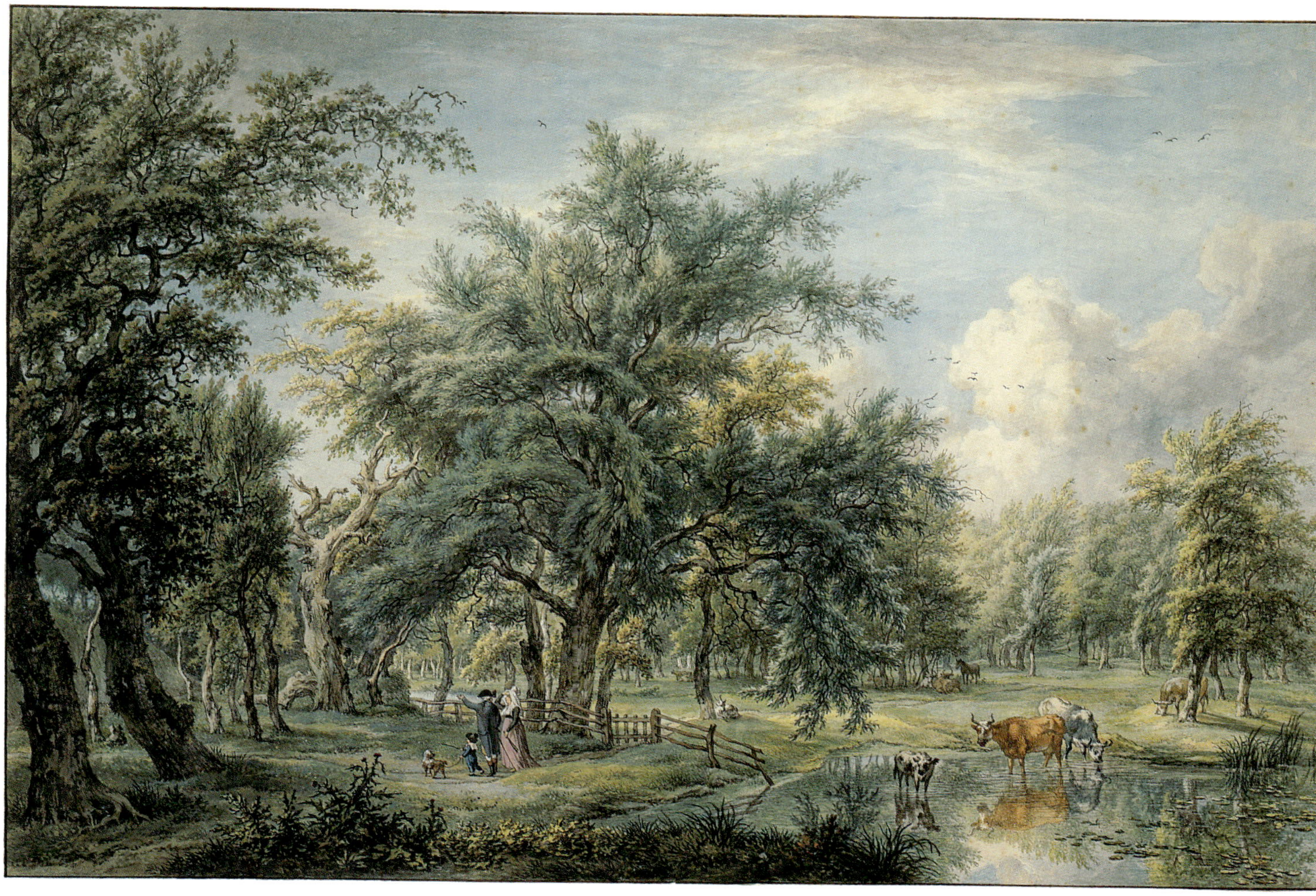

JAN HULSWIT

Amsterdam 1766 - 1822 Amsterdam

26 Bewaldete Landschaft, 1807

Öl auf Leinwand, 101 x 134,5 cm.
Rechts unten: I. H. 1807.

Amsterdam, Amsterdams Historisch Museum

(Inv. Nr. A 1118)

LITERATUR
Van Tilborgh u. Jansen 1986, S 16f.

Nachdem Hulswit seine Laufbahn als Schüler und Gehilfe in den Werkstätten von Pieter Barbiers (1717–1780) und seinem Sohn Pieter Barbiers Pzn.*, Malern von Wandschmuck, begonnen hatte, betrieb er ein eigenes Tapetenatelier. Im Laufe der Zeit aber *widerstrebte ihm das oberflächliche und sklavische Malen von Wanddekorationen*, wie sein Freund Jeronimo de Vries 1824 in einem Nachruf schrieb. *Präzision der Zeichnung, Geschmack, Sensibilität, genaue Beobachtung und vor allem Mut und Ausdauer ermöglichten es ihm, aus den Zwängen, die seiner Kunst auferlegt wurden, auszubrechen, edleren Gebrauch von seiner Zeichenfeder, von Pinsel und Farben zu machen und letztendlich diese Höhen zu erreichen, um deretwegen er von allen bewundert und von vielen nachgeahmt wurde und die ihn für immer berühmt machten.*[1]

Heutzutage kennt man in erster Linie die Zeichnungen Hulswits. Von seinem gemalten Wandschmuck mit Landschaften ist nichts erhalten; von seinen Gemälden sind uns etwa zehn überliefert, aber laut der Einträge in alten Auktionskatalogen muß diese Zahl einst wesentlich höher gewesen sein.[2]

Die Mehrzahl von Hulswits Zeichnungen sind realistische Wiedergaben flacher holländischer Polderlandschaften in der Gegend um Amsterdam. Im Gegensatz dazu zeigen die Gemälde, die noch bekannt sind und die größtenteils aus den letzten fünfzehn Lebensjahren stammen, etwas manierierte Landschaften, die im Atelier komponiert wurden. Dieser Kategorie von Werken widmen van Eijnden und van der Willigen den folgenden Kommentar: *Er beschränkte sich nun nicht mehr auf die Wiedergabe von Landschaften, die an sich nicht von großem Interesse waren und deren einziger Wert darin lag, daß er sie abbildete. Nein, reizende Landschaften, in denen man sich gerne unter Laubbäumen, an einem Fluß oder kleinen See, neben der Landbevölkerung und ihrem Vieh niederließe, offenbaren nun das eher poetische Genie des Malers.*[3] In diesen „reizenden" Landschaften, unter denen die große *Bewaldete Landschaft* ein besonders hübsches Beispiel darstellt, tritt der Einfluß, vielleicht sogar die Nachahmung eines Künstlers des 17. Jahrhunderts, Meindert Hobbema, deutlich zutage. Die Szenerie aber, die diese Werke prägt, ist durch Motive gekennzeichnet, die als Vorläufer der im 19. Jahrhundert ins Blickfeld geratenden romantischen Landschaftskunst gelten können. De Vries vertrat die folgende Ansicht: *Alles Gelehrte, alles Nachgeahmte fand in Hulswit einen Gegner, und dennoch gab es keinen, der so treu im Geist der besten Meister arbeiten und sie so klug kopieren konnte [...]. Er empfand, er ersehnte, was andere vor ihm ersehnt und empfunden hatten. [...] Vergleiche mit anderen und das „Ausspionieren" werden zu Recht als Mittel gesehen, Techniken zu lernen und Einblick zu gewinnen; tatsächlich würde die Kunst ohne dies ihre sichere Basis verlieren. Aber es liegt in der höheren Natur der Dinge, daß die Leinwand oder Farbe nicht durch Materielles, sondern vielmehr durch den eigenen Geist und die Erbauung zum Leben erweckt werden: Originalität muß nach allen Seiten hin ausstrahlen. So war die Kunst von Hulswit.*[4]

Bei alledem ist es interessant zu sehen, welche Qualen Hulswit auf sich nahm, um mit der Zeit zu gehen; dies wird deutlich aus einem kleinen Landschaftsgemälde von 1821, das kürzlich entdeckt wurde (Abb. 26a). Urteilt man nach diesem Werk, so entsagte der ältere Hulswit den „Wiederholungen" Hobbemas und van Drielsts. Ein stiller Platz ist in atmosphärisches gelbes Abendlicht getaucht, und wie so viele seiner jüngeren Kollegen gab Hulswit von den Bäumen lediglich die Baumstämme und die unteren Blätter wieder. **ChD**

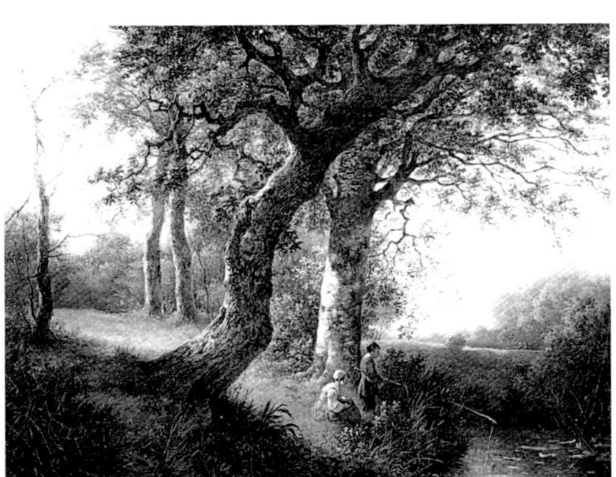

Abb. 26a
Jan Hulswit, *Ein Junge beim Angeln und ein Mädchen unter Bäumen*, 1821; Öl auf Leinwand, 37,5 x 48 cm; Privatbesitz.

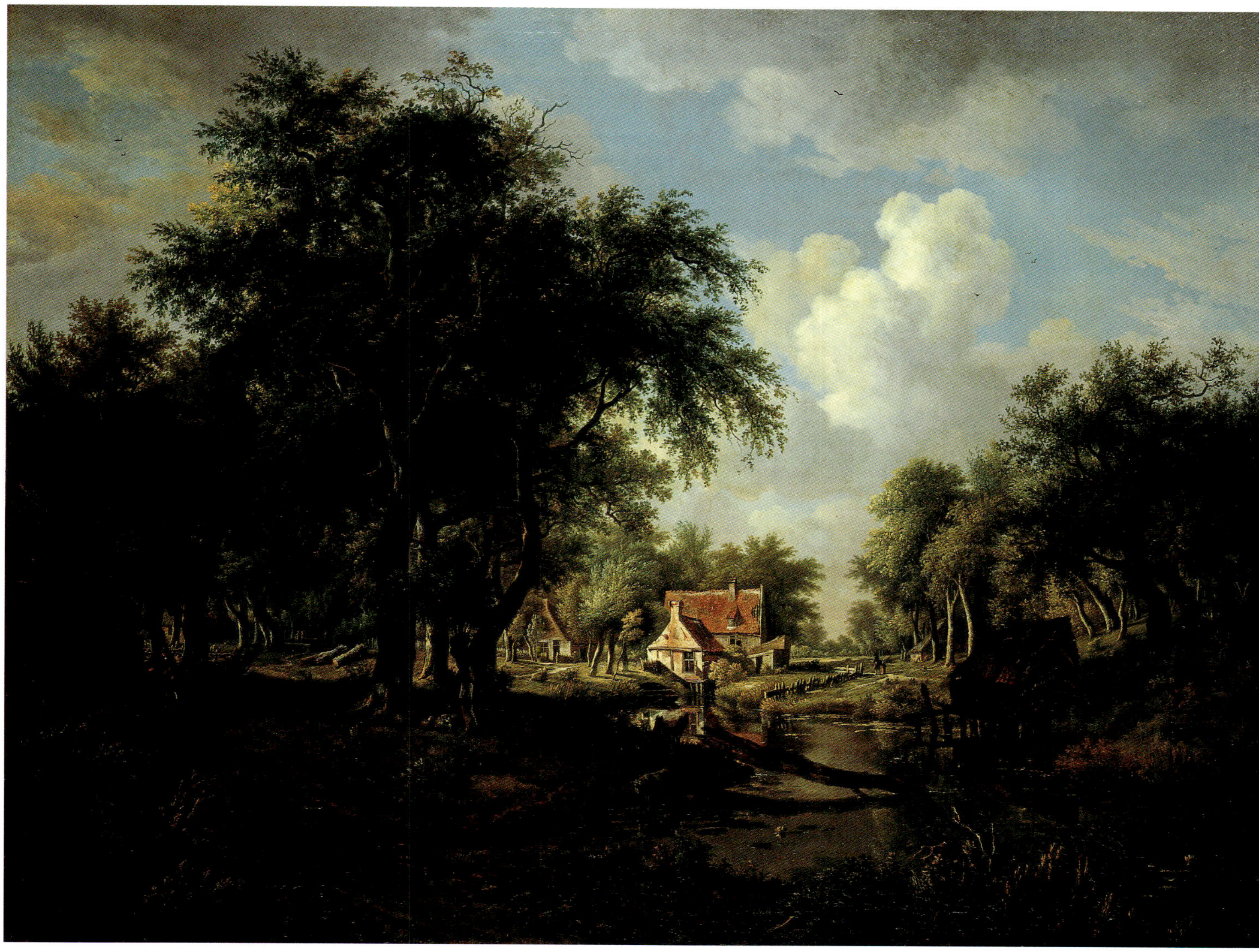

HERMANUS FOCK

Amsterdam 1766 - 1822 Amsterdam

27 Dünenlandschaft mit Zeichner, um 1800

Schwarze Kreide, mit weißer Kreide gehöht, auf hellbraunem Papier, Umrahmung mit schwarzer Kreide, 211 x 351 mm.

Belgien, Loppen Castle, Jean van Caloen Foundation

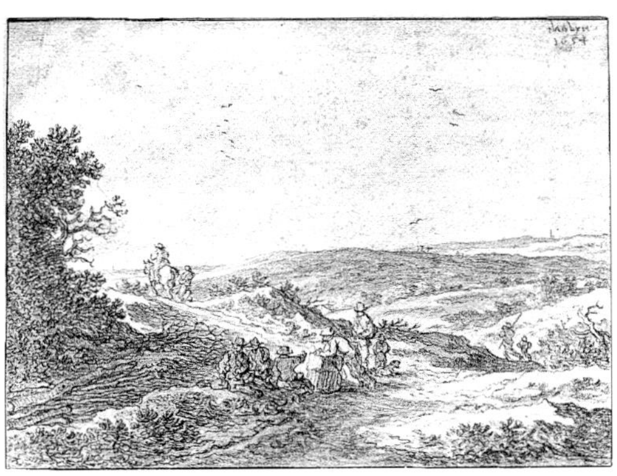

Abb. 27a
Pieter Molijn, *Blick in die Dünen*, 1654; schwarze Kreide, Pinsel in Hellbraun und Grau, 148 x 195 mm; Leiden, Universität Leiden, Kupferstichkabinett.

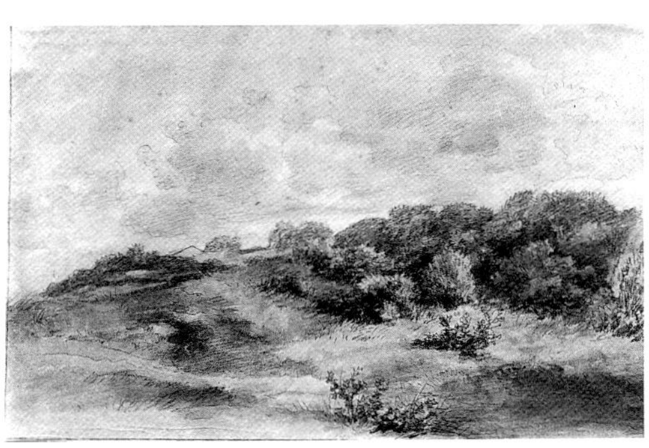

Abb. 27b
Jacob Ernst Marcus, *Dünenlandschaft*, 1807; Aquarell über schwarzer und roter Kreide, 266 x 416 mm; Amsterdam, Amsterdams Historisch Museum.

Während das grafische Œuvre Hermanus Focks 120 Radierungen und Aquatinten mit Landschaften und Figurenstücken umfaßt, ist nur eine kleine Anzahl von Zeichnungen bekannt.[1] Die Mehrzahl davon sind reizende, intime Landschaften. Das faszinierende Blatt *Dünenlandschaft mit Zeichner* ist nicht nur im Œuvre Focks ein außerordentliches Stück, sondern auch innerhalb des ganzen Feldes holländischer Zeichnungen des 18. und frühen 19. Jahrhunderts. Dem Betrachter wird der Einblick in eine gefühlvolle Welt gewährt, deren Existenz man bei den holländischen Künstlern dieser Zeit nicht einmal erahnen würde.

Dünenlandschaften waren bei den Zeichnern Hollands schon immer beliebt. Die meisten bestehen aus einer Panoramaszene mit tiefliegendem Horizont, in der der Betrachter die Ansicht einer hügeligen Landschaft mehr oder weniger aus der Vogelperspektive vor sich hat. Man gab die vertrauten, mehr oder weniger vom Menschen kultivierten Dünen wieder, mit einer Straße, auf der Reisende zu Fuß, auf dem Pferd oder in bedecktem Fuhrwerk entlangzogen. Im 17. Jahrhundert waren Jan van Goyen und Pieter Molijn die wichtigsten Vertreter dieser Gattung (Abb. 27a).[2] Die Zeitgenossen Focks, wie Pieter Barbiers* und Carel Lodewijk Hansen (1765–1840), wählten im allgemeinen die etwas wilde bewaldete Landschaft am Rand der Dünen. Die lebendigen Versionen der Dünenlandschaft in Aquarell von Jacob Ernst Marcus (1774–1826) (Abb. 27b), einem guten Freund Focks, sind Ausnahmen, aber auch er war hauptsächlich an den eher malerischen Aspekten der Dünen interessiert.[3]

Fock hat sich hier für eine andere Ansicht entschieden. Er verengte sein Blickfeld, indem er einen Standort am Fuß einer Reihe von Dünen einnahm. Die Dünen bedecken fast die ganze Bildfläche, und die Teile, die sich unter dem Angriff des Meeres auflösen, wurden extra betont, so daß eine Landschaft entsteht, die rauh und unwirtlich wirkt. Dieser Eindruck wird durch die relativ kleine Figur des Zeichners verstärkt, dessen Gegenwart die archetypischen Gefühle zu repräsentieren scheint, die jedes sensible Individuum überkommen, wenn es mit der Verlassenheit und Trostlosigkeit der Natur konfrontiert wird.

In Anbetracht der detaillierten Ausführung und der sorgfältigen Weißhöhung war die Zeichnung zweifellos für den Verkauf an Sammler gedacht. Stilistisch war Fock von den Künstlern des 17. Jahrhunderts geprägt.[4] Die langen, fließenden Kreidestriche und die breiten Passagen in heller Tönung erinnern an das zeichnerische Werk von Molijn, van Goyen, Simon de Vlieger und Herman Saftleven. Fock war nicht der einzige Künstler seiner Zeit, der auf diese Vorbilder zurückgriff.[5] Die Dünenansicht, die wir hier sehen, stammt zweifelsohne aus der Umgebung von Overveen oder Zandvoort.[6]

In der Literatur um 1800 war es nicht üblich, die Wildheit der Dünenlandschaft hervorzuheben. In seinem Werk *Hollands Arkadia, of wandelingen in de omstreeken van Haarlem* (1804) zog es Adriaan Loosjes vor, diesen Aspekt zu übergehen. Er beschreibt, wie eine Gruppe Spaziergänger, die die Gegend um Haarlem durchstreift und über die Aussicht spricht, in Zandvoort ankommt. Im Gegensatz zu den anerkennenden Kommentaren über die bewaldeten Gebiete und die verschiedenen Parks wird kein Wort der Bewunderung über die ungewöhnliche natürliche Schönheit der Dünen laut. Die Gesellschaft tut die Landschaft als „öde" ab und äußert sich dahingehend, daß dank der Klugheit und dem Fleiß des Menschen immer mehr Bäume in den Dünen gepflanzt worden seien.[7] Es ist heiß, das Stapfen durch den Sand strengt an und ist unbequem. Jemand stöhnt sogar: *Wäre es nicht schön, wenn wir demnächst am Strand ankämen ... was haben alle diese Dünen hier eigentlich verloren?* Es folgt eine kurze Lektion über die Nützlichkeit der Dünen und die allgegenwärtige Gefahr der Flut. Auf dem Rückweg nach Zandvoort wird auch die Wichtigkeit des Dünengrases betont. Später, gerade als sie die Dünen verlassen, rezitiert einer der Wanderer ein Gedicht, das er an einem stürmischen Morgen verfaßt hatte, während er auf dem Gipfel einer Düne saß.[8] Der Dichter singt die Loblieder des wilden Sturms, der einst die Dünen aus dem Meer heraus aufgeworfen hatte: [...] *Fürwahr, ihre Erscheinung und Gestalt, obwohl sie wie Berge feststehen / Dennoch brandet der Himmel gegen sie / O Wogen, großartig und hold – wie prägt ihr euch mir ins Auge ein / Ihr bringt mein ganzes Sein ins Wanken.* Aber auch dieses Gedicht schließt mit einem Dank an den Schöpfer für die Mauer aus Dünen, die das Land gegen die ewige Bedrohung des Meeres schützt.

RJtR

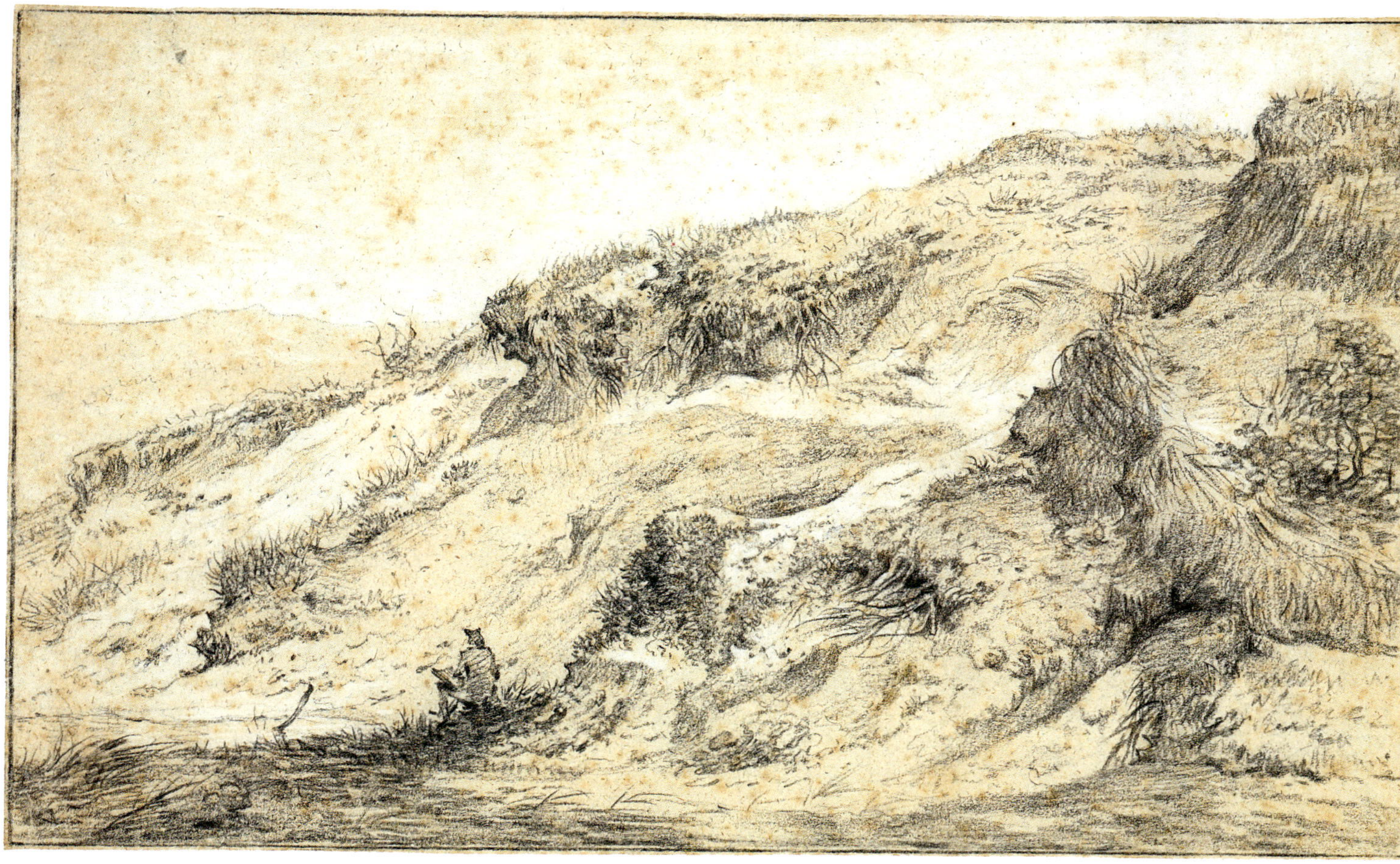

ANTHONIJ ERKELENS

Rotterdam 1774 - 1804 Rotterdam

28 Bauernhaus am Wasser, um 1800

Feder in Braun über einer Skizze in schwarzer Kreide, 188 x 353 mm. Sammlerzeichen: C.J. Fodor (1801–1860; L. 1036) auf der Rückseite.

Amsterdam, Amsterdams Historisch Museum

(Inv. Nr. A 10154)

LITERATUR

Amsterdam 1863, Kat. Nr. 54; Broos 1981, Kat. Nr. 30.

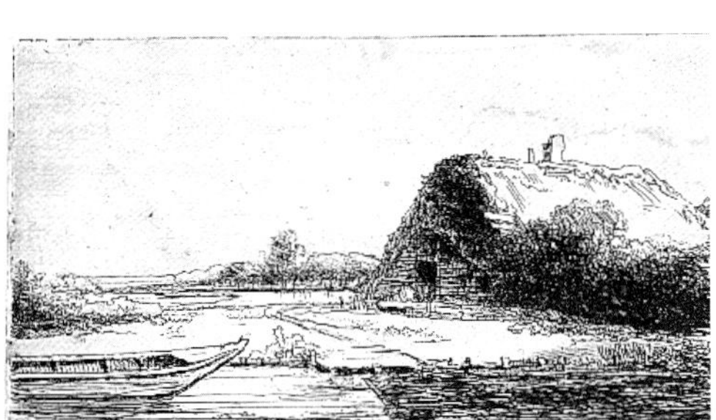

Abb. 28a
Anonymus, im 18. Jahrhundert Rembrandt zugeschrieben, *Kanal mit Hütten und einem Boot*; Radierung, 75 x 182 mm.

Die Bewunderung, die man den Landschaftszeichnungen Rembrandts und seiner Schüler Anthonie van Borssom, Jacob Esselens, Abraham Furnerius und Jan van de Capelle entgegenbrachte, muß in Anbetracht der Nachahmungen in der Zeit von 1800 bis 1810 ihren Höhepunkt erreicht haben. Künstler wie Jan Hulswit*, Anthonij Erkelens und Jacob van Strij (Kat. Nr. 21) imitierten den Stil ihrer Vorbilder so überzeugend, daß sich spätere Sammler und Kunsthistoriker gelegentlich täuschen ließen.

Über Hulswit weiß man recht viel. Er war nicht nur Künstler, sondern auch ein bekannter Amsterdamer Kunsthändler. So hatte er leicht Zugang zu den bedeutendsten Zeichnungssammlungen und beherbergte die Vorbilder aus dem Goldenen Zeitalter quasi unter seinem eigenen Dach. Solche Privilegien genoß Anthonij Erkelens wohl nicht. Die spärlichen biographischen Informationen, die uns überliefert sind, lassen nicht darauf schließen, daß er irgendwelche bedeutende Kontakte in der Welt der Kunst hatte.

Lange Zeit – von etwa 1840 bis 1930 – hielt man Erkelens für einen Künstler des 17. Jahrhunderts. Nur ein datiertes Werk von seiner Hand, eine Zeichnung von 1801, ist uns bekannt. Jüngste biographische Forschungen haben bestätigt, daß sein erster Name Anthonij war, daß er aus Rotterdam stammte und 1804 im Alter von 30 Jahren starb.[1] Die Tatsache, daß er aus Rotterdam kam, wirft die Frage auf, wer sein Lehrer war und warum er so treu dem Stil Rembrandts (Abb. 28a) und van Borssoms (Abb. 21a) folgte, der in Farbe zeichnete. Um 1800 wurde die Landschaftskunst in Rotterdam von Gerard van Nijmegen* und Dirk Langendijk (1748–1805) sowie dessen Nachfolgern beherrscht, die dekorative, erdachte Landschaften als Schauplatz für ihre Figurenstücke einsetzten. Es ist anzunehmen, daß das unmittelbare Vorbild von Erkelens der Dordrechter Künstler Jacob van Strij war, dessen Landschaftszeichnungen zum Teil an das Schaffen von Anthonie van Borssom erinnern; zwei Zeichnungen, die jetzt als Arbeiten von Erkelens anerkannt werden, wurden einst van Strij zugeschrieben.[2]

Das Corpus von Werken, die heute als Arbeiten von Erkelens gelten, ist sehr klein und besteht aus nicht einmal 25 Zeichnungen.[3] Zum Großteil handelt es sich um Landschaften mit Bauernhäusern, oft in der Nähe eines Teiches oder Sees, und um Flußansichten mit Schiffen, die die ruhigen Gewässer durchfahren. Laut der Texte in alten Auktionskatalogen entstanden etliche dieser Zeichnungen an dem kleinen Fluß Rotte.[4] Der Künstler lebte in Rotterdam, nicht weit von jenem Fluß entfernt.

Es ist möglich, daß die hier beschriebene Zeichnung – sollte sie wirklich nach der Natur entstanden sein – von irgendeiner Stelle der Rotte stammt. Da auch verschiedene Details Motive sind, die in Zeichnungen des 17. Jahrhunderts üblich waren, ist es unwahrscheinlich, daß die Szene – berücksichtigt man alle Komponenten – sich dem Künstler wirklich so präsentierte. Das Tor – seine Gestalt erinnert an eine Fähre –, die Vogelbretter und die längliche Form des Hauses waren wahrscheinlich das Ergebnis direkter Naturbeobachtung, mit Phantasie kombiniert. Wie auch immer, es ist Erkelens gelungen, die besondere Atmosphäre von Zeichnungen des 17. Jahrhunderts einzufangen, während er dem Ganzen seinen eigenen Stempel aufdrückte, indem er die dekorativen Aspekte betonte. Die Farbgebung ist eher zurückhaltend; das blaue Hemd des Mannes im Boot setzt einen Akzent, der im 17. Jahrhundert ungewöhnlich gewesen wäre. Anderswo zeigte Erkelens ausgiebiger, daß er die Technik des Aquarells beherrschte. Er benützte einen Papierbogen aus dem späten 17. oder frühen 18. Jahrhundert. Die Tatsache, daß die Jahre unabsichtlich ihre Spuren auf der Zeichnung hinterließen, hebt den „alten“ Charakter des Werks hervor.

RJtR

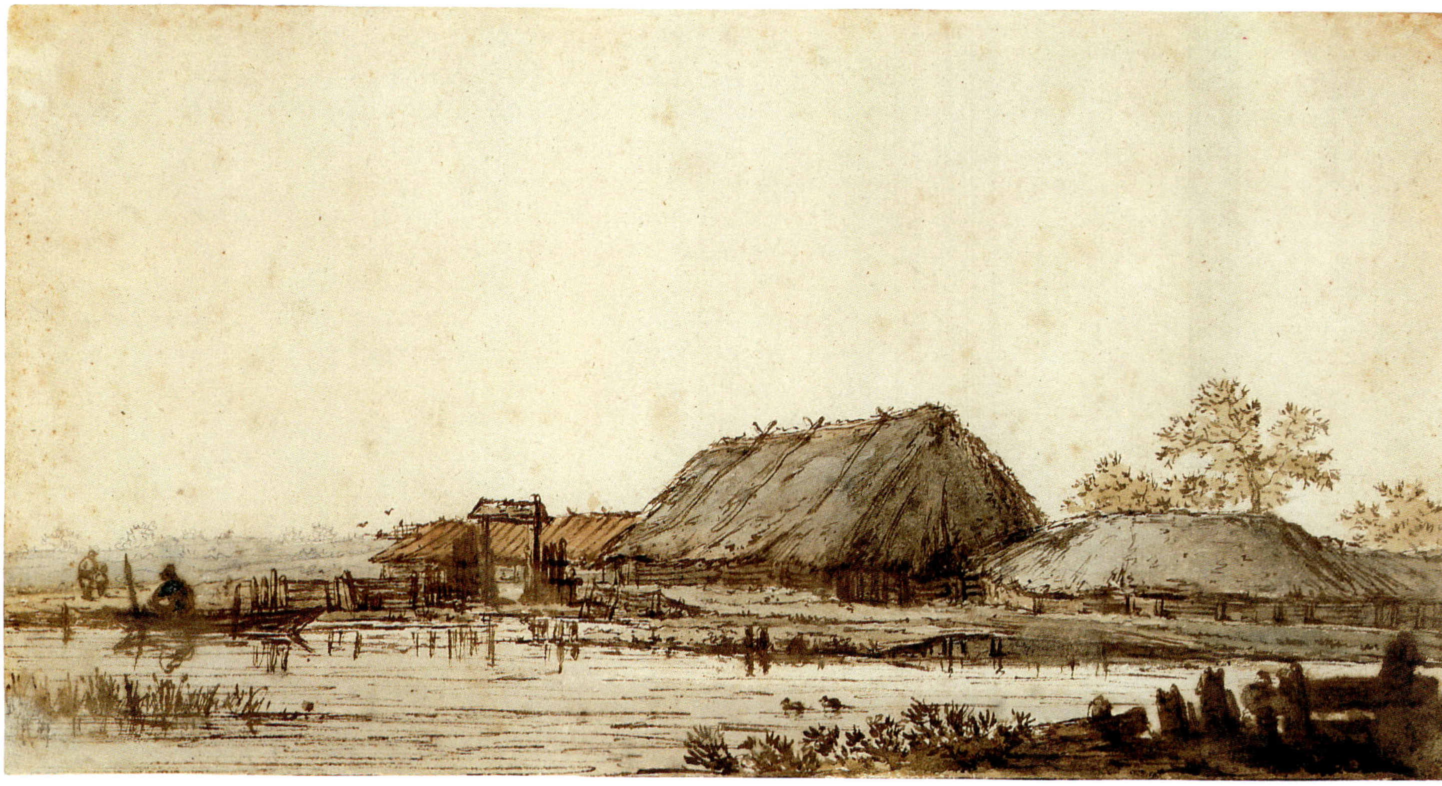

WOUTER JOHANNES VAN TROOSTWIJK

Amsterdam 1782 - 1810 Amsterdam

29 Ansicht des Oetewalerweg (jetzt Linnaeusstraat) in Amsterdam, 1805

Aquarell, Pinsel in Schwarz, über einer Bleistiftskizze, Umrahmung mit Feder und schwarzer Tusche, 163 x 242 mm. Signiert auf der Rückseite: *W:J: van Troostwijk / 1805* und mit Inschrift von der Hand des Künstlers: *gezigt op de Houtewaalerweg* (*Ansicht des Houtewaalerweg*).

Amsterdam, Koninklijk Oudheidkundig Genootschap (Königliche Altertums-Gesellschaft)

(Atlas von Amsterdam, Mappe 84)

LITERATUR
Gerlagh u. Heijbroek 1995, S. 216.

Oh, diese herrlichen Morgen – die nun für mich verloren sind! Würde ich nicht ganz gewiß heiraten, so würde ich nie zulassen, daß ich dieses glorreichsten Teils des Tages beraubt werde. So hörte man Troostwijk wehklagen, obwohl er sich über seine Anstellung als Verwalter des Amsterdamer Rathauses freute.[1] Man hatte dem 22jährigen am 4. April 1805 diesen lukrativen, hauptsächlich administrativen Posten vor allem wegen seiner vorzüglichen familiären Verbindungen anvertraut. Von nun an mußte dieser leidenschaftliche Künstler – der um sechs Uhr aufstand – beim Frühstück über die Künste lesen und dann versuchen, in seinem Atelier etwas zuwege zu bringen, bevor er sich auf den Weg zum Rathaus machte. Und seine geliebten Spaziergänge mit Skizzenbuch und Bleistift mußten auf den Abend beschränkt bleiben.

Man muß sich nur die im selben Jahr[2] entstandene *Ansicht des Oetewalerweg* (jetzt Linnaeusstraat) in Amsterdam ansehen, um zu begreifen, warum der Gedanke, seine morgendliche Routine aufgeben zu müssen, den Künstler so sehr betrübte. Die Landschaft mit dem dunklen, ungepflasterten Weg ist in klares Morgenlicht getaucht. Jedes Detail, egal wie einfach und schematisch es wiedergegeben sein mag, spricht von der feinen Poesie van Troostwijks und seinem tiefempfundenen Drang, seiner Liebe für die Natur und die Gegend Ausdruck zu verleihen. Bei diesem Aquarell hat er in außerordentlichem Maß erreicht, daß Sujet und Ausführung miteinander harmonieren: die Komposition, die Farben und die Thematik sind in vollkommenem Gleichgewicht. Der Glanz auf der Oberfläche einer Wasserpfütze, ein ungewöhnliches Detail in der Landschaftsmalerei, erhöht die Spannung der Darstellung. Auf ganz natürliche Weise durchbricht er die Monotonie der dunklen Abschnitte der gewöhnlichen schattigen Vordergründe. Das Wasser zeugt von einem kürzlichen Regenguß. Die Atmosphäre, die einen hellen neuen Morgen nach einem Regenschauer ahnen läßt, wenn die erfrischte Natur wie wiedergeboren erscheint, wird sogar durch Kühe, die auf die Weide getrieben werden, noch mehr belebt. Das Motiv eines einsamen Baumes oder einer Baumreihe im Vordergrund kehrt in den Landschaftsskizzen von Jurriaan Andriessen wieder, bei dem van Troostwijk Malerei studierte. Der auffallend niedrige Horizont, sehr ungewöhnlich für diese Zeit, ist ein innovatives Element.

Die *Ansicht des Oetewalerweg* bildet unbestreitbar einen Höhepunkt im Œuvre van Troostwijks. Innerhalb von zwei Jahren hatte er sich vom Produzenten unbeholfen kolorierter Kopien von Drucken Nicolaas Berchems zu einem Aquarellisten entwickelt, der das Können besaß, so tiefempfundene Landschaftsimpressionen, wie wir sie hier sehen, zu entwerfen.[3] In den Jahren nach 1805 sollte van Troostwijk seinen geschickten, flinken Stil bei der Darstellung von menschlichen Figuren und Vieh noch mehr verfeinern.[4] Seine ausgearbeiteten Skizzen für Landschaften und Aquarelle waren schließlich gekennzeichnet durch ein Streben nach einer Wiedergabe der Natur, die kraftvoller wirkte, als es bei der poetischen *Ansicht des Oetewalerweg* der Fall ist, und dies spiegelt sich in seiner *Landschaft mit zwei Kühen* von 1809 wider (Abb. 29a). Während der Stil der späteren Zeichnungen den Einfluß von Adriaen van de Velde verrät (vgl. Kat. Nr. 33), kann kein Vorbild aus dem 17. oder 18. Jahrhundert für die gleichmäßige Art der Lavierung in der etwas früheren *Ansicht des Oetewalerweg* gefunden werden.

Van Troostwijk erwies sich mit seiner erstaunlich direkten Darstellung der Landschaft als Erneuerer par excellence. Er verkörperte die Devise, die der Kunstwissenschaftler Jeronimo de Vries in seinem Nekrolog auf van Troostwijk aufstellte: *so ruhig und schlicht wie wahre Kunst selbst*.[5] Es gibt keine Zeichnungen aus den letzten Lebensjahren van Troostwijks, die diesem Aquarell gleichkommen. Bedauerlicherweise ist das Werk, das ihm 1808 eine Goldmedaille der Felix-Meritis-Gesellschaft einbrachte – ex aequo mit seinem Freund Pieter Gerardus van Os[7] –, heute unbekannt. Die Aufgabe war eine Zeichnung mit einem „Bauernhaus, in hellem Sonnenlicht, mit Vieh und anderen Tieren als Staffage". Den Regeln gemäß mußte jeder Beitrag anonym und mit einem Motto versehen eingereicht werden. van Troostwijk wählte einen Ausruf, der von ganzem Herzen kam: *Observez la Nature*.[6]

RJtR

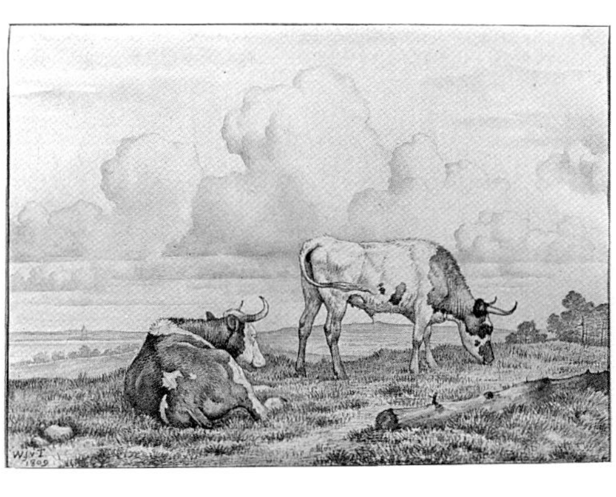

Abb. 29a
Wouter Johannes van Troostwijk, *Landschaft mit zwei Kühen*, 1809; schwarze Kreide und Pinsel in Grau, 186 x 254 mm; Otterlo, Museum Kröller-Müller.

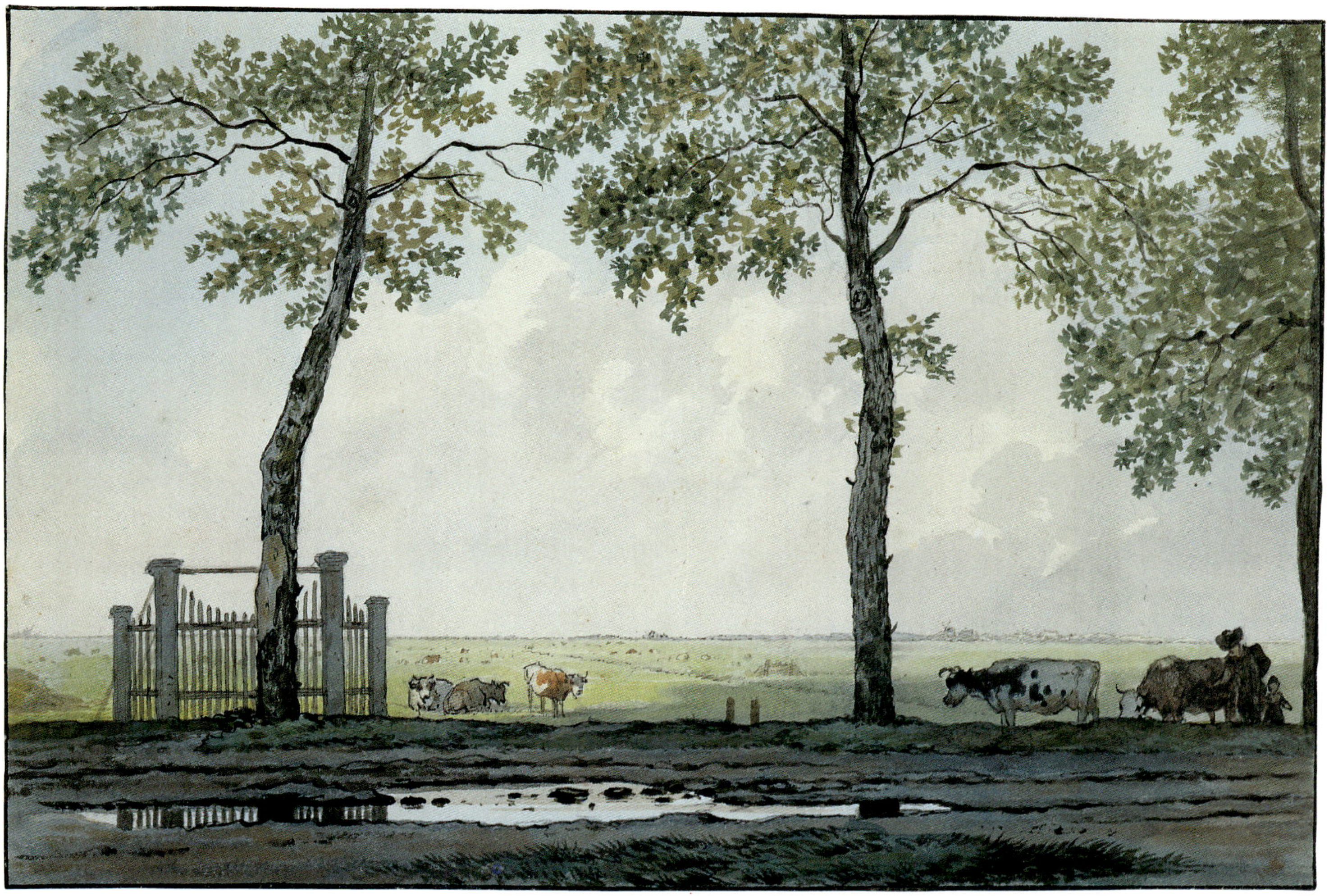

HENDRIK VOOGD

Amsterdam 1768 - 1839 Rome

30 Italienische Landschaft mit Pinien, 1807

Öl auf Leinwand, 138,5 x 101,5 cm.
Links unten: *H.Voogd fecit Roma 1807.*

Amsterdam, Rijksmuseum
(Inv. Nr. Sk-A-4688)

LITERATUR
Van Thiel u.a. 1992, S. 91.

Als der „holländische Claude Lorrain" – wie der Amsterdamer Hendrik Voogd zu seiner Zeit genannt wurde – diese überaus atmosphärische italienische Impression malte, lebte er bereits seit zwanzig Jahren in Rom.[1] Bemerkenswert an diesem Bild sind vor allem die Licht- und Schattenwirkungen. Der Betrachter wird schon auf den ersten Blick von den Strahlen der tief am Horizont stehenden Abendsonne fasziniert, die die Bergkette mit der Silhouette einiger Häuser und einer Reihe Zypressen in diffuses Gegenlicht hüllen. Dazu bilden die sich scharf abzeichnenden Schatten im Vordergrund, die die großen Pinien im Mittelgrund werfen, einen Kontrast. Die Beschäftigung mit den Licht- und Schattenwirkungen läßt Voogds späteres, eher romantisch geprägtes Repertoire erahnen, in dem die Darstellung von spezifischen klimatischen Bedingungen beherrscht wird. Die Farbgebung dagegen zeigt Spuren seines früheren Schaffens, das durch einen kühlen Klassizismus gekennzeichnet ist.[2]

Diese Sommerszene, die der Künstler zweifellos in der römischen Campagna aufspürte, wird von einer idyllischen und sorglosen Atmosphäre durchweht. Zwei Damen in eleganten Empire-Roben bringen einem Kind das Laufen bei; ein Paar macht einen Spaziergang, und unter den Bäumen genießen einige Frauen die friedliche Stille. In der Nähe eines großen Baumstamms im linken Vordergrund hält ein Zeichner diese erhabene Landschaft in seinem Skizzenbuch fest, während eine Dame und ein Herr die Aussicht bewundern. Zwischen den Bäumen taucht das Dach einer großen Villa auf – vielleicht das Heim eines der Abgebildeten. Möglicherweise hat sich Voogd in dem arbeitenden Künstler selbst porträtiert.

Voogd führte seine Landschaften stets in einer bestimmten Weise aus: Auf eine Skizze in freier Natur folgte im Atelier deren Ausarbeitung zu einer detaillierten lavierten Zeichnung; ein Gemälde oder Aquarell bildete die endgültige Version (vgl. Kat. Nr. 17). Diese Methode wandte er auch bei der *Italienischen Landschaft mit Pinien* an, von der sowohl eine Studie der Pinien-Gruppe (Abb. 30a) als auch eine braun lavierte Zeichnung, deren Anordnung mit derjenigen auf dem Gemälde übereinstimmt, erhalten sind.[3]

Bedauerlicherweise ist über die Herkunft des Gemäldes nur bekannt, daß es 1976 vom Rijksmuseum erworben wurde. Möglicherweise kam es ursprünglich über Voogds holländischen Förderer, Dirk Versteegh, in andere Hände oder wurde in Rom vom Künstler selbst an einen Kunstliebhaber verkauft.

WL

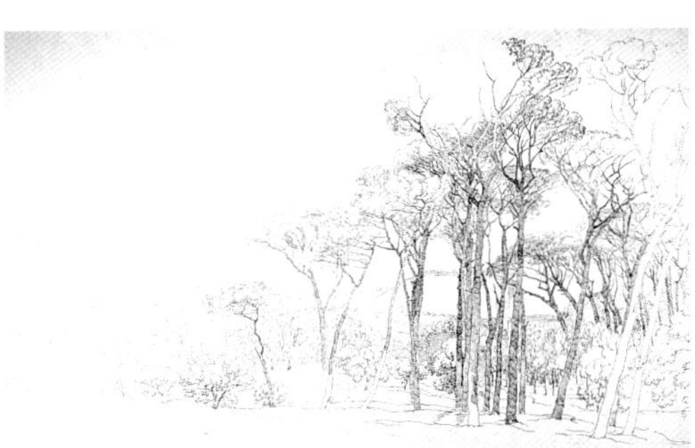

Abb. 30a
Hendrik Voogd, *Landschaft bei Rom*, um 1807; Bleistift und Feder in Schwarz, 765 x 1004 mm; Amsterdam, Rijksmuseum, Rijksprentenkabinet.

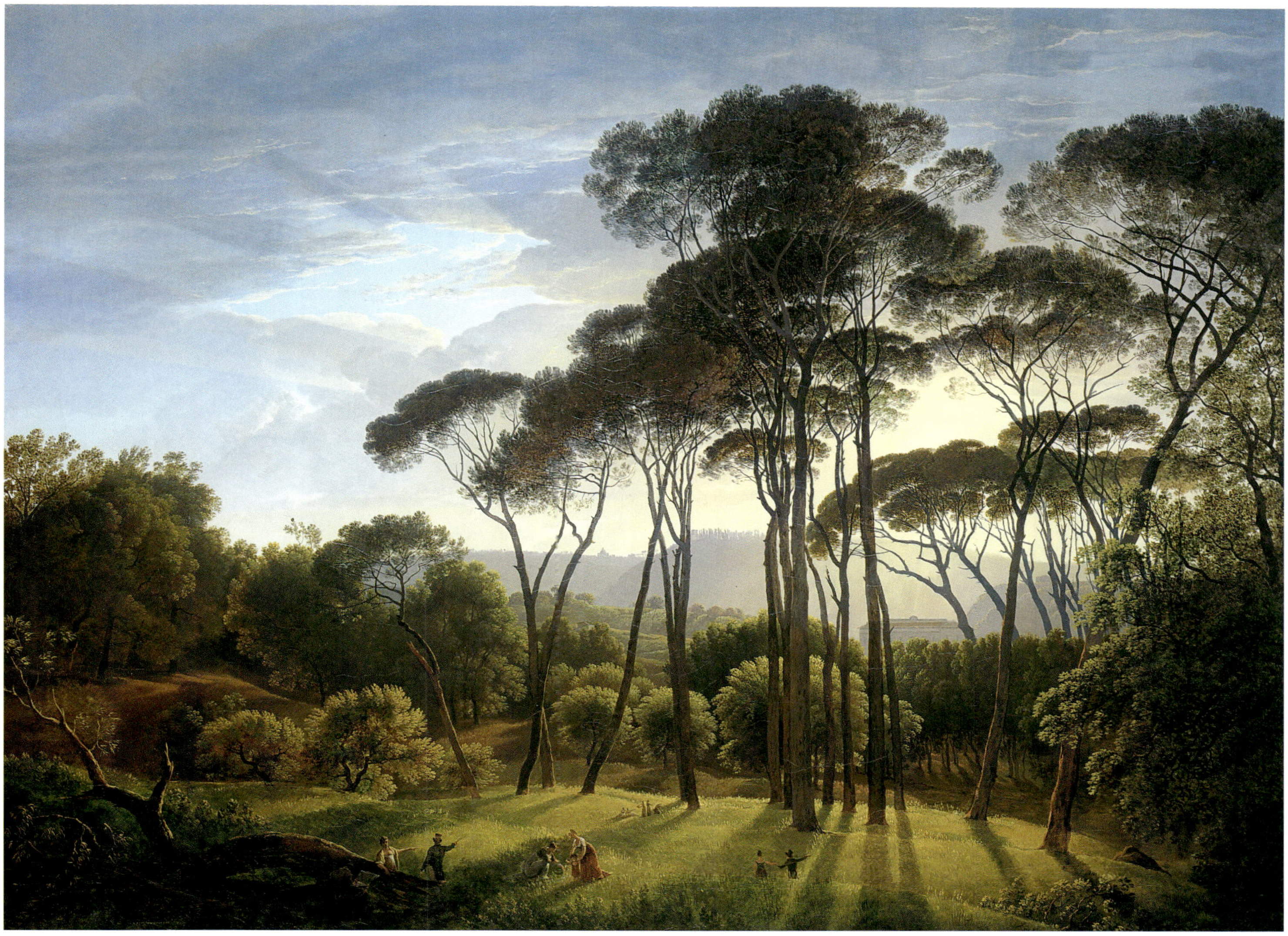

PIETER RUDOLPH KLEYN

Hoge Zwaluwe 1785 - 1816 Wageningen (?)

31 Blick auf die Ebene von Montmorency bei St. Leu, 1808

Öl auf Leinwand, 87 x 129 cm.
Rechts unten: *Kleijn 1808*.

Amsterdam, Rijksmuseum
(Inv. Nr. Sk-A-645)

LITERATUR
TLM Amsterdam 1808, Kat. Nr. 108; van Thiel u.a. 1976, S. 321; Loos, Jansen u. Kloek 1997, S. 44, Kat. Nr. 13.

Wie Abraham Teerlink bekam auch Pieter Rudolph Kleyn 1807 von König Louis Napoleon ein Stipendium für einen Studienaufenthalt als Landschaftsmaler in Paris und Rom. Wegen seines frühen Tods – er fiel im Alter von 31 Jahren jämmerlich in der Schlacht von Quatre-Bras – kennen wir lediglich drei Gemälde von Kleyns Hand – Werke, die Gewinner des Prix de Rome für die Ausstellung lebender Meister zur Verfügung stellen mußten und die nachher in Staatsbesitz übergingen.[1]

Blick auf die Ebene von Montmorency bei St. Leu, das früheste uns bekannte Gemälde Kleyns, hing 1808 in Amsterdam auf der ersten Ausstellung Lebender Meister. Die „individuelle" Komposition des Panoramas wurde gepriesen, das Laubwerk aber als etwas „hölzern" empfunden. Man riet dem Künstler, die Landschaft *in größerem Maßstab* zu studieren.[2] Das Licht und die etwas metallische Farbgebung des Werkes verraten den Einfluß von Kleyns Lehrern Pierre-Henri de Valenciennes (1750–1819) und Jean-Joseph-Xavier Bidauld (1758–1846), die als Landschaftsmaler des französischen Neoklassizismus berühmt wurden.[3]

Übrigens lebte Bidauld in Montmorency, wo diese landschaftliche Impression entstand. Knoef pries Kleyns Landschaften zu Recht als überaus *de l'époque* – im Gegensatz zu denjenigen seines Zeitgenossen van Troostwijk –, und dank ihrer Kolorierung hätten sie vollkommen in eine französische Inneneinrichtung des Empire gepaßt.[4]

Es ist interessant, daß Kleyn hier, wie auch in *Eingang zum Park von St. Cloud bei Paris* aus dem Jahr 1809 (Abb. 90), einen jungen Zeichner – in beiden Fällen vielleicht ein Selbstbildnis – integrierte.[5] Wir sehen einen modisch gekleideten jungen Mann mit einer Mappe unter dem Arm, der soeben einem Mädchen ein Almosen gibt, das für einen verkrüppelten Bettler bestimmt ist. Es muß offen bleiben, ob Kleyn beim Malen dieser Genreszene an seine Heimat dachte und hier dem rechtschaffenen Sinn seiner Landsleute Tribut zollte. WL

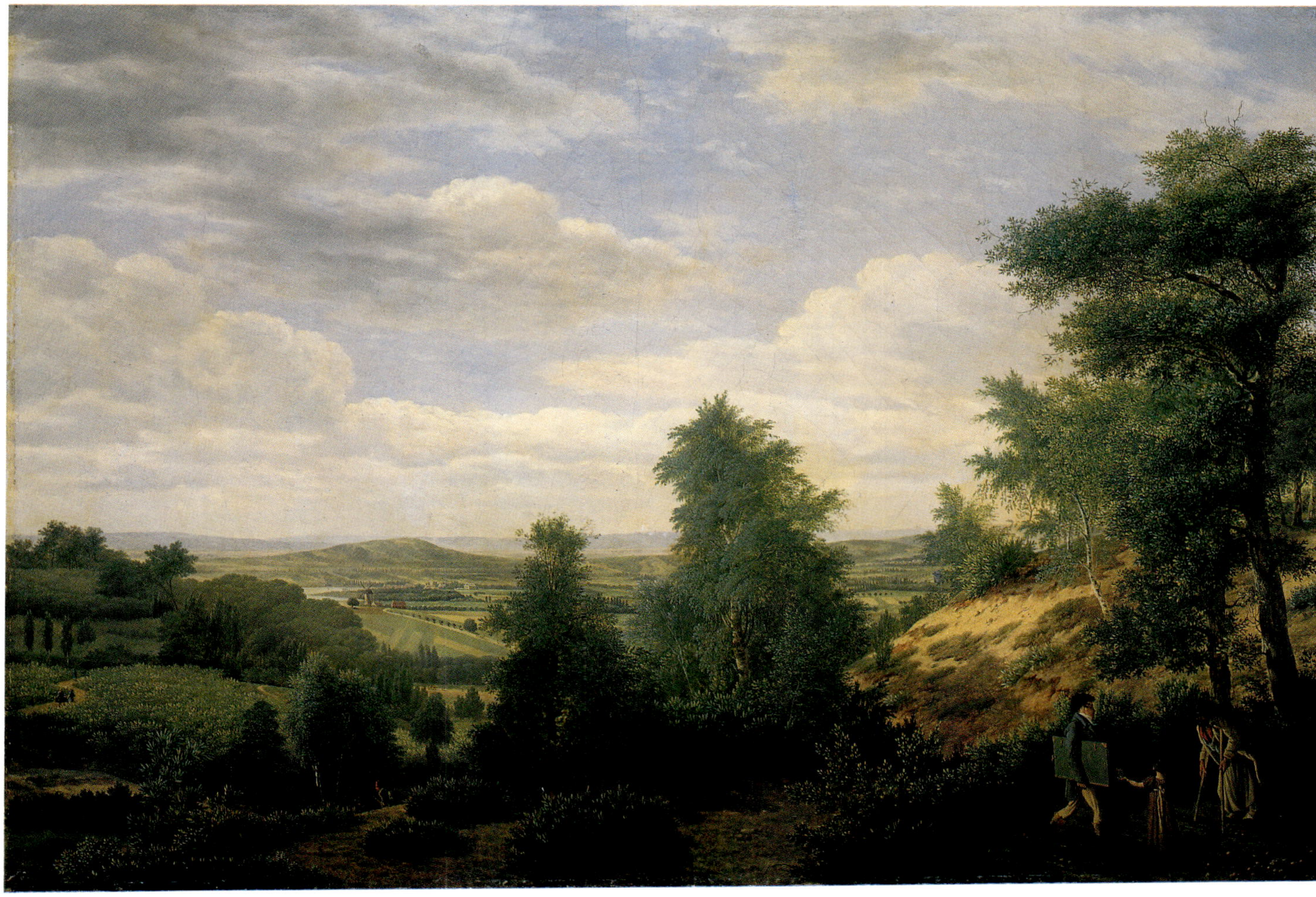

DAVID PIERRE 'GIOTTINO' HUMBERT DE SUPERVILLE

Den Haag 1770 - 1849 Leiden

32 Eisschollen auf der Maas, 1809

Schwarze Kreide, Bleistift, Pinsel in Braun und Graubraun, mit weißer Kreide gehöht, auf blauem Papier, 390 x 480 mm; vom Künstler auf Karton aufgezogen (406 x 498 mm). Links unten von der Hand des Künstlers: *Glaçons sur la Meuse. Janvier 1809*; signiert rechts unten: *G. Humbert. d'apres Nature.*

Sammlerzeichen: N.C. de Gijselaar (1792–1873; L. 1967).

Leiden, Universität Leiden, Kupferstichkabinett

(Inv. Nr. PK 579)

LITERATUUR

De Haas 1941, S. 130; Van Gelder 1958, S. 53 u. 98; Biesboer 1975, Kat. Nr. 43; Schaeps 1997, Kat. Nr. D1733.

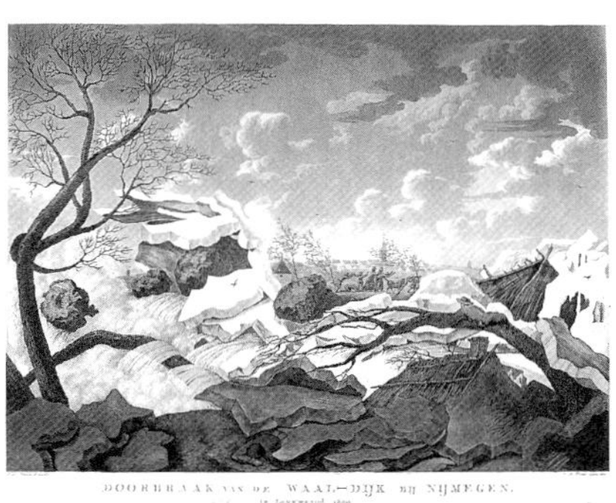

Abb. 32a
Johannes de Vletter nach Jan Lodewijk Jonxis, *Bruch des Waaldeichs beim loender Wald*, 15. Januar 1809; Radierung und Aquatinta, 401 x 534 mm.

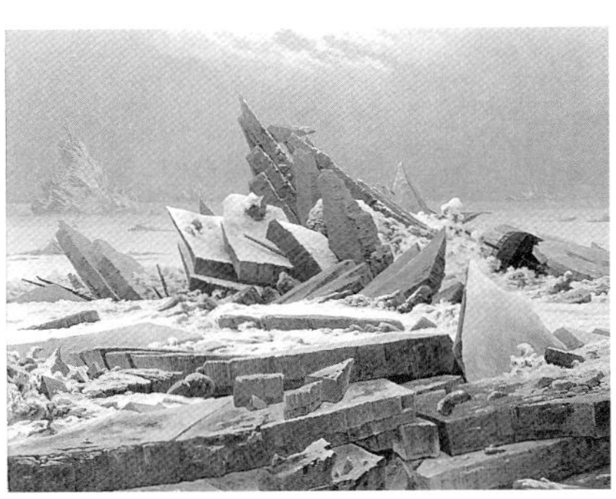

Abb. 32b
Caspar David Friedrich, *Das Eismeer*, um 1823/24; Öl auf Leinwand, 96,7 x 126,9 cm; Hamburg, Kunsthalle (Inv. Nr. 1051).

Ein traditioneller Aspekt der Landschaftszeichnung ist das Interesse für ungewöhnliche Phänomene wie seltsam geformte Bäume, eine merkwürdig biomorphe Felsformation oder besondere Licht- und Wetterbedingungen. Oft wurden solchen Zeichnungen Anmerkungen beigefügt, die die Beobachtungen des Künstlers festhalten sollten, bis er sie in einer Komposition verwerten konnte. Beobachtungen dieser Art wurden selten in großes Format umgesetzt. Zwei Blätter, auf denen Giottino Humbert de Superville Treibeisformationen wiedergab, haben Ausnahmecharakter. Die Zeichnung, die wir hier sehen, ist die größere der beiden.[1]

Nach einem ausgiebigen Aufenthalt in Italien lehrte Humbert 1805 Zeichnen, Architektur, Geografie und Italienisch am Ausbildungsinstitut für Marineoffiziere, das bis Mitte 1809 in Feyenoord bei Rotterdam betrieben wurde.[2] Von dort aus muß er im Januar 1809 an die Maas gereist sein, um die enormen Massen von gebrochenem Eis zu zeichnen. Dieses Phänomen reizte auch andere holländische Künstler, aber ihre Rolle war eher die von „Katastrophenreportern", deren Aufgabe darin bestand, für ihr Publikum die gewaltigen Eismassen und das Brechen der Deiche festzuhalten (Abb. 32a).[3] Dieser journalistische Impetus fehlt im Werk von Humbert ganz. Er entwickelte ein nahezu wissenschaftliches Interesse für merkwürdige Naturphänomene.[4] Angesichts der Sorgfalt, mit der er die beiden Zeichnungen der Eisschollen auf Karton aufzog, kann man vermuten, daß er sie für seine Geografiestunden brauchte.

In beiden Zeichnungen erscheinen die Eisschollen als riesige gebirgsartige Formationen, aber es gibt keinen Hinweis auf ihre eigentliche Dimension. Die Schatten, die eindeutig nicht naturgetreu sind, wurden mit dem Pinsel laviert und verleihen den aufgetürmten Massen einen bedrohlichen und gespenstischen Aspekt. In seinem Hauptwerk, dem *Essai sur les signes inconditionnels dans l'art* (1827), einer Abhandlung über die universale Formensprache von Linien und Konturen, die allen Kulturen vertraut ist, beschreibt der Künstler die dreieckige Gestalt eines Berges als ein „abwärtsgerichtetes" Symbol. Indem er solche Beispiele wie die Lärche, niedergeschlagene Augen und die gotische Kathedrale gebraucht, assoziiert er konvergierende Linien mit Kontemplation, Ernst, Tiefe/Dunkelheit und der Farbe Schwarz.[5] Humbert sprach diesem Eisschollenberg vermutlich dieselben etwas pessimistischen Qualitäten zu.

Die ungewöhnliche Zeichnung Humberts weckt unweigerlich Erinnerungen an *Das Eismeer* von Caspar David Friedrich (1774–1840) (Abb. 32b). Dieses Gemälde von etwa 1823/24 zeigt einen monumentalen Eisberg, auf den ein Schiff aufgelaufen ist.[6] Das Werk wurde durch Zeitschriftenartikel über eine verhängnisvolle Polarexpedition angeregt, wie auch ein sehr großes Panoramagemälde, das demselben Thema gewidmet war. Für die Komposition seines Gemäldes griff Friedrich auf kleine Ölskizzen mit aufbrechendem Eis zurück, die er im Winter 1821 an der Elbe angefertigt hatte.[7] Im Gegensatz zu Humberts Bild ist hier kein Streben nach Monumentalität zu erkennen. Die Aufnahme in ein augenfällig großartiges Konzept fand erst später statt. Friedrichs Gemälde ist – teilweise bedingt durch seinen anekdotischen Charakter – ein fesselnder Ausdruck so universaler Emotionen wie der Einsamkeit des Menschen und der Hilflosigkeit angesichts der Gewalt der allmächtigen Natur, dem Produkt der Allmacht Gottes.

Obwohl Humbert de Superville in seiner Darstellung der Eisschollen dem Menschen und seiner Beziehung zur Natur keine Referenz zollt, ist die Metapher, die er einbringt, unmißverständlich. Ihn inspirierte der Drang, eine höhere Wahrheit auszudrücken. Laut Edmund Burke, dessen Schriften zu jener Zeit beliebt waren, lagen Schmerz, Angst, Gefahr und Sorge an der Wurzel des *Erhabenen*, während *Erstaunen* – wie es beim Anblick dieser Eisschollen auf der Maas hervorgerufen wird – das Ergebnis des *Großartigen und Sublimen in der Natur* sei. RJtR

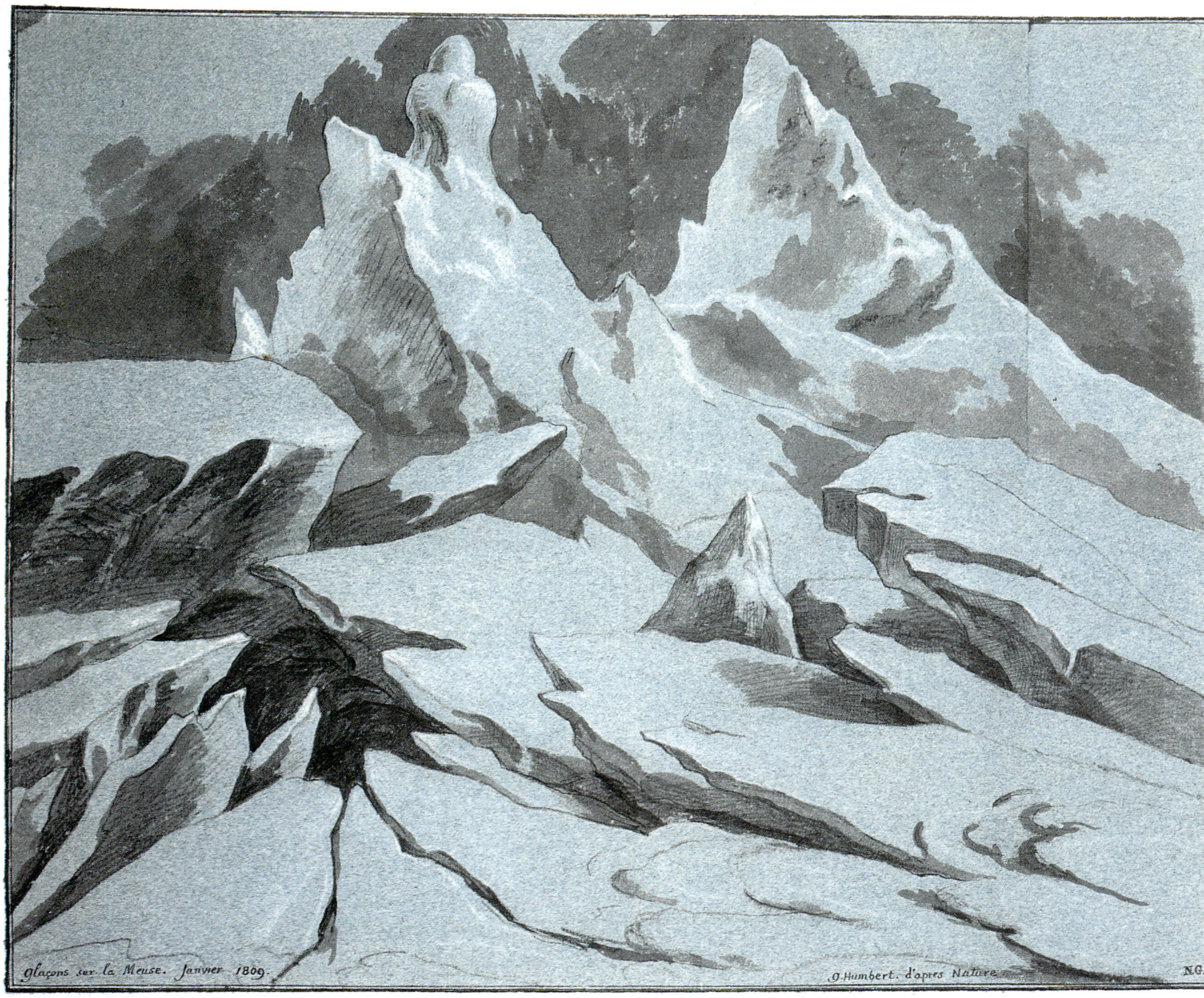
Glaçons sur la Meuse. Janvier 1809.
J. Humbert. d'apres Nature
N.G.

WOUTER JOHANNES VAN TROOSTWIJK

Amsterdam 1782 - 1810 Amsterdam

33 Geldersche Landschaft mit Bleichfeld an einem Bach, um 1809

Öl auf Leinwand, 52,5 x 63 cm.

Amsterdam, Rijksmuseum

(Inv. Nr. Sk-A-1168)

LITERATUR

Gonnet 1880, S. 117, Kat. Nr. 180; Knoef 1943, S. 128–130; Gudlaugsson 1970, S. 373 und 375; van Thiel u.a. 1976, S. 549; van Tilborgh u. Jansen 1986, S. 43, Kat. Nr. 96; Loos, Jansen u. Kloek 1997, Kat. Nr. 8.

Von van Troostwijk, der im Alter von 28 Jahren starb, sind etwa zehn Gemälde bekannt. Vier davon sind im Rijksmuseum in Amsterdam, eine *Geldersche Landschaft mit Bleichfeld an einem Bach*, eine *Geldersche Landschaft mit Bauernhaus*, das *Selbstbildnis* und der berühmte *Fensterladen*.[1] Der Biograph des Künstlers, Immerzeel, erwähnt in einem Referenzschreiben an van Troostwijks Freund, den Kunstkenner Albertus Brondgeest (Kat. Nr. 39), daß schwer an Gemälde des vielversprechenden jungen Landschaftsmalers heranzukommen sei, weil sie nie zum Verkauf angeboten würden.[2] Bestätigt wird dies durch die Tatsache, daß das oben erwähnte *Selbstbildnis* nach dem Tod des Künstlers im Besitz der Familie blieb, bis es vom Rijksmuseum erworben wurde. Als ein Teil des Eigentums von van Troostwijk 1875 auf einer Auktion zum Verkauf angeboten wurde – ein Ergebnis war der Erwerb dieser *Gelderschen Landschaft* –, waren noch rund 40 Gemälde bekannt.[3]

Nach van Eijnden und van der Willigen machte der junge Landschaftsmaler jeden Sommer ein oder zwei Ausflüge ins Gooi, nach Drenthe oder Gelderland und malte dort nach der Natur.[4] Ein Produkt seiner Studienreisen war diese *Geldersche Landschaft*, die er wahrscheinlich während oder kurz nach dem letzten Sommer seines Lebens schuf. Diese Impression von Gelderland an einem Sommertag zeigt in warmer Farbgebung eine hügelige bewaldete Landschaft an einem Fluß: im Vordergrund sehen wir ein Bleichfeld und eine Bauernhütte. Folgt man dem Blick in die Landschaft, sieht man durch die Bäume hindurch einen Mann, ein paar Kühe und mehrere Pferde. Vorne, nahe dem Bootssteg, steht ein Mann mit einer Bleichkanne; schräg hinter ihm sind Gestelle zum Trocknen aufgestellt worden. Jemand steht bei Tüchern, die im Gras liegen. In Anbetracht der Menge an Wäsche, der Nähe des Flusses und der anderen Gerätschaften ist anzunehmen, daß es sich hier um eine professionelle, wenn auch kleine Wäscherei handelt. Die schlichte Hütte mit ihrem Strohdach ist typisch für die Wohnstätten einfacher Bauern und Landarbeiter in Gelderland.[5]

Die Darstellung der Natur, wie wir sie hier sehen, war für die Zeit, in der sie gemalt wurde, doch bemerkenswert. Zur Zeit van Troostwijks huldigten die Landschaftsmaler im allgemeinen ihren Vorgängern des Goldenen Zeitalters, indem sie deren Stil und thematische Vorlieben übernahmen. Die sehr persönliche Darstellung von Motiven aus der Natur, sowohl in van Troostwijks Zeichnungen als auch in seinen Gemälden, wurde – urteilt man anhand verschiedener Zeichnungen und Aquarelle – um 1805 offensichtlich (vgl. Kat. Nr. 29).

Was die Abbildung der Natur anbelangt, offenbarte van Troostwijk, daß er den Künstlern des 17. Jahrhunderts zwar Hochachtung entgegenbrachte, aber kein sklavischer Nachahmer seiner großen Vorgänger war. Dennoch rufen eigentümliche Merkmale die Erinnerung an die von ihm bewunderten alten Meister hervor: die schräge Neigung der Landschaft wie bei Ruisdael oder die Bauernkate wie bei Adriaen van de Velde. Diese überaus reizvolle Szenerie kann als früher Vorläufer der „Stimmungskunst" gelten, die sich in der zweiten Hälfte des 19. Jahrhunderts besonders unter den Künstlern der Haager Schule entfaltete. Zugleich ist die *Geldersche Landschaft* das aufsehenerregende holländische Landschaftsgemälde, das uns aus der ersten Hälfte des 18. Jahrhunderts erhalten ist. Es verwundert kaum, daß Knoef es als *herrlich reif* beschrieb und es auf Grund seiner kräftigen Farbgebung als einen Vorboten der Schule von Barbizon bezeichnete.[6] Es ist daher besonders tragisch, daß van Troostwijk – der Malerei hingegeben – bis in die kalten, feuchten Abendstunden malte und sich schließlich eine fiebrige Erkältung holte, die zu seinem frühen Tod führte. WL

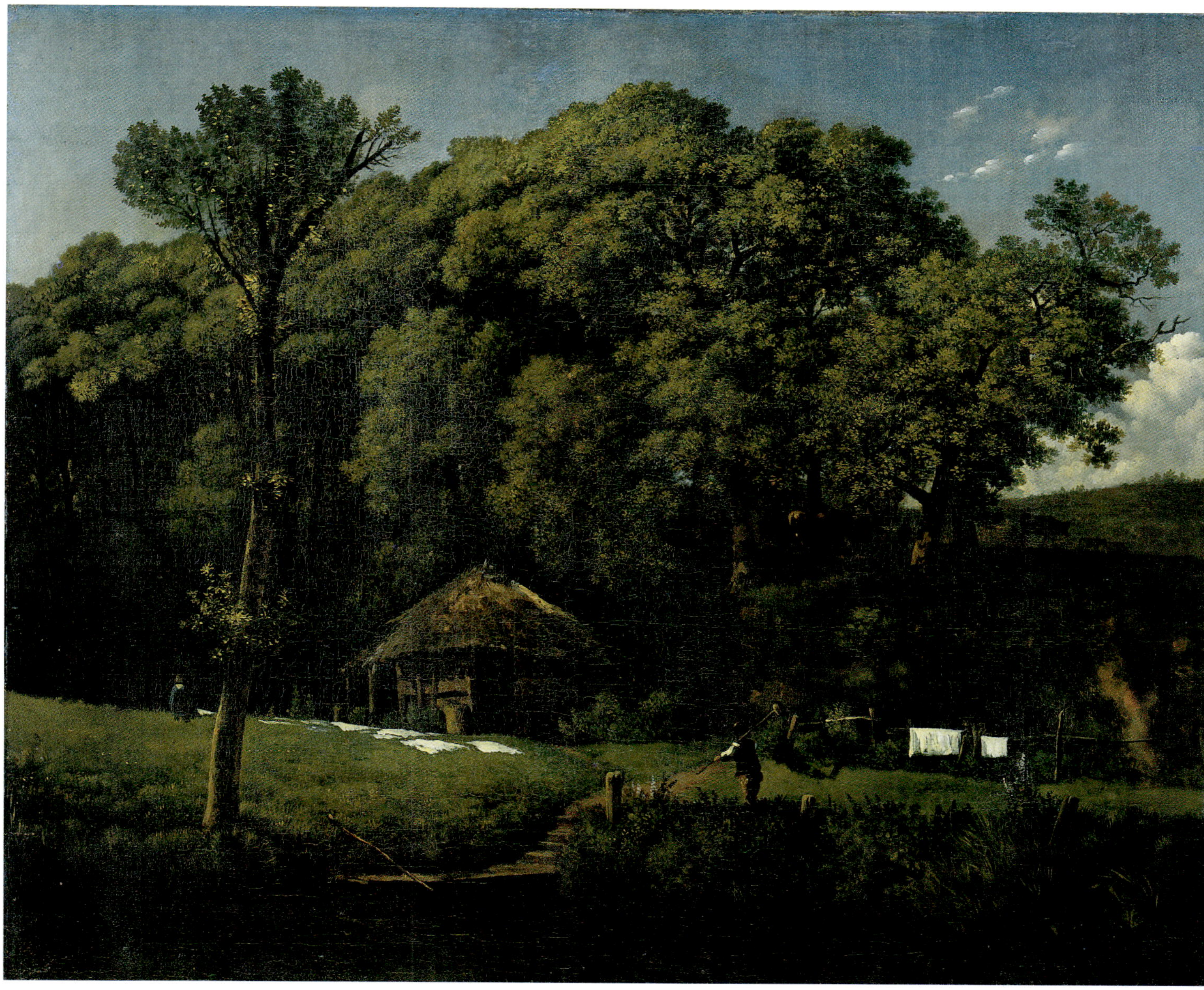

JACOB VAN STRIJ

Dordrecht 1756 - 1815 Dordrecht

34 Landschaft mit Fluß und Bäumen in der Umgebung von Dordrecht, um 1810

Öl auf Holz, 70,5 x 95 cm.
Mitte unten: J:*Van Strij.*

Dordrecht, Dordrechts Museum

(Inv. Nr. DM/973/470)

LITERATUR
De Groot 1980; Schweitzer 1985, Nr. 90; de Pous 1986, Nr. 20.

Ein Großteil des Werks von Jacob van Strij verrät den Einfluß von Aelbert Cuyp, der ebenfalls in Dordrecht zu Hause war; in einigen Fällen kopierte er geradezu Elemente aus dem Werk dieses berühmten Vorgängers des 17. Jahrhunderts.[1] Und dennoch beweist die sommerliche Flußlandschaft, die wir hier sehen, daß sich van Strij nicht immer auf die berühmten Vorbilder der Vergangenheit verließ.

Landschaft mit Fluß und Bäumen in der Umgebung von Dordrecht, entstanden wohl gegen Lebensende des Künstlers, illustriert, wie er über die Jahre hinweg unterschiedliche Einflüsse zu einem persönlichen Stil verschmolz. Das diffuse Sonnenlicht verbindet die verschiedenen Bildkomponenten zu einer wunderbar harmonischen Komposition. Wir wissen, daß van Strij in späteren Lebensjahren unter *ernstlichen physischen Schmerzen litt, und trotz der Tatsache, daß seine Hände durch Gicht bedauerlich verkrüppelt waren,* schuf er *die heitersten Landschaften.*[2]

Der reifere Stil des Künstlers, der in gewissem Sinn auf das Schaffen der romantischen Maler zurückgeht, spiegelt sich in der meisterlichen Komposition dieses Panoramas wider. Das Dorf mit den unterschiedlichen Gebäuden beiderseits der Wasserstraße ist nicht zu identifizieren. Obwohl es durchaus vorstellbar ist, daß bestimmte Elemente auf einer Skizze beruhen, die van Strij in der Gegend von Alblasserwaard anfertigte, nahm das Werk wohl überwiegend in der Phantasie des Künstlers Gestalt an.[3] Van Eijnden und van der Willigen charakterisieren diesen Typus folgendermaßen: *Mittels seiner eigenen Arrangements gelang es J. van Strij, die angenehmsten Naturszenen in der glücklichsten Weise darzustellen. Betrachten wir zur Winterszeit seine Ansichten von Feldern oder seine Dörfer mit den Bäumen und dem Vieh, die von einer leuchtenden Sommersonne erwärmt werden, vergessen wir die Kälte der Jahreszeit.*[4]

Es gibt eine gezeichnete Version dieses Gemäldes (Abb. 34a); unklar ist, ob sie als Studie vorausging oder in Wirklichkeit eine Wiederholung dieser Komposition darstellt.[5] **ChD**

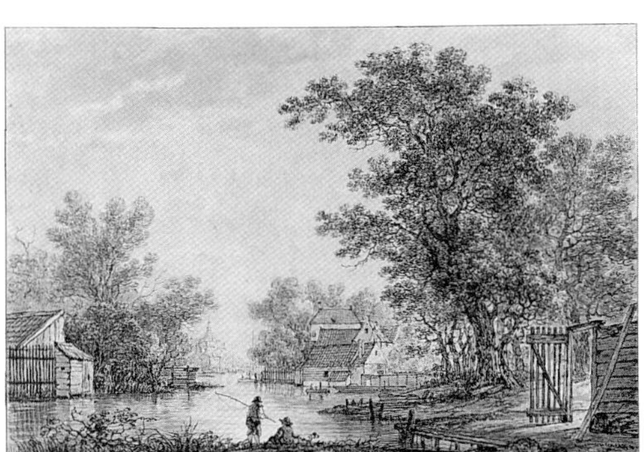

Abb. 34a
Jacob van Strij, *Landschaft in der Umgebung von Dordrecht*, um 1810; schwarze Kreide, Feder in Grau und Pinsel in Braun, 370 x 535 mm; Privatbesitz.

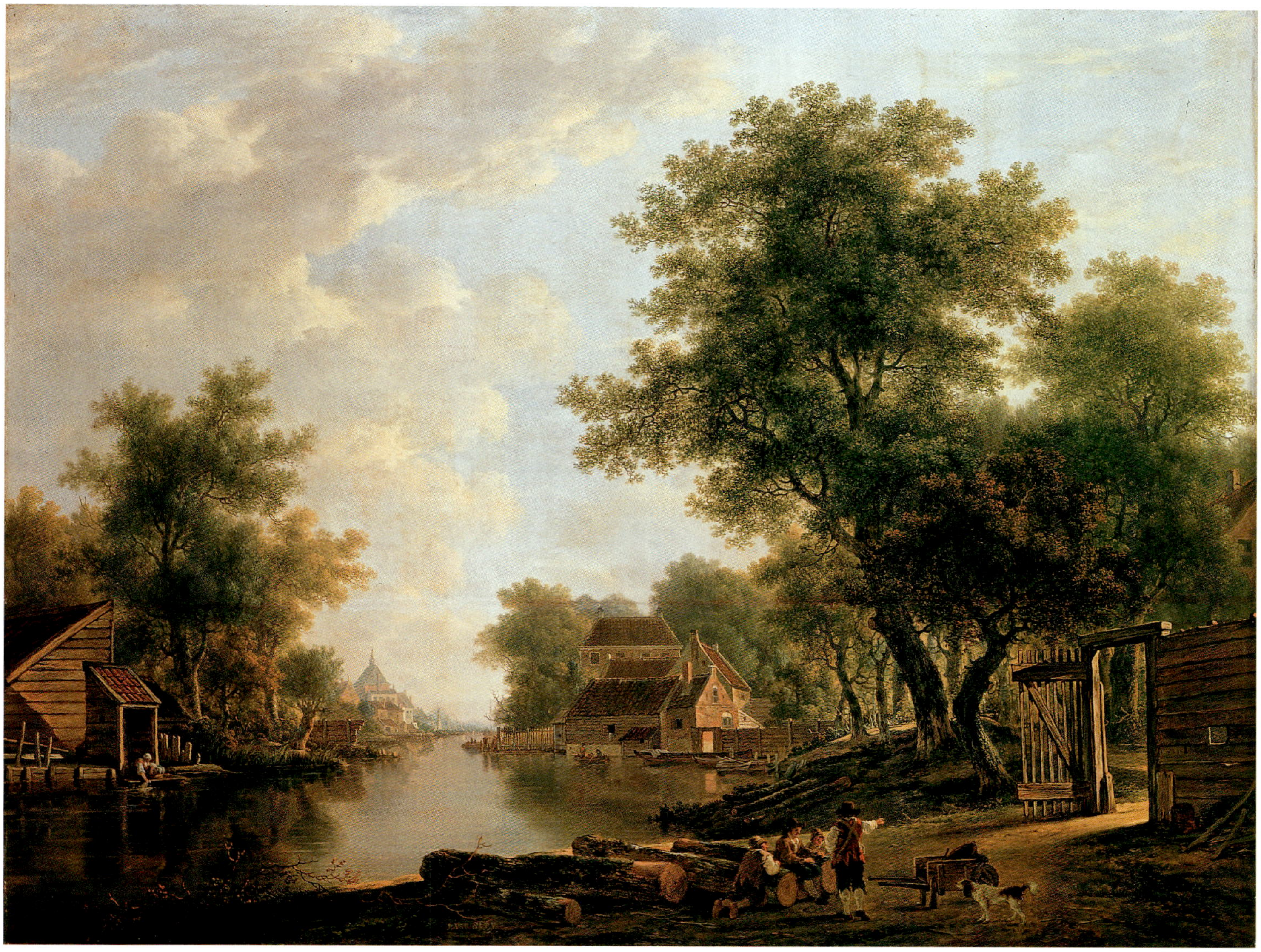

JAN BAPTIST KOBELL

Delfshaven 1778 - 1814 Amsterdam

35 Landschaft mit Vieh, um 1804/14

Öl auf Holz, 53 x 70 cm.
Rechts unten: *JKobell. f.*

London, Sammlung H. van der Mey

Heutzutage ist Kobell zwar wenig bekannt, zu seinen Lebzeiten genoß er jedoch internationale Anerkennung. 1855 schrieb Immerzeel über ihn: *Holland kann auf diesen Maler und Zeichner stolz sein, der unter den späteren Meistern den höchsten Rang einnimmt, was die kunstvolle Wiedergabe der Landschaft mit einer stattlichen Staffage aus Kühen, Schafen, Pferden und Ziegen anbelangt.*[1] Vier Jahre später fügte der unübertreffliche Kramm die folgende Würdigung hinzu: *Wenn es in Europa einen einzigen Künstler gibt, der in den frühen Jahren dieses Jahrhunderts dafür sorgte, daß die flackernde Kerze der Künste wieder hell und deutlich brannte, dann war es ohne Zweifel der bekannte Landschafts- und Tiermaler Jan Kobell.*[2]

Aber Kobells Œuvre umfaßte nicht nur Landschaften mit Tieren und winzigen menschlichen Figuren; es enthielt auch gemalte Wanddekorationen, in denen die Tiere eine herausragende Rolle spielten. Sein frühestes Werk, das Kobell 1795 als Sechzehnjähriger in Arbeit hatte, ist eine Serie von Wandgemälden mit Landschaften und Vieh für das Zimmer des Verwalters eines Utrechter Waisenhauses.[3] Zweifellos verrieten diese Stücke, die nicht erhalten sind, den Einfluß seines Lehrers, des Tiermalers Willem Rutgaart van der Wall (1756–1813). In den darauffolgenden Jahren wurde Kobell hauptsächlich durch das Werk seines berühmten Vorgängers aus dem 17. Jahrhundert, Paul Potter, angeregt. Besonders befaßte er sich mit Potters *Spiegelnder Kuh*, denn das Motiv einer sich im Wasser spiegelnden Kuh erscheint wiederholt in seinen Gemälden, auch in dem Werk, das wir hier sehen.[4]

Die Mehrzahl von Kobells Landschaften bietet Variationen eines einzigen Themas, wobei die Staffage entsprechend umarrangiert wird. Die Kühe, Schafe und Ziegen beruhen auf einem Vorrat an Skizzen, die er ständig wiederverwandte. Die zweite Kuh von links und die ganz rechts in seiner *Landschaft mit Vieh* zum Beispiel tauchen auch auf einem ähnlichen Bild von 1814 auf; im British Museum befindet sich eine signierte Studie oder eine Wiederholung dieses Werks (Abb. 35a).[5]

Das Gemälde ist nicht datiert, und es ist auch schwierig, die Entstehungszeit zu bestimmen, da Kobells Schaffen keine markante stilistische Entwicklung aufweist. Datierte Werke des Künstlers beschränken sich auf die Phase zwischen 1802 und 1814. ChD

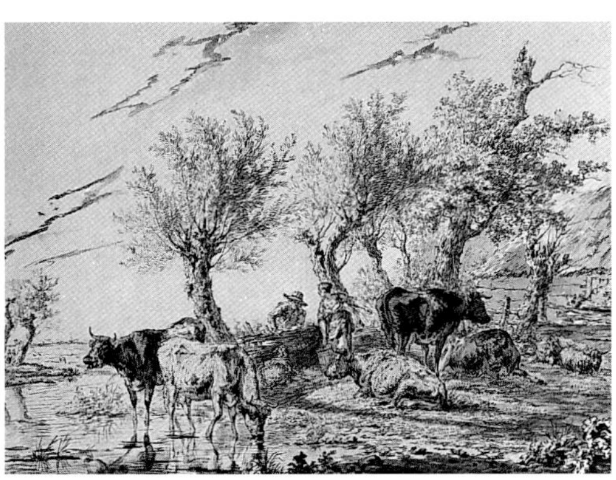

Abb. 35a
Jan Baptist Kobell, *Landschaft mit Vieh*, um 1814;
schwarze Kreide und Pinsel in Grau, 372 x 509 mm;
London, British Museum.

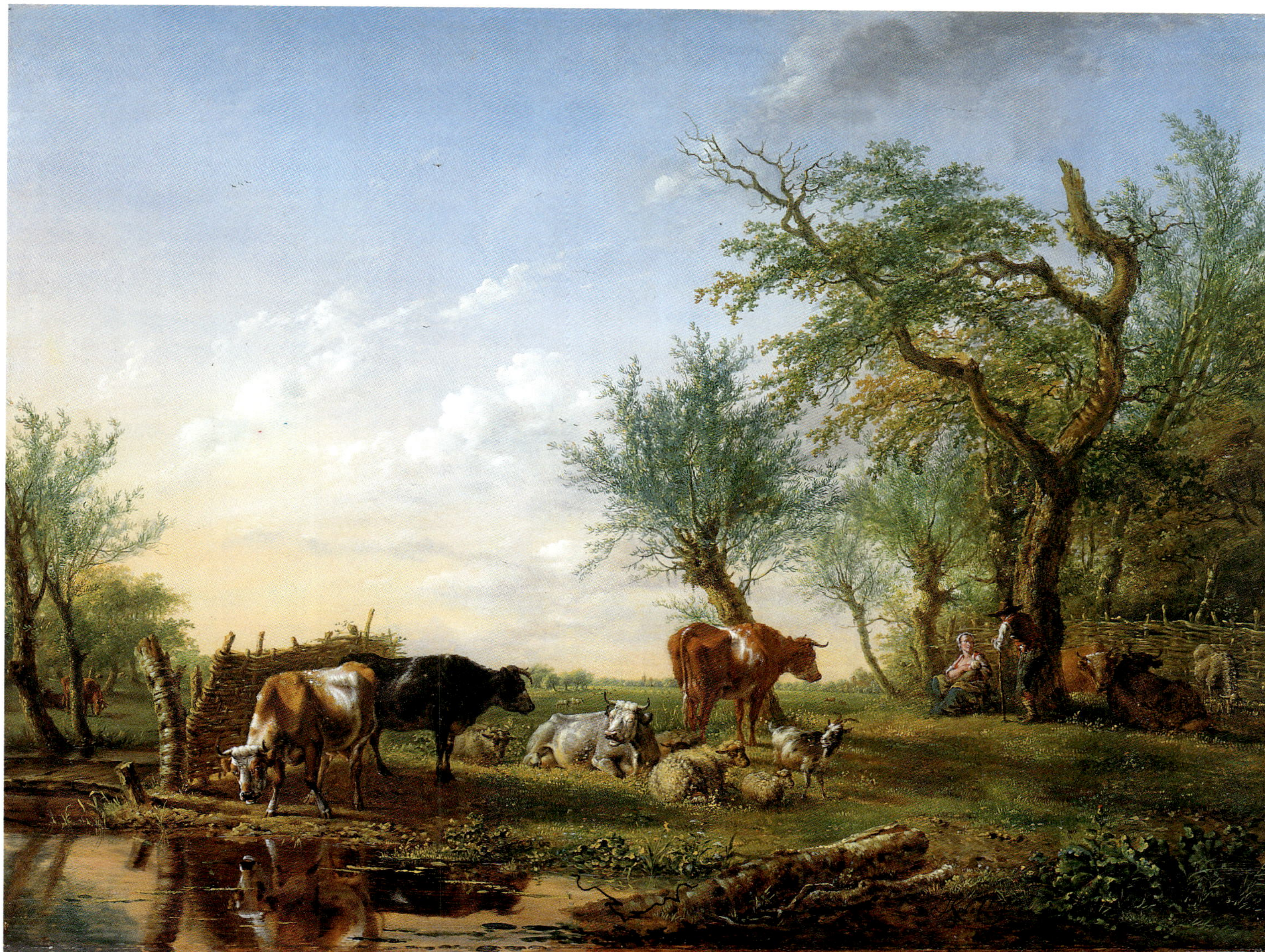

JOSEPHUS AUGUSTUS KNIP

Tilburg 1777 - 1847 Berlicum

36[a-b] Zwei Panoramaansichten, vom Monte Pardo zwischen Aricia und Genzano aus betrachtet, um 1811

Bleistift und Aquarell, 368 x 506 mm (36a) und 367 x 508 mm (36b). Mit Anmerkung in der Handschrift des Künstlers: 36[a]: *Eerste blad van de twee gem[erk]t. / G. à gensano.* – 36b: *Laatste blad van de twee gem[erk]t G. / Civitavecchia / Rome / Cl.gandolfo. / Albano / Ariccia. / Monastère galloro.*

Privatbesitz

LITERATUR

Oud, Jonker u. Schapelhouman 1995, Kat. Nr. 61a-b.

In drei exakten biographischen Skizzen lieferte Josephus Knip Einzelheiten über seinen dreijährigen Aufenthalt in Italien.[1] Es war eine höchst fruchtbare Zeit für ihn: Vom 20. November 1809, nur zwei Tage nach seiner Ankunft in Rom, bis zum 21. September 1812, dem Tag seiner Abreise, fertigte er nicht weniger als 490 Studien an. Die Mehrzahl waren Aquarelle, neben 80 Arbeiten in Öl auf Papier. Wie die meisten Künstler verbrachte er den Winter in der Stadt und zog in den Sommermonaten durch die Campagna, um Naturstudien zu machen.[2] Wie wir wissen, ging er im September 1811 und September 1812 nach Neapel und kehrte beide Male mit einer *gut gefüllten Mappe* mit Studien wieder, *die alle in situ sehr detailliert ausgeführt* worden waren. Man kann daraus schließen, daß nicht alle Künstler ihre Studien an Ort und Stelle ausarbeiteten.

Die beiden hier gezeigten Zeichnungen, die zusammen ein mehr oder weniger fortlaufendes Panorama bilden, entstanden wahrscheinlich während des ersten Aufenthaltes in Neapel.[3] Sie müssen vom Monte Pardo aus gezeichnet worden sein, einem Gipfel an der Straße zwischen Aricia und Genzano, etwa 35 Kilometer südöstlich von Rom. Diese beiden an sich nicht interessanten Städte lagen an der Via Appia Antica, der alten römischen Straße zwischen Rom und Neapel. Von diesem 400 Meter hohen Hügel aus wählte Knip für seine erste Zeichnung einen Aussichtspunkt in westlicher Richtung, wo in etwa zwanzig Kilometer Entfernung das Mittelmeer am Horizont zu sehen war. Das zweite Blatt zeigt einen Ausschnitt in nordwestlicher Richtung; etwa einen Kilometer entfernt konnte Knip das Kloster Galloro sehen, und, wenn er mit den Augen der Via Appia in Richtung Rom folgte, konnte er gerade noch am Horizont Aricia (ca. 1 Kilometer), Albano (ca. 2 Kilometer) und Castel Gandolfo (ca. 5 Kilometer) erkennen.[4] Auf der unteren Hälfte jedes Blattes zeichnete er zwei Straßenabschnitte, die Teil der Via Appia Antica mit ihrer typisch römischen Pflasterung aus großen, roh behauenen, vieleckigen Steinen sein müssen. Knip benutzte die untere Hälfte seiner Zeichnungen oftmals dazu, ein hervorstechendes Detail festzuhalten, das am Rand seines eigentlichen Sujets lag.[5]

Die Art, in der Knip seine Naturstudien anfertigte, wurde dadurch diktiert, daß sie als kompositionelle Bausteine für seine Gemälde, Gouachen und Zeichnungen gedacht waren.[6] Diese Methode – die Auswahl der attraktivsten Elemente einer Szene im Hinblick auf den Entwurf eines idealen Bildes der Natur – ist einer der traditionellen Pfeiler der Kunst. Ungewöhnlich ist hier allerdings der Grad, in dem Knip diese Anordnung kompositioneller Elemente vorherberechnete. Er konzentrierte sich auf eine höchst detaillierte Darstellung der Objekte oder landschaftlicher Einzelheiten, arbeitete aber außer den Umrissen gar nichts aus. Knip entwickelte diese Methode selbst, vielleicht schon vor seiner Italienreise, während er noch in Frankreich lebte. Er gestand ein, daß er nicht gerne mit anderen Künstlern zusammen war und sogar ihre Gesellschaft mied.[7] Insofern ist es unwahrscheinlich, daß er von Künstlerkollegen beeinflußt wurde.[8] Knips Mappe mit Studien entstand hauptsächlich zwischen 1809 und 1814. Diese „Modelle“, wie er sie nannte, von denen die meisten in Frankreich, Italien, Holland und im belgischen maastal entstanden, versorgten ihn fast vollständig mit allem Material, das er bis 1827 brauchte – dem Jahr, in dem er erblindete.[9]

Für seine vielen Darstellungen weiter Aussichten wählte Knip ein ungewöhnliches Vorgehen: Er machte Serien von zwei, drei oder vier zusammengehörigen Zeichnungen auf getrennten Blättern. Diese Serien bildeten jedoch nicht immer ein fortlaufendes Panorama; oft lag die einzige Verbindung darin, daß sie am selben Ort entstanden waren.[10]

In Holland hatte Knip mit den Gemälden und Gouachen keinen großen Erfolg. Zu den Bedingungen des Prix de Rome, der ihm den Studienaufenthalt in Italien ermöglicht hatte, gehörte es, daß ein Künstler acht Jahre lang nach seinem Rombesuch in Holland bleiben mußte, und Knip kehrte sofort nach Ablauf dieser Frist nach Frankreich zurück. Vermutlich befinden sich dort noch viele seiner Gemälde. Dank seiner Kinder jedoch blieb bei weitem der reizvollste Teil von Knips Œuvre, seine Aquarellstudien, in Holland. In diesem Werk erweist sich Knip als Klassizist *pur sang*, mit einem feinen Gespür für Farbe und einer wundervoll transparenten Aquarelltechnik. Wegen des beständigen Niveaus, das Knip aufrechterhalten konnte, werden seine Studien als ein Höhepunkte der holländischen Zeichenkunst angesehen. RJtR

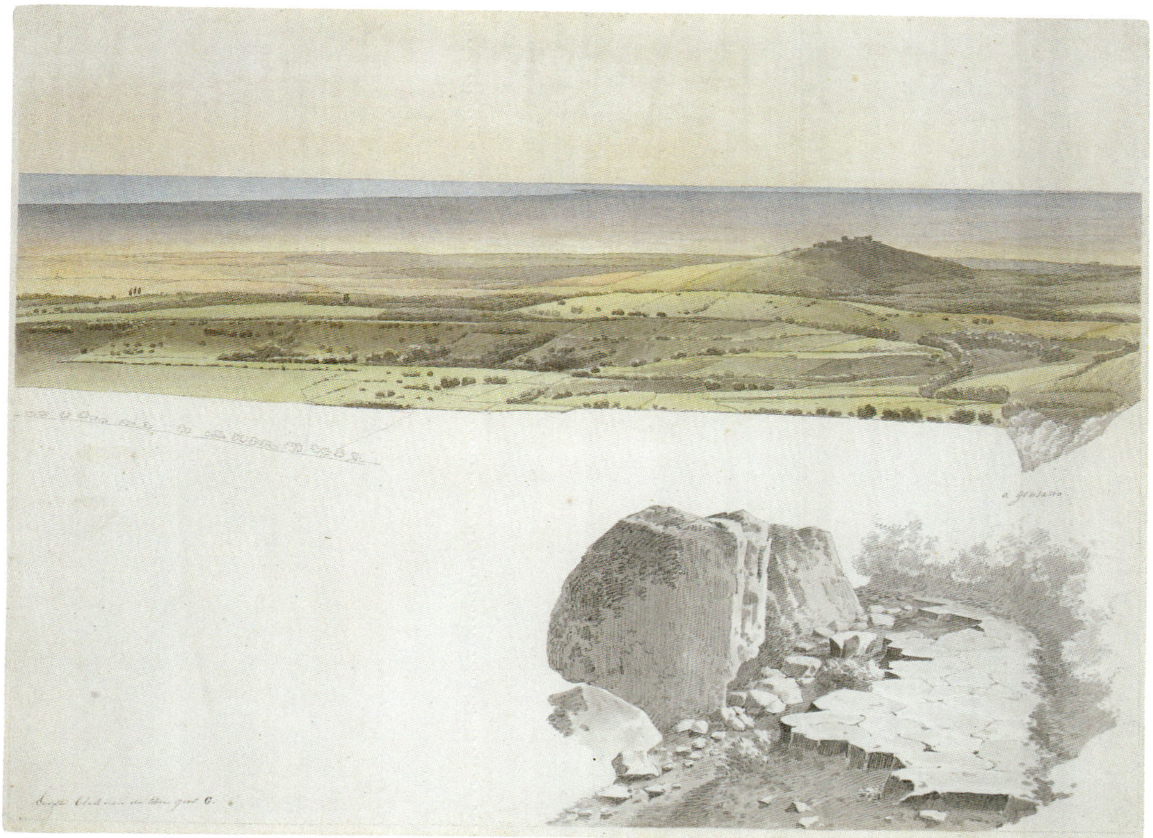

36a

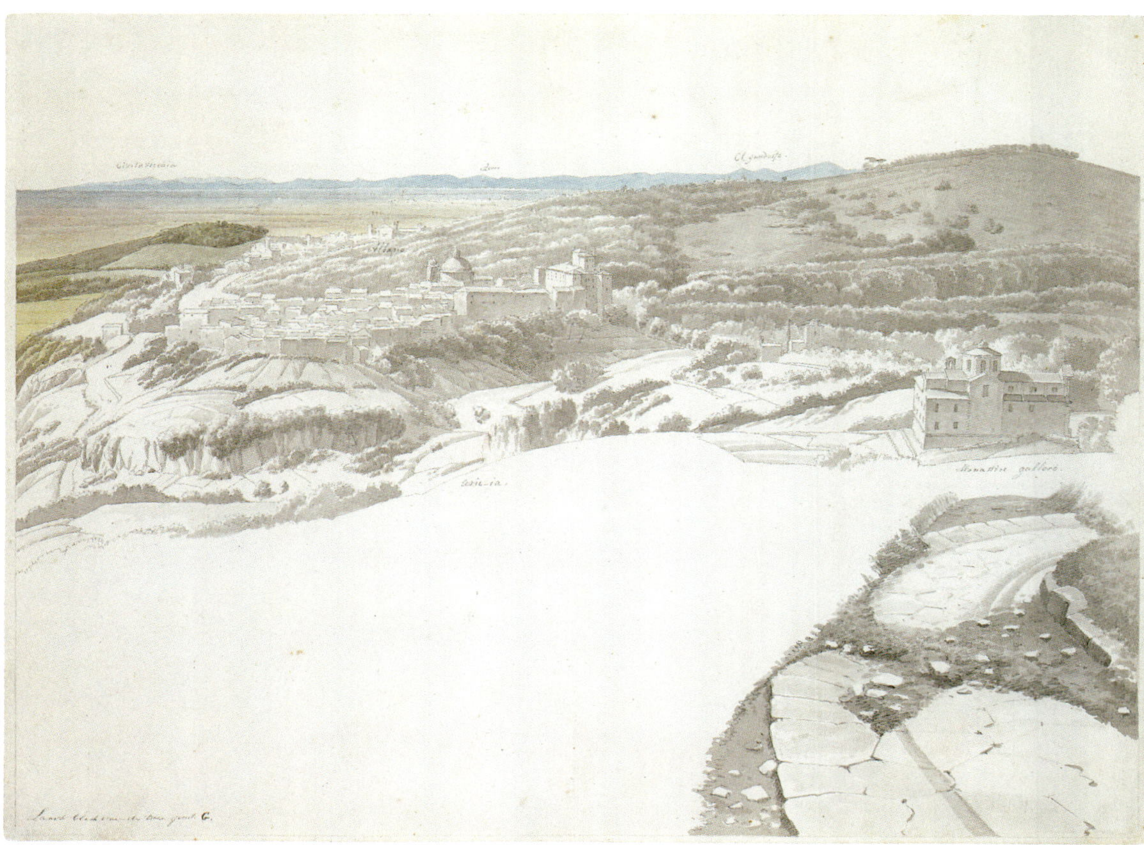

36b

HERMANUS VAN BRUSSEL

Haarlem 1763 - 1815 Utrecht

37 Waldrand mit Figuren bei einem Bauernhaus, 1813

Gouache auf Papier, Umrahmung mit Bleistift, Feder in Schwarz,
428 x 605 mm.
Rechts unten: *VB*[verbunden]*russel* 1813.

Amsterdam, Rijksmuseum, Rijksprentenkabinet
(Inv. Nr. RP-T-1983-493)

LITERATUR
Bulletin van het Rijksmuseum 32 (1984), S. 90, Abb. 14; Grijzenhout u. van Tuyll van Serooskerken 1989, Kat. Nr. 229; te Rijdt 1994(1).

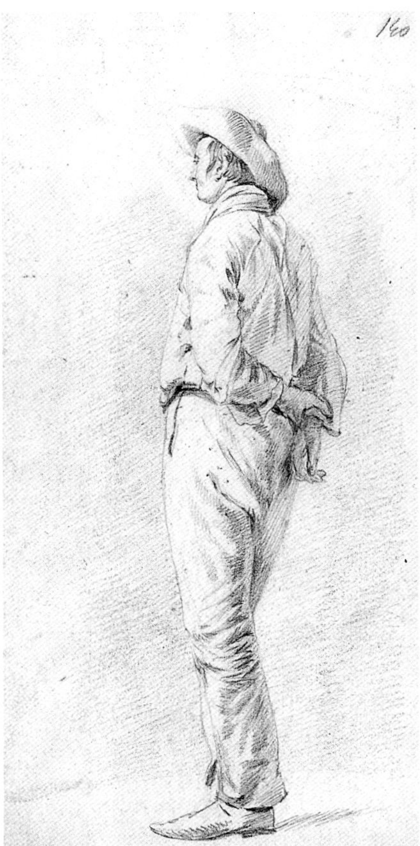

Abb. 37a
Jan Severeinse, *Stehende männliche Figur*; Bleistift, 268 x 136 mm; Privatbesitz.

In der Zeit zwischen etwa 1760 und 1825 war der Markt für zeitgenössische Kabinettbilder schwach. Stark dagegen war bei holländischen und ausländischen Sammlern die Nachfrage nach zeitgenössischen Zeichnungen und Aquarellen.

Diese Gouache Hermanus van Brussels von 1813 gehört zu den Höhepunkten in der umfangreichen Produktion, die sich aus jener Popularität ergab. Sie besitzt in stilistischer und technischer Hinsicht die Merkmale einer „Malerei auf Papier" in der Tradition der Zeichenkunst des 18. Jahrhunderts. Das Thema dagegen entspricht dem Zeitgeschmack: ein Waldrand, neben dem sich der Ausblick auf eine Landschaft öffnet. Kennzeichnend sind die klare kompositorische Gliederung, die Betonung des Panoramas und die wohldurchdachte Verteilung der Bäume mit ihren fast linear wiedergegebenen Stämmen. Insgesamt spiegelt das Bild eine Sicht der Landschaftsdarstellung wider, die sich nicht mehr auf die durch van Drielst* begründete, ihrerseits den zerklüfteten Waldlandschaften von Meindert Hobbema verpflichtete Mode stützt, die ihre Glanzzeit in der Periode von 1790 bis 1810 erlebte. Ebenso wie die Werke von Landschaftszeichnern wie Abraham Brondgeest* und Daniel Kerkhoff, leitete auch ein Bild wie *Waldrand mit Figuren bei einem Bauernhaus* zur nächsten Generation über. Um 1820 bis 1830 ließen Koekkoek* und Schelfhout* sowie ihre Nachfolger den Blick an Waldrändern entlangschweifen und zeigten Landschaftspanoramen, die nicht mehr von einem erhöhten Standort aus wiedergegeben waren.

Die Verwendung von Deckfarben für Landschaftszeichnungen hatte Hendrik Meijer (vgl. Kat. Nr. 10a-d) um 1775 wiederbelebt. Seinem Vorbild folgte eine Reihe von Künstlern in Haarlem und Amsterdam, neben van Brussel auch Pieter Barbiers Pzn.*, Vincent van der Vinne (1736–1811) und Carel Lodewijk Hansen (1765–1840). Sie bevorzugten für die Darstellung realistischer Landschaften eine kühle, klassizistische Farbgebung, die auch in der gleichzeitigen Porträtmalerei vorherrschte. Dem entsprechen bei van Brussels Gouache die graugrünen und sandfarbenen Töne im Blattwerk, das fahle Gelb am Himmel sowie ein lichtes Blau im Vordergrund und in der Ferne. Die Ruhe, die dieses Bild ausstrahlt, ist weit entfernt von der dunklen, dramatischen *Landschaft bei stürmischem Wetter*, die van Brussel 1794 gemalt hat (Kat. Nr. 22). Heute sind Bilder van Brussels in Holland selten, und ohne Zweifel hat ein großer Teil seines Gesamtwerks den Weg ins Ausland gefunden. Adriaan van der Willigen erwähnt in seiner Biographie des Künstlers, daß dieser vor allem bei deutschen Kunsthändlern populär war.[1]

Anhand dieser Gouache von van Brussel läßt sich zeigen, wo viele der zwischen 1780 und 1840 tätigen holländischen Künstler die Figuren hernahmen, die sie für ihre Staffage benötigten. Ab etwa 1770 wurden zahllose Zeichengesellschaften gegründet, in denen die Künstler mit bekleideten Modellen arbeiteten. Mitglieder waren nicht nur junge Künstler, sondern auch deren erfahrenere Kollegen, die hier Gelegenheit fanden, ihr zeichnerisches Geschick weiterzuentwickeln. Hinzu kam, daß die Kleidung und das sonstige Zubehör so ausgewählt wurden, daß die Studien später bei der Ausgestaltung von Landschaften, Genreszenen und Stadtansichten verwendbar waren.[2] Jede dieser Schulen hatte eine Vorliebe für bestimmte Figurentypen und Haltungen. Das "Tekencollegie" von Haarlem – van Brussel war dort der prominenteste Figurenzeichner – bevorzugte ländliche Figuren.[3] Die drei Figuren, die van Brussel im Vordergrund seiner Landschaft dargestellt hat, basieren zweifellos auf seinen Studien aus dieser Zeichenschule. Von der rechten, in Rückenansicht wiedergegebenen Figur gibt es eine zweite Fassung (Abb. 37a), die der Haarlemer Künstler Jan Severeinse gezeichnet hat. Die Zeichner saßen während der Sitzung in einem Halbkreis um das Modell, so daß jeder einen etwas anderen Blickwinkel hatte. In diesem Fall saß Severeinse links von van Brussel; demzufolge zeigte sich ihm das Modell fast im Profil.

Obwohl van Brussel 1813 bereits zwei oder drei Jahre in Utrecht lebte, machte er noch ausgiebigen Gebrauch von seinen in Haarlem entstandenen Zeichnungen. Es ist gut vorstellbar, daß auch der Landschaft selbst eine Studie aus der Umgebung von Haarlem zugrunde liegt, mit den Kennemer-Dünen im Hintergrund.

RJtR

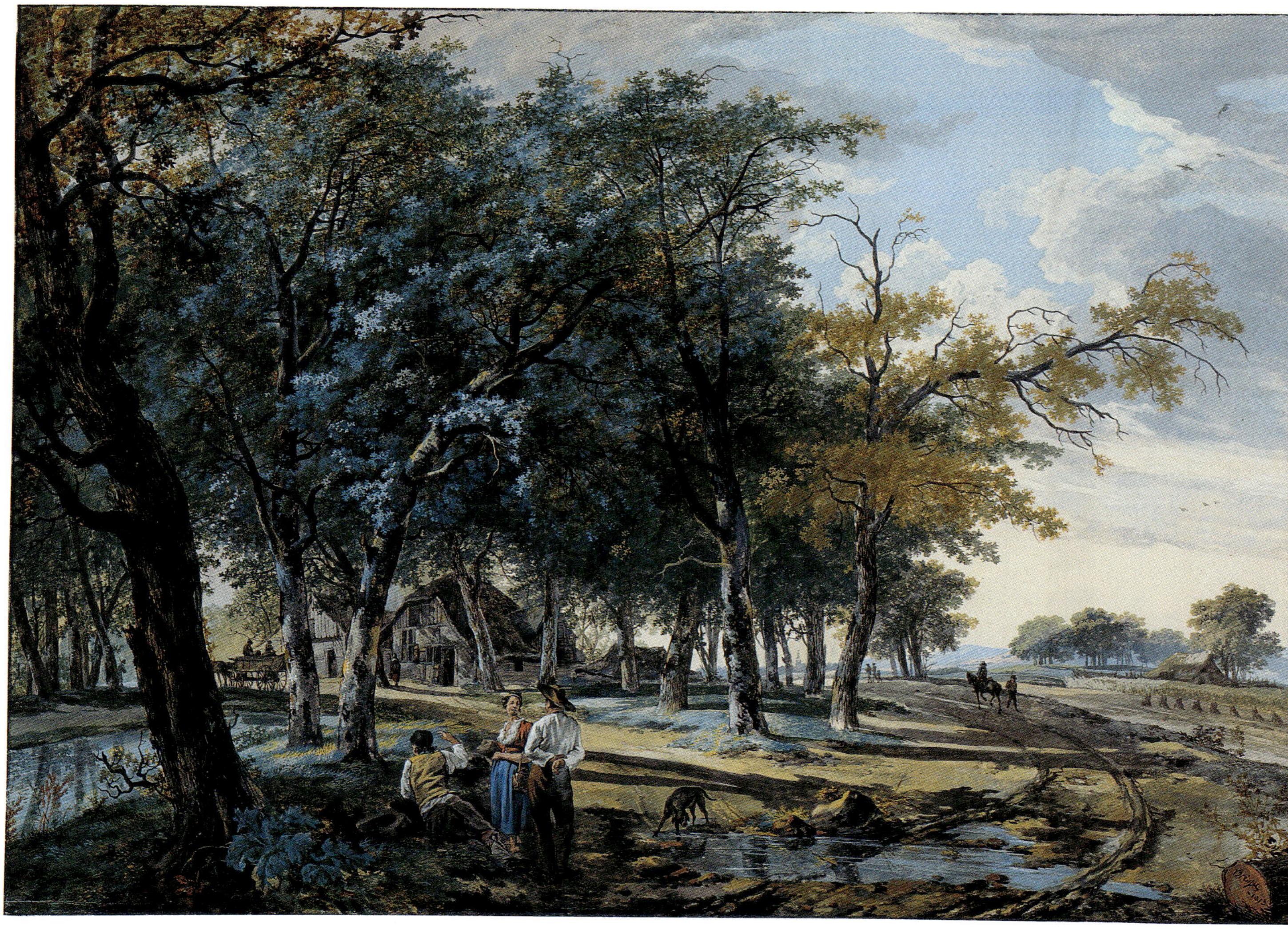

PIETER GERARDUS VAN OS

Den Haag 1776 - 1839 Den Haag

38[a] Ausblick auf die Weiden bei 's-Graveland, 1817

Öl auf Leinwand, 111 x 89,5 cm.
Rechts unten (auf dem Vorderdeck des Bootes): *P.G. van Os f / 1817.*

Amsterdam, Rijksmuseum

(Inv. Nr. Sk-A-3229)

LITERATUR
TLM Amsterdam 1818, Kat. Nr. 200; van Thiel u.a. 1976, S. 428; Heijbroek 1984, S. 130f; Loos, Jansen u. Kloek 1997, S. 64, Kat. Nr. 23.

38[b] Wasserlauf bei 's-Graveland, 1818

Öl auf Leinwand, 111,5 x 89,5 cm.
Mitte unten: *P.G. van Os f / 1818.*

Amsterdam, Rijksmuseum

(Inv. Nr. Sk-A-3230)

LITERATUR
TLM Amsterdam 1818, Kat. Nr. 201; van Thiel u.a. 1976, S. 428; Heijbroek 1984, S. 130f; van Tilborgh u. Jansen 1986, S. 139, Kat. Nr. 47; Loos, Jansen u. Kloek 1997, S. 65, Kat. Nr. 24.

O süße Erinnerung an die Freuden
Einer glücklichen Kindheit.
Als mir alles, was das Herz begehrt, zu eigen war
In den Armen von Mutter Natur!
Vollkommener Genuß der Überfülle,
Den ich auf deinem Grund, oh Veldzicht, erfuhr,
In dem so betörenden 's-Graveland.
Dein Pinsel hat ihn heraufbeschworen,
Die Kunst, VAN OS, mit deiner Meisterhand.

Dieser Hymnus stammt von Aldus Hendrik Meijer jr. und spiegelt die Amsterdamer Ausstellung lebender Meister von 1818 wider, wo er van Os' *Ausblick auf die Weiden bei 's-Graveland* (1817) und das im Jahr darauf entstandene Pendant *Wasserlauf bei 's-Graveland* sah.[1]

Als Landschafts- und Tiermaler lebte Pieter Gerardus van Os von 1810 bis 1819 in 's-Graveland. Die beiden abgebildeten Pendants wurden in dieser Zeit geschaffen. Sie zählen mit einigen 1814 entstandenen und miteinander harmonierenden Stücken, die Episoden der Belagerung von Naarden zeigen, zu seinen besten und originellsten Werken. Bei beiden Ansichten wählte der Künstler einen hohen Aussichtspunkt: den Dachboden eines Landhauses, dessen Eigentümer, der Amsterdamer Kaufmann Herman Waller, vielleicht diese Sommerszenen für sein Haus in Amsterdam in Auftrag gegeben hatte, um schöne Erinnerungen an seinen Aufenthalt in 's-Graveland lebendig zu halten. Über ein Jahrhundert nach ihrer Entstehung kamen diese einfallsreichen Werke in den Besitz des Ururenkels des Auftraggebers, François Gérard Waller, der sie dem Rijksmuseum vermachte.[2]

Ausblick auf die Weiden bei 's-Graveland zeigt eine typisch holländische ländliche Szene mit dem Wasserlauf von 's-Graveland im Vordergrund. Ein See, „Horstermeer" genannt, ist gerade noch rechts am Horizont zu sehen. Heute liegt die kleine Stadt Kortenhoef auf der gegenüberliegenden Seite des Wasserlaufs, und die Landschaft, die van Os malte, gibt es nicht mehr. Bei dem eher intimen und zurückhaltenden Pendant wird der Blick des Betrachters auf den Obstgarten neben einem Haus gelenkt, wo ein Mann mit zwei Hunden spielt. Im Wasserlauf, der am Obstgarten vorbeizieht, spiegeln sich die Bäume und Häuser der gegenüberliegenden Seite; das abrupte Abbrechen links unten verleiht dem *Ausblick auf die Weiden bei 's-Graveland* einen modernen Aspekt, der für diese Zeit ungewöhnlich war.

Nicht nur Hendrik Meijer, der oben zitiert wurde, sondern auch der Kunstkritiker Jeronimo de Vries kommentierte die Ausstellung von 1818, auf der die beiden 's-Graveland-Bilder zusammen mit einigen herkömmlicheren Tiergemälden von van Os hingen. Während die letzteren Stücke den Beifall von de Vries fanden, vertrat er die Ansicht, daß die beiden Ausblicke zu direkt boabachtet und zu wenig beschönigt seien, *da nicht alle Dinge in der Natur pittoresk seien*[3] – eine Einschätzung, die heutige Betrachter wohl nicht teilen. WL

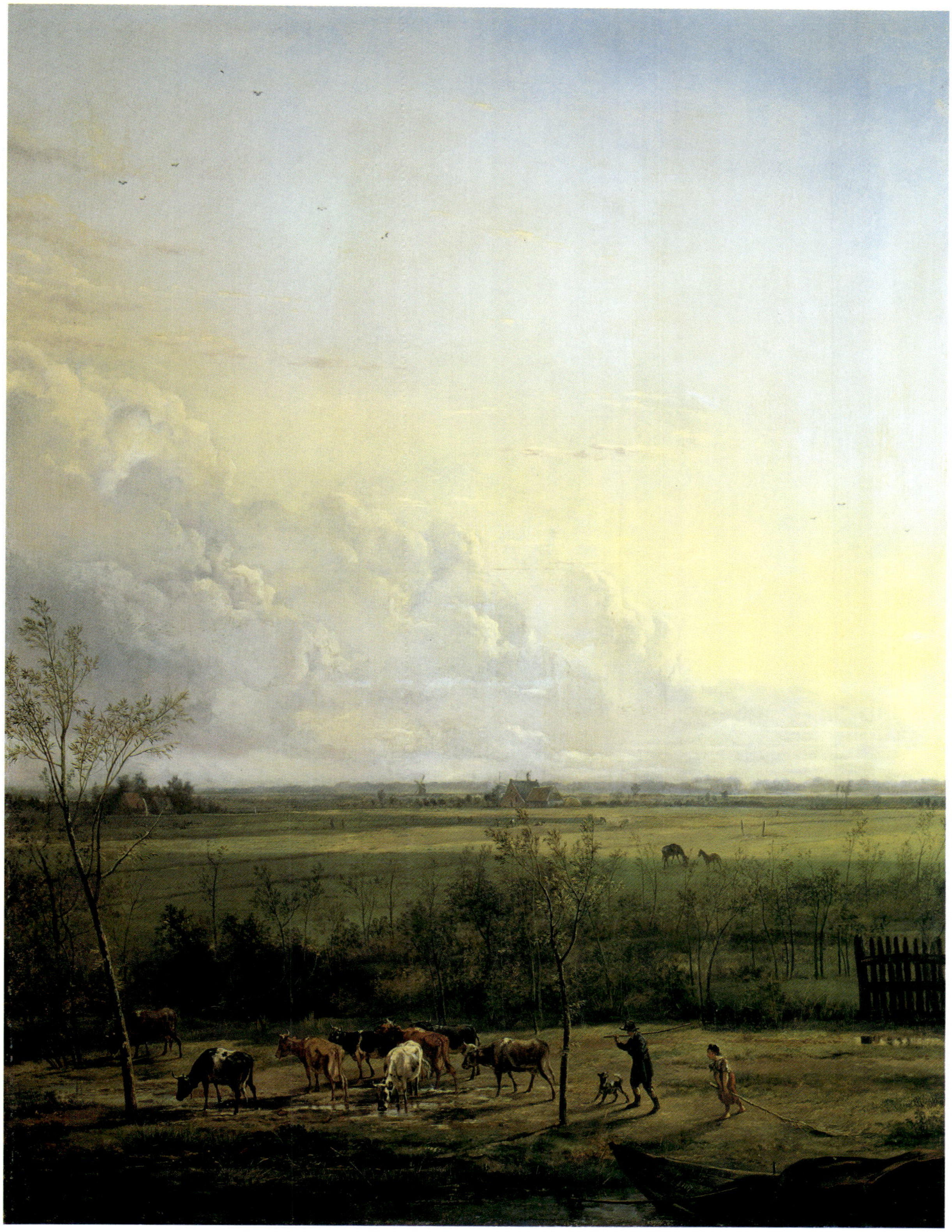

38a

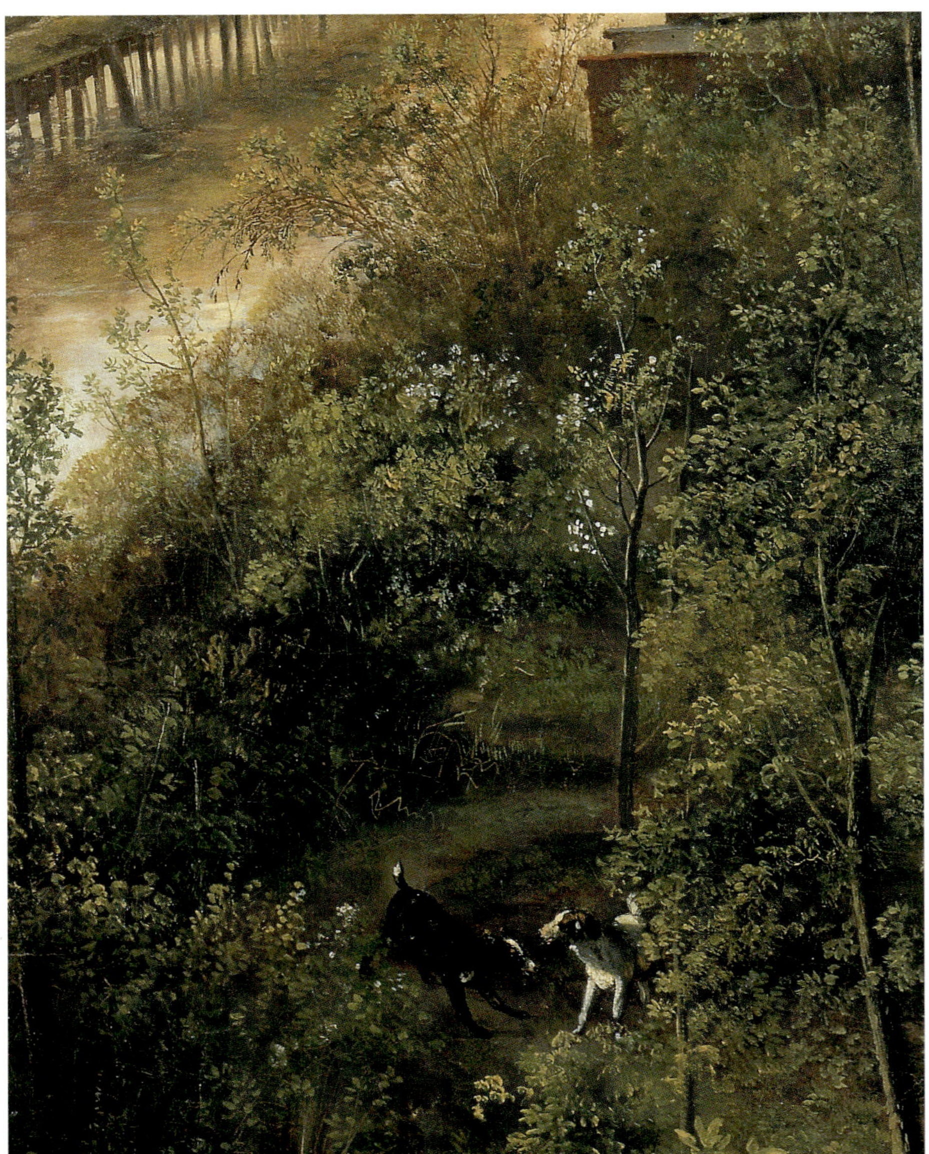

detail 38b

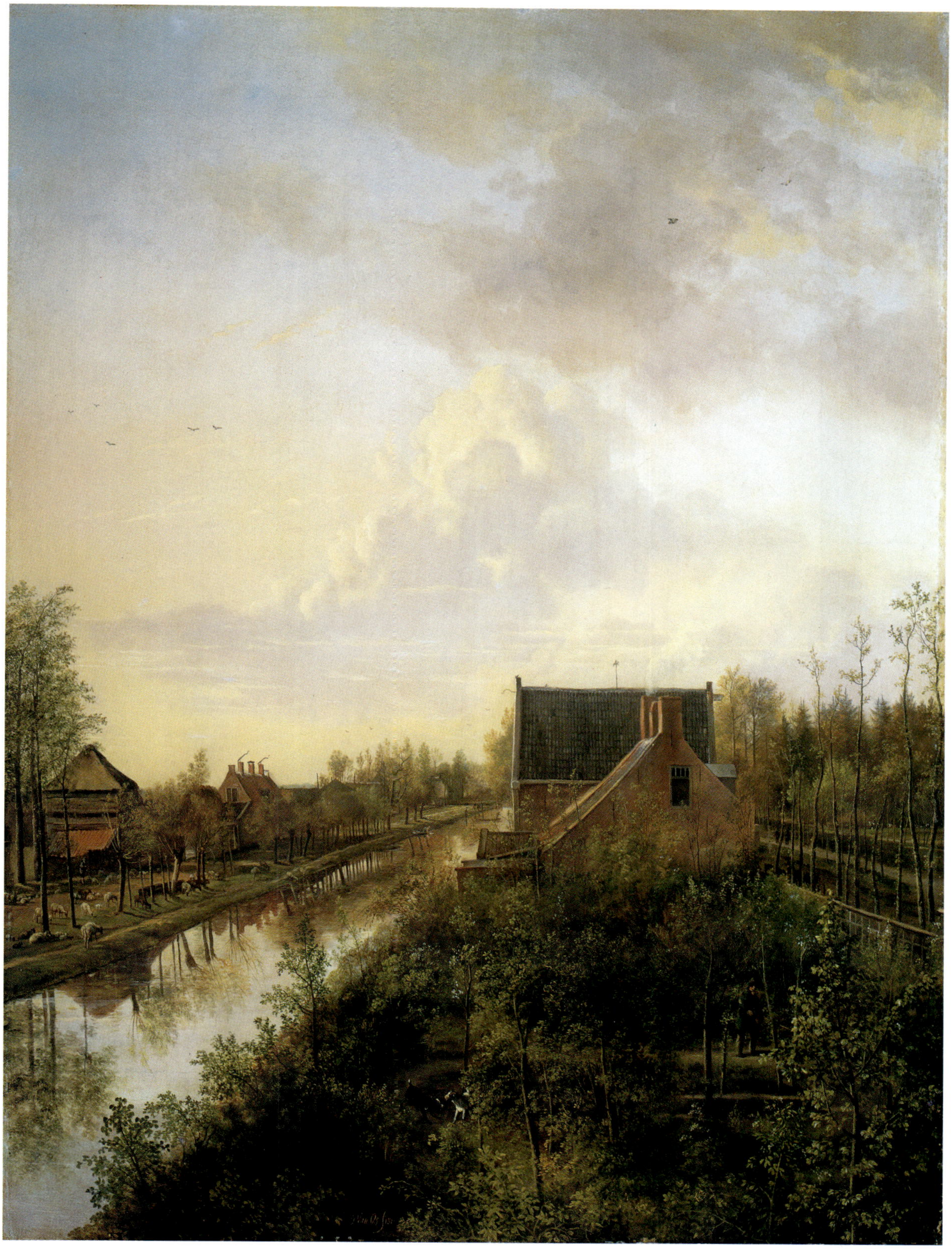
38b

ALBERTUS BRONDGEEST

Amsterdam 1786 - 1849 Amsterdam

39 Studie einer Eichengruppe in einer Landschaft, um 1815/20

Bleistift, schwarze Kreide, Pinsel in Grau und Schwarz, 276 x 395 mm.

Amsterdam, Rijksmuseum, Rijksprentenkabinet

(Inv. Nr. RP-T-1967-4)

Als Künstler ist Albertus Brondgeest heutzutage vergessen. Sein gemaltes Werk übersteigt zwar nicht das Mittelmaß, doch seine subtilen Landschaftszeichnungen sind von außergewöhnlicher Qualität. Zu verdanken hatte er dies in nicht geringer Weise seinem intensiven Studium der holländischen Kunst des 17. Jahrhunderts. Untadeliger Geschmack, feine Zurückhaltung und eine besonders gute Technik bildeten die Grundlage seines Zeichenstils. Wie fast alle Zeichner seiner Generation scheint er sich nie an großen, aufwühlenden oder außerordentlich ehrgeizigen Zeichnungen versucht zu haben, sondern erstrebte mit Ausdauer eine gewisse Perfektion in seinem Werk.

Diese *Studie einer Eichengruppe in einer Landschaft* von etwa 1815/20 ist wegen des Zeichenstils und der Themenwahl ein herausragendes Beispiel für das Schaffen von Brondgeest. Zudem demonstriert dieses Blatt mit seiner reizvollen Ausgewogenheit zwischen den fein ausgearbeiteten und den skizzenhafteren Teilen, wie wichtig es für einen Künstler ist, intuitiv zu erkennen, wann eine Zeichnung fertig ist. Zweifelsohne war es von Vorteil für Brondgeest, daß ihm als Kunsthändler und Organisator von Auktionen eine fundierte Kenntnis der Zeichnungen aus dem 17. Jahrhundert zu eigen war. Die Art und Weise, wie er schwarze Kreide mit feinen, silbrigen Lavierungen kombinierte, erinnert an Zeichnungen von Künstlern des 17. Jahrhunderts, wie Roelant Roghman und Jacob van Ruisdael. Dennoch vergaß er nicht, daß das Publikum im 18. und 19. Jahrhundert höchst ausgearbeitete Zeichnungen bevorzugte. Die Zeichnung Brondgeests ist eher ein Augreifen der Sprache des 17. Jahrhunderts als eine Nachahmung. Wenn man den Blick nicht ausschließlich auf die Kleidung des Paares auf dem Waldweg lenkt, dann könnte das fein ausgearbeitete Blatt niemals für eine Zeichnung des 17. Jahrhunderts gehalten werden.

Ein figuratives Motiv, das im frühen 19. Jahrhundert äußerst beliebt war, ist der Holzzaun, der die Bildfläche durchquert; es liegt auch der *Ansicht der großen Schweizer Brücke im Park des Hauses Elswout in Overveen* von George Pieter Westenberg zugrunde (Kat. Nr. 43). Noch kennzeichnender für die Periode, in der die Zeichnung entstand, ist die Vorliebe für gerade Baumstämme, die vom oberen Bildrand abgeschnitten werden. Das Laub, das die frühere Generation von Landschaftszeichnern mit so viel Hingabe behandelt hatte, interessierte so gut wie gar nicht. Künstler wie Egbert van Drielst* und Meindert Hobbema hatten eine ausgesprochene Vorliebe für alte Eichen und andere Bäume mit knorrigen und unregelmäßig geformten Stämmen. Im Gegensatz dazu gaben Brondgeest und seine Zeitgenossen in ihren Zeichnungen – sie malten wenig – fast ausschließlich den geraden, glatten Stämmen von Buche und Birke den Vorzug. Insofern bestehen ihre Kompositionen vor allem aus den vertikalen Linien der Bäume und den horizontalen Linien der Landschaft und ihrer Elemente, wie Zäune und auf dem Boden liegende Bäume; viele dieser Zeichnungen strömen eine Art stiller Gelassenheit aus. In der Tat war die Anzahl der Künstler, in deren Landschaften nur die unteren Abschnitte der Bäume wiedergegeben werden, so überwältigend groß, daß ein Kritiker – vielleicht der junge Gelehrte Jacob van Lennep – 1826 zu verstehen gab, er habe es satt, *jahrein, jahraus Kunst zu besichtigen, in der man nichts sah als Baumstämme [...].*[1] RJtR

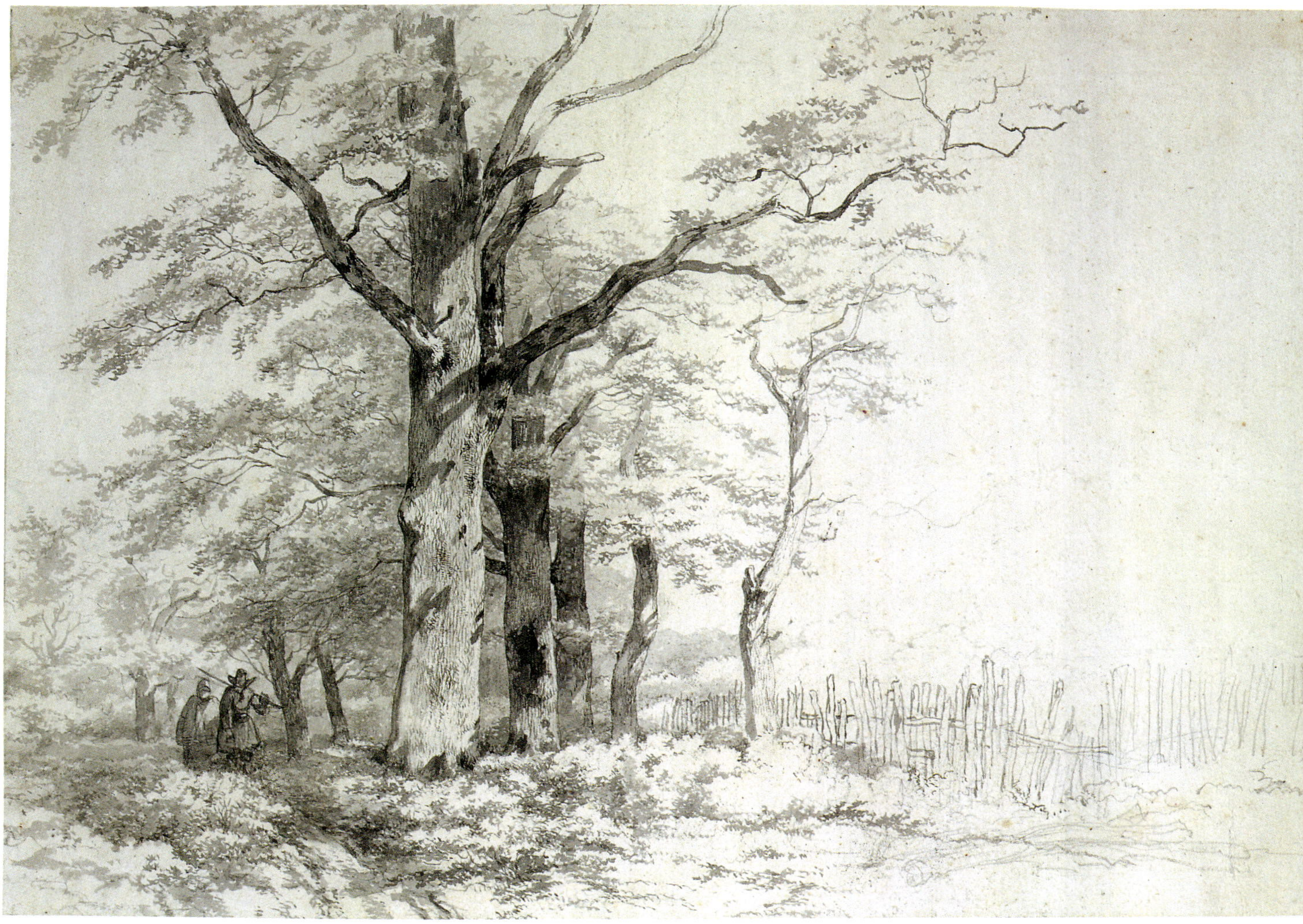

SIMON ANDREAS KRAUSZ

Den Haag 1760 - 1825 Den Haag

40 Waldszene mit Spaziergängern, um 1820

Öl auf Holz, 40 x 30 cm.
Rechts unten: *S.A. Krausz f.*

Den Haag, Haags Gemeentemuseum

(Inv. Nr. 12-1950)

Hunderte von Zeichnungen und Skizzen des Haager Malers Simon Andreas Krausz sind heute bekannt.[1] Dagegen ist nur eine kleine Anzahl seiner Gemälde erhalten: Obwohl einige in den letzten Jahren bei Auktionen und in Privatsammlungen ans Tageslicht kamen, sind es nicht mehr als zwanzig. Wir wissen, daß die Anzahl mindestens doppelt so hoch gewesen sein muß, da der Katalog der Auktion, auf der sein Besitz angeboten wurde, 52 Gemälde einschloß; überdies wurden zweifellos etliche Werke zu seinen Lebzeiten verkauft.[2]

Urteilt man anhand der Titel, so hatte Krausz eine Vorliebe für Pferde, Kühe und anderes Vieh; einige Werke sind charakteristische Tierstücke, andere sind Landschaften, in denen das Vieh als Staffage dient. Die übrigen Landschaften sind Wald-, Fluß-, Strand- und Winterszenen (Abb. 40a).[3] Überdies muß er eine Anzahl von Genregemälden, Figurenstücken und Porträts, vielleicht einschließlich eines Selbstporträts, geschaffen haben.

Da die einzigen uns überlieferten Gemälde die zwischen 1808 und 1816 datierten Werke sind, ist es schwierig, irgendeine stilistische oder thematische Entwicklung innerhalb seines Schaffens aufzuspüren. Man kann jedoch behaupten, daß – grob gesagt – die Figuren- und Viehstücke langsam aber sicher den Weg für Motive freimachten, die mit der Landschaft selbst verknüpft waren, und daß er über die Jahre hinweg lockerer und freier mit dem Pinsel umging. Diese neue Malweise wurde nicht generell begeistert aufgenommen. Immerzeel zum Beispiel beschrieb den Stil von Krausz etwa zwanzig Jahre nach dessen Tod als *farbenschwer, mit starken, oft geschmacklosen Effekten.*[4]

Bei der Besprechung des Werks, das er zur Ausstellung lebender Meister beitrug, wurde der Künstler sehr gelobt. In der Zeitschrift *Konst- en Letterbode* von 1811 zum Beispiel lautet ein Abschnitt über seinen *Holländischen Viehmarkt* und *Zwei Kühe in einer Landschaft*: *Ich habe zur Kenntnis genommen, daß einige die Schwere der Farbe bemerkten und sich deshalb ein abfälliges Urteil über den Meister herausnahmen. Wenn wir aber darin übereinstimmen, daß er in angemessener Weise die einfache Schönheit der Natur wiedergibt, warum darf er dies dann nicht in seiner eigenen Art tun?* [...] *Meiner Meinung nach ist Herr Krausz in jeder Hinsicht ein wirklicher Künstler.*[5] Sein Name erschien auch auf der Liste der „berühmtesten Maler, Zeichner und Stecher, die heute im Königreich Holland leben".[6] Es ist bemerkenswert, daß der kühne, nonkonformistische und sehr persönliche Stil Krausz' am besten in seinen kraftvollen und vielsagenden Zeichnungen zum Tragen kommt, jenen Blättern, die einmal *Feder- und Kreidegekrakel, das den Bogen durchkreuzt,* und *Pinselgeschmier, das aufs Papier geworfen wurde* beschimpft wurden.[7]

In einer der Waldlandschaften von Krausz, die auf einer Abbildung erhalten ist, ist im Hintergrund Haus ten Bosch bei Den Haag zu sehen. Insofern kann man den Wald als den Haager identifizieren.[8] Das hier gezeigte Werk, das verschiedene Gruppen von Spaziergängern wiedergibt, könnte den Rand desselben Waldes zeigen. Das Bild ist nicht datiert, aber angesichts der Kleidung der Figuren – im Stil einer Spätphase des Empire – dürfte es um 1820 entstanden sein.[9] Sollte das Werk wirklich aus dieser Zeit stammen, ist es ein schönes Beispiel für die klassizistische Bewegung innerhalb der Landschaftsmalerei, die einige der älteren Künstler bis weit in das erste Viertel des 19. Jahrhunderts hinein vertraten. **ChD**

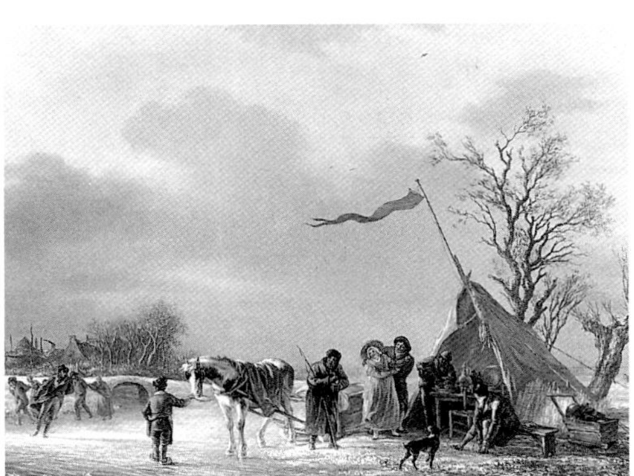

Abb. 40a
Simon Andreas Krausz, *Winterszene*, 1816; Öl auf Holz, 40 x 50 cm; Verbleib unbekannt.

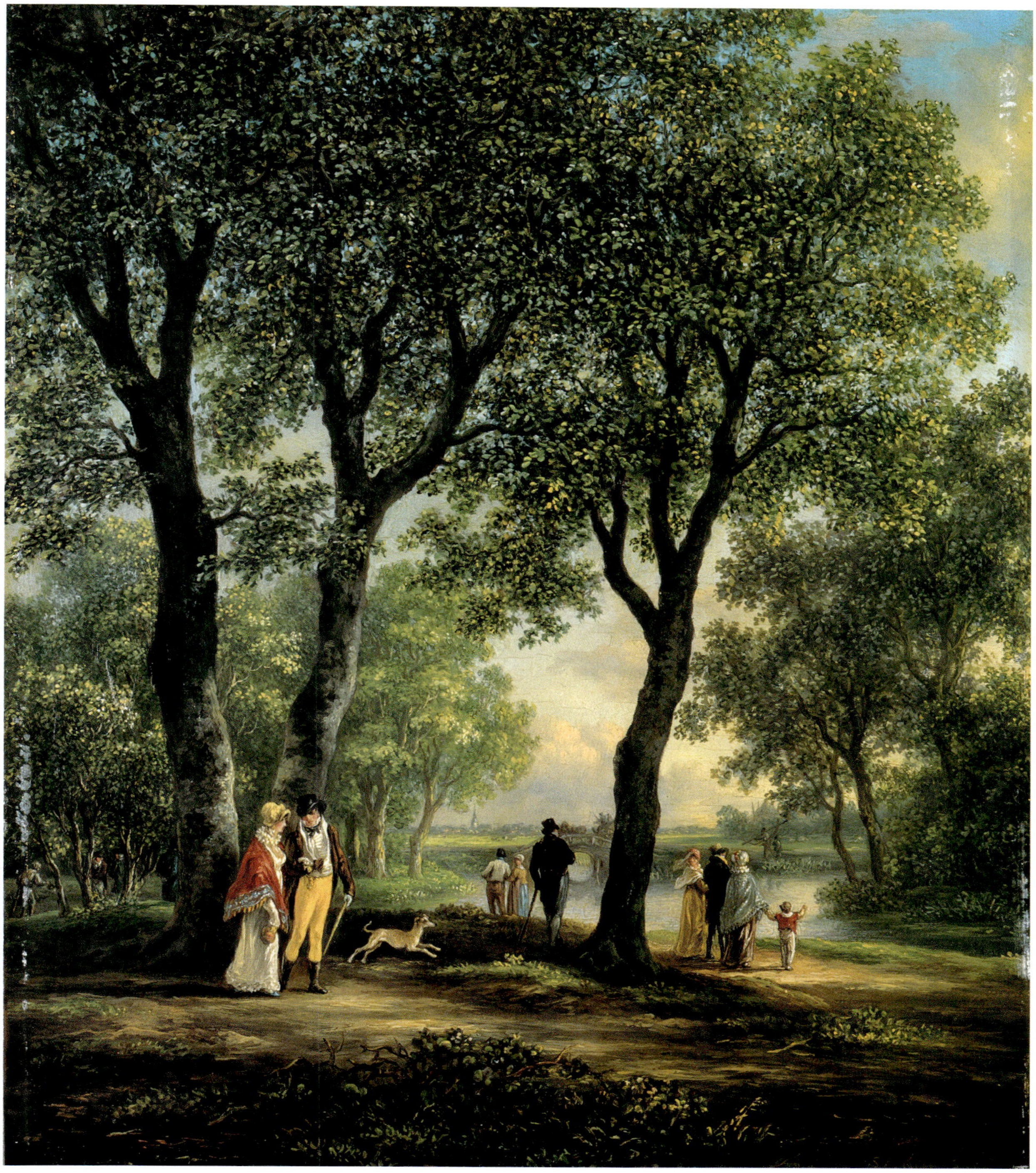

ABRAHAM TEERLINK

Dordrecht 1776 - 1857 Rom

41 Bäume an einem überwachsenen Pfad, um 1820/25

Schwarze Kreide, mit weißer Kreide gehöht, auf blauem Papier,
460 x 632 mm.
Rechts unten: *A Teerlink* f.

Privatbesitz

LITERATUR
Oud, Jonker u. Schapelhouman 1995, Kat. Nr. 59.

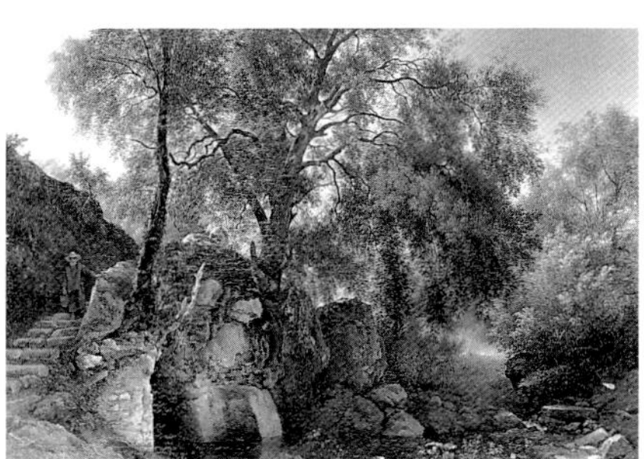

Abb. 41a
Abraham Teerlink, *Landschaft mit Mönch an einem Bach*, 1822; Öl auf Leinwand, 101 x 141 cm; Privatbesitz.

Aus stilistischen und thematischen Gründen kann diese *sous-bois* Studie von Abraham Teerlink (Abb. 41a) um 1820/25 datiert werden. Im Lauf der vorhergehenden fünfzehn oder zwanzig Jahre hatte der Künstler eine gewaltige Entwicklung durchlaufen. Vor seiner Abreise nach Rom im Jahr 1807 infolge eines Stipendiums, das ihm von König Louis Napoleon gewährt wurde (Kat. Nr. 42), ging die Mehrzahl seiner Gemälde und Zeichnungen, die er an seinem Geburtsort Dordrecht in Arbeit hatte, auf Jacob van Strijs* Nachahmungen des Werkes von Albert Cuyp zurück.[1] In Paris, wo er auf seinem Weg nach Italien fast eineinhalb Jahre lang blieb, distanzierte er sich von dieser „überdekorativen" Sprache auf Drängen seines Lehrers François Gérard (1770–1837), der ihm den Rat gab, nach der Natur zu arbeiten. Das Ergebnis war eine Anzahl lebhafter Aquarellzeichnungen.[2] Teerlink kam im Dezember 1808 in Italien an und war überwältigt von den herrlichen Panoramen, die die Gegend bot. Wie Voogd*, Knip* und später Dubourcq* konzentrierte er sich anfänglich auf die Wiedergabe großartiger Ausblicke.[3] Seine gezeichneten Studien brachte er in dieser Phase hauptsächlich auf weißes Papier. Nach einiger Zeit – zweifellos unter dem Einfluß neuer künstlerischer Richtungen – wandte sich Teerling allmählich intimeren und abgeschiedeneren Landschaftsausschnitten zu. Diese späteren Studien führte er oft mit Bleistift und schwarzer Kreide auf blauem oder weißem Papier, manchmal weiß gehöht, aus.[4]

Bäume an einem überwachsenen Pfad ist ein herrliches Beispiel für diese Studien. Im Holland von 1820 war dieser Typus von Naturstudie rar: Das große Format (vgl. Kat. Nr. 17), das blaue Papier und die Weißhöhung plazieren sie gänzlich außerhalb der holländischen Tradition. Wir wissen nicht, mit welchen Künstlern Teerlink in Italien Kontakt pflegte oder wessen Werk ihn beeinflußte. Trotz wiederholten Drängens lehnten er und Hendrik Voogd* die Rückkehr in ihre Heimat ab. Von Zeit zu Zeit schickten sie Gemälde oder die ausgefeilten, für Sammler bestimmten Zeichnungen zurück. Ihre gezeichneten Studien lernten nur die Künstler oder Kunstliebhaber aus Holland kennen, die sie unablässig in ihren Ateliers besuchten, wenn auch nur, um mit der italienischen Welt der Kunst näher vertraut zu werden.

Dank zweier Reiseberichte verfügen wir über einige Auskünfte über die späteren Jahre Teerlinks in Rom. Der Gelehrte J.J.F. Wap (1806–1880), der den Künstler 1837 aufsuchte, beschrieb den etwas über Sechzigjährigen als noch immer wohlgestaltet und jünger aussehend; er sei geistreich, manchmal spöttisch-witzelnd, ein Stegreif-Dichter burlesker Verse und ein exzellenter Landschaftskünstler. Sein schönes Heim sei ein Treffpunkt für *Angehörige der kultivierten römischen Gesellschaft und für distinguierte Gäste.*[5] Die Worte, mit denen der Maler und Bildhauer Johan Philip Koelman (1818–1893) Teerlink beschrieb, stehen dazu in krassem Gegensatz:[6] *Er war mit dem ganzen Herzen ein Künstler, denn außer seinen Landschaften, couleur café au lait, dichtete er Verse und sang. Er hatte seine Stimme verloren, muß aber einmal ein guter Tenor gewesen sein. Er behauptete, er habe seine Bestimmung verfehlt und hätte eigentlich Musiker werden sollen. Wenn die Höhe der Verkaufserfolge ein Beweis für Berufung ist, dann hat Teerlink die seine ganz entschieden verfehlt. In den letzten paar Jahren waren seine Landschaften in antiquiertem Stil, für die sich keiner interessierte, nicht mehr verkäuflich. Dennoch hatte er eifrig an seiner Kunst gearbeitet, und der ganze zweite Stock seines Hauses war mit seinen eigenen Gemälden vollgepfropft. Es müssen an die sechzig gewesen sein. Sie nutzten niemandem außer dem Maler, für den sie eine ungewöhnliche Art von Vergnügung bedeuteten: Er hatte sich angewöhnt, täglich zum Monte Pincio zu gehen. Wenn das Wetter schlecht war, konnte er das nicht tun. Er zog sich dennoch sorgfältig an, setzte seinen Hut auf, ergriff seinen Spazierstock, verabschiedete sich von seiner Frau und [...] ging in den zweiten Stock, wo er die Tür hinter sich schloß. Er rief: „Luigi! Ich gehe weg", und wenn Besucher kamen, teilte man ihnen mit, der Maestro sei spazierengegangen, selbst wenn es der niederprasselnde Regen höchst zweifelhaft erscheinen ließ.*[7]

Teerlink war mit einer italienischen Malerin verheiratet, die für den Handel mit Touristen berühmte Meisterwerke kopierte. Eine große Anzahl von Studien, einschließlich der hier gezeigten, und ein Skizzenbuch blieben über etliche Generationen hinweg in der Familie jener Anna Muschi.

RJtR

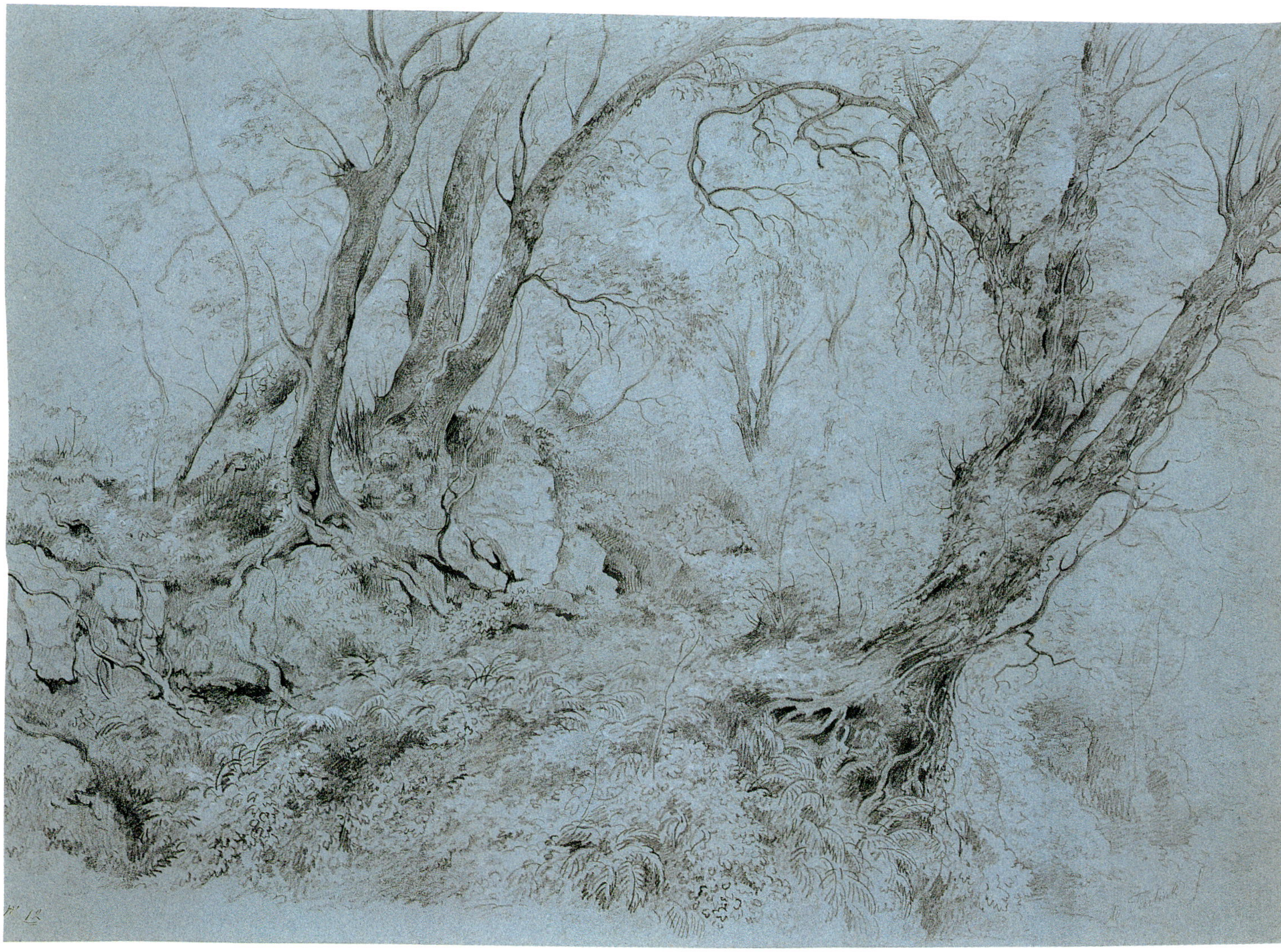

ABRAHAM TEERLINK

Dordrecht 1776 - 1857 Rom

42 Die Neptunsgrotte bei Tivoli, 1824

Öl auf Leinwand, 101 x 141 cm.
Links unten: *Teerlink F. Romae 1824.*

Amsterdam, Rijksmuseum
(Inv. Nr. Sk-A-1145)

LITERATUR
TLM Amsterdam 1824, Kat. Nr. 376; TLM Den Haag, Kat. Nr. 158; Gonnet 1880, S. 114, Kat. Nr. 127; Offerhaus 1967; van Thiel u.a. 1976, S. 534; Bergvelt, Dekkers u. de Jong 1984, S. 141; Looks, Jansen u. Kloek 1997, S. 75, Kat. Nr. 29.

Die Neptunsgrotte bei Tivoli und ihr Pendant *Die Wasserfälle nahe Tivoli mit heraufziehendem Sturm* (Abb. 42a) von 1824 gehören zu den besten und bedeutendsten Gemälden Abraham Teerlinks, eines nach Italien ausgewanderten Dordrechter Künstlers. Noch im Entstehungsjahr wurden die Bilder in der Amsterdamer Ausstellung lebender Meister präsentiert und mit Beifall aufgenommen.[1] Im Jahr darauf wurden sie in Den Haag ausgestellt; wahrscheinlich wurden sie zur selben Zeit vom Staat erworben.

In beiden Gemälden bildet die Gegend um die kleinen Wasserfälle bei Tivoli, 30 Kilometer östlich von Rom, das Sujet. Die Stadt liegt auf einem Felsenplateau. Mit ihren Parkanlagen, Wasserfällen, Bauwerken und steilen Hängen mit üppigem Laubwerk war sie schon immer ein Anziehungspunkt für Touristen. Es überrascht nicht, daß die Umgebung das Motiv für unzählige bestellte und frei geschaffene Kunstwerke abgab (vgl. Kat. Nr. 12 und 17). Während die Kaskade bei Tivoli seit Jahrhunderten eine Hauptattraktion darstellte, waren zu Teerlinks Zeit die kleineren Wasserfälle weiter flußabwärts des Aniene bei den Romreisenden ebenso beliebt.[2]

In dem Bild *Die Neptunsgrotte bei Tivoli* blicken wir von Südosten in Richtung der steilen Felshänge und der Bergkette, die von einigen antiken Bauwerken bekrönt wird. Ganz rechts, über dem Sibylle- und dem Vesta-Tempel, sammeln sich Gewitterwolken. Auf dem Plateau bestaunen kleine Menschengruppen die gewaltige Macht der Natur. Bei einem großen herabgefallenen Ast im Vordergrund bellt ein Hund die donnernde Wasserkaskade an; sein Fell, von den Sonnenstrahlen beschienen, schimmert weiß. Währenddessen geht das Leben weiter: die Ortsansässigen sind mit der Weinernte beschäftigt.

Der klassischen Kunsttheorie gemäß war ein Wasserfall ein unmögliches Objekt für einen Maler, da es für derart überwältigende Geräusche und Bewegungen keine Verbildlichung auf der Leinwand geben könne. Zur Schaffenszeit Teerlinks jedoch war die dramatische Abbildung der Natur dank des Einflusses romantischer Ansichten, die damals beherrschend waren, bereits ein etabliertes Genre.[3] Die italienische Impression, die wir vor uns haben, hebt, wenn auch mit Hilfe des für dieses Landschaftsgenre typischen Kulissenhaften Aufbaus, die Lichteffekte und die Dramatik hervor. Wie der Maler alles Bemühen daransetzte, dieses atemberaubende Naturphänomen zu visualisieren, so widmete der romantische Dichter Lord Byron dem Wasserfall einige Verse im vierten Gesang seines Werkes *Childe Harold's Pilgrimage* (1818) – Teerlink bezeichnete die Dichtung als die beste zeitgenössische Poesie, die er kenne.[4] WL

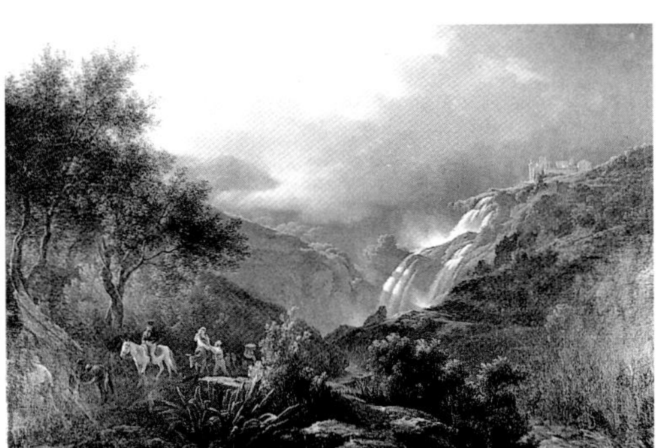

Abb. 42a
Abraham Teerlink, *Die Wasserfälle nahe Tivoli mit heraufziehendem Sturm*, 1824; Öl auf Leinwand, 101,5 x 143 cm; Amsterdam, Rijksmuseum.

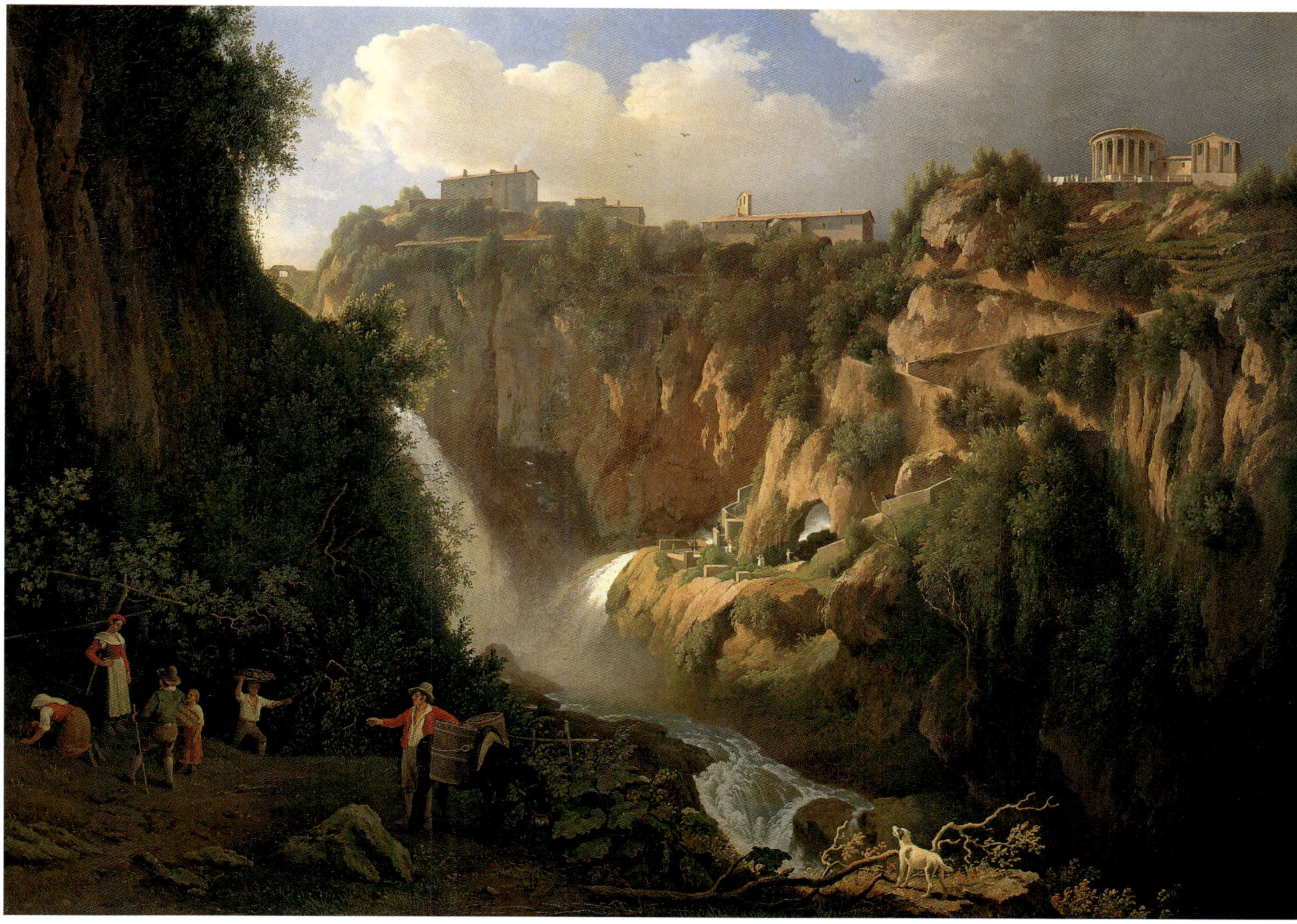

GEORGE PIETER WESTENBERG

Nijmegen 1791 - 1873 Brummen

43 Ansicht der großen Schweizer Brücke im Park des Hauses Elswout in Overveen, um 1818/25

Schwarze Kreide, Pinsel in Grau, Umrahmung mit Feder in Grau, 348 x 461 mm. Auf der Rückseite: Skizze in Bleistift mit der Ecke einer Hausfassade. Signiert und mit einer Anmerkung in der Handschrift des Künstlers: *Elswout aan het duin bij kraantje lek (Elswout an der Düne bei Kraantje Lek) / P:G:Westenberg.*

Amsterdam, Rijksmuseum, Rijksprentenkabinet

(Inv. Nr. RP-T-1956-31)

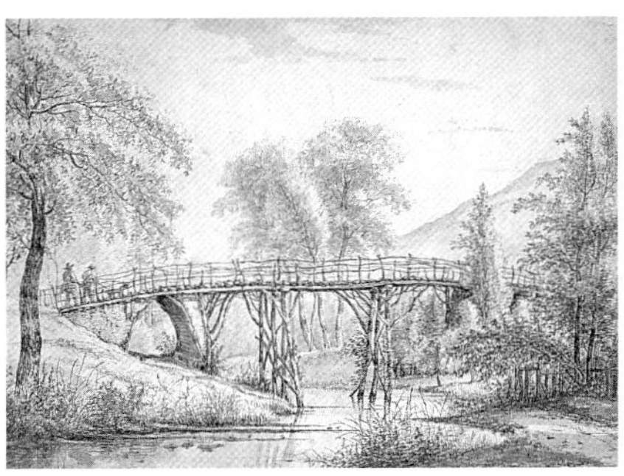

Abb. 43a
George Pieter Westenberg, *Ansicht der großen Schweizer Brücke im Park des Hauses Elswout in Overveen*, 1818; schwarze Kreide und Pinsel in Grau, 29 x 46 mm; Haarlem, Archiefdienst für Kennemerland, Kennemer Atlas.

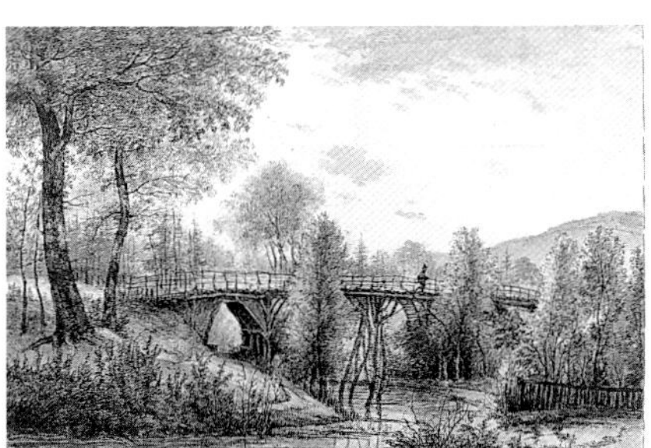

Abb. 43b
George Pieter Westenberg, *Ansicht der großen Schweizer Brücke im Park des Hauses Elswout in Overveen*, um 1825/30; schwarze Kreide, Feder in Grau/Braun, Aquarell, 28 x 40 mm; Haarlem, Archiefdienst für Kennemerland, Kennemer Atlas.

Orientierten sich die Künstler in der Zeit von etwa 1780 bis 1840 am Goldenen Zeitalter, so wirkte sich dies nicht immer auf Inhalt und Stil aus, sondern umfaßte manchmal nur einen dieser Aspekte. Die Amsterdamer Künstler neigten bei ihren Landschaften und Stadtansichten von 1810 bis 1830 dazu, dem Stil ihrer Vorfahren im 17. Jahrhundert zu folgen. Oft waren die Sujets keine direkte Widerspiegelung des Werkes alter Meister, wie es etwa bei Egbert van Drielst[*] und Anthonij Erkelens[*] der Fall gewesen war. Charakteristisch für diese Landschaftszeichnungen des frühen 19. Jahrhunderts ist die gedämpfte Atmosphäre, um die sich die Künstler bemühten. Sie erreichten diese Wirkung mittels der Komposition oder durch eine verhaltene Lavierung in helleren Farben. Oft wählten sie einen blassgrauen Ton, der durch den in schwarzer Kreide gezeichneten Untergrund fast silbrig erschien. Inspiration suchte man vor allem in Gelderland, besonders der Gegend um Rhenen, und in Bentheim in Deutschland. Während dieser Zeit zog es die Künstler offenbar nicht mehr in die Provinz Drenthe.

Unter der großen Zahl von Landschaftszeichnungen aus den Jahren 1810–1825 ist die *Ansicht der großen Schweizer Brücke im Park des Hauses Elswout in Overveen* eine der reizvollsten. Wie Brondgeests *Studie einer Eichengruppe in einer Landschaft* (Kat. Nr. 39) zeigt sie ein meisterliches Motiv, das damals beachtliche Popularität genoß: der Rhythmus eines Zauns oder einer Brücke aus Holz, die parallel zur Bildfläche verlaufen. Das Thema der Zeichnung entsprach dem Interesse an Gartenornamenten aus Baumstämmen in rustikalem „Schweizer" Stil, der im späten 18. Jahrhundert aufkam. Die Schweizer Brücke, die Westenberg darstellte, wurde, wie man weiß, vor 1797 auf Veranlassung Jacob Boreels (siehe Kat. Nr. 25) in der nördlichen Ecke des Terrains, nicht weit vom bekannten Gasthaus Kraantje Lek errichtet.[1]

Von Westenbergs Ansicht der großen Schweizer Brücke sind drei Fassungen bekannt. Die am wenigsten ausgefeilte ist die Version, die 1818 vor Ort entstand (Abb. 43a). Die Vorzeichnung in schwarzer Kreide wurde nach der Natur angefertigt, danach wurde im Atelier die graue Lavierung hinzugefügt. Auf Staffagefiguren wurde verzichtet, und in Anbetracht einiger wenig glücklicher Details, einschließlich einer unbestimmt leiterartigen Konstruktion auf der Brücke, kann man schließen, daß diese Zeichnung eine etwas unreife erste Fassung war.

Die Zeichnung, um die es hier geht, ist die nächstfolgende in der Serie und muß – auf Grund einer datierten Kopie – in jedem Fall vor 1825 entstanden sein.[2] Westenberg hat die vorangehende Version sorgfältig ausgewertet und alle möglichen kleinen Verbesserungen vorgenommen. Die neue Darstellung ist entschieden klarer. Änderungen sind zum Beispiel am Zaun links, an den Brückenstützen, dem vagen, leiterartigen Element an der Brücke, der kleinen Bank unter der Brücke und an dem Baum ganz links in der Dreiergruppe im Hintergrund zu erkennen. Der Künstler hat einige Figuren als Staffage eingeführt, während die Hinzufügung von zwei Bäumen im linken Vordergrund das Werk als Ganzes in eine kleine pittoreske Szene verwandelt.

Bei der dritten Zeichnung der großen Schweizer Brücke bei Elswout, die in Aquarell ausgeführt wurde und zweifellos aus der Phase zwischen 1825 und 1830 stammt, orientierte sich Westenberg möglicherweise an der ersten Skizze (Abb. 43b). Die Brücke, die hier aus größerer Entfernung betrachtet wird, steht nicht im Mittelpunkt, sondern ist vielmehr Teil einer ausgedehnteren Landschaft. Daß diese Version nicht auf einer neuen Naturstudie beruht, wird den etwas unglücklich plazierten Pfeilern im Wasser deutlich sowie an der Wiedergabe der Vegetation im Vergleich mit jener in den anderen beiden Fassungen. Indem Westenberg die Brücke weniger hoch und gewölbt zeichnete, Laub hinzufügte und dem Vordergrund mehr Tiefe verlieh, entzog er dieser Version der Landschaft mit der Brücke viel von ihrer Ausdruckskraft.

RJtR

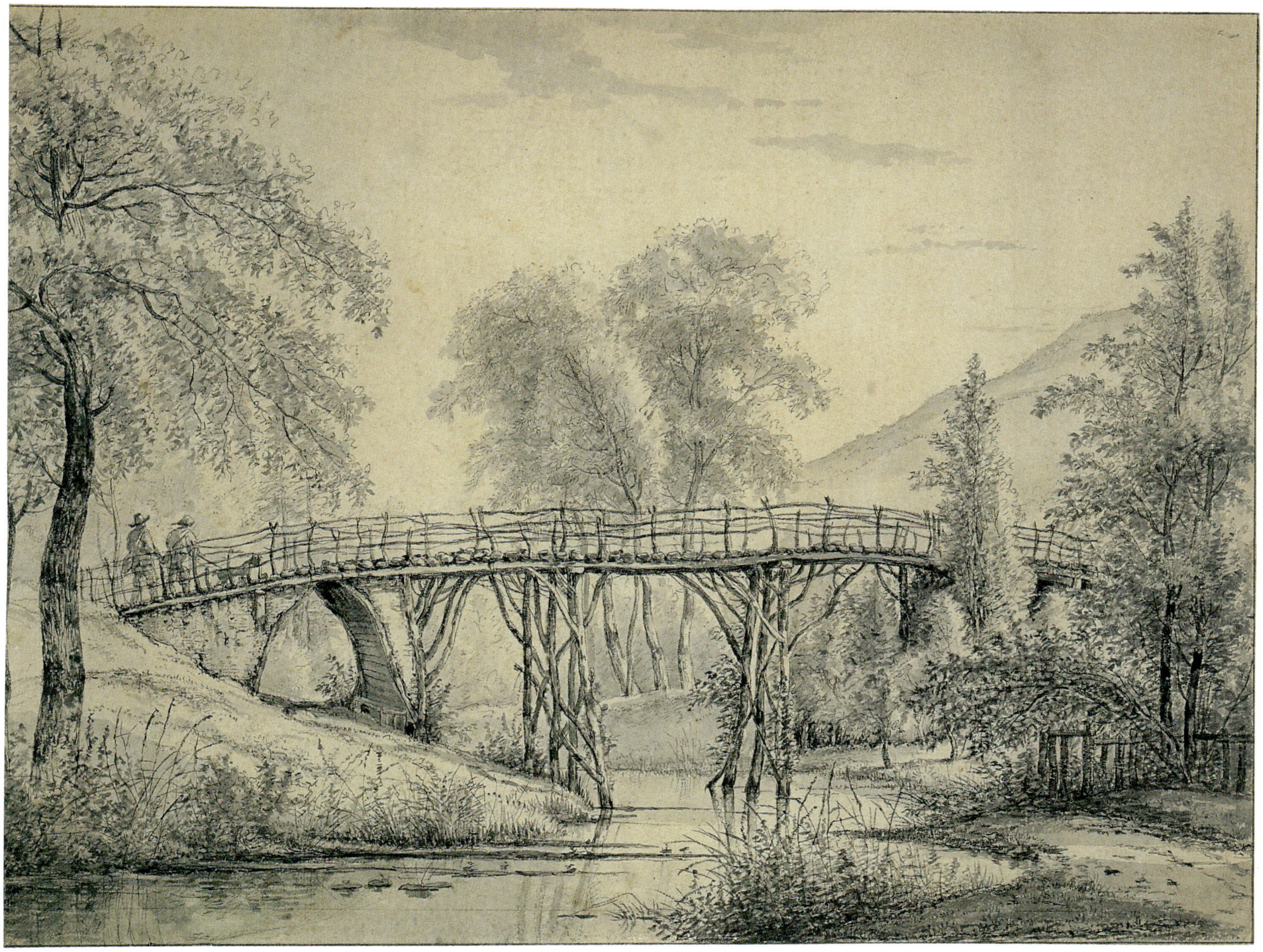

WIJNANDUS JOHANNES JOSEPHUS NUYEN

Den Haag 1813 - 1839 Den Haag

44 Landschaft mit Bauernhof, 1829

Aquarell und Feder in Braun und Grau, über einer Bleistiftskizze, teilweise verstärkt mit Gummi oder Eiweiß, Umrahmung mit Feder in Grau, 334 x 455 mm.
Mit (späterem) Eintrag auf der Rückseite: *W.J.J. Nuyen.*

Sammlerzeichen: Felix Meritis (1889; L. 924) auf der Rückseite.

Amsterdam, Rijksmuseum, Rijksprentenkabinet
(Inv. Nr. RP-T-FM-99)

LITERATUR
Sillevis, Van Dishoeck & Jonker 1977, S. 10 und Kat. Nr. 66; Sillevis 1985, Kat. Nr. 46; Dinkelaar u.a. 1993, S. 13-14.

Im frühen 19. Jahrhundert organisierte die Abteilung der Schönen Künste der Felix Meritis Gesellschaft in Amsterdam jährlich einen Künstlerwettbewerb. 1829 lautete eine der Aufgabenstellungen folgendermaßen: *Eine Landschaft mit Bauernhof bei stürmischem Wetter, dazu ein paar Rinder, die getrieben werden, auszuführen in Form einer farbigen Zeichnung.*[1] Die Arbeiten sollten anonym, mit einem Motto versehen eingereicht werden. Unter nur drei eingesandten Aquarellen gewann jenes von Wijnand Nuyen den ersten Preis. Der sechzehnjährige Künstler erhielt eine Silbermedaille – und galt vermutlich als Wunderkind. Bedauerlicherweise kennen wir weder die Überlegungen, die zu der Entscheidung führten, Nuyen den Preis zuzusprechen, noch die Namen der beiden Konkurrenten. Im selben Jahr hatte der ehrgeizige Künstler auch ein Werk in der Kategorie *gemalte Landschaft, leicht von oben betrachtet, mit einem Fluß im Mittelgrund* eingereicht. Hier gingen 26 Werke ein. Das Gemälde Nuyens – es hatte das Motto *Künstlerischer Eifer* – wurde von einem der drei Juroren für den ersten Preis, von einem anderen für den zweiten Preis nominiert. Nach Beratungen einigte man sich schließlich doch auf Barend Cornelis Koekkoek* als Sieger. Im Dezember 1829 wurde sowohl dieses Gemälde als auch das Aquarell Nuyens von Felix Meritis für eine Summe von 250 bzw. 50 Gulden erworben.[2] Im Folgejahr, 1830, gewann Nuyen Gold für eine gemalte Winterlandschaft, während sich Koekkoek mit dem zweiten Platz begnügen mußte.

Natürlich war das detaillierte Aquarell von 1829 nicht so innovativ, wie es Nuyens spätere Werke sein sollten. Die Landschaft muß durch seinen Besuch in Gelderland im Jahr 1827 angeregt worden sein, wohin er zweifellos in Gesellschaft seines Lehrers Andreas Schelfhout* gereist war.[3] Der Typ des Hofes und die robuste Weise, in der er dargestellt ist, wurzeln völlig im Stil solcher Amsterdamer Künstler wie Daniël Kerkhoff (1766–1821), Gerrit Lamberts (1776–1850), Albertus Brondgeest* und George Pieter Westenberg*, die in der Zeit von 1810 bis 1830 als „Trendsetter" galten.

Um 1825/30 gab es keine Haager Landschaftsschule von Bedeutung. Einige Maler standen mit einem Bein im 18. Jahrhundert, Simon Andreas Krausz* war ein Einzelgänger, während Schelfhout, dessen Frühwerk dem gedämpften Stil der Amsterdamer Zeichner entsprach, der Hauptvertreter der jüngeren Generation war (vgl. Kat. Nr. 39 und 43). Nuyen überflügelte bald seinen Lehrer, und die *Landschaft mit Bauernhof* zeigt das schon an. Die Farbgebung zeigt etwas intensivere Töne, und von einer Vorzeichnung in schwarzer Kreide ist kaum etwas übrig. Das Bild ist fast vollständig mittels Pinsel und Farbe aufgebaut; Nuyen mag sich bewußt am Werk von Hermanus Numan* orientiert haben oder auch am Œuvre ausländischer Aquarellisten, insbesondere den englischen Kollegen, deren Arbeiten Nuyen sehr wohl im international ausgerichteten Milieu von Den Haag kennengelernt haben kann.[4] In Anbetracht seiner Entstehungszeit ist das Aquarell recht locker mit dem Pinsel gezeichnet, und Nuyen hat sich nicht übermäßig mit Details abgegeben, was das Laub im rechten Vordergrund deutlich macht. Überdies zeigen die Mauern und das Dach des Bauernhauses, wie er versuchte, die Farbflächen so lebendig wie möglich aufzutragen, indem er verschiedene Töne gebrauchte. In seinem späteren Schaffen gab er auch die anderen Elemente auf, die für den Zeichenstil zwischen 1825 und 1830 charakteristisch waren (Kat. Nr. 47). Gebäude erschienen nun als atmosphärische Impressionen: Sie hatten keine wirkliche Materialität und wurden mit leichter Hand und einer Vorliebe für etwas gerundete Ecken dargestellt, wobei die Farben durch grelle Akzente, die damals als unnatürlich galten, verlebendigt wurden.

Nicht nur die Art des Aquarellierens wurde 1829 als Neuerung betrachtet, sondern auch die Dynamik des Bildes. Während die Generation von Kerkhoff und Brondgeest ruhige Kompositionen bevorzugte, betont Nuyens Landschaft – zweifellos auch infolge der Aufgabenstellung – die Bewegung. Er erreicht dies durch Elemente wie die Baumgruppe rechts, die Schatten und dunkel dahinjagenden Wolken, den laufenden Mann im Vordergrund und die Herde, die nach rechts getrieben wird. Selbstverständlich führen alle diese Kunstgriffe das Auge in Richtung des Fernblicks.

RJtR

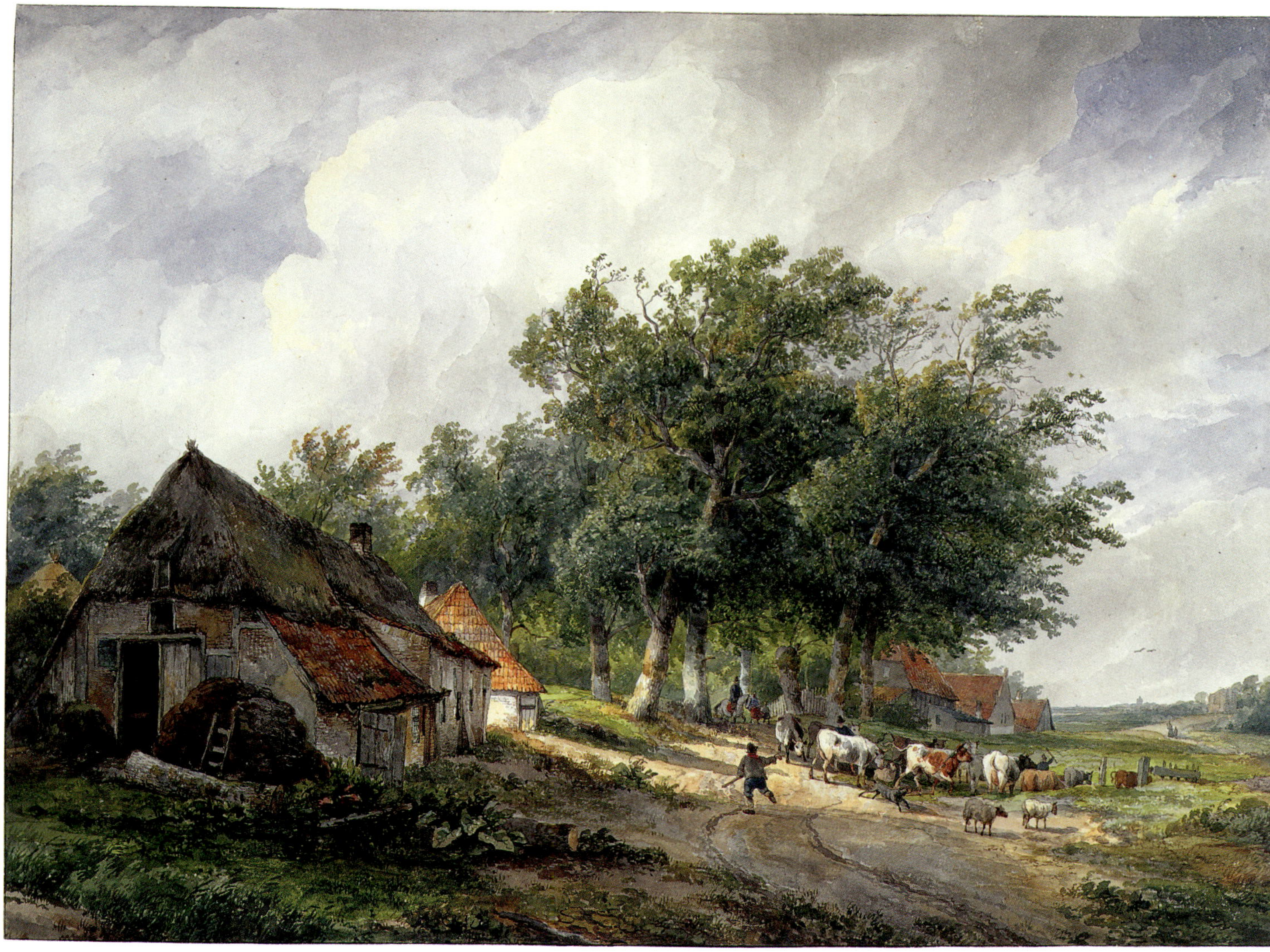

WIJNANDUS JOHANNES JOSEPHUS NUYEN

Den Haag 1813 - 1839 Den Haag

45 Die gestutzte Windmühle, 1829

Öl auf Holz, 30 x 40 cm.
Links unten: *W.J.J. Nuyen f 1829.*

Privatbesitz

LITERATUR
Sillevis, van Dishoeck u. Jonker 1977, Kat. Nr. 8; Dinkelaar u.a. 1993, S. 16.

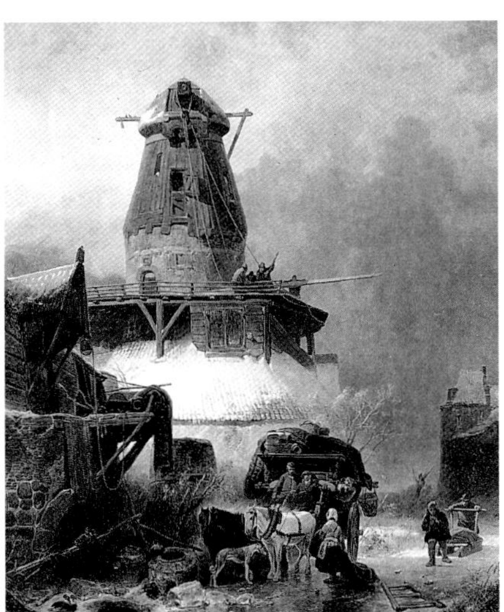

Abb. 45a
Wijnandus Johannes Josephus Nuyen, *Alte Windmühle im Winter*, 1838; Öl auf Leinwand, 112,5 x 91,5 cm; Den Haag, Haags Gemeentemuseum.

Ähnlich wie bei Wouter van Troostwijk* und Gerard Bilders* sorgte das originelle und höchst vielversprechende Talent Wijnand Nuyens, dieses Landschaftskünstlers und Malers von Stadtszenen, sowie sein früher Tod im Alter von 26 Jahren dafür, daß er sich den Ruf eines „Phänomens" erwarb. 1881 blickte Johannes Bosboom* auf seine eigene Karriere zurück: *Auch ich wurde zur romantischen Bewegung unter der Anführung des brillanten Nuyen hingezogen.*[1] Mehr als fünfzig Jahre später beurteilte Knoef die Bedeutung dieses innovativen Künstlers in seinen Forschungen über Nuyen und stellte sich die Frage, ob mit Nuyen *die Hoffnung und zukünftige Ehre Hollands verlorengegangen sei*. Er fuhr fort: *War Nuyen wirklich das Genie, in dem man zu Recht den neuen Ruhm der holländischen Malerschule sah?*[2] Man kann tatsächlich nur darüber spekulieren, ob er, hätte er länger gelebt, eine Schar von Nachfolgern um sich gesammelt hätte. Unbestreitbar offenbarte er sich nach einem Frankreichbesuch 1833 infolge seiner Interpretation der Sujets, seiner Annäherung an Form und Farbe und seines spontanen, oft gewagten Malstils als der erste und einzig überzeugende holländische Repräsentant der internationalen Romantik. Hinzu kommt, daß die Ausstellungskritiken, die nicht alle zu seinen Gunsten ausfielen, beweisen, daß er schon in seiner Zeit als eben dies anerkannt wurde (Kat. Nr. 46). Im Unterschied zu seinen holländischen Zeitgenossen, die nach völlig kontrollierter Nachahmung der Natur bis ins kleinste Detail strebten, lieferte sich Nuyen – laut Knoef – *einem Anflug von Phantasie aus, mit der er sich über das nationale Mittelmaß hinaus zu einem Stil von eindrucksvollem Reiz zu erheben versuchte.*[3]

Als Nuyen das intime kleine Gemälde, das als *Die gestutzte Windmühle* bekannt ist, signierte, war er gerade 16 Jahre jung. Vier Jahre zuvor hatte der Sohn eines Bäckers aus Den Haag seine Lehre bei dem berühmtesten Landschaftsmaler der Stadt, Andreas Schelfhout*, aufgenommen. Überdies studierte er von 1825 bis 1829 an der Zeichenakademie in Den Haag, während er im Atelier von Bart van Hove (1790–1880), der für seine Stadtlandschaften und Bühnenszenerien bekannt war, arbeitete. 1829 hatte der frühreife junge Künstler seinen ersten Erfolg: Für eines seiner Gemälde erhielt er in Gent einen Förderungspreis, für eine kolorierte Landschaftszeichnung eine Medaille der Amsterdamer Felix Meritis Gesellschaft (Kat. Nr. 44).

Dieses Gemälde und die Panoramalandschaften, die er um 1829 in der Nähe von Arnhem und Overveen malte, sind für ihre Entstehungszeit zweifellos höchst originell. Tatsächlich überflügelte Nuyen mit seinen Panoramen sogar seinen Lehrer Schelfhout (Kat. Nr. 51 und 52).[4] Beim Blick auf *Die gestutzte Windmühle*, vor allem auf die ungewöhnliche Komposition, erkennen wir noch deutlicher, daß der Künstler danach strebte, eine ganz eigene „Vision" zu verwirklichen. Der abrupte Beschnitt seines Motivs war zu seiner Zeit ohne Beispiel und entsprach sicher nicht den gängigen Theorien über die ideale Darstellung der Natur. Die Lichtverteilung weicht ähnlich stark von der Tradition ab: Die Mühle im Vordergrund – das eigentliche Thema des Gemäldes – ist verglichen mit dem Wäldchen und der Windmühle im Hintergrund nur geringfügig von der Sonne beleuchtet. Mit Hilfe dieser bemerkenswerten Verteilung von Licht und Schatten erreichte Nuyen etwas von der dramatischen Wirkung, die sein späteres Schaffen kennzeichnen sollte. Alles in allem strahlt diese Sommerszene mit ihrer überaus lichten Palette und der feinen Pinseltechnik eine Atmosphäre ruhiger Gelassenheit aus.

Berücksichtigen wir den Kunstgriff der aufragenden Windmühle, die dem Betrachter den Eindruck vermittelt, er stehe ihr zu Füßen, so nimmt *Die gestutzte Windmühle* Nuyens *Alte Windmühle im Winter* von 1838 (Abb. 45a) vorweg. Auch in *Windmühle mit Stadtlandschaft* (1836; jetzt Dordrecht, Dordrechts Museum), einem Werk seines Freundes Antonie Waldorp (1803–1866), mit dem er 1833 nach Frankreich und Deutschland reiste, erkennen wir das Motiv.[5] Mit dem drastischen Beschnitt der Bildebene, einem stilistischen Merkmal, das normalerweise – unter dem Einfluß der Fotografie und der japanischen Kunst – mit der Malerei des späten 19. Jahrhunderts assoziiert wird, war Nuyen seiner Zeit weit voraus. Jacob Maris' berühmte *Abgeschnittene Mühle* (Abb. 78a) entstand 1872, und erst 1884 setzte Willem Bastiaan Tholen ein so „modernes" Motiv bei seiner Wiedergabe der Landschaft ein (Kat. Nr. 85). WL

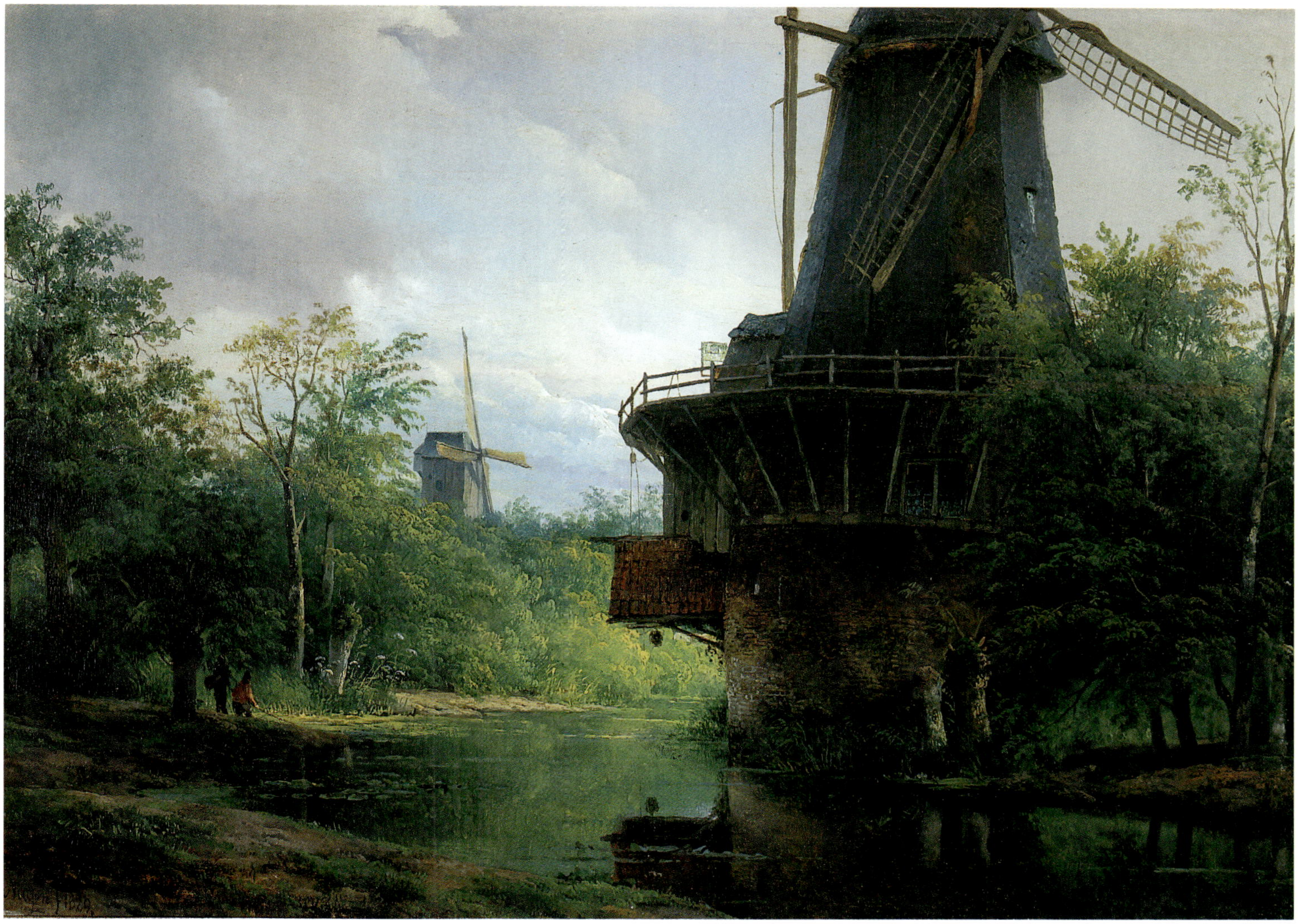

WIJNANDUS JOHANNES JOSEPHUS NUYEN

Den Haag 1813 - 1839 Den Haag

46 Ansicht einer romanischen Kirche in der Bretagne, 1833

Öl auf Leinwand, 64 x 78 cm.
Rechts unten: *W.J.J. Nuyen Bz f 33.*

Privatbesitz

LITERATUR
Sillevis, van Dishoeck u. Jonker 1977, Kat. Nr. 18;
Dinkelaar u.a. 1993, S. 65 und 68.

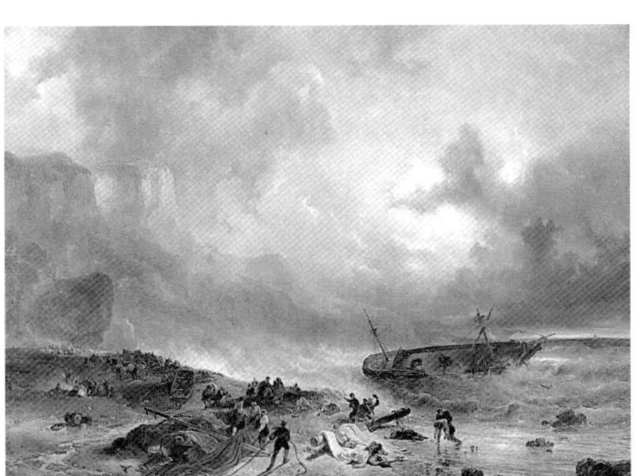

Abb. 46a
Wijnandus Johannes Josephus Nuyen, *Schiffswrack an einer Felsenküste*, 1838; Öl auf Leinwand, 154 x 206 cm; Amsterdam, Rijksmuseum.

Das Jahr 1833 war für die Karriere Nuyens von größter Bedeutung. Er hatte seit 1828 mit seinen Panoramalandschaften und so unkonventionellen Kompositionen wie *Die gestutzte Windmühle* (Kat. Nr. 45) einiges Aufsehen erregt. Mit seinem Kollegen Antonie Waldorp (1803–1866) reiste er von Belgien nach Paris, wo er Museen, wahrscheinlich auch den Salon besuchte. Eugène Isabey war – mit seinen Szenen von Schiffswracks in der Normandie, seinen Strand- und Hafenansichten und seinen Bildern malerischer Fischerdörfer – das Stadtgespräch. Für Nuyen lag der Reiz von Meistern wie Isabey nicht nur in ihrer phantasievollen Sujetwahl, sondern auch in ihrer wilden Farbgebung, den faszinierenden Licht-Dunkel-Kontrasten und dem rohen Malstil.

Nach der Rückkehr in seine Heimat waren die Reaktionen auf den romantischen Stil, den er aus Frankreich „importierte", sehr gemischt. Folgendes Verdikt eines Kritikers bezieht sich auf seinen Beitrag zur Ausstellung lebender Meister von 1833: *Wir haben auch gesehen, wie einige Künstler in diesem Sektor (Landschaft), der in gewissenhaftem Naturstudium wurzeln sollte, immer weiter von dem goldenen Weg abirren, den unsere alten Meister so ruhmreich beschritten haben, und wie sie überhaupt zum Schaden ihrer künstlerischen Produktion umherstreifen. Dies trifft ganz besonders auf die Gemälde eines jungen und sehr vielversprechenden Künstlers zu, „der zunehmend eine Neigung zum falschen romantischen Geschmack zeigt". Er wird vom modernen Zeitgeist mitgeschleppt, der scheinbar oberflächlichen Effekten, sowohl bezüglich der Wahrhaftigkeit als auch der Natürlichkeit, den Vorzug gibt vor einem kraftvollen und lebendigen Ausdruck der Objekte.*[1] Zuvor hatte sich jemand dahingehend geäußert, *daß der sogenannte romantische Malstil* [...], *wenn er zu solch wilden Extremen getrieben wird, als eine Warnung betrachtet werden sollte.*[2] Man hatte nicht nur Probleme damit, Nuyens freie und farbige Art der Malerei zu akzeptieren, sondern tat sich auch mit der Definition seiner Sujets schwer: Es sind weder Meereslandschaften noch Strandszenen; es ist ein *genre à part, das etwas vom einen, etwas vom anderen einschließt.*[3]

Steht man vor Nuyens Hauptwerk, dem monumentalen *Schiffswrack an einer Felsenküste* von 1838 (Abb. 46a), kann man sich den Aufruhr vorstellen, den der junge Künstler in der konservativen holländischen Welt der Kunst mit seiner schockierenden Szene verursachte. Wenn wir dann den Rest seiner Werke betrachten, scheint dergleichen unvorstellbar. *Ansicht einer romanischen Kirche in der Bretagne* von 1833 zum Beispiel ist eher reizvoll als theatralisch oder phantastisch. Damals jedoch galt die Art, in der sich der Künstler dem Sujet zuwandte, als höchst sonderbar: ein bedrohlicher Wolkenhimmel hängt über dem Dorf, das Licht ist wechselhaft eingesetzt, die Kirche auf der linken Seite in ungewöhnlichem Winkel abgeschnitten. Alles in allem spielen Imagination, Stimmung und Atmosphäre eine größere Rolle, als es zu jener Zeit üblich war.

Es ist nicht ganz klar, woher Nuyen das Thema der bretonischen Kirche bezog. Vielleicht muß die Quelle dafür im lithographischen Œuvre von Isabey oder anderen französischen Künstlern gesucht werden oder aber im Werk des englischen Künstlers Richard Parkes Bonington (1802–1828), der in Frankreich tätig war. Bonington, dessen Lithos Nuyen kannte, hatte an der prestigeträchtigen Publikation Baron Taylors, *Voyages pittoresques et romantiques dans l'ancienne France*, mitgearbeitet, einer Reihe von 24 Folianten mit insgesamt 2700 Lithos, die von verschiedenen bekannten Landschaftsmalern und Lithographen ausgeführt wurden (1820–1878).[4] Eine der offensichtlicheren Schlußfolgerungen besteht darin, daß Nuyens *Ansicht einer romanischen Kirche in der Bretagne* ein Capriccio ist, das im Atelier auf der Basis verschiedener französischer Landschaften und Stadtszenen in Form von Gemälden, Zeichnungen und Lithographien komponiert wurde. Vermutet wurde auch, daß Nuyen von italianisierenden Kollegen des 17. Jahrhunderts beeinflußt wurde – das scheint jedoch nicht sehr wahrscheinlich zu sein.[5] Jedenfalls ruft die pittoreske Szene mit der heruntergekommenen Kirche Erinnerungen an die Vergangenheit wach und erweckt insofern Assoziationen an die Ikonographie der Ruine. In diesem Sinne ist sie ein Beispiel für den romantischen Zeitgeist, der in Holland wie überall spürbar war.

WL

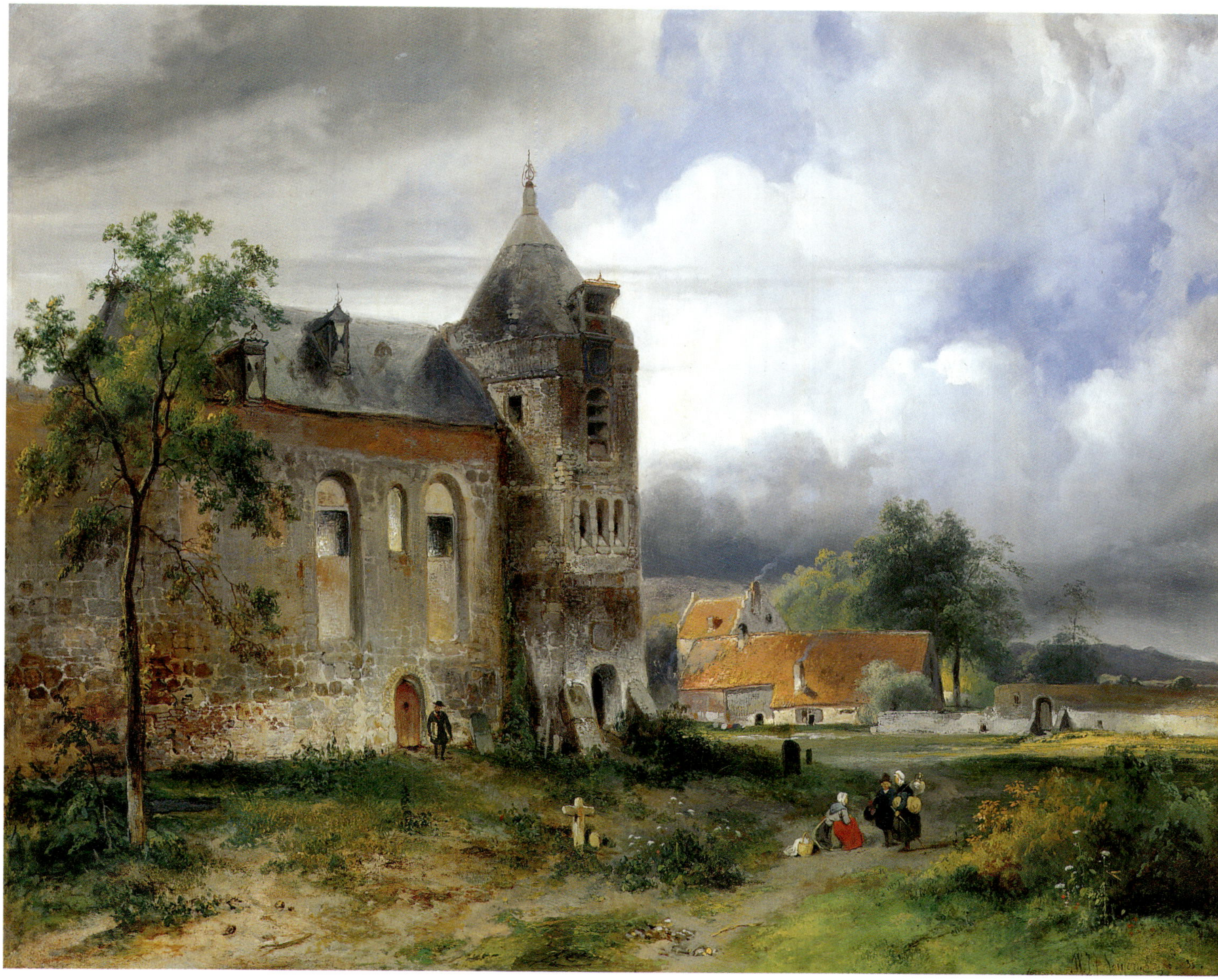

WIJNANDUS JOHANNES JOSEPHUS NUYEN

Den Haag 1813 - 1839 Den Haag

47 Strandszene an der Küste der Normandie, um 1837

Aquarell über einer Bleistiftskizze,
90 x 124 mm.
Links unten: *WJJ Nuyen*.

Privatbesitz

LITERATUR
Sillevis, van Dishoeck u. Jonker 1977, Kat. Nr. 80 (als um 1833).

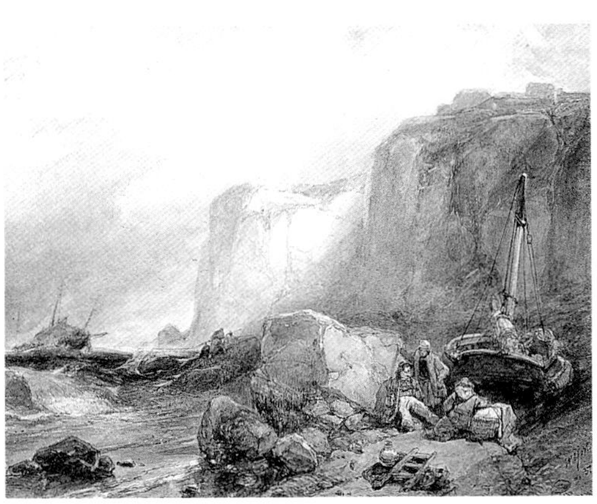

Abb. 47a
Wijnandus Johannes Josephus Nuyen, *Stürmisches Wetter an der Küste der Normandie*, 1837; Aquarell, 278 x 350 mm; Privatbesitz.

Diese verträumte *Strandszene an der Küste der Normandie* stellt ein bescheidenes Motiv in bescheidenem Format dar. Dank Nuyens *Genie* – Zeitgenossen zögerten nicht, sein Talent so zu bezeichnen[1] – ist die Zeichnung ein Meisterwerk in Miniaturgröße. Das Blatt ist nicht nur ein hervorragendes Beispiel für die Reife Nuyens als Aquarellist, es hat auch nichts Ebenbürtiges neben sich, wenn man die vielen Tausende von Zeichnungen und Aquarelle, die Künstler des 19. Jahrhunderts ihren Freunden schenkten oder die für kleine Kunstalben und *alba amicorum* bestellt wurden, betrachtet. Während die dargestellten Sujets reizend, aber trivial waren, war die technische Ausführung gelegentlich wirklich glänzend.

Das Thema – eine Menschengruppe mit Reittieren an einem Strand der Normandie – regte Nuyens virtuose Darstellung der imposanten felsigen Küste bei Sonnenaufgang an. In einem größeren Aquarell von 1837 stellte der Künstler denselben Landschaftstypus bei stürmischem Wetter dar (Abb. 47a).[2] Dieses Stück erweckt in hohem Maß die Erinnerung an das romantische Werk französischer Künstler wie Eugène Isabey, Theodore Gudin (1802–1880) und Eugène Lepoittevin (1806–1870).

Das Aquarell entstand 1837 oder kurz danach, dem Jahr, in dem Nuyen seine zweite Frankreichreise unternahm, über die wir sehr wenig wissen.[3] Das Bild wurde lange zusammen mit einem Kircheninterieur von Nuyen in einem Album mit holländischen und französischen Zeichnungen und Aquarellen aufbewahrt, das im Besitz eines preußischen Prinzen namens Radziwill war.[4] Leider wissen wir nicht, welches Mitglid dieser großen Familie der Sammler war. In Anbetracht einiger Datierungen müssen die Arbeiten kurz vor 1840 zusammengebracht worden sein. Eine andere Zeichnung in diesem Album, die von Jean Zacharie Mazel (1792–1884) stammt, trägt eine Inschrift, die am 5. August 1839 in Paris geschrieben wurde: eine Widmung an Baron Robbert Fagel, einen Kunstliebhaber, der von 1815 bis 1853 als holländischer Botschafter in Frankreich tätig war. Möglicherweise war er auch an der Zusammenstellung des Albums beteiligt.

Auf Nuyens Erfolg von 1829, als eine seiner Zeichnungen einen Preis der Felix Meritis Gesellschaft erhielt (Kat. Nr. 44), folgte eine ziemlich stürmische Phase seiner künstlerischen Entwicklung. Mit einem Schielen in Richtung seiner französischen *confrères* hatte er sich sowohl bei seinen Gemälden als auch Zeichnungen und Aquarellen einen außerordentlich lockeren Duktus und eine freie Farbgebung angeeignet. In der ersten Hälfte des 19. Jahrhunderts gab man sich in Rezensionen fast gar nie mit Arbeiten auf Papier, die von lebenden Künstlern stammten, ab. Wäre dies der Fall gewesen, wäre Nuyen zweifelsohne abermals wegen groben Zeichnens, einer billigen Jagd nach Effekten und wegen der allzu lebhaften Farbe getadelt worden. Die Kritiker, die seine Gemälde in diesem Sinn beschrieben, versuchten etablierte Werte wie Einfachheit und Natürlichkeit zu bewahren. Das gewöhnliche Publikum war offenbar weniger kritisch. Neben den beiden Aquarellen von Nuyen enthielt das Radziwill-Album Arbeiten gleichgesinnter holländischer Künstler: einige Zeichnungen von Schelfhout*, eine weitere von Koekkoek* und zwei von Bartholomeus Johannes van Hove (1790–1880). Aber auch Blätter von Johannes Christiaan Schotel (1787–1838), Hendrik van de Sande Bakhuyzen (1795–1860) und Willem de Klerk (1800–1876), die damals, um 1835, noch immer im althergebrachten Stil – den Nuyen so eifrig ablegte – zeichneten, waren im Album zu finden. Die Zeichnungen junger französischer Künstler, die sich ebenfalls im Radziwill-Albums befanden, waren ganz sicher gleichermaßen weit von diesen eher konservativen Arbeiten entfernt.[5] Alles zusammen betont, daß zu jener Zeit ausländische Sammler keineswegs auf zeitgenössische holländische Zeichnungen herabsahen. Ein weiteres Beispiel stellt Sir Edward Cromwell Disbrowe (1790–1851) dar: Als englischer Botschafter in Den Haag von 1836 bis 1851 trug er eine Sammlung schöner holländischer Aquarelle zusammen. Unter den Landschaftskünstlern waren nicht nur Koekkoek* und Schelfhout* vertreten, sondern auch viel weniger berühmte Holländer wie Johannes Franciscus Hoppenbrouwers (1819–1866), Petrus Marius Brouwer (1819–1886), Cornelis Petrus 't Hoen (1814–1880) und Salomon Leonardus Verveer (1813–1876).[6]

RJtR

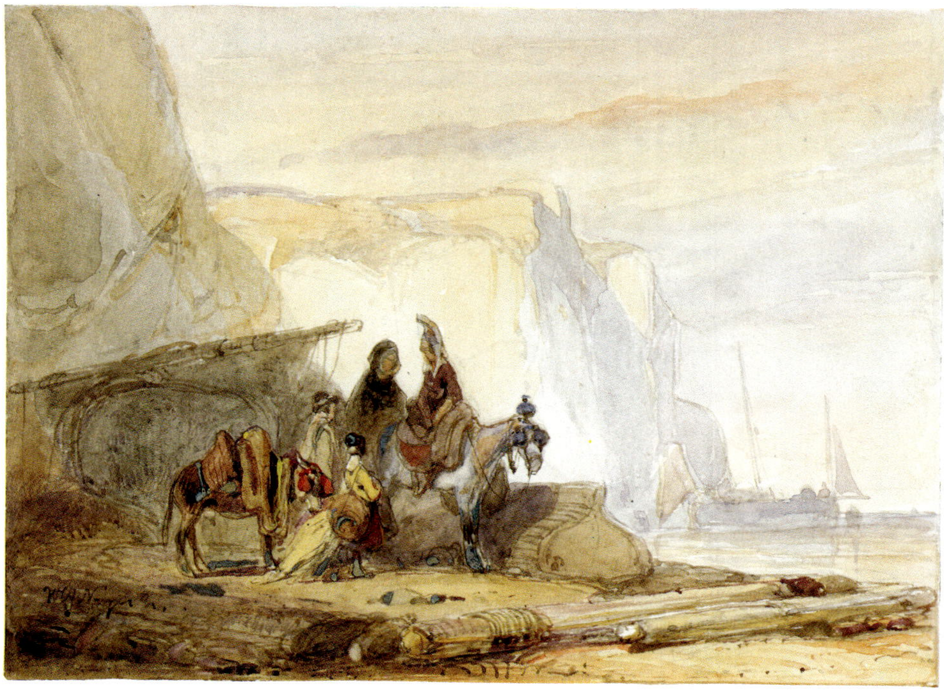

BAREND CORNELIS KOEKKOEK

Middelburg 1803 - 1862 Kleve

48 Ansicht des Bayard-Felsens bei Dinant, 1835

Pinsel in Grau und Aquarell über einer Bleistiftskizze, teilweise verstärkt mit Eiweiß, Umrahmung in Feder und brauner Tusche, 242 x 329 mm. Rechts unten: *B. C. Koekkoek. 1835*; auf dem originalen Karton betitelt: *La Roche à Bayard près Dinant*.

Haarlem, Teyers Museum

(Inv. Nr. AA 51)

LITERATUR
Scholten 1904, S. 537f; Jellema 1986(1), S. 2; Jellema 1986(2), Kat. Nr. 7; Nollert 1997, Kat. Nr. 81.

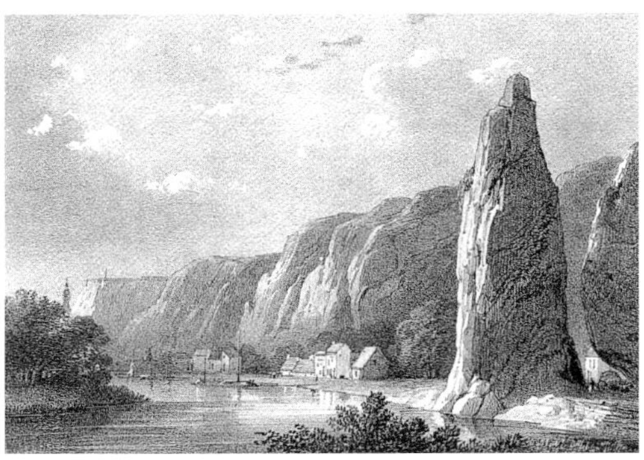

Abb. 48a
Paul Lauters nach J.F. Christ (1790–1845), *Der Bayard-Felsen*, 1843; Lithographie, 87 x 125 mm.

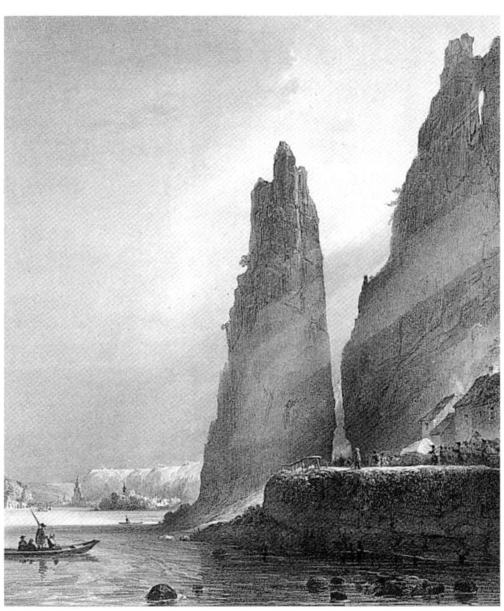

Abb. 48b
Paul Lauters (1806–1875), *Der Bayard-Felsen*, 1839; Lithographie, 287 x 244 mm.

Die Naturschönheit des Maas-Tals in Belgien zog holländische Künstler an, sowohl vor als auch nach dem belgischen Aufstand von 1830 gegen den niederländischen Einheitsstaat.[1]

Koekkoeks erste Gemälde mit Maas-Motiven datieren von 1829 und 1830; die hier dargestellten Landschaften lassen sich nicht lokalisieren.[2] Dies ist jedoch bei dem hier wiedergegebenen Bayard-Felsen möglich. Er befindet sich zwei Kilometer – oder etwa 20 Minuten zu Fuß – südlich von Dinant an der Maas.

Am Beginn seiner Laufbahn, zwischen etwa 1817 und 1825, stellte Koekkoek routinierte Landschaftszeichnungen her, oft zwei an einem Tag. Sein Lehrer Abraham Krayestein (1793–1855) verkaufte sie für ihn zum Preis von jeweils zweieinhalb Gulden.[3] Gegen Ende der zwanziger Jahre des 19. Jahrhunderts widmete er sich jedoch subtileren Zeichnungen in Hellgrau und leuchtendem Gelbbraun. Als Maler erreichte Koekkoek seine Vollendung mit Waldansichten, die von edlen Bäumen beherrscht werden, mit weiten Flußlandschaften in Waldgebieten und mit Winterszenen. Bei den Zeichnungen sind diese Themen selten. Die Blätter, die für die Mappen der Kunstsammler bestimmt waren, zeigen Figurengruppen am Waldrand oder Landschaften, die Bauwerke aufweisen, aber nur wenige Bäumen und Pflanzen, oder sie bieten intime Ansichten von einsamen Gegenden. In diese Kategorie der für Sammler gedachten Zeichnungen gehört die sorgfältig lavierte *Ansicht des Bayard-Felsens bei Dinant*, sei es auch nur wegen des Fehlens dicht belaubter Bäume, die Koekkoeks Spezialität bildeten.

Im Oktober 1834 war Koekkoek von Hilversum nach Kleve übersiedelt.[4] Bei diesem Werk griff er vermutlich auf eine frühere, offenbar nicht erhaltene Studie zurück. Es ist unwahrscheinlich, daß er 1835 seine Frau und seine erst kurz zuvor geborene Tochter verlassen hat, um wie gewöhnlich die sommerliche Studienreise in die belgischen Ardennen zu unternehmen. Überdies hatte er sich in Deutschland niedergelassen, da die bergigen Landschaften für seine Arbeit von Bedeutung waren.

Der Bayard-Felsen verdankt seinen Namen einem Pferd, das in dem Volksbuch *Die vier Haimonskinder* vorkommt. Auf der Flucht vor Karl dem Großen hinterließ Bayard auf dem Felsen den Abdruck eines Hufes. Der ungewöhnlich geformte Felsen gehörte zu den malerischsten Stellen im gesamten Maas-Tal, doch entgegen allem Anschein war er zum größten Teil das Werk von Menschenhand.[5] Er war bei den Künstlern sehr beliebt, etwa bei dem aus Nijmegen stammenden Maler Johannes Franciscus Christ (1790–1845). Seine *Künstlerreise durch Limburg und Belgien im Jahr 1841* enthält eine Lithographie mit der Darstellung des Bayard-Felsens, die auf einer seiner Zeichnungen basiert, jedoch von Paul Lauters ausgeführt wurde (Abb. 48a). Koekkoeks Komposition ist zweifellos effektvoller. Christ entschied sich, das nahegelegene Dorf einzubeziehen. Hierdurch *verbindet sich das Malerische mit dem Reichtum, zwei Dinge, die oft einen Gegensatz bilden.*[6] Von Koekkoeks Standort aus blieben die Dorfhäuser verdeckt, doch die Kühnheit seiner Komposition gleicht dies bei weitem aus. Die Felsnadel und die Steilufer zeichnen sich als Silhouetten vor dem Himmel ab. Demgegenüber verliert die im Hintergrund sichtbare Felswand an Bedeutung. In Christs Version erscheint der Bayard-Felsen unverkennbar als ein Teil dieser Felswand. Hierdurch gewinnt das Bild insgesamt verständliche Proportionen, während Koekkoek, einer Steigerung der Wirkung keineswegs abgeneigt, den Felsen als riesiges und geheimnisvolles Gebilde wiedergibt, auf dessen Spitze einige Vögel ihr einsames Heim gefunden haben. Zugleich schildert Koekkoek jedoch alltägliche menschliche Tätigkeiten: Am Fuß des Felsens beleben Reisende die Straße, andere winzige Figuren schieben ein Boot ins Wasser, fischen oder beschränken sich aufs Zuschauen.

1839 gestaltete der Lithograph Lauters eine weitere Version aus annähernd demselben Blickwinkel (Abb. 48b), die unter dem Einfluß von J. M. W. Turner (1775–1851) entstanden ist und offenkundig nach gesteigerter Wirkung strebt. Der Felsen hat viel von seiner Masse verloren, die Lichteffekte gewinnen die Oberhand, der Vordergrund ist noch isolierter als bei Koekkoek, und die Verkleinerung der Figuren gibt den Felswänden eine Monumentalität, die sich nur schwerlich mit der Wirklichkeit in Einklang bringen läßt. RJtR

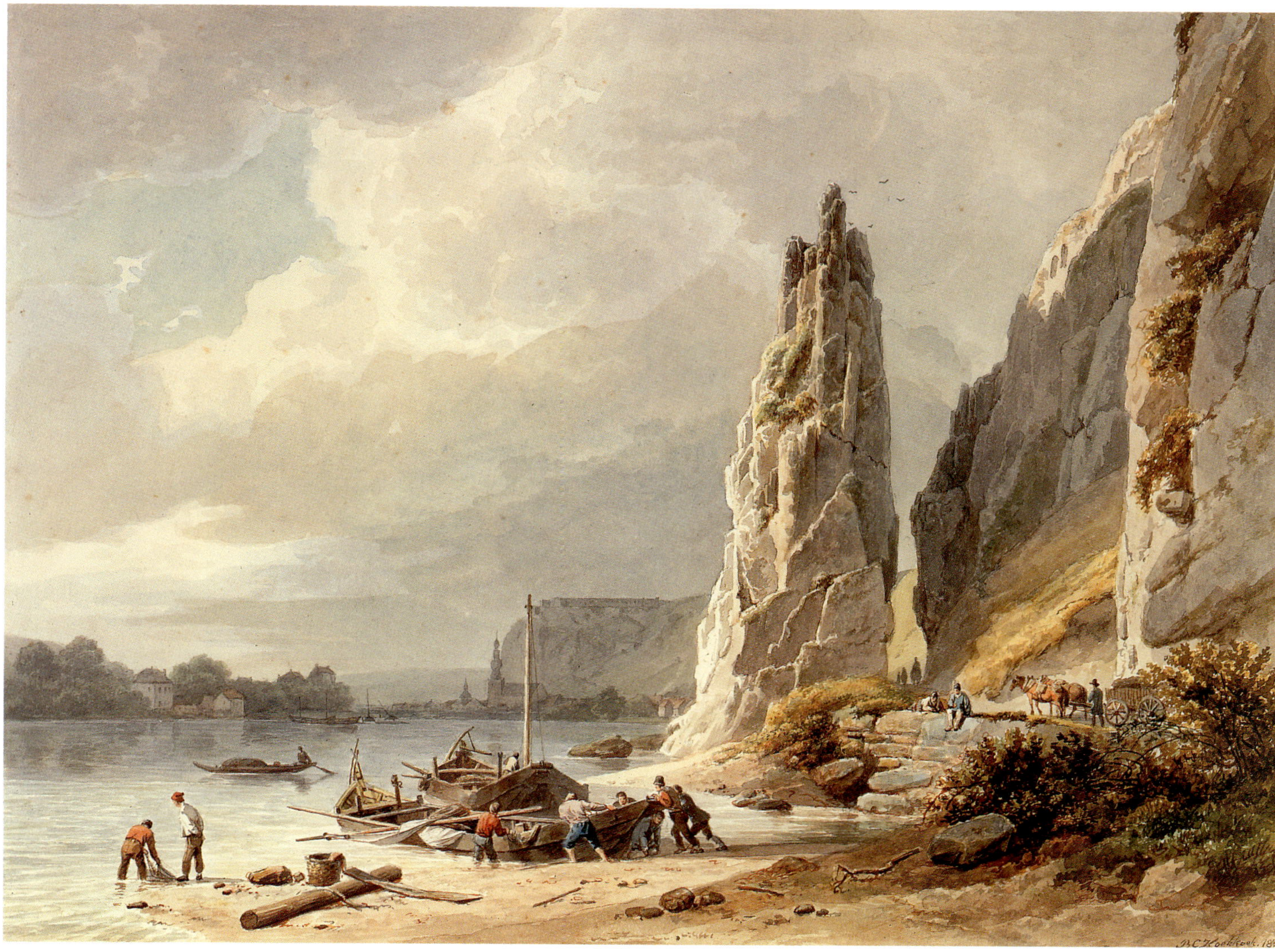

BAREND CORNELIS KOEKKOEK

Middelburg 1803 - 1862 Kleve

49 Bach zwischen hohen überwachsenen Felsen, 1838

Schwarze Kreide, Bleistift, Pinsel in Grau und Braun, auf satiniertem Papier, 376 x 295 mm.
Mit Monogramm links unten: *BCK* (in Ligatur); signiert: *B.C. Koekkoek* / 1838.

Amsterdam, Rijksmuseum, Rijksprentenkabinet
(Inv. Nr. RP-T-1959-278)

Die vielen Studien, die Koekkoek auf seinen Ausflügen zeichnete, zeigen uns den Zeichner von einer ganz anderen Seite als von jener, die uns aus den sorgfältig komponierten Zeichnungen und Aquarellen entgegentritt. Illustriert wird dies durch *Bach zwischen hohen überwachsenen Felsen*, ein Werk, das er nur drei Jahre nach seinem ausgefeilten Bild *Ansicht des Bayard-Felsens bei Dinant* (Kat. Nr. 48) in Arbeit hatte. Kein anderer holländischer Künstler in der ersten Hälfte des 19. Jahrhunderts reflektierte so über alles, was mit seinem Leben und Schaffen als Künstler zu tun hatte. Koekkoek benutzte zum Beispiel zwei verschiedene Signaturen: Für seine Studien gebrauchte er ein Monogramm in Blockschrift; seine Zeichnungen – die ausgearbeitete Fassung für Sammler – trugen die Signatur *BC Koekkoek* oder die Initialen *BCK* in Schreibschrift.[1] So gibt es keinen Zweifel an der Funktion dieser Studie eines überwachsenen Felsens nahe eines Bachs. Nur wenige seiner vielen erhaltenen Naturstudien wurden in Wirklichkeit für die Komposition seiner zahlreichen Gemälde und gezeichneten Landschaften eingesetzt.[2] Diese locker skizzierten und lavierten Blätter sollten für Koekkoek offenbar mehr als Übungen und indirekte Quelle der Inspiration dienen denn als Motivsammlung, die in zukünftige Werke einfloß.

1841 beschrieb Koekkoek in seinen *Erinnerungen und Kommentaren eines Landschaftskünstlers* den Malprozeß.[3] Diese Beschreibung erläutert jedenfalls, wenn auch vielleicht etwas geschönt, warum so wenige seiner gezeichneten Studien je in seinen Gemälden wiedererschienen. Der Malstil Koekkoeks war mehr oder weniger spontan. Zuerst setzte er eine Kompositionsskizze direkt auf die Leinwand oder Tafel, in der er die Verteilung von Licht und Schatten andeutete. Es folgte eine grobe gemalte Version des ganzen Bildes, auf deren Grundlage der Künstler die Einzelheiten malte, die ihm einfielen, während er die Komposition herausarbeitete. Es gab keine genauen Vorstudien, keine Detailskizzen oder „Unterzeichnungen". Der erste Geistesblitz, der dem Künstler danach in den Kopf kam, hätte sie nutzlos gemacht, weil sie für die Komposition nicht mehr von Belang waren. *Der freie Künstler muß es wagen, sich von seinen anfänglichen Ideen zu distanzieren.* Und tatsächlich wissen wir von keinen seinen Gemälden vorausgehenden Zeichnungen. Sein grafisches Œuvre besteht aus Naturstudien, ausgearbeiteten Zeichnungen für Sammler und gelegentlichen Porträtzeichnungen.

Koekkoeks *Bach zwischen hohen überwachsenen Felsen* entstand sehr wahrscheinlich im Neandertal östlich von Düsseldorf. Hier fließt ein malerischer kleiner Fluß namens Düssel zwischen kantigen, üppig mit Vegetation bewachsenen Kalksteinfelsen, einige davon bald hundert Meter hoch.[4] Koekkoek benutzte für diese Zeichnung satiniertes Papier, eine sehr feine Sorte, deren Oberfläche mit Bimsstein behandelt wird. Dieses Luxuspapier mag für eine mehr oder weniger routinierte Zeichnung nach der Natur, von denen der Künstler an einem Tag eine Vielzahl anfertigen konnte, übertrieben scheinen. Man muß sich fragen, ob es sich bei dieser Zeichnung nicht um eine skizzenhafte Atelierversion einer der Lieblingsnaturstudien des Künstlers handelt.

Dieses Blatt ist zweimal signiert: mit dem Monogramm sowie einer leicht zittrigen Signatur und Datierung. Letzteres erfolgte zusammen mit vielen anderen Signaturen und Datierungen irgendwann nach November 1858, denn damals erlitt Koekkoek einen Schlaganfall. Er konnte nicht mehr arbeiten und wollte sich dennoch in irgendeiner Form mit seiner Kunst beschäftigen. So begann er in seinen letzten Lebensjahren, seine Zeichnungen zu signieren (oder zu re-signieren), zu datieren und mit Anmerkungen zu versehen.

Koekkoek war wohl nicht allein, als er 1838 diese Landschaftsstudie anfertigte. Im Rijksprentenkabinet wird eine Zeichnung von Lodewijk Johannes Kleijn (1817–1879) aufbewahrt, die dieselbe Felsenformation von etwas weiter links gesehen zeigt (Abb. 49a).[5] Kaum vorstellbar ist, daß zwei Zeichnungen mit fast genau derselben Größe unabhängig voneinander entstanden sein sollen. Koekkoek hat 1838 ein Blatt gezeichnet, auf dem eine Gruppe von fünf Künstlern, mit Mal- und Zeichenutensilien bewaffnet, loszieht.[6] Es ist natürlich ver lockend, Kleijn unter diesen Künstlern zu vermuten; leider gibt es keine Porträts von ihm, die hier Sicherheit schaffen könnten.

RJtR

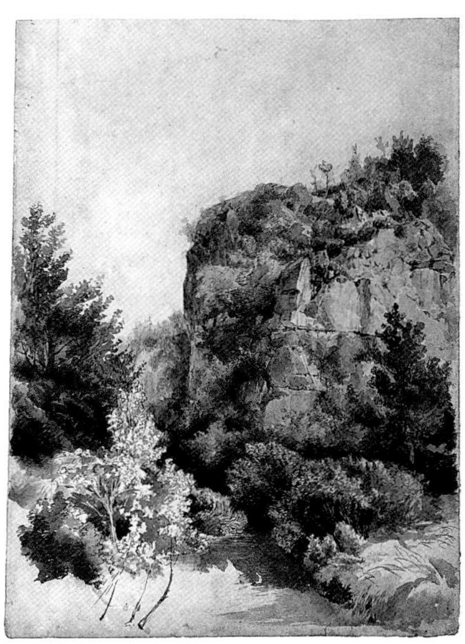

Abb. 49a
Lodewijk Johannes Kleyn (1817–1879), *Bach zwischen hohen überwachsenen Felsen*; Feder in Braun, Pinsel in Braun und Grau, 288 x 390 mm; Amsterdam, Rijksmuseum, Rijksprentenkabinet.

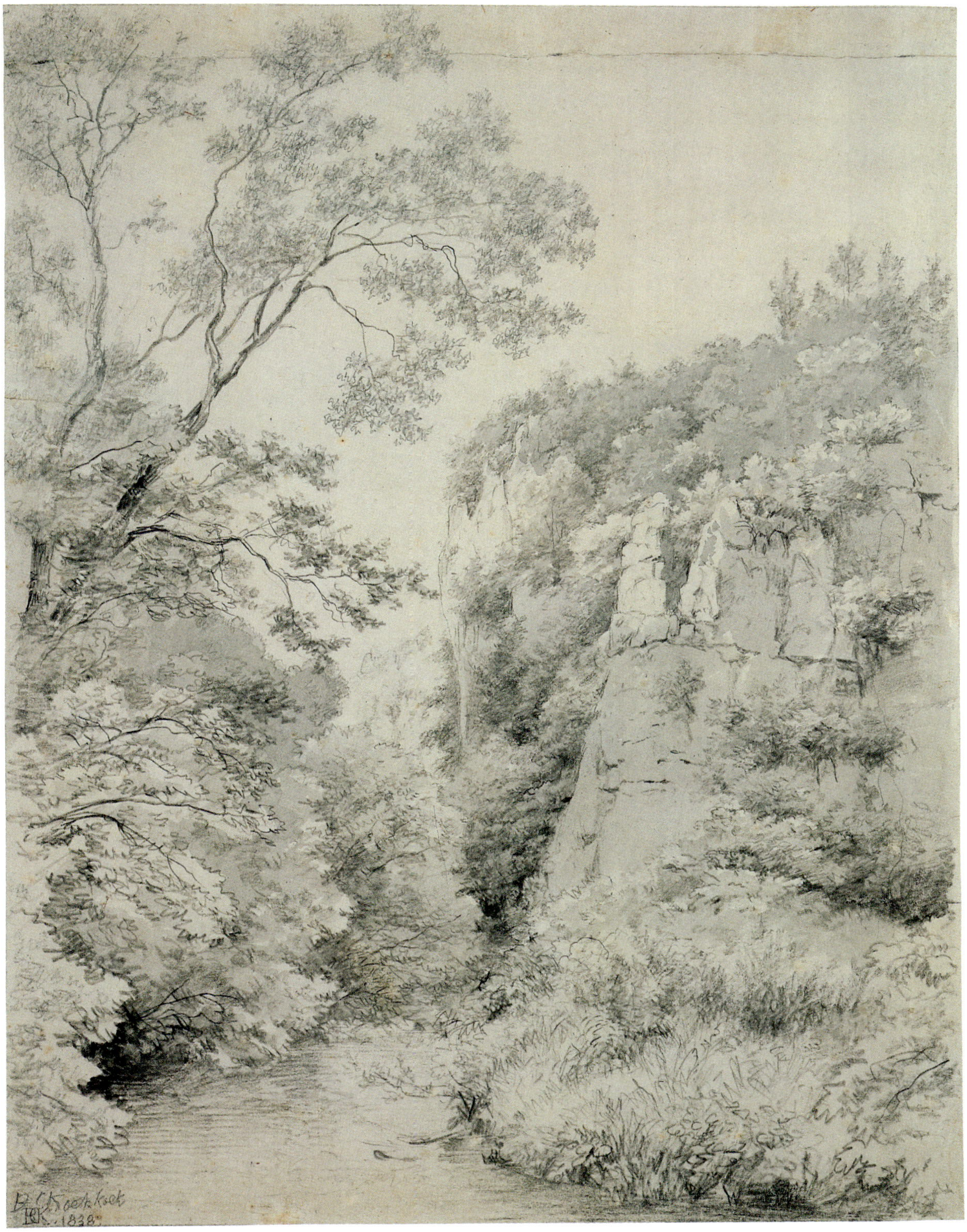
B. C. Koekkoek
1838

BAREND CORNELIS KOEKKOEK

Middelburg 1803 - 1862 Kleve

50 Waldszene, 1839

Öl auf Leinwand, 175 x 160 cm.
Links unten: *B.C. Koekkoek ft 1839 Cleve.*

Privatbesitz, Deutschland

LITERATUR
Anonymus 1840 (1), S. 131f; Anonymus 1840/41, S. 19; Kramm 1857–1864, Bd. 3, S. 896; Gorissen 1962, Kat. Nr. 39/175-1; de Werd 1983 (2), S. 23; Nollert u. de Werd 1994, S. 26; Nollert 1997, S. 20, 41f, 96 und Kat. Nr. 18.

Wie jeder gute Landschaftsmaler verbrachte Koekkoek, versehen mit Staffelei, Mappe und Farbkasten, die Sommermonate mit Naturstudien im Freien (Kat. Nr. 48 und 49). Seiner Meinung nach stellte die Natur selbst das vollkommenste „Gemälde" dar und war somit das einzig passende Modell für einen Landschaftsmaler. Wenn Koekkoek auch naturgetreue Landschaften malte, so waren diese „Szenen" doch selten wirklich lokalisierbar. Verschiedene pittoreske Elemente aus der Wirklichkeit wurden zu einem gefälligen Ganzen kombiniert; das Bild präsentierte nicht die realen Verhältnisse, sondern eher – um den Maler zu zitieren – *eine charmante Lüge.*[1]

Während er in den dreißiger Jahren des 19. Jahrhunderts noch Sommer- und Winterlandschaften schuf, fing Koekkoek an, monumentale und detaillierte Waldszenerien in Öl zu malen, die endgültig seinen Ruhm begründeten.[2] Eines der meisterhaften Beispiele dieser Gattung ist *Waldszene* von 1839 – ein außergewöhnlich großformatiges Gemälde (soweit wir wissen, ist es das größte Format, das Koekkoek je wählte): Es zeigt enorme Eichen, knorrige Riesen, die die Unscheinbarkeit des Menschen angesichts der Natur unterstreichen. In seinen Waldszenen der späten vierziger und frühen fünfziger Jahre betonte der Künstler dieses Element noch stärker, indem er die Bäume größer und urwüchsiger malte (Abb. 50a).[3]

Die Staffage dieser Waldszene besteht aus viel Vieh – ein Sujet, das nicht alle Landschaftsmaler gleichermaßen beherrschten; insofern wurde oftmals die Zusammenarbeit mit Künstlern gesucht, die sich auf Gemälde von Tieren spezialisiert hatten. Koekkoek fügte gewöhnlich einen Schäfer und eine Schäferin hinzu, um die idyllische Wirkung der pastoralen Szene zu steigern.

Die *Waldszene* ist sehr detailreich, und Zeitgenossen Koekkoeks zeigten sich beeindruckt von der Präzision seines Malstils. Ein Kritiker der Ausstellung lebender Meister in Den Haag, wo das Bild 1839 unter dem Titel *Waldszene mit Tierstaffage* gezeigt wurde, war voll des Lobes: *Sooft wir vor diesem Gemälde standen, bewunderten wir die große Natürlichkeit der riesigen Bäume, die ihre Äste und unzähligen Blätter ausbreiten, so daß man wahrlich versucht ist, die Hand auszustrecken und sie zu berühren.* Er fuhr fort: *Wir haben bei vielen Anlässen gesagt [...], daß Koekkoek in der Abbildung der Landschaft eine solche Meisterschaft erlangt hat, daß in diesem Feld unter den heutigen Malern noch kein Ebenbürtiger gefunden wurde.*[4]

Koekkoeks unermüdliches Schaffen hatte die beabsichtigte Wirkung: Während der Ausstellung wurde er von Wilhelm I. in den Ritterstand erhoben.[5] Überdies wurde er für dieses Hauptwerk mit zwei Goldmedaillen ausgezeichnet, zuerst in Den Haag, dann in Paris, wo es 1840 präsentiert wurde.[6] Dennoch fand das Gemälde beim französischen Publikum nicht durchgängig Anklang; einige hielten es für überfüllt und für allzu grün.[7] Die französische Presse nahm von dem ausländischen Preisträger wenig Notiz. Glaubt man den entrüsteten holländischen Korrespondenten, so konnten die Franzosen nicht ganz von der Anklage des Chauvinismus freigesprochen werden.[8]

Die *Waldszene* wurde von dem Prinzen von Oranien, dem späteren Wilhelm II., erworben, der als Kunstliebhaber einer der bedeutendsten Sammler von Koekkoeks Werken werden sollte.[9] 1845 gab er dem Künstler den Auftrag zu neun Gemälden mit der Landschaft des Großherzogtums Luxemburg, das damals unter holländischer Herrschaft stand.[10]

Unter den fürstlichen Sammlern der Arbeiten von Koekkoek war auch der russische Kronprinz, der spätere Zar Alexander II. Als er während eines Besuches bei Wilhelm II., seinem Onkel, Koekkoeks *Waldszene* in ihrer ganzen Pracht sah, gab er dem Künstler sogleich den Auftrag für eine ähnliche – und ebenso große – Komposition.[11] MvH

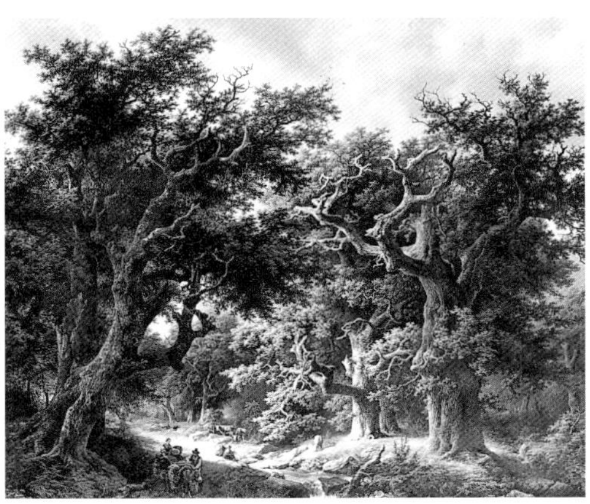

Abb. 50a
Barend Cornelis Koekkoek, *Eichenwald*, 1856; Öl auf Leinwand, 134 x 157 cm; Rotterdam, Museum Boijmans Van Beuningen.

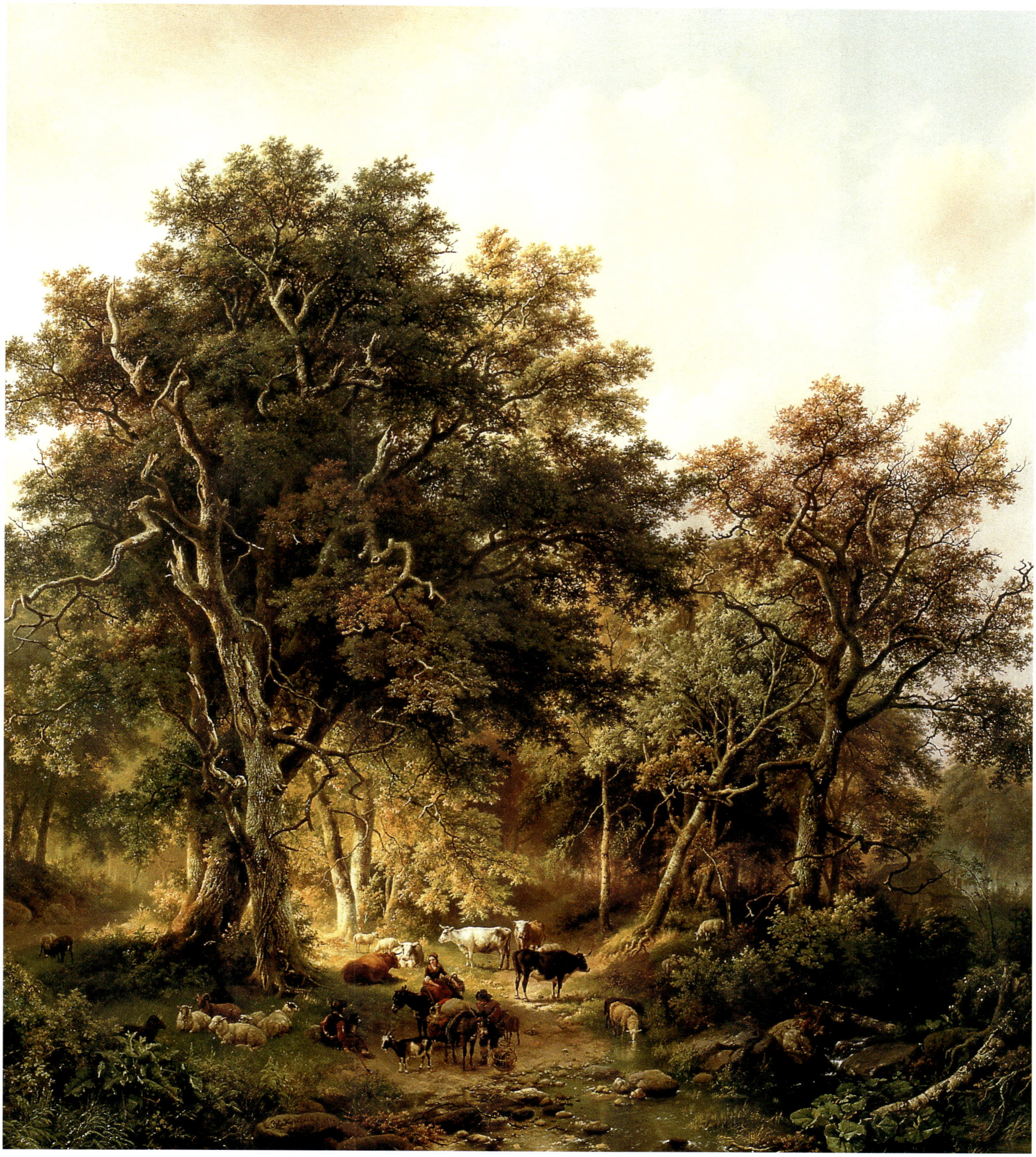

ANDREAS SCHELFHOUT

Den Haag 1787 - 1870 Den Haag

51 Panoramablick auf Haarlem und die Ruine Brederode, 1839/40

Schwarze Kreide, abgestumpft, Spuren einen Liniennetzes, Umrahmung mit Bleistift, 314 x 486 mm.
Signiert rechts unten mit den Initialen *AS.* und mit (späterer) Anmerkung versehen (*A. Schelfhout*); Anmerkung rechts unten in der Handschrift des Künstlers: *bij Haarlem*; auf der Rückseite signiert: *A. Schelfhout*.

Sammlung Hans van Leeuwen

LITERATUR
Van der Velden 1994, S. 30, Anm. 63.

Die größten Leistungen Schelfhouts als Zeichner und Maler beruhen auf zwei unumstößlichen Pfeilern: seiner kompositionellen Begabung und seiner hervorragenden Beherrschung des Materials. Diese Fähigkeiten erwarb er durch sorgfältiges Studium und viel Ausdauer. Obwohl die Arbeiten vor 1830–1833 gewiß nicht ohne Vorzüge waren, war Schelfhout ein typischer Spätentwickler. Erst als über Fünfzigjähriger schuf er das Werk, dem er seinen wohlverdienten Ruhm verdankt.[1] Sowohl seine Zeichnungen als auch seine Gemälde wurden durch seinen Schüler und späteren Schwiegersohn Wijnand Nuyen beeinflußt.[2]

Nur wenige der vielen vollendeten Aquarelle und Zeichnungen, die Schelfhout für Sammler angefertigt haben muß, sind unversehrt erhalten geblieben. Diese Werke, die nicht unbedingt seine starke Seite zeigen, wurden oft von den stolzen Besitzern gerahmt und dann an einem Platz aufgehängt, wo sie garantiert verblassen mußten.[3] Als Zeichner glänzte Schelfhout, wenn er sich auf seine große Begabung für „skizzenhafte" Zeichnungen berief. Er wußte, wie er eine Fülle von Details mit Hilfe einfachster Mittel andeuten konnte. Er liebte schwarze Kreide, die er abstumpfte, um Töne zuwege zu bringen, oder die er mit hellen Schattierungen aus Tusche oder Aquarell lavierte.

Ein außerordentlich großes und schönes Beispiel einer solchen Kreideskizze Schelfhouts ist der *Panoramablick auf Haarlem und die Ruine Brederode*. Es überrascht nicht, daß der Künstler auch eine gemalte Version dieser großen Komposition anfertigte (Kat. Nr. 52). Dieses Werk ist 1840 datiert, und die Zeichnung muß in Anbetracht des reifen Stils im selben oder im Jahr zuvor entstanden sein. Mit Sicherheit steht fest, daß die Zeichnung bei der Ausführung des Gemäldes zugrunde gelegt wurde. Beim Übertragen der Landschaft auf eine viel größere Tafel zeichnete Schelfhout mit feinem Bleistift ein Quadratnetz über die Hauptteile des Bildes. War die Darstellung einmal in kleine Segmente aufgeteilt, war es viel leichter, sie auf die große Tafel zu kopieren, die bereits mit einem entsprechend größeren Liniennetz versehen war.[4]

Obwohl Schelfhout sein ganzes Leben in Den Haag verbrachte, fand er die Anregungen für seine Panoramalandschaften – eine der Gattungen, mit denen er sich ständig befaßte – oftmals in den Dünen nahe Haarlem. Angesichts verschiedener identifizierbarer Elemente scheint er für jedes Werk einen anderen Aussichtspunkt gewählt zu haben. Bei seinen ausgearbeiteten Fassungen paßte Schelfhout in gewissem Ausmaß die Realität an: Um etwa die Kirche St. Bavo deutlich erkennbar zu machen, plazierte er sie stets parallel zur Bildfläche, wenn sie auch jedesmal aus einem anderen Blickwinkel gesehen wurde. Bei seinen Panoramen folgte Schelfhout van Nuyen und der Tradition von Künstlern des 17. Jahrhunderts wie Jacob van Ruisdael und Philips Koninck. Obwohl es gelegentliche Panoramalandschaften aus dem 18. und frühen 19. Jahrhundert gibt, einschließlich derjenigen von P.G. van Os (Kat. Nr. 38a-b), war es vor allem Wijnand Nuyen, der 1828/29 Interesse an dieser Gattung zeigte. Bei einem der Gemälde wurde dieses Interesse durch einen Wettbewerb angeregt, den die Amsterdamer Felix Meritis Gesellschaft ausschrieb.[5] Schelfhout folgte seinem Beispiel erstmals 1832 mit einer gemalten Ansicht von Haarlem.[6]

Schelfhout muß für seinen *Panoramablick auf Haarlem und die Ruine Brederode* die Dünen etwas nördlich von Santpoort bestiegen haben, hinter einem der Landgüter Duin en Berg, Kruidberg oder dem nahen Jagtlust. Nur aus dieser Perspektive, mit Blick gen Süden, konnte man die Ruinen von Burg Brederode, auf der rechten Seite der Stadt Haarlem, sehen. Dies war ein sehr beliebtes Panorama – so herrlich, *daß es die Seele ins Reich des Entzückens erhebt* (Kat. Nr. 52) – und reich an historischen Bezügen. Es ist kein Zufall, daß W.J. Hofdijk, ein Maler und Gelehrter, um 1850 die Legenden und die natürliche Schönheit dieser Gegend, die als Kennemerland bekannt ist, in einer Reihe von Balladen beschrieb.[7] Eine historische Ruine inmitten einer Landschaft, die zum Nachsinnen über die verlorene Erhabenheit der Vergangenheit einlud, war im 19. Jahrhundert ein weitverbreitetes Motiv. Im Mittelalter hatte die Burg Brederode während bewaffneter politischer Kämpfe eine bedeutende Rolle gespielt. Vielleicht waren diese historischen Assoziationen dem ziemlich wenig belesenen Schelfhout nicht ganz unbekannt, aber die unverkennbare Poesie seiner Zeichnung beruht vor allem auf der schlichten Schönheit dieses typisch holländischen Fernblicks.

RJtR

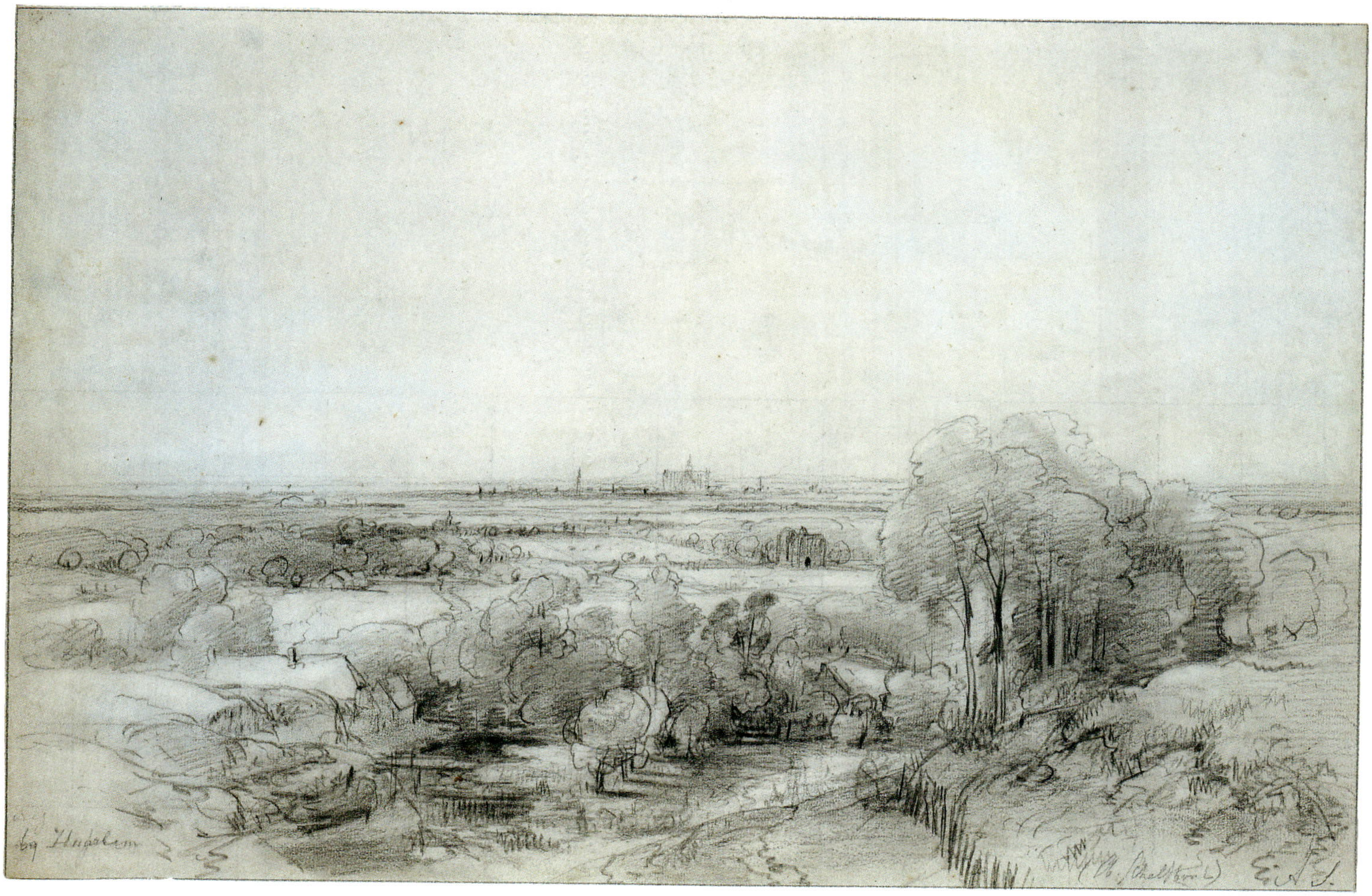

ANDREAS SCHELFHOUT

Den Haag 1787 - 1870 Den Haag

52 Panoramablick auf Haarlem und die Ruine Brederode, 1840

Öl auf Holz, 87,8 x 111,5 cm.
Links unten: *A. Schelfhout fc 1840.*

Privatbesitz

LITERATUR
Laanstra 1995, S. 24 und Kat. Nr. Z 1840–1.

Obwohl Schelfhout vier Jahre lang Schüler des Dekorationsmalers Joannes Breckenheijmer (1772–1856) war, spielte der ehrgeizige Schelfhout in den vierziger Jahren dessen Einfluß auf seine Entwicklung herunter.[1] Laut dem schließlich allgemein anerkannten Künstler war die Natur sein einziger Lehrmeister.[2] Die Panoramen, wie *Panoramablick auf Haarlem und die Ruine Brederode*, machen aber auch offenbar, daß Schelfhout seine Anregungen nicht ausschließlich in der Natur fand, sondern auch im Werk berühmter Vorgänger des 17. Jahrhunderts (Abb. 52a). Wie Jacob van Ruisdael (1628/29–1682) wählte Schelfhout einen hohen Aussichtspunkt, so daß sein Blick ungehindert über die Weite der Landschaft schweifen konnte.

Mit einem feinen Pinsel setzte er winzige, aber entschlossene Striche und konnte so bis weit in den Hintergrund die Einzelheiten andeuten. Die Silhouette der Haarlemer Kirche St. Bavo hebt sich himmelwärts vom Horizont des gewaltigen Panoramas ab; links sehen wir den Haarlemer See, bevor er trockengelegt wurde. Den Mittelgrund nimmt die Ruine der Burg Brederode ein, die – als Denkmal einer längst verlorenen Zeit – ein Lieblingsmotiv der Maler zwischen 1830 und 1860 war. Gegen den Vordergrund, am Fuß einer aufragenden Düne, liegt ein Gehöft, an dem ein Boot vertäut wurde. Die vielseitige Landschaft wird vom Bogen eines bewölkten, malerisch virtuos ausgeführten Himmels überspannt. Bemerkenswerterweise hielten Zeitgenossen die Wiedergabe des Himmels durch Schelfhout der Kunst seines gleichermaßen berühmten Kollegen Koekkoek für weit überlegen.[3]

Im Gegensatz zur Zeichnung, die als Studie für das Gemälde diente (Kat. Nr. 51), wird der Vordergrund hier von einer Gruppe plaudernder Menschen bevölkert, die insgesamt als Repoussoir dienen. Der herausragende Stumpf eines gerade gefällten Baumes akzentuiert den dreidimensionalen Effekt. Was die Abbildung gefällter Bäume bzw. Stämme betraf, waren sich Schelfhout und Koekkoek uneins: Letzterer sah in jedem abgehauenen Baum eine Demütigung der Natur durch den Menschen und hielt dieses Sujet für ungeeignet für einen Landschaftsmaler.[4]

Schelfhout war nicht der einzige, der vom Blick von den Dünen bei Haarlem bezaubert wurde. 1840 schrieb N.G. van Kampen in seinem Reiseführer: *Vor allem muß der Reisende* [...] *die hohe Düne hinter dem Landgut Jagtlust besteigen, wo sich ihm ein Panorama darbietet, das die Seele ins Reich des Entzückens erhebt.*[5] Hier fährt der Verfasser fort, der Betrachter werde im Hintergrund der sonnenbeschienenen Landschaft das silbrige Wasser mit Tupfen weißer Segel vor sich ausgebreitet sehen. Im Vordergrund, nahe des Waldes, erhebe sich die graue Ruine der einstigen Burg Brederode. Nein, schließt van Kampen, *der Holländer, der dies erblickt, braucht kein anderes Land um seine natürliche Schönheit zu beneiden; vielmehr muß der Fremde zugeben, daß dieser Boden seine eigenartige Schönheit besitzt.*[6]

Der *Panoramablick auf Haarlem und die Ruine Brederode* war nicht das erste und sicherlich nicht das letzte Gemälde, das Schelfhout diesem Thema widmete. Eine frühere *Ansicht von Haarlem*, ähnlich komponiert, ist auf 1832 datiert.[7] In ein anderes Panorama der Stadt integrierte Schelfhout sogar den Zug, der seit 1839 zwischen Haarlem und Amsterdam verkehrte.[8] Aber keines der anderen Panoramen erreicht die künstlerische Qualität des Gemäldes, das wir hier sehen; es ist unerreicht in Format, Detailfreude und Tiefenwirkung.

MvH

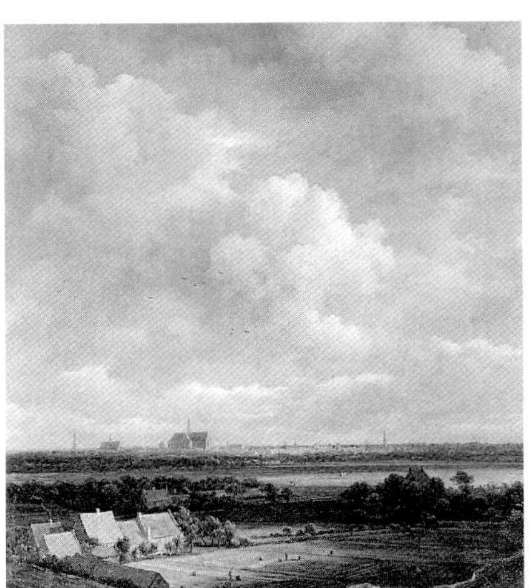

Abb. 52a
Jacob Isaacksz. van Ruisdael (1628/29–1682), *Ansicht von Haarlem vom Nordwesten, mit Bleichfeldern im Vordergrund*, um 1670; Öl auf Leinwand, 43 x 38 cm; Amsterdam, Rijksmuseum.

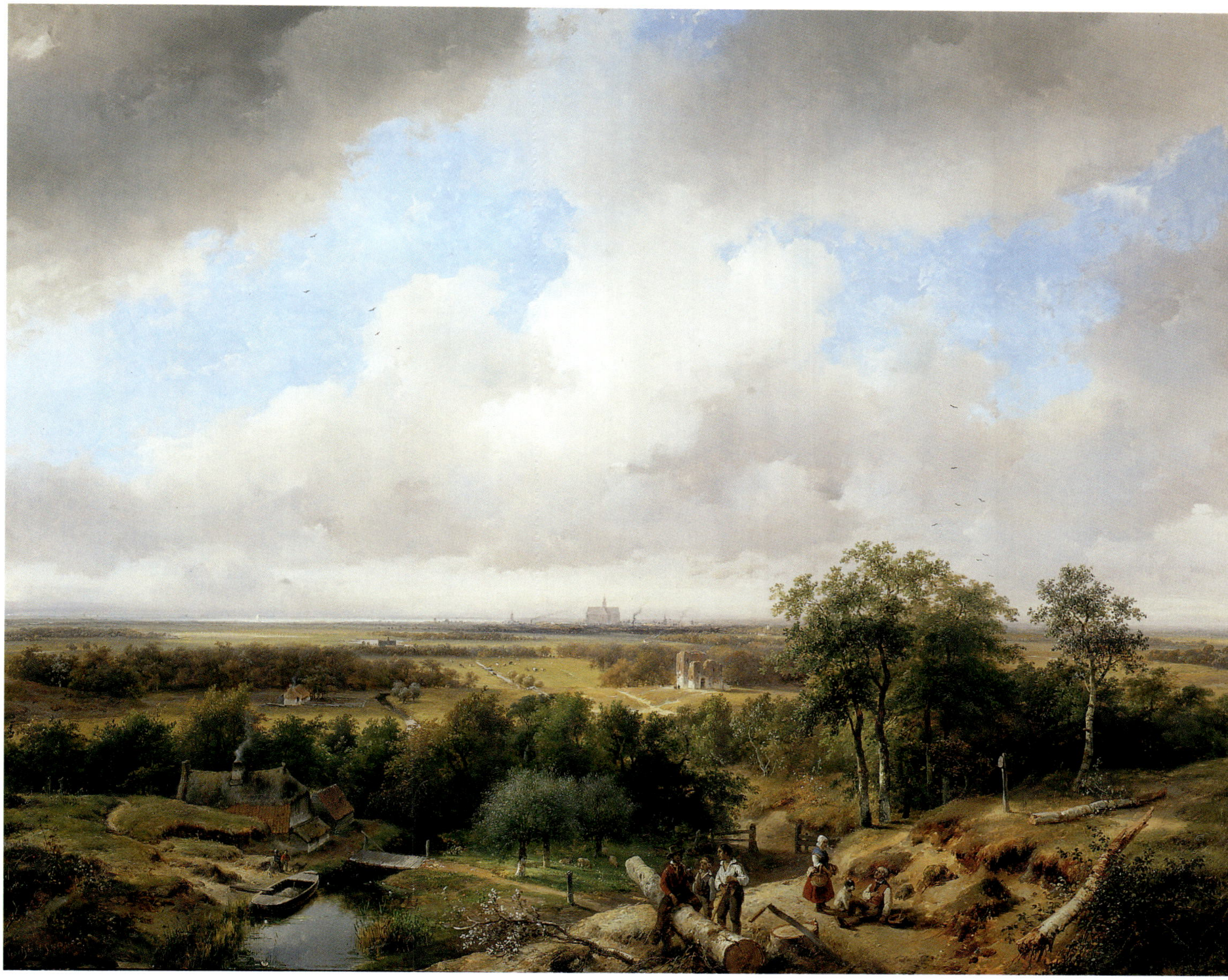

JOHANNES TAVENRAAT

Rotterdam 1809 - 1881 Rotterdam

53 Das Gewitter, 1843

Öl auf Holz, 31 x 39,8 cm.
Links unten: *Tavenraat* 1843.

Amsterdam, Rijksmuseum
(Inv. Nr. Sk-A-4926)

LITERATUR
Knoef 1947, S. 83; Gerson 1961, S. 21; de Leeuw 1981/82, S. 27 und Kat. Nr. 37; van Tilborgh u. Jansen 1986, S. 166.

Zusammen mit Wijnand Nuyen☞ gilt Johannes Tavenraat als einer der wenigen holländischen Maler, deren Stil und Themenwahl eine Verbindung zur internationalen romantischen Bewegung zeigen. Im Gegensatz zu Werken seiner berühmten Kollegen Koekkoek☞ und Schelfhout☞, deren Landschaften sich durch zurückhaltende Gefühlsäußerungen und gleichmäßigen Pinselduktus auszeichnen, sind die „unholländischen" Szenen Tavenraats voller dramatischer Wirkung, in glühender Farbigkeit und mit lockerem Impasto ausgeführt. Laut dem Künstler selbst sollte die Natur nicht *objektiv, als werde sie in einem Spiegel gesehen*, dargestellt werden, *sondern vielmehr subjektiv, geprägt durch die individuelle poetische Wahrnehmung des Künstlers.*[1]

Das Gewitter, 1843 entstanden, ist eine der ersten Arbeiten, die Tavenraat nach seiner Ausbildung bei dem Antwerpener Genre- und Porträtmaler Eugène de Block (1812–1893) schuf. Sie trägt bereits den Stempel seines eigenen Stils.[2] Die bedrohlich-unheilvolle, fast gespenstische Atmosphäre, die viele Landschaftsszenerien Tavenraats beherrscht, wird hier durch die gewaltigen Helldunkel-Kontraste, die dramatischen Windböen und den vor den Naturkräften fliehenden Hirsch hervorgerufen. Tavenraat war leidenschaftlicher Jäger, und ab 1841 bevölkerte er seine Landschaften mit Jagdhunden, Hirschen, Hasen und wilden Keilern.[3]

Das Schaffen Tavenraats entsprach nicht dem Geschmack der holländischen Presse, die es „zu romantisch" fand. Ein Kritiker schrieb 1844: *Wäre Herr T. willens gewesen, aus den exklusiven Sphären erhabener Dichtung herabzusteigen und die schlichte Wahrheit abzubilden, hätten wir einen talentierten Landschaftsmaler gewonnen.*[4] Dieser Kritiker war offenbar nicht von der Romantik angetan, die sich in der französischen Malerei etablierte und der das Werk Tavenraats stilistisch verbunden ist. Der Künstler sah wohl das Werk französischer Zeitgenossen auf Ausstellungen in Brüssel, denn soweit wir wissen, war er selten, wenn überhaupt, in Frankreich.

Als Angehöriger einer wohlsituierten Rotterdamer Kaufmannsfamilie war er nicht darauf angewiesen, seinen Unterhalt durch die Malerei zu verdienen; er konnte es sich leisten, seinen Mangel an kommerziellem Erfolg zu ignorieren und in seinem Stil weiterzumalen. Erst 1921, als der Kunstkenner Jan Veth die Aufmerksamkeit auf die „vergessene Romantik" lenkte, wurde das Schaffen Tavenraats höher geschätzt.[5] **MvH**

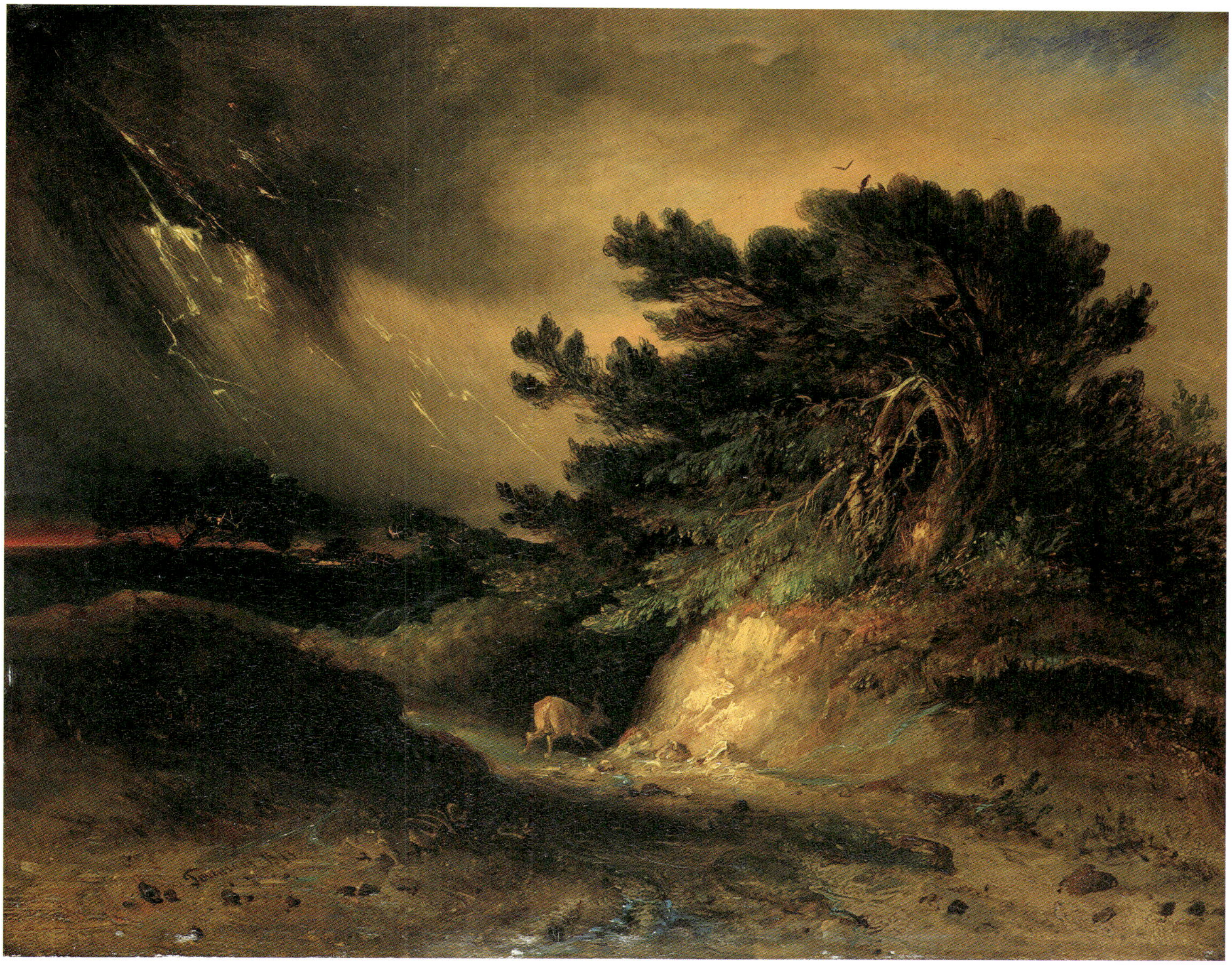

BAREND CORNELIS KOEKKOEK

Middelburg 1803 - 1862 Kleve

54 Landschaft am Abend - Blick auf den Rhein mit Burgruine, 1846

Öl auf Holz, 69 x 90 cm.
Mitte unten: B.C. *Koekkoek* ft. 1846.

Privatbesitz, Deutschland

LITERATUR
Gorissen 1962, Kat. Nr. 46/69; Nollert 1997, S. 44 und Kat. Nr. 35.

Mitte der vierziger Jahre des 19. Jahrhunderts gehörte Koekkoek in den Niederlanden zweifellos zu den bekanntesten Landschaftsmalern. Er hatte etliche Auszeichnungen erhalten, und sein Werk war Teil verschiedener fürstlicher Sammlungen (Kat. Nr. 50). Das turmähnliche Atelier, das Koekkoek 1843 in seinem Wohnort Kleve gebaut hatte, diente dazu, seinen Status zu festigen. Auf dem Dach dieses „*Belvedere*" installierte der Künstler eine annähernd drei Meter hohe Statue der Göttin Minerva, Patronin der Künste und Wissenschaften. Drei Jahre später gab Koekkoek ein palazzoartiges Haus in klassizistischem Stil in Auftrag, das neben seinem Atelier errichtet wurde.[1]

Der Ruhm Koekkoeks basierte nicht nur auf seinen minutiös und detailliert ausgeführten Landschaften. 1841 gründete er eine Zeichenakademie in Kleve und veröffentlichte seine *Herinneringen en Mededeelingen van eenen Landschapschilder* (Erinnerungen und Kommentare eines Landschaftsmalers). Das Buch beschreibt eine Studienreise, die ihn mit drei jungen Künstlern nach Deutschland führte. Zugleich ist es als eine Art Handbuch für Landschaftsmaler gedacht; so enthält es viele Beobachtungen über die Natur und die Kunst sowie Leitlinien für die Auswahl von Sujets und Technik.

Das Ziel des Malers [...] kann mit dem des Dichters verglichen werden, denn beide streben danach, die Emotionen des Betrachters oder Lesers anzusprechen, schrieb Koekkoek in seinen Erinnerungen.[2] Er rät dem Anfänger, mit diesem Ziel im Gedächtnis die Natur, wann immer und wo immer möglich, zu studieren. Das erste silbrige Licht des Tagesanbruchs, der Glanz der untergehenden Sonne, Sturmwolken, die über den Himmel jagen, sollten genau beobachtet werden. Für Koekkoek waren Lichtwirkungen die Seele von allem. Er fühlte, daß es von größter Bedeutung sei, diese Effekte in sich aufzunehmen, um der Natur später im Atelier gerecht zu werden.[3] Die Staffage einer Landschaft konnte außer Menschen und Tieren auch kleine Kapellen oder ein Kreuz umfassen, die religiöse Empfindungen des Betrachters hervorrufen sollten, oder Ruinen, die die Vergänglichkeit der Menschheit betonen.[4] *Landschaft am Abend* nimmt fast alle dieser Elemente auf. Der majestätische, dekorative Baum hebt sich vom Rosarot des Himmels ab. Vorne sehen wir einen Schäfer mit seiner Herde auf dem Heimweg. Am Übergang zwischen Vorder- und Mittelgrund – der Stelle, die Koekkoek als Blickfang wählte – liegt eine Ruine.[5] Zum Hintergrund hin breitet sich ein Panorama vor uns aus, das von einem Fluß mit mehreren Booten, wohl der Rhein, beherrscht wird. Schon 1830, in dem Jahr, als Koekkoek am Rhein entlangreiste, malte er Flußlandschaften, aber erst in den vierziger Jahren entstanden die meisten seiner Ansichten des großen Flusses.[6]

Obwohl es die feste Überzeugung Koekkoeks war, daß das intensive Studium der Natur der einzige Weg zur wahren Künstlerschaft sei, wies er seine Schüler an, sich mit den alten Meistern zu befassen. Auch sie hatten sich die Natur zum Vorbild genommen.[7]

Gewisse Elemente in *Landschaft am Abend* sind in der Tat den Landschaftsmalern des Goldenen Zeitalters verpflichtet: der Baum links zum Beispiel ist im Stil Jacob van Ruisdaels gemalt, während die Staffage an die italianisierenden Künstler Nicolaas Berchem und Jan Both erinnert.

MvH

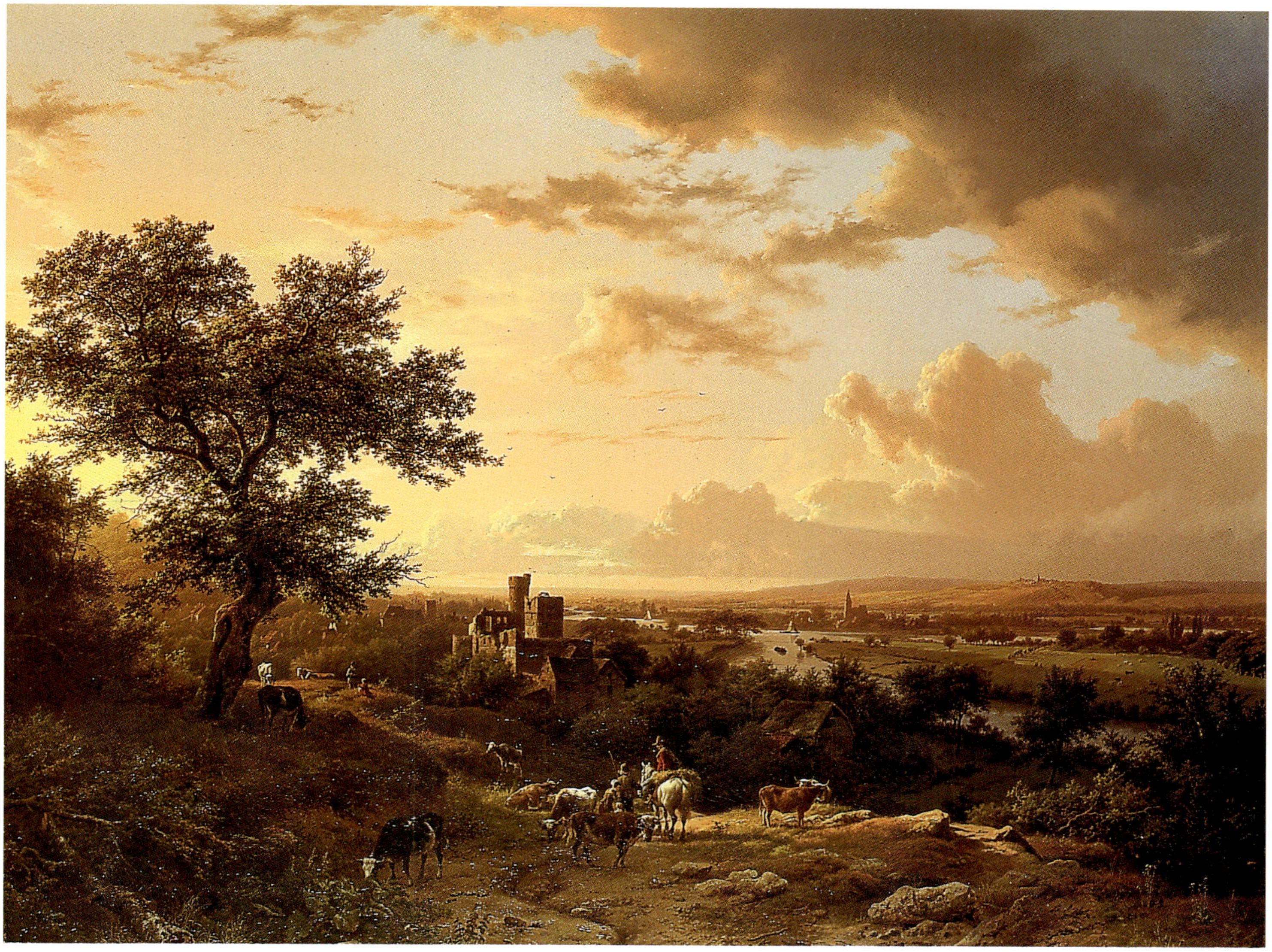

ANDREAS SCHELFHOUT

Den Haag 1787 - 1870 Den Haag

55 Winterszene mit Vergnügungen auf einem zugefrorenen Fluß, um 1850

Schwarze Kreide, Pinsel in Braun und Grau, einige Auskratzungen, 298 x 432 mm.
Signiert links unten: *A. Schelfhout*; mit Anmerkung auf der Rückseite in der Handschrift des Künstlers: *77 duim breed / 56 duim hoog / Ned. Maat /* (77 Daumen breit / 56 Daumen hoch / niederl. Maß) / *77 breed – hoog 56 NM // Mr. James Gray / 6 Portland Place / Clapton / near London / voor 1200.*
Sammlerzeichen: Museum Fodor (1860; L. 1036) auf der Rückseite.

Amsterdam, Amsterdams Historisch Museum
(Inv. Nr. A 10797)

LITERATUR
Amsterdam 1863, Kat. Nr. 663.

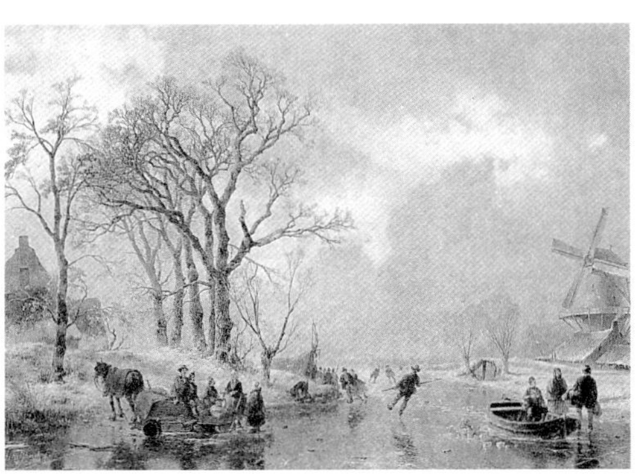

Abb. 55a
Andreas Schelfhout, *Winterszene*; Technik, Maße und Verbleib unbekannt.

Was seine Winterszenen betraf, so war Andreas Schelfhout zu seiner Zeit sowohl als Maler (Kat. Nr. 56) als auch als Zeichner unübertroffen. Seine scheinbar endlosen Variationen einer begrenzten Anzahl kompositioneller Schemata brachten ihm großen Erfolg ein. Viele Zeichnungen aus seinen reiferen Jahren sind erhalten. Ob Sommer- oder Winterszenen, alle diese Landschaften sind durch einen lockeren Zeichenstil, helle, geschickte Lavierungen und eine vollendete Beherrschung des Materials gekennzeichnet. Das Zeichnen von Winterszenen wie dieser erfordert spezielle Fähigkeiten, besonders bei der Darstellung der harten, glatten Oberfläche des Eises mit ihren Rissen, Ritzen und Spuren der Schlittschuhkufen. Die Lebendigkeit der Figuren und die Art, in der Schnee und Eis angedeutet sind, beweisen die technische Meisterschaft Schelfhouts. Das Können, das ihn befähigte, das kurz vor der Vollendung stehende Werk mit dem Radiermesser zu bearbeiten, ist unvergleichlich. Er benutzte es nicht nur, um die Kratzer und Risse im Eis sowie helle, verschneite Flecken anzubringen; er schabte auch an anderen Stellen die Oberfläche aus – einzig um die Szene zu verlebendigen. Solche Änderungen konnten unmöglich rückgängig gemacht werden.

Es ist kein Zufall, daß es unter den vielen Malern von Winterszenen – sie wurden im 19. Jahrhundert liebevoll „Schelfhouts" genannt – wenige gab, die es wagten, als Zeichner tätig zu sein. Und diejenigen, die sich damit abgaben, wie Charles Leickert (1816–1907), Lodewijk Johannes Kleijn (1817–1897) und Johannes Franciscus Hoppenbrouwers (1819–1866), lieferten recht enttäuschende Resultate, vor allem im Vergleich mit ihren oft talentiert ausgeführten Gemälden.

Winterszene mit Vergnügungen auf einem zugefrorenen Fluß verkörpert nicht nur sämtliche Qualitäten hinsichtlich Technik und Inhalt, mit denen man bei einem reifen Werk Schelfhouts rechnen konnte – das Blatt ist auch aus einem anderen Grund wichtig. Auf der Rückseite hat der Künstler die Maße des Gemäldes notiert, das er später auf der Basis der Zeichnung (Abb. 55a) machen wollte, sowie den Preis, den er dafür bekam (1200 Gulden), und den Namen des Käufers (der englische Sammler James Gray).[1] Offenbar kam der Kauf ohne die Vermittlung eines Kunsthändlers zustande. Obwohl es eine beachtliche Summe für ein Gemälde war, rangiert es nicht in der höchsten Preiskategorie. Kurz zuvor hatte Schelfhout ein Gemälde für 3600 Gulden verkauft – allerdings 1840, als der Großeinkauf von König Willem II. den Preis für Werke zeitgenössischer Künstler auf Ausstellungen in Den Haag in die Höhe trieb. Die Summe, die Gray ausgab, reichte gerade aus, um das Werk in der Kategorie „1000-Gulden-und-mehr" zu plazieren, in der knapp über acht Prozent der Werke vertreten waren, die auf den Ausstellungen lebender Meister zwischen 1843 und 1850 präsentiert wurden.[2] Der Kauf Grays bestätigt, daß berühmte holländische Maler des 19. Jahrhunderts auch von ausländischen, nichtadeligen Sammlern geschätzt wurden.[3]

Es ist ein glücklicher Zufall, daß Schelfhout den Namen des Käufers festhielt, denn bei den meisten seiner Kompositionsskizzen, die bekanntermaßen zu Gemälden verarbeitet wurden, verzichtete er auf Anmerkungen.[4] In diesen Fällen unterscheidet sich die Darstellung in den Gemälden in einigen Details von den Zeichnungen. Alle diese Zeichnungen waren Teil einer Mappe mit Kompositionsskizzen, die damals von vielen produktiven Künstlern benutzt wurde. Sie hatten die Form eines Lose-Blatt-Musterbuches, aus dem sie selbst oder Kunden das Sujet für ein neues Gemälde aussuchen konnten. Wie damals die meisten Arbeiten dieser Art, so ist wohl auch die hier gezeigte Zeichnung auf der Basis von Motiven, die vor Ort gezeichnet wurden, im Atelier entstanden (vgl. Kat. Nr. 56). Der Himmel, das wesentliche Element in diesem Werk, blieb weitgehend offen. Vermutlich ließ der Auftraggeber wissen, welches Wetter und welche Tageszeit er bevorzugte. Man möchte annehmen, daß der Künstler diese Art von Zeichnung aufbewahrte, entweder als ein Andenken an ein Werk, das sein Atelier verließ, oder in der Erwartung, daß ein anderer Kunde an einer ebensolchen Szene interessiert sein könnte. In diesem Fall wissen wir sicher, daß Schelfhout keinen Gedanken mehr an dieses Blatt verschwendete: Es war Teil der Sammlung von Carel Joseph Fodor, der zehn Jahre vor Schelfhout im Dezember 1860 starb.

RJtR

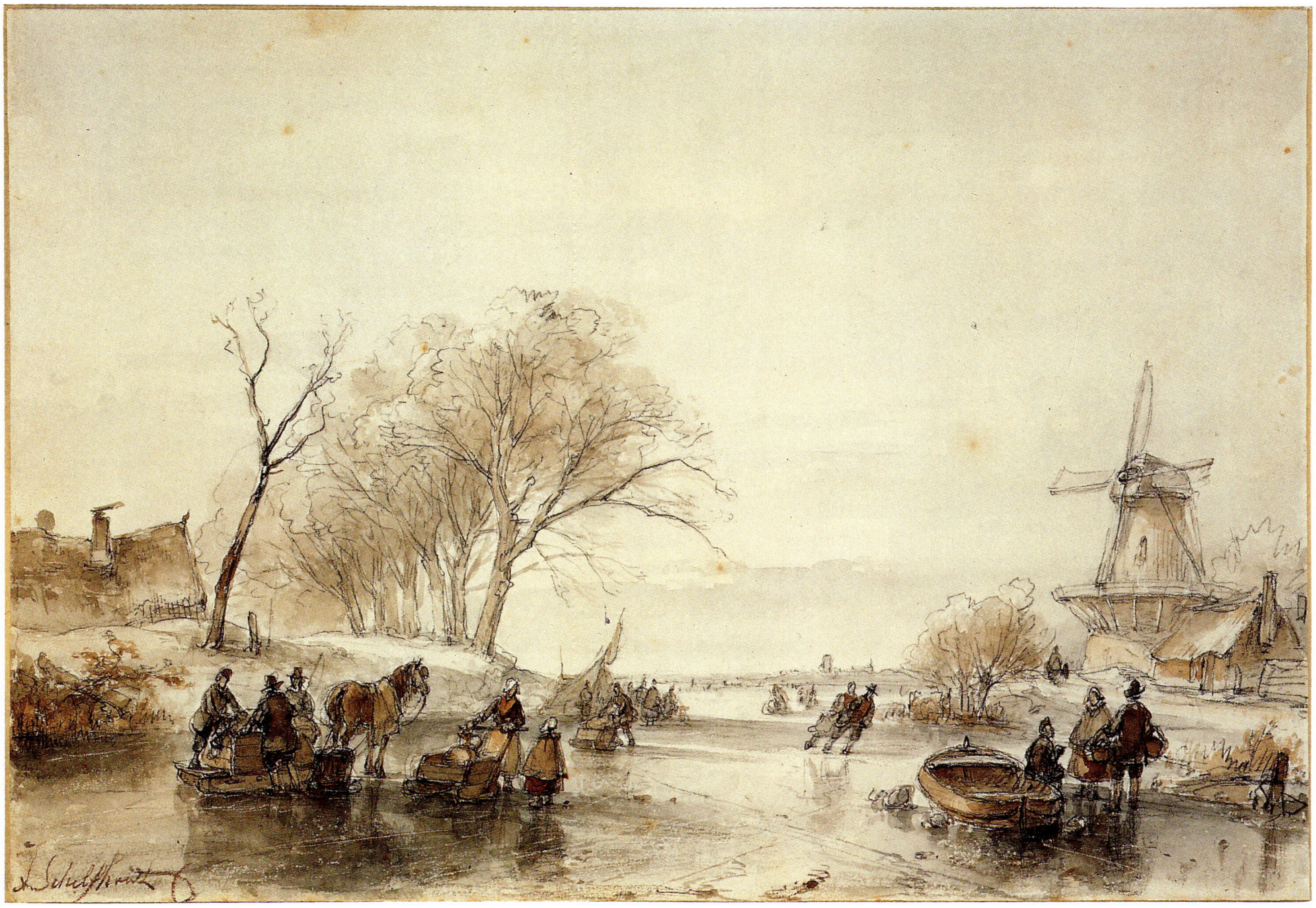

ANDREAS SCHELFHOUT

Den Haag 1787 - 1870 Den Haag

56 Winterlandschaft mit heraufziehendem Sturm, 1852

Öl auf Holz, 76 x 98 cm.
Rechts unten: ***A. Schelfhout 52.***

Wassenaar, Sammlung Leslie Smith

LITERATUR
De Bruijn 1985, S. 76f; van der Velden 1994, S. 7, 13, 16 und 24; Laanstra 1995, S. 34, 42 und Kat. Nr. W 1852-2.

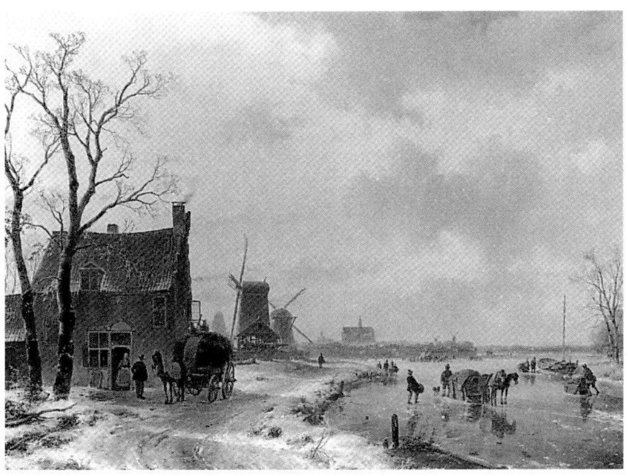

Abb. 56a
Andreas Schelfhout, *Schlittschuhläufer auf einem Fluß nahe einem Bauernhaus, links auf einer Landstraße Bauern, die Heu laden*, 1844; Öl auf Holz, 47 x 65 cm;
Den Haag, Haags Gemeentemuseum.

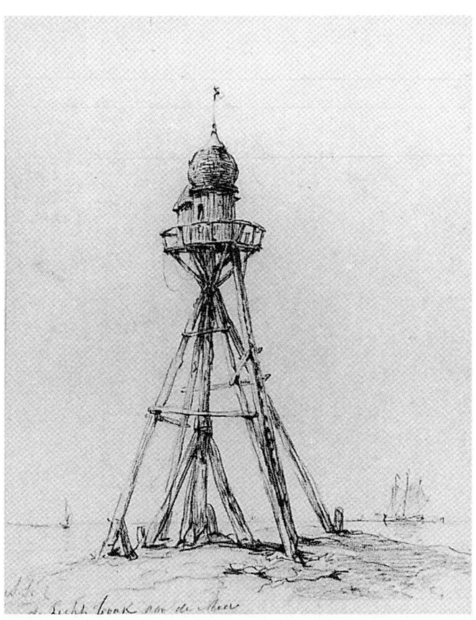

Abb. 56b
Andreas Schelfhout, *Leuchtfeuer auf dem See bei der Oude Wetering* 1848; schwarze Kreide, 337 x 250 mm;
Privatbesitz.

Um 1850 gehörte Andreas Schelfhout zu den bestbezahlten Künstlern der Niederlande. Seine täuschend realistischen holländischen Winterlandschaften mit ihren vereisten Kanälen und Flüssen, Schlittschuhläufern, Schlitten und überfüllten Erfrischungsbuden waren in Holland und im Ausland überaus beliebt (Kat. Nr. 55 und Abb. 56a). Schelfhout war unübertroffen, was die Darstellung der tiefschwarzen Spiegelungen auf dem Eis, der Schlittschuhfurchen, Risse und Kratzer anbelangte. Der Künstler wurde auch wegen seiner leuchtend farbigen Himmel gepriesen. Tatsächlich galt er als der *Claude Lorrain der Winterszenen.*[1]

Schelfhouts Winterszenen bestehen jedoch nicht ausschließlich aus idyllischen Winterlandschaften voller sorgloser Schlittschuhläufer. Er malte auch die weniger anheimelnden Seiten des trostlosen holländischen Winters – ein Bildtypus, der – mit dem Drohen eines Schneesturms, der in der Luft hing, und einigen Leuten, die gegen den beißenden Wind ankämpften – wenig Nachahmer fand.[2]

Bei der Rotterdamer Ausstellung 1852 präsentierte der 65jährige Künstler die *Winterlandschaft mit heraufziehendem Sturm und Leuchtfeuer.* Die Presse nahm dieses Gemälde wohlwollend auf, ungeachtet der Tatsache, daß einige Kritiker meinten, die Qualität des Werkes des alternden Künstlers habe – vermutlich wegen der enormen Produktion – etwas nachgelassen.[3] Der Kunstkritiker der *Kunstkronijk* konnte seine Erleichterung nicht verbergen und beschrieb seine Empfindungen beim Anblick von Schelfhouts Beitrag folgendermaßen: *Brr! Wie grausam kalt es hier ist; wie wild und unheilverkündend ist der Himmel, hier schwer und bedrückend, dort zart getönt vom Glitzern des Sonnenlichts! Wie stechend ist der Wind, während er über das flache, gefrorene Land schneidet und es vom Schnee befreit, der hier und dort als Staub aufwirbelt. Wie fest und glatt ist die Oberfläche – man ist versucht, seine Stärke zu prüfen. Wie kämpfen diese Leute gegen die Kälte und den Wind, wie nehmen sie all ihre Kräfte zusammen, um in die wohltuende Wärme ihrer Häuser zu gelangen.*[4]

Schelfhout führte seine Landschaftsgemälde im Atelier aus, wo er sie auf der Grundlage von Naturstudien komponierte. Das Leuchtfeuer, das in der *Landschaft mit heraufziehendem Sturm* einen so herausragenden Platz einnimmt, geht auf eine Studie von 1848 mit der Anmerkung *Leuchtfeuer auf dem Meer bei der Oude Wetering* zurück (Abb. 56b). Dieses Motiv taucht nicht nur in der Arbeit auf, die hier gezeigt wird, sondern auch in verschiedenen anderen Gemälden, einschließlich *Kutscher mit Pferd und Fuhrwerk auf einem zugefrorenen See.*[5] Ein Vergleich zeigt, daß Schelfhout solche Studien als Ausgangspunkt für zahllose Variationen benutzte.[6]

MvH

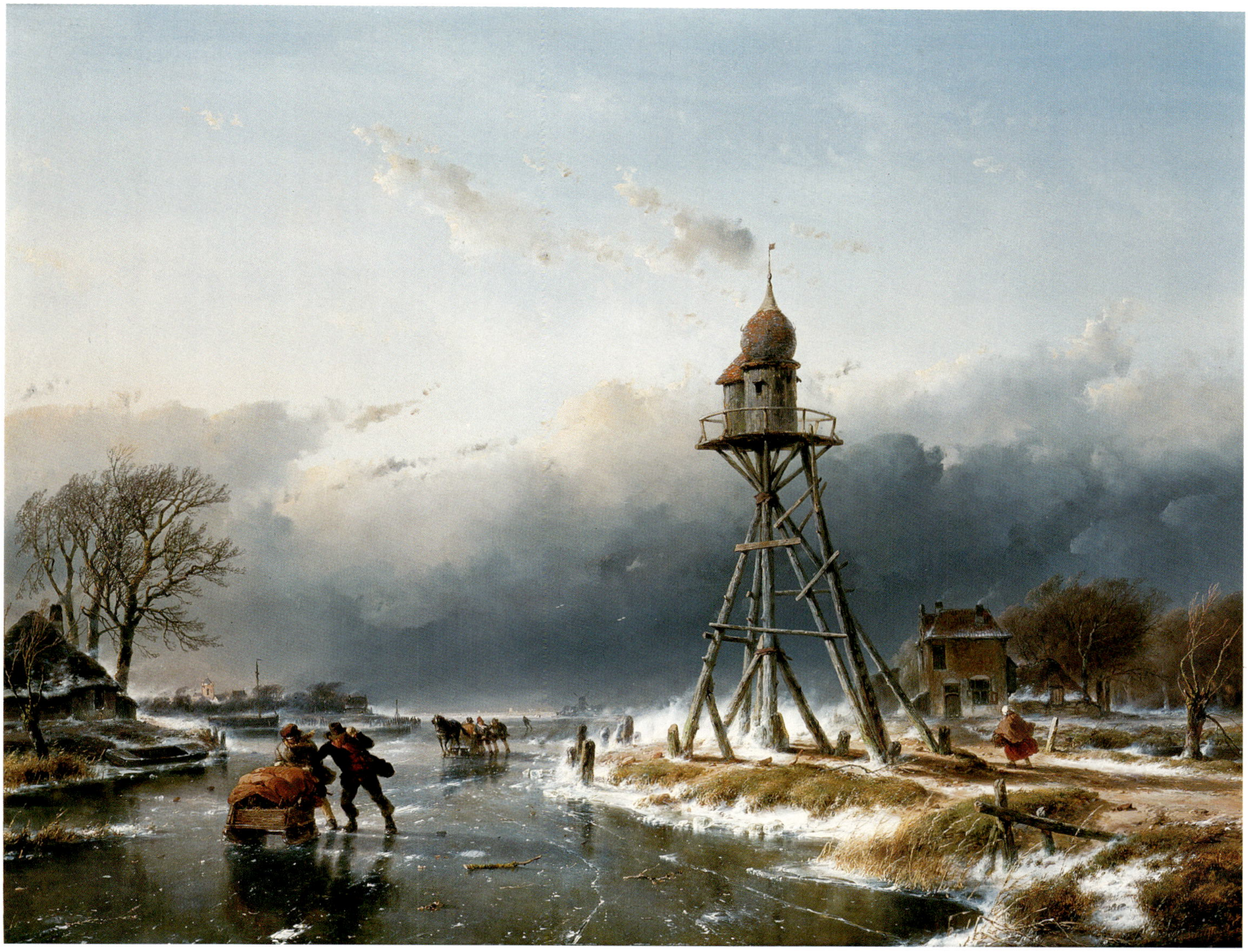

WILLEM ROELOFS

Amsterdam 1822 - 1897 Berchem

57 Landschaft mit heraufziehendem Sturm, 1850

Öl auf Leinwand, 90,2 x 139,8 cm.
Links unten: *W. Roelofs f. 1850.*

Amsterdam, Rijksmuseum
(Inv. Nr. Sk-A-4868)

LITERATUR
Loos 1989; van Thiel u.a. 1992, S. 78.

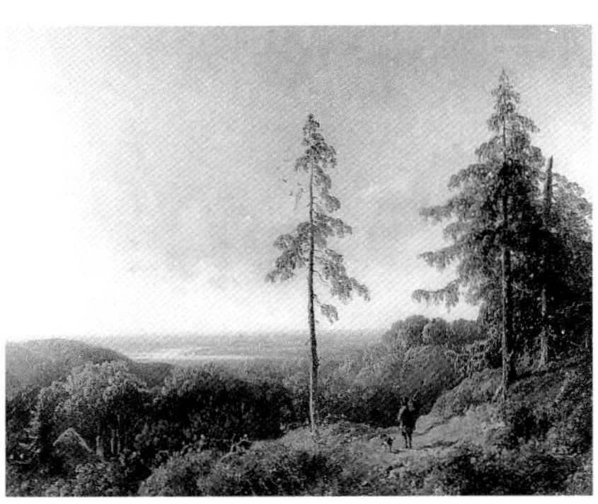

Abb. 57a
Willem Roelofs, *Panorama auf der Südseite des Veluwe*, 1847; Öl auf Leinwand, 138 x 48 cm; Privatbesitz.

1847 zog der 25jährige Landschaftsmaler Willem Roelofs nach Brüssel, wo er die nächsten vierzig Jahre lang lebte. Von der belgischen Hauptstadt aus vermittelte er zwischen der modernen, realistischen Landschaftskunst in Frankreich, der Schule von Barbizon, und der Haager Schule in seinem Geburtsland, die sich um 1850 zu formen begann.[1] Die Laufbahn von Roelofs zeichnet sich durch interessante Wendungen aus: Er fing als typischer Landschaftsmaler der romantischen Schule an, durchlief in den fünfziger Jahren eine Periode des Übergangs und entwickelte allmählich einen freieren und eher impressionistischen Stil (Kat. 65, 76 und 84). Der Einfluß, den er auf die Entwicklung der holländischen Landschaftskunst nahm, brachte ihm breite Anerkennung als Vorläufer der Haager Schule ein.

Das Schaffen Roelofs' in den vierziger Jahren zeichnete sich durch eine romantische Naturbetrachtung aus – ganz gemäß der Tradition von Barend Cornelis Koekkoek✻ und Andreas Schelfhout✻ – in anderen Worten: er idealisierte und schenkte dem Detail größte Aufmerksamkeit (Abb. 57a).[2] Innerhalb kurzer Zeit nach seiner Ankunft in Brüssel erwarb sich Roelofs einen soliden Ruf als Künstler. Im Salon von 1848 stellte er zwei Gemälde aus; eines wurde vom belgischen König erworben, das andere erzielte eine Goldmedaille. Sein nächster großer Erfolg war das ambitionierte Werk *Landschaft vor dem Sturm*, ausgestellt im Brüssler Salon 1852, das später von den Koninklijke Musea voor Schone Kunsten in Brüssel erworben wurde.[3] Seine *Landschaft mit heraufziehendem Sturm* signierte er als 28jähriger, ein Jahr bevor er Brüssel verließ, um erstmals Barbizon zu besuchen.

Zwar ist diese Landschaft vom stilistischen Gesichtspunkt her ein Beispiel für Roelofs' Arbeiten der Übergangszeit – mit ihrer immer leichteren und freieren Pinseltechnik –, sie hat aber ein entschieden romantisches Thema. Die Szene mit einem Reiter, der, gefolgt von seinem Hund, vor dem nahenden Gewitter flieht, wirft ein Schlaglicht auf die Unscheinbarkeit des Menschen angesichts der Erhabenheit der Natur. Links hängt eine düstere, bedrohliche Wolkenmasse über der Landschaft; rechts beleuchtet die Sonne das Gelb des sandigen Erdbodens und die silbrige Rinde der Birken.

Es gibt nicht viele solcher dramatischer Szenerien in der holländischen Malerei dieser Zeit: man denke an Nuyens *Schiffswrack an einer Felsenküste* (Abb. 46a) und an Landschaften von Tavenraat, wie *Das Gewitter* (Kat. Nr. 53). Ein weit weniger theatralisches, aber thematisch ähnliches Werk ist Koekkoeks *Landschaft mit heraufziehendem Regen* von 1829.[4]

Während Roelofs' Gemälde in gewisser Hinsicht für die internationale Romantik charakteristisch ist – man rufe sich Decamps' *Schäfer mit seiner Herde auf einer kargen Heide während eines Sturms* (1843) in Erinnerung (Amsterdams Historisch Museum) –, zeigt es auch Spuren der holländischen Landschaftskunst des 17. Jahrhunderts. Dies treffe – so ein Kritiker – auch auf die oben erwähnte *Landschaft vor dem Sturm* zu, in der er *Poesie in der Art Ruysdaels und Hobbemas* entdecke.[5] Wenn auch die *Landschaft mit heraufziehendem Sturm* Roelofs auf seiner künstlerischen Höhe zeigt – zumindest was diese Phase seiner Karriere betrifft –, ist eine gewisse kompositionelle Unbeholfenheit nicht zu übersehen: Während der vor dem Sturm davonjagende Reiter bereits dessen Auswirkungen spürt, bleiben die Birken im Vordergrund unbewegt. Dieselbe Diskrepanz findet man in dem großformatigen Brüsseler Gemälde von 1851, in dem der Wind auf die Gegend um den Schornstein des Bauernhauses im Hintergrund beschränkt bleibt. Innerhalb einiger Jahre bannte der Künstler dann aus seinem Werk jegliche Anwandlungen von *Manierismus, Füllung und Theatralik*, um mit den Worten zu sprechen, die Jan Veth für Roelofs' Werk der fünfziger Jahre gebrauchte.[6]

Bedauerlicherweise finden wir in der Literatur keinen Hinweis, wie Roelofs' Zeitgenossen die *Landschaft mit heraufziehendem Sturm* beurteilten. Auch wissen wir nichts über den Ursprung des Werkes, das 1989 vom Rijksmuseum erworben wurde. Dieser Kauf füllte eine Lücke, auf die der maßgebliche Kritiker Jan Knoef 1948 hingewiesen hatte: kein Museum in Holland besaß ein Beispiel für das Schaffen Willem Roelofs' in seiner Übergangszeit.[7] WL

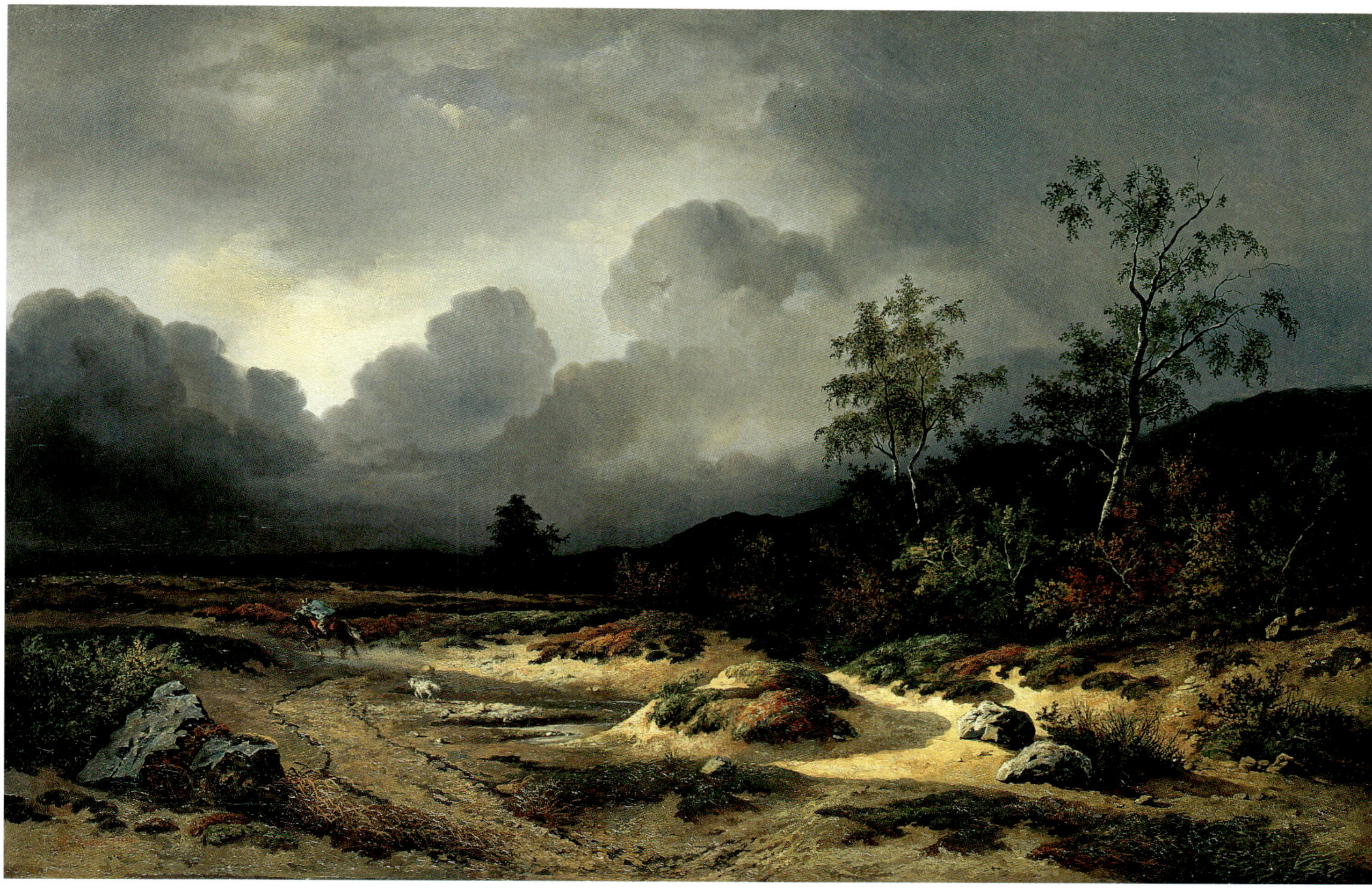

JOHANNES WEISSENBRUCH

Den Haag 1822 - 1880 Den Haag

58 Ansicht einer Stadt, vielleicht in der Umgebung von Den Haag, um 1850/55

Aquarell, Feder in Braun, über einer Bleistiftskizze, 141 x 240 mm.
Rechts unten: *JAN WEISSENBRUCH* f.

Haarlem, Teylers Museum

(Inv. Nr. CC 37)

LITERATUR

Scholten 1904, S. 586; Laanstra 1986, Kat. Nr. 0A/14-4

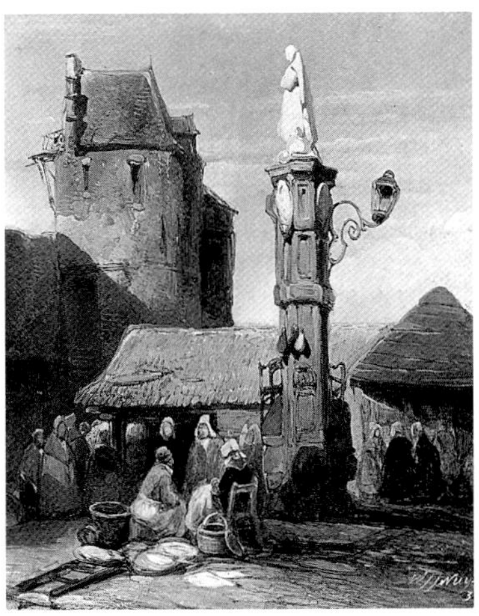

Abb. 58a
Wijnandus Johannes Josephus Nuyen (1813–1839), *Fischmarkt (wahrscheinlich in Antwerpen)*, 1838; Öl auf Holz, 19 x 16 cm; Amsterdam, Amsterdams Historisch Museum.

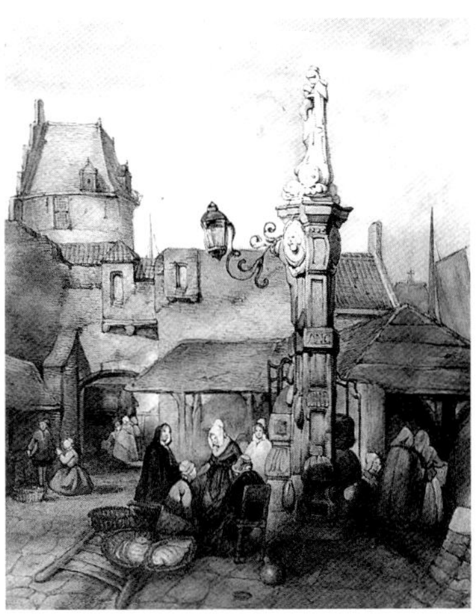

Abb. 58b
Johannes Weissenbruch, *Fischmarkt, nach Nuyen*, 1839; Aquarell, 421 x 331 mm; Den Haag, Haags Gemeentemuseum.

Der erste Beitrag des siebzehnjährigen Jan Weissenbruch zur Ausstellung lebender Meister 1839 war eine seltsame Darstellung. Es war ein Aquarell, angeblich nach einer Ölskizze von Wijnand Nuyen*, aber beim Vergleich der beiden Werke scheint das Aquarell keine Kopie, sondern eine verbesserte Version zu sein, die gemäß dem Verständnis des jungen Künstlers entstand (Abb. 58a-b).[1] Die lockere Hand Nuyens wurde durch eine strengere Arbeitsweise ersetzt, durch die dem Hintergrund größeres Gewicht und Struktur verliehen wurde. Überdies wurden Häuser und architektonische Details hinzugefügt, und infolge strafferer Konturen erscheint die Architektur treu und in lebendigen Farben wiedergegeben. Die Ausgeglichenheit der Proportionen in diesem frühen Werk wurde charakteristisch für Weissenbruchs ganzes Œuvre. Sowohl seine Gemälde als auch die Aquarelle sind bemerkenswert wegen der Klarheit der Farbgebung und der straffen Komposition, in der dem Volumen von Gebäuden und Bäumen eine Hauptrolle zugewiesen wird.

Bei dieser *Ansicht einer Stadt* wird der Vordergrund durch einige Holzzäune aufgeteilt, die ebenso robust sind wie Weissenbruchs Gebäude. Die Bäume im Hintergrund sind von nahezu monumentaler Festigkeit. Infolge des Strebens nach Monumentalität und Klarheit unterschied sich Weissenbruchs Schaffen von dem seiner Zeitgenossen aus der Phase zwischen 1840 und 1860, bei denen – in Anlehnung an die romantische Schule in Frankreich – die Neigung vorherrschte, Volumen so leicht wie möglich wiederzugeben. Carel Vosmaer, Kunstkenner, Gelehrter und ein Freund Weissenbruchs, charakterisierte dessen Werk treffend: *Er hatte viel Sinn für die Natur und die Wirklichkeit und einen Blick voller Erinnerungen. Er zeichnete und malte penibel. Alles war an der richtigen Stelle plaziert, nichts versteckt. Keinem perspektivischen Problem wurde ausgewichen, weder wurden falschen Effekte angestrebt noch Kniffe wie unnatürliche Kolorierung oder unwirkliche Eindrücke angewandt. Er war ein aufrichtiger und ehrlicher Mensch, und so war auch seine Kunst. Er behandelte alles sorgfältig und gewissenhaft. Aber in dieser Einfachheit liegt eine stille Größe, bar jeglicher Effekthascherei, und diese Qualitäten werden auch weiterhin reizen und faszinieren.*[2]

In der Gemeinschaft enger Freunde und Kollegen, die das Pulchri-Studio (1847) und die Haager Radierer-Gesellschaft (1848) gründeten, muß Jan Weissenbruch eine herausragende Künstlerpersönlichkeit gewesen sein. Seine charakteristische Landschaftskomposition aus blockartigen Elementen war nahezu unnachahmbar. Eine seiner liebsten kompositionellen Entwürfe für Flußansichten wurde jedoch von anderen Künstlern aufgenommen: das perspektivisch gezeichnete Ufer eines Flusses mit einer Gebäudegruppe und einem vertäuten Schiff im Mittelgrund.

Wie die meisten Werke Jan Weissenbruchs ist auch die *Ansicht einer Stadt* nicht datiert. Auf Grund des Sujets und der Qualität der Ausführung aber ist es wahrscheinlich, daß die Zeichnung in den frühen fünfziger Jahren entstand, als Weissenbruch auf dem Gipfel seines Könnens als Landschaftskünstler stand. In späteren Jahren sollte er sich mehr und mehr Stadtlandschaften widmen (vgl. Kat. Nr. 62). Der zurückhaltende Gebrauch von Farbe kontrastiert etwas mit dem hohen Realitätsgrad von Stil und Komposition des Stückes. Auch mit seinen späteren Stadtlandschaften Ende der fünfziger Jahre gewann Weissenbruch als Kolorist Anerkennung. Nicht zufällig wurde er 1858 zum Ehrenmitglied der kurz zuvor gegründeten Société des Aquarellistes Belges in Brüssel ernannt.

Die kleine Stadt, die Weissenbruch hier dargestellt hat, konnte bislang nicht identifiziert werden. Als die Zeichnung 1866 vom Teylers Museum erworben wurde, wurde sie als *Blick auf einen Landweg in der Umgebung von Den Haag* beschrieben.[3] Aus diesem Grund nahm man an, es sei ein wirklich existierender Ort gemeint. Es ist jedoch nicht leicht, die topographische Identität von Weissenbruchs Werken auf der Basis von Ausstellungsbeiträgen oder der Werke selbst zu bestimmen.[4] Trotz des überzeugenden Wirklichkeitsgehalts stellten einige Gemälde und Aquarelle des Künstlers wohl erdachte Landschaften und Stadtansichten dar. Und dennoch, was alle diese Werke – ob der Realität oder Phantasie entsprungen – gemeinsam haben, ist die wunderbar stille Atmosphäre, die sie ausströmen. Fast ausnahmslos handelt es sich um höchst malerische Orte.

RJtR

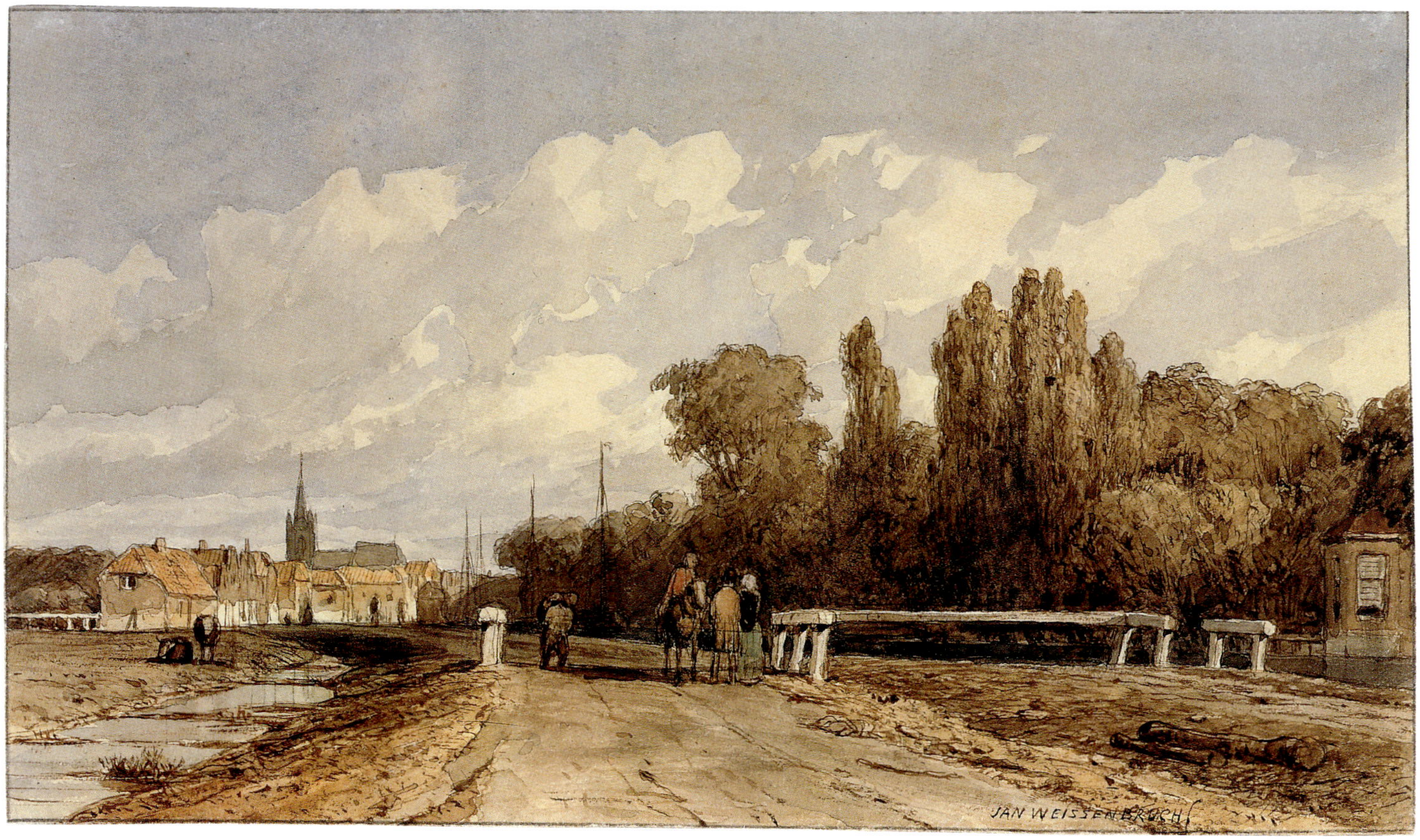
JAN WEISSENBRUCH f.

JOHAN DANIËL KOELMAN

Den Haag 1831 - 1857 Den Haag

59 Hügelige Landschaft in Frankreich, 1853

Pinsel in Braun, Umrahmung in Bleistift, 327 x 482 mm.
Rechts unten datiert in der Handschrift des Künstlers: *Sept. 53* und Atelierzeichen *IDK* [verbunden] (L. 767).

Sammlung Hans van Leeuwen

Der frühe Tod Koelmans war das direkte Ergebnis seiner Italienreise, die er 1855 unternommen hatte. Sein gesundheitlicher Zustand war bereits geschwächt gewesen, und er kehrte todkrank nach Hause zurück. Es ist anzunehmen, daß er 1853/54 auf dem Gipfel seines Schaffens stand und damals noch nicht unter den physischen und psychischen Einschränkungen litt, die ihm seine angeschlagene Gesundheit schließlich auferlegte. Seine Frankreichreise, die er mit der Absicht antrat, die zeitgenössische Kunst, vor allem die Werke von Rosa Bonheur (1822–1899), und die Landschaft, die jene angeregt hatte, zu studieren, muß für Koelman ein Höhepunkt gewesen sein. Seine nachfolgenden Werke sollten von dem Streben nach immer großartigeren Sujets durchdrungen sein.

In dieser Zeichnung wird offenbar, daß ein Studienaufenthalt im Ausland – oft die Erfüllung eines langgehegten Wunsches – in der Tat den Künstler zu noch größeren Leistungen anspornen kann. Bedauerlicherweise ist das Blatt nur *September 1853* datiert. In Anbetracht der Kleidung der Kinder und des kleinen Baches neben dem Weg handelt es sich mit fast völliger Sicherheit nicht um eine Szene in den Dünen Hollands. Von den Titeln seiner ausgestellten Gemälde wissen wir, daß der Künstler vor allem nach Mittelfrankreich, Nivernais am Morvan-Gebirges, Chateau Chinon und an den Fluß Yonne reiste. Gerade diese Region hatte Bonheur zu seinem ersten großen Erfolg (Abb. 96) angeregt.[1]

Bei seiner *Hügeligen Landschaft in Frankreich* versuchte Koelman nicht nur, eine außerordentlich pittoreske Szene wiederzugeben – er hatte sich auch die ehrgeizige Aufgabe gestellt, die Impression südlichen Sonnenlichts auf dem Papier festzuhalten und dies mit den einfachsten, ihm zur Verfügung stehenden Mitteln zuwege zu bringen: Pinsel, braune Tusche und weißes Papier. Er setzte gekonnt viele verschiedene Nuancen von Tönen ein; Stellen mit hochverdünnter Tusche wechseln mit dunklen Passagen, bei denen die Tusche mehr oder weniger konzentriert und mittels eines trockenen Pinsels aufgetragen wurde, so daß sich eine körnige Wirkung ergibt. Koelman ließ bestimmte Abschnitte frei, um sonnige Stellen im Vordergrund und auf dem Weg anzudeuten. Sowohl der ungewöhnlich zügige Duktus als auch die Technik, mit der Pinselspitze zu malen, verraten den Einfluß, wenn nicht eine eingehende Beschäftigung mit dem Werk der Haager Künstler der vorhergehenden Generation wie Wijnand Nuyen* und Johannes Bosboom*. Leider sind uns keine Einzelheiten über Koelmans Reise nach Frankreich überliefert.

Seine holländischen Zeichnungen aus den Jahren 1853–1855 sind ebenfalls durch seinen ungeschminkten Blick auf die Landschaft geprägt. Dazu gehört eine hübsche *Ansicht eines Bauernhauses*, eventuell in der Nachbarschaft von Den Haag, wo er lebte (Abb. 59a). Obwohl dieses Blatt weniger üppig ist als die französische Zeichnung, trägt es untrüglich die Spuren von Koelmans *tiefer Liebe zur Natur und seiner brennenden Sehnsucht, dem Papier alles anzuvertrauen, was er am Urbild, das er vor sich hatte, so verlockend fand*, wie es der Verfasser seines Nekrologs ausdrückte.[2] Wie groß die Hochschätzung war, die das künstlerische Vermächtnis Koelmans von seiten derer genoß, die ihm nahestanden, zeigt die Tatsache, daß alle seine Zeichnungen und Ölskizzen mit einem Atelierstempel versehen wurden. Dies war zwar in anderen Ländern üblich, doch überraschend wenige holländische Künstlernachlässe des 19. Jahrhunderts weisen solche Zeichen auf.[3]

RJtR

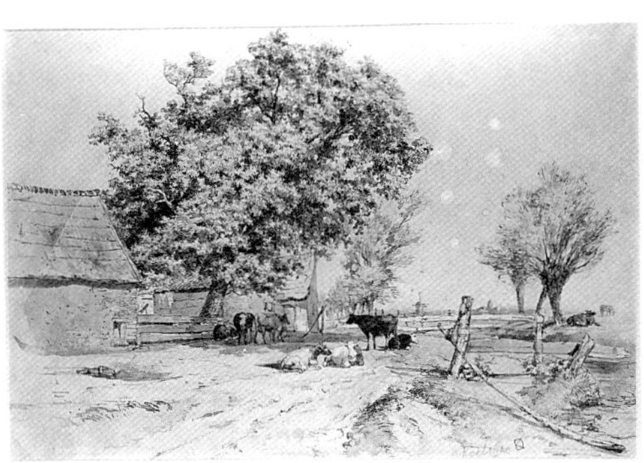

Abb. 59a
Johan Daniël Koelman, *Ansicht eines Bauernhauses, wahrscheinlich in der Umgebung von Den Haag*;
Feder und Pinsel in Schwarz, Braun und Grau,
351 x 514 mm; Sammlung Hans van Leeuwen.

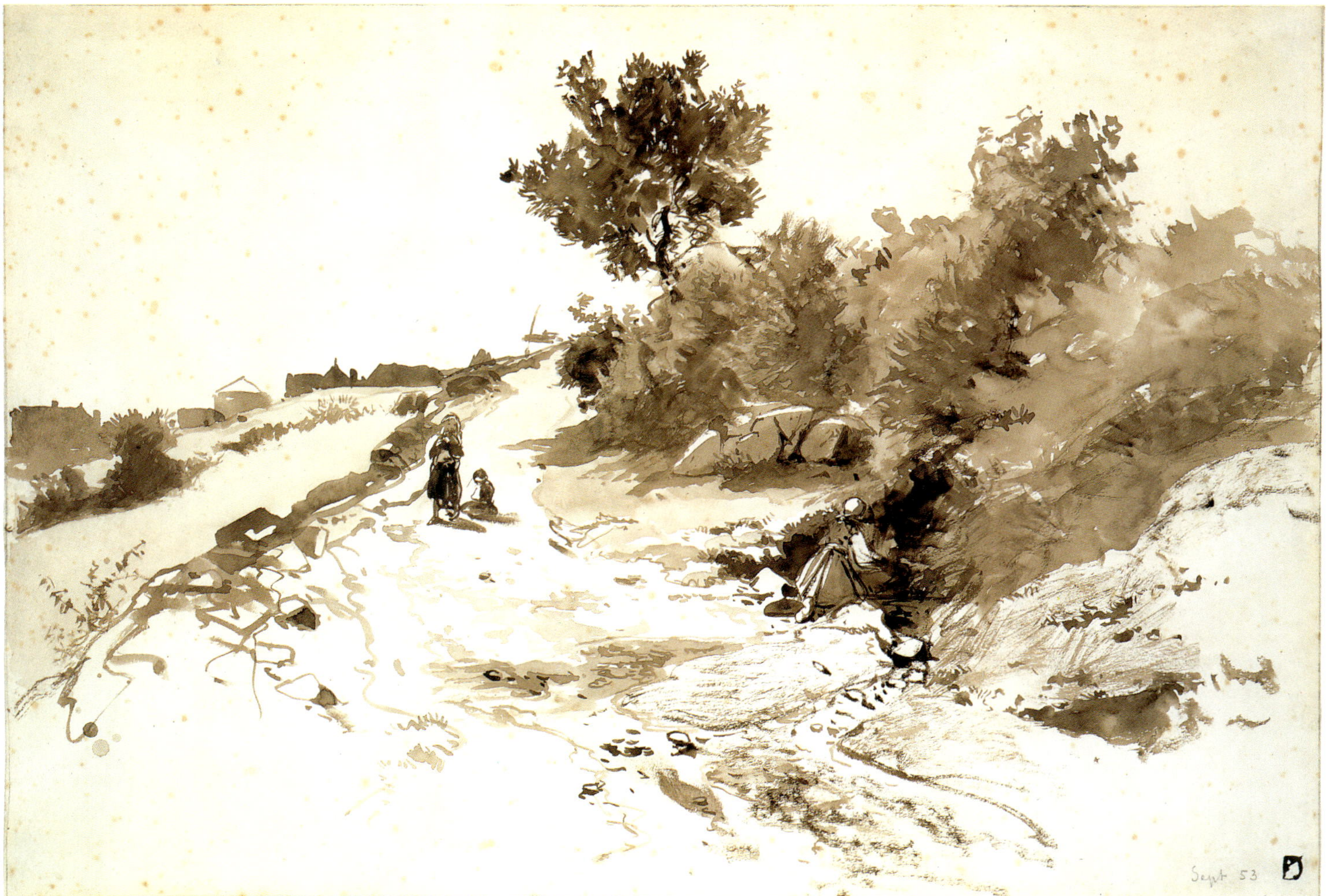
Sept 53

JOHANNES TAVENRAAT

Rotterdam 1809 - 1881 Rotterdam

60 Ansicht des Jagdreviers von Fürst Metternich in Königsward, Böhmen, 1858

Bleistift, Feder und Pinsel in Braun, einige Auskratzungen, 267 x 374 mm (Blatt in einem Skizzenbuch).
Mit Anmerkung rechts unten in der Handschrift des Künstlers: *Bohemen fürst M Thierg / 4/8.58.*

Amsterdam, Rijksmuseum, Rijksprentenkabinet
(Inv. Nr. RP-T-1994-32, S. 9)

LITERATUR
De Leeuw 1981f, Kat. Nr. 184 und S. 39; *Bulletin van het Rijksmuseum* 44 (1996), S. 141.

Bis 1860 hielt ich mich in Kleve auf und reiste meiner Gesundheit zuliebe oft durch Deutschland, so äußerte sich Johannes Tavenraat. Auf einer dieser Reisen, die von Mai bis September 1858 dauerte, besuchte er den Kurort in Marienbad. Im 19. Jahrhundert wurde dieser Ort überaus beliebt. Eine Gegend, die um 1800 noch eine fast unzugängliche Wildnis war, hieß bis 1870 jährlich über 7500 Gäste willkommen. Sie reisten an, um „Bäder zu nehmen" und das lebendige soziale Leben zu genießen, fanden hier aber auch eine Gegend von außerordentlicher Schönheit, besonders im Südwesten mit dem herrlichen Anblick der böhmischen Wälder. Für Tavenraat war das Gebiet eine wahre Offenbarung. 1857 reiste er erstmals dorthin und kehrte in den beiden folgenden Jahren sowie 1869 erneut hierher zurück.[1]

Tavenraat verbrachte auch einige Zeit in Königsward, etwas nördlich von Marienbad. Seit 1618 gehörte dieses Gebiet zum Eigentum der Fürsten von Metternich; es gab hier ein Schloß und ein großes Jagdrevier, in dem zu bestimmten Zeiten im Jahr Jagden veranstaltet wurden. Tavenraat war selbst ein leidenschaftlicher Jäger, und Motive wie Hirsche, Feldhasen, Keiler, Jäger und Wilderer spielten in seinem Schaffen immer eine herausragende Rolle. Nun zog er glücklich in *Metternichs Tiergarten* auf die „Jagd" – mit seinem Skizzenbuch unter dem Arm. Seine Gemälde tragen ebenfalls Spuren dieser Erkundungstouren. Drei von fünf Werken, die Tavenraat 1861 bei der Ausstellung lebender Meister in Utrecht einreichte, waren Ansichten, die im Revier Metternich im böhmischen Königsward entstanden waren.[2]

Anders als die Mehrzahl seiner Zeitgenossen mußte Tavenraat sein Einkommen nie aufbessern, indem er ausgearbeitete Zeichnungen für die Mappen von Sammlern anfertigte. Infolge seiner finanziellen Unabhängigkeit blieb er sein eigener Herr, er konnte sich aufs Malen konzentrieren und unbeirrt sein Œuvre schaffen. Der Nachteil war, daß er niemals unter dem Zwang stand, seine Begabung und seine künstlerische Vision voll auszuschöpfen.

Für Tavenraat bedeutete das Zeichnen immer ein Mittel, seine Fundgrube an Motiven zu verfeinern und zu variieren. Es war etwas, das er zur abendlichen Entspannung machte. Dieser Teil seines Œuvres ist recht unkonventionell und hebt sich ab von der Masse von Zeichnungen, die holländische Künstler des 19. Jahrhunderts anfertigten. Hinzu kommt, daß Tavenraat seine Naturbeobachtungen in zahlreichen Skizzenbüchern festhielt. Sie waren seinen Gemälden untergeordnet, in denen er – wie er 1861 schrieb – erstrangig die besonderen *Momente der Natur* auf individuelle und poetische Weise wiedergeben wollte (vgl. Kat. Nr. 53).[3] Er wollte sich eindeutig nicht *auf das Niveau eines Produzenten von Daguerreotypien herablassen*. Als Maler hatte er den Ehrgeiz, ein Dichter von Farben, Wirkung, Linien und Formen zu sein – statt mit Formen, Linien, Wirkung und Farben zu arbeiten, wie es in seinen Augen ein Zeichner tat.

Um seine subjektiven Natureindrücke zu bewahren, versah Tavenraat seine Skizzen oft mit relativ ausführlichen Kommentaren bezüglich der Farben und der besonderen atmosphärischen Bedingungen. Obgleich es zu der feinen Zeichnung des Metternichschen Jagdreviers keine derartigen Anmerkungen gibt, erkennt der Betrachter intuitiv, daß dieses Werk nicht lediglich die Ansicht festhalten, sondern einen Eindruck von dem Kontrast zwischen der offenen Landschaft und den unmittelbar angrenzenden geheimnisvollen Kiefernwäldern bieten sollte. Der scheue Hirsch, dessen Pose er geschickt eingefangen hat, spiegelt Tavenraats große Vertrautheit mit dem Leben im Wald wider. Er verdankte sein Können im Umgang mit Feder und Pinsel den zahllosen Skizzen in Skizzenbüchern und auf losen Blättern, die er fast ununterbrochen zeichnete. Er gab seinen Phantasielandschaften und Karikaturen einen speziellen Namen: „Kritzeleien" und „Abendpfusch". Sie sind eng verwandt mit seinen vielen Ölskizzen auf kleinen Tafeln, Karton oder Papier. Merkwürdigerweise waren kaum Vorstudien zu den größeren Gemälde unter all den Werken, die erst im Laufe dieses Jahrhunderts aus Familienbesitz aufgetaucht sind.

RJtR

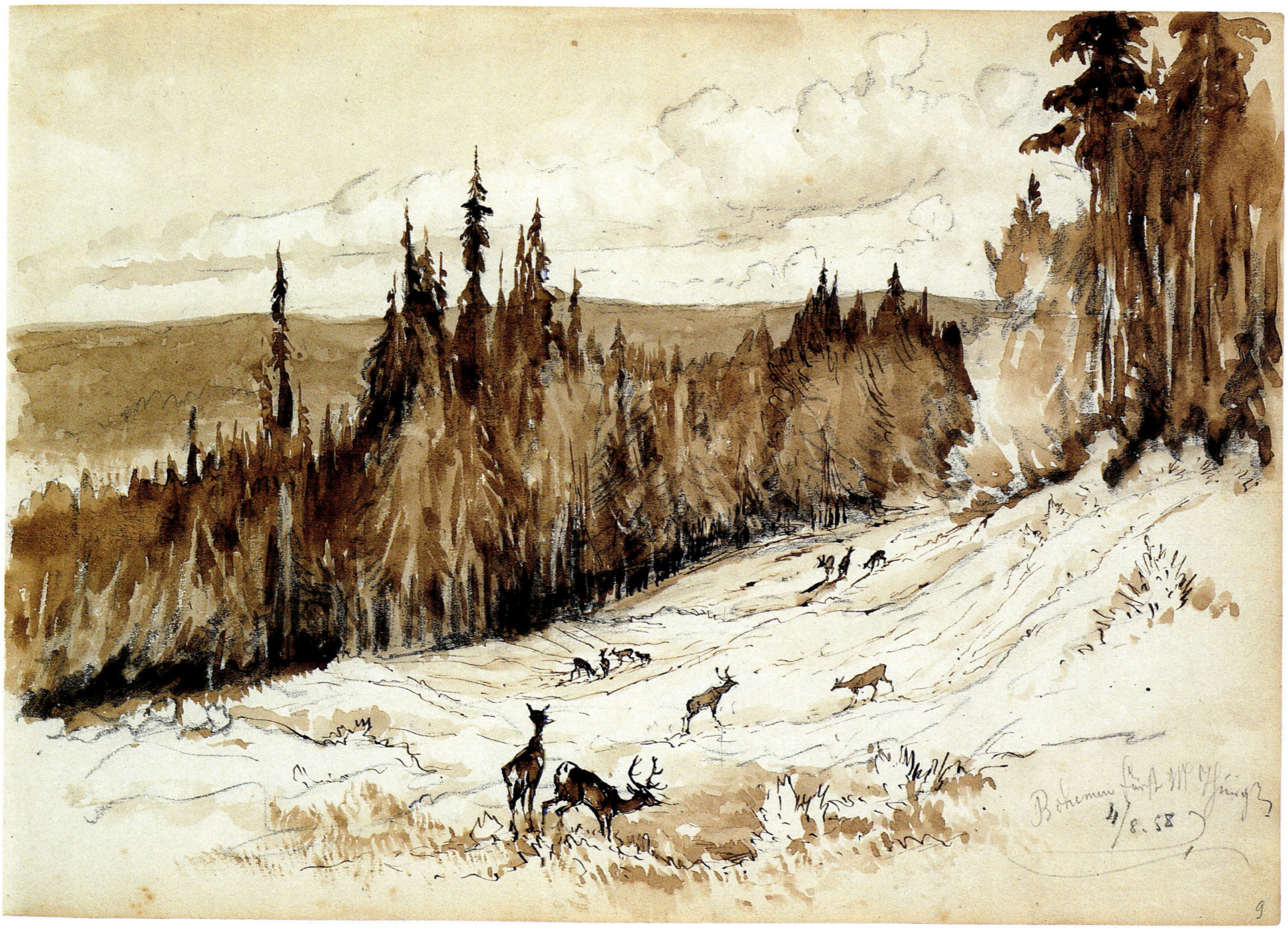
4/8.58
9

PIERRE LOUIS DUBOURCQ

Amsterdam 1815 - 1873 Amsterdam

61 Der Friedhof zu Baden-Baden, 1855

Öl auf Leinwand, 100 x 150 cm.
Rechts unten: *Dubourcq*.

Amsterdam, Rijksmuseum
(Inv. Nr. Sk-A-1029)

LITERATUR
Van Westrheene 1856, S. 541; Anonymus 1857, S. 34; Gonnet 1880, Kat. Nr. 27; Kramm 1857–1864, Bd. 2, S. 376; van Thiel u.a. 1976, S. 202; Furstner 1992, S. 107 und 124; Bunnig u.a. 1993, S. 39 und 93.

Der Friedhof zu Baden-Baden von Pierre Louis Dubourcq nimmt innerhalb der holländischen romantischen Landschaftsmalerei einen besonderen Platz ein. Stilistisch ist dieses Werk nicht aus der Tradition von Koekkoek* und Schelfhout* herleitbar; tatsächlich war Dubourcq jedoch ein Schüler Schelfhouts. Alle Komponenten dieser ruhigen Ansicht vereinigen sich zu einer Metapher: Das Leben endet mit dem Tod. Eine Reihe von Trauernden, von hinten gesehen, besteigt den Hügel in Richtung eines kleinen, überwachsenen Friedhofes, der hinter einem Getreidefeld liegt, wo ein Bauer und seine Frau das reife Korn mähen – ein weiteres Mahnmal der Vergänglichkeit irdischen Lebens. Der abgestorbene Ast der großen Eiche auf der linken Seite mag ebenso an den Tod erinnern. Im Vordergrund fließt ein kleiner Bach von einem Felsenplateau abwärts – eine Referenz an den Lebenszyklus.

Dieses Werk mit seinen symbolischen Motiven bildet im Œuvre des Künstlers eine Ausnahme. Pierre Louis Dubourcq, Sohn eines Amsterdamer Kaufmanns, studierte bei Jan van Ravenzwaay (1789–1869) in Hilversum und später bei Andreas Schelfhout* in Den Haag. Ziemlich früh gab es Anzeichen, daß er eine Art Globetrotter werden würde.[1] 1834 reiste er, vielleicht in Begleitung von Ravenzwaay, nach Drenthe im Osten des Landes und weiter nach Bentheim in Deutschland und hielt in seinem Skizzenbuch Motive wie Bauernhäuser, Scheunen und megalithische Gräber fest.[2] 1836/37 folgten Reisen nach Deutschland, Belgien, in die Schweiz und nach Frankreich; 1843/44 begleitete ihn Willem Bodeman (1806–1880) nach Italien.[3] Auch in den Folgejahren hielt er sich für längere oder kürzere Zeit im Ausland auf. Wir wissen zum Beispiel auf Grund eines Kommentars auf einer Studie in einem Skizzenbuch, daß er 1849 einer der allerersten holländischen Künstler dieser Zeit war, der die Wälder von Fontainebleau kennenlernte.[4] Jedesmal kehrte er mit einem reichen Vorrat an Skizzen und Zeichnungen nach Hause zurück und verfügte so über Rohmaterial für die Gemälde. Zu seinen erfolgreichsten Arbeiten gehörte *Landschaft in der Umgebung von Rom*, das 1845 auf der Haager Ausstellung von König Willem II. erworben wurde (Abb. 27).[5]

Aus einer Skizze mit Felsformationen, die mit der Anmerkung *Baden 6 Sept 1854* versehen ist (Abb. 61a), wissen wir, daß der Künstler 1854 den Schwarzwald besuchte. Das Gemälde, das wir hier sehen, entstand im Jahr darauf, 1856 folgte eine damit übereinstimmende Radierung.[6] *Der Friedhof zu Baden-Baden* war 1855 – zusammen mit drei anderen Werken Dubourcqs, einschließlich der oben erwähnten römischen Landschaft – sein Beitrag zur Weltausstellung in Paris. Van Westrheene, der die Ausstellung für die *Kunstkronijk* beschrieb, sprach sich für *Das reiche Korn* (eine Schwarzwaldszene) aus, zweitens für die *Landschaft in der Umgebung von Rom*.[7] 1856 wurde das Gemälde auf der Ausstellung lebender Meister in Amsterdam, später in Rotterdam präsentiert.[8] Dubourcqs Radierung desselben Sujets wurde von seinem Biographen Kramm, der das Blatt auf der Haager Ausstellung 1857 sah, überaus gelobt, ja er besaß sogar selbst einen Druck.[9]

Man hat bislang keine Erklärung dafür gefunden, warum Dubourcq dieses symbolisch geprägten und recht unholländischen Sujets zuliebe vorübergehend von seinen konventionellen Landschaften Abstand nahm. In Anbetracht seiner vielen Reisen ist es nicht abwegig, daß er durch die deutsche Malerei der Romantik angeregt wurde. Gleichzeitig ist es zumindest ungewöhnlich, daß keiner der zeitgenössischen Kritiker das Thema des Werkes kommentierte – vor allem, wenn man berücksichtigt, daß eine Lithographie nach Jacob Jan van der Maatens (1820–1879) *Das Begräbnis im Getreide* in der *Kunstkronijk* veröffentlicht wurde und die tiefere Bedeutung des Sujets durchaus die Aufmerksamkeit derjenigen erregte, die es sahen (Abb. 61b).[10]

1858 gab Dubourcq auf Wunsch seines Schwiegervaters die Malerei auf. Er hat *Friedhof zu Baden-Baden* niemals verkauft. Nach seinem Tod im Jahr 1873 vermachte seine Witwe das Werk dem Rijksmuseum als Geschenk – ganz sicher in Erinnerung an die enge Bindung, die der Künstler mit dem Museum gehabt hatte.[11]

WL

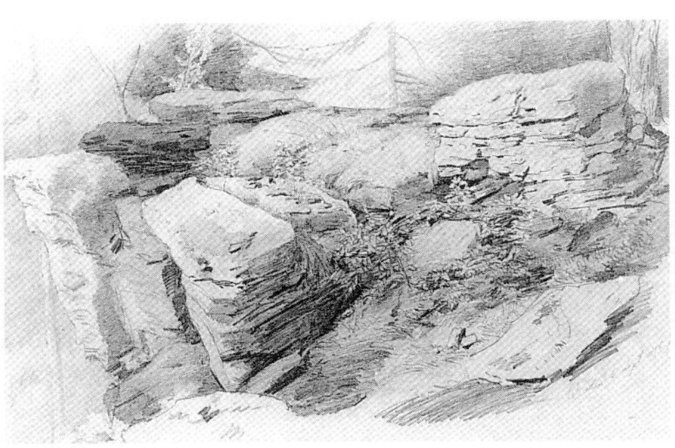

Abb. 61a
Pierre Louis Dubourcq, *Felsformationen nahe Baden-Baden*, 1854; Bleistift, 308 x 468 mm; Amsterdam, Amsterdams Historisch Museum.

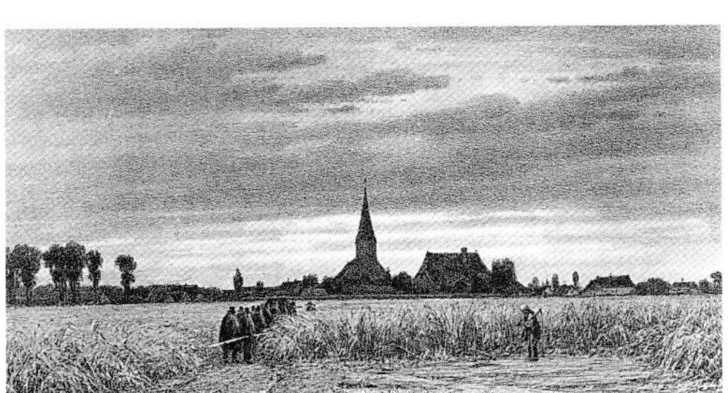

Abb. 61b
Jacob Jan van der Maaten (1820–1879), *Das Begräbnis im Getreide / „Der letzte Kirchgang"*, 1862; Lithographie, 250 x 300 mm; Amsterdam, Rijksmuseum, Rijksprentenkabinet.

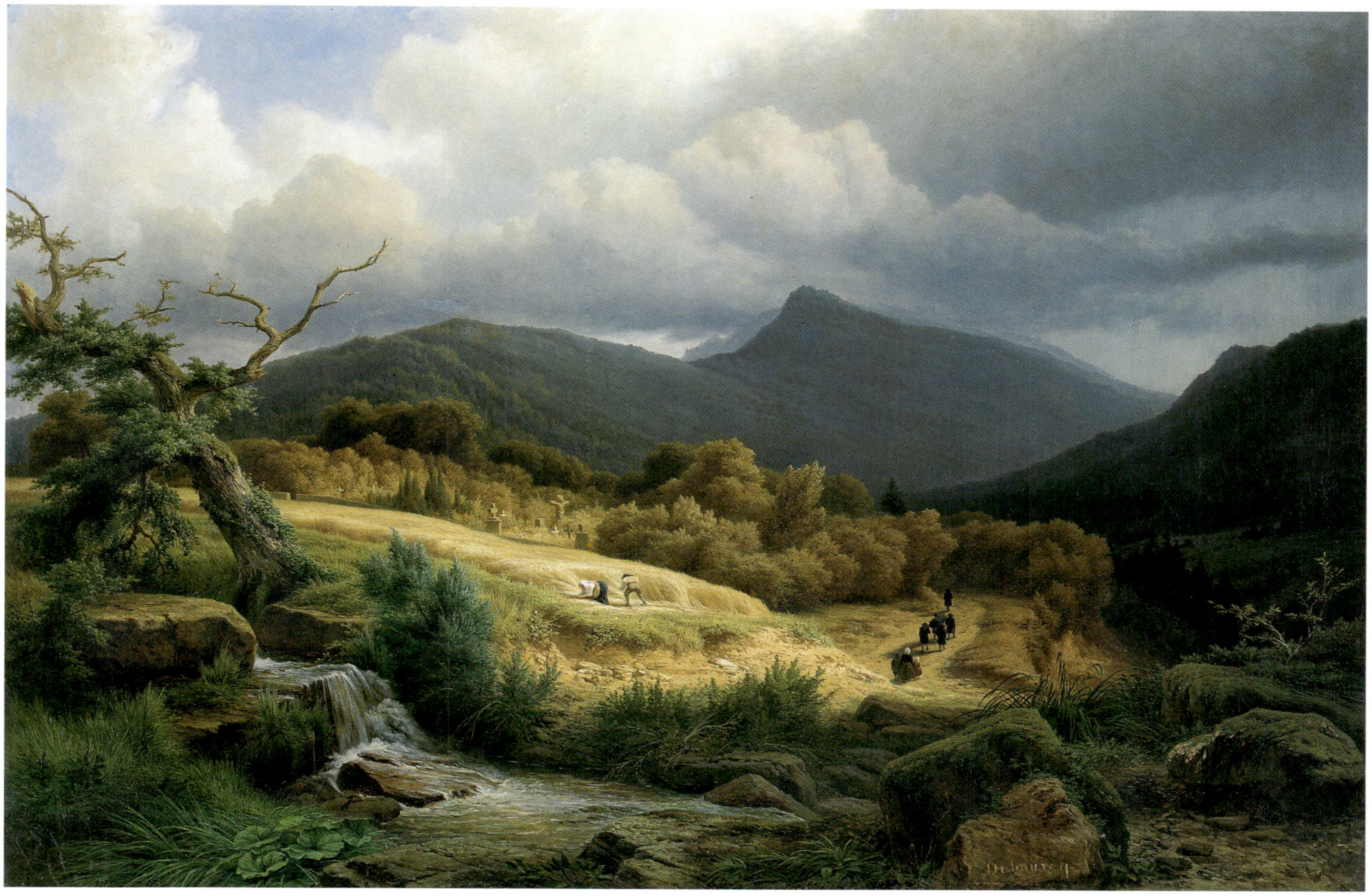

JOHANNES WEISSENBRUCH

Den Haag 1822 - 1880 Den Haag

62 Die Schleusen der Nederwaard bei Elshout, um 1855

Öl auf Holz, 31 x 44 cm.
Links unten: J. *Weissenbruch* f.

Groningen, Groninger Museum
(Inv. Nr. 1919/257)

LITERATUR
De Bruijn 1968, S. 260f; Laanstra 1986, Kat. Nr. O/31-2.

Jan Weissenbruch schmeckte recht früh in seiner Karriere, um 1845, den Erfolg, als er noch im Stil seiner Lehrer, Antonie Waldorp (1803–1866) und Salomon Verveer (1813–1876), arbeitete.[1] Allmählich jedoch ließ er von der etwas preziösen Kolorierung seiner älteren Kollegen ab und wandte sich einer helleren und lebendigen Palette sowie scharf umrissenen Formen zu. Sowohl Weissenbruchs Flußlandschaften – darunter *Die Schleusen der Nederwaard bei Elshout* – als auch seine Stadtlandschaften sind durch eine ungeschmückte, realistische Darstellung der Wirklichkeit gekennzeichnet. Die Lichtwirkung in seinen Gemälden ist raffiniert: Seine Landschaften und Stadtszenen werden von pulsierendem Sonnenlicht erhellt, so daß er starke Kontraste zwischen Passagen, die von der Sonne beschienen werden, und solchen, die in tiefem Schatten bleiben, schaffen kann. Anders als viele seiner Kollegen weisen die Stücke Weissenbruchs selten dramatische Wetterbedingungen auf.

Bis zu den fünfziger Jahren stieß sein realistischer Malstil bei den Kritikern auf gemischtes Echo. In einer Rezension von 1855, die in Form eines Dialoges gehalten ist, heißt es: *Welch eine erfrischende Szene, welch kühne Einfachheit in der Wahl der Landschaft! Welche Klarheit des Tones! Welche Sicherheit des Stils. Ja, aber betrachtet man die Natur so herb wie Weissenbruch [...] Also, um ehrlich zu sein, ich hätte in dieser Art Natur fast ein wenig Angst.*[2] Im Lauf der Zeit aber gewöhnte sich das Publikum an die unorthodoxen Ansichten Weissenbruchs. 1859 wurde ihm auf der Ausstellung lebender Meister in Den Haag sogar eine Goldmedaille verliehen.[3] Die Anerkennung, die ihm zuteil wurde, bezog sich hauptsächlich auf seine Stadtlandschaften, die recht stark an diejenigen seiner Vorgänger Johannes Vermeer und Jan van der Heyden erinnern.

Obwohl Weissenbruch anfänglich in der Umgebung seines Wohnortes Den Haag arbeitete, erweiterte er später sein Tätigkeitsfeld und schloß auch kleine Städte an Rhein, Lek und IJssel ein.[4] Die Anregung zu *Die Schleusen der Nederwaard bei Elshout* erhielt er auf einem seiner Streifzüge entlang des Lek. Das Stück illustriert die extreme Akkuratesse, mit der Weissenbruch seine Umgebungen festhielt: ein flaches Boot ist direkt vor der Schleuse vertäut. Der Kapitän wartet vielleicht auf die Fracht von einem der Schiffe auf der Flußseite der Schleusen, von denen wir nur die Masten sehen.

Weissenbruch stellte den Schleusenkomplex bei Elshout nicht nur bei dieser Gelegenheit dar. Das Teylers Museum in Haarlem birgt in seiner Sammlung ein Gemälde mit dem Titel *Bei Elshout*, auf dem der Komplex von der Lek-Seite her betrachtet wird.[5] Auch einige verschiedene Versionen von *Die Schiffswerft „Pot" in Kinderdijk bei Elshout* zeigen die Schleusen.[6] Bedauerlicherweise datierte Weissenbruch seine Gemälde selten, und mangels einer ausgeprägten stilistischen Entwicklung ist es nahezu unmöglich, sein Werk chronologisch zu ordnen. So können wir nicht mit Sicherheit sagen, ob es sich bei einem dieser Stücke um das Gemälde handelt, das Weissenbruch 1854 unter dem Titel *Der Elshout* auf der Ausstellung lebender Meister präsentierte, und die Datierung des Gemäldes, das hier vorgestellt wird, kann nur annähernd vorgenommen werden.

MvH

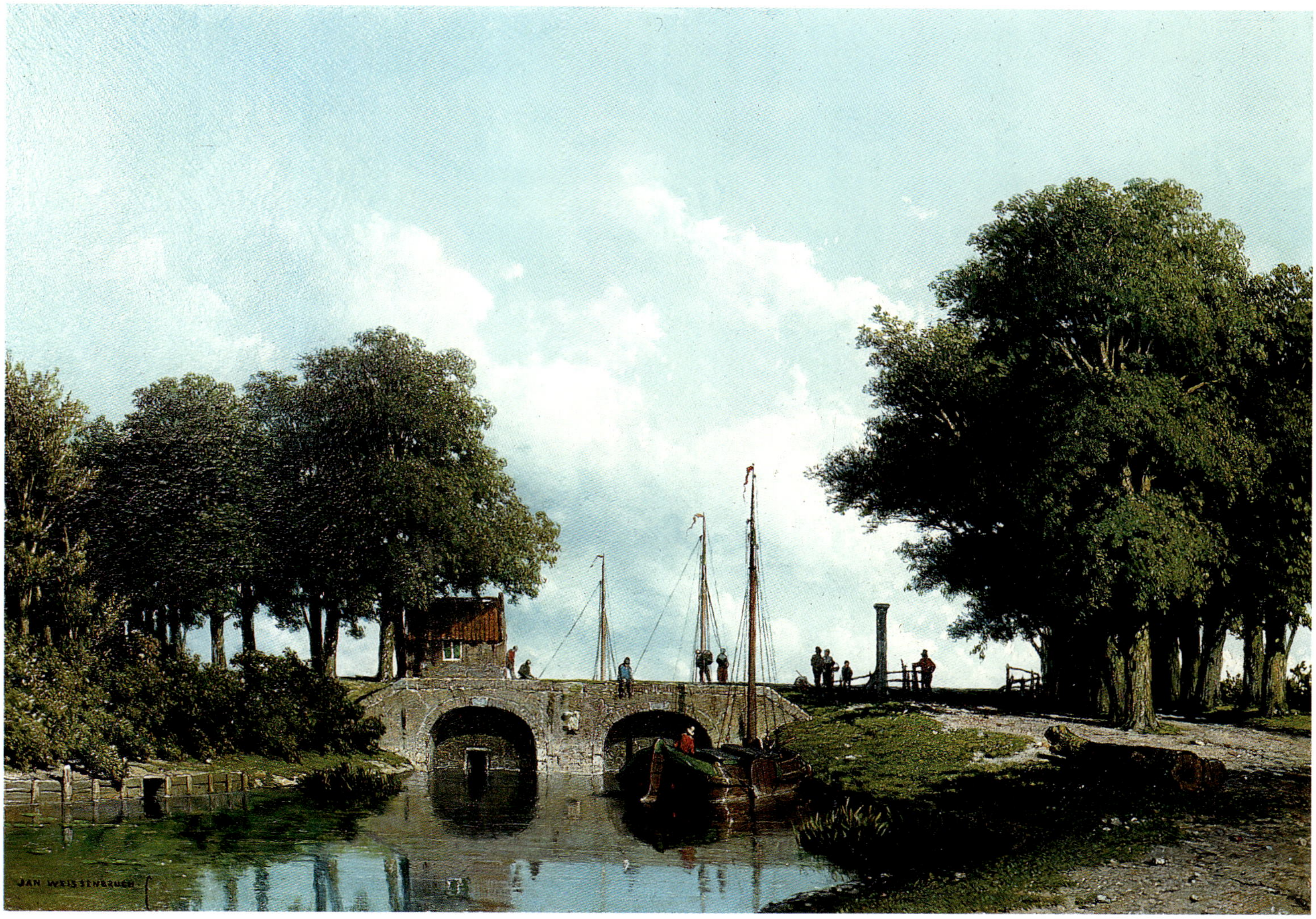
JAN WEISSENBRUCH

WILLEM ANTONIE VAN DEVENTER

Den Haag 1824 - 1893 Den Haag

63 Ansicht des IJ nahe Amsterdam, 1856

Bleistift und Aquarell, 351 x 582 mm. Signiert und datiert rechts unten in der Handschrift des Künstlers: *WA* [verbunden] *v. Deventer / 26 Julij 1856.*

Amsterdam, Amsterdams Historisch Museum

(Inv. Nr. A 18357)

In Anbetracht der Entstehungszeit waren sowohl die Farbgebung als auch die Komposition dieser hervorragenden Flußlandschaft außergewöhnlich. An der Datierung, 26. Juli 1856, gibt es jedoch keinen Zweifel, da sie vom Künstler selbst hinzugefügt wurde. Im Amsterdams Historisch Museum befindet sich ein nahe verwandtes, aber undatiertes Aquarell, das die Grundlage für ein 1856 ausgestelltes Gemälde bildete, *Ansicht des IJ bei Zeeburg* (Abb. 63a).[1] Auch das hier gezeigte Aquarell ist zweifellos eine Ansicht des IJ in der Nachbarschaft von Zeeburg. In Anbetracht der praktischen Schwierigkeiten ist es nicht sicher, ob van Deventer ein so großes Aquarell in situ am Ufer des Gewässers anfertigte. Man weiß aber, daß er im Freien tätig war, weil es eine Ölskizze mit demselben Sujet gibt, die ebenfalls um 1856 entstand (Abb. 63b). Auch hier erweist sich van Deventer als höchst origineller Künstler. Der Vordergrund ist in ungewöhnlich breiten Pinselstrichen angedeutet, während der ausgefeiltere Abschnitt des Wassers in einer Fülle verschiedener Töne angelegt ist. Die enthusiastische Reaktion, die van Deventers Gemälde bei Kunstkritikern hervorrief, wäre auch seinen Aquarellstudien und Ölskizzen angemessen gewesen. *Er hat das IJ perfekt, authentisch und mit feinen Tönen eingefangen*, so lauteten einige der Kommentare der Kritiker, die überdies hervorhoben, *wie wohlgestaltet die Wolken* seien und durch *welch kräftigen Stil die Werke van Deventers charakterisiert* seien.[2]

Es ist bedauerlich, daß so wenige Leute zu jener Zeit die Gelegenheit hatten, die Aquarelle und Studien van Deventers zu sehen. Er lebte mehr oder weniger abgeschieden von der Welt, und erst nach seinem Tod kam sein Werk auf den Kunstmarkt. Wir wissen nicht, wann, wie oder durch wessen Einfluß dieses wunderbar spontane Werk entstand. Die Zeichnungen von van Deventers Onkel und Lehrer Hendrikus van de Sande Bakhuyzen (1795–1860) sind nicht unbegabte, aber vielleicht allzu biedere Tierstücke. Eine lebhafte und lebendig kolorierte *Ansicht der Schiffswerft Het Klaverblad op Oostenburg in Amsterdam* beweist, daß van Deventer 1850 bereits zu seinem eigenen Stil gefunden hatte.[3] Damals waren Künstler der späteren Haager Schule wie Roelofs* und Weissenbruch* noch immer der romantischen Sprache ihrer Lehrer verpflichtet, die alle der Generation Schelfhouts und van Hoves angehörten. Ihre Aquarelle waren gekünstelter, der Ton war weniger lebendig und sonnig. Vom stilistischen und kompositionellen Standpunkt aus weisen die besten Aquarelle van Deventers in die Richtung von Werken, die erst zehn oder zwanzig Jahre später entstanden. Die Auswahl des Bildmotivs war zu jener Zeit höchst originell. Erst 1875 wurden Kompositionen mit einem derart weiten Vordergrund beliebt, Kompositionen, in denen der Schwerpunkt im Mittelgrund plaziert wurde. Van Deventer suchte bewußt nach einer einfachen, unbefangenen Erfassung der Farben. Die Art, wie er Wasser wiedergab, mit einem Hauch von gelblichem Grün, ist ein kennzeichnendes Element. Anders als etwa Jongkind bei seinen holländischen Flußlandschaften (Kat. Nr. 74) widmete van Deventer dem Himmel und den Wolken beachtliche Aufmerksamkeit. Er schreckte nicht davor zurück, ein Dampfschiff am Horizont zu plazieren, ein Schiff, das See- und Marinemaler der Generation vor ihm verabscheuten.[4] Später sollten die Maler der Haager Schule ebenfalls einen weiten Bogen um die moderne Ära machen.

RJtR

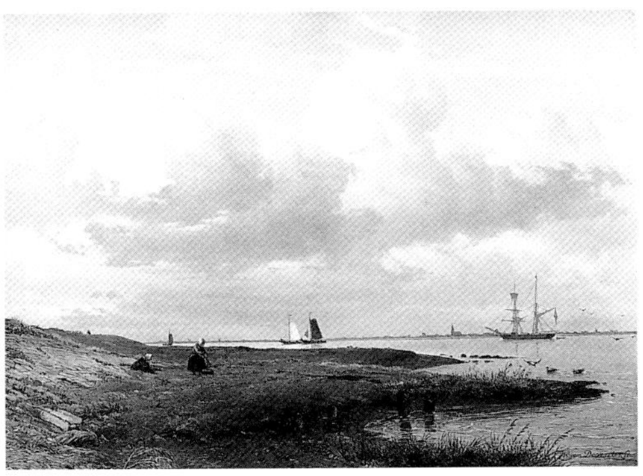

Abb. 63a
Willem Antonie van Deventer, *Ansicht des IJ nahe Zeeburg*, 1856; Öl auf Holz, 30,8 x 42 cm; Amsterdam, Amsterdams Historisch Museum.

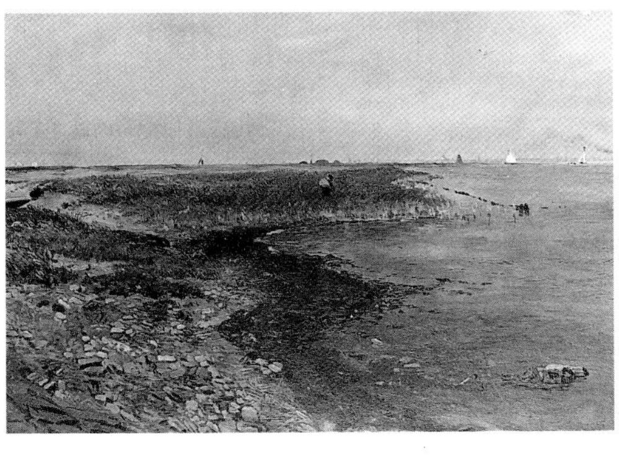

Abb. 63b
Willem Antonie van Deventer, *Ansicht des IJ bei Amsterdam*; Öl auf Karton, auf eine Tafel aufgezogen, 275 x 406 mm; Privatbesitz.

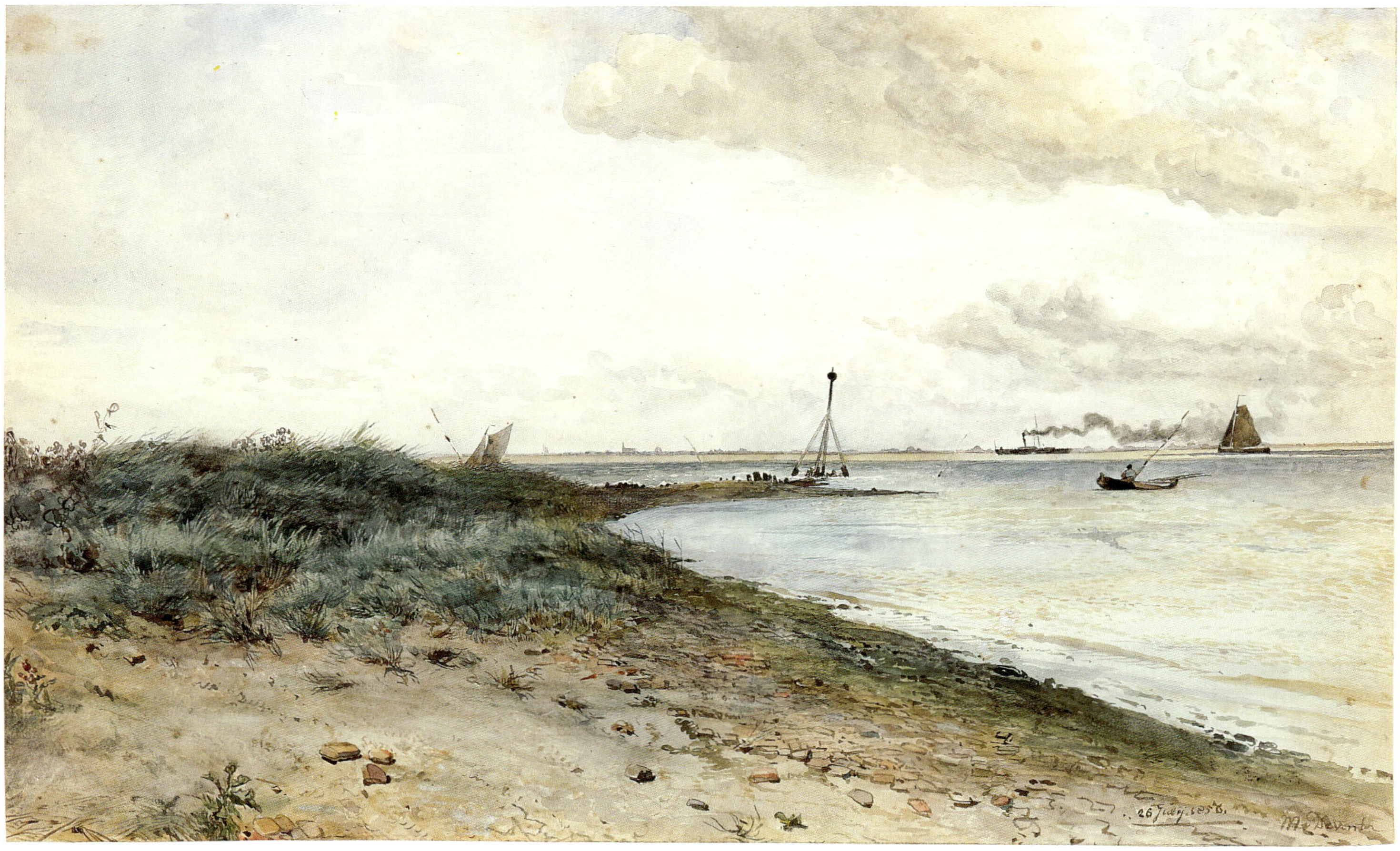

ALBERTUS GERARDUS BILDERS

Utrecht 1838 - 1865 Amsterdam

64 Weidelandschaft mit Windmühle in der Umgebung von Den Haag, 1857

Schwarze Kreide, 265 x 375 mm. Rechts unten mit Initialen signiert und mit Anmerkung in der Handschrift des Künstlers: *GB 's hage* 57.

Rotterdam, Museum Boijmans Van Beuningen

(Inv. Nr. MB 1944/T 14)

LITERATUR
Jeltes 1947, Kat. Nr. 13; de Bodt u. Sellink 1995, Kat. Nr. 33.

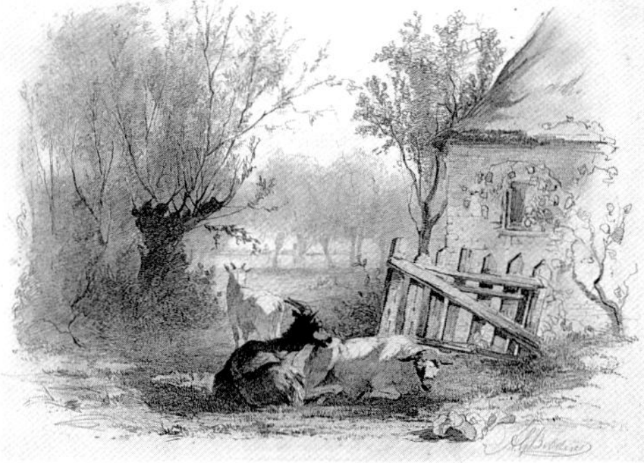

Abb. 64a
Albertus Gerardus Bilders, *Winkel hinter einem Bauernhaus*, um 1863; Bleistift auf Papier mit gelbem Fond, 202 x 285 mm; Amsterdam, Rijksmuseum, Rijksprentenkabinet.

Hätte man Gerard Bilders gefragt, welche Zeichnung er für seine gelungenste halte, hätte er sicherlich nicht seine *Weidelandschaft* von 1857 genannt. Urteilt man anhand der Richtung, in der sich seine Zeichnerei entwickelte, wäre Bilders' eigene Wahl wahrscheinlich auf ein Stück wie *Winkel hinter einem Bauernhaus* (Abb. 64a) gefallen. Diese kostbar detaillierte Zeichnung auf Papier mit gedrucktem gelbem Untergrund war für Sammler bestimmt, und so war es kein Zufall, daß der Künstler sie mit seinem vollen Namen signierte. Für diese Art von vollendeter Zeichnung ist Bleistift ein ungewöhnliches Medium. Bilders muß ein Gefühl dafür entwickelt haben, daß er durch großzügiges Verwischen und Schummern nicht nur das Gesehene, sondern auch die Stimmung der Landschaft festhalten konnte, worum er sich bei seinen Gemälden so offensichtlich bemühte (Kat. Nr. 67). Für Bilders war der Gebrauch von Bleistift jedoch eine Notwendigkeit. In seinen Briefen an seinen Mäzen Johannes Kneppelhout schrieb er über seine bitteren Kämpfe mit Aquarellfarben und seine Unfähigkeit, mit dieser Technik zurechtzukommen. Über das Lavieren mit dem Pinsel sagte er weniger, aber auch diese Technik muß ihm Schwierigkeiten bereitet haben.[1]

Weidelandschaft mit Windmühle in der Umgebung von Den Haag von 1857 ist eine Art Außenseiter innerhalb des Œuvres von Gerard Bilders. Wir halten es für seine außergewöhnlichste Zeichnung, weil sie eine ungehemmte Sicht der Landschaft zeigt, die – bewußt oder unbeabsichtigt – den Konventionen der Zeit entgegenläuft. Sowohl die Komposition als auch der Zeichenstil bezeugen, daß der Künstler seiner Zeit weit voraus war.[2] Indem er das Hauptmotiv im Mittelgrund, oberhalb eines weiten, leeren und gleichmäßig beleuchteten Vordergrunds plazierte, führte der Künstler einen Kunstgriff ein, der erst mit dem späteren Schaffen von Angehörigen der Haager Schule, einschließlich Paul Gabriël✻, Willem Roelofs✻ und Jan Hendrik Weissenbruch✻, geläufig wurde.

Diese Zeichnung entstand im ersten Studienjahr Gerards in Den Haag. Der einflußreiche Kneppelhout besorgte ihm einen Platz beim Tiermaler Simon van den Berg (1812–1891). Gleich nach seiner Ankunft aus Oosterbeek im Dezember 1856 wurde er geradewegs ins Mauritshuis geschickt, um Tierstücke zu kopieren. Der achtzehnjährige Gerard war an die ungezwungene und entspannte Atmosphäre ländlichen Lebens gewöhnt und wurde es bald müde, die Werke anderer nachzuahmen. Er konnte es kaum erwarten, seine Studien im Freien fortzusetzen. Im März 1857 schrieb er an Kneppelhout: *Ich bilde mir ein, daß ich um Den Haag vieles finden werde, das mir gefällt, vor allem weil ich die Landschaft jetzt mit anderen Augen sehe. So hoffe ich, daß ich den Sommer damit zubringen kann, etwas zu tun, das mich glücklich macht und das sich fruchtbar auf meine Studien auswirken wird.*[3]

Diese neue Art zu sehen, die Befreiung vom langweiligen Kopieren, die Freude über einen neuen Zugang zur Natur – *Ich habe mich wieder Hals über Kopf in die Natur verliebt* – und die ganze Atmosphäre dieses *herrlichen, studienreichen Sommers* sind in dieser *Weidelandschaft*, in die der Künstler Herz und Seele gelegt hat, eindeutig gegenwärtig.[4]

Es ist bedauerlich, daß wenige andere Zeichnungen, die Bilders in diesem Geist geschaffen hat, bekannt sind. Die mangelnde Erfahrung des Künstlers wird in der Plazierung der Kuh in der Landschaft und der Wiedergabe des Horizonts offenbar.[5]

Es ist nicht klar, ob der breite Zeichenstil, den Bilders hier anwandte, auf dem Schaffen anderer basierte. Zu jener Zeit arbeitete sein Vater, der bekannte Oosterbeeker Maler Johannes Warnardus Bilders (1811–1890), bei dem Gerard bis 1856 seine Ausbildung erhielt, immer noch mit Feder und Pinsel im vertrauten romantischen Stil von Nuyen und Schelfhout. Um 1860 übten sich auch andere Künstler in der Gegend von Oosterbeek, wie Anton Mauve✻, ein guter Freund Gerards, Paul Gabriël✻ und etwas später Maria Vos (1824–1906), im etwas manierierten Bleistift-Stil Gerards. Diesen Zeichnungen fehlt jedoch das monumentale Element, das dieses Werk so außergewöhnlich macht.

RJtR

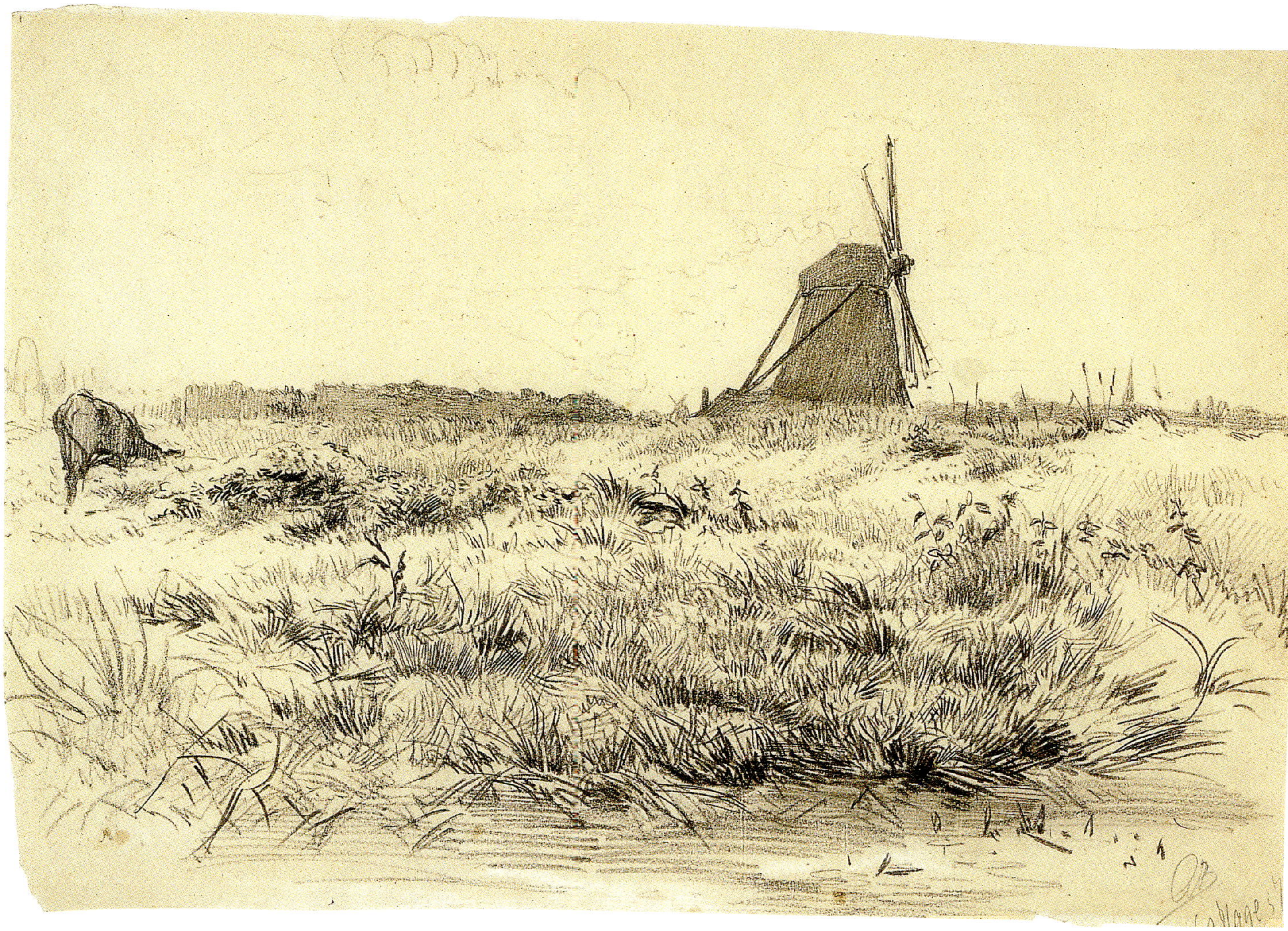

WILLEM ROELOFS

Amsterdam 1822 - 1897 Berchem

65 Landschaft in der Umgebung von Dordrecht, 1858

Aquarell, über einer Skizze in Bleistift, gehöht mit Gummi oder Eiweiß, einige Ausradierungen, eingeritzte Linie in Bleistift, 309 x 546 mm.
Links unten: *W. Roelofs fe.*
Auf der Rückseite signiert und mit einer Anmerkung in der Handschrift des Künstlers: *W: Roelofs / Brussel 1858.*

Haarlem, Teylers Museum
(Inv. Nr. CC 39)

LITERATUR
Scholten 1904, S. 587

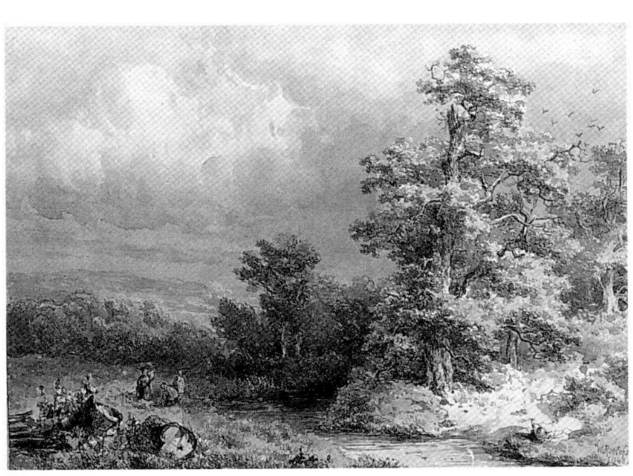

Abb. 65a
Willem Roelofs, *Waldlandschaft*, 1848; Pinsel in Grau und Aquarell, 20 x 28 cm; Privatbesitz.

Wenn Willem Roelofs nicht der erste war, so war er mit Sicherheit der begabteste holländische Künstler, der die Landschaftsgemälde seiner französischen Kollegen, die in Barbizon und Fontainebleau tätig waren, kennenlernte. Er besuchte selbst die Umgebung, gewann dabei neue Einsichten und setzte sie in innovative Ansichten der holländischen Landschaft um. Laut seinem Biographen Jeltes (1911) stellte er sich *vor den Reichtum der Natur* und wurde der *Wiederentdecker unserer nationalen natürlichen Schönheit, mit ihren stillen Freuden und der gewaltigen Größe der Gewässer und Weiden unter dem Himmelsgewölbe.*[1] Anders als viele Barbizon-Künstler konzentrierte sich Roelofs nicht auf Gemälde; schon früh befaßte er sich mit Aquarellen, die für Sammler gedacht waren. Diese Werke wurden schnell von Brüssel aus, wo er seit 1847 lebte, zu Ausstellungen nach Holland geschickt.[2]

Landschaft in der Umgebung von Dordrecht stammt aus einer überaus wichtigen Phase der holländischen Landschaftskunst. Das Werk ist nachweislich eines der ersten, in denen Roelofs die Ergebnisse seiner neuen künstlerischen Ansichten offenbarte.[3] Die meisten Künstler, die zwischen 1855 und 1860 die holländische Landschaft als Motiv nahmen, stellten immer noch reich bevölkerte Flußszenen, Panoramalandschaften, pittoreske geldersche Wälder oder abgeschiedene Winkel der Provinzen Nord- und Südholland dar. In Werken wie dieser höchst vollendeten Darstellung eines bewölkten Sommertages im ländlichen Holland hat sich Roelofs bereits die weite Polderlandschaft vorgenommen. Er machte rasch Fortschritte. Seinen kommentierten Skizzen zufolge war Roelofs 1851, 1852 und 1855 in Barbizon[4], und die Werke aus der Zeit danach spiegeln den Einfluß dieser Reisen wider.[5] 1856 präsentierte Roelofs eine Zeichnung mit dem Titel *Souvenir aus dem Wald von Fontainebleau* auf einer Ausstellung in Amsterdam; 1858 und 1860 stellte er eine weitere Barbizon-Landschaft in Antwerpen und Groningen aus.[6] Nach 1858 steuerte Roelofs – mit Ausnahme eines Werkes, das er 1877 vorstellte – nur noch holländische Landschaften zu Amsterdamer Ausstellungen bei.

Die Rezension zu einem der beiden Gemälde, die Roelofs 1858 ausstellte, macht deutlich, wie seine neue Betrachtungsweise, mit der er die holländische Landschaft sah, aufgenommen wurde.[7] Die als maßgeblich geltende *Kunstkronijk* erkannte in dem Werk einen Bruch mit der Schule der holländischen Landschaftsmalerei, die von der *Konvention, unterstützt durch eine gute Pinseltechnik, auf ein großartiges Niveau gebracht* worden sei. Das zweite Gemälde entlockte einen interessanteren Kommentar: *Das Licht der Sonne leuchtet in der holländischen Landschaft, die von "Arti" ausgestellt wird, heller und reizender.*[8] Derselbe Kritiker fand 1860 noch mehr Beifall für Roelofs: In bewundernswerter Weise sei er der holländischen Landschaft in Form einer Polderszene mit Windmühlen gerecht geworden, die ganz deutlich atmosphärisch im Ton sei und sich durch *einen schwer bedeckten Himmel* auszeichne, der *sowohl in Licht als auch in Schatten eingehüllt* sei.[9] Und 1861 erklärte die *Kunstkronijk*, sie sei völlig im Bann einer holländischen Landschaft, *den klaren Tönen des Himmels, der Frische des Grüns, dem üppigen, in Sonne gebadeten Pflanzenwuchs.*[10]

Die Phase der klaren Töne des Himmels und des frischen jungen Grüns war 1858 noch nicht ganz erreicht. Wie vom Rezensenten des zweiten Gemäldes aus diesem Jahr festgestellt, ist die Kolorierung der *Landschaft in der Umgebung von Dordrecht* etwas düsterer – wohl unter dem Einfluß der Palette von Barbizon. Saftiges grünes Gras ist nur im fernen Hintergrund zu erkennen. Das Hauptmotiv und der Vordergrund sind vor allem in dunklen, grünblauen Tönen ausgeführt. Die Aquarelltechnik hat noch nicht die helle, lockere und transparente Qualität späterer Werke des Künstlers erreicht. Dennoch weisen verschiedene Aspekte dieser Landschaftsimpression auf die reiferen Aquarelle hin, die der Künstler in den siebziger und achtziger Jahren schuf, wie etwa das Ineinanderlaufen der Farben und die Wiedergabe des bewölkten Himmels. Das Bild als Ganzes spiegelt eine weite und geradezu gedämpfte Vision der Polder- und Wasserlandschaft wider, die in der Vergangenheit in einer etwas manierierten Weise behandelt worden waren. Bis 1858 hatte Roelofs seit seinem – ein Jahrzehnt zurückliegenden – zweiten Jahr in Brüssel, in dem er eine seiner besten Landschaftszeichnungen im neuen Stil geschaffen hatte, einen weiten Weg zurückgelegt (Abb. 65a). RJtR

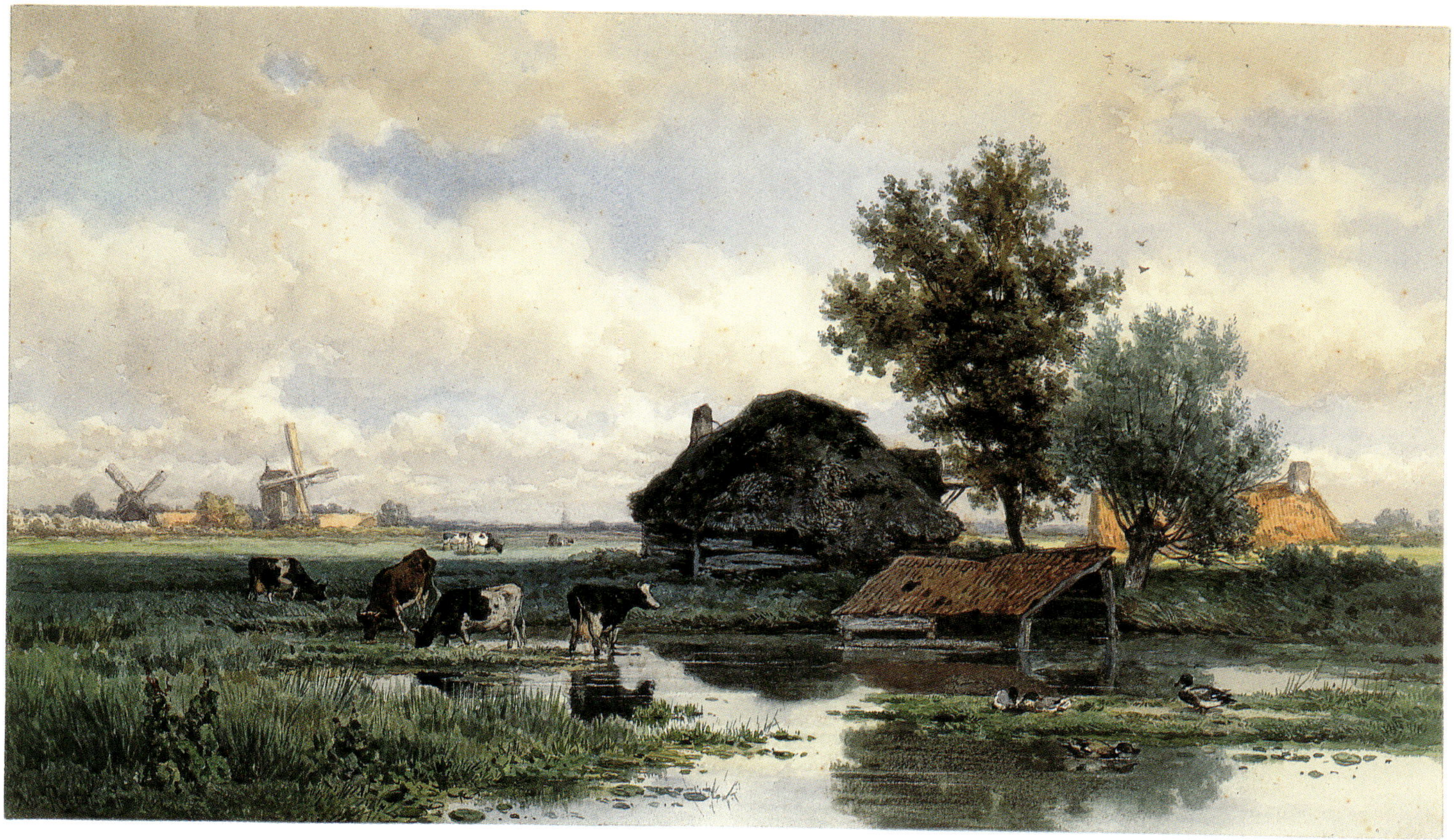

MATTHIJS MARIS

Den Haag 1839 - 1917 London

66 „De Oorsprong", Oosterbeek, um 1860

Öl auf Leinwand, 31,5 x 46 cm.

Den Haag, Haags Gemeentemuseum

(Inv. Nr. 31-1964)

LITERATUR

Haverkorn van Rijsewijk 1912, S. 48–51; Wagner 1974/1985, Nr. 48; Hefting 1981, Kat. Nr. 64; de Leeuw, Sillevis u. Dumas 1983, Kat. Nr. 66; Sillevis, Kraan u. Dorn 1988, Kat. Nr. 37.

Dem Repertoire der Meister der Haager Schule ist es zuzuschreiben, daß die Landschaftskunst der zweiten Hälfte des 19. Jahrhunderts fast automatisch mit Weiden, Polderszenen und fernen Horizonten unter einem grauen, bedeckten Himmel assoziiert wird. Aber diese weite und durch Wasser geprägte Landschaft war nicht das einzige beliebte Motiv. Johannes Warnardus Bilders (Abb. 16) war in den vierziger Jahren des 18. Jahrhunderts unter denen, die die variationsreiche Landschaft Gelderlands im Osten des Landes wiederentdeckten. Er ließ sich im Dorf Oosterbeek nieder, gefolgt von vielen anderen, die dieses „holländische Barbizon" für längere oder kürzere Zeit besuchten, um im Freien zu arbeiten.

Im Spätsommer 1859 (und eventuell wieder 1860) erkor sich auch der zwanzigjährige Matthijs Maris dieses Malerparadies um Oosterbeek und das benachbarte Wolfheze aus, zusammen mit seinem Bruder Jacob* und anderen Mitgliedern der Haager Schule, einschließlich Mauve*, Willem Roelofs* und Bilders' Sohn Gerard*. 1859 hatten Matthijs und Jacob, die sich in Den Haag ein Atelier teilten, eine beachtliche Geldsumme verdient, indem sie auf Bestellung von Prinzessin Marianne Kopien einiger königlicher Porträts aus dem 17. Jahrhundert ausführten.[1] Mit diesen neuerworbenen Reichtümern im Gepäck machten sich die Brüder unmittelbar darauf auf den Weg nach Oosterbeek.

Das Landgut De Oorsprong (Der Ursprung) lag mit seinen parkartigen Waldgebieten im Nordwesten von Oosterbeek. Es bot den Künstlern unzählige malerische Motive, die sie in ihren Skizzenbüchern oder in Form von Ölskizzen festhielten. Matthijs zeigte eine Vorliebe für intime Waldszenen, für die er einen Aussichtspunkt nahe dem Erdboden und einen so hochliegenden Horizont wählte, daß fast kein Himmel zu sehen ist. Das Gemälde *De Oorsprong, Oosterbeek*, das in warmen Rotbraun-Tönen angelegt ist, zeigt ein *sous-bois* der Stelle, an der der kleine Bach De Oorsprong entspringt. Das auffälligste Element des Gemäldes ist das Gewirr von Baumwurzeln, die aus dem sandigen Boden entlang des Bachrands hervortreten. Um die Lichteffekte, die auf die Baumstämme und Wurzeln fallen, einzufangen, scheint der Künstler mit dem Stilende seines Pinsels Spuren in die feuchte Farbe gekratzt zu haben. Wie aus den Löchern in den vier Ecken der Leinwand ersichtlich ist – der Künstler befestigte das Bild mit Reißnägeln an seinem Farbkasten –, ist das Werk *en plein air* entstanden. Ähnliche Ölskizzen von 1859 oder 1860 sind *Die abgestorbene Eiche zu Wolfheze*, *Die kleine Brücke* und *Der Bach in Wolfheze*.[2] In jener Zeit entstanden auch etliche Szenen mit Schafhürden und Ansichten des Westerbouwing.[3] Es gibt überdies eine Zeichnung in schwarzer Kreide von Maris, zu der eine gesonderte Studie von Wurzeln gehört.[4]

Die etwas düstere Stimmung, die in dieser Waldszene heraufbeschworen wird, ist aussagekräftig für den Menschen und Künstler Maris.[5] Anders als seine beiden Brüder war er nie eigentlich ein Vertreter der Haager Schule; er hatte seinen eigenen Stil gefunden, empfindsam und visionär, und befaßte sich oft mit verträumten, romantischen Themen. Überdies lebte Matthijs nur kurze Zeit in Den Haag; 1869 zog er nach Paris, 1877 ließ er sich in London nieder. Sein persönliches Leben war dort problembeladen, und er zog sich, frustriert und gegen die Gesellschaft grollend, zurück.

Infolgedessen liegt die Versuchung nahe, zwischen diesem Gemälde von Maris und den *Baumwurzeln* (Abb. 66a), ein 1890 entstandenes *sous-bois* Vincent van Goghs, eine Verbindung zu sehen.[6] Van Gogh bezieht sich in Briefen an seinen Bruder Theo in den Jahren zwischen 1874 und 1889 etwa dreißig Mal auf Maris. Er äußert nicht nur seine enorme, fast schwärmerische Bewunderung für „Thys", sondern scheint sich geradezu mit ihm identifiziert zu haben. Er erkennt die Schwermut, die Verzweiflung, die Angst, zu versagen oder falsch eingeschätzt zu werden. 1883 schrieb van Gogh: *Ein Fauxpas, den sich Maler noch heutzutage zuschulden kommen lassen, ist es, sich über Thys Maris lustig zu machen. Für meine Begriffe ist das so grauenerregend wie ein Selbstmord. Warum Selbstmord? Weil Thys Maris die Personifikation von etwas Erhabenen und Noblen ist, über das sich ein Maler nicht spöttisch hinwegsetzen kann, ohne sich selbst zu erniedrigen. Wer Maris partout nicht verstehen kann, tant pis pour lui, aber diejenigen, die ihn verstehen, fühlen mit ihm und sind traurig darüber, daß jemand wie er zerbrochen ist.*[7] WL

Abb. 66a
Vincent Willem van Gogh (1853-1890), *Baumwurzeln*, 1890; Öl auf Leinwand, 50 x 100 cm; Amsterdam, Van Gogh Museum, Vincent van Gogh Stiftung.

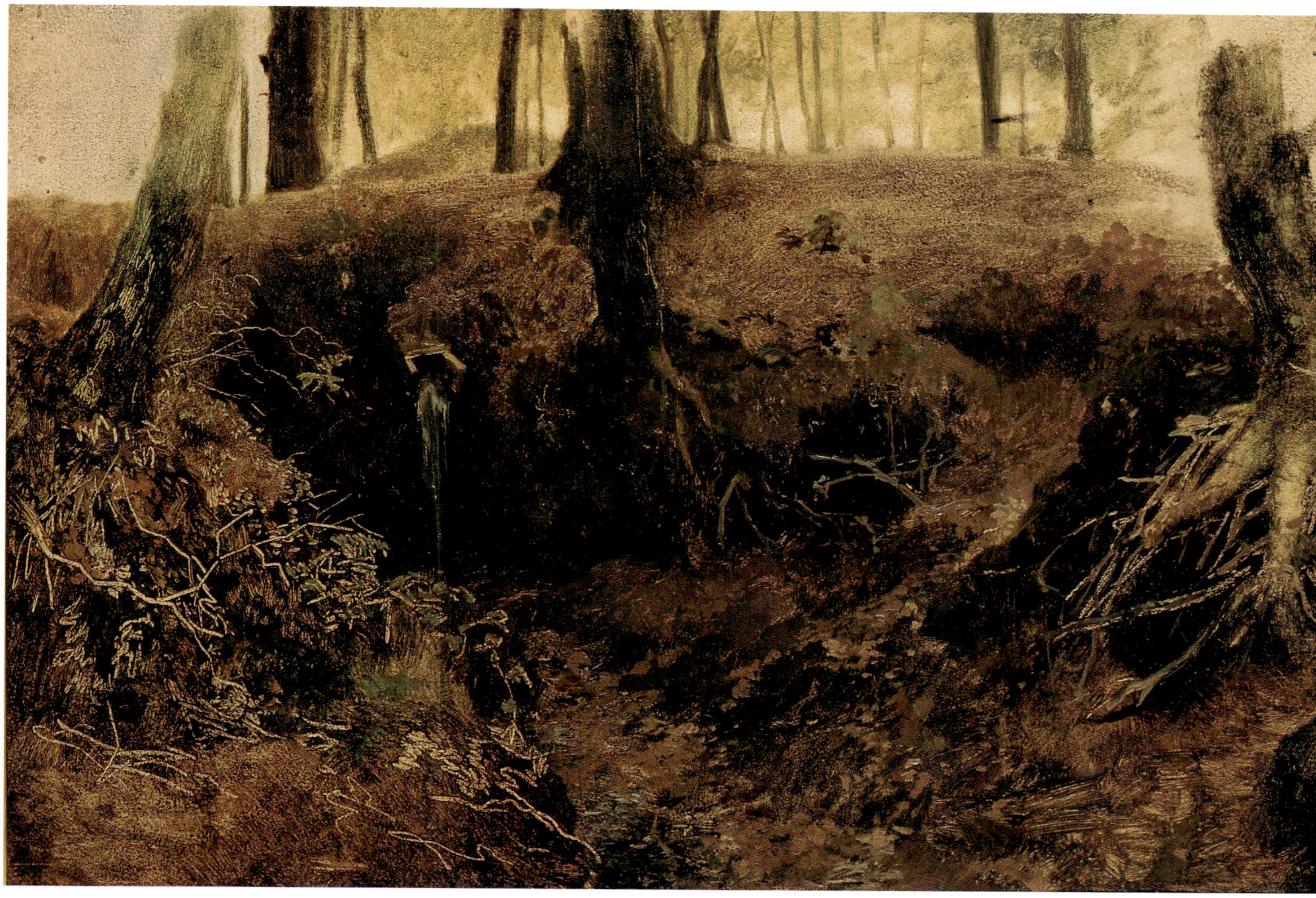

ALBERTUS GERARDUS BILDERS

Utrecht 1838 - 1865 Amsterdam

67 Weide nahe Oosterbeek, um 1860

Öl auf Leinwand, 39 x 55 cm.
Rechts unten: *A.G. Bilders.*

Amsterdam, Rijksmuseum

(Inv. Nr. Sk-A-2298)

LITERATUR

Marius 1920, S. 100; Jeltes 1947, S. 47f und Kat. Nr. 6; Amsterdam 1963, Kat. Nr. 49; de Gruyter 1965, Kat. Nr. 1; de Gruyter 1968/69, Bd. 2, S. 6; van Thiel u.a. 1976, S. 116; Kolks u. Niermeyer 1980, Kat. Nr. 26.

Das bescheidene Œuvre des Landschaftskünstlers Gerard Bilders, der im Alter von 26 Jahren starb, ist durch zwei Merkmale geprägt: durch die intensive Liebe zur Natur, die von seinen gezeichneten und gemalten Werken ausstrahlt, und das stetige Bestreben, dem Betrachter den Eindruck zu vermitteln, den eine bestimmte Landschaft in ihm hervorgerufen hatte – ganz besonders die Intimität dieser Impression. Auf Grund eines seltenen Zufalls liegt uns ein höchst persönliches Dokument vor, das ein kostbares Licht auf die Ideale des jungen Künstlers wirft: der Briefwechsel mit seinem Mäzen Johannes Kneppelhout (1814–1885) und seine Tagebucheinträge, die letzterer nach dem Tod Bilders' veröffentlichte.[1] Die Geschichte, die hinter dem Druck und dem Vertrieb dieses bewegenden und gebildeten *document humain* aus dem 19. Jahrhundert steht – das Werk wurde mit den Briefen Vincent van Goghs verglichen –, ist ein Kapitel für sich; dennoch wird auf die Tagebucheinträge immer wieder zurückgegriffen.[2]

Nachdem der wohlhabende Gelehrte Johannes Kneppelhout 1856 den jungen Bilders im Oosterbeeker Atelier seines Vaters Johannes Warnardus Bilders (Abb. 16) kennengelernt hatte, beschloß er, diesen heranwachsenden Künstler sowohl finanziell als auch moralisch zu unterstützen.[3] Zuerst schickte er seinen Schützling nach Den Haag, um den „jugendlichen Halbstarken" in einen respektablen, wohlerzogenen jungen Mann zu verwandeln.[4] Er wohnte bei H.J. Dirksen, der am Gymnasium Französisch unterrichtete, und unter seinen Fittichen erwarb Gerard rasch Kenntnisse in verschiedenen Fremdsprachen. Zur selben Zeit beaufsichtigte Simon van den Berg (1812–1891), ein Tiermaler und Direktor des Mauritshuis, die Malstudien des jungen Mannes. Bilders nahm auch Unterricht an der Zeichenakademie und kopierte alte Meister im Mauritshuis, wo er eine entschiedene Vorliebe für Potters *Der junge Stier* (Abb. 92) und die Landschaften von Ruisdael und van de Velde zeigte.[5] Währenddessen träumte dieser Naturliebhaber von den Weiden, dem Wasser und den Weidenbäumen von Oosterbeek, *dem Vieh, den Schafen und Ziegen und diesem göttlichen Grün und Grau, das vom himmlischen Licht der Zartheit und der Töne durchdrungen ist.* [...] *Was wissen die Leute in Den Haag schon über die Träume von Weiden und Wäldern.*[6]

Bilders lebte nicht lange genug, um vom Aufblühen der Haager Schule zu erfahren; aber er gilt als Vorläufer oder Bote dieser Bewegung. In diesem Zusammenhang ist eine Bemerkung Bilders' überliefert, die unendlich oft zitiert wurde. Sie stammt aus einem Brief vom Sommer 1860. Er äußert sich hier über sein Bemühen um *einen Ton, den wir farbiges Grau nennen; in ihm sind alle Farben, egal wie stark, vereint, sie bilden eine Ganzheit und rufen den Eindruck eines duftenden, warmen Graus hervor.*[7] Man sollte hier erwähnen, daß das „farbige Grau", an das Bilders dachte, nicht die Farbe war, die der Haager Schule den Spitznamen „die graue Schule" einbrachte. Eine Untersuchung seiner Gemälde hat ergeben, daß die Palette Bilders' keine Grautöne umfaßt, vielmehr alle Arten von Farben, die der Künstler mit einem perlmuttartigen Schleier überzieht, wie wir es bei *Weide nahe Oosterbeek* sehen.

Einheit, Stille und eine unerklärliche Intimität – Merkmale, die Gerard 1860 im Werk der französischen Schule von Barbizon entdeckte – sind die Elemente, die von nun an das Schaffen Bilders' prägen sollten.[8]

Betrachtet man diese *paysage intime* – in diese Kategorie gehört das Gemälde –, kann man sich kaum vorstellen, daß der von Geldproblemen und Tuberkulose geplagte Künstler sie wahrscheinlich an einem trostlosen Wintertag in seinem Amsterdamer Atelier auf der Basis von gezeichneten Studien aus dem vorhergehenden Sommer malte. Jeder Betrachter mit einem Quentchen Einfühlungsvermögen wird in dieser Szene „das Glück im Freien" empfinden, wie es Johan Gram, ein Kunstkritiker des 19. Jahrhunderts, sagte.[9] Man hört beinahe das Schnüffeln der Kälber, die träge in der Nachmittagssonne liegen, sieht die Bewegung ihrer Ohren und Schwänze, wenn sie die Fliegen verjagen, riecht die Erde und hört das Summen der Insekten.[10] Es ist interessant, die reizende Wiedergabe der Tiere mit den Naturskizzen des Künstlers zu vergleichen, wie etwa einer Zeichnung mit Ziegen im Rijksprentenkabinet des Amsterdamer Rijksmuseums (Abb. 64a). WL

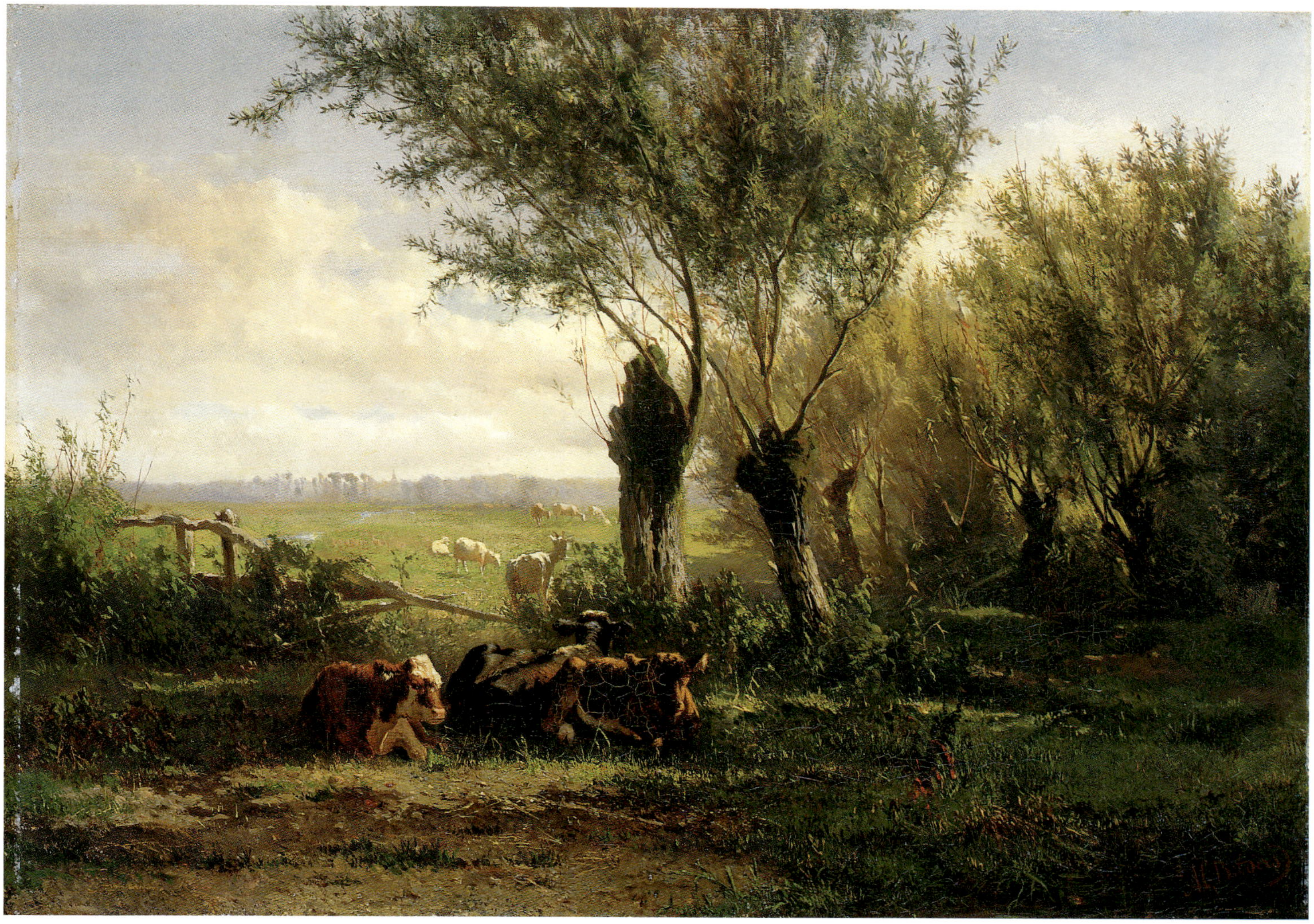

JULIUS JACOBUS VAN DE SANDE BAKHUYZEN

Den Haag 1835 - 1925 Den Haag

68 Landschaft mit Baumgruppe am Wasser, um 1860/65

Pinsel und braune Tusche, teilweise weiß gehöht (etwas oxydiert), über einer Bleistiftskizze, Umrahmung mit Feder in Braun, 311 x 474 mm.
Signiert rechts unten: *Julius v d Sande Bakhuysen 18* [Beschnitt]

Groningen, Groninger Museum
(Inv. Nr. 1919/302)

In der Zeit von 1840 bis 1855 entstanden zahlreiche „virtuose" Landschaftszeichnungen, darunter viele in kleinem Format. Vielleicht war es eine Reaktion darauf, daß einige holländische Künstler anfingen, ruhige, heitere Landschaften in Form von Pinselzeichnungen in Sepia einzufangen. Eines der schönsten Beispiele dieser Gattung ist die ambitionierte *Landschaft mit Baumgruppe am Wasser* von Julius van de Sande Bakhuyzen. Der Künstler hat nicht nur eine perfekte kompositionelle Ausgewogenheit erreicht; auch die im allgemeinen heiklen Lavierungen sind besonders fein ausgeführt. Ein solches Ergebnis war nicht leicht zu erzielen, wie Gerard Bilders* bezeugte: *Ich versuchte mich an einer Sepia-Zeichnung, hatte aber keinen Erfolg. Es erfordert ein beträchtliches Können, eine beachtliche Erfahrung; überdies muß man Bescheid wissen, wie man zufällige Entwicklungen vorteilhaft nutzen kann, um rasch einzugreifen.*[1] Eines der größten Hindernisse lag in der Tatsache, daß die Ränder der Lavierungen wegen der Ansammlung von Pigmenten dazu neigten, dunkler zu werden – manchmal, weil die Farbe „zu naß" aufgetragen wurde. Die Pinselzeichnungen respektabler Maler wie Jan Willem van Borselen (1825–1892) und Hendrik Dirk Kruseman van Elten (1829–1904) leiden unter diesem Problem (Abb. 68a).

Sowohl die Datierung 1859 im Wasserzeichen als auch die stilistischen Kennzeichen von Bakhuyzens *Landschaft mit Baumgruppe am Wasser* weisen auf eine Entstehung in den frühen sechziger Jahren des 19. Jahrhunderts. Die Brauntönung wurde sorgfältig schichtweise laviert, von Hell nach Dunkel. Die Abstufung der Töne ist außerordentlich gleichmäßig, und es gibt keine abrupten Übergänge oder dunklen Ränder. Das stille Bild, das Spiel des Lichts auf Laub und Wasser, die verträumte Atmosphäre ohne menschliches Treiben sind typisch für die frühen Landschaftszeichnungen von van de Sande Bakhuyzen. Seine vollkommene Beherrschung des Mediums und das Selbstvertrauen, das diese Zeichnung ausstrahlt, fehlen oftmals in seinen späteren Aquarellen. Der Einfluß von Künstlern der Haager Schule, wie seiner alten Freunde Jan Hendrik Weissenbruch* und Jacob Maris*, äußert sich in diesen Werken dahingehend, daß sie etwas gezwungen und unnatürlich wirken.

1892 schrieb ein guter Freund von Julius van de Sande Bakhuyzen, Lodewijk Mulder, ein vielsagendes Porträt des Künstlers.[2] Er habe ein unbeschwertes Leben geführt und bis zu seinem Tod in dem Haus gewohnt, in dem er geboren worden war. Als Künstler und Mensch war er ein und derselbe: *schlicht, unprätentiös, solide* [...] *Sein Ja ist ein Ja, sein Nein ein Nein – seine Eiche ist eine Eiche, und seine Kühe haben vier Beine.* Von Kollegen und Kunstsammlern wurde Bakhuyzen hochgeschätzt, und jahrelang war er im Ausschuß des Pulchri Studios, der Haager Künstlergesellschaft, tätig. Oft unternahm er mit Roelofs* und Weissenbruch* Ausflüge, um in der Provinz Drenthe oder an anderen Orten in Holland Studien anzufertigen.[3] Er war 1875 dabei, als die malerische kleine Stadt Noorden als Motiv entdeckt wurde (vgl. Kat. Nr. 81), und kam viele Male mit Jan Hendrik Weissenbruch hierher zurück. Gleichwohl gibt es in seinem Werke, die Noorden zeigen. Er war weder leidenschaftlich noch gefühlsbetont; man kannte ihn als einen *gut angepaßten, praktisch veranlagten „Weisen" unter den Künstlern.*[4] Nach Ansicht Mulders exemplifizierte sein Werk die Stabilität, Klarheit und Ehrlichkeit, die am Schaffen der alten holländischen Meister bewundert wurde, *die sowohl Naturalisten als auch Impressionisten im korrekten künstlerischen Sinn des Wortes waren; die nicht versuchten, die Eindrücke, aus denen sie ihre Anregung bezogen, mittels eines vagen und verschwommenen Farbenspiels zu reproduzieren, sondern vielmehr mittels einer konkreten Darstellung der Natur.* Van de Sande Bakhuyzen war vor allem ein Maler kräftig-gesunder Bäume; sein Lieblingsmotiv war eine Landschaft, die von einer großen Baumgruppe beherrscht wurde. *Er hatte kein Interesse daran, tiefgehende Gefühle hervorzurufen oder „Stimmungen" zu schaffen.* [...] *Das Genie bricht neuen Bahn für die Menschheit auf – das Talent führt den Menschen entlang vertrauter Pfade hin zum Wahren und Schönen. Bakhuyzen war ein talentierter Maler.*

RJtR

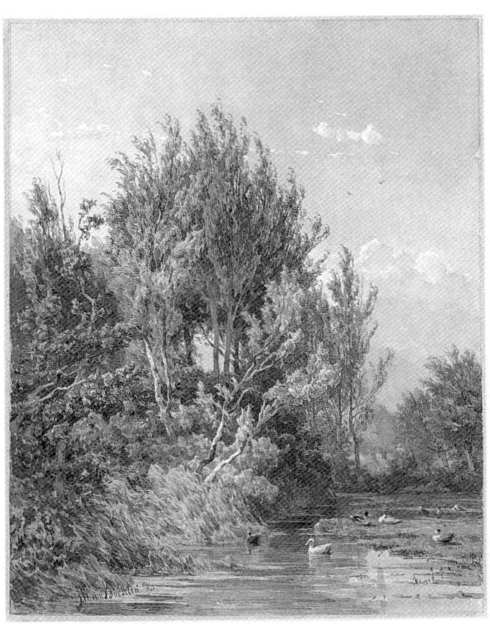

Abb. 68a
Jan Willem van Borselen (1825–1892), *Üppig bewachsenes Bächlein*, 1861; Pinsel in Braun und Grau, 235 x 292 mm; Amsterdam, Rijksmuseum, Rijksprentenkabinet.

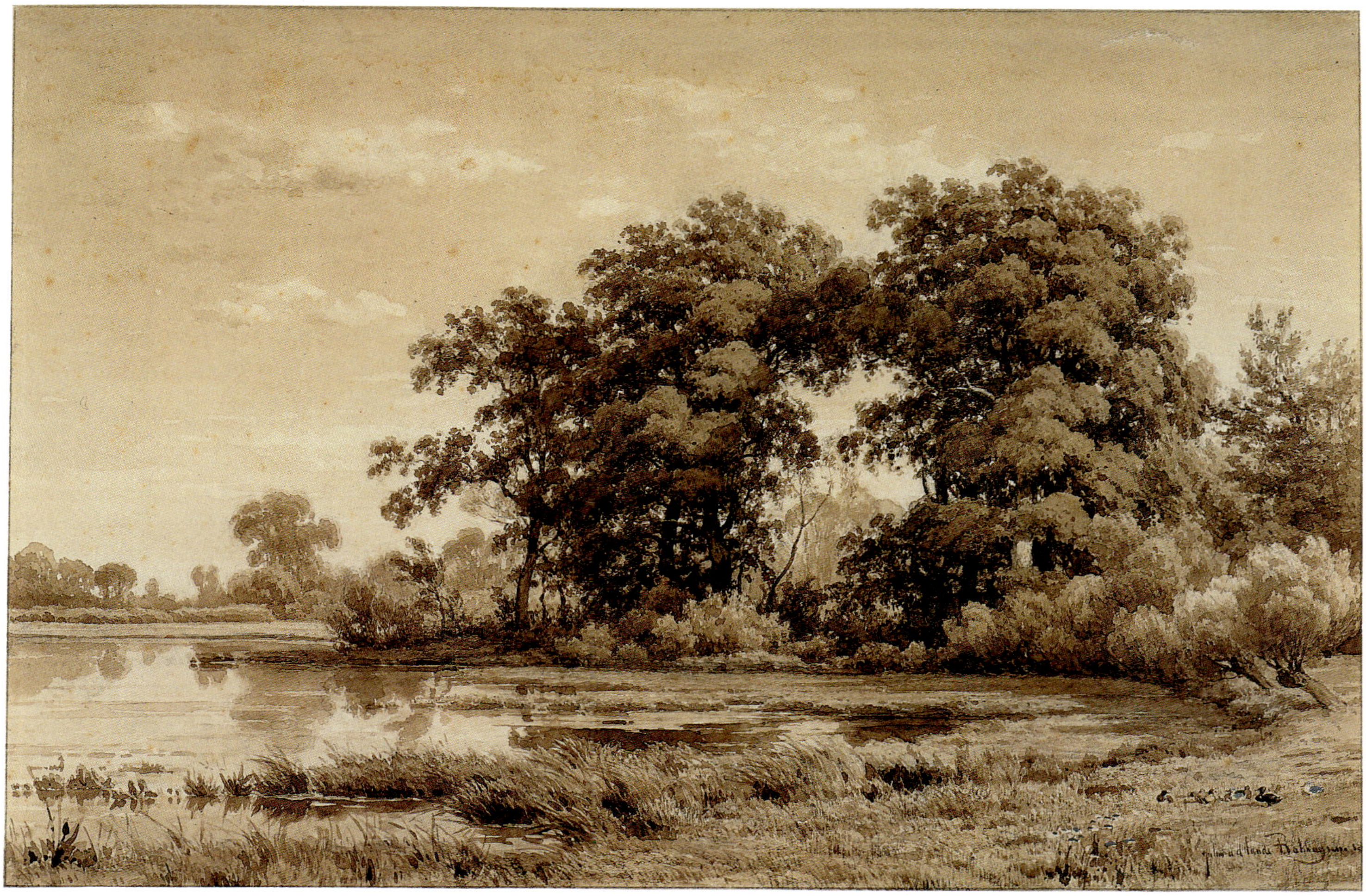

CHARLES ROCHUSSEN

Kralingen (Rotterdam) 1814 - 1894 Rotterdam

69 Baumgruppe im Wald bei Driebergen, um 1855/65

Aquarell, über einer Bleistiftskizze,
Umrahmung mit Bleistift,
231 x 346 mm.
Rechts unten: C.R[verbunden]ft.

Amsterdam, Rijksmuseum,
Rijksprentenkabinet
(Inv. Nr. 1898-A-4051)

LITERATUR
Franken u. Obreen 1894, Nr. 94a.

Der frühe Tod von Wijnand Nuyen* beraubte Charles Rochussen eines Mentors, der ihn eventuell für immer an das Landschaftsgenre hätte binden können. Er war von 1837 bis 1839 ein Schüler Nuyens, studierte im darauffolgenden Jahr bei Johannes Tavenraat* und anderen und widmete sich hauptsächlich der Landschaft.[1] Danach wandte er sein außerordentliches Können im Umgang mit dem Pinsel – in Zeichnungen, Aquarellen und Gemälden – in erster Linie im Rahmen der vielen Aufträge für Illustrationen und Historiengemälde an. Seine gelegentlich entstandenen gemalten Landschaften wurden von einer Figurenszene beherrscht, etwa von einer Gruppe von Falknern auf dem Grundstück des Palastes Het Loo oder einer Gruppe von Feiernden in einem waldartigen Park. Obwohl Rochussen zurückgezogen lebte, wurde er als Spezialist auf seinem Gebiet anerkannt und oft damit beauftragt, die Gemälde von Künstlerfreunden mit Staffage zu beleben. Auf diese Weise muß er regelmäßig Kontakt mit Malern wie Louwrens Hanedoes (1822–1905), Johannes Franciscus Hoppenbrouwers (1819–1866), Cornelis Lieste (1817–1861), Petrus Gerardus Vertin (1819–1893), Charles Leickert (1816–1907) und Johannes Warnardus Bilders (1811–1890) gehabt haben.[2]

Gelegentlich befaßte sich Rochussen zum eigenen Vergnügen oder vielleicht zur persönlichen Erinnerung mit aquarellierten Landschaften, gewöhnlich Impressionen von Orten, die er während seiner Reisen durch Holland und im Ausland besuchte. Aus dem Bericht eines Zeitgenossen wissen wir, daß er immer ein kleines Buch mit sich herumtrug, in dem er seine Skizzen festhielt. *Sobald er ins Atelier oder Hotelzimmer zurückkam, arbeitete er die Studie zu einem Aquarell aus.*[3] Selten hat Rochussen solche Skizzen mit Anmerkungen versehen, und im Fall der *Baumgruppe im Wald bei Driebergen* kann man die Stelle nur dank einer verläßlichen Quelle ausmachen:[4] Im Auktionskatalog von Rochussens Ateliernachlaß werden die Werke detailliert und in chronologischer Reihenfolge beschrieben. Eine Studie aus der Gegend von Driebergen wird nicht erwähnt, aber die Liste enthält siebzehn aquarellierte Landschaftsstudien, die in der Umgebung der benachbarten Stadt Doorn entstanden.[5] Die Datierung dieser Werke, 1855–1865, erscheint auch plausibel für das Aquarell aus Driebergen.

Landschaftszeichnungen wie diejenigen von Rochussen waren nicht dazu gedacht, in anderen Werken wiederverwendet zu werden. Solche gezeichneten und gemalten Studien wirken oft dank ihrer Autonomie und Lebendigkeit sehr erfrischend, besonders wenn der Künstler auch eine Aussage anstrebte, die über seine Kunstfertigkeit hinausreichte..

Tatsächlich war die Art wie Rochussen, aber auch Bosboom (Kat. Nr. 79) an die Beobachtung der Landschaft herangingen, zuzeiten origineller und ungehemmter als bei einem professionellen Landschaftskünstler. Das ungewöhnliche Sujet, kombiniert mit der künstlerischen Erfahrung, die in einem anderen Genre erworben wurde, schafft eine hochinteressante Spannung. Rochussens *Baumgruppe im Wald bei Driebergen* weist zum Beispiel eine Leichtigkeit auf, die uns auch in seinen Illustrationen begegnet. Das Werk mag vielleicht bei einigen Zeitgenossen ein Stirnrunzeln verursacht haben – bei den Zeitgenossen, die Natürlichkeit und Wahrheit für die höchsten Tugenden eines Landschaftskünstlers hielten –, besonders wenn sie die Schatten, den Umgang mit dem Pflanzenbewuchs, die räumliche Behandlung des Hintergrundes oder das merkwürdige Hervortreten der Bäume aus dem Boden sahen. Aber sie haben dem Maler bestimmt alles vergeben, wenn sie den Reichtum der Farbe bemerkten, der von den paar Grün- und Braunabstufungen erzielt wurde, oder die lebendige Wirkung der spielerischen Lavierungen under der reizenden Komposition. RJtR

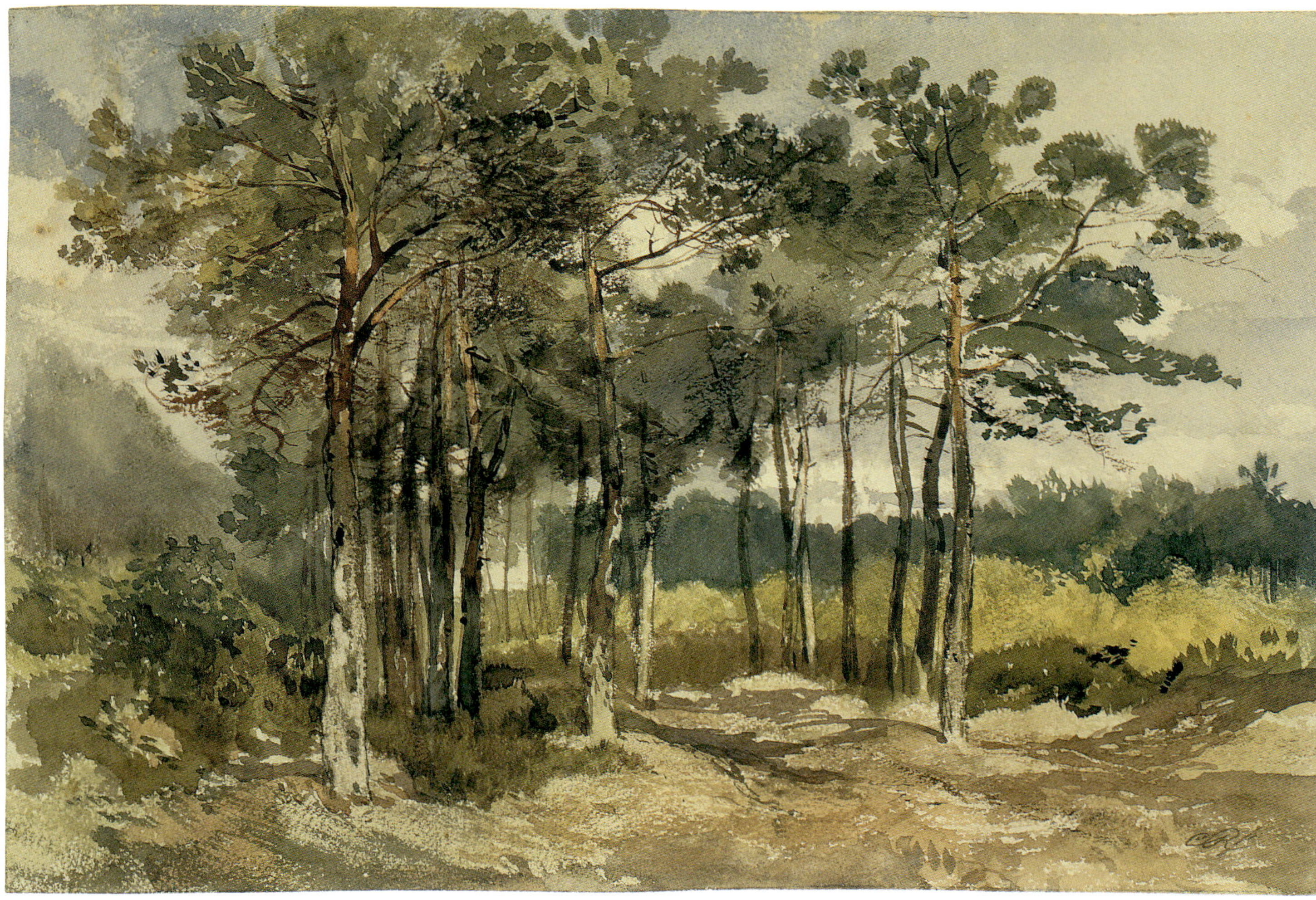

JOHAN BARTHOLD JONGKIND

Lattrop 1819 - 1891 La Côte-Saint-André

70 Strandszene mit Felsen bei Ste. Adresse, 1862

Öl auf Holz, 33 x 46 cm.
Rechts unten: *Jongkind* 62.

Enschede, Rijksmuseum Twente

(Inv. Nr. 695)

LITERATUR

Bremmer 1925; Hannema 1955, Kat. Nr. 98; Hefting, 1975, Nr. 238; Hefting 1992, S. 83.

1846 gab sich ein holländischer Künstler namens Johan Barthold Jongkind dem *vie bohème* der übersprudelnden französischen Hauptstadt hin.[1] Zehn Jahre zuvor hatte Jongkind bei dem Landschaftskünstler Andreas Schelfhout* sein Studium an der Zeichenakademie in Den Haag aufgenommen. Der berühmte französische Maler und Pädagoge Eugène Isabey sah das Werk des jungen Künstlers 1845 während eines Aufenthaltes in Den Haag, und im Jahr darauf machte sich Jongkind mit einer Empfehlung Schelfhouts nach Paris auf. Er setzte seine Ausbildung im Atelier Isabeys fort, einer bedeutenden Wiege für französischen und ausländischen Talentes.[2]

Recht früh nach seiner Ankunft wurde Jongkind in den *Cercle Mogador* aufgenommen, eine Gemeinschaft von Freunden, die der Kunsthändler Pierre-Fermin Martin um sich sammelte; Martin wohnte an der Ecke der Rue Mogador und hatte ein offenes Haus für progressive Künstler, darunter die Maler der Schule von Barbizon. Jongkind – er bekam den Spitznamen *le long Hollandais* – war mit seinem „holländischem" Französisch und seiner Begeisterung für das Leben im Café ein wohlgefälliger Kamerad, und er fühlte sich in dieser Künstlergemeinschaft wie zu Hause. Er war als „der Maler der Seine" bekannt, weil er sich durch Skizzen und Aquarelle, die *en plein air* an den Ufern des Flusses entstanden, hervortat. Mit seinem Mentor besuchte er 1847 die von Isabey so geliebte Küste der Normandie – die erste von vielen solcher Exkursionen.

Nach einer Phase, in der Jongkind recht erfolgreich war, wurde er mit einer Enttäuschung konfrontiert: Sein Beitrag zum Salon von 1855 (Teil der Weltausstellung jenes Jahres) erhielt keinen Preis, trotz der lobenden Rezensionen, die die originelle Wiedergabe von Stimmung und Atmosphäre priesen. Zu allem Überfluß hatte Isabey Kritik am wilden Lebensstil seines Schülers laut werden lassen. Schließlich entschied sich Jongkind, für eine Weile nach Holland zurückzukehren. Ungeachtet der Tatsache, daß der Künstler in den fünf Jahren, die er in Rotterdam zubrachte, wiederholt unter Depressionen litt, war dies eine äußerst produktive Periode. Er schickte regelmäßig Arbeiten nach Paris – in erster Linie Flußlandschaften aus der Umgebung von Dordrecht und Rotterdam, oft bei Mondschein –, die beim französischen Publikum Anklang fanden. Aber Jongkind fühlte sich einsam und vermißte die Gesellschaft seiner französischen Freunde. 1860 taten sich diese zusammen, um ihn nach Paris zurückzuholen, wo er festlich willkommen geheißen wurde.

Zum Glück traf der ruhelose Jongkind kurz nach seiner Rückkehr nach Paris auf Madame Fesser, geborene Joséphine Borrhée. Diese Dame von holländischer Abstammung nahm ihn unter ihre Flügel und blieb bis zu seinem Tod seine Lebensgefährtin.[3] Für Jongkind war es eine Zeit des Glücks und großer künstlerischer Fortschritte. Seine Palette wurde heller, sein Duktus sicherer und geschickter, und seine atmosphärischen Bilder ließen noch mehr Raum für Vorstellungen. Alles in allem entwickelte er einen Stil, der keinen geringeren als Claude Monet dazu veranlaßte, ihn als bedeutenden Vorläufer des Impressionismus zu bezeichnen.

Im August 1862 reisten Jongkind und Madame Fesser nach Le Havre ab, wo sie am Place Louis-Philippe wohnten (Kat. Nr. 71). Von dort aus unternahm der Künstler viele Ausflüge zu der kleinen, am Meer liegenden Stadt Ste. Adresse, wo einige seiner schönsten Gemälde und Aquarelle entstanden: lebendige, luftig-heitere Stücke, bei denen kein Tüpfchen oder Strich mehr als nötig aufgetragen wurde. Ein überaus sensibler Sinn für Atmosphäre und Tonalität findet Ausdruck in einer zarten azurblauen Tönung, die als „Jongkind-Blau" bekannt wurde. *Strandszene mit Felsen bei Ste. Adresse* ist ein hübsches Beispiel dieser Serie von Arbeiten.

Ein Jahr, nachdem Jongkind dieses Gemälde vollendete, wurde sein Werk sowie das solcher Koryphäen wie Monet (Abb. 40, 41 und 42), Edouard Manet (1832–1886), Camille Pisarro (1830–1903) und James McNeil Whistler (1834–1903) vom jährlichen Salon abgelehnt. Im Gegenzug organisierten sie gemeinsam den *Salon des Refusés*. Damit wurde auch dank dem Holländer Jongkind der Impressionismus ins Leben gerufen. WL

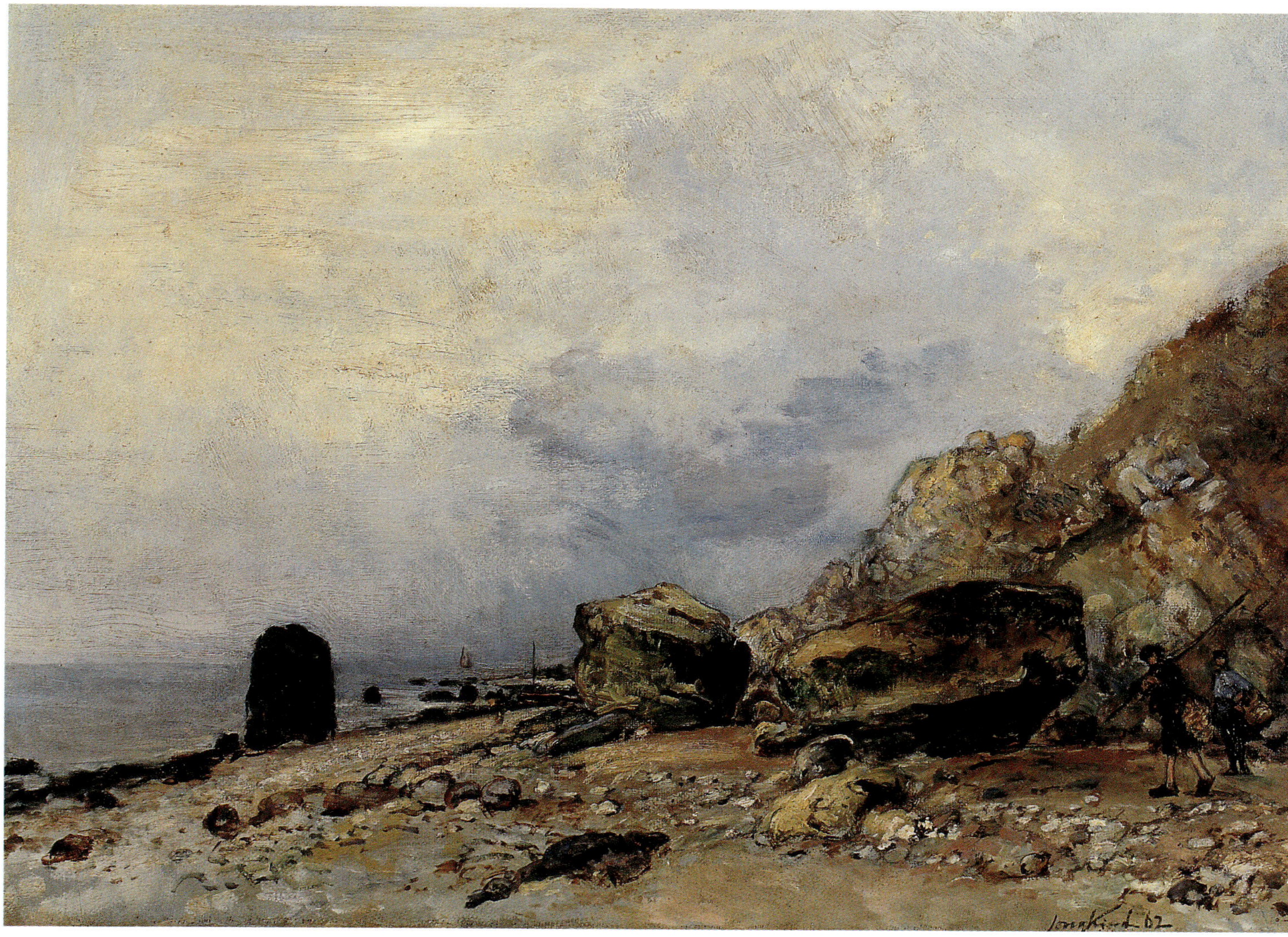
Jongkind 62

JOHAN BARTHOLD JONGKIND

Lattrop 1819 - 1891 La Côte-Saint-André

71 Strandansicht bei Le Havre, 1862

Schwarze Kreide und Aquarell,
200 x 351 mm.
Signiert und mit Anmerkung links unten in der Handschrift des Künstlers:
Jongkind. pres le Havre 27 aout 62.

Sammlung Frits Lugt,
Institut Néerlandais, Paris
(Inv. Nr. 1992-T.55)

LITERATUR
Van Berge-Gerbaud u. Buys 1994, Kat. Nr. 36.

1860 begann im Leben Jongkinds eine ruhigere Phase, nachdem er Joséphine Fesser kennengelernt hatte.[1] Die etwas boshafte Voraussage, die sein späterer Freund Claude Monet (1840–1926) Eugène Boudin (1824–1898) gegenüber geäußert hatte, bestätigte sich nicht: *Man hört, daß der einzige gute Marinemaler, den wir haben, Jongkind, für die Kunst verloren ist. Er ist vollkommen verrückt. Die Künstler haben Geld gesammelt, um ihn zu versorgen.*[2] Entgegen der Rivalität, die Monet erwartete, wurden Jongkind und der fünf Jahre jüngere Boudin 1862 oder kurz danach gute Freunde. Damals malte Jongkind Flußszenen mit der Seine, den holländischen Gewässern und dem Hafen von Antwerpen; soweit sie in Holland und Belgien entstanden, basierten auf früheren Studien. So überrascht es nicht, daß der Künstler 1862 den Drang verspürte, seinen Horizont zu weiten, indem er an die Küste ging, *um seine Studien am Meer zu machen.*[3] Sein Ziel war Le Havre, wo Jongkind und Mme Fesser von August bis in den frühen Oktober hinein blieben (vgl. Kat. Nr. 70). Die Einladung Boudins, ihn im nahen Trouville zu besuchen, schlug Jongkind zuerst aus, aber im September verbrachte er dann doch einige Tage bei seinem *guten Freund Boudin*. Grund dafür war offenbar das Wetter, das zu dieser Zeit um Honfleur und Trouville, auf der Südseite der Seine-Bucht, besser war als in Le Havre auf der Nordseite.

Die Strandansicht und die felsige Küste bei Le Havre gibt das trübe Wetter während Jongkinds Aufenthalt wieder. Zweifellos trug dieser Umstand – sowie der Verzicht auf jeglichen Versuch zu blenden – zur subtilen und gedämpften Stimmung des Stückes bei. Die Komposition, in der der Schwerpunkt vollständig auf einer Seite liegt, ist typisch für Jongkind. Das eigentliche Bildmotiv besteht aus den Unterschieden in Farbe und Tonalität des trockenen Sandes, der Flutlinie, die von Muscheln, Pflanzen und Geröll markiert wird, des ruhigen feuchten Sandes, von dem die Wasser gerade mit den Gezeiten zurückgetreten sind, der seichten Wasserpfütze und des Meeres. Die Felsformation im Hintergrund zieht die Aufmerksamkeit auf sich; alle Kompositionslinien treffen sich dort. Wie in vielen Werken Jongkinds wird der Himmel auf eine beiläufige, fast skizzenhafte Weise angedeutet. Im Gegensatz zu seinen späteren Studien blieb hier kein Stück des Papiers unbedeckt (vgl. Kat. Nr. 74). Interessanterweise hat Jongkind für dieses Aquarell Papier aus dem 18. Jahrhundert benutzt, vermutlich weil es eine bessere Struktur hatte und die Farbe nicht einsog.

Anders als die Mehrzahl seiner französischen Zeitgenossen beschränkte sich Jongkind beim Malen im Freien auf Studien und verzichtete darauf, *en plein air* mit Öl zu malen. Von Le Havre aus berichtete er Boudin von seinen Fortschritten: *Ich bin die ganze Zeit damit beschäftigt, in St. Adresse Studien anzufertigen. Du verstehst wohl, daß man die Natur lieben muß, um sie mit einem so begierigen und interessierten Vergnügen zu betrachten, daß man sie sogar unvollkommen darstellt. Das Malen mit Öl ist recht schwierig, und, wie du weißt, ist es nicht dazu angetan, allzuviel zur selben Zeit zu erfassen.*[4] Nach seiner Rückkehr nach Paris sah er sich der mühseligen Aufgabe gegenüber, nun die Ölbilder zu malen.

Die Jahre 1860–1865 gehörten zu den glücklichsten im Leben Jongkinds. Seine Energie war enorm, wenn auch der Verkauf seiner Werke zu wünschen übrig ließ. Von allen Studien, die mit einer solchen *joie de vivre* ausgeführt wurden, ist das Werk, das hier gezeigt wird, eines der einfühlsamsten. Der Künstler fühlte sich zu dem Sujet hingezogen. Insofern ist es kein Wunder, daß ihn sein Kunsthändler Pierre-Fermin Martin im August 1863 davon zu überzeugen versuchte, sich auf Strand- und Marineszenen zu konzentrieren. Er erklärte, Eugène Isabey (1803–1886) sei schließlich der einzige Künstler, der sich auf dieses Genre spezialisiert habe, und zwar vor allem auf Strandszenen, wohingegen das Werk vieler Landschaftskünstler sich nicht verkaufte.[5] Offenbar ließ sich Jongkind überreden – zweifellos mit seinen stagnierenden Verkäufen im Hinterkopf –, denn seinem erfolgreichen Besuch der Küste der Normandie im Jahr 1862 folgten in den folgenden drei Jahren produktive Aufenthalte in Honfleur. Jahrelang konnte er aus der Schatztruhe seiner Zeichnungen, die er von 1862 bis 1865 zusammentrug, schöpfen, denn er kehrte nie mehr in diese kleine Stadt, die so sehr mit ihm verknüpft ist, zurück.

RJtR

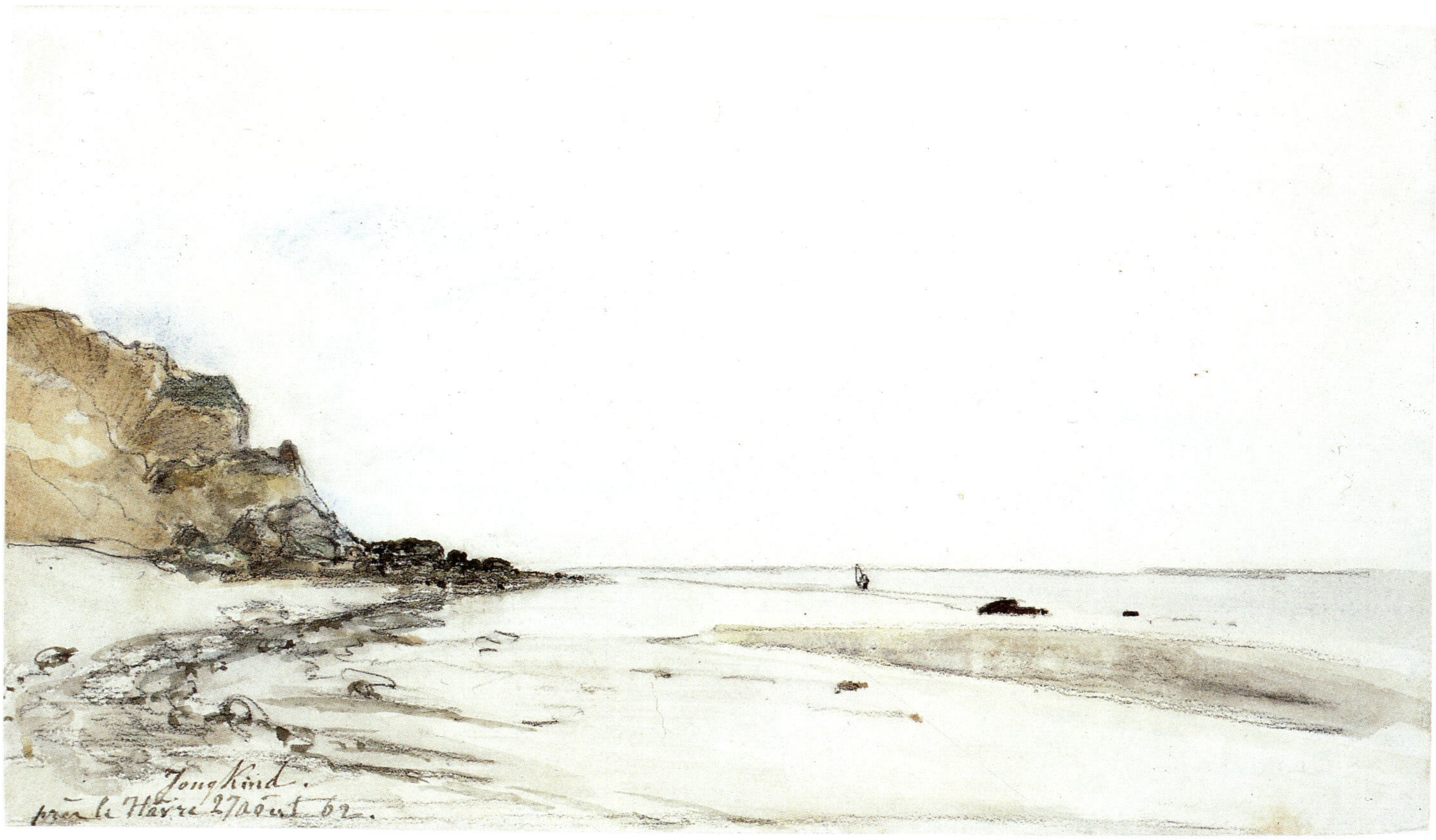
Jongkind.
près le Havre 27 août 62.

JAN HENDRIK WEISSENBRUCH

Den Haag 1824 - 1903 Den Haag

72 Sonnenuntergang bei Boskoop, um 1864

Öl auf Leinwand, 49 x 85,5 cm.
Rechts unten: J. *Hendrik Weissenbruch*.

Privatbesitz

LITERATUR
Anonymus 1865, S. 48; van Gelder 1940, S. 27f und 30f; de Gruyter 1968/69, Bd. 1, S. 68; de Leeuw, Sillevis u. Dumas 1983, S. 132 und Kat. Nr. 127; Laanstra u. Ooms 1992, S. 17f und Kat. Nr. O/49-2; Anonymus 1992(1), S. 35 und Anonymus 1992(2), S. 28.

Die Entwicklung Jan Hendrik Weissenbruchs zu einem der größten Maler der Haager Schule geschah allmählich.[1] Während seiner Ausbildung bei dem heute fast unbekannten Johannes Löw und dem Bühnenmaler Bartholomeus Johannes van Hove (1790–1880) in den vierziger Jahren des 19. Jahrhunderts stellte Weissenbruch Panoramalandschaften her, die deutliche Übereinstimmungen mit denen von Schelfhout zeigen (Kat. Nr. 52), obwohl Weissenbruch das Angebot, im Atelier des bekannten Schelfhout als Lehrling zu arbeiten, ausschlug. Johannes Bosboom*, der von diesem Schritt abgeraten hatte, meinte, es sei besser für Weissenbruch, *weiterhin durch seine eigene Linse* zu sehen.[2]

Abgesehen von einem frühen Ankauf von seiten des Teylers Museum in Haarlem im Jahr 1849 (Abb. 72a) zeigte das Publikum jahrelang wenig Interesse für das Werk Weissenbruchs. Erst in den achtziger Jahren erhielt der Künstler umfassende Anerkennung für seine weiträumigen Polderlandschaften.[3] Bis dahin wurden seine kraftvollen Naturimpressionen und ausgeglichenen Kompositionen vor allem von seinen Kollegen gelobt, für die er, um ihn von seinem eher zurückhaltenden Cousin Jan zu unterscheiden, der „fröhliche Weiss" war.[4]

1933 datierte zwar der siebzigjährige Sohn Weissenbruchs diese Landschaft auf das Jahr 1875, sie muß aber früher entstanden sein.[5] 1867 veröffentlichte nämlich die *Kunstkronijk* eine Lithographie des Künstlers mit einer entsprechenden Darstellung.[6] Wahrscheinlich handelt es sich um das Werk *Sonnenuntergang bei Boskoop*, Weissenbruchs Beitrag zur Ausstellung lebender Meister in Rotterdam im Jahr 1864.[7] Es war eines der ersten Stücke, das den Beifall der Presse fand: Die Vielseitigkeit der Bearbeitung und der effektvolle Einsatz von Licht und Farbe wurde hervorgehoben.[8]

Weissenbruch malte hier eine typisch holländische Polderlandschaft, deren Horizont lediglich durch das vertikale Element der Windmühle unterbrochen wird. Die etwas geometrische Anordnung mit dem hervorgehobenen Fluchtpunkt links erscheint auch anderswo im Œuvre Weissenbruchs. Es gibt ähnliche – frühere und spätere – Kompositionen mit Treidekanälen.[9]

Links, parallel zum Wasser, sehen wir den Treidelpfad mit einem Reiter und seinem Hund, die dem Betrachter entgegenkommen. In der Mitte steuert ein Schiffer sein Bot gemächlich vorwärts. Das Gehöft rechts der Mühle wurde aus unerfindlichen Gründen Anfang dieses Jahrhunderts übermalt; erst als der jetzige Besitzer das Gemälde restaurieren ließ, wurde das Bauernhaus wieder an die ursprüngliche Stelle in der Komposition gesetzt.[10]

Dieses frühe Meisterstück wird von den eindrucksvollen Wolken über der Landschaft beherrscht. Die untergehende Sonne wirft ein gelbliches Leuchten über die Wolken, deren dunkle Umrisse sich vom Blau des Himmels abheben. Wetterverhältnisse, einschließlich bewölkter Himmel, die von Sonnenstrahlen durchbrochen werden, wurden zunehmend ein Teil der atmosphärischen Landschaftsimpressionen Weissenbruchs. In einem Gespräch soll der Künstler ausgerufen haben: *Licht und Himmel, das ist das Nonplusultra! Ich kann nie genug Licht in meine Gemälde bringen, vor allem in die Wolkenformationen* [...]. *Der Himmel in einem Bild ... ist das eine? Die Hauptsache, mein Freund! Himmel und Licht sind die großen Zauberer. Der Himmel bestimmt das Gemälde.*[11]

MvH

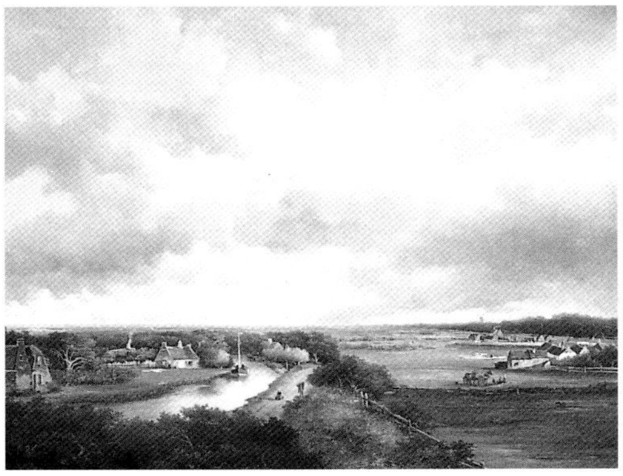

Abb. 72a
Jan Hendrik Weissenbruch, *Dekkersduin*, 1849; Öl auf Leinwand, 74 x 97 cm; Haarlem, Teylers Museum.

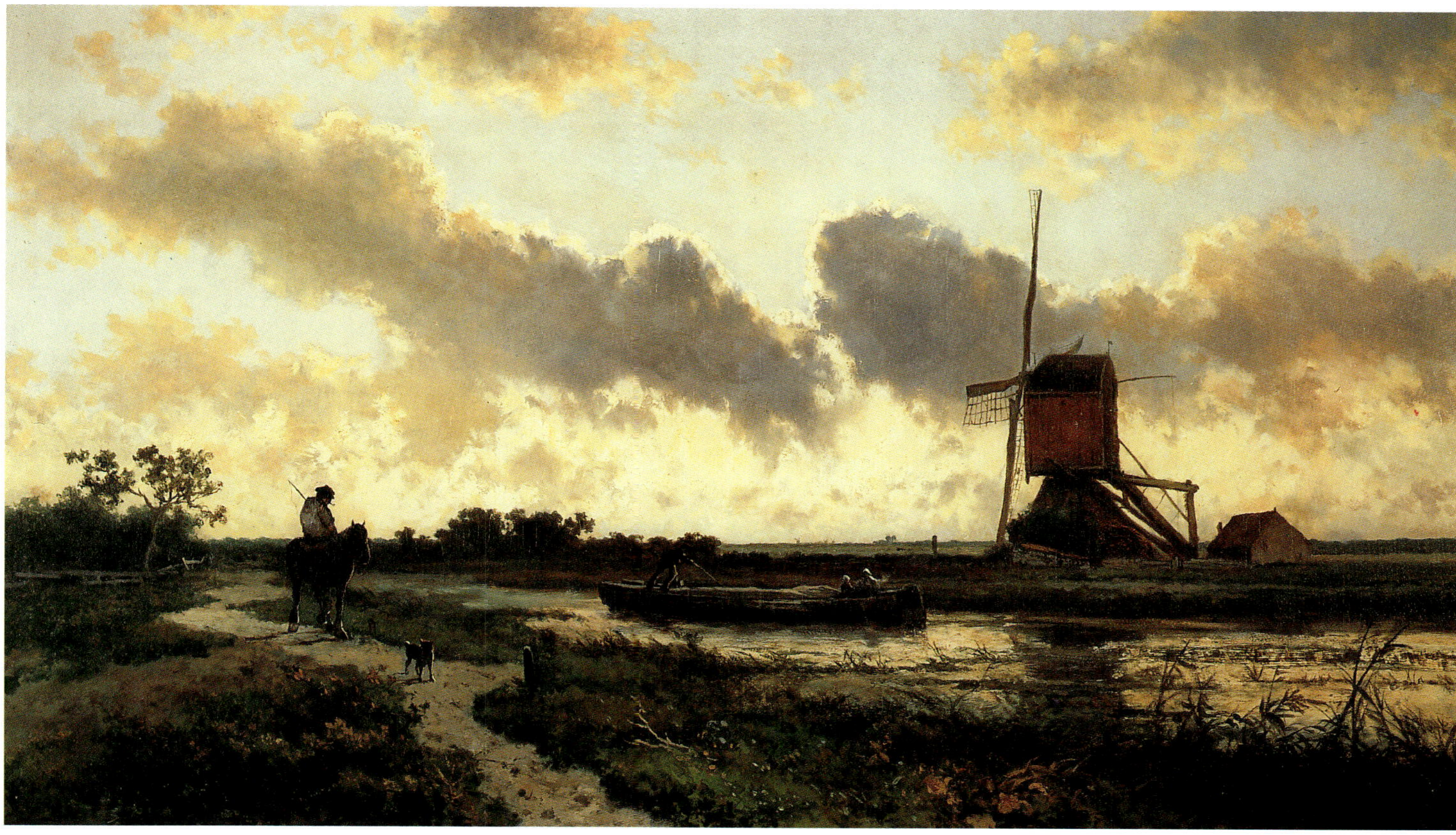

ANTHONIJ MAUVE

Zaandam 1838 - 1888 Arnhem

73 Hinter dem Postamt von Oosterbeek, um 1865/68

Pinsel in Braun und Grün, über einer Bleistiftskizze, einige Auskratzungen, Umrahmung mit Bleistift, 279 x 400 mm.
Rechts unten signiert: A Mauve f; mit Anmerkung auf der Rückseite in der Handschrift des Künstlers: *achter 't postkantoor* (hinter dem Postambt) / *Oud.Oosterbeek*.

Sammlung Hans van Leeuwen

LITERATUR
Frerichs u. Schatborn 1975, Kat. Nr. 83; Heideman 1988, Kat. Nr. 9 (als um 1863/65); Romers 1991, S. 66.

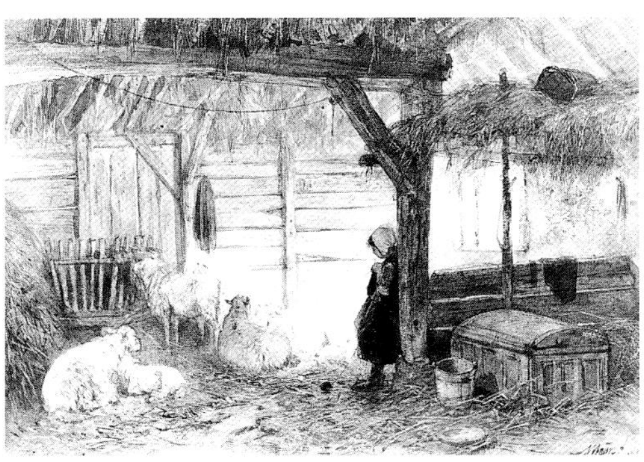

Abb. 73a
Anthonij Mauve, *Stallinterieur mit junger Schäferin*, 1865; Feder und Aquarell, 290 x 410 mm; Privatbesitz.

Im Sommer 1858, fast unmittelbar nach Beendigung seiner Ausbildung beim Haarlemer Tiermaler Pieter Frederik van Os (1808–1892), reiste Anton Mauve nach Oosterbeek, zweifellos auf Vorschlag seines Freundes Paul Gabriël*.[1] Bis etwa 1868 hielt sich Mauve mehrmals für längere oder kürzere Zeit in Oosterbeek auf. Die Freunde und die Anregungen, die er hier fand, spielten keine geringe Rolle für die Entwicklung des Künstlers Mauve. Willem Maris* fing den ungezwungenene Lebensstil innerhalb der Künstlergemeinschaft ein, als er sein erstes Treffen mit Mauve, der später einer seiner besten Freunde werden sollte, beschrieb: [...] *So ging ich nach Oosterbeek, fand eine Pension. Als ich – noch ein kleines Jüngelchen – ankam, saßen da zwei Herren recht fröhlich und ließen ihre Beine aus dem Fenster baumeln. Sie rauchten lange Pfeifen. Sie starrten mich an, murmelten etwas und kehrten zum Fenster zurück. Nur ein Jugendlicher! Ein paar Tage später sitze ich aber irgendwo und male – als einer der Kerle von hinten an mich herantritt. Also, wenn man noch jung ist, mag man so etwas nicht! Und plötzlich umklammert mich der Kerl mit seinen Armen und ruft: „Ich habe hier tagelang gesessen und mich mit einem Bleistift herumgequält, skizziert und nochmal skizziert – und du hast es beim ersten Mal hingekriegt!" Es war ... Mauve.*[2]

Obwohl Schafe in Oosterbeek die am häufigsten anzutreffenden Tiere und die altvertrauten Waldungen die Hauptattraktion waren, konzentrierte sich Mauve in den frühen Jahren darauf, Kühe in der Landschaft zu malen. Zudem entwickelte er eine typisch „Oosterbeeksche" Gattung, nämlich Stallinterieurs (Abb. 73a).[3] In gewissem Sinn gehört *Hinter dem Postamt von Oosterbeek* in diese Kategorie. Anstelle der Intimität eines Stalls hat er eine von der Atmosphäre her ähnliche Szene im Freien dargestellt. Indem er diese Art von Landschaftsausschnitt wählte, folgte er dem damaligen künstlerischen Trend, intime Orte als Zeichen- oder Malobjekte auszukundschaften und sie in der Manier seines Freundes Gerard Bilders wiederzugeben (Abb. 73a). Zweifellos wurde er auch durch die *sous-bois*-Bilder der französischen Künstler in Barbizon inspiriert. Die Arbeiten aus dieser Zeit mit einem Winkel von Weiden, Obstgärten und Bauernhöfen, von Kopfweiden besetzt, können als holländische Varianten dieser französischen Waldszenen gelten. Derart unbedeutende Landschaftsausschnitte wären unter der Würde von Künstlern wie Schelfhout*, Koekkoek* und ihren Nachfolgern der Zeit von 1840 bis 1860 gewesen. Ihre Zeichnungen und Gemälde lebten von der Vorliebe für die weite, ausgedehnte Landschaft.

Auch hinsichtlich des Stils verrät Mauves Zeichnung keine Verbindung mit der Tradition, obwohl die Praxis, mit dem Pinsel und Sepia zu zeichnen, um 1850/60 großen Anklang fand und in fast allen Gattungen vorkommt. Aber die stilistische Unbekümmertheit, die für dieses Werk kennzeichnend ist, selbst bei der Darstellung gewaltigerer Sujets, fehlt in der Zeichnung Mauves. In gewisser Weise sind die eher düsteren Aspekte des Motivs betont, was vor allem die Wolken verdeutlichen. Hinzu kommt, daß der Künstler die Möglichkeit, die das Sujet hinsichtlich der Einbeziehung einer Aussicht bietet, nicht nutzte. Auch hat er keine pittoresken dekorativen Effekte hinzugefügt, mit denen er die Holzbretter, aus denen die Wand und das Stroh- und Ziegeldach besteht, hätte beleben können. Nur einige grüne Akzente und Lichter, die durch Auskratzen hinzugefügt wurden, dienen dazu, dieses fein und sensibel gezeichnete Werk mit Leben zu erfüllen. Für Mauve, der oft unter Niedergeschlagenheit litt, war der Herbst die reizvollste Jahreszeit, und dieser düstere, trostlose und vergessene Winkel muß eine Stimmung hervorgerufen haben, die der des Künstlers entsprach.[4]

Die Zeichnung Mauves ist kurz nach 1865 zu datieren. Am 21. Juni dieses Jahres wurde im Haus von G. Hilhorst, dem Gehilfen des Postmeisters, im Benedendorpseweg in Oosterbeek ein Postamt eröffnet.[5] Zweifellos sahen viele Leute die armselige Hütte hinter dem Haus, aber wenige nahmen sie wirklich wahr. Was Smissaert über Willem Roelofs* sagte, trifft zweifelsohne ebenso auf Mauve zu: *Was du und ich links liegen lassen, egal, ob es unbedeutend oder häßlich sei – er hält an und bleibt davor in stiller Freude stehen. Und während du und ich uns fragen, was es da anzuschauen gibt, hat seine Dichterseele die Poesie dieses trostlosen Ortes erspürt, und er wird den Eindruck für dich festhalten, gerade so, wie er ihn empfunden hat.*[6]

RJtR

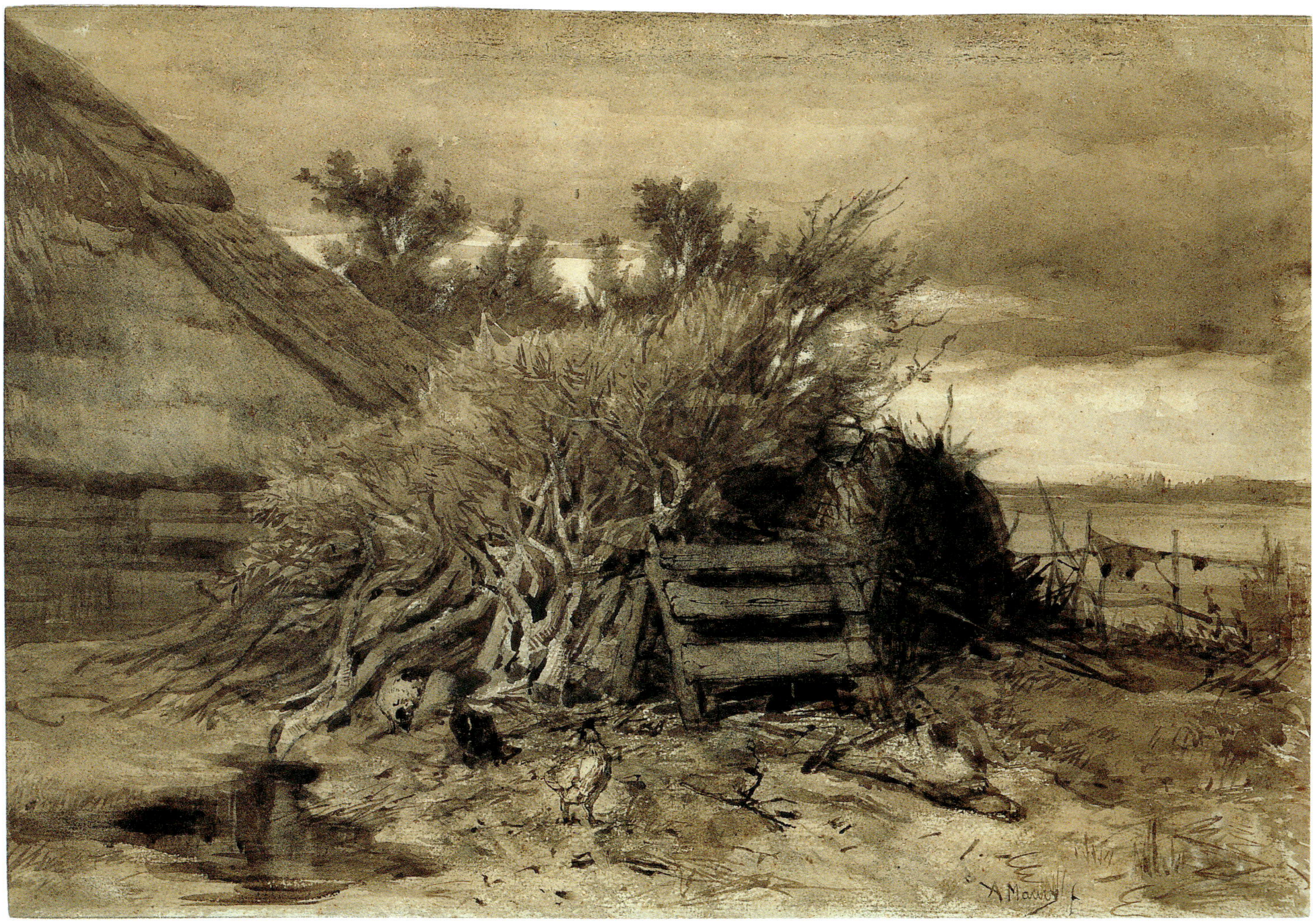

JOHAN BARTHOLD JONGKIND

Lattrop 1819 - 1891 La Côte-Saint-André

74 Flußansicht in der Umgebung von Rotterdam, 1867

Schwarze Kreide, Aquarell, etwas weißes Pigment, 239 x 455 mm.
In der Mitte unten signiert: *Jongkind*; rechts unten datiert in der Handschrift des Künstlers: 14 *sept*. 67.
Auf der Rückseite: Windmühle am Wasser; Bleistiftskizze.

Paris, Musée du Louvre, Département des Arts Graphiques
(Inv. Nr. RF 4070)

LITERATUR
Guiffrey u. Marcel 1912, Nr. 5307; Hefting 1975, Nr. 345; Büchler-Schild 1979, S. 33, 64 und 117.

Die Aquarellstudien, die Jongkind zwischen 1864 und 1870 anfertigte, gehören zu den Höhepunkten seines grafischen Œuvres. Die Perspektive ist sorgfältig gewählt, der Zeichenstil locker, die Technik kühn und selbstsicher. Sowohl in seinen Gemälden als auch seinen Aquarellen verlieh er der Atmosphäre und dem Licht eine Direktheit, die absolut neu war. Das Werk Jongkinds galt sogar als Sprungbrett des Impressionismus, obwohl Eugène Boudin (1824–1898) darauf hinwies, daß bei letzter Analyse der Ton seines Werks wichtiger sei als die Farbe.[1] Jongkind zeigte in glücklicher Weise die Verschmelzung der holländischen und der französischen Schule: einerseits eine Vorliebe für vernebelte Landstriche und Orte, an denen die Gegenwart des Menschen spürbar ist, andererseits die Bevorzugung von strahlendem Licht und leuchtender Farbe.[2]

Der Erfolg Jongkinds in Frankreich beruhte sowohl auf holländischen als auch auf französischen Landschaften. Am beliebtesten waren die Flußansichten mit Windmühlen, ob im Hochsommer, unter nächtlichem Himmel gemalt oder als Winterszene mit Schlittschuhläufern. Aus diesem Grund plante er – trotz seines erfolglosen Aufenthaltes in Holland in den Jahren 1855–1860 (vgl. Kat. Nr. 70) – schon 1864 eine Sommer-Studienreise in Richtung Norden, um seinen Vorrat an Eindrücken aufzufüllen. Dieser Plan wurde erst 1866 in die Tat umgesetzt, als Jongkind und seine Lebensgefährtin Joséphine Fesser ihre Abneigung gegen das Reisen überwinden konnten. Über Antwerpen, Brüssel und Den Haag kamen sie nach Rotterdam und Overschie, in dessen Nähe die Familie Jongkinds lebte. Die Reise dauerte mehr als zwei Monate und erbrachte 52 große Aquarellstudien und mindestens ebensoviele Zeichnungen und Skizzen. Auch 1867, 1868 und 1869 besuchte Jongkind Holland zu Studienzwecken.

Diese *Flußansicht in der Umgebung von Rotterdam* entstand während der zweiten Hollandreise Jongkinds. Er arbeitete hauptsächlich in Delfshaven, Overschie und Het Schie, wo diese Flußszene möglicherweise entstand.[3] Das Kompositionsschema mit einem diagonal angelegten Fluß oder einem Weg – alle Linien treffen sich also auf einer Seite des Bildes – wurde von Jongkind häufig angewandt. Die Transparenz der Aquarellfarbe wird vollkommen ausgenutzt, und die verschiedenen Töne wurden mit leichten Strichen übereinandergelegt. Einer der innovativsten Aspekte der Aquarelle jener Zeit besteht in der Tatsache, daß der Künstler kleine Abschnitte des Papiers unbedeckt ließ, so daß das Weiß ein wirkungsvolles Sommerlicht kreiert, das wie kleine Sprenkel über der Landschaft liegt.[4] Bei diesen Aquarellstudien ist der Himmel kaum behandelt; er wird ziemlich schematisch angedeutet oder ganz vernachlässigt.[5] Jongkind benutzte hier, wie für *Strandansicht nahe Le Havre* (Kat. Nr. 71), altes handgeschöpftes Papier aus dem 18. Jahrhundert.[6]

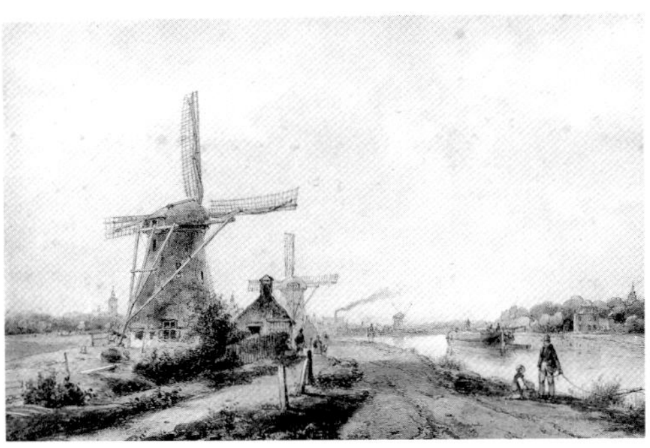

Abb. 74a
Andreas Schelfhout, *Blick auf Den Haag von der Trenkvliet aus*, um 1840; Aquarell, 363 x 549 mm; Den Haag, Gemeentearchief.

Diese Zeichnung zeigt ein archetypisches Bild von Holland: eine Windmühle, Kühe auf dem Deich und auf dem Fluß ein Boot, das vom Wind getrieben wird. Im Vergleich mit der Art, in der etwa Roelofs damals die holländische Landschaft darstellte (Kat. Nr. 65 und 67), hat Jongkind ein etwas konventionelles Motiv gewählt. Tatsächlich ähnelt es der Manier, in der Schelfhout und seine Nachfolger – einschließlich Jongkind – in der Zeit von 1840 bis 1855 die holländische Landschaft gerne wiedergaben, vor allem die vertraute Ansicht von Den Haag von der Delftse Trekvaart aus, die so oft verewigt wurde (Abb. 74a). Möglicherweise hat dies damit zu tun, daß Jongkind bei der Auswahl seiner Sujets in Richtung des französischen Kunstmarkts schielte. Bis 1887 malte Jongkind seine holländischen Flußszenen mit Windmühlen, und es ist vorstellbar, daß dieses Werk seine Popularität nicht nur dem modernen Stil verdankt, sondern ebenso den Assoziationen an die Malerei des Goldenen Zeitalters, die in Frankreich sehr beliebt war. Die *Flußansicht in der Umgebung von Rotterdam* mag nicht die aufregendste Komposition Jongkinds sein, aber diese kurze, prägnante Darstellung der holländischen Landschaft gehört zu seinen besten. Der Maler – oder ein Kunde – muß sich dessen bewußt gewesen sein, denn schon im Entstehungsjahr diente dieses Aquarell als Vorlage für eine kompositionell ausgefeiltere gemalte Version (Abb. 74b).[7]

RJtR

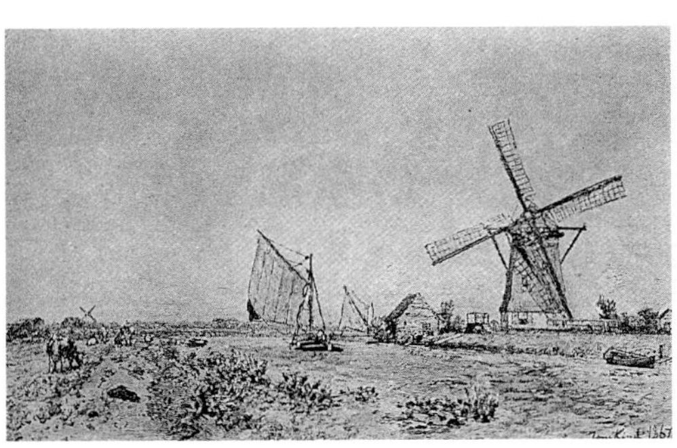

Abb. 74b
Johan Barthold Jongkind, *Flußansicht in der Umgebung von Rotterdam*; Öl auf Leinwand; Maße und Verbleib unbekannt.

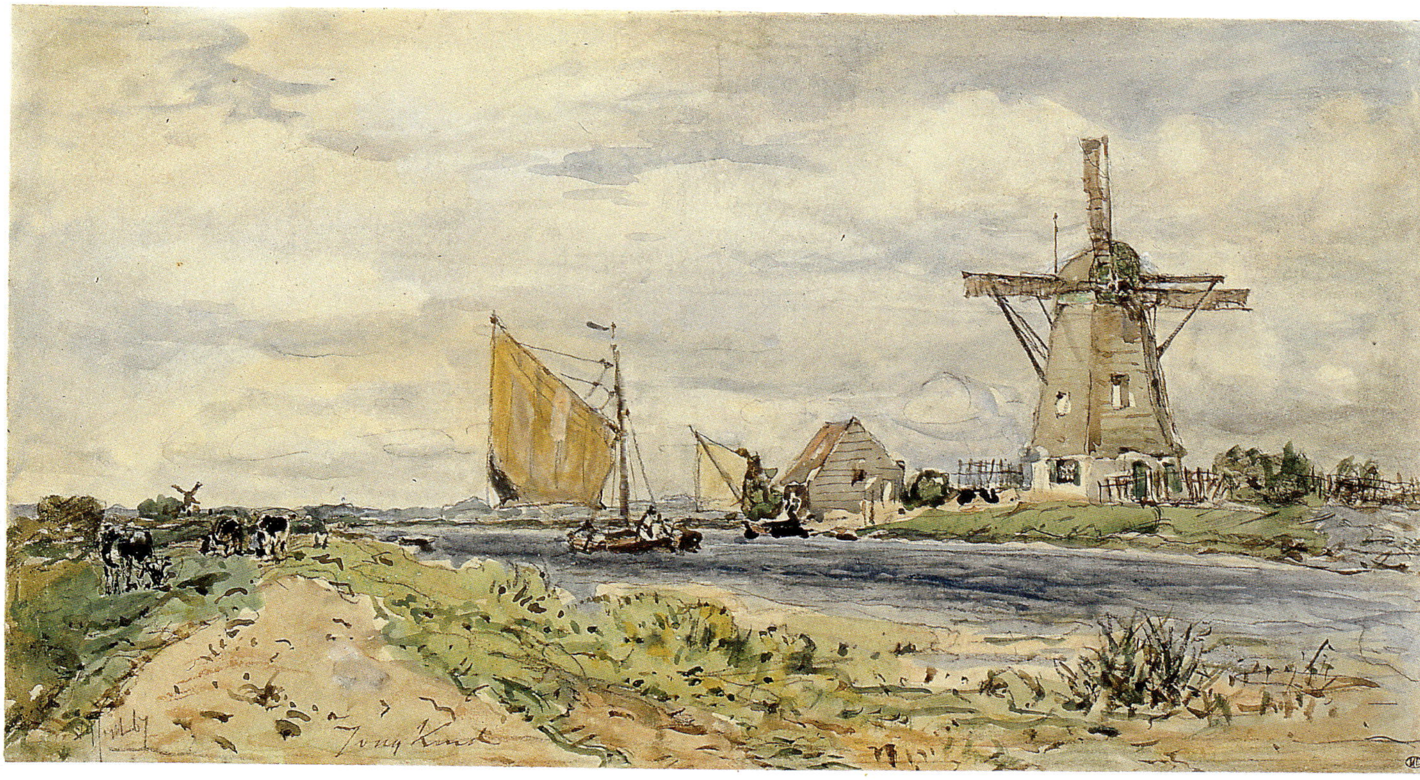

WILLEM DE FAMARS TESTAS

Utrecht 1834 - 1896 Arnhem

75 Blick auf den See von Tiberias, um 1868

Aquarell, teilweise mit Gouache gehöht, über einer Bleistiftskizze, einige Auskratzungen, Umrahmung mit Bleistift, 207 x 516 mm.
Links unten signiert: *W Testas*; mit Anmerkung auf der Rückseite in der Handschrift des Künstlers: *Le Lac de Génésareth ou de Tiberias. (Terre Sainte).*

Haarlem, Teylers Museum, Sammlung Teding van Berkhout

(Inv. Nr. TvB.T:361)

LITERATUR
Tel-Aviv / Bayonne / Paris 1993, Kat. Nr. 57;
Menalda 1995, Kat. Nr. 91.

Eigentlich war es Zufall, daß Willem de Famars Testas mit der Welt des Mittleren Ostens Bekanntschaft machte.[1] Auf seiner Suche nach neuen künstlerischen Stoffen erfuhr er, daß ein angeheirateter Verwandter, der in Paris lebende Orientalist Baron Emile Prisse d'Avennes, eine wissenschaftliche Expedition nach Ägypten vorbereitete. Man kam überein, daß Testas zu Studienzwecken auf eigene Kosten mitreisen würde. Wegen unerwarteter Schwierigkeiten dauerte die Reise zwei Jahre lang, von Mai 1858 bis Juli 1860. Die Skizzen und Impressionen, die er mit nach Hause brachte, bildeten eine Schatzgrube orientalischer Motive, aus der er für seine Gemälde und Aquarelle jahrelang schöpfen konnte.

Zum Teil bedingt durch ein wachsendes Interesse für Exotisches, erregte das Werk von de Famars Testas in Holland und im Ausland Aufmerksamkeit. Der französische Maler Jean-Léon Gérôme (1824–1904) lud Testas ein, ihn auf einer Reise zum Mittleren Osten zu begleiten; neben fünf seiner Schüler. Im Januar 1868 verließen die sieben Künstler Paris und reisten über Alexandria, Kairo, Suez, Jerusalem, Damaskus und Beirut nach Konstantinopel. Am 2. Juli 1868 kam Testas nach Utrecht zurück, und wieder flossen seine Koffer von Skizzen über, das Rohmaterial für zahllose Gemälde und Aquarelle.

Blick auf den See von Tiberias ist das Ergebnis dieser zweiten Reise. Der See – auch bekannt als See Genezareth oder Galiläisches Meer – wird vom Jordan durchflossen und liegt im Nordosten von Nazareth. Am 26. April 1868 schrieb Testas in sein Tagebuch: *Und sobald wir den Gipfel eines Berges erreicht hatten, sahen wir den herrlichen See von Tiberias (oder See Genezareth) zu unseren Füßen, während die kleine Stadt Tabariéh in Sonnenlicht getaucht war und sich hell gegen das Wasser abhob. Um zwei Uhr kamen wir in unserem Lager außerhalb der Stadt an den Ufern des Sees an. Ich zog sogleich los, um eine kleine Studie zu machen: vom See mit den ihn umgebenden Bergen, dem Gipfel des Hermon und einem Teil der alten Stadtmauer, die in einiger Entfernung im Wasser verschwindet.*[2] Nach seiner Rückkehr nach Holland diente diese kleine Studie – ihr jetziger Verbleib ist unbekannt – als Grundlage für das Aquarell, das wir vor uns haben. Beim Blick nach Nordosten von Tiberias aus konnte der Künstler die Ausläufer der Golanhöhen und den verschneiten Gipfel des Hermon sehen.

Das Stück ist in der besten Tradition von Aquarellen des 19. Jahrhunderts ausgeführt: schön vollendete „Gemälde auf Papier", ausgesprochen geeignet, um im Salon oder Boudoir in einem Rahmen präsentiert zu werden: Das Bild besteht hauptsächlich aus Farbflächen, die aus Tupfen oder winzigen, mit der Pinselspitze aufgetragenen Strichen zusammengesetzt sind.[3] Mit Hilfe dieser feinen Arbeitsweise, die der Miniaturmalerei entlehnt ist, konnte der Maler sehr sanfte Farbübergänge erreichen. In dieser Landschaft bestehen das ruhige Wasser und der Hintergrund, der wegen der flirrenden Hitze etwas verschwommen ist, aus bunten Tupfen, die mit der Pinselspitze aufgetragen wurden.

Zu jenen Leuten, die von der exotischen islamischen Kultur und der Wüste angezogen wurden[4], kamen in der zweiten Hälfte des 19. Jahrhunderts viele Europäer hinzu, die als Christen in den Mittleren Osten reisten, um das Heilige Land zu besuchen. Sie kannten den See von Tiberias von den vielen Geschichten aus dem Leben Christi, und angesichts dieses Bildes wurde ihr historisches Interesse ebenso entfacht, wie es bei anderen Holländern der Fall gewesen sein mag, wenn sie die Ruinen der Burg Brederode (vgl. Kat. Nr. 52) erblickten: *Unser Blick ruhte dort für eine lange Zeit und war von der erhabenen Szene entzückt. Die Seele eines Christen wird in ein paradiesisches Nachsinnen emporgehoben: Hier überquert der Erlöser den See oder geht auf den Wellen, stillt den Sturm oder predigt von einem Boot aus ... Dort erscheint er nach seiner Auferstehung ... Und wie viele andere Erinnerungen sind nicht mit diesem See verknüpft? Dies sind Momente von unbegreiflicher Zufriedenheit.*[5] Aus dem Tagebuch Testas' wissen wir, daß er und seine Begleiter nicht zu denen gehörten, die von derart christlichen Empfindungen bewegt waren. Sie suchten diese heiligen Orte als *Antiquitätensammler* auf und nahmen lediglich der exotischen Rituale zuliebe an Gottesdiensten teil. Für Testas war der See von Tiberias zweifellos in erster Linie eine malerische Landschaft – schwer zu sagen, ob dies auch auf die späteren Besitzer dieses schönen Aquarells zutraf.

RJtR

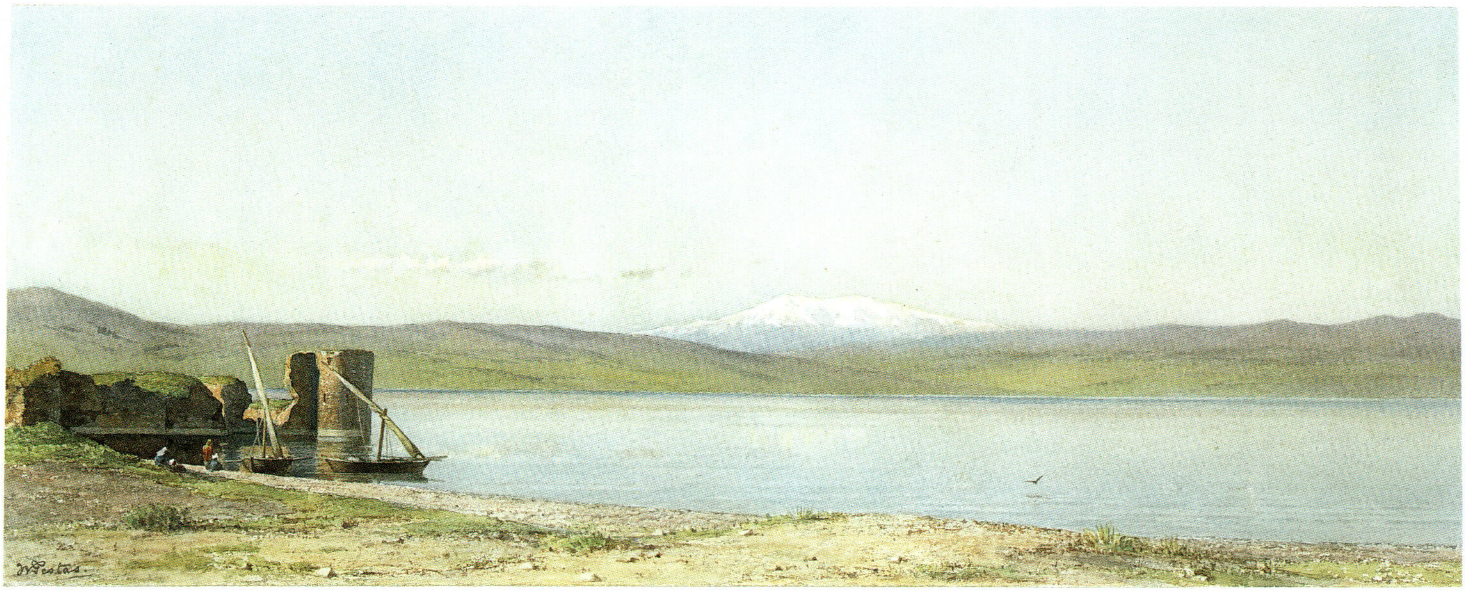

WILLEM ROELOFS

Amsterdam 1822 - 1897 Berchem

76 Weidelandschaft mit Vieh, um 1870

Öl auf Holz, 49,2 x 77,3 cm.
Links unten: *W. Roelofs.*

Amsterdam, Rijksmuseum

(Inv. Nr. Sk-A-4114)

LITERATUR
Van Thiel u.a. 1976, S. 477.

Laut dem Künstler und Kritiker Jan Veth war es Anton Mauve*, der seinen Kollegen Willem Roelofs als einen Mann pries, *der uns vom Geist Koekkoeks befreite und den Weg zur neuen holländischen Landschaft wies* (vgl. Kat. Nr. 57)[1] Die bahnbrechende Rolle Roelofs' ist heutzutage allgemein anerkannt und wurde umfassend durch jüngere Forschungen bestätigt.[2] *Weidelandschaft mit Vieh* ist eines dieser vorzüglichen Beispiele, die die Spontaneität der Naturauffassung des Künstlers – im Vergleich zu seinen romantischen Vorgängern – beweisen.

Den größeren Teil seines aktiven Lebens, etwa 40 Jahre, verbrachte Roelofs in Brüssel; er arbeitete aber auch in Barbizon. Dennoch war er bei der Auswahl von Sujets immer ein typisch holländischer Maler und einer der bekanntesten Vertreter der Haager Schule. Insbesondere seine atmosphärischen Polderlandschaften unter grau bewölktem Himmel, mit Kühen, Höfen und Windmühlen waren beim Publikum beliebt. Er konzentrierte sich in den Sommermonaten, die er in seinem Geburtsland verbrachte, auf diese Motive und malte seine Lieblingsstellen in der südlichen Veluwe-Region oder in der Umgebung von Den Haag, Naarden und Abcoude.

Ab 1867 war Roelofs auch als Tiermaler tätig, eine Gattung, die er sowohl in Öl als auch in Aquarell rasch beherrschte.[3] Eines der überzeugendsten Beispiele seiner Meisterschaft ist *Weidelandschaft mit Vieh*, ein Werk, das stilistisch auf 1870 datiert werden kann. Die Weide mit ihrer Staffage aus rot-weißen und schwarz-weißen Kühen ist in einer frischen und lebhaften Palette wiedergegeben. Sie zeugt von der Begabung des Künstlers, die verschiedenen Stimmungen des Himmels und den Gegensatz von Hell und Dunkel so wirklichkeitsnah darzustellen, daß der Betrachter den Eindruck hat, er sei selbst im Freien. Das stehende und liegende Vieh wirft Schatten im Gras, hier und dort absorbieren die Wolkenmassen aber auch die Sonnenstrahlen. Mit Liebe und Hingabe malte der Künstler die Tiere, ihre charakteristischen Haltungen und Lagen – ein typisches Merkmal von Roelofs' Stil und seinen ausgiebigen Detailstudien und Beobachtungen. Charakteristisch für Roelofs' einfühlsamen Umgang mit seinen Objekten ist auch die natürliche Anordnung und die Interaktion der Tiere.

Ganz holländische Motive wirken im ganzen Gemälde zusammen: das flache Grasland und der bewölkte Himmel, eine Bauernfamilie, die zum Melken hinausstapft, und natürlich das Vieh. Der verschwommene graurosa Streifen am Horizont deutet eine Dünenreihe an – möglicherweise ein Hinweis darauf, daß die Szene in der Nähe der Küste von Südholland angesiedelt ist.

Es heißt, Roelofs habe die Meinung vertreten, daß sich ein Landschaftskünstler bei der Ausführung eines Gemäldes möglichst genau an seine vorbereitenden Skizzen halten sollte, denn *eine gute Naturstudie trägt den Atem der Natur in sich, den man nicht verleugnen oder zerstören sollte. Man muß das Bestmögliche aus einer solchen Studie holen.*[4]

In *Weidelandschaft mit Vieh* hat Roelofs dieses Streben erfolgreich bewältigt: Die Frische der Luft ist spürbar, und das Licht, in das die Landschaft getaucht ist, erreicht die Qualität einer *plein air*-Skizze – oder eines Aquarells, das noch feucht ist. WL

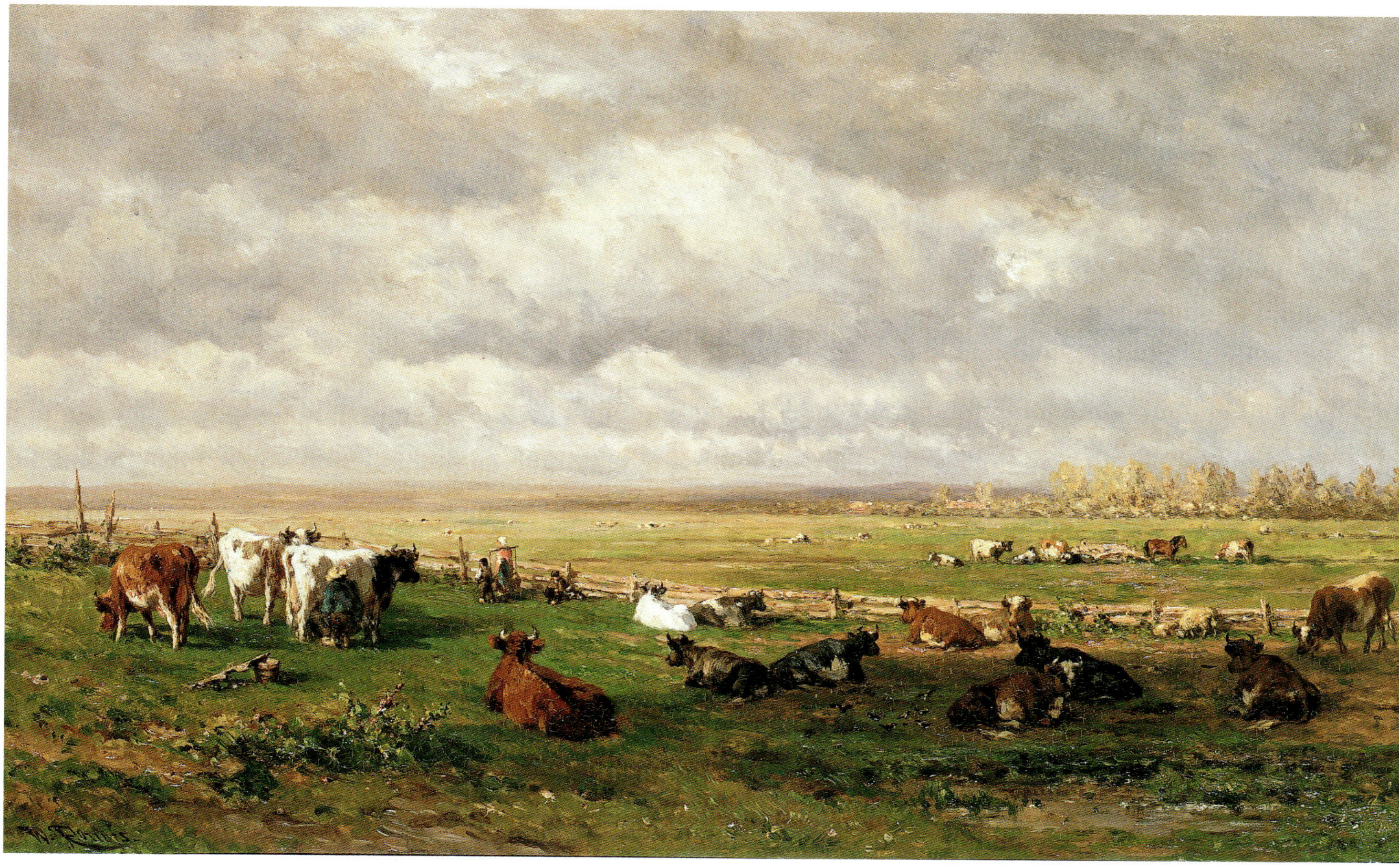

JACOBUS HENDRICUS MARIS

Den Haag 1837 - 1899 Karlsbad

77 Fähre, 1870

Öl auf Leinwand, 38,5 x 66,5 cm.
Rechts unten: J. *Maris* 1870.

Den Haag, Haags Gemeentemuseum

(Inv. Nr. 23-1964)

LITERATUR
Sillevis, Dorn u. Kraan 1988, Kat. Nr. 26; de Bruijn 1992, S. 183; Sillevis u.a. 1993, Kat. Nr. 41.

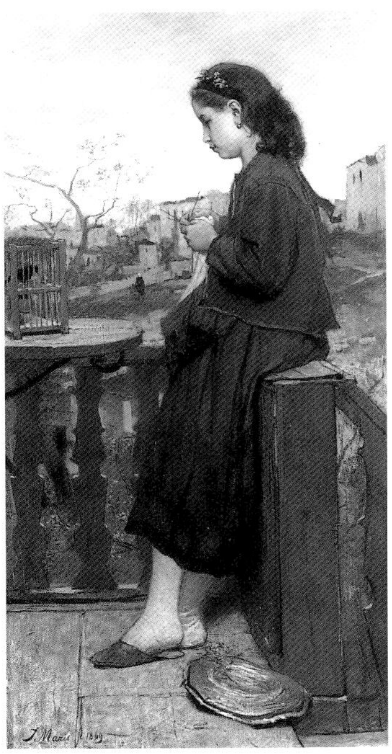

Abb. 77a
Jacobus Hendricus Maris, *Strickerin auf dem Balkon, Montmartre*, 1869; Öl auf Leinwand, 75 x 40 cm; Den Haag, Haags Gemeentemuseum.

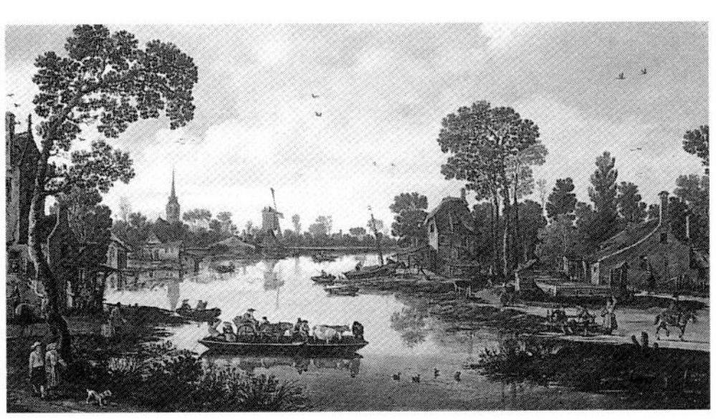

Abb. 77b
Esaias van de Velde (um 1591–1630), *Die Fähre*, 1622; Öl auf Holz, 75,5 x 113 cm; Amsterdam, Rijksmuseum.

Jacob Maris, der älteste der drei Maris-Brüder, die Maler wurden, ließ sich 1864 in Paris nieder. Er verbrachte ein halbes Jahr im Atelier des Historien- und Genremalers Erneste Hébert (1817–1908).[1] In der Nachfolge seines Meisters erwies sich Maris als Figurenmaler mit Spezialisierung auf *Italiennes*, eine damals sehr beliebte Gattung (Abb. 77a). Maris' Gemälde von reizenden italienischen Hirtenmädchen in malerischen Kostümen gingen geradewegs in den Pariser Kunsthandel Goupil et Cie, wo Vincent van Gogh (1820–1888), ein Onkel des Malers, das Sagen hatte.[2]

Vor seiner Abreise nach Frankreich hatte Maris gelegentlich nach der Natur gearbeitet, und gegen Ende der sechziger Jahre flammte sein Interesse an der Gattung Landschaft erneut auf. Um 1868 begann er mit einer Serie von Fluß- und Strandansichten, einschließlich seiner *Fähre* von 1870.[3] Das Thema muß auf den Künstler faszinierend gewirkt haben, denn im selben Jahr entstand eine Reihe von Variationen: Flußlandschaften mit der Fähre parallel zur Bildfläche.[4] Maris sandte eines dieser Gemälde zum Pariser Salon von 1870, wo der einflußreiche belgische Kunstkritiker Camille Lemonnier darauf aufmerksam wurde. Nachdem er das Werk Jean-Baptiste-Camille Corots (1796–1875), des *Poeten unter den Poeten*, und die Arbeiten anderer Maler der Schule von Barbizon gepriesen hatte, wandte er sich Maris' Flußlandschaft zu: *Herr Maris' Fähre am Morgen: Am Rand eines hellerleuchteten Horizonts begegnen sich Wasser und Himmel wie zwei sich küssende Münder. Tiere, in glänzendes Licht getaucht, waten durch einen glitzernden See, und in der Ferne, durch den Nebel verschleiert, erwachen die Dörfer unter einem durchsichtigen Schatten. Ein zauberhaftes Werk voller Geschmack und Kraft.*[5]

Über dreißig Jahre später bestätigte auch G.H. Marius die hohe Qualität des Werkes: *Mit der erstaunlichen Fähre [...] hat er sich selbst als vollblutiger Maler der holländischen Art erwiesen: sowohl kraftvoll als auch fein, herausragend und vertraut, sein Werk unzugänglich für die Massen, aber mitteilsam gegenüber denen, die es verstehen und schätzen. Ein Künstler, respektvoll umringt von der Jugend, von A bis Z der große Meister der Haager Schule, das Vorbild aller.*[6]

Bei der Auswahl des Themas, einer Fähre, griff Maris auf eine nationale Tradition zurück: Im 17. Jahrhundert erschien das Motiv oftmals in den Landschaften von Esaias van de Velde (Abb. 77b), Jan van Goyen und Salomon van Ruysdael.[7] Nicht nur Jacob Cats❧, Andreas Schelfhout❧ und Paul Gabriël❧ führten die Tradition fort, sondern auch die französischen Maler der Schule von Barbizon, die die Landschaftsmaler des Goldenen Zeitalters sehr bewunderten.[8] Unter den französischen Künstlern war es gerade Corot (Abb. 101) zusammen mit Charles-François Daubigny (Abb. 97), der wiederum die Palette und die Handschrift von Jacob Maris beeinflußte. Von französischen Malern angeregt, widmete sich Maris der Darstellung spezifischer Stimmungen, die er in der Natur wahrnahm. Die *Fähre* ist noch etwas zurückhaltend, zeigt aber bereits den persönlichen Malstil des Künstlers, mit dem breiten Duktus und der strukturierten Oberfläche, die das Spätwerk Maris' kennzeichnet.[9] **MvH**

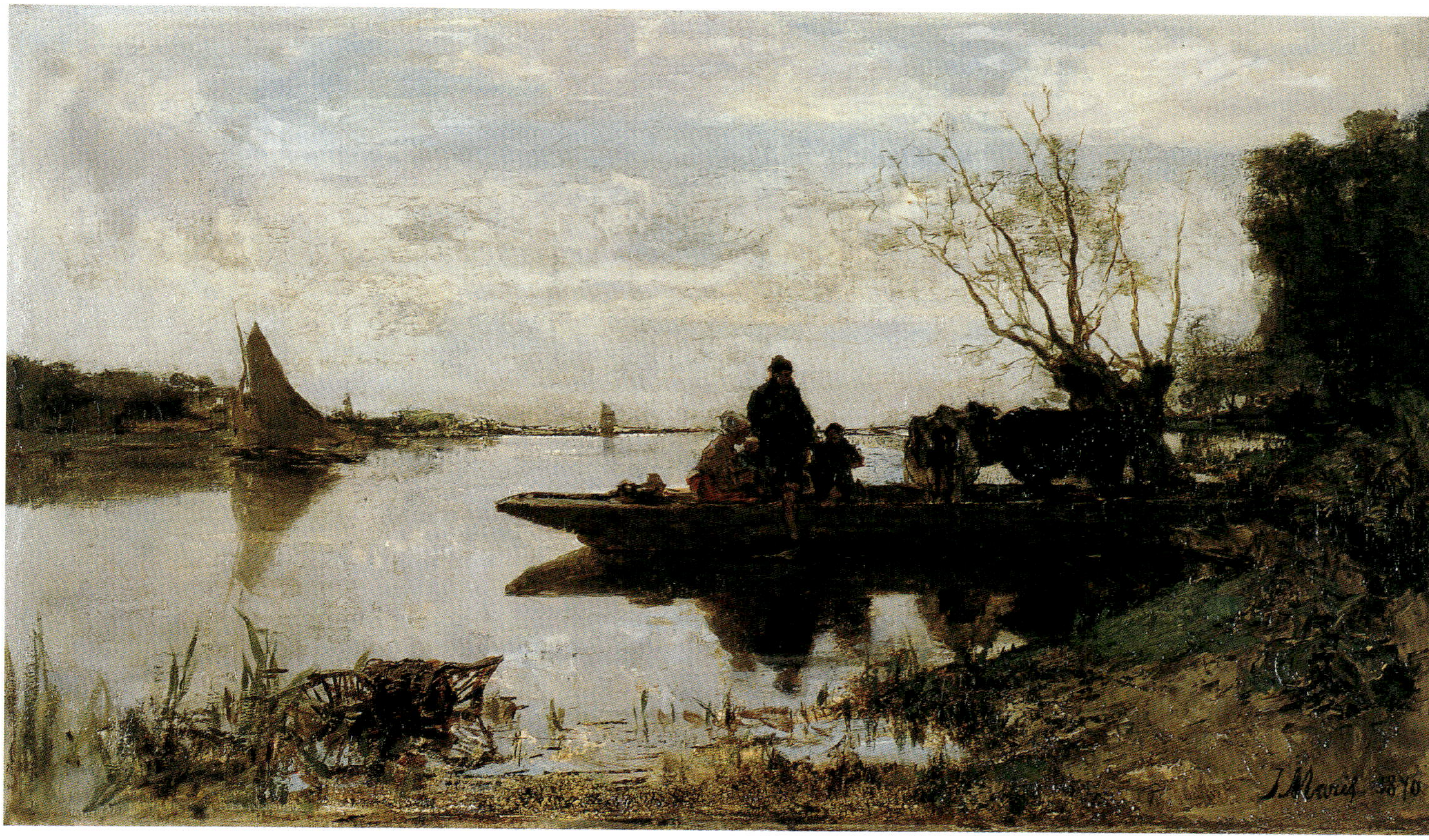
J Maris 1870

Den Haag 1837 - 1899 Karlsbad

78 Ansicht der Mühle und Brücke am Noordwest Buitensingel in Den Haag, 1873

Öl auf Leinwand, 81 x 144,2 cm.
Rechts unten: *J. Maris* 73.

Privatbesitz

LITERATUR
De Bock 1902, S. 50; De Leeuw, Sillevis u. Dumas 1983, S. 206 und bei Kat. Nr. 51.

1871, kurz nach seiner Rückkehr aus Paris, zog Jacob Maris, fasziniert von der malerischen ländlichen Atmosphäre, zum Noordwest Binnensingel in Den Haag.[1] Vom Fenster seines Ateliers aus hatte er eine gute Sicht auf eine robuste Mühle und eine lange Holzbrücke mit weißem Geländer.[2] Später erinnerte sich sein jüngster Bruder Willem*, daß *Jaap* seine ersten Mühlen *geradewegs vom Fenster aus* malte.[3] Dies bezieht sich offenbar in erster Linie auf das höchst ungewöhnliche Bild *Die abgeschnittene Mühle* von 1872 (Abb. 78a), das nicht nur auf Grund des verlängerten Querformats überrascht, sondern vor allem, weil die Spitze der Mühle abgeschnitten ist. Ein Jahr später, 1873, malte Maris diese *Ansicht der Mühle und Brücke am Noordwest Buitensingel in Den Haag*, der genau dasselbe Motiv aufnimmt. Nur ist die Mühle nun als Ganzes dargestellt und hebt sich dunkel vom grauen Himmel ab.[4]

Laut Théophile de Bock (1851–1904), dem Biographen Maris', wurde dieses Gemälde, dem eine eher traditionelle Komposition zugrunde liegt, *mehr gemäß dem Verständnis des Künstlers komponiert* als der Vorläufer *Die abgeschnittene Mühle*.[5] Es scheint aber, daß Maris die klassische, unumstrittene Komposition mit Rücksicht auf den Kunstmarkt wählte, während *Die abgeschnittene Mühle* als ein Experiment betrachtet werden kann. Die weniger augenfälligen Unterschiede zwischen den beiden Gemälden rühren von der Tatsache her, daß sich der Künstler eher um eine atmosphärische denn eine topographische Darstellung bemühte.[6]

Maris, der in seiner Pariser Zeit den Großteil seiner Arbeiten über den internationalen Kunsthandel Goupil et Cie verkauft hatte, behielt nach seiner Rückkehr nach Holland den Kontakt mit dem Pariser Geschäft über die Zweigstelle in Den Haag aufrecht.[7] Laut de Bock sprach der Künstler seine Dankbarkeit gegenüber Herrn van Gogh aus (siehe Kat. Nr. 77); die Tatsache, daß Maris zu dieser Zeit in Holland nur über begrenzte Verkaufskanäle für seine Gemälde verfügte, mag auch eine Rolle gespielt haben. Zwischen 1864 und 1872 hatte das holländische Publikum wenig Gelegenheit, sein Werk zu sehen.[8] 1875 ließ der Kunstkenner Carel Vosmaer verlauten, daß fast das ganze Œuvre von Jacob Maris im Ausland sei, hauptsächlich in Paris und London. Nur ein paar Privatsammler, einschließlich des Landschaftskünstlers Louwrens Hanedoes (Abb. 117), besaßen Arbeiten des Meisters.[9]

Sehr wahrscheinlich gelangte die *Ansicht der Mühle und Brücke am Noordwest Buitensingel in Den Haag* gleich nach ihrer Vollendung ins Ausland. Laut erhaltener Verkaufslisten wurden alle Gemälde und Aquarelle, die Maris von 1871 bis 1873 über Goupil verkaufte, direkt zur Hauptstelle nach Paris geschickt oder von Kunsthändlern in London und New York erworben.[10] Die Landschaft, die wir hier sehen, mag mit dem Gemälde identisch sein, das Goupil et Cie unter dem Titel *Canal en Hollande* beim Pariser Salon von 1873 präsentierte.[11] Jedenfalls war diese prächtige Landschaft um die Jahrhundertwende Teil der großen Sammlung, die George MacCulloch in London zusammengetragen hatte.[12] 1916 wurde sie vom englischen Kunsthändler Henry Wallis an einen amerikanischen Industriellen verkauft, der in bedeutender Weise die Werke alter und zeitgenössischer Meister sammelte. Seit damals blieb das Gemälde als Erbstück in derselben Familie.

MvH

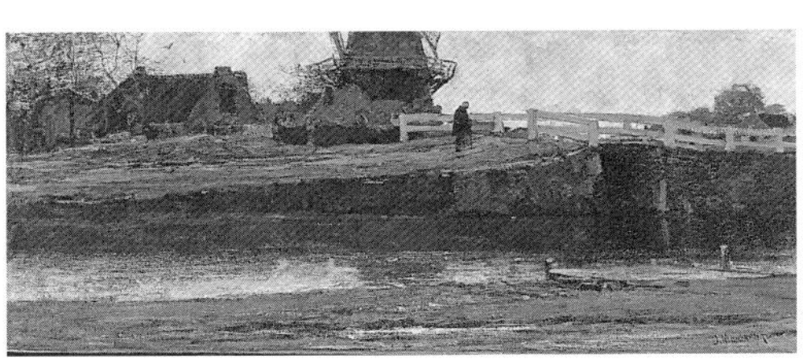

Abb. 78a
Jacobus Hendricus Maris, *Die abgeschnittene Mühle*, 1872; Öl auf Leinwand, 45 x 112,5 cm; Amsterdam, Rijksmuseum.

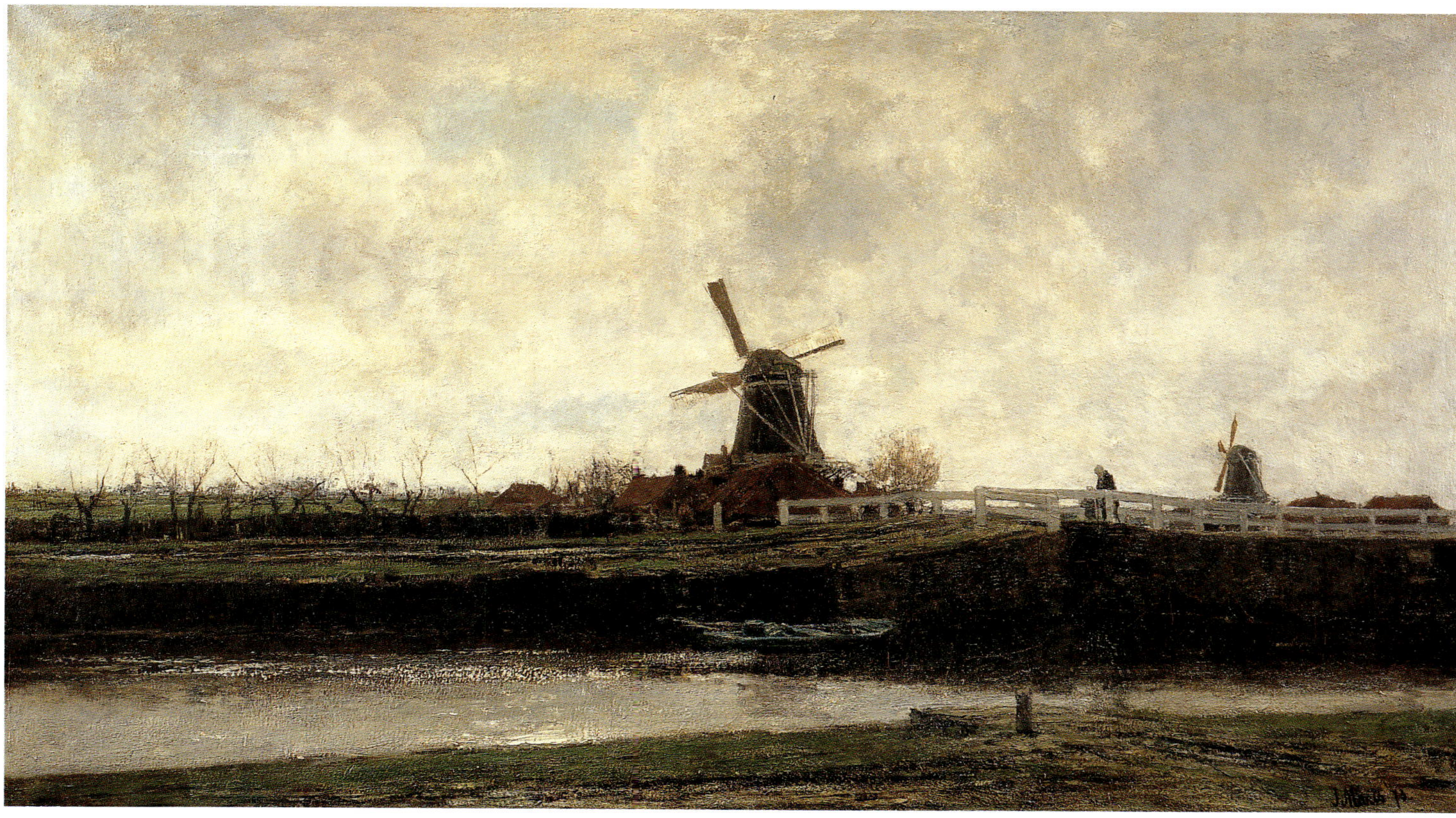

JOHANNES BOSBOOM

Den Haag 1817 - 1891 Den Haag

79 Baumgruppe in den Dünen bei Wassenaar, um 1873/75

Aquarell, Umrahmung mit Bleistift, 303 x 447 mm.
Mit Anmerkung auf der Rückseite in späterer Handschrift: *Bij Wassenaar.*

Sammlung Hans van Leeuwen

LITERATUR
Frerichs u. Schatborn 1975, Nr. 18.

Bosboom muß zur gezeichneten Landschaft ein etwas ambivalentes Verhältnis gehabt haben. Obwohl er diese Gattung nur gelegentlich – und dann überwiegend in den sechziger und siebziger Jahren – praktizierte, brachte sie ihm beachtlichen Erfolg. Oft entstanden seine Landschaften, wenn er sich bei Sammlern aufhielt, die seine Freunde geworden waren. Ab 1863 verbrachte er einen Teil des Sommers bei C.C.A. Ridder van Rappard (1824–1871) in dessen Landhaus Henschoten bei Woudenberg, wo er die Freuden der Heide, das Sandtreiben, Ställe und Scheunen kennenlernte.[1] Ab 1863 war Bosboom auch regelmäßig Gast in Eikenrode in Loosdrecht, dem Heim von Dr. J.C. Hacke van Mijnden (1814–1873).[2] Und schließlich, etwas näher an der Heimat, war da noch G. van Tienhoven (1841–1914), der Schwiegersohn von Dr. Hacke und spätere Bürgermeister von Amsterdam, der den Sommer in der Villa Erica in Scheveningen verbrachte. Bei all diesen Gelegenheiten und während seiner Reisen fertigte Bosboom wahrlich inspirierte Zeichnungen und Aquarelle von Landschaften und anderen ländlichen Motiven an. Sie standen ganz jenseits seines üblichen Tätigkeitsbereichs, den Kircheninterieurs, wurden aber ausnahmslos gut aufgenommen. In einem Brief von Ende 1873 schrieb Bosbooms Frau, die Schriftstellerin Anna Louisa Geertruida Toussaint (1812–1886): *Bosboom hat mit den Skizzen und Zeichnungen, die er in Scheveningen in Arbeit hatte, viel Erfolg; sie werden von Laien und Kunsthändlern sehr geschätzt und verkaufen sich gut.*[3] Dennoch hatte Bosboom nie den Wunsch, die Landschaft zu einer seiner Spezialitäten zu machen. Seine Frau fand dies bedauerlich und vertraute sich sogar am 2. Januar 1874 Marie van Tienhoven-Hacke an: *Große Gemälde zehren so sehr an B. – oder vielleicht sollte ich fast sagen: sie kosten ihn Sorge und Blut, obwohl Kraft wohl das bessere Wort wäre. Zeichnungen gehen immer leichter und sind geradeso gut; diejenigen, die er auf halbem Weg nach Scheveningen und nahe „de Bataaf" gemacht hat, und diejenigen auf dem Strand werden mit Sicherheit von Laien und Kunsthändlern ebensosehr geschätzt. Er sollte sich wirklich mit nichts anderem beschäftigen, das wäre seiner Gesundheit viel zuträglicher.*[4]

Während dieser Zeit litt Bosboom regelmäßig unter Depressionen, teilweise wegen seiner Zweifel an seinen künstlerischen Fähigkeiten. Zuzeiten konnte er wochenlang nicht arbeiten. 1873 luden die van Tienhovens Bosboom und seine Frau nach Scheveningen ein, um für Ablenkung und Erholung zu sorgen. In einem Brief an seinen alten Freund Jan Diederikus Kurseman (1828–1918) beschrieb er seinen dortigen Aufenthalt: *In den ersten beiden Wochen spürte ich nicht die leiseste Lebensfreude, weder im Haus noch sonstwo. Ganz allmählich kehrte sie zurück, und stückchenweise kam ich wieder zu mir. Und als ich endlich wieder anfing, Studien nach der Natur zu zeichnen, war das der Beweis, daß ich mich erholt hatte.*[5] In Scheveningen unternahmen die Bosbooms lange Spaziergänge durch die Dünen oder fuhren mit der Kutsche in andere Städte, auch ins nahegelegene Wassenaar. In späteren Jahren mieteten sie ihre eigene Unterkunft in Scheveningen, nicht weit von der Villa Erica.

Diese Studie einer *Baumgruppe in den Dünen bei Wassenaar* muß um 1873/75 entstanden sein. Sie ist eine wirkliche *tour de force*, die mehr als deutlich klarstellt, warum Bosboom die Hochachtung der Maler der Haager Schule genoß, die doch dem Werk der älteren Generation immer kritisch gegenüberstanden. Das Blatt mit seiner Fülle von feinen Nuancen und der völligen Konzentration auf das zentrale Motiv wurde in knappem Stil mit Pinsel ausgeführt. Hier sind die Bäume viel mehr als in Bosbooms anderen Landschaftsaquarellen miteinander verschmolzen, so daß sie nahezu abstrakt wirken. Mit Ausnahme der gedämpften Farbgebung im Vordergrund wurden keine Kunstgriffe angewandt, um Tiefe und Volumen zu erzeugen. Breite, flink aufgetragene Lavierungen, eine perfekt ausbalancierte Zeichnung der Silhouetten und ein minimaler Gebrauch von Farbe sind die einzigen Bestandteile – Bosbooms Hand schuf daraus ein höchst poetisches Werk. Er war darin geübt, tiefe Töne zu benutzen, um die Tonalität und Atmosphäre still gedämpfter Räume hervorzurufen; er bemühte sich um dasselbe künstlerische Ziel bei der Darstellung dieser Baumgruppe. RJtR

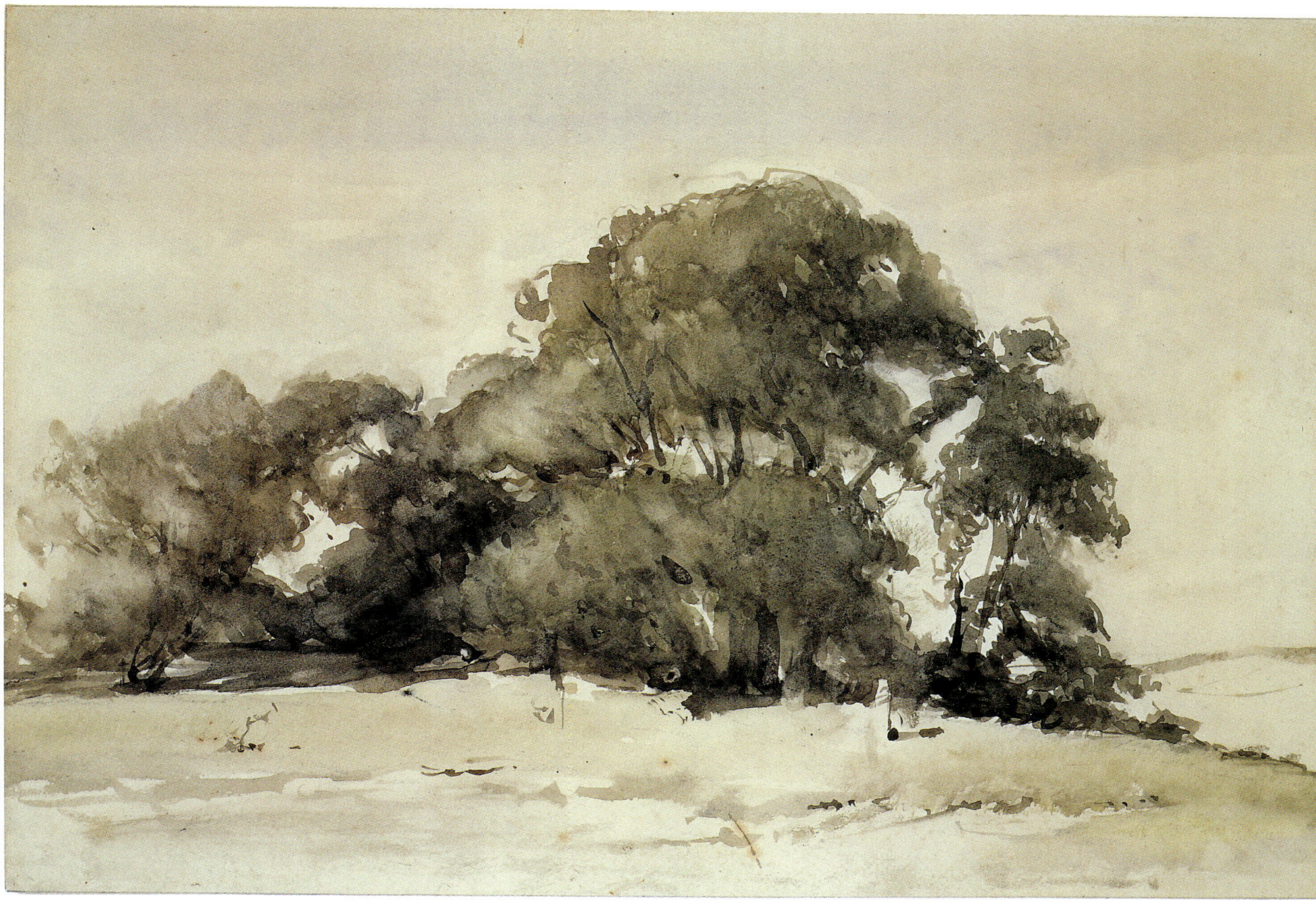

ANTHONIJ MAUVE

Zaandam 1838 - 1888 Arnhem

80 Reiter im Schnee im Haager Wald, 1879/80

Aquarell, mit weißer Gouache gehöht, und Bleistift oder schwarze Kreide, 442 x 269 mm.
Rechts unten: *A Mauve* f.

Amsterdam, Rijksmuseum, Rijksprentenkabinet
(Inv. Nr. Sk-A-2443)

LITERATUR
Engel 1967, Kat. Nr. 90; Sillevis 1985, Kat. Nr. 41; Heideman 1988, Kat. Nr. 34.

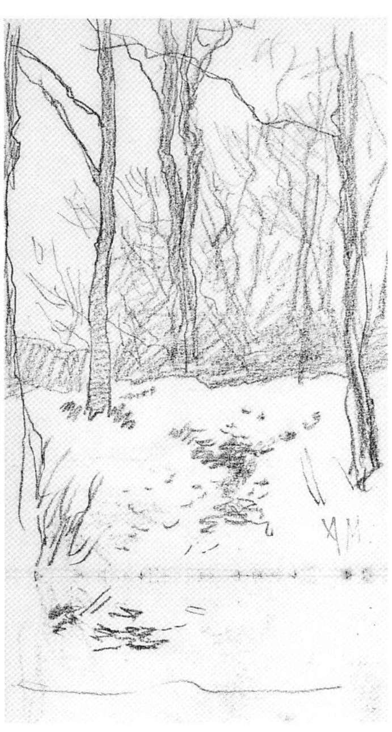

Abb. 80a
Anthonij Mauve, *Bäume im Schnee*; schwarze Kreide, 200 x 118 mm (Bild), Zeichnung in einem Skizzenbuch; Amsterdam, Rijksmuseum, Rijksprentenkabinet.

Nach etwa 1865 datierte Mauve seine Werke nur selten. Bei einem Teil davon kann jedoch das Entstehungsjahr ziemlich genau anhand der Aufzeichnungen der Haager Filiale des Kunsthandels Goupil bestimmt werden. So wissen wir, daß dem Künstler das Werk *Reiter im Schnee im Haager Wald* am 13. Februar 1880 für 150 Gulden abgekauft wurde.[1] Geht man von den Verkaufslisten von Goupil aus, so scheint der Künstler durchschnittlich ein Gemälde pro Monat und oft auch einige Aquarelle vollendet zu haben.[2] Wenn ein Künstler nicht in routiniertes Produzieren abgleiten will, kann ein solches Niveau nur aufrechterhalten werden, wenn er eine Vielfalt von Sujets und Herausforderungen annimmt. Und eben dies hat Mauve seit 1868 getan, als er sich, damals ein Maler von Tierstücken und Stallinterieurs (Kat. Nr. 73), von der Künstlerkolonie in Oosterbeek distanzierte.

Nach einem kurzen Intermezzo in Amsterdam ließ sich Mauve 1871 in Den Haag nieder. Er hatte sich dazu auch deshalb entschieden, weil er dort viele Freunde hatte, an erster Stelle Willem Maris, und weil Goupil hier eine Filiale hatte, die unter der Leitung des verständnisvollen Herman Gijsbert Tersteeg stand, der selbst Künstler, ein Autodidakt, war.[3] Aber Mauve wurde auch von der Vielfalt der Landschaft hierher gelockt. In seinen Werken der frühen siebziger Jahre wurde diese Vielfalt in einem Phänomen widergespiegelt, das sein Biograph Engel als *eine Explosion neuer Sujets* beschrieb.[4]

Neben den vertrauten Tierstücken und Stallinterieurs zeigten immer mehr seiner Landschaften Figuren bei der Arbeit: Holzsammler, Männer, die Baumstämme transportieren, Frauen, die mit der Wäsche beschäftigt sind, Leute, die nach Meeresfrüchten fischen.[5] Diese Bilder sollten keine Programmstücke sein, denn gleichzeitig beschäftigte sich Mauve auch mit Landschaften, in denen Leute bei verschiedenen Vergnügungen gezeigt werden: beim Reiten, Spazierengehen oder einfach beim Erholen. Auf der Höhe seiner Leistung stellte Mauve auch Stimmungen dar, die meistens – seiner eigenen Natur entsprechend – etwas düster und verträumt sind. Nachdem er eine große Anzahl von Aquarellen gezeichnet hatte, stellte er um 1875/76 fest, daß diese Technik für den Ausdruck seiner künstlerischen Ideale am besten geeignet war. Kurz darauf, 1876–1878, begann er auch, die Ölfarbe in dünneren Schichten aufzutragen, was es ihm ermöglichte, die neblige Atmosphäre, die er so liebte, in seinen gemalten Landschaften einzufangen.[6] In der Tat könnte man sagen, daß Mauve versuchte, seine Aquarelle mit dem dauerhafteren Medium der Ölfarbe zu „imitieren".

Reiter im Schnee im Haager Wald ist ein schönes Beispiel für Mauves reifere Aquarelle. Überdies stellt diese Winterszene ein Thema dar, das selten von Künstlern der Haager Schule in Angriff genommen wurde und eine beachtliche Herausforderung für den Aquarellisten bedeutete. Das Bild ist von so faszinierender Einfachheit, daß es das Credo der *l'art pour l'art* illustrieren könnte, das man der Haager Schule manchmal unterstellen wollte.[7] In einem Brief an Willem Maris charakterisierte er 1863 die Atmosphäre eines nebelverhangenen Waldes als *endlose Poesie*; er erinnerte sich daran, wie er einige Figuren gesehen habe, die *sich hell erleuchtet gegen einen nebligen Ton abhoben, wo die Kiefern den grauen Hintergrund durchbrachen.*[8] Wenn auch in diesem Fall die Figuren Männer waren, die mit Pferden und Karren Baumstämme schleppten, zeigt das Aquarell, das wir hier sehen, in etwa dieselbe Landschaft mit Figuren vor einem vernebelten Hintergrund aus subtil gezeichneten Bäumen. Mauve hat einen kunstvollen Ausgleich zwischen dem grauweißen Schnee, dem schmutzig-gelben Licht und den Bäumen geschaffen, deren Gestalt sich im verschleierten Hintergrund auflöst. Das ganze Aquarell wird von einem sanften Grauton beherrscht.[9]

Die Arbeitsweise Mauves läßt es plausibel erscheinen, daß *Reiter im Schnee im Haager Wald* in den Monaten vor Februar 1880, als er das Bild an Goupil verkaufte, entstand. Auf seinen Wanderungen suchte der Künstler gewöhnlich in der Umgebung nach Motiven für seine Werke und benutzte dabei ein Stück Karton mit einer viereckigen Öffnung.[10] Wenn er etwas entdeckte, das ihm gefiel, hielt er es in Form einer groben Zeichnung in seinem Skizzenbuch fest (Abb. 80a). Im Atelier arbeitete er sie dann zu einem Aquarell oder einem Gemälde aus, solange er das Bild und die Stimmung noch ganz frisch im Geist vor sich sah.

RJtR

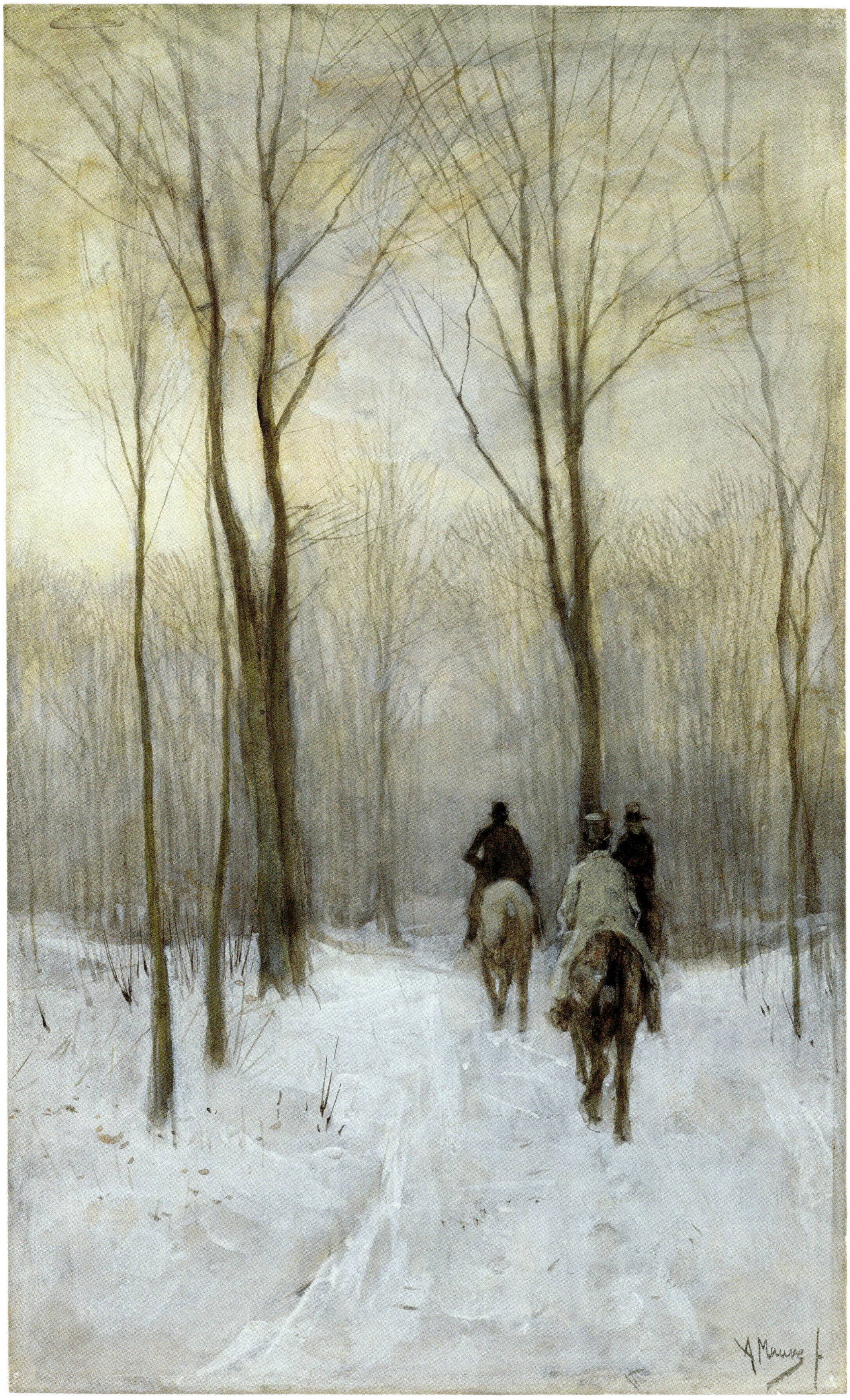
A Mauve f

JAN HENDRIK WEISSENBRUCH

Den Haag 1824 - 1903 Den Haag

81 Ansicht der Kirche von Noordense Dorp, um 1880/85

Aquarell, über einer Skizze in schwarzer Kreide, einige Auskratzungen, 363 x 552 mm.
Rechts unten: *JH Weissenbruch*.

Groningen, Groninger Museum

(Inv. Nr. G.M./85)

Der 8. August 1875 stellt ein wichtiges Datum in der Geschichte der holländischen Landschaftskunst dar. Der Leidener Rahmenmacher und Kunsthändler Johannes Hendricus Sala zog mit den Künstlern Paul Gabriël*, Pieter Stortenbeker (1828–1898), Julius van de Sande Bakhuyzen* und Jan Hendrik Weissenbruch zu den als Nieuwkoopse Plassen bekannten Seen los, um dort zu segeln und zu angeln. Das Dankesschreiben von Weissenbruch – man pries allgemein seine Aufrichtigkeit – spricht Bände: *Meine Freude war wirklich so riesengroß, daß ich ganz erstaunt war – was eine Art nervlicher Entspannung erzeugte [...]. Dieser Tag, Sala, mein Freund, gehört zu den schönsten meines Lebens. Jeder Augenblick hat mich bis heute fröhlich gestimmt – in einem sanft schaukelnden Boot zu sitzen, den Bootssteg noch in Sicht.*[1] Von da an galten die Nieuwkoopse Plassen und die Dörfer Noorden, Noordense Dorp und Niewkoop als Verkörperung der Schönheit der holländischen Wasserlandschaft.

Noorden fügte dem Schaffen von Weissenbruch ein festes Thema hinzu, und seine Auswahl an Sujets verlagerte sich von Kanälen für Frachtkähne und von Dünen- und Strandszenen zu Polderlandschaften. Mit diesen neuen Motiven konnte er seine Leidenschaft für die Wirkungen von Licht und Wolken voll ausschöpfen. Es gab keinen Grund für ihn, nach neuen Orten und Sujets zu suchen, wie es Maler wie Roelofs* und Gabriël* taten. Der Kunstkritiker H. de Boer, der Weissenbruch kannte, schrieb: *Wenn man auf der Suche nach typischen Weissenbruch-Sujets nach Noorden oder Nieuwkoop geht, wird man sie wahrscheinlich ebensowenig finden, wie jene amerikanische Künstlerschar ihre Mauves bei Laren fand. Denn dieser Maler – der offenbar unmittelbar auf den Natureindruck antwortet und in wenigen Strichen das einfängt, was er draußen beobachtet hat – besitzt wirklich eine wundersame Begabung für Verwandlung und Komposition.*[2] In diesem Fall stellte Weissenbruch den Noordense Plas – zwischen Noorden und Noordense Dorp – viel größer dar, als er eigentlich ist.

Von 1875 an verließ Weissenbruch jährlich für einen Monat seinen Wohnort Den Haag, um in Noorden Studien anzufertigen. Dazwischen suchte er die Gegend immer wieder für kürzere Zeit auf. *Das wird die Spinnweben wegfegen*, sagte er gewöhnlich.[3] Anfänglich hielt er solche Ausflüge geheim, denn die wenigen, die Noorden kannten, waren ängstlich darauf bedacht, eine Invasion von Künstlerkollegen zu verhindern. In Briefen nannte er den Ort nur N. Als Roelofs, der eingeweiht war (vgl. Kat. Nr. 84), 1882 oder 1883 seinen Schüler Frans Smissaert Esq. (1862–1944) einbezog, hielt letzterer fest, daß sogar ihre Abreise in Geheimnisse gehüllt war.[4]

Von den vielen Aquarellen Weissenbruchs, die durch geliebte Stellen entlang der Nieuwkoopse Plassen angeregt wurden, ist dieses eines der subtilsten, sowohl hinsichtlich der Komposition als auch der Technik. Die zurückhaltende Farbgebung und der – für Weissenbruchs Verhältnisse – recht durchscheinende Auftrag der Aquarellfarbe, besonders bei den feinen Wolkenpassagen, weisen auf eine Entstehung in den frühen achtziger Jahren hin.[5] In seinem späteren Schaffen zeigte sich Weissenbruch im Umgang mit der Farbe oft als eine Art Grobian (Kat. Nr. 95). Sein Stil stieß nicht immer auf Anerkennung, wie aus einer Warnung seines Freundes Johan Gram, einem Kunstkritiker, der einst zum Maler ausgebildet worden war, deutlich wird: *Und dennoch ist die Ausführung nicht immer so sorgfältig, wie sie sein könnte, und die verschiedenen Ebenen sind nicht genau übereinandergelegt worden.*[6]

Aquarelle wie das hier gezeigte, die scheinbar eine spontane Antwort auf die Natur sind, entstanden in Wirklichkeit im Atelier. Es gab zu viele technische Probleme bei der Ausführung von Aquarellen im Freien, besonders wenn das Format groß war. Im Fall Weissenbruchs erwähnte überdies keiner der vielen Zeitgenossen, die über seine künstlerische Technik schrieben daß er seine Aquarelle etwa draußen anfertigte (vgl. Kat. Nr. 95).[7] Er scheint das Zeichnen vorgezogen zu haben, weil er in diesem Medium rasch vorgehen und die ständig wechselnden Lichtwirkungen und Wolkenformationen festhalten konnte.[8] *Ich träume die Farbe in sie hinein*, sagte Weissenbruch einmal über seine gewaltigen Skizzen in Schwarz. Diese Zeichnungen wurden mit schwarzer Kreide, Kohle oder geölter Kohle angefertigt. Wie zu erwarten, wurden die Wolken besonders betont (Abb. 81a).[9]

RJtR

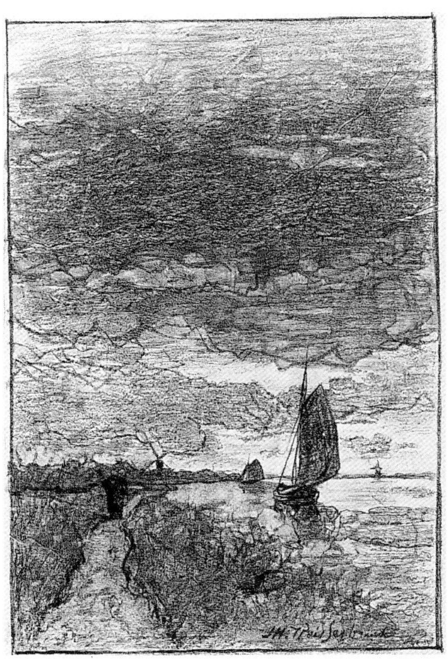

Abb. 81a
Johannes Hendrik Weissenbruch, *Spaarne vor Sparendam unter einem dunklen, bewölkten Himmel*, um 1895; schwarze Kreide; Format und Verbleib unbekannt.

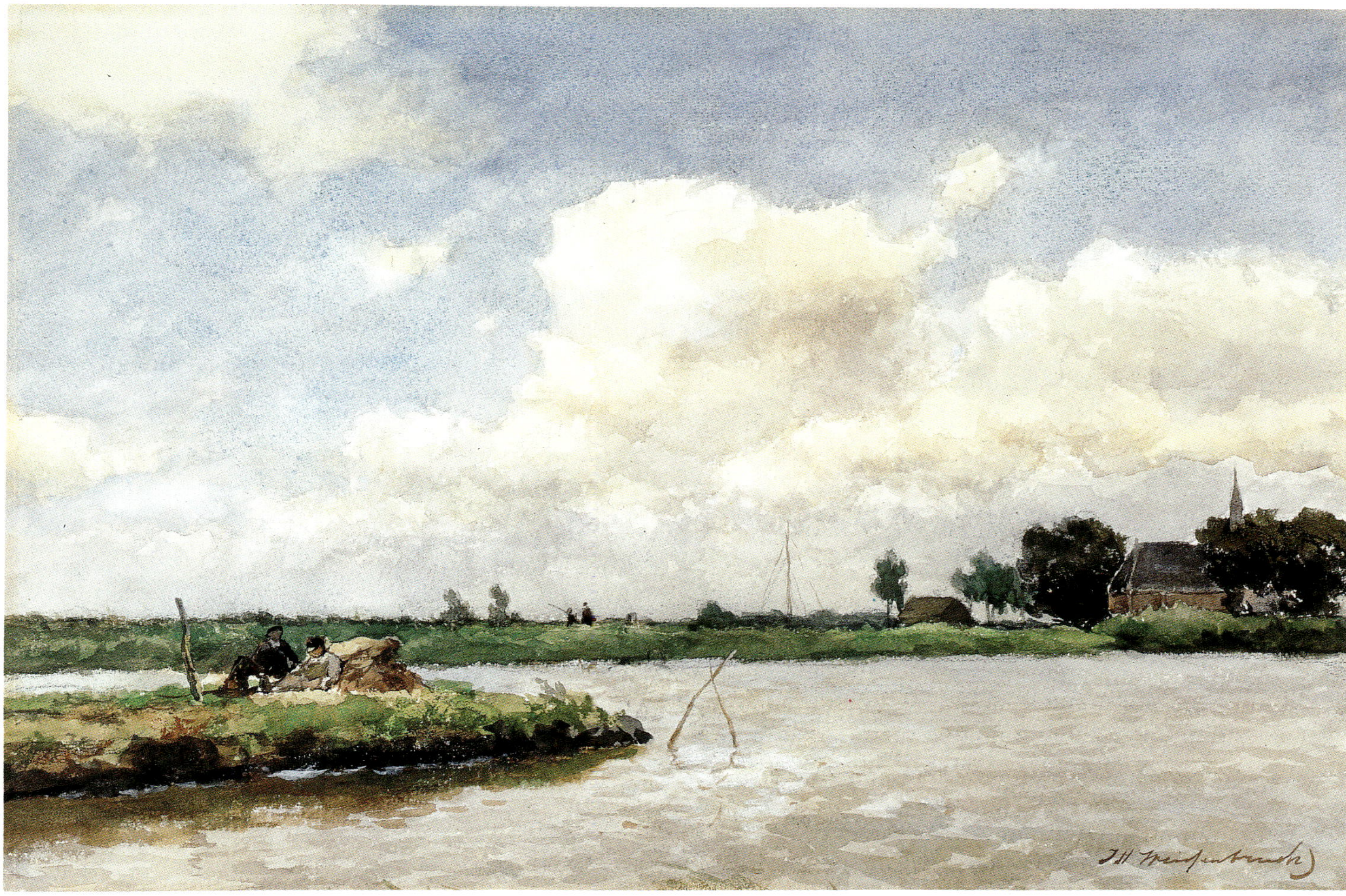

Amsterdam 1828 - 1903 Scheveningen

82 Der Kamper Torfstich / Das Zwijnsleger bei Grafhorst, um 1879/80

Aquarell, über einer Skizze in schwarzer Kreide, mit Deckfarbe gehöht, Umrahmung mit Bleistift, 378 x 587 mm.
Links unten: *Gabriël* f.

Haarlem, Teylers Museum
(Inv. Nr. DD10)

LITERATUR
Scholten 1904, S. 596.

Wie alle Künstler der Haager Schule machte der Zeichner Paul Gabriël über die Jahre hinweg beachtliche Fortschritte. Während seiner Zeit in Oosterbeek (1853–1856) ging er von rasch und flüssig lavierten Studien in der Art Schelfhouts zu einem sehr viel feineren Stil über, benutzte Bleistift und eine Menge Schraffuren und arbeitete mit abgestumpftem Zeichenwerkzeug (vgl. Kat. 64).[1] Von 1860 bis 1884, während seiner Zeit in Brüssel, wurde sein Zeichenstil breiter, und er fing an, öfter Kreide zu verwenden. Willem Roelofs*, der auch in Brüssel lebte, arbeitete bereits ganz ähnlich, und Gabriël hat vermutlich alles vermieden, was den Eindruck hätte erwecken können, er imitiere seinen Landsmann.[2] Er war sehr darauf bedacht, seine künstlerische Unabhängigkeit zu wahren, vermutlich gerade weil sein Werk regelmäßig im selben Atemzug mit dem von Roelofs erwähnt wurde: *Ich glaube, daß ich in Wirklichkeit ein Schüler meiner selbst und der freien Natur bin.*[3] Diesen breiten Zeichenstil mit schwarzer Kreide übte er hauptsächlich während des Sommers; seit den siebziger Jahren verbrachte er gewöhnlich drei oder vier Monate in Holland, um Studien anzufertigen.[4]

Einige Zeitgenossen zogen Gabriël als Schöpfer geräumiger, wilder und dennoch einfühlsamer Kohlestudien dem Maler Gabriël vor. Es war in der Tat kein Zufall, daß der Amsterdamer Kunsthändler E.J. van Wisselingh & Co. 1901 diesen Zeichnungen eine gesonderte Ausstellung widmete.[5]

Als Aquarellist hatte Gabriël einen eher zögerlichen Anfang. Er datierte seine Werke selten, aber die Tatsache, daß er der Société Belge des Aquarellistes erst 1866 beitrat, mag als Hinweis dienen.[6] Wie seine Gemälde neigen auch die Aquarelle aus dieser Periode zu atmosphärischen Ansichten einer nebligen Polderlandschaft.[7] Nach einiger Zeit verbannte er sie aus seinem Repertoire, und während der siebziger Jahre scheint Gabriël seine Angst überwunden zu haben, Roelofs zu sehr zu folgen.[8] Auch er fing an, sich auf Polder- und Wasserlandschaften zu konzentrieren. Mehr als die anderen Maler der Haager Schule wählte er für gewöhnlich einen direkten, aufrichtigen Stil, und er vermied jegliches Bemühen um Effekte mittels ungewöhnlicher Wetterbedingungen.[9] Dem Ausdrücken von Emotionen und dem Vertrauen auf Imagination und Kreativität stand Gabriël immer etwas skeptisch gegenüber.[10]

Die Harmonie von Linie und Farbe in geschmackvollen und wohlstrukturierten Kompositionen war das Kennzeichen von Gabriëls besten Werken, die in den achtziger Jahren entstanden. Er widmete seinen Kompositionen, die er mit Hilfe von Studien und Variationen ausarbeitete, eine Menge Zeit; in vielen Fällen liegt sowohl eine Version in Öl als auch ein Aquarell vor. *Der Kampener Torfstich / Das Zwijnsleger bei Grafhorst* ist ein vorzügliches Beispiel. In Anbetracht der datierten Naturstudie des Sujets (Abb. 82a) muß Gabriël das Motiv 1879 entdeckt haben.[11] Es beeindruckte ihn offenbar zutiefst, denn kurz nach seiner Rückkehr nach Brüssel malte er ein großes Gemälde, das – unter Anwendung des nötigen „Wegdenkens und Hinzufügens" – anscheinend auf einer Studie des Zwijnsleger beruht. Der Künstler verkaufte das Werk 1880 an das Museum voor Schone Kunsten in Gent. Es gibt ein weiteres, kleineres Gemälde, das der Zeichnung von 1879 etwas näher steht; auch dieses Werk ist nicht datiert.[12] Es ist denkbar, daß dieses Werk chronologisch vor dem Genter Stück entstand. Auch zwei Aquarelle weisen dieselbe Komposition auf. Eines befand sich einst in der Sammlung des Malers Hendrik Willem Mesdag (1831–1915) (Abb. 82b), während das andere das Werk aus dem Teylers Museum ist. Hinsichtlich Format und Details ist das letztere fast identisch mit einem kleineren Gemälde. Anders als bei Roelofs (vgl. Kat. Nr. 84) ist es immer schwierig zu bestimmen, ob Gabriëls gemalte Versionen und seine Kompositionen vor oder nach den aquarellierten Fassungen entstanden. Nach vielen anderen Studien und neuen Varianten wurde das Torfstechen in Kampen 1889 zum Sujet eines seiner besten Gemälde (Kat. Nr. 91). Anhand der Unterschiede im Hintergrund aller Varianten des Zwijnsleger wird deutlich, daß Gabriël keine lebensechte Wiedergabe der Umgebung anstrebte und daß er nicht zögerte, Bildmotive wie Windmühlen einzufügen, wenn ihm das gefiel.[13]

RJtR

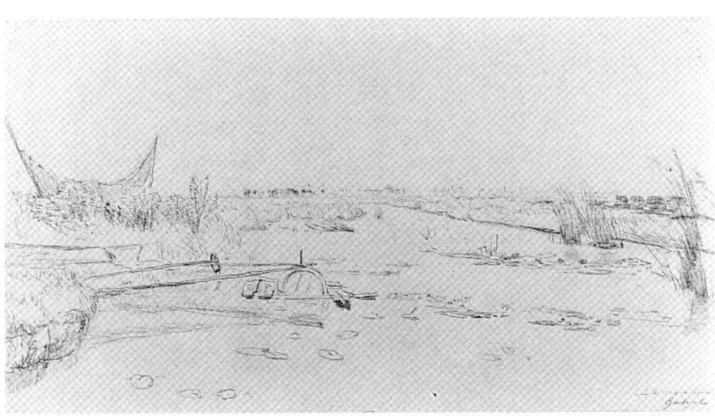

Abb. 82a
Paul Joseph Constantin Gabriël, *Der Kampener Torfstich / Das Zwijnsleger bei Grafhorst*, 1879; schwarze Kreide, 319 x 566 mm; Den Haag, Haags Gemeentemuseum.

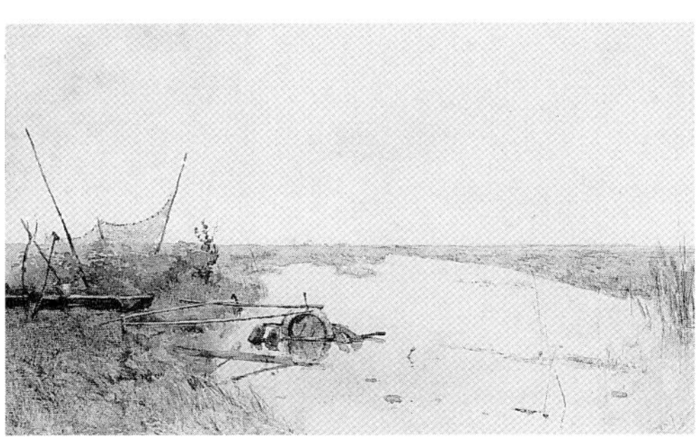

Abb. 82b
Paul Joseph Constantin Gabriël, *Der Kampener Torfstich / Das Zwijnsleger bei Grafhorst*, um 1880; Aquarell, 350 x 590 mm; Privatbesitz.

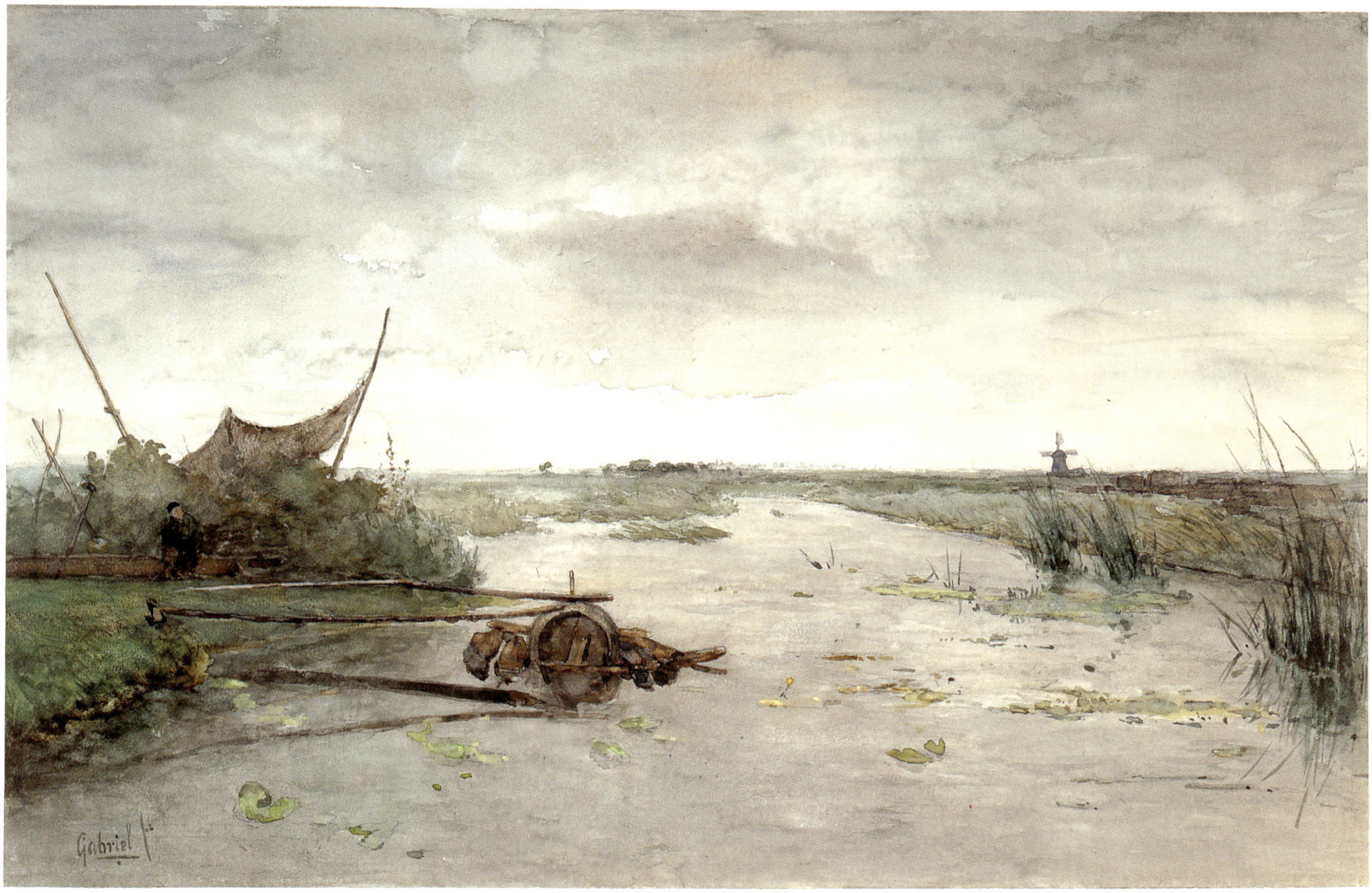
Gabriel

JACOBUS HENDRICUS MARIS

Den Haag 1837 - 1899 Karlsbad

83 Dünenlandschaft, um 1880

Aquarell, über einer Skizze in schwarzer Kreide oder Kohle, mit weißem Pigment gehöht, einige Auskratzungen, Umrahmung mit Bleistift,
302 x 429 mm.
Links unten: J *Maris*.

Amsterdam, Rijksmuseum, Rijksprentenkabinet
(Inv. Nr. Sk-A-3686)

LITERATUR
Van Thiel u.a. 1976, S. 813; Sillevis 1985, Kat. Nr. 33.

An einem stürmischen Tag rief ein vorbeigehender Bekannter Jacob Maris zu: „Ist der Himmel nicht herrlich!" Worauf der Künstler antwortete: „Oh, meinen Sie? Ich kann ihn noch schöner malen!"[1] Dieses Aquarell ist ein gutes Beispiel für diesen halb spaßig gemeinten Ausruf des Künstlers. Die Dünenlandschaft unter dem Gewölbe eines stürmischen Himmels zog Maris besonders an. Sein Biograph, der Künstler Theophile de Bock (1851–1904), erinnerte sich, wie Maris gerne vor oder nach einem Sturm in den Dünen und am Strand nahe seines Hauses spazierenging.[2] Neben Johan Hendrik Weissenbruch* ist Jacob Maris der Interpret des mächtigen Himmels über Holland par excellence.

Maris' Œuvre umfaßt eine große Spannbreite. Sein Faible für graue Himmel ist allerdings weniger ausgeprägt, als es die Gemälde und Aquarelle in öffentlichen Sammlungen in Holland vermuten lassen. Die helleren, farbenfreudigeren Werke der Haager Schule fanden einfach schneller den Weg zu englischen oder amerikanischen Kunsthändlern und Sammlern, wohingegen die „graueren" Stücke von holländischen Sammlern gekauft wurden.[3] Auch Maris' Stadtlandschaften unter weißen, flaumigen Wolken waren in der breiteren Öffentlichkeit beliebt. In Wirklichkeit fuhr er mit gewissem Widerwillen fort, diese Stücke herzustellen: Solche leicht zu erringenden Erfolge gaben ihm wenig künstlerische Genugtuung.[4] Wo aber ein Werk einen dunklen Himmel einschließt, ist dieser Himmel auch ein beherrschendes Element. In dieser feinen *Dünenlandschaft* haben die grauen Wolken, die über den hellblauen Himmel gemalt wurden, eine so überwältigende Präsenz, daß sie die Dünen mit ihren grünen und braunen Lavierungen zu verdrängen drohen.

Die kraftvolle Art, in der die Farbe aufgetragen wurde, legt eine Datierung in den späten siebziger Jahren oder früher nahe, bevor sich eine gewisse Routine in sein Werk eingeschlichen hatte.[5] Eines der auffälligsten Elemente im frühen Schaffen von Maris, wie auch in dem von Weissenbruch (vgl. Kat. Nr. 95), war die Angewohnheit, die Komposition eines Gemäldes oder Aquarells zu ändern. Jacobs Bruder Willem Maris* erinnerte sich an eine Dünenszene, die in eine Strandszene mit Fischerbooten verwandelt wurde. Auch andere, die sein Werk gut kannten, hoben diesen Umstand hervor.[6] Es ist offensichtlich, daß der Künstler aus technischen Gründen in einem Aquarell nicht so viele Veränderungen vornehmen konnte wie in einem Gemälde. Auf dieser *Dünenlandschaft* sehen wir unmittelbar links neben der Kirche Spuren eines Baumes, der offenbar in einem recht späten Stadium entfernt wurde. Weil Maris einen Blickfang am Horizont brauchte, verwandelte er ein kleines Haus in eine Kirche mit einem Turm, aber der ursprüngliche Kamin blieb dennoch sichtbar. Dieses Vorgehen weist darauf hin, daß die Dünenszene lediglich dazu gedacht war, eine Stimmung einzufangen, und daß sie nicht auf irgendeinem topographisch identifizierbaren Ort beruhte. Das Grau des Himmels, das über ein blasses Blau gelegt wurde, muß nicht unbedingt eine Änderung darstellen: Es kann schlicht ein künstlerischer Trick gewesen sein, um das Grau lebendiger und kraftvoller erscheinen zu lassen.

De Bock bietet eine außerordentlich detaillierte Beschreibung, wie Maris vorging, wenn er eine Zeichnung in Aquarell anfertigte – eine Methode, die eventuell auch von anderen Künstlern der Haager Schule angewandt wurde: *Nachdem er die Umrisse des Sujets rasch in Kohle angedeutet hatte, brachte er die Lavierungen mit Farbe an, damit er, nachdem die Farbe etwas getrocknet war, einen Überblick über das Bild als Ganzes haben würde. Dann wischte er das überschüssige Pigment ab und ließ verdünnte Farben in die feuchten Teile fließen, während er die Proportionen des Sujets komponierte. Das Papier litt unter den Auswirkungen dieser Vorgehensweise, besonders wenn sich der Künstler plötzlich für eine ganz andere Komposition entschied als für die, die er ursprünglich im Kopf hatte: Graue Wolken wurden durch einen blauen Himmel mit der ewiggleichen dahintreibenden Wolke ausgetauscht, Wasser wurde durch Erdboden ersetzt. Aber zugleich wurde die Komposition in der tiefsten Faser ihres Seins eins mit der Farbe, so daß diese gewissermaßen ihre materielle Substanz aufgab.*[7]

Der Einfluß von Malern des 17. Jahrhunderts wie Jacob van Ruisdael und Philips Koninck auf die Maler der Haager Schule war beträchtlich, besonders wenn es um so poetische, stimmungsvolle Panoramen ging, wie wir sie hier vor uns haben. RJtR

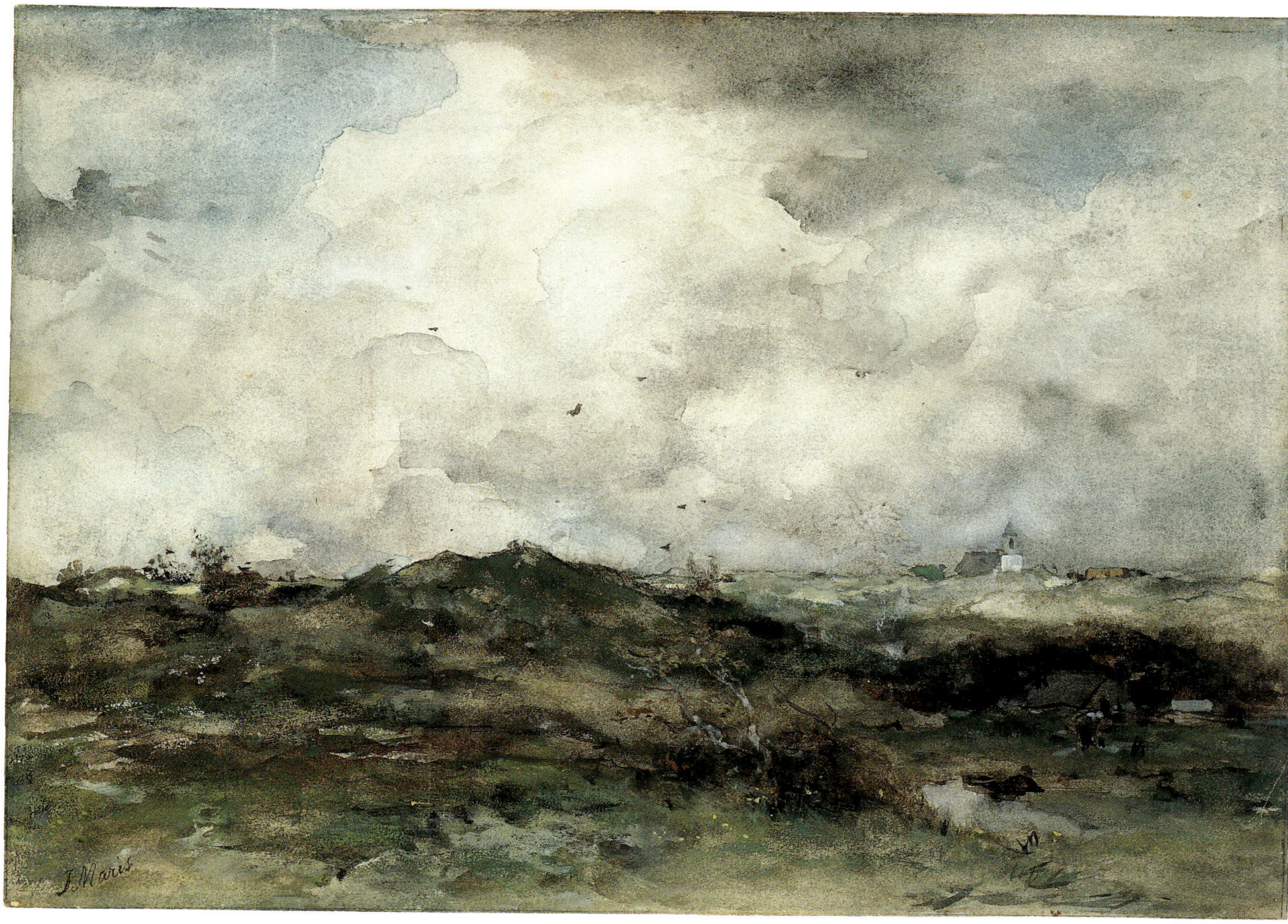
J. Maris

WILLEM ROELOFS

Amsterdam 1822 - 1897 Berchem

84 Seerosen auf den Seen bei Noorden, um 1880

Aquarell, teilweise mit Deckfarbe gehöht, 470 x 712 mm.
Links unten: *W: Roelofs.*

Amsterdam, Amsterdams Historisch Museum
(Inv. Nr. A 12552)

In seinen Ansichten holländischer Seen mit Seerosen hat Roelofs eine Ausgewogenheit erzielt, das im Werk seiner späteren Jahre nahezu unerreicht bleibt. Jene Ansichten beruhen auf Motiven, die er um Noorden fand (vgl. Kat. Nr. 81), und stammen von um 1880.[1] Dieses Aquarell mit seiner abgeschlossenen Komposition ist eines der schönsten Beispiele dieser Gruppe von Werken. Es erinnert uns auch daran, daß die Maler der Haager Schule wie ihre Vorgänger des 18. und 19. Jahrhunderts keine Scheu hatten, eine einmal erfolgreiche Komposition zu wiederholen. Es gibt zum Beispiel von dieser Landschaft zwei fast identische Versionen, ein Gemälde und ein Aquarell, sowie etliche Varianten in beiden Techniken.[2]

Obwohl Roelofs die Technik völlig beherrschte, setzte er sie nicht gern ein.[3] Das Resultat verrät jedoch nichts von diesem künstlerischen Aufruhr. Sein Zögern mag vielleicht auf einer Unentschiedenheit beruhen, einer Spannung zwischen der Transparenz, die er an Aquarellen so bewunderte, und der Art, in der die meisten seiner Kompositionen entstanden, nämlich mittels erheblichen Veränderungen und Korrekturen.

1879 schrieb der Kunstkenner Carel Vosmaer in leicht abschätziger Laune über Roelofs Aquarelle. Während er den Künstler als *einen vergangenen Meister* in diesem Genre betrachtete, fühlte er, daß Roelofs in der Gefahr stand, dem *alten romantischen Teufel in seiner neuen Form* zum Opfer zu fallen – ein Rückbezug auf die – in seinen Augen – etwas manierierte Darstellung der Landschaft, die zur Glanzzeit von Schelfhout* und Koekkoek* beliebt war.[4] Roelofs, der den Schriftsteller gut kannte, war mit dem Artikel überhaupt nicht einverstanden und gab dies in einem freundlichen Brief zu verstehen. Und als Vosmaer 1882 in seinem Werk über die zeitgenössischen Maler seines Landes das Werk Roelofs erneut besprach, schickte er Roelofs die Korrekturfahnen zur Durchsicht. Diesmal gab ein Hinweis darauf, daß Roelofs in seinen Aquarellen *oftmals Gouache benutze*, den Anlaß für eine detaillierte Antwort Roelofs': *Ich finde das um so seltsamer, als ich niemals Deckfarbe oder Gouache benutze – außer vielleicht, um das eine oder andere Detail zu retuschieren: das Horn einer Kuh, einen Gras- oder Strohhalm, die weiße Blüte einer Seerose usw. Aber es gibt kaum einen Zeichner, der das nicht tut ... Ich benutze nie etwas anderes als gewöhnliche Aquarellfarbe ... Heutzutage gebrauchen sehr talentierte Aquarellisten, über die ganze Zeichnung verteilt Gouache- oder Deckfarben. Meiner Meinung nach macht das ihre Verdienste und ihre Leistung nicht besser oder schlechter, aber mein „procédé" (wie Maler sagen) ist so eindeutig anti-gouache, daß es einen falschen Eindruck von meinem Werk erweckt, wenn man nahelegt, daß ich Gouache benutze.*[5] Zwar gebrauchten viele Künstler, besonders in Paris, Gouachefarben und erzielten so eine herrliche Detailfülle, aber sie verzichteten auf das, was Roelofs so reizvoll fand: *die zarte, lockere Qualität, „le lavis"*.[6]

Das Auftragen von Aquarellfarbe in dünnen Lavierungen konnte nur erreicht werden, wenn es wenig oder gar keinen Bedarf an Korrekturen gab. Roelofs war jedoch eine extrem präzise und penible Persönlichkeit – wie wir von seinen Publikationen über Insektenkunde wissen –, und er hielt es für normal, ja sogar notwendig, bestimmte Passagen in seinen Gemälden zu überprüfen. Laut seinem Schüler Frans Smissaert Esq. (1862–1944) soll er gesagt haben: *Wenn man ein „fusain" [eine Kohleskizze] macht, kann man den Himmel auch zwanzig Mal ändern. Wie also kann man erwarten, daß der Himmel auf einem Gemälde gleich beim ersten Mal perfekt ist? [...] Es ist unter anderem deshalb so schwierig, den Himmel richtig hinzubekommen, weil er so eng mit der Landschaft darunter verbunden ist. Änderst du das eine, mußt du auch das andere ändern.*[7] Bei anderer Gelegenheit bekam Smissaert zu hören: *Es ist völlig normal, wenn du deine Himmel übermalst.*[8]

Zweifellos ist es gerade diese Exaktheit und die Angewohnheit, sein Werk zu korrigieren, die Roelofs in der Ausführung seiner Aquarelle behinderten. Und es ist kein Zufall, daß es besonders in seiner späteren Laufbahn oft sowohl eine gemalte als auch eine Aquarell-Version seiner größeren Werke gibt. Es ist anzunehmen, daß diese Aquarellfassungen nicht als vorhergehende Studien, sondern als Wiederholung der Gemälde konzipiert waren; die Darstellungen waren bereits als erfolgreich bewertet worden.[9] Mit diesem Werk hat Roelofs seine künstlerischen Ambitionen hinsichtlich der Aquarelle vollkommen erreicht – das bezeugt der herrliche transparente Himmel (vgl. Kat. Nr. 65).

RJtR

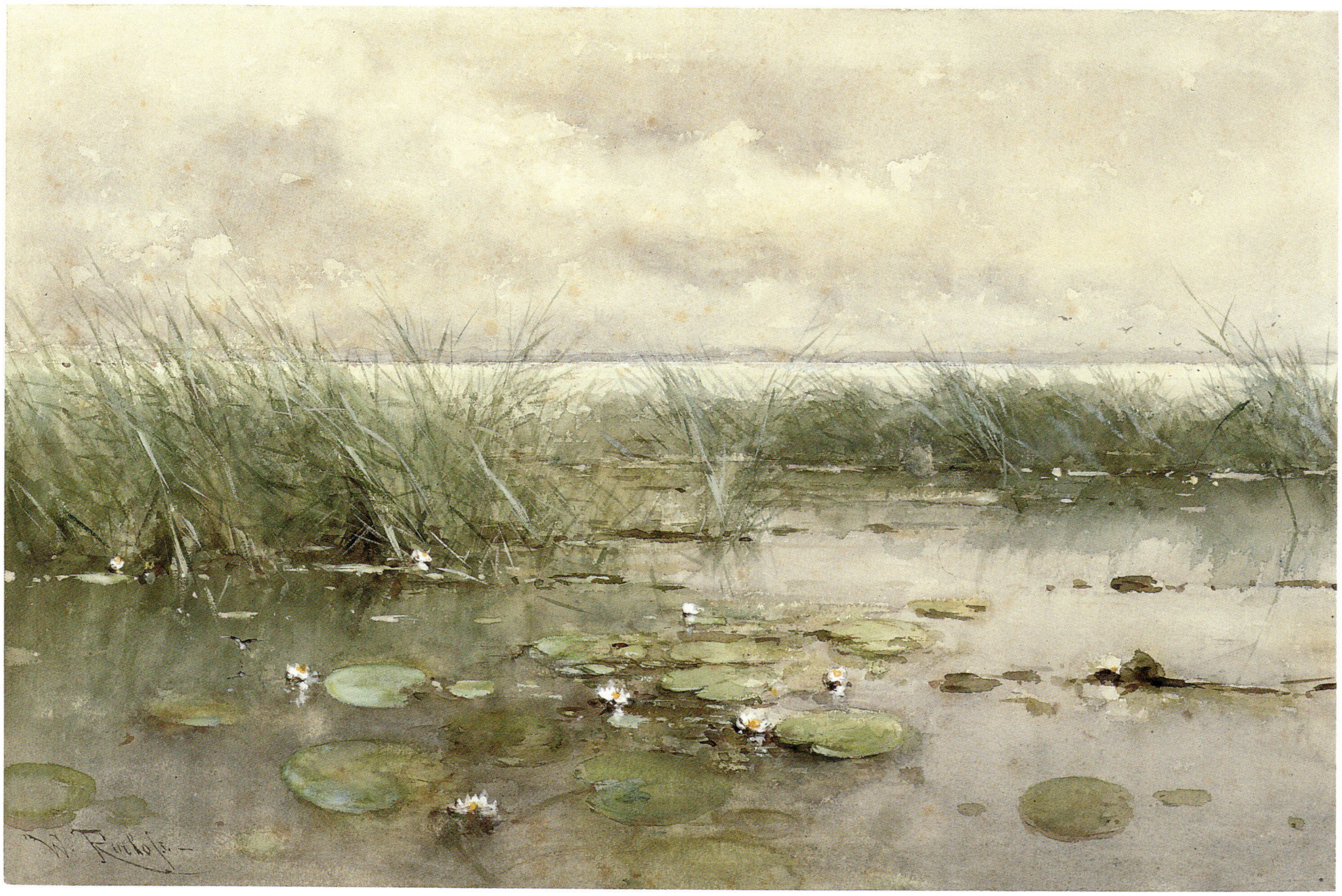

WILLEM BASTIAAN THOLEN

Amsterdam 1860 - 1931 Den Haag

85 Windmühlen in Giethoorn, um 1882/84

Öl auf Leinwand, 94,5 x 150,5 cm.
Links unten: *W.B. Tholen.*

Privatbesitz, Lanaken (B.) ehemals Rococo Kunsthandel BV. Margraten.

LITERATUR
Plasschaert 1906, S. 13 (1); de Jong 1993(1), S. 25f.

Es ist schwierig, das Werk Willem Bastiaan Tholens einer bestimmten Bewegung zuzuordnen. Obwohl Atmosphäre und Tonalität eine wichtige Rolle in seinem Œuvre spielen, gehörte Tholen nicht zur Haager Schule. Er ist auch kein Vertreter des Amsterdamer Impressionismus, wenn auch bezüglich der Sujetwahl eine Verwandtschaft mit der Achtziger-Bewegung nicht zu leugnen ist.

In den ersten Jahren seiner künstlerischen Laufbahn arbeitete Tholen vor allem in der Umgebung seines Wohnortes Kampen. Gelegentlich wurde er auf seinen Entdeckungstouren von seinem Lehrer Paul Gabriël begleitet, der dort die Anregung zu *Der Kampener Torfstich* (Kat. Nr. 82 und 91) fand. Tholen liebte auch die nahegelegene Stadt Giethoorn, die damals fast ausschließlich mit dem Boot zu erreichen war (Abb. 85a). Das Dorf beeindruckte den Maler zutiefst: *Schließlich glitten wir in der Abenddämmerung über die spiegelnde Wasseroberfläche nach Giethoorn und segelten ganz unerwartet zwischen den üppig gewachsenen Bäumen, unter rustikalen Brücken, an Häusern mit großen strohgedeckten Dächern entlang – hinein in die Ruhe und Stille des Dorfes, in dem die Aufgaben des Tages vollbracht waren. Es war bezaubernd!*[2]

Tholen hatte die Angewohnheit, seine ersten Eindrücke auf Miniaturleinwänden festzuhalten, die er am Deckel seines Farbkastens festmachte. Diese Studien, die er später auf kleine Tafeln aufzog, bildeten die Grundlage für große Atelierstücke wie *Windmühlen in Giethoorn*.[3] Das Gemälde entstand um 1882/84 und gehört zu den frühesten Stücken des Malers.[4] Sein späteres Schaffen ist durch einen breiten und selbstsicheren Duktus gekennzeichnet, mit dem der Maler Farbe und Form gestaltete.[5]

Neben Landschaften – einschließlich vieler Sandgruben und Ansichten der Zuiderzee – beschäftigte sich Tholen auch mit Stadtlandschaften, Dorfszenen, Porträts und Figurenstücken.

Windmühlen in Giethoorn stellt eine typisch holländische Landschaft in dichtem morgendlichem Nebelschleier dar. In der Ferne tauchen einige Windmühlen aus dem Nebel auf und zeichnen sich vor dem Himmel ab. Obwohl die Atmosphäre des Gemäldes – die Wiedergabe einer dunstigen Polderlandschaft – mit den Sujets der Maler der Haager Schule eng verwandt ist, wirkt es heller in Stimmung und Farbe. Die herrlich gedämpfte Landschaft wurde mit subtiler Hand ausgeführt.

Was die Praxis betrifft, das Motiv zu beschneiden – hier die Mühle links –, so hatte Tholen etliche Vorgänger im 19. Jahrhundert: nicht nur Jacob Maris mit seiner berühmten *Abgeschnittenen Mühle* von 1872 (Abb. 78a), sondern auch ein früheres (1829), romantisches Werk von Wijnand Nuyen, das ein ähnliches Objekt wiedergibt (Kat. Nr. 45). MvH

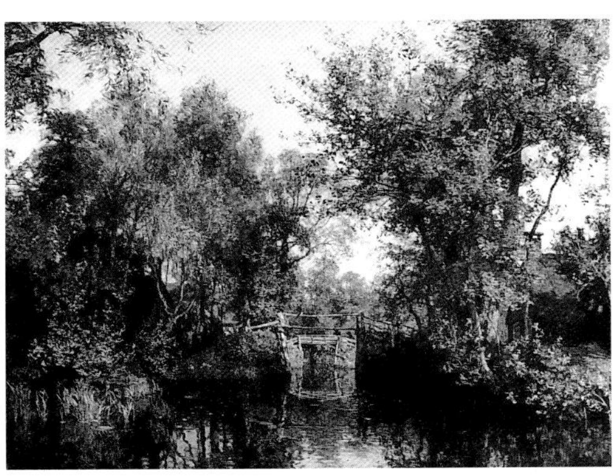

Abb. 85a
Willem Bastiaan Tholen, *Giethoorn*, um 1898 (1907 überarbeitet); Öl auf Leinwand, 154 x 205 cm; Dordrecht, Dordrechts Museum.

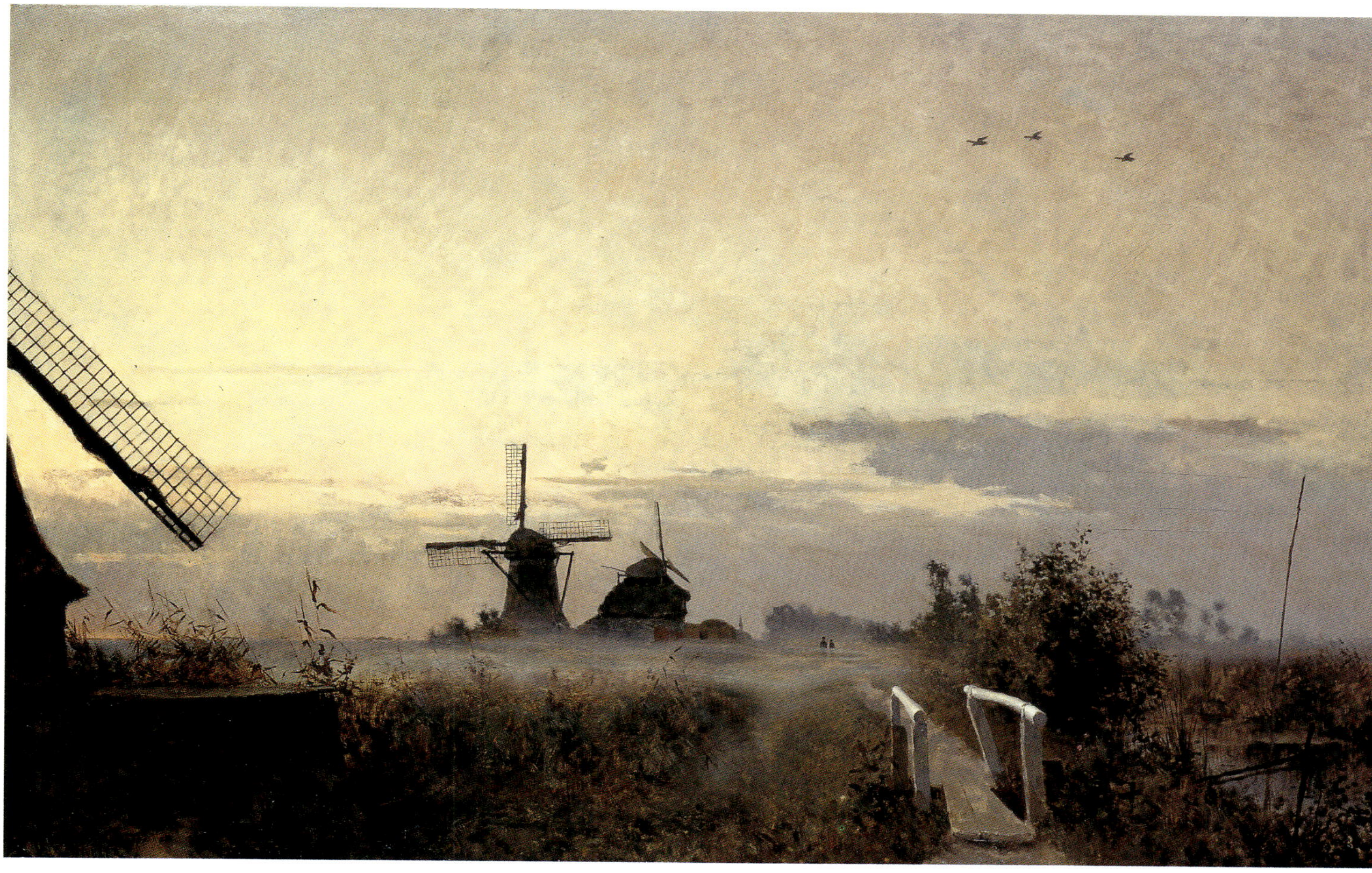

VINCENT WILLEM VAN GOGH

Groot-Zundert 1853 - 1890 Auvers-sur-Oise

86 Weg bei Loosduinen, 1882

Bleistift, abgestumpft, Feder und Pinsel in Braun (einst Schwarz), weiß gehöht, 246 x 334 mm.
Rechts unten: *Vincent.*

Amsterdam, Van Gogh Museum, Vincent van Gogh Stiftung

(Inv. Nr. d 428V/1962)

LITERATUR
Van der Mast u. Dumas 1990, S. 71; van der Wolk, Pickvance u. Pey 1990, Kat. Nr. 69 und S. 35; de la Faille 1992, Nr. 1089; van Heugten 1996, Nr. 27; Hulsker 1996, Nr. 124.

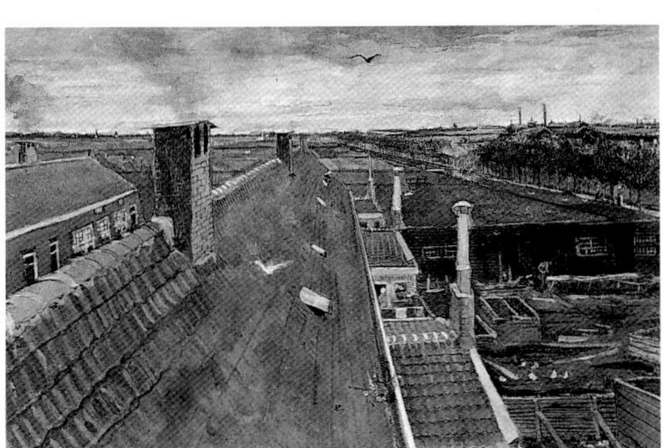

Abb. 86a
Vincent van Gogh, *Blick über die Dächer von einem Dachfenster seines Hauses Schenkstraat 13*, 1882; Aquarell, 390 x 550 mm; Privatsammlung.

Der Entschluß Vincent van Goghs, Künstler zu werden, den er im Sommer 1880 faßte, wurde eigentlich durch seinen Bruder Theo verursacht.[1] Der 27jährige Vincent wählte den schwierigen Weg über Handbüchern und Selbststudium. Er wurde von der Unsicherheit gequält, ob es ihm jemals gelingen würde, den Bildern in seinem Kopf Gestalt zu geben. Nach einer kurzen Zeit in Brüssel lebte er bei seinen Eltern in Etten in Brabant. Ende Dezember 1881 führten Meinungsverschiedenheiten dazu, daß er nach einer eigenen Unterkunft suchte. In Den Haag fühlte er sich heimisch, da er kurz zuvor bei der Kunsthandlung Goupil gearbeitet hatte, und in Scheveningen erwartete ihn eine vielversprechende Quelle für Motive. Zweifellos suchte er den Rat und die Protektion seines Onkels Vincent van Gogh, einem Kunsthändler, und insbesondere von Anton Mauve*, dessen Frau seine Cousine war.

Während seiner Zeit in Den Haag beschäftigte sich Vincent nicht nur mit Figurenstücken, sondern auch mit Stadtszenen und Landschaften außerhalb der Stadt. Diese waren als Übungen gedacht, und er hoffte, daß sie ihm zusammen mit seinen Handbüchern helfen würden, die Anwendung der Perspektive zu meistern. In einigen dieser Zeichnungen wurde der diagonale Effekt fast zwanghaft herausgestellt (Abb. 86a). Im März und Juli 1882 hatte van Gogh drei verschiedene Perspektivrahmen machen lassen, um das Zeichnen im Freien zu vereinfachen.[2] Mit Hilfe eines Perspektivrahmens – einem künstlerischen Trick, der bekanntermaßen schon im frühen 16. Jahrhundert angewandt wurde – teilt ein Künstler sein Motiv in kleine Quadrate auf, so daß das eigentliche Zeichnen viel leichter wird (vgl. Kat. Nr. 51). In *Weg bei Loosduinen* erkennen wir keine Spuren eines Quadratnetzes. Die Zeichnung ist vielleicht eine ausgearbeitete Version einer Naturstudie, die mit Hilfe eines Perspektivrahmens ausgeführt worden war.

Dank seines Onkels intensivierte Vincent seine Studien im Zeichnen von Landschaften und Stadtszenen. Zweifellos sah C.M. van Gogh, ein Amsterdamer Kunsthändler, sehr schnell, wo die Begabung des Neulings lag. Er bestellte um den 10. März 1882 eine Serie von zwölf Stadtszenen im Format von etwa 240 x 340 mm. Innerhalb von zwei Wochen war die ganze Serie bereits auf dem Weg zu ihm. Vincent erhielt für diese Zeichnungen 30 Gulden.[3]

Weg bei Loosduinen gehörte nicht zur Serie der zwölf Stadtszenen, steht ihnen aber stilistisch und technisch nahe. Insofern können wir das Werk auf den späten März oder April 1882 datieren. Welche Stelle hier genau dargestellt ist, konnte bisher nicht herausgefunden werden; man schlug sowohl den Nieuwe Slag als auch Laan van Eik en Duinen vor.[4] Links wurde der Erdboden zum Gemüseanbau umgegraben; Riedzäune beschützen die Pflanzen und den Boden vor Wind und Sand, der von den Dünen heranwehte.

Von den Dutzenden von Szenen, die van Gogh in Den Haag als Motive wählte, bevor er die Stadt am 11. September 1883 verließ, ist diese eine der wenigen, die eine besondere Stimmung hervorrufen. Der Einfluß Mauves ist unbestreitbar, sowohl im Inhalt als auch hinsichtlich der Technik. Der Ursprung für den bemerkenswert dunklen Ton des Werkes muß anderswo gesucht werden, insbesondere in der Begeisterung van Goghs für illustrative Lithographien in Magazinen. Auf den ersten Blick scheint der einzelne schwarze Vogel im Vordergrund zu weiterer Interpretation einzuladen; es handelt sich aber einfach um ein Motiv, das gelegentlich in Werken van Goghs vorkommt und das keine besondere Bedeutung hat. Dennoch werden beide Aspekte durch den bedrohlichen Himmel verstärkt. Die Art, in der er gemalt wurde, verrät die mangelnde Erfahrung van Goghs: Er wandte eine Methode der Höhung an, die ansonsten bei der Darstellung weißbekrönter Wellen üblich ist. Die unheilverkündende Wirkung des Himmels war vielleicht gar nicht beabsichtigt, denn van Gogh versuchte den Einbruch der Dämmerung an einem Abend zu Frühlingsanfang einzufangen. Die Erlen am Weg sind noch nicht ganz belaubt, die Knospen sind durch Tupfen weißen Pigments angedeutet.[5] Jedenfalls ist die Zeichnung ein bezwingendes Werk das – wie man es von einem begabten Autodidakten erwarten möchte –, einen von der holländischen Zeichentradition abweichenden Rang einnimmt. Es ist nicht nur originell und vielsagend, es ist auch rauh und kompromißlos.

RJtR

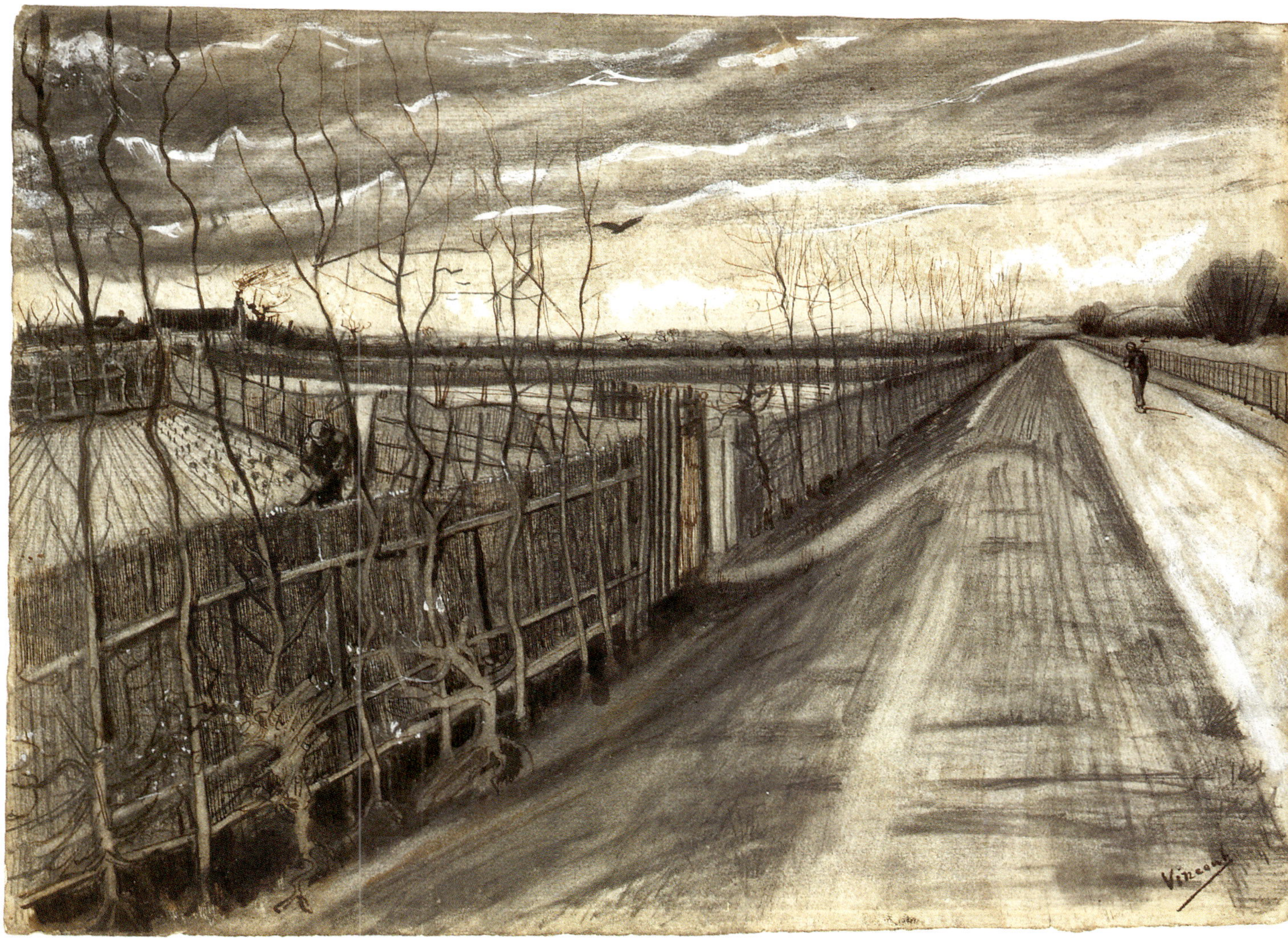
Vincent

VINCENT WILLEM VAN GOGH

Groot-Zundert 1853 - 1890 Auvers-sur-Oise

87 Feldweg mit Pappeln, 1885

Öl auf Leinwand, 78 x 98 cm.
Links unten: *Vincent*.

Rotterdam, Museum Boijmans Van Beuningen

(Inv. Nr. 1239)

LITERATUR
Ebbinge Wubben 1963, Kat. Nr. 1239; de la Faille 1970, Nr. 45; van Uitert, van Tilborgh u. van Heugten 1990, Kat. Nr. 12; van Gogh 1990, Bd. 3, Nr. 545, 548 und 549; Hulsker 1996, Nr. 959.

Angetrieben durch seinen Wunsch, seine eigene Persönlichkeit zu entdecken, und durch ein halbreligiöses Pflichtgefühl, entschied sich der 26jährige Vincent van Gogh, Sohn eines Brabanter Pastors, 1880 dafür, Künstler zu werden. Bis zu dieser Zeit hatte er verschiedene Arbeiten angenommen und sein Studium fürs Predigeramt abgebrochen. Während seiner Anfänge als Zeichner arbeitete er für einige Jahre in Den Haag und Drenthe, mit finanzieller Unterstützung seines Bruders Theo, der in Paris lebte. 1883 fühlte er sich wieder zur Familie hingezogen und wohnte ab Dezember bei seinen Eltern in Nuenen.

Während der Jahre in Nuenen, wo er bis 1885 blieb, kam Vincent zu der Überzeugung, daß er ein Maler des Volkes, besonders der armen Bauern und Weber von Brabant werden wollte. In Anbetracht seiner früheren Erfahrungen als Prediger unter Grubenarbeitern der Borinage können wir mit Sicherheit sagen, daß diese soziale Gesinnung in nicht geringem Maß für seine Entscheidung verantwortlich war. Seine frühesten Zeichnungen von 1880 waren Studien nach Gemälden des französischen Bauernmalers Jean-François Millet, und er bat Theo, ihm Reproduktionen von Millets Werk zuzusenden.[1] Im April 1885, als er den geplanten Weg eingeschlagen hatte, vollendete Vincent sein erstes Meisterwerk, *Die Kartoffelesser* (Amsterdam, Van Gogh Museum).[2] Innerhalb eines Monats entstanden zwei Gemälde, die das bäuerliche Leben illustrieren: *Friedhof auf dem Land mit altem Kirchturm* und *Die Hütte*.[3] Schließlich malte er im Oktober und November, kurz vor seiner Abreise nach Antwerpen und später Paris, eine Reihe von Herbstlandschaften in der Gegend von Nuenen, von denen dieser *Feldweg mit Pappeln* die letzte war.

Ein Besuch im Rijksmuseum stand zweifellos im Zusammenhang mit van Goghs Interesse am Malen der holländischen Landschaft.[4] Wie wir aber aus seinen Briefen wissen, konzentrierte sich seine Aufmerksamkeit in diesem Herbst – es sollte der letzte in seinem Geburtsland sein – auf die Farbe. *Du wirst bald zwei Studien von Herbstlaub erhalten, die eine in Gelb (Pappeln), die andere in Orange (Eiche). Ich bin von den Gesetzen der Farbe zutiefst besessen*, schrieb er seinem Bruder Anfang November.[5] In diesem Licht gesehen, kann *Fußweg mit Pappeln*, ein Werk, das van Gogh selbst etwas nüchtern als *Ansicht eines Dorfes hinter einer Pappelreihe* beschrieb, als eine Studie der Tonalität und der Farbe gelten.[6]

Bekanntlich riet Theo seinem Bruder dringend, mehr Farbe in seine im allgemeinen düstere Palette zu bringen, wenn er mit den französischen Impressionisten mithalten wolle. Aber selbst wenn sich der Künstler diesen Rat unmittelbar zu Herzen genommen hätte, wäre es extrem schwierig gewesen, ihn zu befolgen, wenn man bedenkt, daß er das Schaffen seiner französischen Zeitgenossen nur durch Schwarzweiß-Reproduktionen und aus der Literatur kannte.[7] Alles in allem scheint er mit *Fußweg mit Pappeln* zufrieden gewesen zu sein. In seiner darauffolgenden Mitteilung aus Nuenen deutete er an, daß Theo das Werk gefallen werde, und er fügte eine kleine Skizze mit einer Erläuterung bei: *Der Horizont ist ein dunkler Streifen gegen einen hellen Streifen aus Weiß und Blau. In diesem dunklen Steifen tauchen Flecken von roter, bläulicher und grüner oder brauner Farbe auf, die die Silhouette der Dächer und Obstgärten andeuten, während das Feld grün ist. Weiter oben ist der Himmel grau, und die schwarzen Baumstämme und gelben Blätter heben sich von ihm ab. Der Vordergrund ist völlig mit gelbem Laub bedeckt, darin 2 schwarze und eine blaue Figur. Rechts der Stamm einer Birke, weiß & schwarz, und ein grüner Stamm mit rotbraunen Blättern.*[8]
Es gelang van Gogh nicht, seine Herbstlandschaft vor seiner Abreise abzuschicken. So nahm er *Fußweg mit Pappeln*, sein letztes Souvenir aus Holland, mit nach Antwerpen, wo er es zu verkaufen versuchte. Er hatte kein Glück, und so landete das Bild doch bei seinem Bruder Theo in Paris. Als Theos Nachlaß 1903 geregelt wurde, wurde es von einigen Rotterdamer Kunstmäzenen erworben, die es dem Museum Boijmans Van Beuningen schenkten. So wurde ein Hauptgemälde aus der frühen Malperiode van Goghs das erste Werk des Künstlers, das den Weg in eine öffentliche Sammlung in den Niederlanden fand.[9] WL

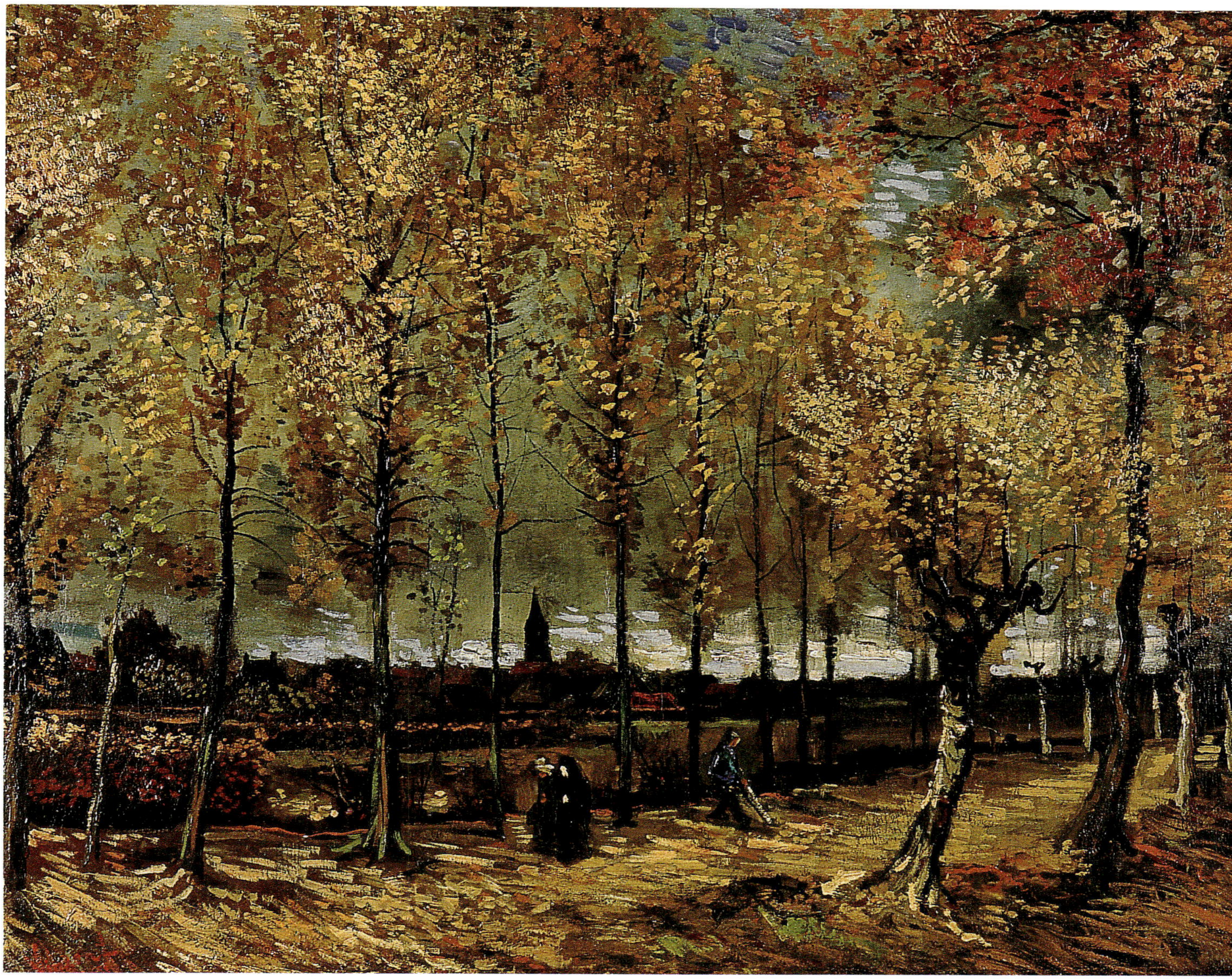

ANTHONIJ MAUVE

Zaandam 1838 - 1888 Arnhem

88 Das Marschland, 1885

Öl auf Leinwand, 60 x 90 cm.
Rechts unten: *A. Mauve f.*

Amsterdam, Rijksmuseum

(Inv. Nr. Sk-A-2523)

LITERATUR

Engel 1967, Nr. 111; van Thiel u.a. 1976, S. 371; de Leeuw, Sillevis u. Dumas 1983, S. 252, Kat. Nr. 104; Loos u. Jansen 1995, S. 64, Kat. Nr. 23.

Mauve besuchte Laren erstmals 1882. Er war von der kleinen ländlich geprägten Stadt im Gooi sehr angetan und kehrte der Betriebsamkeit Den Haags, wo er seit 1871 lebte, 1885 den Rücken zu, um sich in Laren niederzulassen. Im letzten Jahr seines kurzen Lebens zog er nach Arnhem. Obwohl er nur drei Jahre lang in Laren wohnte, gilt er zu Recht als „Herz und Seele" der Künstlergruppe, die als Schule von Laren bekannt wurde.[1] Tatsächlich wurden nach seinem Tod der sandige Boden, das Heideland und die für dieses Gebiet so charakteristischen Farben als „das Land Mauves" bezeichnet.[2]

Wenn er sich auch in seiner Larener Periode hauptsächlich als Maler von Schafen einen Namen gemacht hatte (vgl. Kat. Nr. 89), so beschäftigte er sich doch auch mit anderen Gattungen. Schon früh hatte er sich auf Pferde und Kühe spezialisiert, später kamen Polderlandschaften, Strandansichten und landwirtschaftliche Szenen hinzu. *Das Marschland* muß während Mauves erstem Jahr im Gooi entstanden sein.[3] Es ist ihm brillant gelungen, die dunstige Atmosphäre einer sumpfartigen Gegend im blassen Sonnenlicht einzufangen. Einige auffliegende Vögel heben sich vom Himmel ab. Die ganze Szenerie hat etwas Melancholisches, lebt aber auch von einem ausgeprägten Sinn für die Einheit mit der Natur.

Bekanntlich litt Mauve unter starken Depressionen im Wechsel mit manischen Zuständen, die sich auf seine künstlerische Arbeit äußerst fruchtbar auswirkten.[4] Zwar ist man versucht, diese Wiedergabe der öden Marschlandschaft als Widerspiegelung des inneren Aufruhrs des Künstlers zu betrachten; es gibt aber keinen Beweis, der eine solche psychologische Interpretation stützt. Dennoch wird man an van Goghs *Kornfeld mit Kühen* von 1890 erinnert, das letzte Gemälde, das van Gogh vor seinem Suizid ausführte.[5] Während aber in van Goghs Bild die Trostlosigkeit greifbar scheint, wird *Das Marschland* von der Liebe des Künstlers für die Landschaft und von der Stimmung dominiert, die durch die fahle silbergraue Feuchtigkeit hervorgerufen wird. In einem Brief von 1882 an seinen Bruder Theo bezieht sich van Gogh auf die Kämpfe seines Cousins und Lehrers: *Ich glaube, er versieht jedes Gemälde und jede Zeichnung mit einem kleinen Stück seines Lebens. Manchmal ist er hundemüde, und vor kurzem sagte er: Ich werde überhaupt nicht kräftiger. Und wer ihn in jenem Moment ansah, kann kaum den Ausdruck auf seinem Gesicht vergessen.*[6] WL

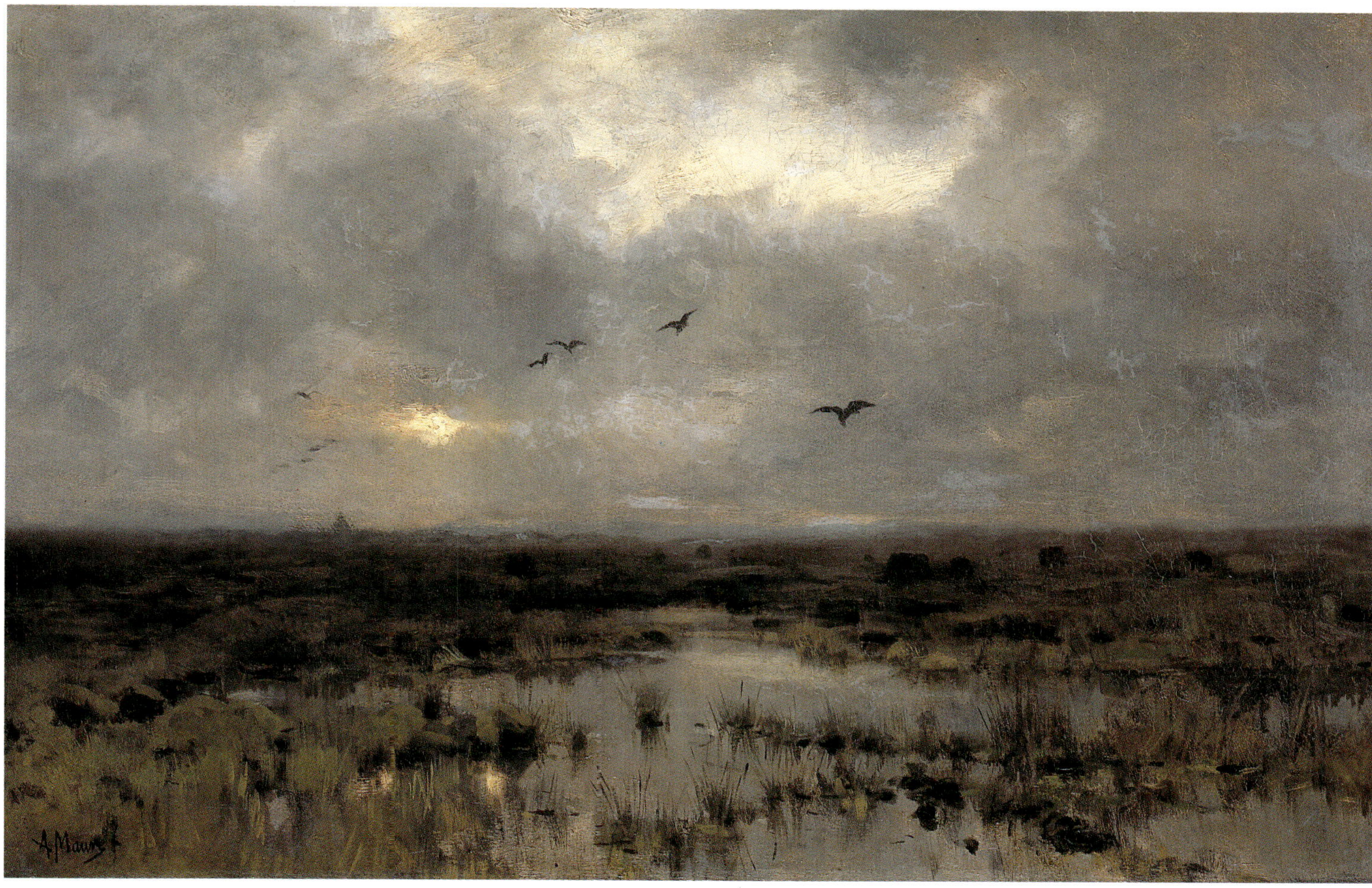

ANTHONIJ MAUVE

Zaandam 1838 - 1888 Arnhem

89 Das Umsetzen der Schafe auf der Weide, um 1887

Öl auf Leinwand, 39 x 126 cm.
Links unten: *A. Mauve f.*

Cincinnati/Ohio, Taft Museum

(Inv. Nr. 1931.457)

LITERATUR
Murray 1995, S. 276f.

Einer der Hauptgründe, die den „Schafmaler" Anton Mauve dazu bewogen, in das unverdorbene Dorf Laren in Gooiland zu ziehen, war das Verschwinden vieler Schafherden aus der Umgebung von Den Haag.[1] Jozef Israëls (Abb. 112), der Nestor der Haager Schule, hatte seine Aufmerksamkeit auf dieses malerische Bauern- und Weberdorf gelenkt. Wenn Mauve hier auch nur drei Jahre lang lebte – von 1885 bis kurz vor seinem Tod 1888 –, so war seine Larener Schaffenszeit doch außerordentlich produktiv. Gemälde von Szenen aus dem Gooi und von Schafherden auf der Heide brachten ihm nationales und internationales Ansehen (vgl. Kat. Nr. 88). Und Mauve verhalf dazu, eine Künstlerkolonie in Laren zu gründen, die dem Kunsthandel einen Impuls verlieh.

Laut Mauves Biograph Engel war seine Larener Zeit gekennzeichnet durch intensive Naturstudien – teilweise infolge seiner Schwermut, die ihn in den letzten Lebensjahren heimsuchte.[2] Stücke aus dieser Periode spiegeln auch ein tiefes Interesse für das Werk seines französischen Kollegen, Jean-François Millet wider (Abb. 110). Zur Zeit Mauves genossen die ländlichen Zeichnungen und Gemälde dieses Barbizon-Künstlers bei holländischen Sammlern und Landschaftskünstlern große Popularität: Vincent van Gogh nannte ihn sogar seinen „geistigen Vater".[3] Die Ähnlichkeit von Millets und Mauves Darstellungen beschränkt sich auf Szenen von Herden und einem Schäfer oder einer Schäferin unter Bäumen oder auf Schafe am Waldrand mit Blick durch die Bäume. Ein gutes Beispiel für den Einfluß Millets ist *Schäferin mit Schafherde* (Abb. 89a).

Ein Gegenstück zu diesen fast traulichen Szenen mit Schafen im Pferch oder im Freien unter Bäumen bildet eine Serie monumentaler Gemälde mit Schafen, die in den achtziger Jahren entstand und die amerikanische Sammler als „sheep coming" und „sheep going" bezeichnen: *Rückkehr der Herde* (Philadelphia, Philadelphia Museum of Art), *Heide bei Laren* (Amsterdam, Rijksmuseum) und sein angeblich letztes Gemälde *Schafherde mit Schäfer im Schnee* (Den Haag, Gemeentemuseum).[4] Das Werk, das wir vor uns haben, *Das Umsetzen der Schafe auf der Weide*, gehört zur selben Kategorie: Herden kommen dem Betrachter entgegen oder werden von hinten gesehen, während sie unter den wachsamen Augen von Gijs, einem alten Schäfer, den Mauve auf verschiedenen Gemälden porträtierte, in Richtung Horizont wandern.[5]

Einige der ehrgeizigeren Arbeiten der Larener Zeit erfreuten sich in den Vereinigten Staaten und in Großbritannien großer Beliebtheit; einige wurden sogar von Händlern noch vor ihrer Vollendung weggeschnappt. Von Mauve wird berichtet, er habe der englischen Firma Arnold & Tripp versprochen, zwölf Gemälde innerhalb von drei Wochen zu liefern; der Haager Kunsthändler Tersteeg (der Goupil in Paris vertrat) nam ihm oft unfertige Bilder weg, um sie zukünftigen Käufern zu zeigen, und gab sie Mauve zur Vollendung zurück.[6] *Das Umsetzen der Schafe* entstand in den späteren Lebensjahren des Künstlers und wurde 1904 von dem amerikanischen Ehepaar Charles Phelps und Anna Sinton Taft (den Gründern des Taft Museums) als Teil ihrer großen Sammlung über die New Yorker Händler Scott & Fowles erworben.[7] Bis dahin war das Gemälde Teil einer anderen amerikanischen Privatsammlung.

Wegen des Porträts des Schäfers Gijs und der Art der Landschaft wissen wir, daß die Szene in der Gegend um Laren angesiedelt ist. Im Gegensatz zu den etwas kahlen Dünen von Den Haag, die Mauve in den frühen achtziger Jahren malte, ist der sandige Boden des Gooi mit Sträuchern und Baumgruppen bedeckt.

Wiederum gab Mauve hier „sheep going" wieder – mit allen charakteristischen Einzelheiten; eng beieinanderstehend bilden sie eine einzige wollige Masse, wobei nur zwei Tiere aus der Hauptgruppe heraustreten. In Anbetracht der Schatten, die die Schafe auf dem gelbgrauen, sandigen Pfad werfen, ist es früher Nachmittag. Der Schäfer, der neben seiner Herde geht, setzt der überwiegend flachen Landschaft ein energisches vertikales Element entgegen; das durchdringende Himmelsblau trifft mit der strengen Linie des Horizontes zusammen und erhöht auf harmonische Weise die kompositionelle Spannung des Ganzen. WL

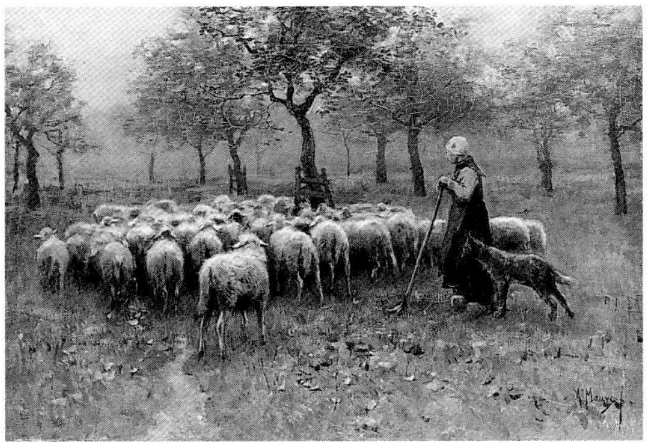

Abb. 89a
Anthonij Mauve, *Schäferin mit Schafherde*, um 1886;
Öl auf Leinwand, 54 x 82 cm; Amsterdam, Rijksmuseum.

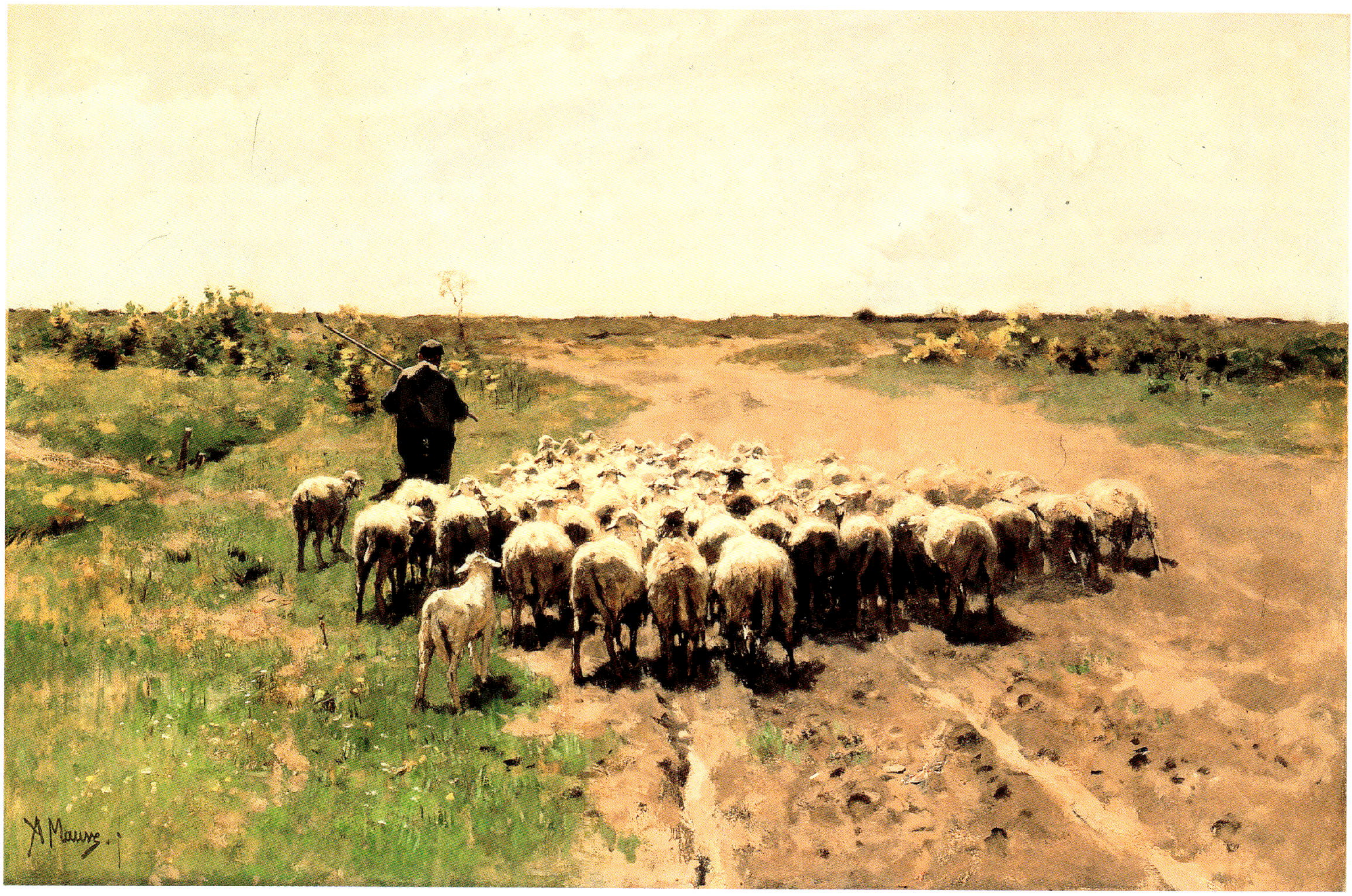
A Mauve

PAUL JOSEPH CONSTANTIN GABRIËL

Amsterdam 1828 - 1903 Scheveningen

90 Zug in der Landschaft – „Er kommt von weit her ...", um 1887

Öl auf Leinwand, 67 x 100 cm.
Links unten: *Gabriël f.*

Otterlo, Kröller-Müller Museum

(Inv. Nr. 162-07)

LITERATUR

Mols 1904, S. 161, 164f; Steenhoff 1906, S. 85f; Kröller-Müller 1925, S. 18 und 82f; de Gruyter 1965, S. 38 und Kat. Nr. 19; de Gruyter 1968/69, Bd. 1, S. 86f; Gribling u.a. 1970, Kat. Nr. 151; de Leeuw, Sillevis u. Dumas 1983, Kat. Nr. 25.

Obwohl Paul Gabriël allgemein als vollwertiges Mitglied der Haager Schule anerkannt ist, hatte er innerhalb der Gruppe eine etwas singuläre Position. Erstens unterscheidet sich sein Werk von dem der Meister der „grauen Schule" durch seine relativ leuchtende Palette, was auch seine monumentale Arbeit *„Im Monat Juli" – Windmühle an einer Wasserstraße im Polder* dokumentiert (Abb. 119). Überdies war er der letzte aller Haager Maler, der in Holland Beachtung fand; erst nach seinem Tod 1903 gewann sein Œuvre die verdiente Anerkennung.[1] Daß das Publikum mit seinem Werk nicht vertraut war, kann kaum daran liegen, daß er jahrelang in Brüssel lebte (1860–1884), denn seine typisch holländischen Landschaften wurden zu dieser Zeit regelmäßig auf den Ausstellungen lebender Meister präsentiert.

Die dunstige Polderlandschaft, die wir hier sehen, wurde 1887 unter dem Titel *„Er kommt von weit her ..."* eingereicht.[2] Es ist bemerkenswert, daß Gabriël einen Zug als sein Objekt wählte, denn das Schienennetz wurde zwar nach 1839 rasch erweitert, aber Züge gehörten nicht zu den bevorzugten Motiven der holländischen Künstler.[3] Auch auf internationaler Ebene war das Interesse für die Darstellung von Zügen immer minimal – mit Ausnahme der vorzüglichen Bilder französischer und englischer Künstler wie Monet, Manet und Turner.[4]

Grundsätzlich wurde Gabriëls *Zug in der Landschaft* gut aufgenommen; in einer Besprechung der Haager Ausstellung 1887 bezeichnete ein Kritiker das Gemälde als *ein gutes Beispiel für den diesig-verschwommenen Malstil des Meisters.*[5] Jahre danach, 1904, gab auch Albert Plasschaert ein günstiges Urteil über das Gemälde ab, auch wenn er den Titel unglücklich fand. Am meisten bewunderte er die Fähigkeit Gabriëls, trotz der nebligen Atmosphäre die Form und die *ursprüngliche kühle Linie* zu bewahren, und bezeichnete das ganze Werk als *solide und klar konstruiert.*[5]

Die präzise Konstruktion, die Plasschaert so bewunderte, wurzelt vor allem in der Tatsache, daß Gabriël die Zentralperspektive wählte und die Wasserstraße so plazierte, daß sie die Landschaft scheinbar dreiteilt. Die Reihe der Telegraphenmasten lenkt den Blick des Betrachters auf den Zug und verstärkt die Feinheit, mit der sich die Rauchwolke der Lokomotive in der nebligen Atmosphäre des Polder auflöst.

Wir wissen, daß diese von Zugschienen durchschnittene Polderlandschaft auf einer Zeichnung nach der Natur basiert, die die Anmerkung *Broeksloot, am 5. November 1886* trägt (Abb. 90a). Der Beitrag Gabriëls zur Ausstellung der Utrechter Künstlergesellschaft „Kunstliefde" war im selben Jahr *Broeksloot nahe Voorburg*; leider ist nicht bekannt, ob diese Arbeit ein Gemälde, Aquarell oder eine Zeichnung war.[7]

MvH

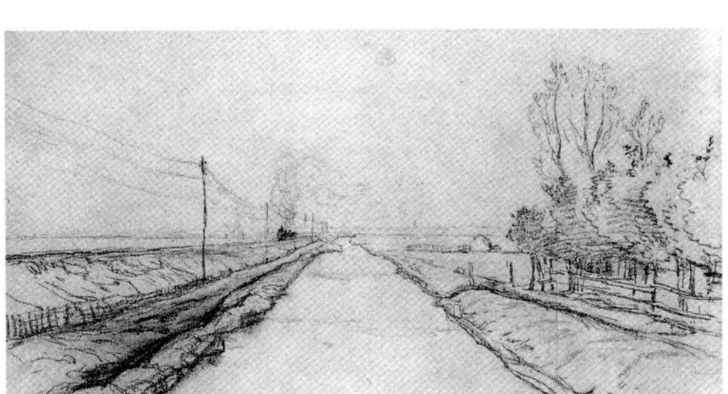

Abb. 90a
Paul Joseph Constantin Gabriël,
Broeksloot, am 5. November 1886; schwarze Kreide auf Papier, 31 x 55 cm; Verbleib unbekannt.

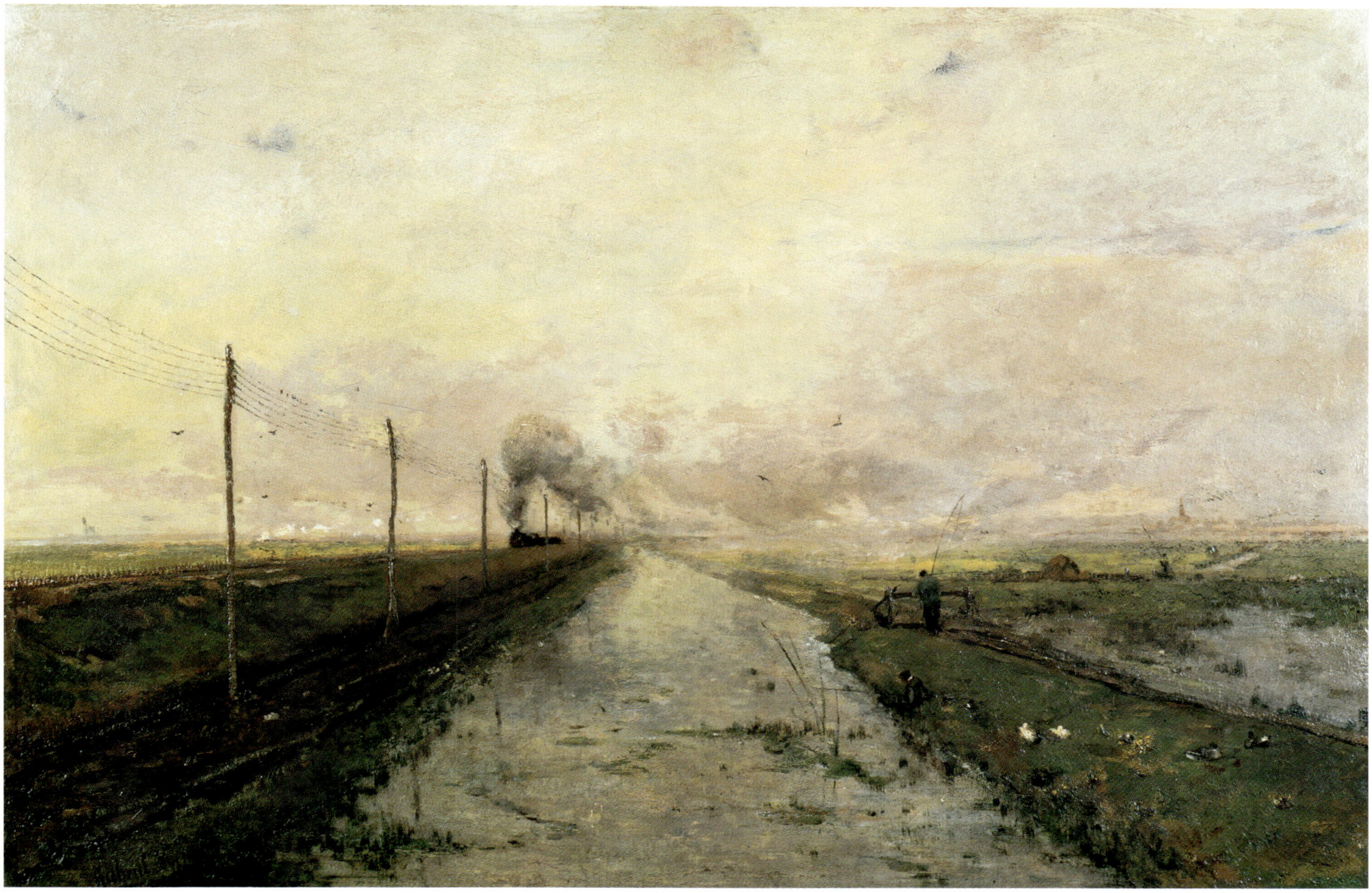

PAUL JOSEPH CONSTANTIN GABRIËL

Amsterdam 1828 - 1903 Scheveningen

91 Der Kampener Torfstich - Das Zwijnsleger bei Grafhorst, um 1889

Öl auf Leinwand, 90 x 150 cm.
Links unten: P.J.C. *Gabriël fc.*

Den Haag, Haags Gemeentemuseum

(Inv. Nr. 2-1890)

LITERATUR
De Gruyter 1968/69, Bd. 1, S. 86; Wagner 1974, S. 55–57; Kolks u. Niermeyer 1980, S. 124 und Kat. Nr. 40; de Leeuw, Sillevis u. Dumas 1983, Kat. Nr. 27; Sillevis, Dorn u. Kraan 1988, Kat. Nr. 16.

Von anderen Zeichnungen, Aquarellen (vgl. Kat. Nr. 82) und Gemälden, die das Motiv Torfstechen bei Kampen aufgreifen, wissen wir, daß Paul Gabriël zehn Jahre vor Entstehen dieses Werkes das große Torfmoor in der Provinz Overijssel, das als Zwijnsleger bekannt ist, besuchte.[1] Gabriël entdeckte das Torfstechen im Zwijnsleger während einem seiner Ausflüge in der Gegend um Kampen, wo er oft bei den Eltern seines Schülers Willem Bastiaan Tholen* wohnte. Die zwei Künstler zogen in einem geliehenen Boot los, um die ausgehobenen Seen und Teiche zu erkunden und um die so geschaffene künstliche Landschaft zu malen (Abb. 91a).[2] Seit Jahrzehnten hatten die Ortsansässigen von Flachbooten aus nach Torf gegraben oder, wo das Wasser zu seicht war, von Holzplateaus, an denen treibenden Tonnen festgemacht waren.

Dieses Bild zeigt sowohl die Boote als auch die Plateaus.[3] Links vorne sehen wir einen flachen Behälter, in dem der Torf verwahrt wird, während sich rechts, über den Torfstechern, einige Arbeiterhütten befinden.[4] Am Horizont wird der Panoramablick auf die Landschaft nur durch Pfähle, Zelte und ein paar Windmühlen, die sich gegen den Himmel abheben, durchbrochen.

Obwohl Gabriël mehrere Versionen von *Der Kampener Torfstich* schuf, gelang es ihm, dieser monumentalen Landschaft – die zweifellos im Atelier mit Hilfe von Studien ausgeführt wurde – die Frische und Natürlichkeit eines ersten Kennenlernens zu verleihen. Sein Œuvre umfaßt andere Motive, die immer wieder erscheinen, wie Windmühlen und Nistkörbe von Enten.

Der Kampener Torfstich zeigt einen breiten, flinken Pinselduktus, und die zarte Atmosphäre, die die Szene beherrscht, wird dadurch betont, daß die Farbe an manchen Stellen so dünn aufgetragen wurde, daß die Leinwand durchschimmert.

Wahrscheinlich war diese Version Gabriëls Beitrag für die Pariser Ausstellung 1889 und für die Ausstellung lebender Meister in Den Haag im darauffolgenden Jahr.[5] Eigenartigerweise wurde das Gemälde in Den Haag von der Kritik des *De Portefeuille* ziemlich negativ, sogar zynisch aufgenommen: *Als Produkt der Kunstindustrie ist die Nummer 126, „Der Kampener Torfstich", mit seinem Preis von 3000 Gulden nahezu das wertvollste Stück der Ausstellung und bietet im Gegenzug sämtliche Qualitäten teurer, maßgefertigter Ware. Das Werk ist erbarmungslos hart, hart wie ein Stahlschrank und so unverschämt eisern-kalt, daß ein Mensch dieser Erde ein tränenreiches „famos, auf Ehre" zischen muß.*[6]

Dennoch fand dieses Hauptgemälde unbestreitbar Gefallen beim Publikum: Im selben Jahr wurde es von einer Gesellschaft, die sich für die Einrichtung eines Museums für moderne Kunst in Den Haag einsetzte, erworben und schließlich dem Gemeentemuseum in Den Haag geschenkt.[7] Es war nicht das einzige Werk Gabriëls, das den Weg in eine öffentliche Sammlung fand; im Jahr zuvor war das farbenprächtige Gemälde *Im Monat Juli* (Abb. 119) vom Rijksmuseum in Amsterdam erworben worden.[8]

MvH

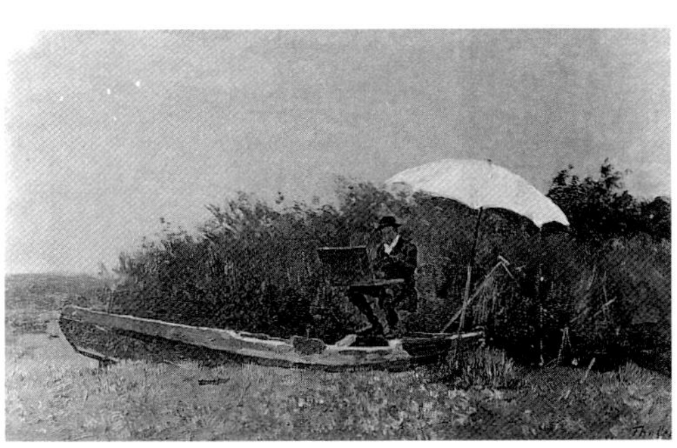

Abb. 91a
Willem Bastiaan Tholen (1860–1931), *Paul Gabriël malend in einem Boot*, 1882; Öl auf Leinwand, 29,5 x 50 cm; Rotterdam, Museum Boijmans Van Beuningen, Sammlung Van der Vorm.

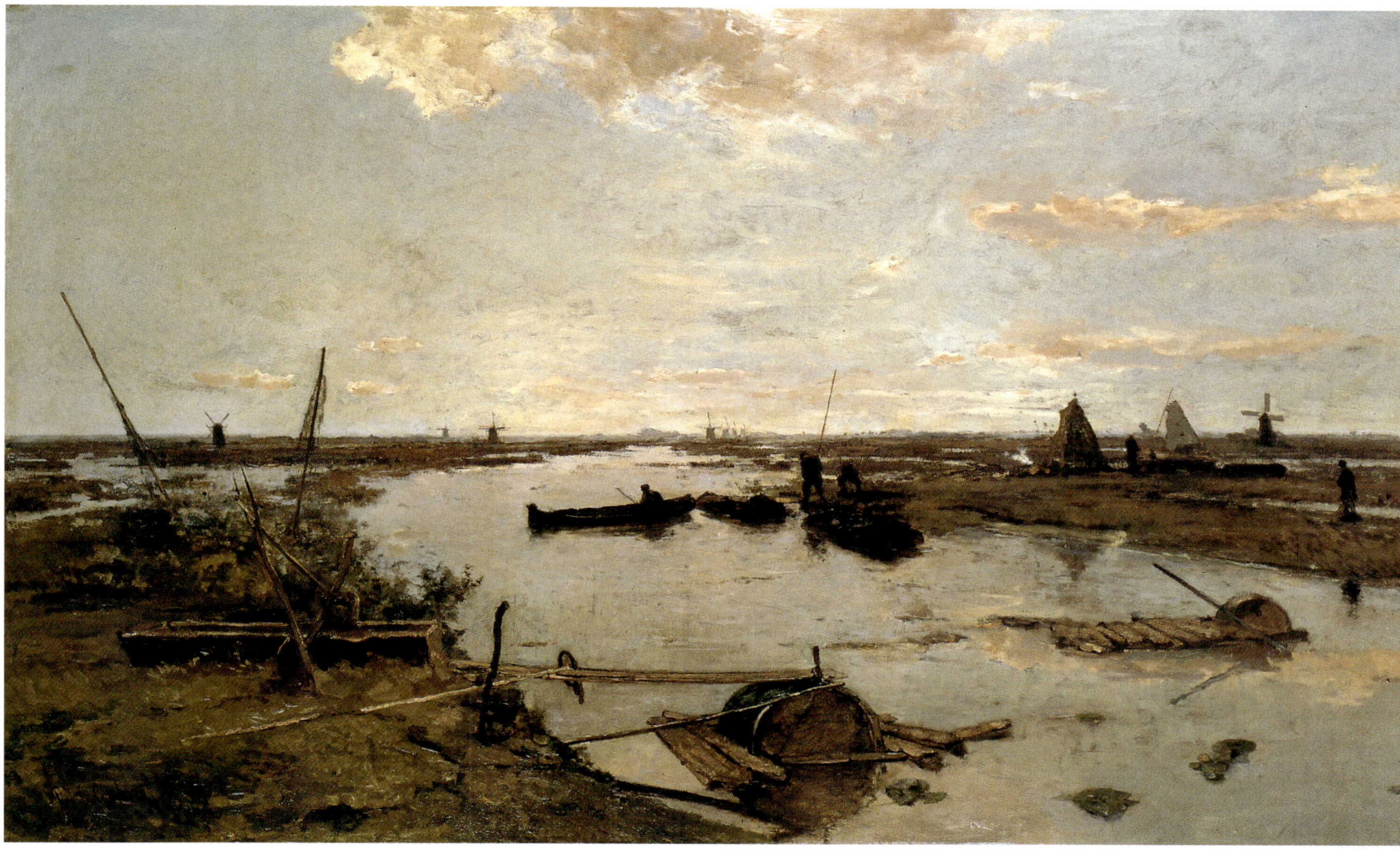

Groot-Zundert 1853 - 1890 Auvers-sur-Oise

92 Feld mit Schwertlilien, 1888

Öl auf Leinwand, 54 x 65 cm.

Amsterdam, Van Gogh Museum, Vincent van Gogh Stiftung

(Inv. Nr. S37-V/1962)

LITERATUR

De la Faille 1970, Nr. 409; van Gogh 1990, Bd. 3, Nr. 611; Hulsker 1996, S. 316 und 321, Nr. 1416.

Ich arbeite wie besessen, denn die Bäume stehen in Blüte, und ich möchte einen wild-heiteren provençalischen Obstgarten malen, schrieb van Gogh etwa am 2. April 1888 in einem Brief aus Arles an Theo.[1] Er war im Februar, nach zweijährigem Aufenthalt in Paris, in der kleinen Stadt in Südfrankreich angekommen. Physisch und psychisch war er ein gebrochener Mann, „beinahe ein Alkoholiker", wie er selbst sagte.[2] Das Klima und die herrliche Gegend übten auf den erschöpften Künstler eine heilsame Wirkung aus; er fühlte sich bald besser und begann das Leben von einer fröhlicheren Seite zu betrachten. In den allerersten Monaten seines Aufenthalts malte er das Meisterwerk *Die Brücke von Langlois* (Otterlo, Rijksmuseum Kröller-Müller).[3] Nach Vollendung eines weiteren Gemäldes mit demselben Thema fing er im März und April mit seiner Serie blühender Obstgärten an, einschließlich *Souvenir de Mauve*, eine Hommage an seinen ersten Lehrer und Verwandten.[4]

Unterdessen hatten sich die häuslichen Umstände van Goghs geändert. Da er in seinem Gasthaus nicht glücklich war, zog er in eine andere Unterkunft. Es gab Streitigkeiten wegen der Rechnung. Anfang Mai hatte er auch eine Wohnung gemietet (das „gelbe Haus"), die er mangels Mobiliar nicht bewohnen konnte, aber als Atelier benutzte.[5] Sobald seine Angelegenheiten geregelt waren, konnte er sich völlig seiner Kunst widmen. Am 12. Mai, als die Natur um Arles in voller Blüte stand, schickte er an Theo einen begeisterten Brief mit einer kleinen Zeichnung (Abb. 92a): *Ich habe jetzt zwei Studien fertiggestellt* [...]. *Eine Wiese voller leuchtendgelber Butterblumen, einen Graben voller Schwertlilien mit grünen Blättern und violettfarbenen Blüten, im Hintergrund die Stadt, ein paar grüne Weiden, ein Streifen blauer Himmel. Wenn sie die Wiese nicht abmähen, würde ich diese Studie gerne überarbeiten. Das Motiv war so wunderschön, und ich hatte einige Mühe, die Komposition zustande zu bringen. Eine kleine Stadt von einem Feld gelber und violetter Blumen umgeben – weißt du, es ist gerade wie ein japanischer Traum.*[6] Es ist offensichtlich, daß sich die letzte Bemerkung auf *Feld mit Schwertlilien* bezieht.

Etwa eine Woche zuvor hatte van Gogh über zwei große Zeichnungen geschrieben, die er in Arbeit hatte.[7] Es ist anzunehmen, daß eine davon die öffentlichen Gärten vor seinem Haus zeigte, die andere eine blühende Wiese.[8] Vom Garten gibt es keine gemalte Fassung, aber *Feld mit Schwertlilien* kann als gemaltes Pendant der oben erwähnten Zeichnung gelten.

Während van Gogh sich mit dem Thema blühender Wiesen beschäftigte, experimentierte er zugleich mit einem neuen Medium, der Rohrfeder, mit der er die gezeichnete Version von *Feld mit Schwertlilien* anfertigte. Obwohl er diese Technik bereits in Holland ausprobiert hatte, konnte er in Arles an besseres Schilfrohr gelangen, und so machte er sich mit großer Begeisterung über seine Zeichnung her. Er entwickelte nicht nur eine beachtliche Virtuosität im Umgang mit dieser wiederentdeckten Technik, sondern änderte auch seinen Stil, wenn er mit der Rohrfeder zeichnete: Indem er ein Minimum an Strichen verwandte, erhielt er meisterhafte Ergebnisse. Der Verzicht auf überflüssige Details und die Betonung des linearen Effekts beeinflußten grundlegend die charakteristische zeichnerische Sprache der Gemälde, die während der nächsten Periode in Arles entstanden.[9]

Feld mit Schwertlilien ist eines der ersten Beispiele für den eigenen Malstil van Goghs. Eines der erstrangigen Kennzeichen dieses Stils war die Art, in der er die verschiedenen Ebenen und unterschiedlichen Materialien in Form von Linien, Streifen und Tupfen andeutete. Die schlanken Schwertlilien im Vordergrund entstanden mittels einer entschiedenen, starken Linie, während das Linienspiel dem Hintergrund zu gedrängter wird und schließlich pointillistisch endet. Es ist faszinierend, zu sehen, wie die Technik, die beim Himmel angewandt wurde, den Abschied von der Methode bedeutet, in der das übrige Gemälde entstand: Die Farbe wird zwar nach wie vor in kurzen Strichen aufgetragen, bildet aber nun ein Impasto, eine dicke Schicht.

Kurz nach Vollendung dieses Gemäldes mit der üppigen Blumenweide malte van Gogh noch etliche weitere Werke zum selben Thema. Am 19. Mai aber kündigte er an, daß er sich auf ein ganz neues Sujet konzentrieren wolle: Blumenstilleben.[10] WL

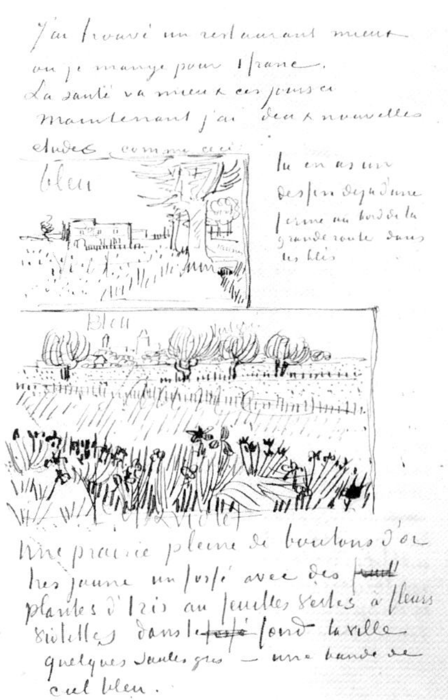

Abb. 92a
Vincent van Gogh, *Farm mit Getreidefeld an der Hauptstraße und Feld mit Blumen*, 1888; Feder in Schwarz, 102 x 106 mm; Zeichnung in einem Brief Vincents an Theo van Gogh vom 12. Mai 1888; Amsterdam, Van Gogh Museum, Vincent van Gogh-Stiftung.

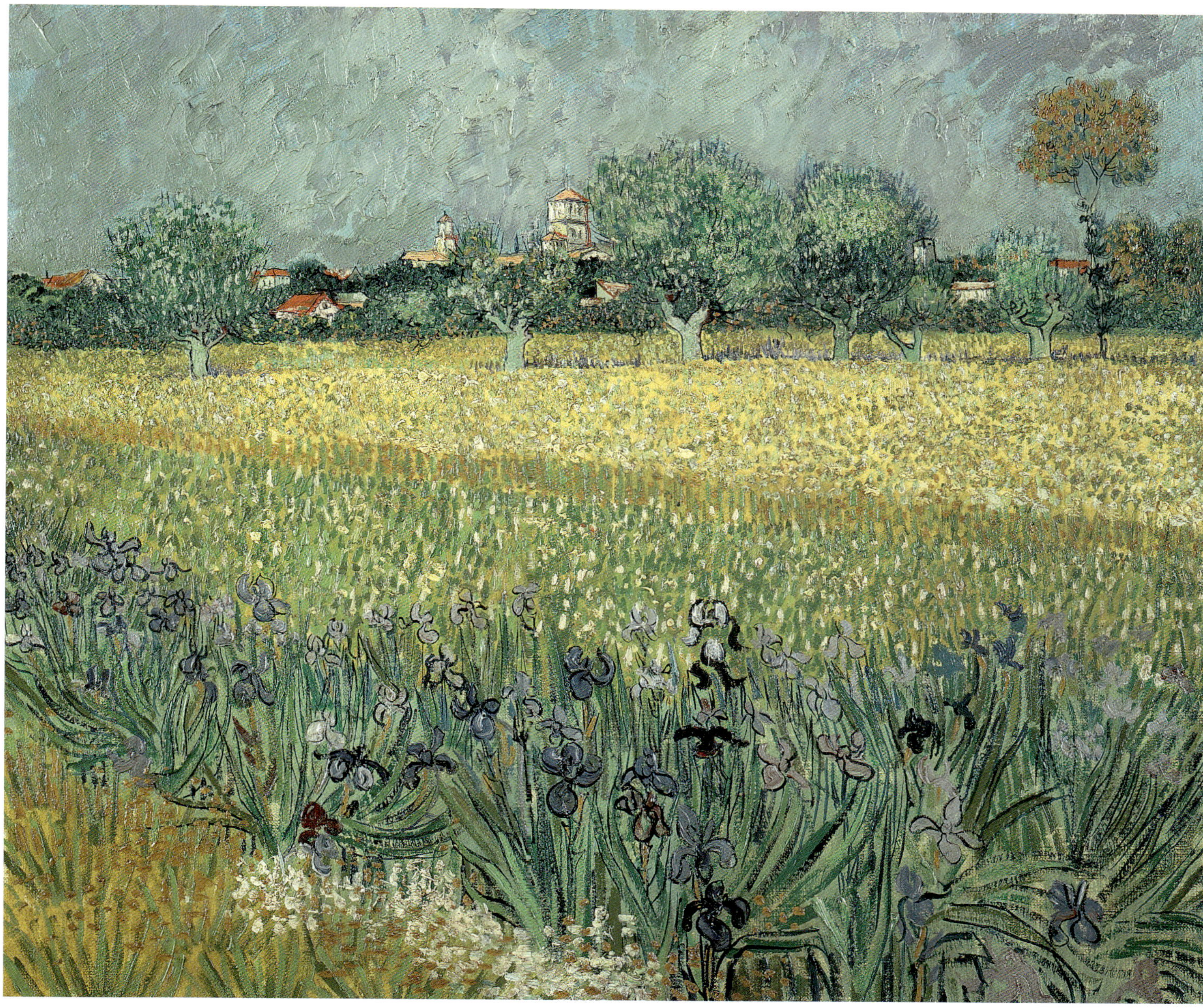

VINCENT WILLEM VAN GOGH

Groot-Zundert 1853 - 1890 Auvers-sur-Oise

93 Montmajour, 1888

Bleistift, Rohrfeder in Braun, Kielfeder in Schwarz, 475 x 590 mm.
Rechts unten: *Vincent.*

Amsterdam, Rijksmuseum, Rijksprentenkabinet

(Inv. Nr. RP-T-1962-65)

LITERATUR

Carroy 1962; Boon 1962; Pickvance 1984, Nr. 56; van der Wolk, Pickvance u. Pey 1990, S. 227; de la Faille 1992, Nr. 1446; Hulsker 1996, Nr. 1504.

Nach Streifzügen durch Holland und Paris ließ sich van Gogh am 20. Februar 1888 in Arles nieder. Er hoffte die dynamische Farbe zu finden, die er am Werk von Eugène Delacroix (1798–1863) und Adolphe Monticelli (1824–1886) so bewunderte. Er dachte auch, die Landschaft ähnele der von Japan, ein Land, dessen grafische Kunst in seinen Augen eine große Faszination barg. Obwohl die Malerei zu dieser Zeit Vincents bedeutendstes Ausdrucksmittel war, blieb das Zeichnen – hauptsächlich von Landschaften – weiterhin für ihn wichtig. Er fertigte auch Zeichnungen nach eigenen und fremden Werken an, manchmal in großem Format, öfter aber in Form kleiner Skizzen, die er seinen Briefen beilegte. Aus dieser Zeit stammt auch ein anderer Typus von Arbeiten, insbesondere die großen autonomen Zeichnungen wie *Montmajour*, das hier vorgestellt wird.[1] Viele dieser Werke wurden aus finanziellen Notlagen heraus geschaffen: Vincent konnte oft nicht malen, weil ihm das nötige Geld für die Materialien fehlte.[2]

Vincent zeichnete *Montmajour* möglicherweise am 9. Juli 1888; es gehört zu einer Serie von fünf Zeichnungen, die van Gogh innerhalb von einer Woche vollendete und an der er wie besessen arbeitete.[3] Mit einer sechsten Zeichnung, die nie ausgeführt wurde, bildeten sie eine Serie von „Gemälden auf Papier". Er hatte sich mit Leib und Seele diesen Arbeiten verschrieben, zumal er die Absicht hatte, sie an den Kunsthändler Thomas zu verkaufen – so würde der kranke Paul Gauguin (1848–1903) seine Schulden bezahlen und von Pont-Aven nach Arles reisen können, um sich dort zu erholen. Diese Zeichnungen veranlaßten Vincent, über einen weiteren Aspekt seiner Arbeit zu schreiben: *Ich wünschte, ich müßte mich beim Malen ebensowenig zurückhalten wie beim Umgang mit Feder und Papier. Weil ich befürchte, Farbe zu verschwenden, ruiniere ich oft eine gemalte Studie. Auf Papier – wenn es kein Brief ist, den ich schreibe, sondern wenn ich eine Zeichnung mache – funktioniert es fast immer: So viele Bogen Whatman sind gleich so viele Zeichnungen.*[4] Überdies trocknete ihm die Farbe zu langsam, als daß er die vollendeten Gemälde zum Verkauf direkt an Theo hätte schicken können. Auch wütete zu dieser Zeit ein Mistral, der es nicht zuließ, daß Vincent van Gogh im Freien arbeitete.[5]

Wie wir aus Briefen van Goghs wissen, gab es unter den fünf großen Zeichnungen zwei Blätter, die er dem hier gezeigten vorzog. Es handelt sich um Panoramen, die er von Montmajour aus gemacht hatte, darunter das Flachland – *das Beste, das ich jemals mit Feder gezeichnet habe* (Abb. 93a).[6] Jede der beiden Zeichnungen war nur kraft größter Anstrengungen vollendet worden. Jegliches Streben nach Effekten wurde vermieden, die Natur wurde in ihrer ganzen Einfachheit wiedergegeben. Und nicht zuletzt: *Es sieht nicht japanisch aus, aber dennoch ist es in Wirklichkeit das japanischste Werk, das ich je gemacht habe.*[7]

Als Zeichnung ist *Montmajour* eine faszinierende und höchst unkonventionelle Komposition mit einem klar erkennbaren japanischen Touch. Es ist allein schon interessant, daß wir nur einen kleinen Teil des wichtigsten Elementes im Bild sehen, die Ruine der Abtei Montmajour, und sogar diese ist noch halb hinter einem Felsen versteckt. Zusammen mit einer Aussicht über die Ebene von La Crau, einer der an Ruisdael erinnernden Zeichnungen, bietet es ein mehr oder weniger fortlaufendes Panorama.[8] Der konstante Maßstab beider Werke läßt vermuten, daß van Gogh einen Perspektivrahmen verwandte (vgl. Kat. Nr. 86). In *Montmajour* wurde die expressive lineare Technik, die von der Rohrfeder ermöglicht wurde, mittels wechselnder Tupfen, kurzer Linien und ungewöhnlich langer Linien, die Bleistiftstrichen ähneln, ausgeschöpft. [9] van Gogh hatte sich seit April 1888 immer öfter mit der Rohrfeder befaßt, nachdem er entdeckt hatte, daß sich das Schilfrohr aus der Gegend um Arles besonders gut zum Zeichnen eignete. In diesen Rohrfederzeichnungen bemühte er sich darum, den Stil japanischer Holzschnitte einzufangen.

Der Kunsthändler Thomas kaufte van Goghs Zeichnungen nicht. Gauguin kam am 23. Oktober 1888 in Arles an, reiste aber nach einer Reihe von Auseinandersetzungen und hitzigen Streitereien wahrscheinlich am 26. Dezember wieder ab. Vor seiner Abreise sorgten er und Theo dafür, daß Vincent – mehr tot als lebendig – in ein Hospital eingeliefert wurde, nachdem er sich einen Teil seines Ohres abgeschnitten hatte.[10]

RJtR

Abb. 93a
Vincent van Gogh, *La Crau von Montmajour aus*, 1888; Bleistift, Rohrfeder in Braun, Kielfeder in Schwarz, 49 x 61 cm; Amsterdam, Van Gogh Museum, Vincent van Gogh Stiftung.

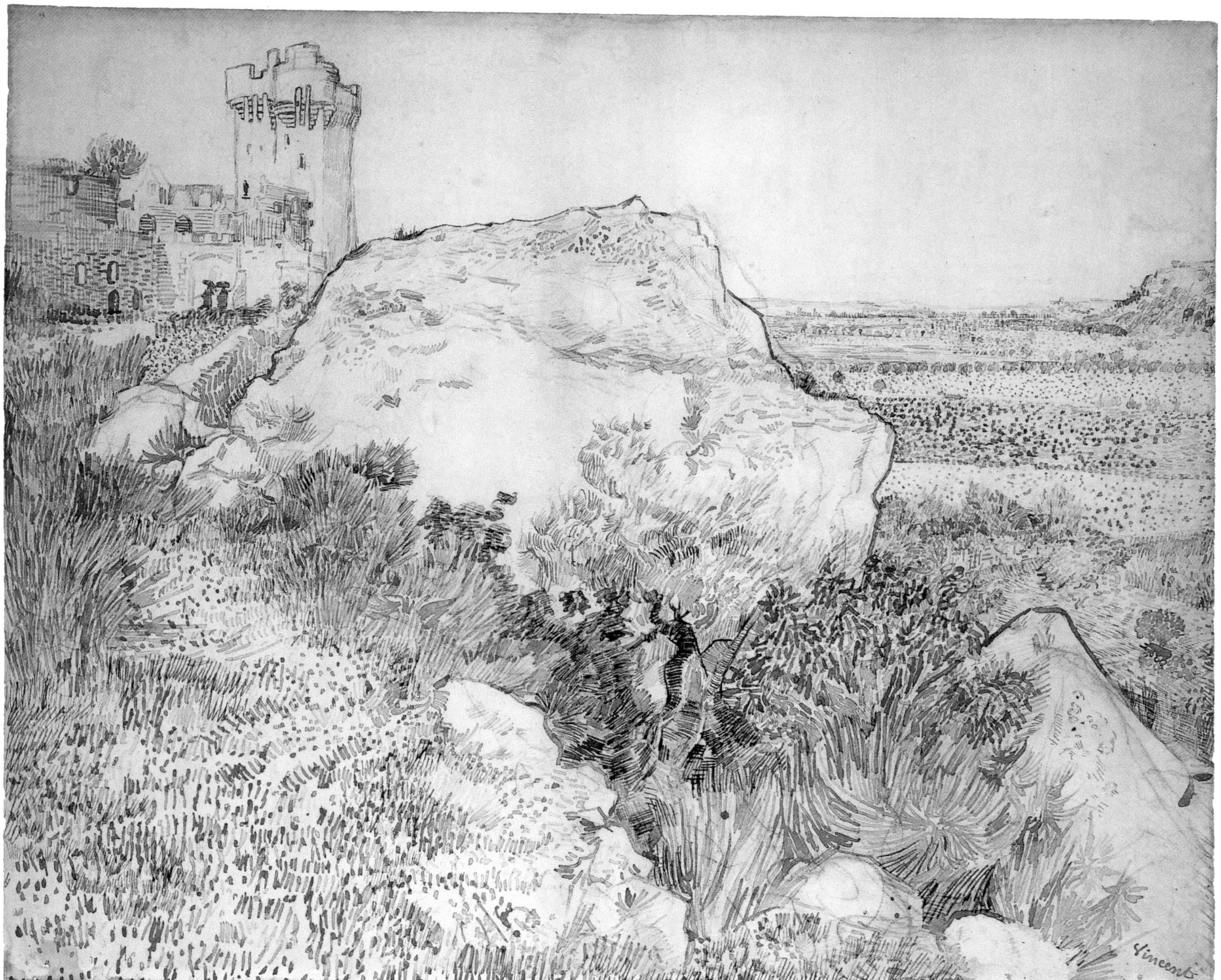

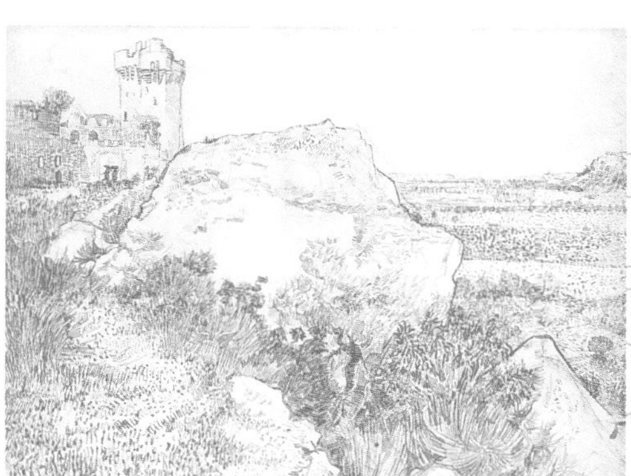

93

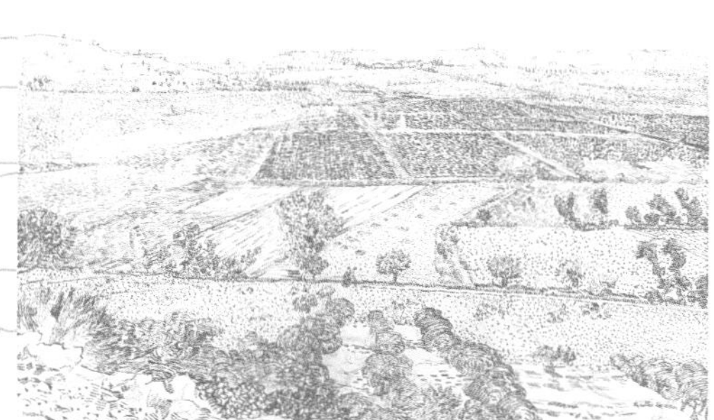

93a

JAN THEODOOR TOOROP

Poerworedjo (Java) 1858 - 1928 Den Haag

94 Broek in Waterland, 1889

Öl auf Leinwand, 66 x 76 cm.
Rechts unten: *Jan Toorop 89.*

San Antonio (Texas),
Walter F. Brown Sammlung

LITERATUR
Veth 1890/91, S. 476; Anonymus 1891, S. 226; Bremmer 1894; Zilcken 1898, S. 120f und 123; Marius 1920, S. 158f; Siebelhoff 1973, Bd. 1, S. 73, Bd. 2, S. 246, 250 und 252, Bd. 3, Kat. Nr. P.8902; Siebelhoff 1975, S. 89, 93–95 und 97; Joosten 1977, S. 578, 581f und 596; van Wezel 1985, S. 18f; Hefting 1989, S. 49 und 51; Bionda u. Blotkamp 1991, Kat. Nr. 137; Blotkamp u.a. 1994, S. 14, 80 und Kat. Nr. 219.

Jan Toorop kam 1882 in Brüssel an und schrieb sich an der Académie Royale des Beaux-Arts ein. Knapp zwei Jahre später lud man ihn ein, sich einer Gruppe von zwanzig jungen und innovativen Künstlern anzuschließen, die sich *Les Vingt* (*Les XX*) nannten. Sie veranstalteten Ausstellungen, Lesungen und Konzerte, die sich alle um die jüngsten Entwicklungen der Künste in Belgien und im Ausland drehten. Toorop war neuen Malschulen gegenüber sehr aufgeschlossen und nahm eine große Bandbreite moderner Techniken in sein Schaffen auf. Zwischen 1887 und 1891 wurde er durch das neoimpressionistische Werk von Georges Seurat (1859-1891) und Paul Signac (1863-1935) – das er bei einem Parisbesuch und auf Ausstellungen von *Les XX* kennengelernt hatte – zu pointillistischen Experimenten angeregt. Seine „getüpfelten" Landschaften und Figurenstücke basieren jedoch nicht auf der systematischen Anwendung wissenschaftlicher Farbanalysen.[1] Das Gemälde *Broek in Waterland* mit seiner entschiedenen Farbgebung entstand in Brüssel kurz nach einer kurzen Reise nach Nordholland im Februar 1989, die er mit seinem Freund, dem Dichter Emile Verhaeren, unternahm.[2] Im selben Jahr wurde das Gemälde auf der ersten Ausstellung von *Les XX* in Holland im Panoramagebouw in Amsterdam präsentiert.

Das holländische Publikum hatte auf dieser Amsterdamer Ausstellung 1889 auch erstmals die Gelegenheit, Werke im Stil des Pointillismus zu sehen.[3] Die Reaktionen waren sehr verschieden; einer der Kritiker gab dem Pointillismus, wie ihn Jan Toorop und Alfred Willy Finch (1854–1930) praktizierten, keine Zukunft: *Die Herren [...] malen nicht mit richtigen Pinselstrichen, sondern „tüpfeln" vielmehr die Farbe auf und konstruieren ihre Stücke aus durchdachten Reihen winziger Farbkleckse in verschiedenen Nuancen, die sie übereinanderschichten, so daß sie hinsichtlich der Technik wie Gobelins erscheinen. Aus der Ferne gesehen entsteht durch diese Methode tatsächlich eine bestimmte Wirkung, aber die Albernheit dieser Prozedur läßt einen das ganze verurteilen.*[4] Der Kritiker Jan Veth, der unter einem Pseudonym schrieb, urteilte positiver und bezog sich auf ein *kühnes und originelles Gemälde, das eine wahrhaft dauernde emotional geprägte Kunst vertrete, die durch tiefgreifende Harmonien charakterisiert sei.*[5]

Nicht lange, nachdem er *Broek in Waterland* vollendet hatte, widmete sich Toorop, dieser erstaunlich vielseitige Künstler, der Erforschung des Symbolismus, wandte sich aber um die Jahrhundertwende wieder der pointillistischen Technik zu. Sein expressiveres „divisionistisches" Schaffen aus dieser Periode hatte einen unabsehbaren Einfluß auf den Stil so aufstrebender moderner Künstler wie Jan Sluijters*, Piet Mondrian* und Leo Gestel*. MvH

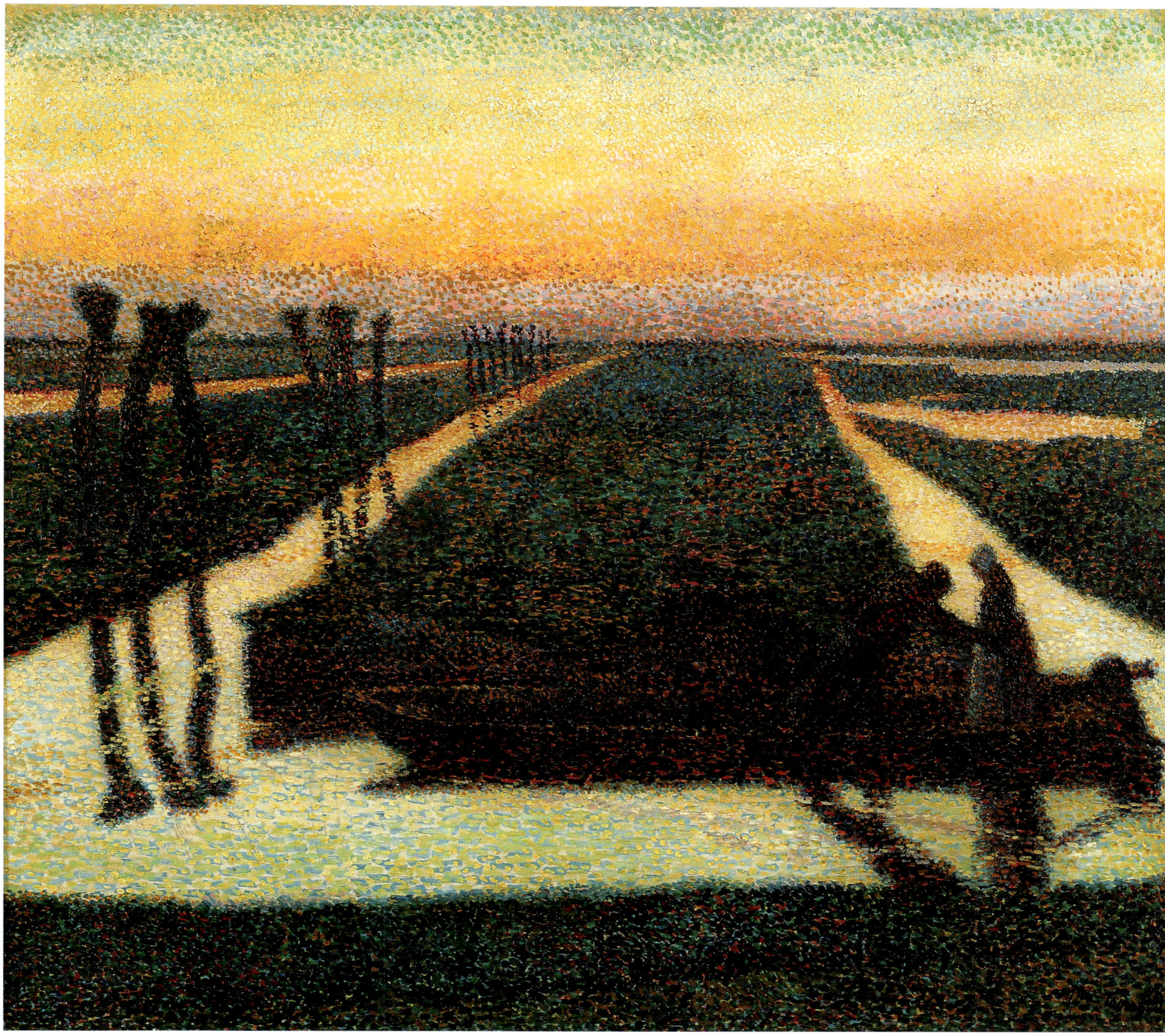

JAN HENDRIK WEISSENBRUCH

Den Haag 1824 - 1903 Den Haag

95 Zugbrücke bei Noorden, um 1890

Aquarell, über einer Bleistiftskizze, mit weißem Pigment gehöht, und Bleistift, einige Ausradierungen, 549 x 742 mm. Links unten: *J.H.Weissenbruch f.*

Amsterdam, Rijksmuseum, Rijksprentenkabinet

(Inv. Nr. Sk-A-2453)

LITERATUR

Van Thiel u.a. 1976, S. 280; Sillevis 1985, Kat. Nr. 58; Laanstra 1992, Kat. Nr. OA/52-3.

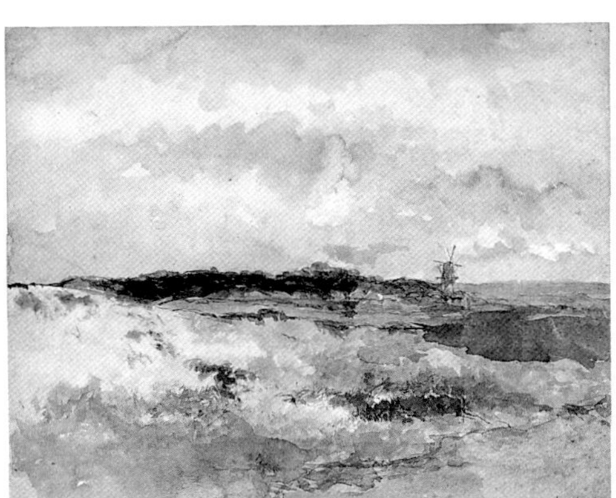

Abb. 95a
Johan Hendrik Weissenbruch, *Ansicht von Dekkersduin*; Aquarell über einer Skizze aus schwarzer Kreide, 267 x 330 mm. Amsterdam, Rijksmuseum, Rijksprentenkabinet.

Es gibt keinen holländischen Künstler im 19. Jahrhundert, über den die Zeitgenossen so viele Anekdoten und Sprüche aufgezeichnet haben wie über den freimütigen Jan Hendrik Weissenbruch. Alle diese Anekdoten sollten Weissenbruchs Kunst mit Hilfe seiner Persönlichkeit und Arbeitsweise kennzeichnen.[1]

Weissenbruch war temperamentvoll und ein *übersprudelnder, ausgelassener und passionierter Redner*.[2] Als Persönlichkeit war er wie ein *Wirbelsturm*, und seine Kunst war ihm ähnlich. Er konnte *von einer herrlichen Lichtwirkung erregt sein oder von einem Himmel voller Wolken*. Seine Erklärungen waren wegen seiner knappen Diktion und prägnanten Erklärungen noch emphatischer. Das bekannteste seiner Zitate ist vielleicht das vom *„Kick" der Natur*. Nach den meisten Autoren war das jene Empfindung, die Weissenbruch haben mußte, bevor er ein Motiv als würdig betrachtete, in Form einer Skizze mit Kohle oder Kreide festgehalten und später im Atelier ausgearbeitet zu werden.[3]

Das Werk Weissenbruchs beeindruckt den Betrachter wegen seiner Frische und Lebendigkeit, aber anders, als man denken möchte, wurden seine Stücke nicht etwa ohne Anstrengungen innerhalb weniger Stunden geschaffen. Wenn der Künstler auch gerne sagte, der Rest würde an die richtige Stelle fliegen, wenn erst einmal die Wirkung seiner Wolken stimmte, so war er nie zufrieden: Jedes Werk war von akuten Geburtswehen begleitet.[4] Er änderte und besserte seine Aquarelle ständig nach, und manchmal änderte er ein Stück so oft, daß das Papier entzwei ging.[5]

In seinem Atelier war Weissenbruch von Arbeiten in verschiedenen Stadien der Vollendung umgeben. Auf dem Fußboden lagen immer Aquarelle verstreut. Mit einer einzigen Farbe auf der Palette ging er von einem Werk zum anderen und setzte allen einen Farbtupfer auf: beim einen war es die Wiese, bei einem anderen das Segel eines Bootes. Er beschrieb seine Methode gewöhnlich als die eines Arztes auf einer Krankenstation, der *jedem seiner Patienten nach Bedarf einen Löffel voll verabreicht*.[6] Einer anderen Version gemäß kurierte Weissenbruch ein Aquarell, das *so hoffnungslos blaß war*, und ein anderes, das an *Gelbsucht* litt.[7] Johan Gram hat als einziger bemerkt, daß auch Anton Mauve* die Metapher eines Doktors und seiner Patienten auf sich anwandte.[8]

Aber Weissenbruch war nie zufrieden, und er fuhr damit fort, sein Werk zu polieren, *weil er weiß, daß eine Zeichnung, an der er vielleicht schon jahrelang gearbeitet hat, in einem einzigen entscheidenden Moment vollendet sein wird.* Ganz plötzlich ist es soweit. *„Sie waren nur scheintot"*, sagt *Weissenbruch über diese Veteranen. „Ich weiß, wie man sie wiederbeleben kann: Wenn ich sie lange genug unter meinen Fittichen habe, ja, Donnerwetter noch mal, dann wird noch etwas aus ihnen."*[9] Ein Beispiel für diese Vorgehensweise ist wohl eine Ansicht von Dekkersduin. Sie ist vom kompositionellen Gesichtspunkt aus etwas altmodisch und wurde dem späteren Aquarellstil Weissenbruchs entsprechend in breitem Duktus fertiggestellt (Abb. 95a). Oft nahm er Veränderungen an einer Komposition vor, an der er schon einige Zeit gearbeitet hatte.[10]

Seine unbekümmerte und vergnügliche Art, mit der er mit Außenstehenden sprach, hat Jozef Israëls überliefert, der Weissenbruch zum 75. Geburtstag gratulierte: *Wir machten ihm alle Komplimente, besonders hinsichtlich der Tatsache, daß er ohne Probleme über alle seine Zeichnungen steigen konnte. Er versicherte uns, daß gerade die Werke den schönsten Ton hätten und bei Sammlern am meisten gefragt seien, über die er am häufigsten gestiegen war.*[11]

Die Anekdoten werden durch Weissenbruchs etwas rauhes Aquarell *Zugbrücke bei Noorden* vorzüglich illustriert. Der Himmel und andere Passagen wurden etliche Male überarbeitet. Das Papier wurde nahe des Bootes und dem Abschnitt unter der Brücke so oft abgewaschen, daß die Oberfläche rauh wurde; auch die Brücke hat Weissenbruch an einigen Stellen immer wieder retuschiert. Rechts sind Schmutzspuren zu sehen, die von unachtsamer Behandlung herrühren. Das Ergebnis ist das gerade Gegenteil dessen, was man von einem Aquarell erwarten möchte (vgl. Kat. Nr. 84). Ein Ausspruch Weissenbruchs aber war: *Ein Aquarell darf kein Papier mehr sein.*[12]

RJtR

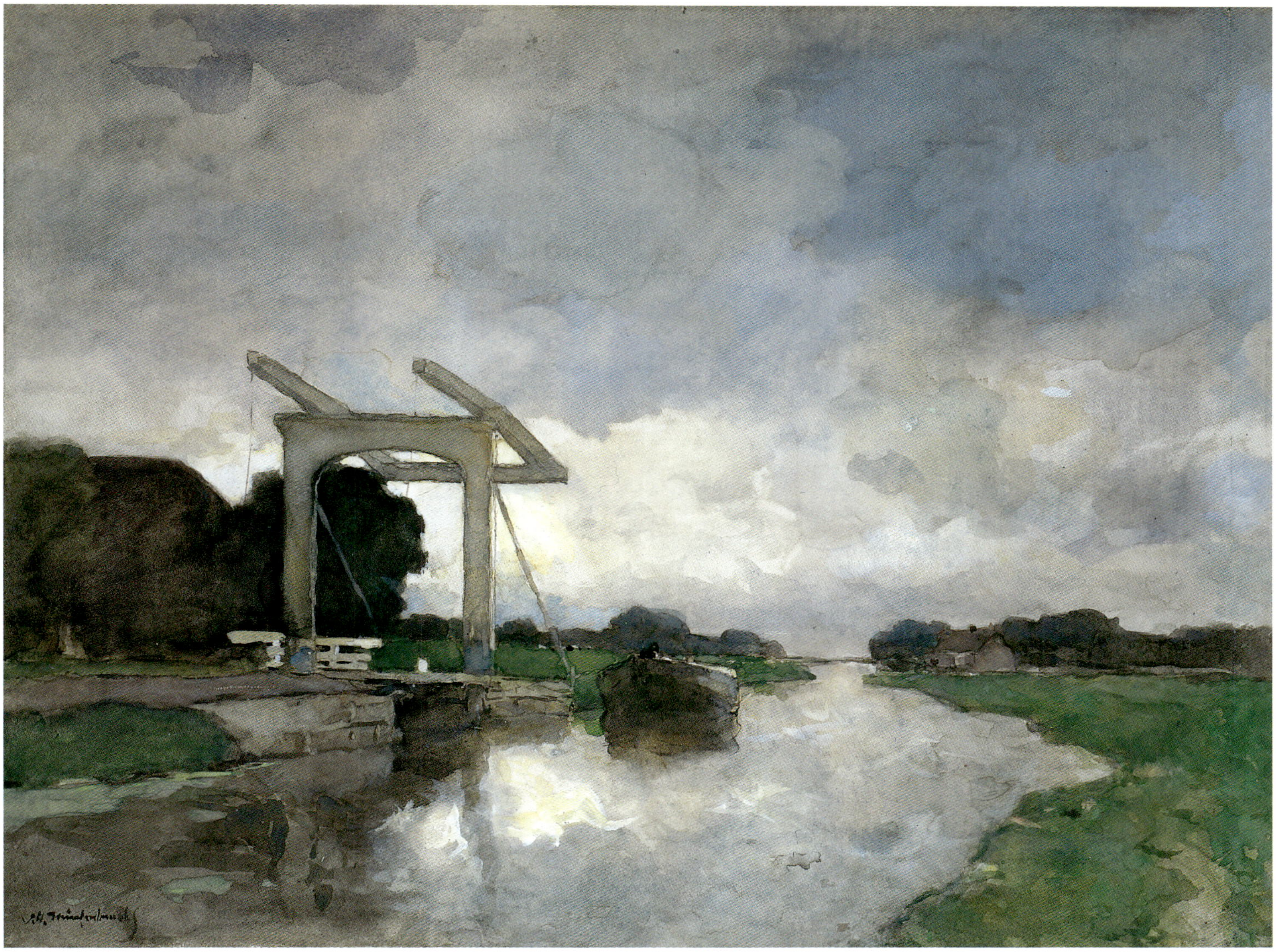

Amsterdam 1860 - 1931 Den Haag

96 Ansicht des Ateliers im Garten von Ewijkshoeve, um 1890/1900

Schwarze Kreide, 459 x 405 mm. Signiert und mit einer Anmerkung links unten in der Handschrift des Künstlers: ***atelier Ewijkshoeve / Tholen.***

Privatbesitz

Obwohl Tholen ein tüchtiger Aquarellist war, lag sein größtes Verdienst schlicht und einfach in der Technik der Kreidezeichnung. Er gehört zu den wenigen Künstlern, deren Werk eine unmittelbare Verbindung zwischen seinem Zeichenstil und dem soliden Unterricht, den er erhielt, aufweist: ein Jahr an der Rijksacademie (1876/77) bei August Allebé (1838–1927), der ihn die Beständigkeit der Form lehrte, und ein Jahr in Delft, wo auch Geometrie zum Programm gehörte. Er erwarb die Lehrbefähigung für Freihandzeichnen, geometrisches Zeichnen und Perspektive, lehrte aber nur für kurze Zeit. Dennoch wurde er auf Grund der Fähigkeiten, die er sich während seiner Ausbildung angeeignet hatte, den anerkannten Meistern des Zeichnens innerhalb der Haager Schule, Roelof* und Gabriël*, ebenbürtig, ja er überflügelte sie sogar. Tholens Beherrschung der Perspektive und die Präzision seines Zeichenstils untermauerten sein einzigartiges Talent für wohlgewählte Kompositionen mit ungewöhnlichen Ausschnitten, sowohl in seinen Gemälden und Radierungen als auch seinen Zeichnungen. Diese Qualitäten kamen 1900 in Tholens Ansichten von Enkhuizen, Volendam, Monnickendam und anderen kleinen Städten entlang des Zuiderzee sowie in seinen Marinestücken mit „geometrischen“ Elementen wie Deichen und Anlegestellen erst richtig zur Geltung. Sein zeichnerisches Können erregte bald Aufmerksamkeit. 1893 schrieb ein Journalist über ihn: *Sein Stil, die Genauigkeit seiner Zeichnung kann, ohne daß man Widerspruch riskieren müßte, als meisterhaft charakterisiert werden.*[1]

Im Februar 1885 wurde Tholen zum ersten Mal von seinem Akademiefreund Willem Witsen* eingeladen, einige Zeit in Ewijkshoeve, dem Landgut seines Vaters nahe Lage Vuursche in der Provinz Utrecht, zu verbringen.[2] Tholen wurde bald im großen Kreis von Musikern, Gelehrten und Malern willkommen geheißen, die alle für längere oder kürzere Zeit Gast der Familie Witsen waren. Die Mehrzahl von ihnen zählte zur Amsterdamer Boheme (vgl. Kat. Nr. 85). Dort lernte Tholen auch seine zukünftige Frau, Coba Muller, kennen, die die Witsens wie eine Adoptivtochter behandelten. Tholen und Coba Muller heirateten im September 1886. Tholen genoß die Aufenthalte in Ewijkshoeve, und so verbrachte das Paar hier eine beträchtliche Zeit.

Während dieser ausgedehnten Familienbesuche beschäftigte sich Tholen mit Zeichnungen, Gemälden und Radierungen von Waldansichten, versteckten Winkeln des Landgutes und der unmittelbaren Umgebung.[3]

Es war wohl um 1888 – dem Jahr, in dem Willem Witsen nach London zog, wo er bis 1891 blieb –, daß Tholen in einem der Nebengebäude von Ewijkshoeve ein eigenes Atelier erhielt, und hier fand er sein zweites Zuhause. Die Witsens wohnten bis 1901 das ganze Jahr über auf dem Gut; danach wurde es dann während der Sommermonate vermietet. Tholen und seine Frau besuchten Ewijkshoeve seitdem nur noch selten.

Diese recht unmittelbare Ansicht des Ateliers in Ewijkshoeve muß aus der Zeit von 1890/1900 stammen. Der geschickte Zeichenstil, die Begabung, interessante Kompositionen zu finden, und die Treffsicherheit, mit der Tholen mit Tiefe und Perspektive umging, sind in diesem Werk offensichtlich. Das Gespür, unerwartete Repoussoirs zu wählen, das sein späteres Schaffen kennzeichnet, zeigt sich in der Weise, in der er mit schwarzen Zweigen eine Art Schlüssellochperspektive geschaffen hat. Die etwas schwermütige Atmosphäre eines Herbsttages wird lediglich durch Linie und Schraffur angedeutet.

In dieser Zeit wandte Tholen auch eine Zeichentechnik an, die eher auf Effekte zielte, wie das Abstumpfen und Schummern. Ein hervorragendes Beispiel ist ein *sous-bois* in der Nähe eines der Teiche in Ewijkshoeve (Abb. 96a).[4] Auch aus diesem Werk wird deutlich, daß der Zeichner und Maler Tholen kein anderes Ziel hatte, als die Natur darzustellen, wie er sie sah. Er war kein leidenschaftlicher Sucher und versuchte sich nicht mit atmosphärischen Stücken. Er war ein scharfer Beobachter, der ernsthaft und mit großer Sensibilität an seinem Handwerk arbeitete. Sonntags malte er nicht – ein Prinzip, das ganz seinem wahrlich handwerksmäßigen Verständnis seines Berufs entsprach.[5]

RJtR

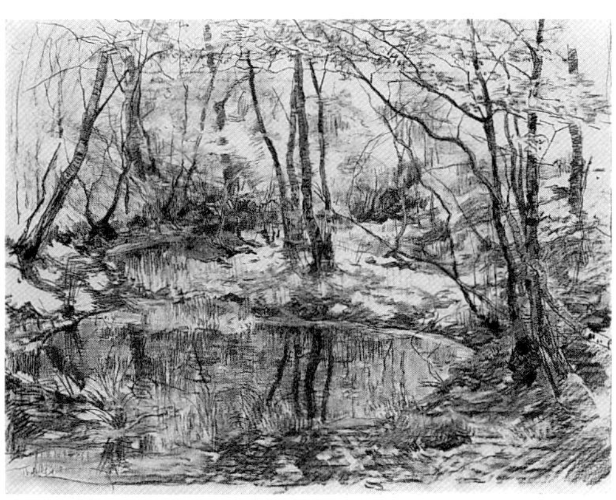

Abb. 96a
Willem Bastiaan Tholen, *Waldteich auf dem Landgut Ewijkshoeve*; um 1895; Kohle, auf gelb präpariertem Papier, 552 x 741 mm; Amsterdam, Rijksmuseum, Rijksprentenkabinet.

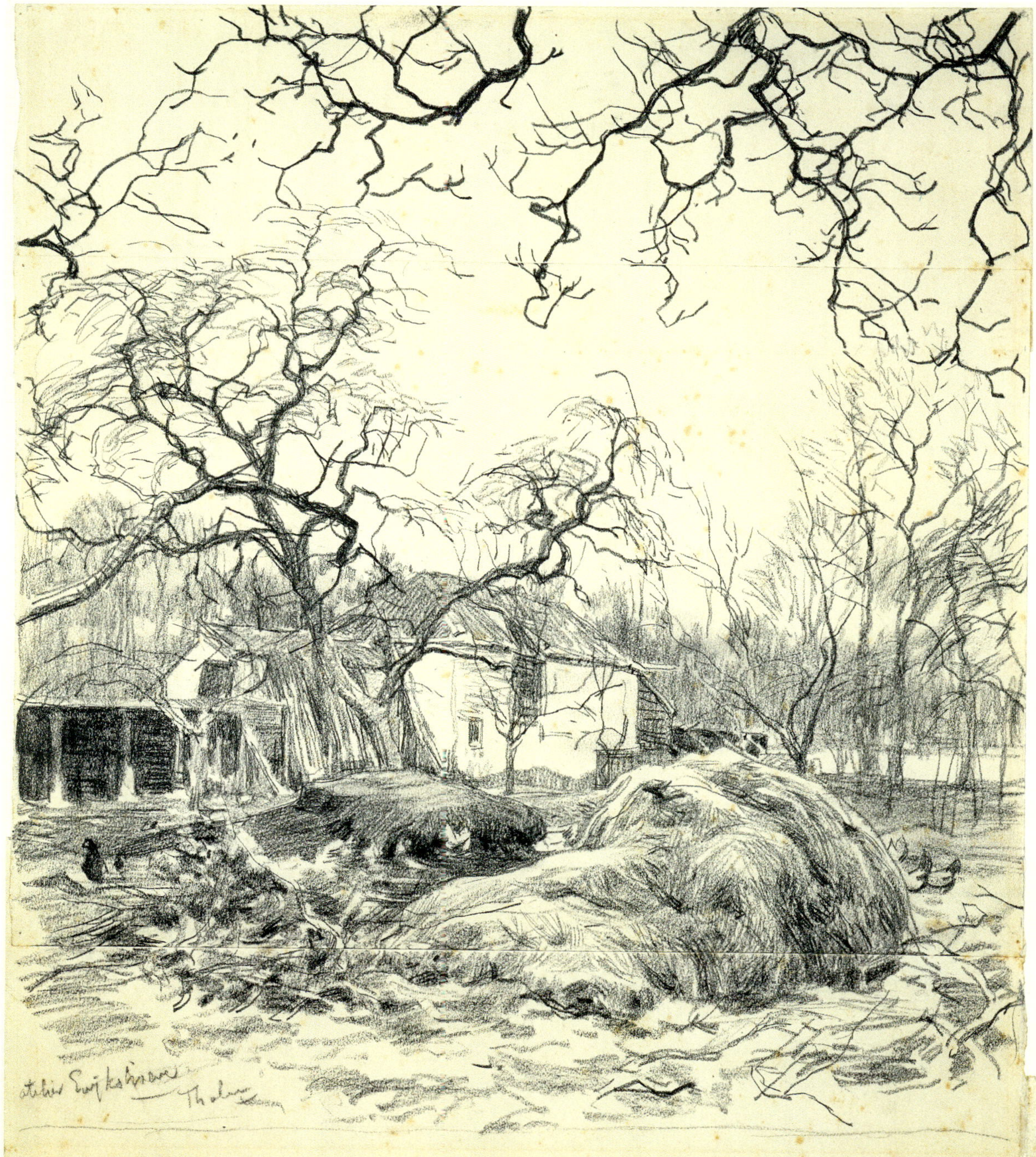

FLORIS HENDRIK VERSTER

Leiden 1861 - 1927 Leiden

97 Endegeest, 1893

Wachskreide, Pastell und schwarze Kreide, 430 x 670 mm.
Links unten: *Floris Verster.*

Otterlo, Kröller-Müller Museum

(Inv. Nr. 845–13)

LITERATUR
Gribling u. Hefting 1968, Kat. Nr. 9; Scherjon 1928, Kat. Nr. 78; Bionda u. Blotkamp 1991, Kat. Nr. 154.

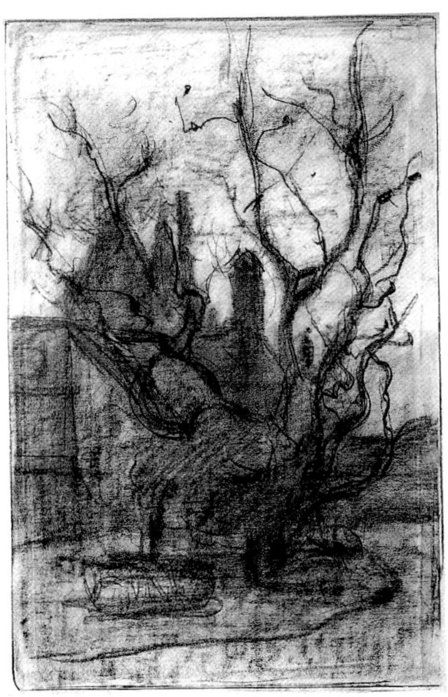

Abb. 97a
Floris Hendrik Verster, *Baum im Garten von Rapenburg 40 in Leiden*, um 1889; schwarze Kreide auf hellblauem Papier, 410 x 263 mm; Leiden, Universität Leiden, Prentenkabinet.

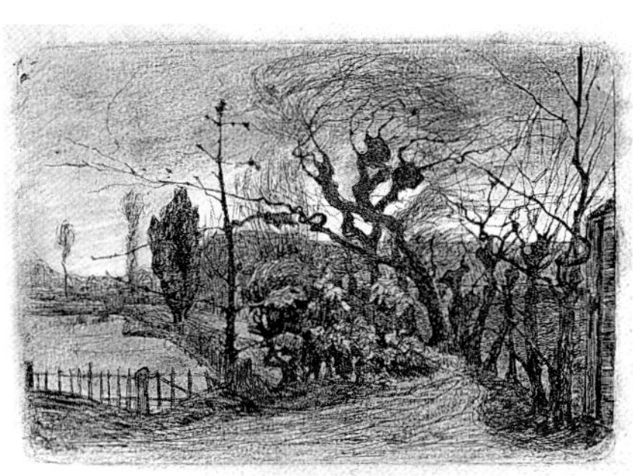

Abb. 97b
Floris Hendrik Verster, *Gartenweg mit Weiden*, 1890; Radierung, 142 x 201 mm.

Im Œuvre Floris Versters sind zwei sich ergänzende und wechselnde Kräfte am Wirken: eine höchst lebendige Farbgebung und eine überaus besinnliche Seite.[1] Beide Aspekte werden sehr gut bei den herbstlichen, aber überströmenden Blumenstilleben deutlich, die Verster zwischen 1888 und 1893 malte.[2] Diesem Zusammenspiel von Kräften mag eine Anzahl recht abrupter Zäsuren in Versters Œuvre entspringen. Um 1890 gab er es auf, die atmosphärischen Landschaftsstudien in schwarzer Kreide, die er manchmal als Basis für seine Gemälde, Aquarelle und Radierungen wählte, zu zeichnen.[3] Fast ebenso plötzlich begann er 1893 mit großen Zeichnungen in Wachskreide.[4]

Das faszinierende Stück mit dem Titel *Endegeest*, das als eine meditative Landschaft beschrieben wurde, war das erste einer ganzen Serie hochvollendeter Kreidezeichnungen. Versters Frau, Jenny Kamerlingh Onnes, äußerte sich über dieses Werk: *Nach seiner Hochzeit* [1892] *befaßte er sich mit Pastellstudien, danach mit der Zeichnung des Schlosses Endegeest bei Leiden, bei Sonnenuntergang im Winter. Die Szene ist sehr hübsch: die Bäume dicht mit Efeu bewachsen, die charakteristischen Palmen und Rhododendren und der Himmel von einer so feinen Farbe, mit einem Netz aus Zweigen. Die Ecke links und der Weg sind die am wenigsten gelungenen Passagen.*[5] Die Art, in der das Bild ausgearbeitet wurde, kennt in Holland keinen Vergleich. Auf einer dünnen Untermalung mit schwarzer Kreide baute Verster die meisten Abschnitte, wie Blätter, lediglich mittels subtiler Wirbel in verschiedenen Farben und Schattierungen auf. Der Himmel besteht aus Flecken, während der Baumstamm und die Zweige in langen, ununterbrochenen Linien gezeichnet wurden. Nur der Erdboden und das Gras sind in breiten Streifen angedeutet. Mit schwarzer Kreide und Pastell wurden Akzente gesetzt.

Es ist kein Zufall, daß Verster für die wenigen bewaldeten Landschaften, die er sämtlich in den Jahren 1893/94 in Arbeit hatte, diesen Park als Motiv wählte – obwohl es in der Umgebung von Leiden, Oegstgeest und Warmond Landgüter mit ähnlichen Parks gab.[6] Bei seinen Blumenstilleben wird Versters Vorliebe für die herrliche Färbung eines fast verblühten Buketts offenbar, wobei die Blumen bereits ein klein wenig welk werden. Auch die abwärts gerichteten Formen lassen Anzeichen von Vergänglichkeit, Verfall und nahendem Tod offenbar werden. Andererseits würde auch jeder Park ähnliche Assoziationen hervorrufen, wenn man ihn an einem Tag im Winter betrachtet. 1892 aber war das Gut Endegeest in einem Zustand, der dem der verwelkenden Buketts Versters vergleichbar war. Mehr als fünfzig Jahre zuvor war es von Daniël Theodoor Gevers, Edler von Endegeest (1793–1877) gekauft worden, der große Mühen auf sich nahm, um dafür zu sorgen, daß das Gut aufrechterhalten würde.[7] Seine Ehe blieb kinderlos, und nach seinem Tod ging Endegeest an seinen zweiten Cousin, L.A.Ch. Gevers (1858–1913), während die Witwe weiterhin dort wohnen durfte. Als sie 1895 im Alter von 87 Jahren in Den Haag starb, wurde klar, daß es finanziell unmöglich war, daß Endegeest im Besitz der Familie blieb. Im selben Jahr wurde es an die Stadt Leiden verkauft. 1893 war das Schloß größtenteils unbewohnt, und die Erhaltung von Gebäude und Park war etwas vernachlässigt worden, während man sich zugleich Sorgen über die Zukunft machte. Verster war sich der Situation zweifellos bewußt. Sein Vater war von 1858 bis 1901 Gutsverwalter des Polder-Ausschusses im Rheindelta, während Daniël Gevers neben seinen wichtigen Regierungsfunktionen von 1858 bis 1871 auch als Mitglied des rheinländischen Polder-Ausschusses tätig war.[8] Überdies gehörten die beiden Familien zur sozialen Elite von Leiden und wußten über die Umstände der anderen zweifelsohne Bescheid.

Um die melancholische Atmosphäre des verlassenen Parks einzufangen, wies Verster einer Reihe gespenstischer Bäume mit merkwürdig gebildeten Ästen eine herausragende Rolle zu. Die Wurzel dieses Motivs wurde verschiedentlich im symbolistischen Werk von Jan Toorop von 1891 oder später und in Vincent van Goghs Zeichnungen von abgekappten Birken aus Nuenen gesucht. Verster verstand sich gut mit Toorop, und das Werk Vincent van Goghs kannte er von der bedeutsamen Ausstellung, die der Haagsche Kunstkring 1892 organisiert hatte.[9] Wir wissen jedoch, daß Verster das Motiv der launisch geformten Zweige schon vor 1890 gebrauchte (Abb. 97a-b).[10]

RJtR

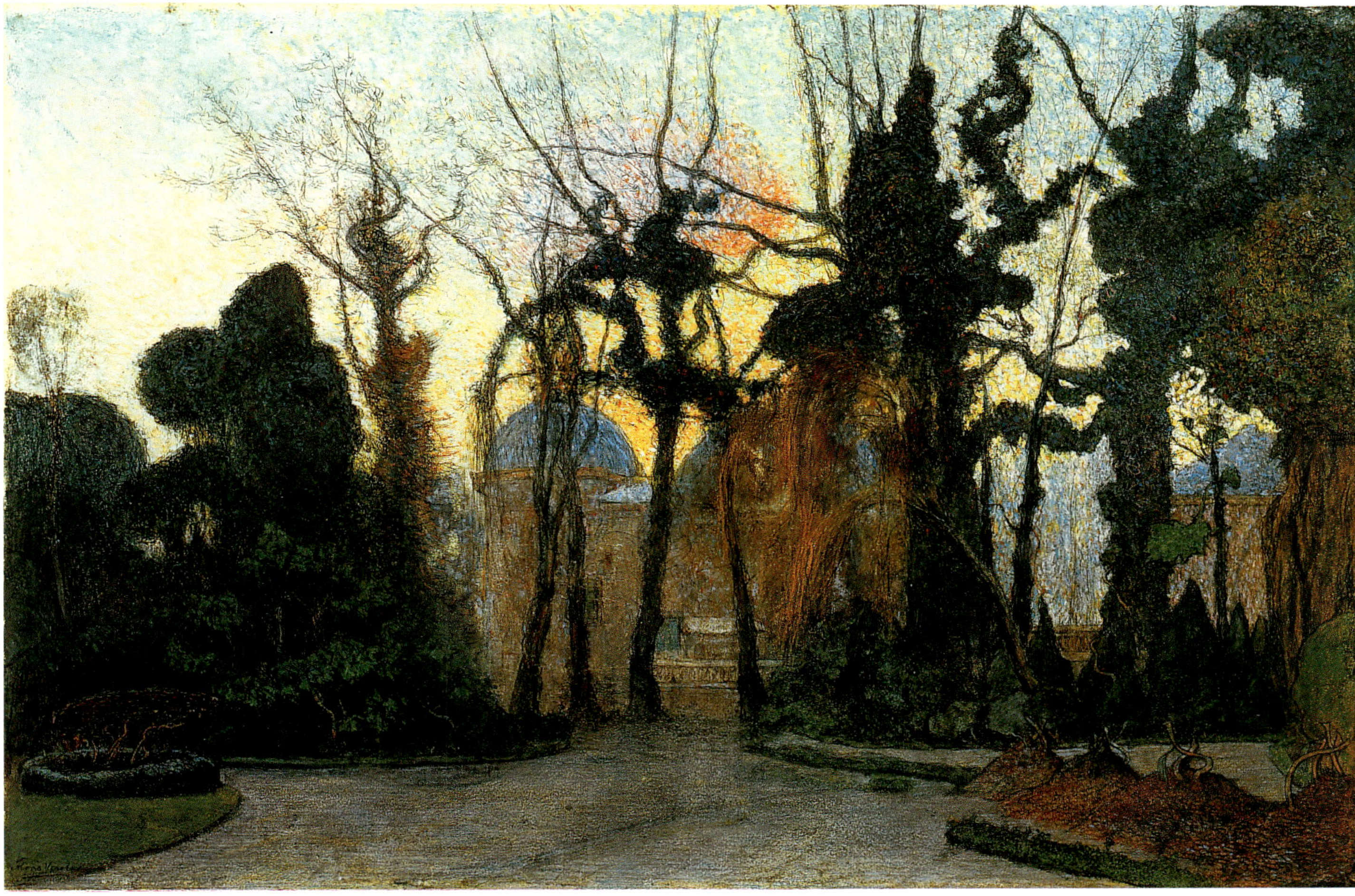

JACOBUS VAN LOOY

Haarlem 1855 - 1930 Haarlem

98 Der Garten, 1893

Öl auf Leinwand, 97 x 137 cm.
Rechts unten: *v Looy*.

Privatbesitz

LITERATUR
Van der Wal 1981/82, S. 11; Bionda u. Blotkamp 1991, Kat. Nr. 88; van der Meer Mohr 1997, S. 95f.

1892, kurz vor seiner Heirat mit der Vertragskünstlerin Titia van Gelder, verfaßte der Maler und Schriftsteller Jacobus van Looy ein Dankschreiben an die Verwalterin des Burgerweeshuis in Haarlem, das Waisenhaus, in dem er den größten Teil seiner Kindheit verbracht hatte: *Wir werden in einem kleinen Haus, nahe des Ateliers wohnen; es gibt dort auch einen kleinen Garten, wo sie nach Herzenslust aussäen und anpflanzen kann.*[1] Im Jahr darauf wurde dieses Fleckchen Erde in der Rustenburgerstraat in der Nachbarschaft von Amsterdam, das als De Pijp bekannt war, zum Motiv eines reizenden Gemäldes, das den Titel *Der Garten* trägt.[2]

Fast die ganze Bildfläche wird von den üppig wuchernden Reben der Kapuzinerkresse mit ihren tiefroten Blütenkelchen ausgefüllt. Das Werk erweckt den Eindruck, es sei ein Ausschnitt aus einer viel größeren Landschaft. Laut einer Notiz von Titia entstand das Gemälde mit dem sonnigen, blumenreichen Garten innerhalb von sechs Wochen. Trotz des beachtlichen Formats nimmt man an, daß van Looy das Werk im Freien direkt auf die Leinwand malte, was ihm natürlich insofern erleichtert wurde, als er nur einen Schritt vor die Haustür treten mußte, um das Motiv vorzufinden.

Dieses farbenprächtige, impressionistische Stück wurde 1894 in Nijmegen ausgestellt, wo es als *riesiges Blumenbett* beschrieben und wegen der technischen Meisterschaft der Ausführung gepriesen wurde.[4]

Der Kritiker der Zeitung *De Nieuwe Rotterdamse Courant*, der das Werk noch im selben Jahr in Amsterdam auf einer Ausstellung der Künstlergesellschaft Arti et Amicitiae sah, erkannte das künstlerische Format des Werkes an, hinterfragte jedoch zugleich, ob ein solcher Naturausschnitt ein geeignetes Motiv für ein Gemälde abgeben könne. Überdies verstand er nicht, warum der Künstler ein so großes Format gewählt hatte; seiner Meinung nach hätte eine kleinere Leinwand genügt.[5] Van Looy stimmte offenbar nicht mit ihm überein: Ein paar Jahre später malte er für sich einen noch kleineren Ausschnitt seines Gartens in Soest in noch größerem Format.[6]

Außer Landschaften malte van Looy auch Stilleben und vor allem Alltagsszenen. Nach seiner Rückkehr aus Italien und Spanien im Jahr 1887, wo er sich im Rahmen des Prix de Rome aufgehalten hatte, verbrachte er immer mehr Zeit damit, seine persönlichen Wirklichkeitserfahrungen in Text und Bild festzuhalten.[7] So spiegeln sowohl die Erzählung *Der Nachtkaktus* als auch das Gemälde *Fest der Oranier* (Abb. 98a) ein Erlebnis von 1889 wider, als er sich inmitten einer wilden, enthusiastischen Menge von Feiernden wiederfand.

Zwar genoß das Schaffen van Looys die Hochschätzung von Freunden und Kollegen – Isaac Israëls (1865–1934) zum Beispiel glaubte, daß van Looys *Garten* eigentlich zu den Siegern der Arti-Ausstellung hätte gehören sollen. Die Kritiker aber mäkelten immer wieder an seinem Werk herum.[8] Wegen der permanenten Krittelei entzog sich van Looy nach 1894 fast allen Ausstellungen.[9] Als ihm 1901 bei einer Ausstellung seines Werks zugetragen wurde, daß sein Ruf wesentlich auf seiner schriftstellerischen Begabung beruhte, beschloß er, gänzlich auf Ausstellungen zu verzichten.[10] Für einen ausgebildeten Maler war dies eine Schicksalswende: *Laßt uns nicht über den Maler sprechen [...] Ich will nicht verbittert werden*, sagte er einmal während eines Interviews.[11]

MvH

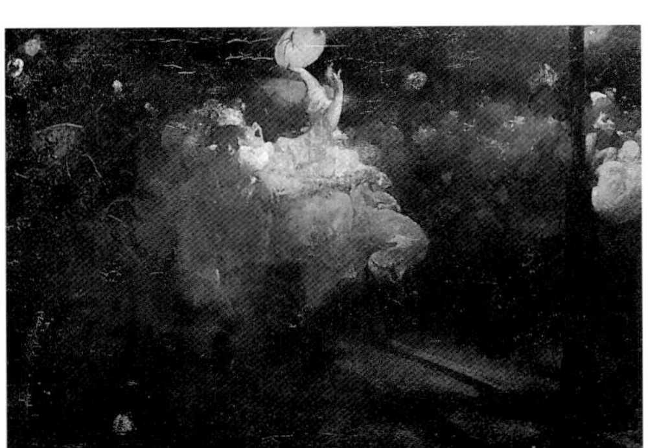

Abb. 98a
Jacobus van Looy, *Fest der Oranier*, um 1890; Öl auf Leinwand, 112 x 160 cm; Amsterdam, Rijksmuseum.

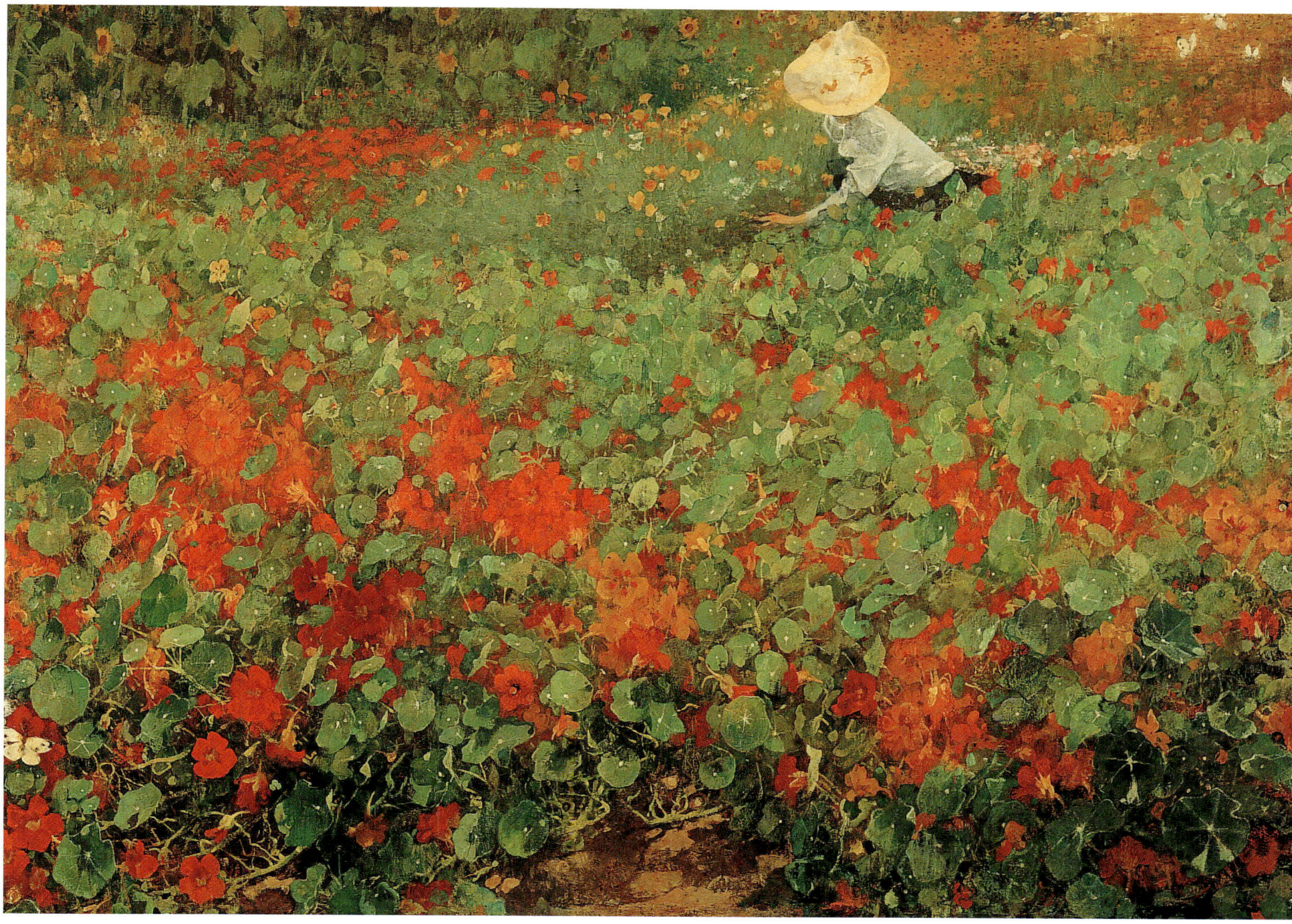

FLORIS HENDRIK VERSTER

Leiden 1861 - 1927 Leiden

99 Schnee, 1895

Öl auf Leinwand, 30 x 50,5 cm.
Links unten: *Floris Verster 95.*

Otterlo, Kröller-Müller Museum

(Inv. Nr. 847–20)

LITERATUR

Plasschaert 1902, S. 120; Bremmer 1904, Nr. 79; Scherjon 1928, Nr. 96; Hammacher 1941, S. 95; Gribling u.a. 1970, Kat. Nr. 711; Thorn Prikker 1980, S. 226, Brief Nr. 37, 20. August 1895; Bionda u. Blotkamp 1991, Kat. Nr. 155; Kraaijpoel 1995, S. 19f.

Bis 1885 zeigte das Werk des Leidener Malers Floris Verster einige Verwandtschaft mit dem der Künstler der Haager Schule. In den folgenden zehn Jahren jedoch befreite er sich durch tatkräftiges Experimentieren mit Techniken, Materialien, Kolorierung und Sujets von deren Einfluß. Vor allem in seinen Stilleben erschloß Verster neue Gebiete, aber auch in der Gattung der Landschaft gab es Neuerungen (vgl. Kat. Nr. 97).

Obwohl das Thema dieses Gemäldes, eine Winterlandschaft mit gekappten Weiden, nicht besonders originell ist, kann die Ausführung in drei verschiedenen Techniken doch einige Originalität für sich beanspruchen. Diese drei Versionen von *Schnee* sind in der Tat alle charakteristisch für das Schaffen Versters in dieser Zeit. Das Kröller-Müller Museum besitzt nicht nur diese vollendete und kraftvolle Ölskizze, sondern auch eine Kohlezeichnung mit demselben Motiv (Abb. 99a); beide dienten wahrscheinlich als Studien für eine sehr detaillierte Zeichnung in Wachsmalkreide.[1] Die Ölskizze kann jedoch als ein vollendetes Gemälde gelten. Es ist anzunehmen, daß Verster die Landschaft direkt in der Natur „pinselte", wobei er sich beträchtliche Freiheiten zugestand. Wegen der „Umkehrung" der traditionellen Luftperspektive, die durch das Verschwimmen von Form und Farbe im Hintergrund geprägt ist, sowie im Einsatz klarer, lebendiger Farben bedeutete Versters *Schnee* einen Abschied vom damals Üblichen.[2]

Nach Ansicht des Symbolisten Johan Thorn Prikker hob sich das Gemälde unter den *trüben Breitners, Maris und Tholens* und *pechschwarzen Israëls* bei der Ausstellung der Rotterdamer Künstlergesellschaft Kunstkring 1895 angenehm hervor.[3]

Diese Winterlandschaft hat möglicherweise in der Nachbarschaft von Versters Heimatstadt Leiden ihren Ursprung. Anders als die meisten Landschaftsmaler reiste Verster nur selten. 1895 schrieb er in einem Brief: *Um arbeiten zu können, könnte ich nie ein Kosmopolit sein, ich meine, von Ort zu Ort herumziehen. Ich bin zu verträumt, und der holländische Himmel bietet so viel Schönheit, wie ich sie nie zuvor sah, so daß mir hier alles immer wieder neu und unentdeckt erscheint.*[4] **MvH**

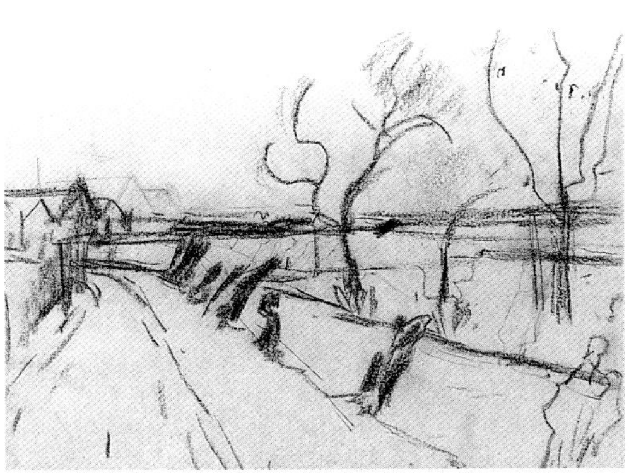

Abb. 99a
Floris Hendrik Verster, *Skizze einer Winterszene*, um 1895; Kohle auf Papier, 243 x 355 mm; Otterlo, Kröller-Müller Museum.

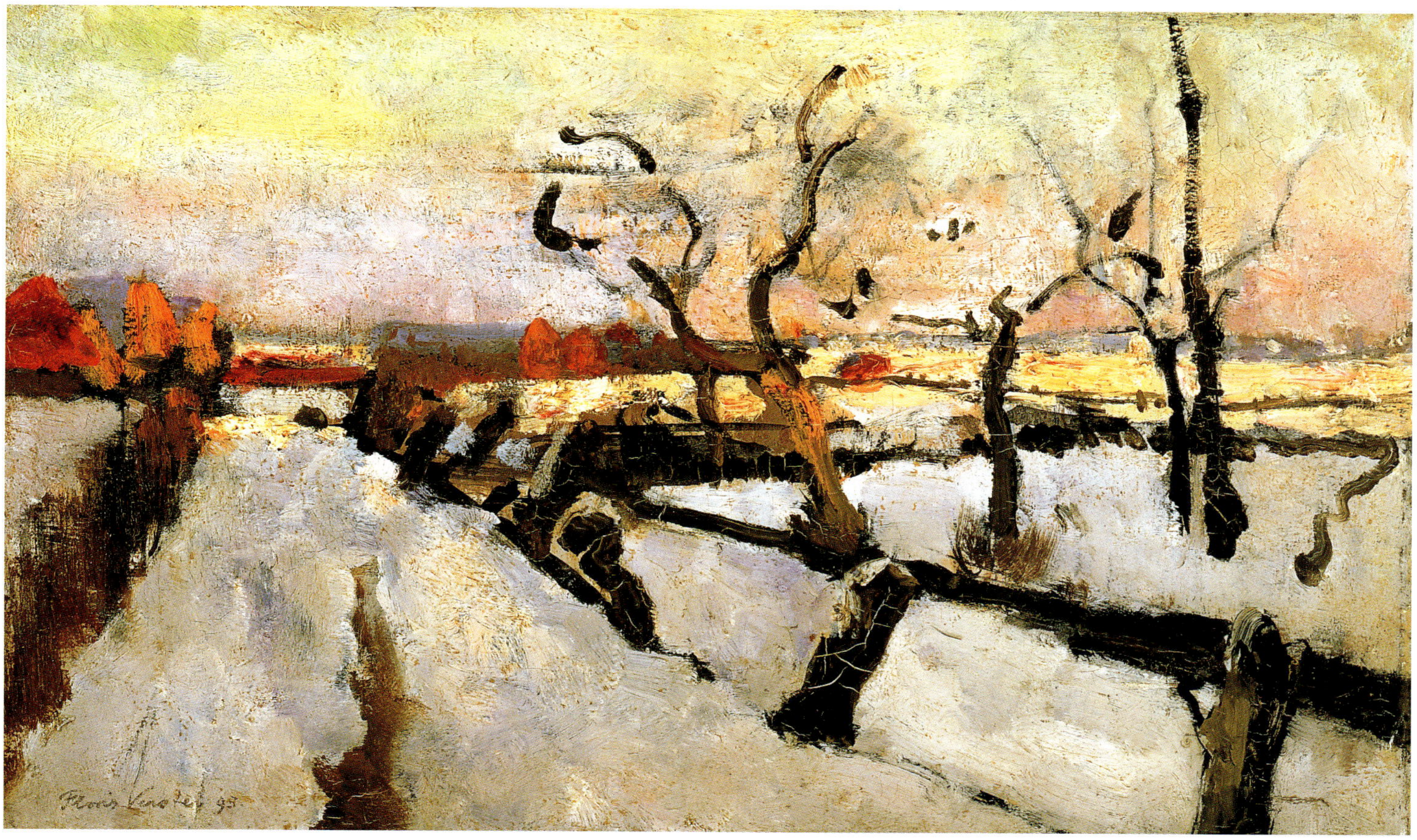

WILLEM ARNOLD WITSEN

Amsterdam 1860 - 1923 Amsterdam

100 Winterlandschaft, um 1895

Öl auf Leinwand, 45 x 52 cm.
Rechts unten: *Witsen*.

Amsterdam, Rijksmuseum
(Inv. Nr. Sk-AX-2953)

LITERATUR
Van Thiel u.a. 1976, S. 610; Loos u. Jansen 1995, Kat. Nr. 34.

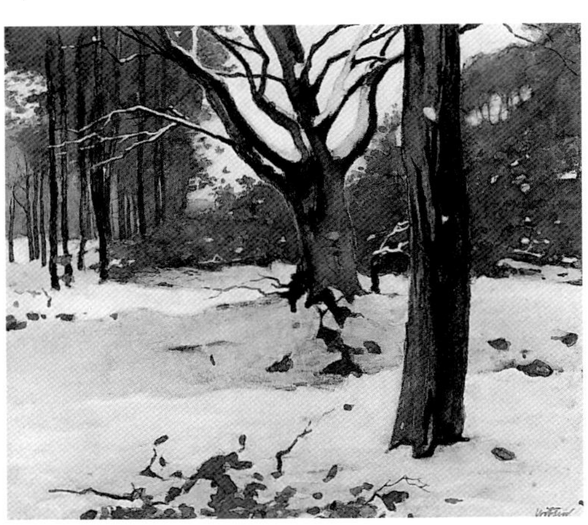

Abb. 100a
Willem Witsen, *Winter I*, um 1895; Radierung, 310 x 390 mm; Amsterdam, Rijksmuseum, Rijksprentenkabinet.

Ein Angehöriger der Amsterdamer Boheme der achtziger Jahre, der Maler und Radierer Willem Witsen, war – anders als viele seiner Künstlerfreunde – ein ruhiger, ja sogar zurückhaltender Mann mit einer Neigung zur Melancholie. Dieser Wesenszug ist in seinem Werk spürbar, besonders in seinen düsteren Londoner Szenen und in den *verschneiten, schlafenden Amsterdamer Kanälen*.[1] Darüber hinaus war er einer der wenigen Mitglieder der Achtziger, der sich der Landschaft und der Arbeit des Bauernvolkes verschrieb. Er wurde darin durch sein vielbewundertes Vorbild, den französischen Künstler Jean-François Millet (Abb. 110), und seinen Freund Anton Mauve* beeinflußt.

Witsen lernte das Landleben draußen erstmals in Ewijkshoeve bei Baarn kennen, dem Gut, das er von seiner Mutter erbte. Er lebte dort in den achtziger Jahren und umgab sich mit einer Anzahl Gleichgesinnter.[2] Unter ihnen war Anton Mauve, der ihn anregte, die Landschaft, die Natur und das Bauernleben als Motiv zu wählen.

Von noch größerer Bedeutung für Witsens Beschäftigung mit dem Land war sein Aufenthalt in Ede, dem Dorf in Gelderland, wo er mit seiner Frau in den neunziger Jahren ziemlich abgeschieden lebte, *wunderbar alleine in einer kleinen Villa* [...], *in einiger Entfernung von den anderen Häusern*.[3] Während der Zeit in Ede schuf Witsen eine eindrucksvolle Serie von Gemälden, Aquarellen und Radierungen mit Bauernhöfen, Feldern, sich abmühenden Bauern und ihren Frauen, die fleißig Kartoffeln ernten.

Diese *Winterlandschaft* mit der Reihe von schneebedeckten Bauernhütten am Horizont, die gegen einen Hintergrund aus unbelaubten Bäumen gestellt sind, entstand Mitte der neunziger Jahre ebenfalls in Ede. Das Œuvre Witsens läßt darauf schließen, daß er den Winter mochte. Er fing die Atmosphäre der Kanäle, verschneit und ruhig, und der unter einer Schicht von unberührtem Weiß begrabenen Felder vorzüglich ein. Zu den bekannten Beispielen Amsterdamer Stadtlandschaften im Winter gehören die Aquarelle *Der Oosterpark im Schnee* und *Die Kromboomsloot* (beide Amsterdam, Rijksmuseum, Rijksprentenkabinet). Drei seiner in Ede entstandenen Radierungen zeigen überdies Bauernhöfe im Schnee oder bei Tauwetter; zwei weitere Drucke, *Winter I* (Abb. 100a) und *Winter II*, sind zauberhafte Bilder verschneiter Waldlandschaften.[4] In Ede malte Witsen auch exquisite Aquarelle mit dicht zusammengedrängten Bauernhütten im Schnee, ähnlich denen, die im Hintergrund der *Winterlandschaft* erscheinen. Ein außergewöhnlich schönes Beispiel ist *Dorf in der Nachbarschaft von Ede*.[5] Ein verwandtes Aquarell, *Ansicht von Ede im Winter*, befand sich einst in der Sammlung De Geus van Heuvel.[6]

Das Werk, das wir vor uns haben, zeigt keine Spur der Kälte und Düsterkeit, die ansonsten für Werke Witsens als charakteristisch gelten. Diese lebhafte Szene mit der unberührten, blendendweißen Schneefläche offenbart die Begabung Witsens, liebevoll eine Komposition zu schaffen, die ans Abstrakte grenzt und doch die besondere Stimmung der Landschaft wachruft – in diesem Fall eine Stimmung zeitloser Gelassenheit. WL

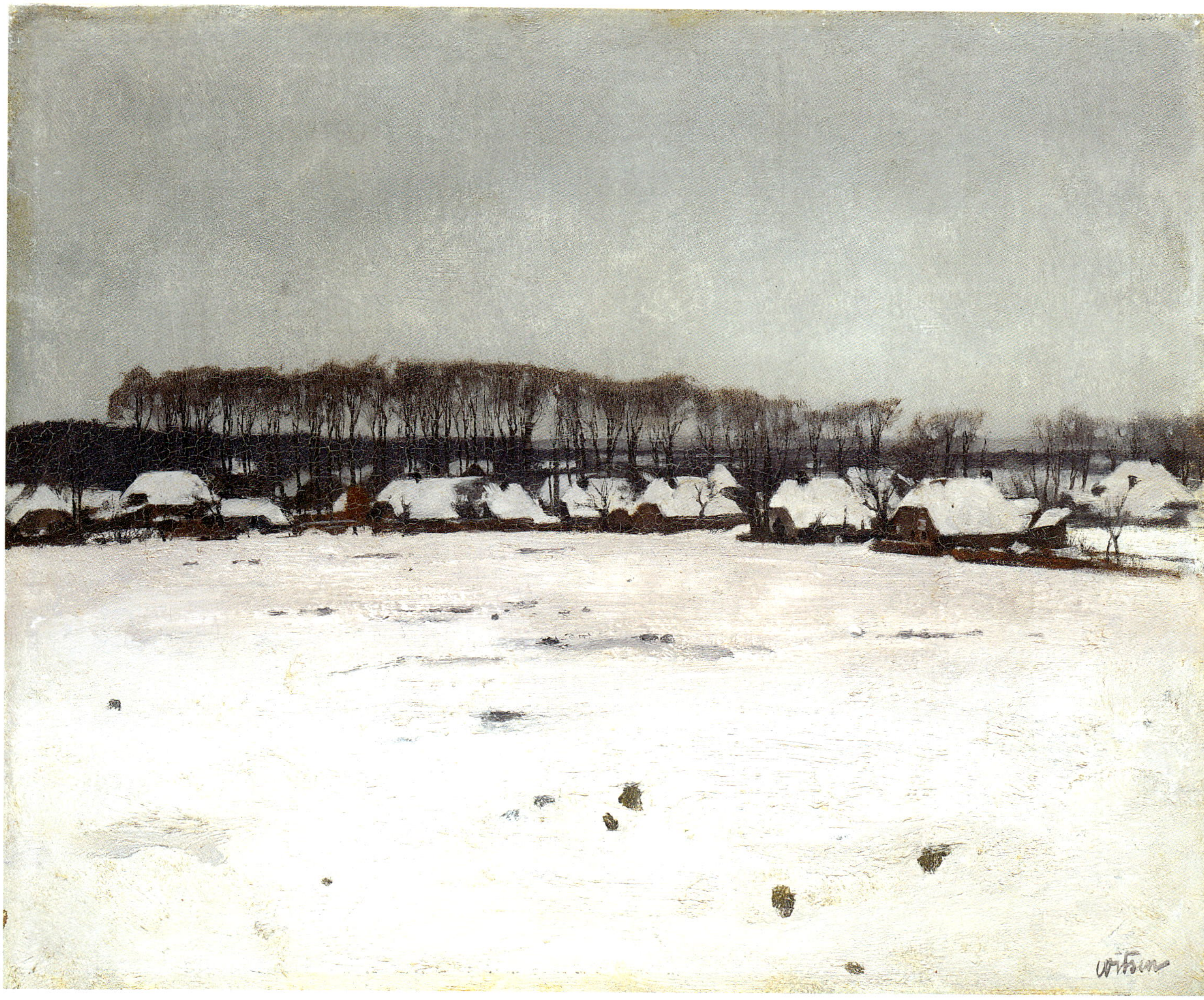

JAN HENDRIK WEISSENBRUCH

Den Haag 1824 - 1903 Den Haag

101 Polderlandschaft mit Ruderer, um 1895

Öl auf Leinwand, 90 x 80 cm.
Rechts unten: J.H.*Weissenbruch* f.

Privatbesitz

LITERATUR
Laanstra u. Ooms 1992, Kat. Nr. O/90-1.

Ein Ruderer auf einer Wasserstraße im Polder, unter einer dunklen, bedrohlichen Wolkenmasse, an einem grauen und tristen Tag. Nur das leuchtende Weiß der Seerosen und die wie zufällig gesetzten Farbakzente auf dem Rand des Ruderboots bieten ein wenig Abwechslung. Der Künstler hat eine schlichte Komposition und – außer diesen Akzenten – eine gedämpfte Palette gewählt. Das Impasto wurde in raschem, flinkem Duktus mit breiten Pinselstrichen aufgetragen.

Derartig dynamische, atmosphärische Landschaftsdarstellungen sind typisch für das Spätwerk von Jan Hendrik Weissenbruch. Mit minimalen Mitteln konnte er maximale Wirkung erzeugen. Die Staffage spielt, anders als in seinen früheren Werken (vgl. Kat. Nr. 72), hinsichtlich der Farbtöne kaum eine Rolle; Menschen – hier der Ruderer – werden lediglich mit wenigen Farbstrichen angedeutet und sind völlig in die Landschaft eingebunden.

Obwohl viele Polderlandschaften und Strandszenen Weissenbruchs mit einem kräftig blauen Himmel versehen sind, war er doch auch von der Schönheit der Natur bei stürmischem Wetter fasziniert. *Ich will die Natur in Bewegung sehen,* sagte er einmal. *Nichts wie raus! Dann ziehe ich meine Jacke und Holzschuhe an, drücke einen Hut auf meinen Kopf, und schon bin ich weg! Wenn der Regen nachläßt, scribble ich eine Skizze in Kohle oder schwarzer Kreide nieder, um das Gesehene festzuhalten. Sobald ich anfange, sie auszuarbeiten, kommen mir Töne und Farben wieder in den Sinn.*[1]

Wie wissen nicht genau, wo die „Kritzelei“ der *Polderlandschaft mit Ruderer* entstand – angesichts des Formats wohl eher im Atelier. Zweifellos wurde Weissenbruch von irgendeiner Szenerie um Nieuwenkoop und Noorden mit ihren Kanälen, Seen und Wasserstraßen inspiriert. Ab 1875 war Weissenbruch, der auch eine Leidenschaft fürs Angeln entwickelte, oft in dieser Gegend zu finden.

Im Gegensatz zu den meisten seiner Kollegen der Haager Schule, die ihre Impressionen der Polderlandschaft bevorzugt in Querformat malten, wählte Weissenbruch in der Regel das Hochformat. Der offensichtliche Widerspruch verleiht diesem Bild eine gewisse Intimität, während die eindrucksvolle Ansammlung von Wolken die kraftvolle Wirkung steigert.

Die imposanten Landschaften, die Weissenbruch in den späteren Jahren seiner Karriere schuf, waren sehr erfolgreich. Sowohl die Aquarelle als auch die Gemälde waren bei Sammlern in Holland und im Ausland überaus gefragt – ein Zeichen der Hochachtung vor diesem einzigartigen Vertreter der sogenannten „grauen Schule“. In England, den Vereinigten Staaten und Kanada bestand lebhaftes Interesse am Werk der Haager Schule.[2] Der kanadische Sammler E.B. Greenshields etwa fand besonderen Gefallen am atmosphärischen Werk Weissenbruchs; 1904 veröffentlichte er eine Art Monographie unter dem Titel *The subjective view of landscape painting. With special reference to J.H. Weissenbruch and illustrations of works of his in Canada.* MvH

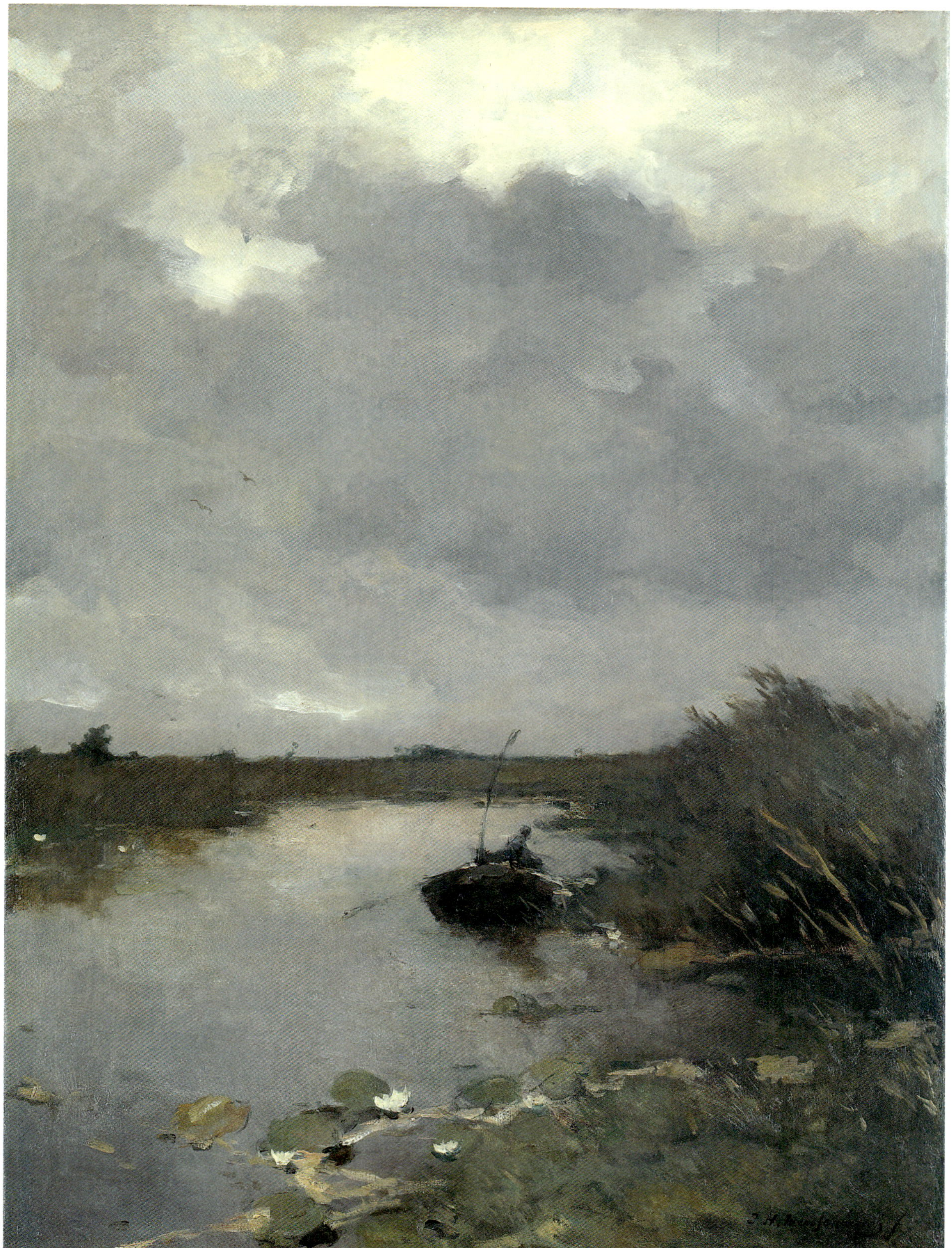

WILLEM MARIS

Den Haag 1844 - 1910 Den Haag

102 Sommer, um 1896/97

Öl auf Leinwand, 136,5 x 164,5 cm.
Rechts unten: *Willem Maris.*

Dordrecht, Dordrechts Museum, Sammlung Van Bilderbeek-Lamaison

(Inv. Nr. VBL/62)

LITERATUR
Dordrecht 1913, S. 20, Nr. 81; de Boer 1915, Kat. Nr. 62; Schweitzer 1978, Kat. Nr. 59; de Leeuw, Sillevis u. Dumas 1983, Kat. Nr. 84.

Würde man die Aufgabe stellen, das eigentümliche Funkeln des Lichtes und der Farbe einer holländischen Weide mit Vieh zu malen, dann würde niemand, nicht einmal jemand aus unserem großen 17. Jahrhundert, diese Aufgabe so gut erfüllen wie Willem Maris.[1] Dieses vielsagende Lob über das Werk des jüngsten der drei künstlerisch begabten Maris-Brüder erschien 1886 in der Haager Tageszeitung *Het Vaderland*. Willem Maris verdankt seinen Ruf zwar seinem Talent, holländische Weiden mit Kühen oder Enten (oder beidem) entlang eines Grabens zu malen, er wählte aber auch andere Landschaftstypen wie die atmosphärische *Winterlandschaft* (Abb. 102a).

Maris befaßte sich anfänglich damit, die Beschaffenheit und den Körperbau der geliebten Tiere naturgetreu und mit äußerster Sorgfalt wiederzugeben. In den achtziger Jahren nahm er sich aber größere Freiheiten heraus.[2] Mit breiterem Pinselstrich und einer reicheren Palette begann er sich auf die Darstellung der Atmosphäre zu konzentrieren. Überdies machte er es sich zum Ziel, die Sonne auf der Polderlandschaft und ihre Reflexionen auf dem Rücken der Kühe einzufangen. Der Ausspruch Maris', er male *nicht Kühe, sondern Licht*, wurde oft zitiert.[3]

Dieses Hauptwerk, *Sommer*, illustriert dieses Bekenntnis buchstäblich. Anders als die Mehrzahl seiner Kollegen der Haager Schule, die nichts mehr liebten, als die Landschaft und den Himmel bei trübem Wetter wiederzugeben, malte Maris viel lieber an herrlichen Sommertagen, wo nur ein oder zwei Wolken am Himmel standen. Das glitzernde Licht spiegelt sich auf den überhängenden gekappten Weiden, auf dem Wasser und vor allem auf den Kühen wider. Mittels einer zarten Abtönung der Farbe innerhalb des einfachen Grundgerüsts aus Weide, Wasser und Vieh konnte Maris dem Betrachter die Schwüle vor Augen führen. Gerade wegen solcher Lichteffekte wurde Willem Maris als „silberner Maris" bezeichnet.[4]

Wir kennen das genaue Entstehungsdatum nicht. Seit den sechziger Jahren signierte der Künstler seine Arbeiten selten. Wir wissen aber, daß *Sommer* auf der Zweiten Internationalen Ausstellung in Venedig präsentiert wurde.[5] Sehr wahrscheinlich unternahm Maris diese Anstrengungen – das Gemälde gehört zu seinen größten Stücken – um dieser Ausstellung willen, so daß er es etwa 1896/97 gemalt haben dürfte.

Außer durch Willem Maris wurden die Niederlande auch durch andere etablierte Künstler vertreten, wie Hendrik Willem Mesdag (1831–1915) und Willem Roelofs.[6] Während der Eröffnung der Ausstellung in Venedig kaufte der Dordrechter Notar Willem Hendrik van Bilderbeek (1855–1918) Maris' *Sommer* für seine Sammlung zeitgenössischer holländischer Kunst.[7] Nach dem Tod Bilderbeeks ging seine Sammlung als Schenkung an den Staat und kam schließlich ins Museum von Dordrecht.[8]

MvH

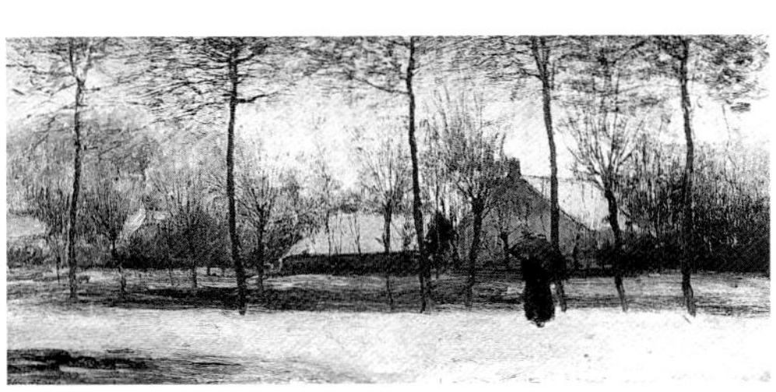

Abb. 102a
Willem Maris, *Winterlandschaft*; Öl auf Leinwand, 48 x 100 cm; Amsterdam, Stedelijk Museum.

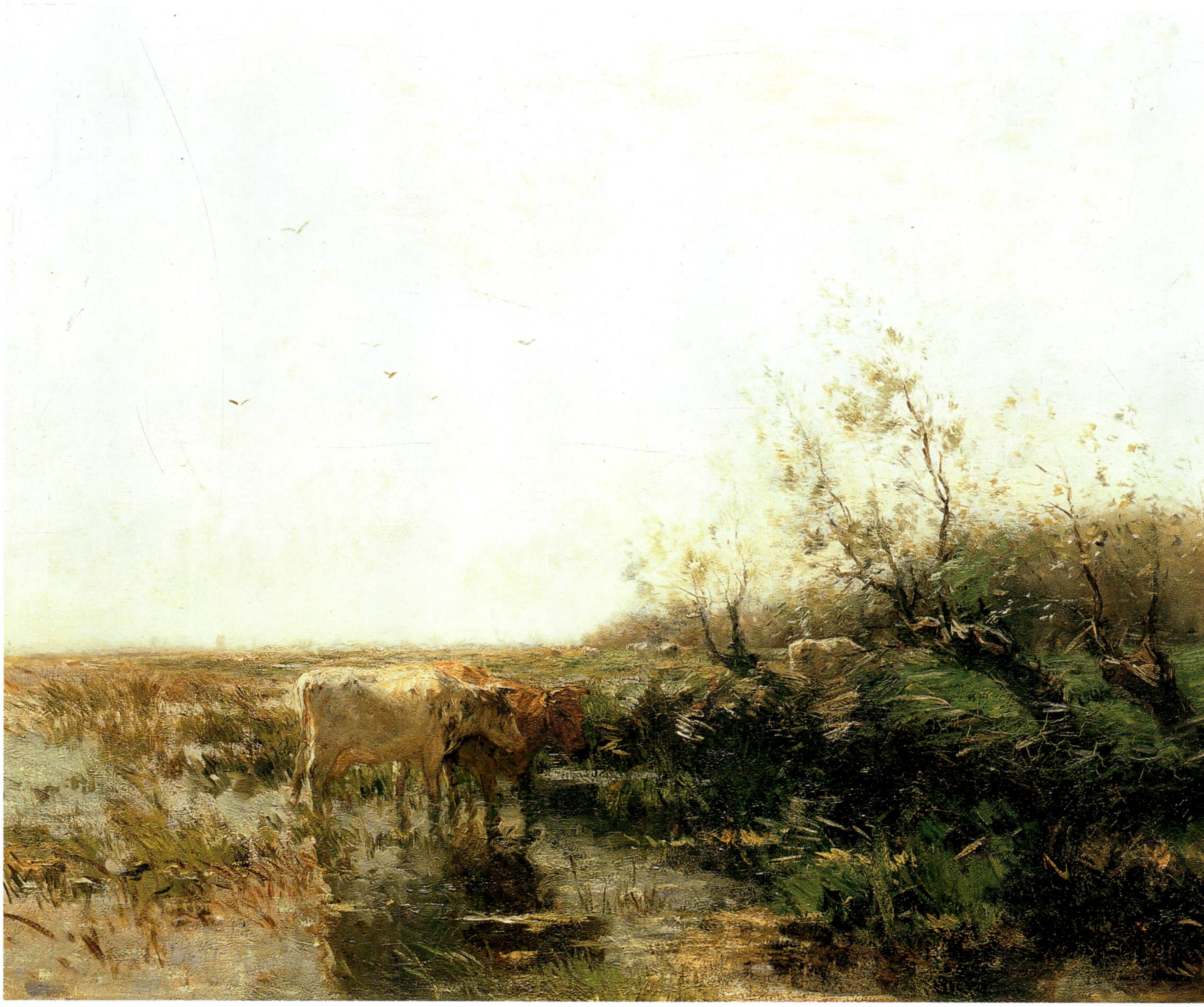

THEODOOR VAN HOYTEMA

Den Haag 1863 - 1917 Den Haag

103 Ansicht des Dorfes Leende von der Heide aus, 1897

Feder in Grau, Wachskreide, Aquarell, auf feinem grauem Karton, 461 x 613 mm.
Mitte rechts: TvH[verbunden]*oytema.97.*

Privatbesitz

Heutzutage ist Theo van Hoytema hauptsächlich wegen seiner vielen Zeichnungen und Lithographien von Pflanzen und Tieren bekannt. Es gab jedoch eine erlesene Anhängerschaft von Kunstliebhabern und Freunden, die auch seine Landschaften hochschätzten. Einer von ihnen, sein späterer Biograph G. Knuttel, erwähnte eine *Anzahl von Landschaftszeichnungen in farbiger Kreide, die in Kolorierung und Stimmung außergewöhnlich sind; sie stammen aus Brabant sowie der Umgebung von Den Haag und Hilversum und geben einen Eindruck von der sehr persönlichen Seite seines Werkes neben seinen Vogel- und Pflanzenzeichnungen.*[1] Wegen der bescheidenen Umstände, in denen sich van Hoytema gegen Ende 1899 wiederfand, sind uns einige Einzelheiten über seine nun raren Landschaften überliefert. Der Künstler war dazu gezwungen, siebzig Zeichnungen und Gemälde über das Amsterdamer Auktionshaus Frederik Muller & Cie zu verkaufen; die Titel und Daten der angebotenen Werke wurden in Gemeinschaftsarbeit sorgfältig aufgelistet.[2] Die hier gezeigte Zeichnung muß das Werk sein, das im Auktionskatalog als *Ansicht des Dorfes von Leent – gesehen von der Heide aus, 1897* beschrieben wird.[3] Es gab eine weitere Brabanter Zeichnung von 1897, *Das Moorland bei Heeze*. Ab etwa 1880 war dieses Dorf, das an Leende angrenzt, eine beliebte Inspirationsquelle, besonders für Haager Künstler.[4] Unter den Künstlern, die die malerischen Interieurs der Bauernhäuser aufsuchten, waren Albert Neuhuys (1844–1914), Bernard Blommers (1845–1914), Suze Robertson (1855–1922) und Arthur Briët (1867–1939). 1906 schrieb Blommers über das Dorf: *Im vergangenen Jahr versammelte sich hier eine ganze internationale Künstlerkolonie, alle auf der Suche nach „etwas Malerischem". Sogar in Amerika haben sie von Heeze bei Eindhoven gehört!*

Die Zeichnung entstand während der glücklichsten und produktivsten Phase van Hoytemas. 1891 heiratete er Tine van Hogervorst, und nach einigen mageren Jahren wurde ihm allmählich für seine Buchausgaben, Drucke und dekorativen Wandgemälde Anerkennung zuteil. 1902 endete jedoch die Glückssträhne; die Trennung von Tine und immer ernstere gesundheitliche Probleme erschwerten es zunehmend, wie bisher weiterzuarbeiten. Insofern entstanden fast alle Landschaftszeichnungen van Hoytemas entweder von 1892 bis 1899 oder in den Jahren 1910, 1911 und 1913, als er der Gesundheit wegen einige Monate auf der Insel Texel verbrachte. Da van Hoytema ans Haus gebunden war, waren seine künstlerischen Bemühungen auf Studien beschränkt, die er ganz in der Nähe oder in Artis, dem Amsterdamer Zoo, anfertigen konnte, oder auf dekorative Arbeiten in Form von Lithographien.

Wir wissen nicht, ob van Hoytema jemals die Spezialisierung auf Landschaftszeichnungen in Erwägung zog; die einzigen Gemälde hatte er in den frühen Jahren in Arbeit. Knuddel, der mit dem Künstler gut bekannt war, erwähnt nichts davon in seiner Biographie, obwohl er den Wert von van Hoytemas Landschaftszeichnungen betont, die er als *poetische Rekreationen* und *Bilder intimer Stimmungen* beschreibt.[5] Dieselben Elemente sind in der Darstellung von Leende erkennbar, einer höchst persönlichen Wiedergabe der Landschaft. Jegliche Andeutungen von Leben, Licht und Schatten sind unterdrückt worden. Diese Art von Komposition mit dem großen, nüchternen Vordergrund genoß damals große Wertschätzung. Wie bei van Hoytemas Drucken ist das feine Linienspiel von einer fließenden Anmut durchdrungen, die dem Art Nouveau nicht wenig verdankt. Auch die Farbgebung, die lebendig, aber nicht leuchtend ist, hält sich stilistisch an diese Formensprache. Der Einfluß japanischer Drucke spiegelt sich in der Stilisierung und dem Beschnitt der Heide im Vordergrund wider. Von einem stilistischen Standpunkt aus gibt es Elemente, die an die Gemälde von Vincent van Gogh erinnern, dessen Werk 1892 beim Haagsche Kunstkring ausgestellt wurde (vgl. Kat. Nr. 97). Van Hoytema gehörte zu jenen Mitgliedern, auf die diese Werke großen Eindruck machten. In dem Optimismus, der von van Goghs Landschaften ausgeht, muß sich der temperamentvolle und freundliche Künstler wiedergefunden haben. Jan Veth bezeichnete das Werk van Hoytemas in seinem Vorwort zu dem Auktionskatalog von 1900 als lebhaft und farbenfreudig: Die Zeichnungen *dieses ungebundenen Malers* ließen in einem den Wunsch aufkommen, *freier zu atmen, am Waldrand oder an einem Bach oder in einem Kornfeld zu sitzen, um die Gezwungenheit, die der Alltag mit sich bringt, abzuschütteln.*[6]

RJtR

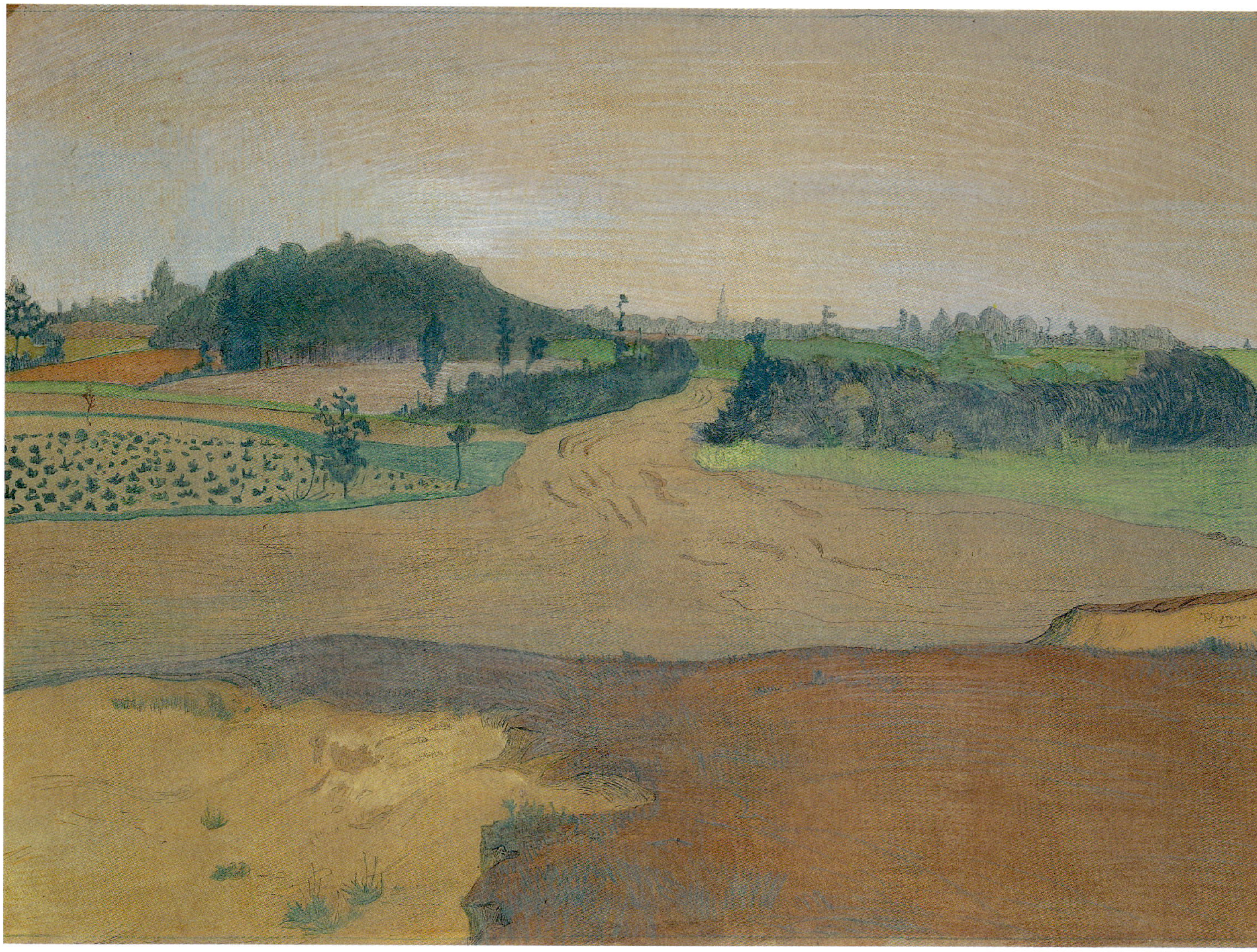

JAN THEODOOR TOOROP

Poerworedjo (Java) 1858 - 1928 Den Haag

104 Trocknen der Netze in den Dünen, 1900

Wachskreide, 300 x 320 mm.
Rechts unten: 1900 / *J.Th. Toorop.*

Antwerpen, Sammlung Ellen und Jan Nieuwenhuizen Segaar

LITERATUR
Otterlo 1978, Kat. Nr. 97; Siebelhof u. Sleyster 1985, Kat. Nr. 97; Hefting 1989, Kat. Nr. 79

Das Schaffen Jan Toorops während der ersten Jahrzehnte seiner Karriere wurde größtenteils durch Einflüsse von außen bestimmt. Infolgedessen werden in seinem Werk eine Reihe künstlerischer und stilistischer Anfänge offenbar, die sich zuweilen chronologisch überschneiden. Die frühen impressionistischen Gemälde Toorops, die mit einem Palettmesser entstanden, waren überaus geeignet, um sie in Aquarelle zu übertragen. Der Pointillismus, der sein Schaffen in den Jahren 1886–1890 beherrschte (vgl. Kat. Nr. 94), konnte in Zeichnungen schwieriger praktiziert werden. 1891/92 durchlebte er eine kurze Periode, in der er sich mit Kreidezeichnungen befaßte, die etwas leicht Düsteres ausstrahlen, und mit Gemälden, die sich auf das Leben des Fischervolks von Katwijk konzentrieren. Wenn es auch gemalte Werke gibt, so wurden schwarze und bunte Kreiden letztlich doch zum Medium, das Toorop für seine berühmten symbolistischen Kompositionen von 1891–1894 wählte, in denen das Linienspiel mindestens ebenso wichtig ist wie die Farbe. Der Zeichenstil Toorops entwickelte sich damals in zwei Richtungen: Für Porträts und Figurenzeichnungen wandte er eine feine Arbeitsweise an, die durch geschlossene Linien und sich allmählich auflösende Farbflächen gekennzeichnet ist. Für seine eher skizzenartigen Landschaften und Genreszenen griff er auf einen kräftigen und leicht eckigen Stil zurück.

Trocknen der Netze in den Dünen entstand während der zweiten Periode Toorops in Katwijk. In diesem kleinen Fischerdorf bei Den Haag lebte er von April 1890 bis Mai 1892 und von Mai 1899 bis April 1904.[1] Toorop wurde hier durch das Meer und die Aktivitäten der Fischer inspiriert. Die Motive, die er während der ersten Periode in Katwijk wählte, reflektieren seine innere Beteiligung an ihrem Los, besonders den Mühen der Männer und Pferde: wie sie die Fischerboote an den Strand ziehen und mit dem Fang beschäftigt sind sowie ihre prekären Aufgaben, die Teil des mühseligen Alltags der Fischersleute waren. Das Werk von Toorops literarischen Freunden in Katwijk, wie Albert Verwey und Henriëtte van der Schalk, zeigt ebenso eine tiefgründigere Lebensphilosophie als in künstlerischen Kreisen um 1890 gang und gäbe war.

Während seines zweiten Aufenthaltes in Katwijk hatte Toorop Landschaften in Arbeit, die eine lebhafte Palette und einige wenige Figuren aufweisen. Die Mehrzahl der Arbeiten fallen unter die Stichwörter „dekorativ" oder „gefällig".[2] In seinen Radierungen und Zeichnungen hielt Toorop nicht nur die Vorkommnisse in einem vornehmen sommerlichen Urlaubsort fest, sondern auch ein neues Motiv aus dem Leben einfacher Fischer: die ruhige Arbeit der Frauen in den Dünen, wie sie Netze flicken oder Muscheln sammeln. Die Falten ihrer weiten Kleidung gaben dem Künstler die Möglichkeit für ein dekoratives Linienspiel. In das Repertoire von Katwijk wurde so ein originelles Thema eingeführt, das gegen die Jahrhundertwende zahlreiche Künstler, sowohl holländische als auch fremde, anzog. In den Jahren 1899–1904, der zweiten Katwijker Phase Toorops, wurden nicht weniger als 170 Maler im einen oder anderen Hotel am Ort registriert.[3] Sie stolperten beinahe übereinander, wenn sie auf Motivsuche nach Lieblingsplätzen am Strand oder entlang der Küste waren oder sich für die pittoreske Kleidertracht der Ortsansässigen interessierten. Themen wie das Trocknen und Reparieren der Netze wurden weniger oft dargestellt.[4]

Trocknen der Netze in den Dünen weist deutlich den dekorativen Aspekt auf, der um 1900 für das Schaffen Toorops so kennzeichnend war. Der Kompositionstyp, den wir hier vor uns haben – mit einem hohen Horizont, einem freien Vordergrund und dem Hauptmotiv im Mittelgrund – war auch bei Toorops Zeitgenossen beliebt (vgl. Kat. Nr. 98 und 103). Das unregelmäßige Muster der Fischernetze, die inmitten der Landschaft ausgebreitet sind, und die Art, in der sie sich gegen den helleren Ton der Dünen abheben, bestimmen die Struktur dieses reizvollen Stückes. Vor diesem Hintergrund hat der Künstler eine Vielfalt lebhafter und unterschiedlicher Figurengruppen verstreut. Die Farben sind lebendig und fröhlich; die Pigmenttupfen wurden gemäß der neoimpressionistischen Technik aufgetragen und dem kleinen Format des Bildes entsprechend klein gehalten.[5] Dieses Gemälde sollte rein dekorativ sein: Nichts erinnert an das beschwerliche Leben der Fischer und ihrer Familien. RJtR

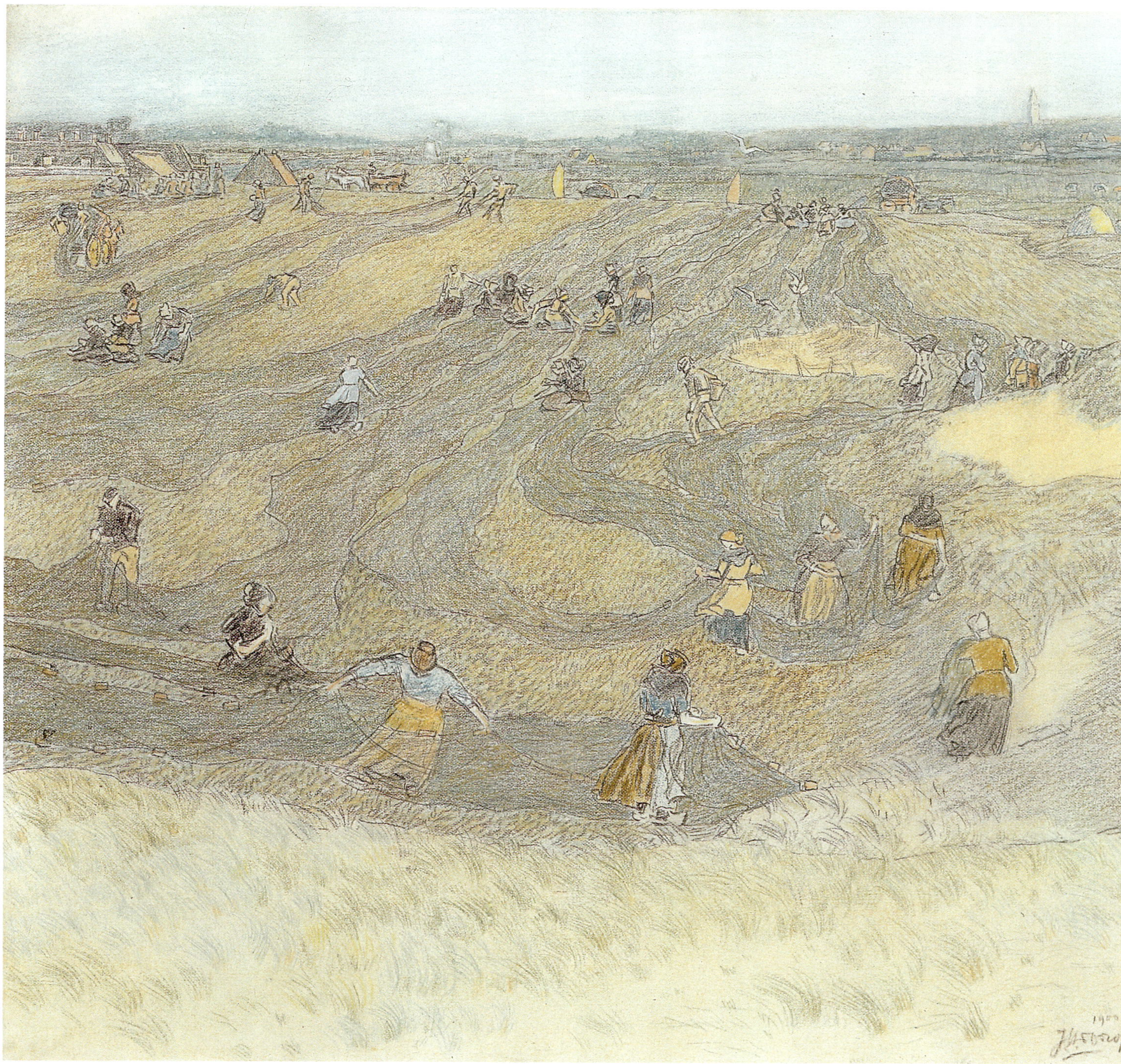

MARIUS ALEXANDER JACQUES BAUER

Den Haag 1867 - 1932 Amsterdam

105 Kamelreiter vor einer orientalischen Stadt in den Bergen, um 1901/02

Aquarell, über einer Skizze in schwarzer Kreide, teilweise mit Deckweiß gehöht, 548 x 697 mm.
Links unten signiert: *MBAUER*.
Auf der Rückseite: Interieur eines orientalischen Gebäudes mit Figuren. Aquarell, über einer Bleistiftskizze, leicht mit Weiß gehöht.

Amsterdam, Rijksmuseum, Rijksprentenkabinet
(Inv. Nr. RP-T-1978-31)

Am 28. Februar 1902 übergab Marius Bauer seinem Kunsthändler E.J. Wisselingh & Co. in Amsterdam sechs Aquarelle.[1] Innerhalb einiger Tage, genauer am 4. März, wurde das teuerste dieser sechs, ein Werk, das in van Wisselinghs Buchführung als „Berge" hieß, an den Amsterdamer Börsenmakler C.D. Reich Jun. verkauft. Bei eben diesem Werk muß es sich um *Kamelreiter vor einer orientalischen Stadt in den Bergen* gehandelt haben.[2] Am 31. Januar, weniger als einen Monat vor Auslieferung jener sechs Aquarelle, hatte Bauer van Wisselingh bereits drei Gemälde verkauft. Der Künstler war nicht immer so produktiv; er verbrachte viel Zeit damit, seine unzähligen Skizzen auszuführen und zu den Orten zu reisen, an denen er seine künstlerischen Quellen fand: dem Mittleren und dem Fernen Osten.

In fast allen seinen Werken erforschte Bauer das Grenzland zwischen der Wiedergabe der Realität und der Auflösung von Form in Farbe. Am deutlichsten sichtbar wird dies in seinen Aquarellen, während die Gemälde scheinbar mehr mit dem Gedanken an die Wirkung transparenter, fließender Aquarellfarbe entstanden als mit dem Gedanken an die Ölfarbe. Das Ergebnis wurde zu Recht folgendermaßen beschrieben: *Man blickt die Realität mit halb geschlossenen Augen, durch die Lider hindurch an und sucht nach dem Poetischen in einer zurückweichenden Linienmasse, in der Verschleierung von Formen mit verschwommener Unbestimmtheit.*[3]

In *Kamelreiter vor einer orientalischen Stadt in den Bergen* erweist sich Bauer als ein fast visionärer Aquarellist auf dem Höhepunkt seines reifen Stils. Seine späteren Stücke sind nüchterner, eher „routiniert". Die Reiter im Vordergrund sind im Grunde als einziges ganz detailliert wiedergegeben. Die Stadt im Hintergrund ist fast abstrakt belassen, auf eine hügelige Landschaft reduziert, die dieselbe Farbe wie der Sand im Vordergrund hat. In der Beschreibung, die van Wesslingh zweifellos auf Vorschlag von Bauer gewählt hat, heißt es, daß die wie im Dunst liegenden, nahezu atmosphärischen Berge der bemerkenswerteste Aspekt des Bildes seien. Es ist nicht sicher, ob die dargestellte Stadt wirklich existierte. 1897/98 besuchte Bauer Indien, im Herbst 1899 reiste er durch die Türkei, den Libanon, Syrien und Palästina.[4] Die Werke, die er seinem Kunsthändler in den folgenden Jahren anbot, hatten mit der einen oder anderen dieser Regionen zu tun. In Anbetracht der Staffage war diese hügelige Landschaft möglicherweise ein *Capriccio*, das eher mit dem Mittleren Osten als mit Indien assoziiert wurde.

Der Großteil von Bauers Œuvre besteht gerade aus solchen neutralen, nicht ausgesprochen topographischen Sujets. Während der Arbeit an diesen Stücken vertraute der Künstler gewöhnlich auf sein außerordentlich gutes fotografisches Erinnerungsvermögen. *Schwierig ist es nicht, die Realität nachzuahmen, sondern vielmehr, die Realität zu vergessen*, so soll er gesagt haben.[5] Wie viele andere Künstler fühlte er, daß ein Objekt so lange nicht wirklich Gestalt annehmen konnte, bis er der Realität den Rücken zukehrte. Im früheren Teil seiner Laufbahn jedenfalls legte Bauer die groben Umrisse seiner Komposition auf der Basis seiner eigenen Erinnerungen an. Sein Kollege Philip Zilcken (1857–1930) beschrieb diesen Prozeß in einer Anspielung auf Bauers erste Reise nach Konstantinopel im Jahr 1888: *Angefeuert durch den Gedanken, daß er etwas – eigentlich eine ganze Menge – von dieser Reise mit nach Hause bringen mußte, arbeitete er mit einer höchst bemerkenswerten Energie. Hunderte und Aberhunderte von Studien entstanden, große Pastellzeichnungen, die nur wenige Künstler in Den Haag gesehen haben; aber Bauer öffnete die Kiste nicht, in der sie aus der Türkei ankamen. Statt dessen machte er sich an die Arbeit und benutzte kleine Skizzen, die er hastig in einem kleinen Notizbuch festgehalten hatte, und ließ sich von seinen eigenen, inneren Visionen führen, die er mit seinen Erinnerungen nährte.*[6] Vor kurzem wurde festgestellt, daß er gelegentlich für einige seiner Figurengruppen Fotografien benutzte, die er in Indien gekauft hatte.[7]

Von Anfang an scheinen dem Künstler Bauer die Werke aus der Haager Schule mißfallen zu haben, die er etwas geringschätzig als *Genre der Gräben und Bäche* bezeichnete.[8] Seine Abneigung kann nur gegen das Sujet gerichtet gewesen sein, denn vom stilistischen Gesichtspunkt aus wurzelt Bauers Werk eindeutig in der Haager Schule. In *Kamelreiter vor einer orientalischen Stadt in den Bergen* wird dies sowohl durch die Art des Farbauftrags als auch die Kolorierung bestätigt.

RJtR

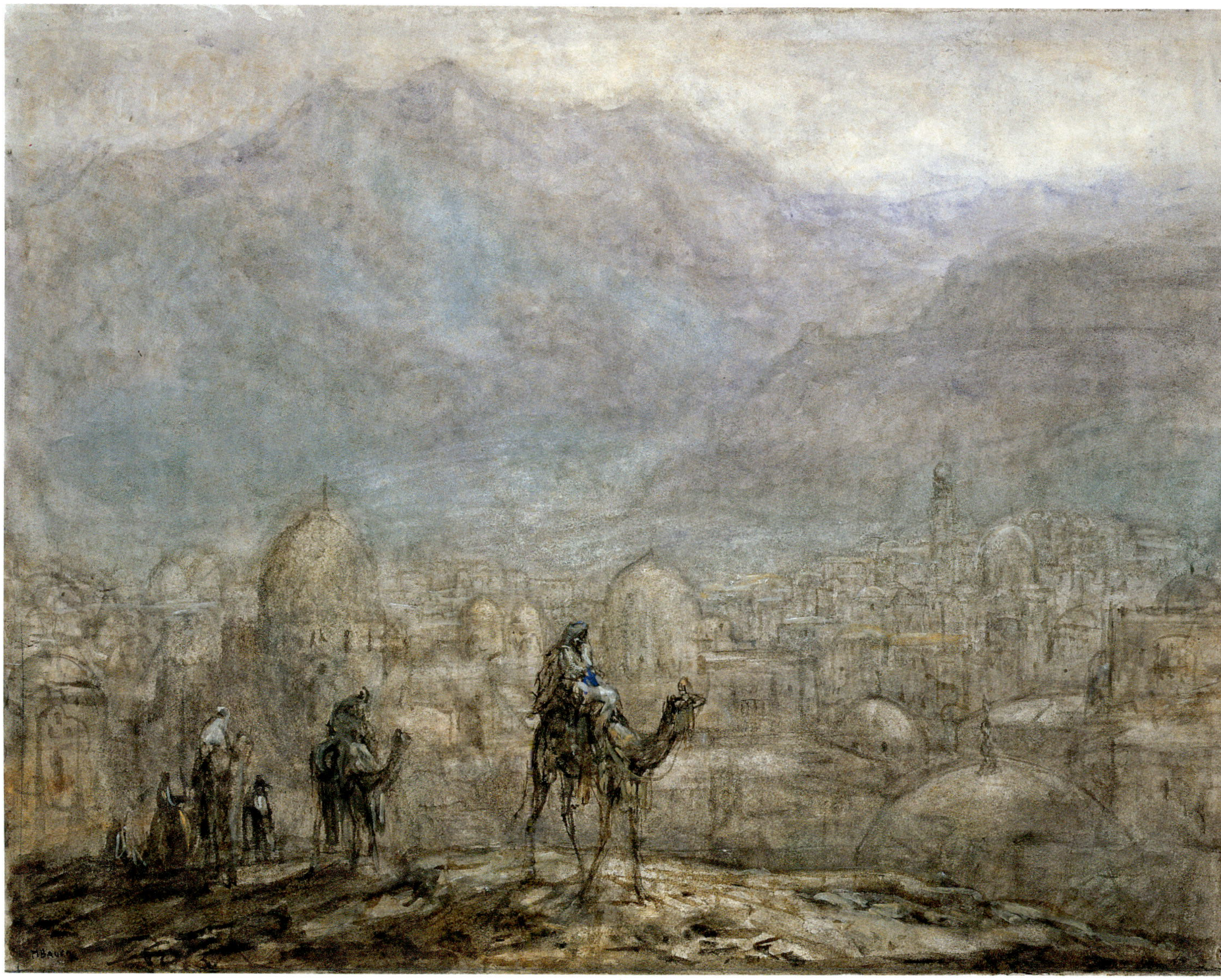

JOHAN THORN PRIKKER

Den Haag 1868 - 1932 Keulen

106 Weg nach Dalhem, 1900/04

Wachskreide, mit Deckweiß gehöht, über leicht angedeuteter Bleistiftskizze, 457 x 565 mm.
Signiert und mit Anmerkung rechts unten in der Handschrift des Künstlers: ***Route de Dalhem / JTP*** **[verbunden].**

Den Haag, Haags Gemeentemuseum

(Inv. Nr. T22-1959)

LITERATUR
Loosjes-Terpstra 1959, S. 14; Blotkamp, Ewers-Schultz u. Wendermann 1996, S. 58.

Von 1900 bis 1904 verbrachte Johan Thorn Prikker die Sommermonate in Visé, unmittelbar jenseits der belgischen Grenze, im Tal der Maas zwischen Maastricht und Liège. Während dieser Zeit befaßte er sich mit einer Reihe von Landschaften in Wachskreide mit einer höchst individuellen Metaphorik. Zeitgenossen beschrieben Prikker als einen enthusiastischen, ruhelosen und eifrigen Sucher, dessen Ziel es war, *die Essenz der Schönheit von der Form abstrahiert wiederzugeben.*[1] Diese Abstraktion wurde in seinen Naturimpressionen in Wachskreide ausgedrückt, aber auch in seinem phantastischen symbolistischen Werk und seinen dekorativen Entwürfen.[2]

Die Umgebung von Visé war lange Zeit eine Inspirationsquelle für Thorn Prikker – ursprünglich zu Gunsten seines naturalistischen Werkes, während später über die phantastischen Felsenformationen, in denen der Künstler Gestalten erkannte, sein symbolistisches Schaffen von 1892/93 davon befruchtet wurde. Viele davon basieren auf gezeichneten Studien, die im Maastal entstanden.[3] 1894 kehrte er seiner Methode und dem Thema den Rücken zu.[4] „Einfache Wege“ und andere Landschaftsmotive wurden in bunter Kreide festgehalten. Die Schattierungen wurden nicht mehr in langen parallelen Reihen ausgeführt, sondern in Muster und in eine Flut von winzigen Tupfen aufgelöst. Die Tiefenwirkung der Landschaften nimmt ab, bis sie in verschiedenen Werken von 1900 bis 1904 fast verschwindet. Im allgemeinen sind die Farben leuchtend und in dynamischen Strukturen aus Linie und Bewegung aufgetragen. Manchmal ist das eigentliche Sujet eine bestimmte Lichtwirkung, während andere Werke scheinbar auf einer Farbenphantasie beruhen, die der Künstler wahrgenommen hat, wie es bei *Weg nach Dalhem* der Fall ist, einer der faszinierendsten und reizvollsten seiner Zeichnungen. Laut Loosjes-Terpstra gehören sie zu den wenigen holländischen Werken, die eine frühe Sensibilität für den „gesteigerten Impressionismus“ aufweisen.[5] Wie oft bei Zeichnungen dieser Art, intensivierte Thorn Prikker auch hier die Expressivität, indem er einige Passagen mit Gouache bearbeitete. Die Hauptquellen, aus denen Prikker seine Anregung bezog, waren – hinsichtlich der Farbgebung – Paul Signac (1863–1935), darüber hinaus Vincent van Gogh* auf Grund seiner dynamischen Wellenlinien und leuchtenden Farben und schließlich Henri van de Velde (1863–1957).

Aus einem Brief des Künstlers und einem Artikel, der 1902 von seinem Freund und Kollegen Philip Zilcken (1857–1930) veröffentlicht wurde, wissen wir einiges über die Betrachtungen, die jener Form zugrunde liegen, die Thorn Prikker für seine lyrischen Naturimpressionen wählte. Wie Zilcken mitteilt, versuchte der Künstler nicht, die Landschaft *in der Weise* wiederzugeben, *wie sie sich selbst präsentiert, sondern dem Betrachter eine Vision dieser Landschaft zu präsentieren und ihm die Möglichkeit zu geben, das zu fühlen, was er selbst bei der Beobachtung empfunden hat.*[6] Einige dieser Werke erwecken sogar den Eindruck, immateriell zu sein, wie die Erinnerung an Motive, die man vor langer Zeit gesehen hat, *deren Linien und Formen allmählich ausradiert wurden, so daß nur eine verschwommene Farbimpression dafür sorgt, daß die intensive Schönheit im Gedächtnis weiterlebt.* Dies bedeutet jedoch nicht, daß Thorn Prikker ausschließlich in dieser Art arbeitete und nie nach der Natur zeichnete.[7]

Zu der fast gänzlichen Zweidimensionalität von Thorn Prikkers Landschaften tritt wohl ein weiterer Aspekt hinzu, der hier eine Rolle spielt. Schon 1894 hatte der Künstler in einem Brief geschrieben: *Ich finde eine impressionistische Landschaft oder ein Figurenstück an den Wänden unserer Zimmer geradezu lächerlich – es ist wie ein Loch in der Wand, durch das du die Natur selbst siehst. Beschäftigt euch mit Landschaften, wenn ihr es wollt, aber gestaltet sie so, daß sie zu unseren Wohnzimmern passen, zu den Türen, den Raumproportionen und zu allem, was in diesem Zimmer steht – in anderen Worten: niemals etwas Impressionistisches, aus dem du dir den Wind entgegenwehen spürst.*[8] Die Zeichnungen, die zwischen 1900 und 1904 nicht als Auftragswerke entstanden, mögen vielleicht nicht alle diese Ideale erfüllt haben, aber sie nähern sich sehr denjenigen der dekorativen Tafelbilder. Daß Thorn Prikker seine Wachskreide-Zeichnungen als Wandschmuck auffaßte, wird durch ein Exemplar gezeigt, das eventuell vom Künstler selbst gerahmt wurde und das sich heute im Museum Boijmans Van Beuningen in Rotterdam befindet.[9] **RJtR**

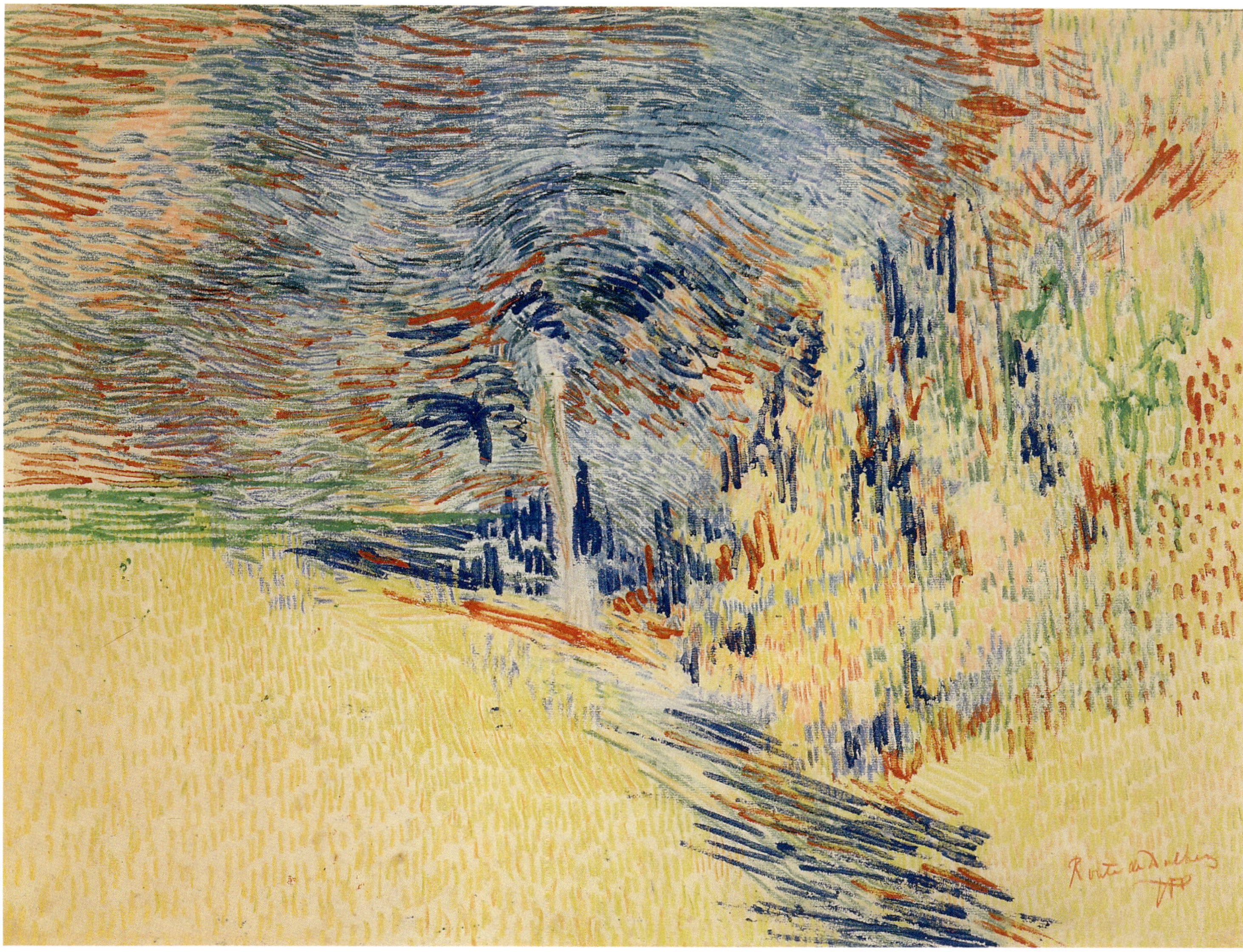

PIETER CORNELIS MONDRIAN

Amersfoort 1872 - 1944 New York

107 Das Bauerngehöft Geinrust mit jungen Bäumen und Kühen, um 1906

Aquarell und Gouache, 495 x 660 mm.

Privatbesitz

LITERATUR
Montens 1992, S. 24; Welsh, Bakker u. Bax 1994, S. 129, 132 und 140.

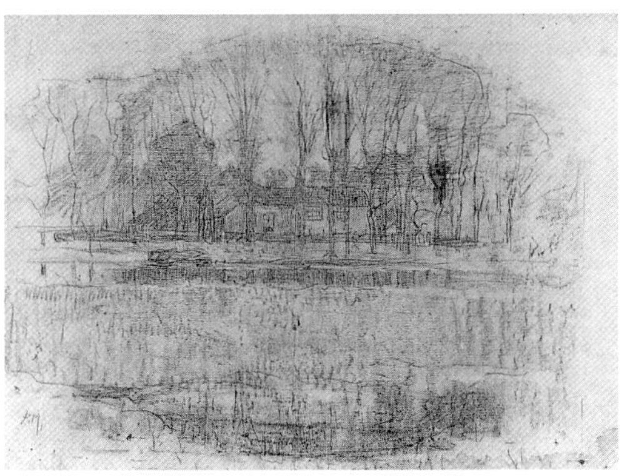

Abb. 107a
Pieter Cornelis Mondrian, *Das Bauerngehöft Geinrust inmitten von Bäumen*, um 1906; schwarze und rote Kreide, 475 x 615 mm; Den Haag, Haags Gemeentemuseum.

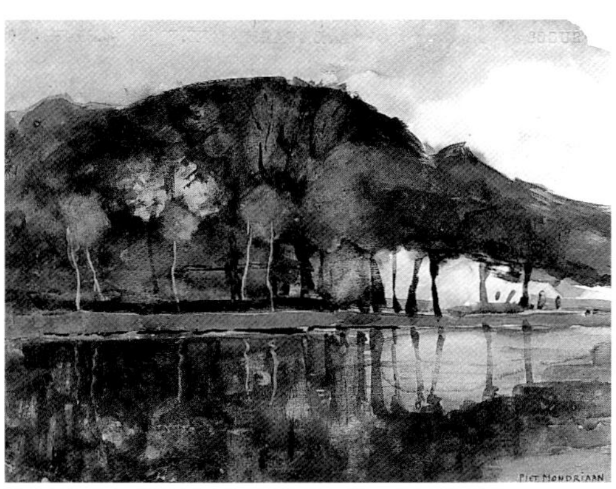

Abb. 107b
Pieter Cornelis Mondrian, *Das Bauerngehöft Geinrust mit jungen Bäumen am Ufer*, um 1906; Aquarell, 310 x 410 mm; Den Haag, Haags Gemeentemuseum.

Betrachtet man das naturalistische Werk Piet Mondrians, denkt man unweigerlich auch an sein späteres abstraktes Œuvre, das durch eine völlige Ausgewogenheit von Linie, Rhythmus und Farbe gekennzeichnet ist. Diese Qualitäten müssen bereits in rudimentärer Form in seinem frühen Werk vorhanden sein.[1] *Das Bauerngehöft Geinrust mit jungen Bäumen und Kühen* von 1906 ist eine der besten naturalistischen Aquarellandschaften Mondrians.

Von 1892 bis Anfang 1912 lebte Mondrian hauptsächlich in Amsterdam, wo er im künstlerischen Leben der Stadt als Mitglied der Künstlergesellschaft St. Lucas eine aktive Rolle spielte. Nachdem er mit Landschaften und Stadtszenen, die von der Haager Schule geprägt waren, begonnen hatte, wurde Mondrian zwischen 1905 und 1907 von etwas melancholischen abendlichen oder nächtlichen Landschaften angezogen. Er machte einige Plätze ausfindig, die für solche Szenen wie geschaffen waren, Stellen entlang des kleinen Flusses Gein, südöstlich von Amsterdam, einem Gebiet, das zuvor von Künstlern wie Willem Roelofs* und Paul Gabriël* besucht worden war. Wo diese jedoch fortwährend nach neuen Motiven am Wasser gesucht hatten, kehrte Mondrian immer wieder zu denselben Aussichtspunkten und Motiven zurück und stellte sie in verschiedenen Farben und Techniken dar, bis er das Gefühl hatte, mit allen Facetten des Objekts zurechtgekommen zu sein. In den Jahren 1906/07, unter dem Einfluß des Luminismus, wie er von Leo Gestel* und Jan Sluyters (vgl. Kat. Nr. 110) vertreten wurde, sollten diese Experimente zu neuen Ausdrucksformen führen, bei denen die Farbe das wesentliche Element wurde (vgl. Kat. Nr. 108). Das Aquarell, das wir hier sehen, entstand an der Schwelle dieser neuen Entwicklung.

Viel später sagte Mondrian, er habe versucht, die Landschaft gerade in dem Augenblick darzustellen, in dem die *Dichte der Atmosphäre die Details verschleiert und die breiten Umrisse der Dinge akzentuiert.*[2] Eine Zeichnung seines Freundes Willem Maris (1873–1935) zeigt, wie Mondrian sich für seine Suche nach Motiven ausstattete. Er hatte ein spezielles „Mal-Fahrrad" konstruiert, das mittels einiger Ständer auch als Malerstuhl benutzt werden konnte; an den Handgriffen war ein kleines Brett befestigt, um die Leinwand zu halten.[3] Die Zeichnungen und Ölskizzen, die Mondrian vor Ort anfertigte, wurden im Atelier in großem Format ausgearbeitet, zuerst als Zeichnungen (Abb. 107a), später in Öl oder Aquarell. Wir wissen nicht, in welchem Entwicklungsstadium eines Werkes Mondrian die Farbgebung, die sich nicht an der Natur orientierte, festlegte.

Eine bestimmte Stelle am Fluß Gein muß auf Mondrian eine besondere Faszination ausgeübt haben: eine Baumgruppe mit einer charakteristischen Silhouette, nahe eines Gebäudes, das vor kurzem als das Bauerngehöft Geinrust identifiziert wurde.[4] Mindestens fünfzehn Werke haben dieses Motiv, und das hier gezeigte Aquarell ist eines der eindrucksvollsten Stücke. Wie bei den anderen Gein-Ansichten wird die Tiefe der Landschaft – mit Ausnahme der Seerosen im Vordergrund – fast gar nicht angedeutet. Der Gebrauch der Farbe für die Blätter und der gelblich grüne Lichthof um die Bäume neigen zum Luminismus. Arbeiten in diesem Stil wurden im allgemeinen sowohl von Mondrian als auch von anderen in kräftigen Ölfarben ausgeführt, deren kühne Töne den Betrachter kräftiger schockieren konnten als ein Aquarell. Wir wissen fast gar nichts über die Quellen, aus denen Mondrian die Anregungen für seine Aquarelltechnik bezog. Die gleichmäßige Lavierung könnte in die Richtung von Werken Jan Voermans (1857–1941) oder Willem Witsens* weisen.[5]

Die faszinierende Silhouette der Bäume und ihre Widerspiegelung kann als ein einziges, mehr oder weniger abstraktes Ganzes betrachtet werden. Die Möglichkeiten, die die horizontale Symmetrie des Themas bot, muß Mondrian zu dieser Zeit in beachtlichem Maß beschäftigt haben. Sein Interesse konzentrierte sich nicht auf die Diskrepanz zwischen den Bäumen und ihrer Widerspiegelung, sondern auf den knappen Rhythmus, der durch das Bild ihrer Vereinigung hervorgerufen wird. Er experimentierte auch mit Beschneidungen (Abb. 107b). 1919/20 äußerte sich Mondrian über sein Frühwerk. Als abstrakter Maler erklärt er einem naturalistischen Maler – seinem früheren Ich –, daß sie im Grunde nach derselben Sache strebten: durch die Harmonie der Proportionen Ruhe und Ausgewogenheit in einem Bild zu schaffen.[6]

RJtR

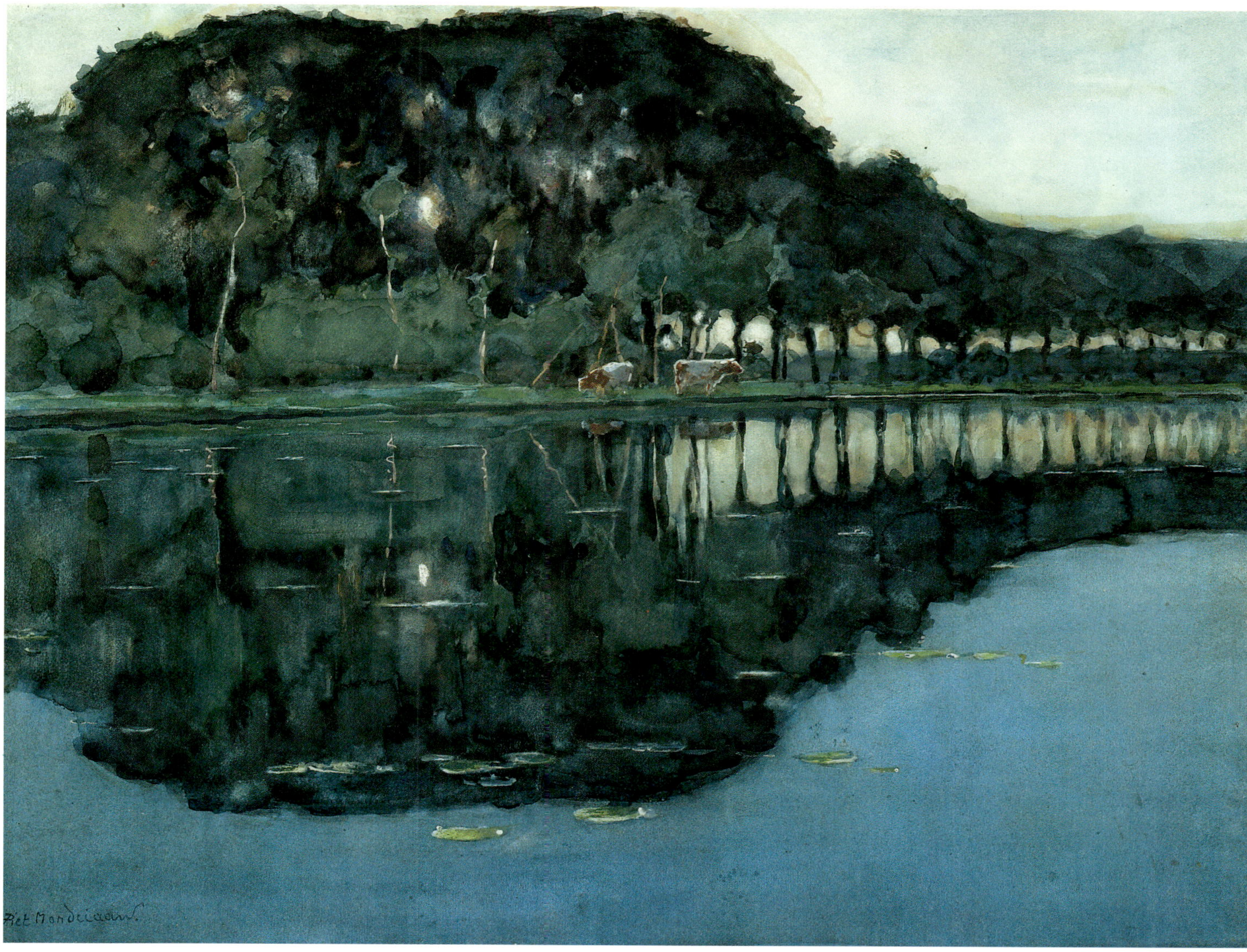

PIETER CORNELIS MONDRIAN

Amersfoort 1872 - 1944 New York

108 Bäume am Fluß Gein, 1907/08

Öl auf Leinwand, 69 x 112 cm.
Rechts unten: *Piet Mondrian*.

Heino/Wijhe, Kasteel Het Nijenhuis, Hannema-de Steurs Fundatie
(Inv. Nr. 2178)

LITERATUR
Welsh 1966, Kat. Nr. 61; Dorn u.a. 1990, S. 213f; Blotkamp u.a. 1994, S. 83 und Kat. Nr. 110; Welsh, Bakker u. Bax 1994, S. 63f; Blotkamp, Ewers-Schultz u. Wendermann 1996, S. 74f.

Das Œuvre Piet Mondrians, dem Pionier einer der bedeutendsten Bewegungen in der Kunst des 20. Jahrhunderts, kann grob in drei Phasen aufgeteilt werden. Die erste war eine naturalistische Periode, die noch der Haager Schule verpflichtet war; sie dauerte von 1888 bis 1908 und wurde von einer Übergangszeit gefolgt. Die Ära von De Stijl, die 1916 begann, kulminierte in reinem Kubismus. Innerhalb dieses Schemas stellt das dramatische Werk *Bäume am Fluß Gein* von 1907/08 einen Vorläufer sowohl der figurativen Landschaften Mondrians als auch seines pointillistischen und später vollkommen abstrakten Werkes dar.

Vor seiner Abreise nach Paris im Jahr 1912 lebte und arbeitete er etwa zwanzig Jahre lang in Amsterdam.[1] Wie viele seiner Amsterdamer Zeitgenossen fand Mondrian anfänglich seine Sujets in der Stadt selbst. Um 1898 begann er jedoch immer mehr, nach der Natur zu arbeiten. Seine Lieblingsstellen waren die Ufer der Amstel und eines kleineren Flusses, des Gein, nahe Abcoude. Die Skizzen, die er *en plein air* zeichnete, bildeten die Grundlage für viele große, ausgearbeitete Kohlezeichnungen, Aquarelle und Gemälde, die im Atelier entstanden.

Die frühen Serien mit gezeichneten und gemalten Ansichten der Gegenden entlang des Gein und der Amstel verraten den Einfluß der Haager Schule und seines Onkels Frits Mondrian (1853–1932), mit dem er oft zum Zeichnen loszog. Als jedoch die jüngere Generation der Amsterdamer Maler um 1900 durch Ausstellungen von Künstlern wie Jan Toorop❦, van Gogh❦ und Jan Sluyters❦ mit den internationalen Entwicklungen in der Malerei konfrontiert wurde, begann auch Mondrian seinen Stil zu „modernisieren". Die sogenannten Abendlandschaften, die zwischen 1905 und 1908 entstanden, spiegeln den Übergang zu einer expressiveren Formensprache und Palette wider.[2] *Bäume am Fluß Gein*, das letzte Werk in einer Serie nächtlicher Landschaften, war für diese Entwicklung entscheidend.

Die schwermütige Stimmung und gedämpfte Farbgebung seiner früheren Landschaften haben den Weg für eine lebhaftere und kräftigere Kolorierung freigemacht, in der Rot, Gelb und Blau vorherrschen. Die Baumreihe wird durch das Licht des aufgehenden Mondes im Wasser widerspiegelt. Die Erdtöne Braun und Grün tauchen im Laub und den Flußufern auf. Stilistisch gesehen kann das Gemälde auch als zentrales Werk in der Entwicklung Mondrians hin zum Pointillismus betrachtet werden. Die ersten Früchte dieses Übergangs wurden 1909 bei einer Ausstellung dreier Künstler – Mondrian, sein Freund Cornelis Spoor (1867–1928) und Jan Sluyters❦ – erkennbar.[3]

Eine Kohlezeichnung von 1907/08 gewährt uns einen vorzüglichen Einblick in die Art, wie Mondrian mit dem Stil dieser Komposition experimentierte. Er wählte ein rein pittoreskes Motiv und verwandelte es in sein abstraktes Bild. Den dabei vollzogenen Prozeß beschrieb er in seinem Essay *Natural and Abstract Reality* (1919/20), in dem er einen „Trialog" zwischen einem naturalistischen Maler, einem Kunstliebhaber und einem abstrakt-realistischen Maler – Mondrians *alter ego* – entwarf.[4] Aus dem Gespräch wird deutlich, daß sich Mondrian bei der Darstellung der Baumreihe entlang des Gein darum bemühte, die Essenz der universalen Schönheit der natürlichen Welt einzufangen. Die gezackte Gestalt der Bäume beschwört die „tragischen" Aspekte der Natur herauf, während der Künstler versuchte, mit Hilfe des Mondlichts die verschiedenen Formen „weicher" zu machen. Es gibt keinen Zweifel, daß Mondrians Bemühungen, die sichtbare Schönheit zu stilisieren, von ausführlichen Naturstudien begleitet wurden.

Schließlich läßt uns eine Fußnote zu diesen Ausführungen einen Blick auf die persönlichen Umstände des Künstlers werfen: Mondrian hat das Gemälde an einen Zigarrenhändler versetzt, um seine Schulden zu bezahlen, und erst zehn Jahre nach seinem Tod fand dieses prächtige Gemälde den Weg in ein Museum.[5] WL

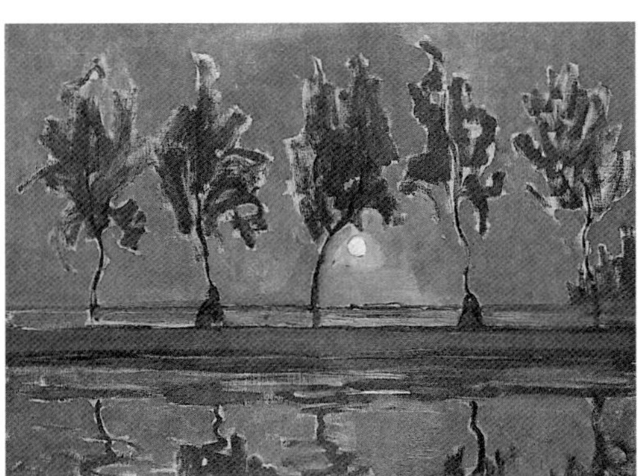

Abb. 108a
Pieter Cornelis Mondrian, *Bäume am Fluß Gein bei aufgehendem Mond*, 1907/08; Kohle, 630 x 750 mm; Den Haag, Haags Gemeentemuseum.

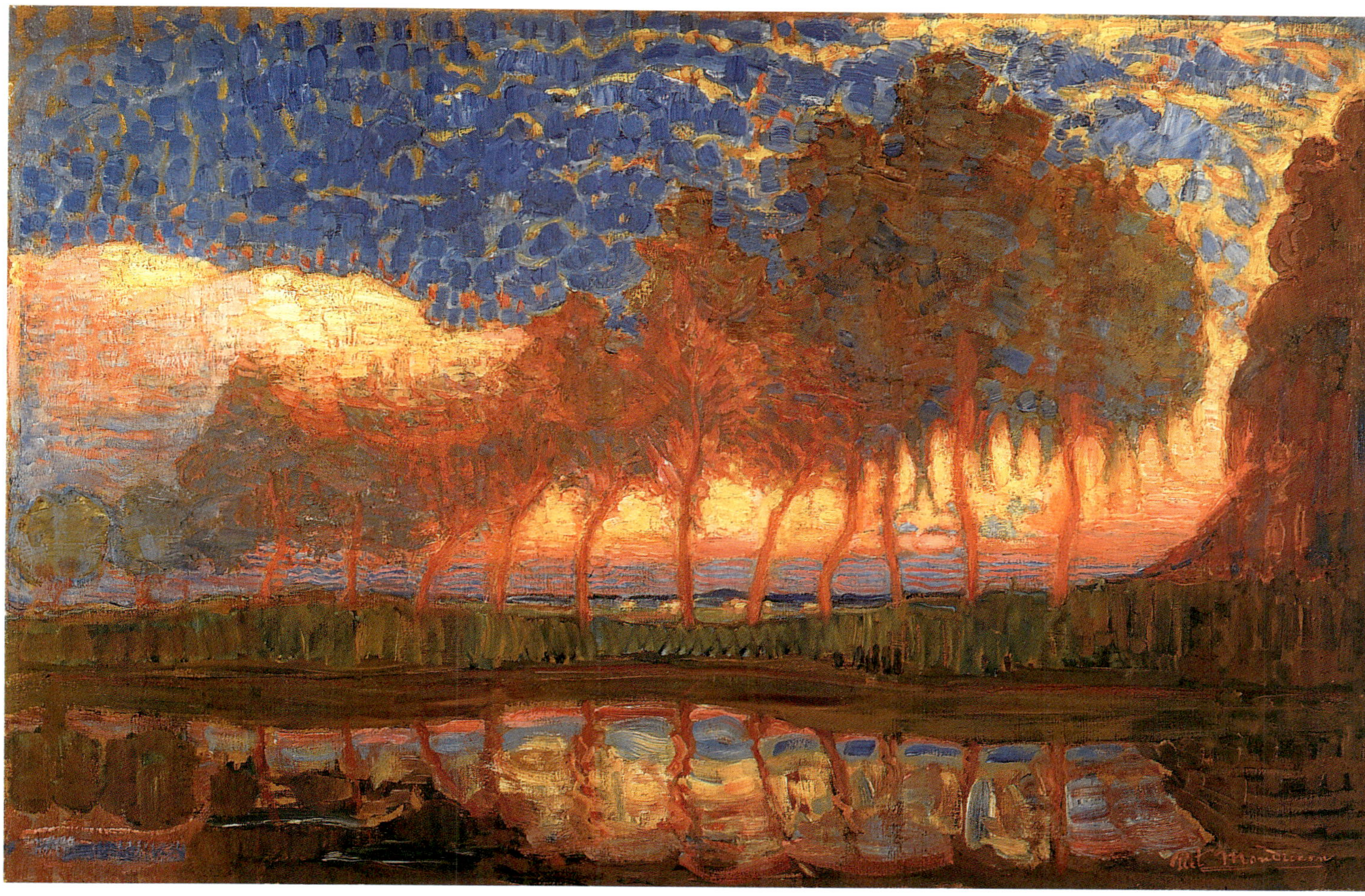

LEENDERT GESTEL

Woerden 1881 - 1941 Blaricum

109 Am Rand der Heide – Nachmittagssonne, 1908

Öl auf Leinwand, 41 x 50 cm.
Rechts unten: *Leo Gestel 08.*
Auf der Rückseite: *Namiddagzon Leo Gestel.*

Otterlo, Kröller-Müller Museum
(Inv. Nr. 169–19)

LITERATUR
Loosjes-Terpstra 1959, S. 64f; Gribling u.a. 1970, Kat. Nr. 158; Loosjes-Terpstra 1983, S. 9 und Kat. Nr. 9.

In den Jahren unmittelbar vor dem Ersten Weltkrieg gehörte Leendert Gestel – der von seinen Freunden in Anlehnung an Leonardo da Vinci „Leo" getauft wurde – gemeinsam mit Jan Sluijters* und Piet Mondrian* zu den wichtigsten holländischen „Luministen". Während einer Reise nach Paris mit Sluijters 1904 bekam er einen ersten Eindruck vom modernen französischen Impressionismus, der in Holland anfänglich vor allem als eine „Wiedergabe von Licht" betrachtet wurde.[1] Aber erst einige Jahre später trat Gestel in die Fußtapfen dieser französischen Impressionisten und Neoimpressionisten, indem er eine klare, helle Palette wählte und divisionistische und pointillistische Malmethoden erprobte.

Um 1908, dem Entstehungsjahr von *Am Rand der Heide*, erwies sich Gestel als ebensosehr aufgeschlossen für das Erforschen von Form und klarer Farbe, wie es auch im luministischen Werk Jan Toorops zutage tritt. Nach einer symbolistischen Phase in den neuziger Jahren wandte sich Toorop erneut dem Pointillismus zu, wenn auch in einer expressiveren Weise als in seinem Werk *Broek in Waterland* (Kat. Nr. 94).[2]

Sehr wahrscheinlich malte Gestel das kleine Bild *Am Rand der Heide* direkt vor der Natur. Die langen, unregelmäßigen Schatten, die die helle Nachmittagssonne auf die Landschaft zeichnet, wurden in Form einer großzügigen Bleistiftskizze und an manchen Stellen wurde das Grün, das das Gras repräsentiert, so dünn aufgetragen, daß die Vorzeichnung durchscheint. Gestel füllte die Landschaft mit raschen Strichen in Blaugrün, Purpur, Rosa und Rotbraun. Um die Wirkung des glitzernden Sonnenlichts zu erhöhen, wandte er – wenn auch sparsam – eine Technik an, die als Block-Pointillismus bekannt ist.

Obwohl die Komposition des Werkes mit dem einsamen Heidepfad jenseits der Heide, den Karrenspuren und den kräftigen nachmittäglichen Schatten zum Repertoire der traditionellen Landschaftskunst gehört, ist das Gemälde auf Grund des lichten, expressiven Gebrauchs der Farbe eines der ersten, in dem Gestel sich der neuen Bewegung in der holländischen Malerei anschloß. Er behielt diesen Stil nicht lange bei; von 1912 bis 1914 integrierte er in seine Landschaften, Stilleben und Porträts Einflüsse des Kubismus und Futurismus (Abb. 109a), um schließlich zu einem realistischeren Stil zurückzukehren, dem er bis zu seinem Tod treu blieb.

Die Provenienz von *Am Rand der Heide* spricht für sich: Das Gemälde war Teil der Sammlung des plastischen Chirurgen Dr. J.F.S. Esser (1877–1946), der eine Passion für moderne Kunst hatte. 1908/09 war sein Amsterdamer Haus ein Treffpunkt holländischer Luministen.[3] 1919 wurde seine Sammlung teilweise versteigert – einschließlich Gestels *Am Rand der Heide* –, so daß Herr und Frau Kröller-Müller das Werk erwerben konnten.[4] **MvH**

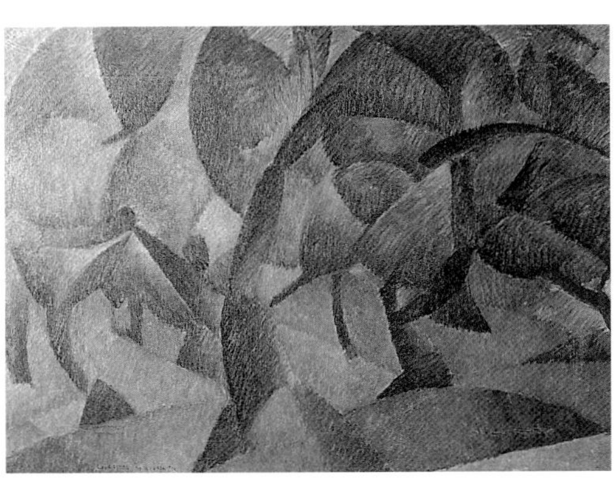

Abb. 109a
Leendert Gestel, *Olivenhain, Mallorca*, 1914;
Öl auf Leinwand, 54,5 x 77 cm;
Otterlo, Kröller-Müller Museum.

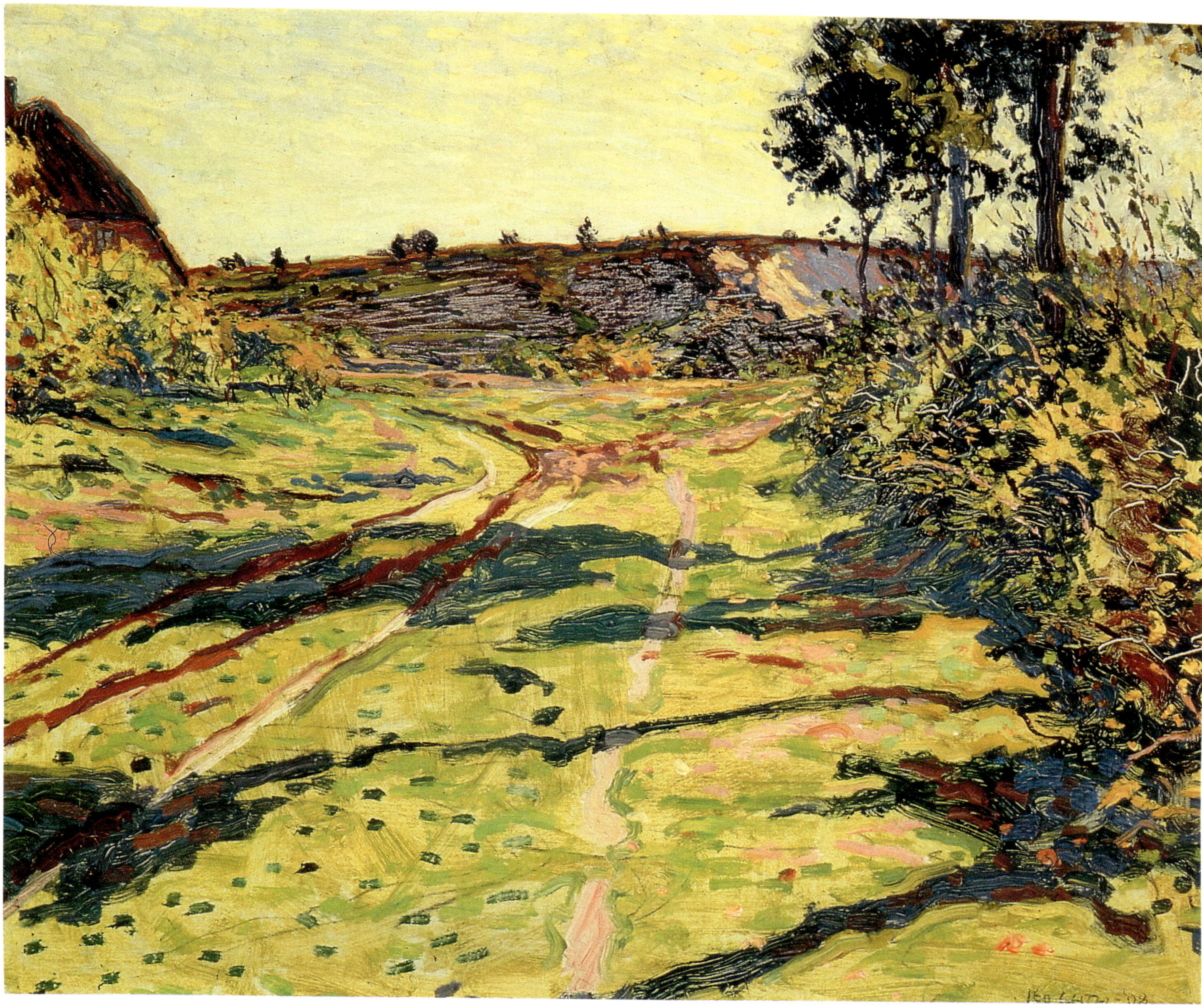

JAN SLUIJTERS

's-Hertogenbosch 1881 - 1957 Amsterdam

110 Landschaft, 1910

Öl auf Leinwand, 48,5 x 64,5 cm.
Rechts unten: *Jan Sluijters 1910.*

Eindhoven, Stedelijk van Abbemuseum
(Inv. Nr. 1.0445)

LITERATUR
Loosjes-Terpstra 1959, S. 87; de Wilde 1962, Kat. Nr. 1; Boelema, Bakker u. Trappeniers 1981, Kat. Nr. 14; Juffermans 1981, S. 103; Spaander u. van der Velde 1994/95, S. 108; Blotkamp u.a. 1994, Kat. Nr. 182; de Mooij u. Kokke 1996, S. 86.

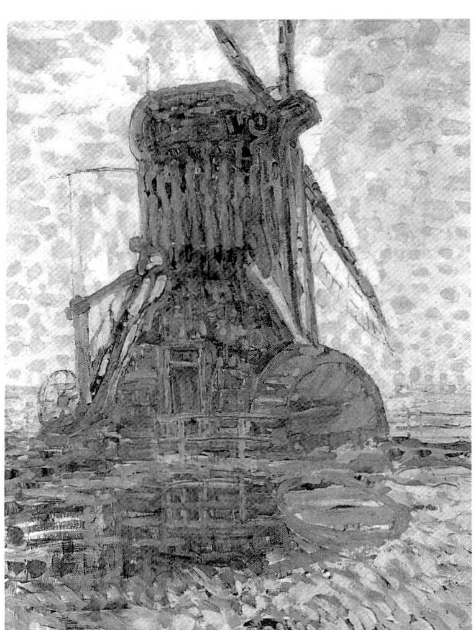

Abb. 110a
Pieter Cornelis Mondrian, *Windmühle im Sonnenlicht*, 1908; Öl auf Leinwand, 114 x 87 cm; Den Haag, Haags Gemeentemuseum.

1904 erhielt Jan Sluijters für das biblische Historiengemälde *Elisa weckt den Sohn der Sunamiterin* den Prix de Rome.[1] Der Bericht der Jury ist – ganz gemäß der konservativen Tradition der Akademie voll des Lobes über die sorgfältige Ausführung jedes Details. Das obligatorische Programm führte Sluijters nach Rom, wo er pflichtbewußt die italienischen Meister kopierte. Aber der junge Künstler merkte bald, daß hier nicht seine Interessen lagen. Sluijters erhielt die Erlaubnis, über Spanien nach Paris zu reisen. Er kannte die Stadt von einem früheren Aufenthalt mit Leo Gestel* und war zweifellos von den jüngsten Entwicklungen in der Malerei fasziniert. *Seit diesem Augenblick hatte mein Werk ein „Gesicht", und ich habe mit dem Material gekämpft, um auszudrücken, was in mir lebte und reifte*, sagte Sluijters später in einem Gespräch über seine künstlerische Entwicklung.[2] Unter dem Einfluß der französischen Neoimpressionisten und der Fauves bekehrte sich der junge Künstler zu einem radikalen Modernismus, was schließlich dazu führte, daß ihm das Prix de Rome-Stipendium entzogen wurde.[3] Die Aufregung, die dadurch in Holland verursacht wurde, brachte Sluijters eine Menge Publicity ein, sowohl zu seinen Gunsten als auch zu seinem Nachteil. Man nannte ihn bald im selben Atemzug mit Piet Mondrian* und Leo Gestel*, den wichtigsten Malern der Avantgarde in Holland.

In Paris konzentrierte sich Sluijters hauptsächlich auf das sprudelnde Leben in der Weltstadt. Zurück in Holland aber fühlte er sich zunehmend zur Landschaft hingezogen. In Laren, wo er sich 1909 niederließ, malte er eine Reihe ähnlicher Landschaften, eine davon diese *Landschaft* von 1910, die sich jetzt im Van Abbemuseum befindet. Die Landschaft selbst ist nicht aufsehenerregend, aber sie ist in einer so expressiven Weise dargestellt, daß die Wirkung und der Sinneseindruck des schimmernden Sonnenlichts das wahre Objekt dieses nahezu abstrakten Gemäldes zu sein scheint. Sluijters erzählte einmal während eines Interviews, daß er bei der Ausführung solcher farbenfreudiger Gemälde eigentlich der Natur den Rücken zukehren wolle, um sie dann in leuchtenden Blau-, Gelb- und Grüntönen ins Gedächtnis zu rufen und die Gefühle wiederzuerwecken, die die Landschaft zu der Zeit in ihm entstehen ließ.[5] Die Larener Landschaften bestehen aus dynamischen, verzerrten Linien und lebhaften Farbblöcken, die den Stücken eine Art Bewegtheit verleihen. Wahrscheinlich waren die abstrakten Muster in den Zeeland-Landschaften Piet Mondrians (Abb. 110a) eine Quelle der Inspiration.[6] Details wie Gebüsch und Bäume sind nicht festgelegt; nur das leuchtende Sonnenlicht – ein überaus unholländisches Element mit Reminiszenzen an van Gogh* – verweist eindeutig auf das Thema Landschaft.[7]

Noch mehr als in Toorops pointillistischer Periode (vgl. Kat. Nr. 94) wird in Sluijters' Auffassung des französischen Neoimpressionismus die Intuition und Spontaneität betont, die der Konstruktion und dem theoretischen Hintergrund übergeordnet sind. Nirgends wird dies besser illustriert als in dieser leuchtenden Landschaft, einem der Höhepunkte im vielseitigen Œuvre Sluijters'.

MvH

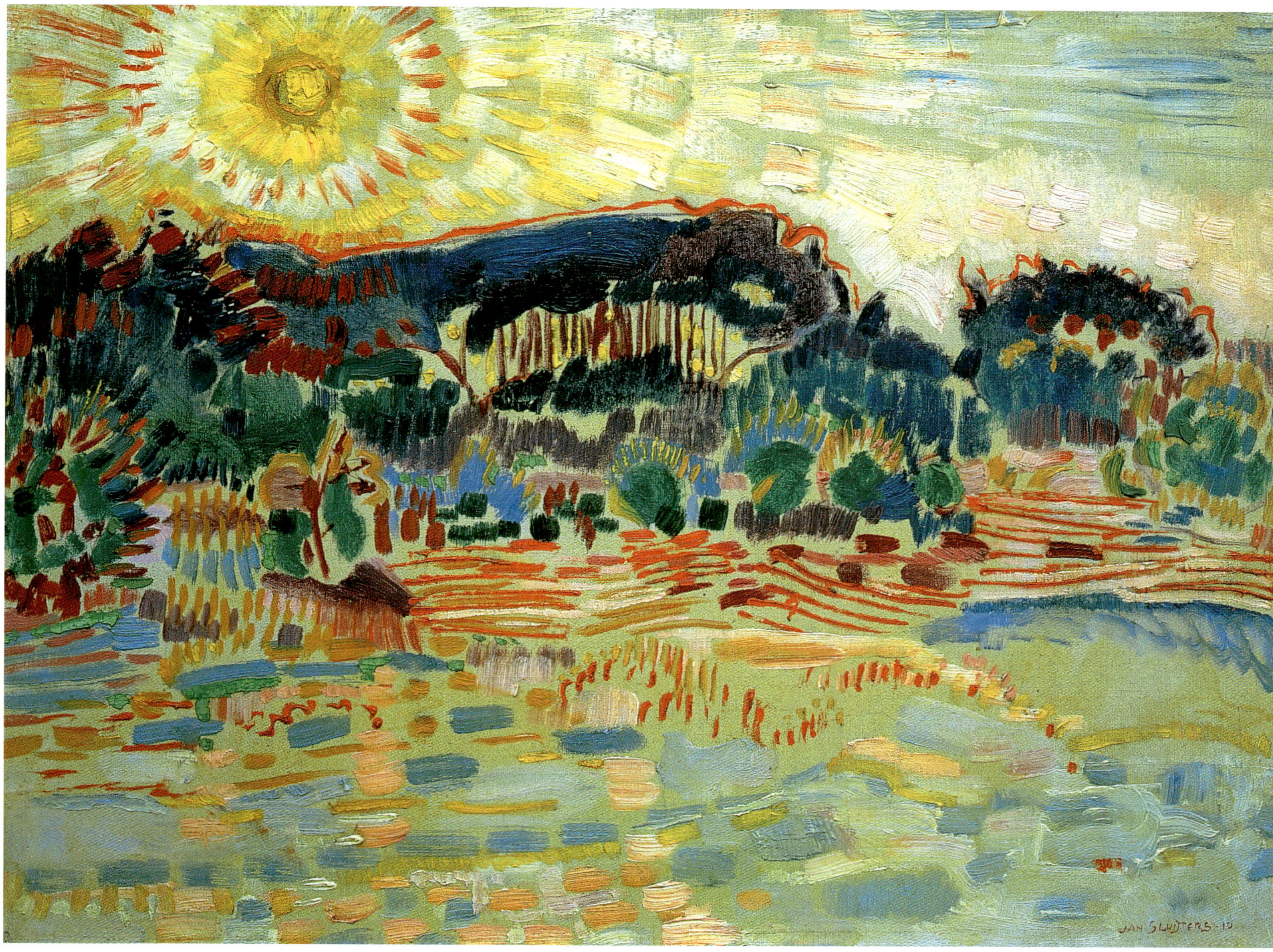

PIETER CORNELIS MONDRIAN

Amersfoort 1872 - 1944 New York

111 Baum, um 1911

Schwarze Kreide, abgestumpft,
565 x 845 mm.
Links unten: P. *Mondrian.*

Den Haag, Haags Gemeentemuseum
(Inv. Nr. T 37–1957)

LITERATUR
Blok 1974, Kat. Nr. 217; Gauss 1980, S. 83; Seuphor 1987, Kat. Nr. 322, c.c. 175; Henkels 1987, Kat. Nr. 83; Bois 1995, Kat. Nr. 30.

Dieses große und gebieterische Bild eines Baumes, um 1911 entstanden, gehört zu den Werken, die den Übergang Mondrians vom Naturalismus zur völligen Abstraktion ebneten. Mondrian entwarf eine Reihe imaginärer Gespräche zwischen einem abstrakten Maler und seinen Gegnern. Diese Konversation, die 1919/20 in der Zeitschrift *De Stijl* veröffentlicht wurde, konzentrierte sich auf die Entwicklung von Mondrians Theorien über den „Neoplastizismus" in der Malerei:

A Ich verstehe jedoch nicht, warum Sie eine solche Vorliebe für das Gerade haben und daß Sie das Gebogene so völlig ausschließen.

B Der Drang, das Große darzustellen, führte zur Suche nach der größten Spannung: diejenige des Geraden. So mußte sich alles Gebogene in das Gerade auflösen; es gab keinen Platz mehr für das Gebogene.

A Sind Sie ganz unvermittelt zu dieser Einsicht gekommen?

B Nein, ganz allmählich. Zuerst abstrahierte ich im Bild das Bizarre, dann das frei Gebogene und zuletzt das geometrisch Gebogene.

A So kamen Sie durch diese Abstraktion wahrscheinlich dazu, alles Natürliche im Bild und am Objekt auszuschließen?

B Ganz genau, so ging ich vor! Die Theorien, die ich soeben hinsichtlich des „Ausschließens" erläutert habe, sind mir zuerst in den Sinn gekommen. Die konsequente Abstraktion führte zum Ausschluß des Sichtbar-Konkreten in meinen Bildern. Wenn Sie sich vorstellen, daß ich bei der Darstellung eines Baumes immer mehr und noch mehr des Gebogenen abstrahierte, dann werden Sie zugeben müssen, daß nur noch wenig von einem „Baum" übrig geblieben ist.

A Aber ich möchte meinen, daß es möglich ist, einen Baum mittels des Geraden darzustellen.

B Sehr richtig, und nun gebe ich einen Mangel dessen zu, was ich gerade gesagt habe: Die Abstraktion alleine reicht nicht aus, um das Natürliche aus dem Bild zu bannen; notwendig ist hierfür auch die Plazierung, eine Umgebung, die sich vom Natürlichen durch Linie und Farbe unterscheidet.[1]

Der hier gezeigte Baum repräsentiert die erste Phase im oben ausgeführten Prozeß. Er wurde in abstrakt-naturalistischem Stil auf der Basis von Skizzen, die vor der Natur entstanden, gezeichnet. Der so entstandene Baum wurde dann auf einem anderen Gemälde weiter abstrahiert; Mondrian fügte einen Hintergrund in Form eines kubistischen Musters hinzu, das nicht mit dem Objekt in Beziehung steht. Das nächste Stadium wurde in dem Gemälde *Der graue Baum* erzielt (Abb. 111a).[2] Hier wurden der Baum und der Hintergrund in ein fast symmetrisches Muster unregelmäßiger Linien und Formen integriert. Was Mondrian damals als letzte Phase ansah, die Abstraktion des frei Gebogenen ins geometrisch Gebogene, folgte in dem Gemälde *Blühender Apfelbaum* von 1912 (Abb. 111b). Erst einige Jahre später wählte Mondrian die absolute Abstraktion.

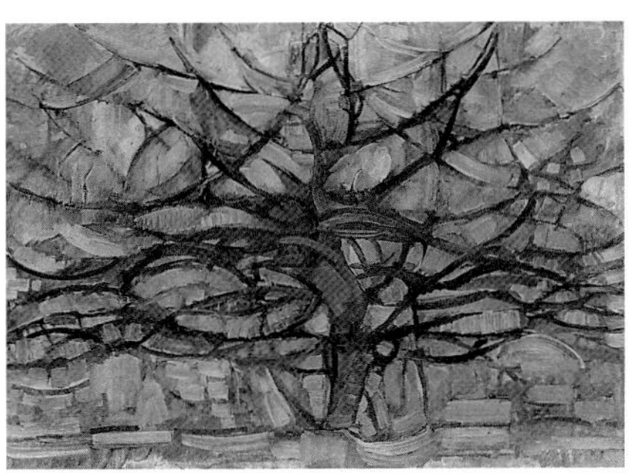

Abb. 111a
Pieter Cornelis Mondrian, *Der graue Baum*, 1911 oder 1912; Öl auf Leinwand, 78,5 x 107,5 cm; Den Haag, Haags Gemeentemuseum.

Dennoch wäre es falsch, diesen herrlichen *Baum* nur als ein Dokument zu betrachten, das die Entwicklung des Künstlers quasi schaubildartig erfaßt. Beim Entwerfen des Werkes dachte Mondrian nicht nur an fernere Möglichkeiten der Abstraktion. Dem Baum mit seinem gewaltigen Bogen aus Zweigen, die die ganze Breite der Zeichnung überspannen, ist eine großartige Spannung immanent. In den gemalten Versionen fehlte dieser Aspekt weitgehend. Auch naturalistische Künstler erzielten selten – falls überhaupt jemals – die kraftvolle Wirkung dieser Zeichnung Mondrians.

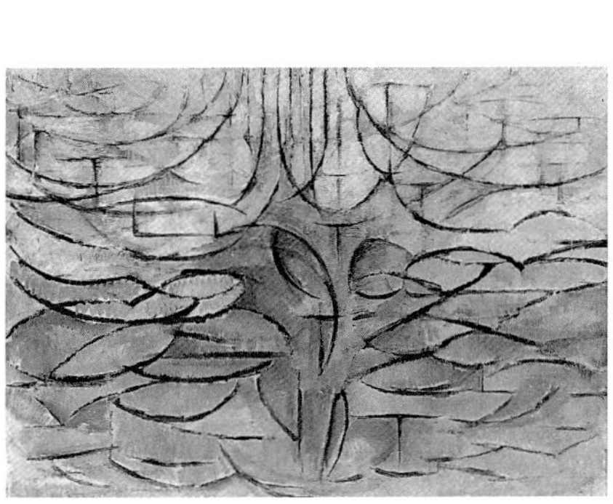

Abb. 111b
Pieter Cornelis Mondrian, *Blühender Apfelbaum*, 1912; Öl auf Leinwand, 78 x 106 cm; Den Haag, Haags Gemeentemuseum.

Mondrian hatte das Motiv vermutlich in der Gegend um Domburg skizziert. Von 1908 bis Dezember 1911 – damals zog er nach Paris – war er in diesem Dorf regelmäßig zu Gast und wohnte bei dem Maler Cornelis Spoor (1867–1928). Im April 1911 stellte er im Salon des Indépendants in Paris ein Gemälde aus. Zu dieser Zeit besuchte er wohl auch zum ersten Mal die französische Hauptstadt, und wir dürfen annehmen, daß es einen Zusammenhang zwischen seinem Besuch und der Ausstellung gab.[3] Dort hatte Mondrian erstmals Gelegenheit, mit eigenen Augen die kubistischen Gemälde Picassos, Braques und Légers zu sehen. Eine weitere Möglichkeit bot sich im Oktober und November, als der französische Kubismus in den Niederlanden vorgestellt wurde, und zwar bei der Eröffnungausstellung einer neuen Kunstgesellschaft, dem *Moderne Kunstkring*, in deren Vorstand Mondrian tätig wurde. RJtR

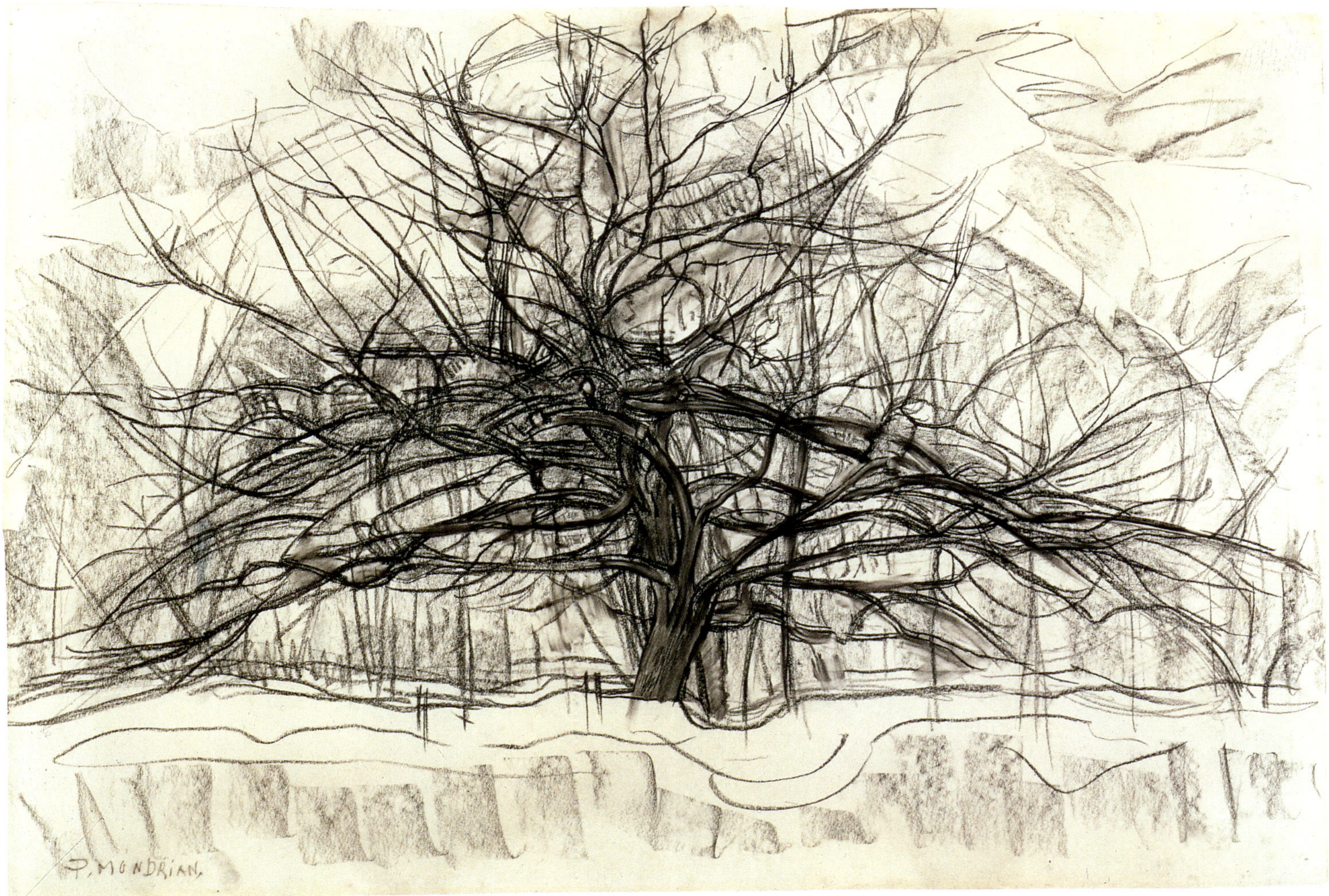
P. MONDRIAN.

ANMERKUNGEN ZUM KATALOG

JAN VAN HUYSUM
Amsterdam 1682 – 1749 Amsterdam

1 Arkadische Landschaft, 1728

1 Van Gool 1750/51, Bd. 2, S. 23.
2 Andere Beispiele sind ein Bacchus-Opfer auf einem Gemälde, das sich jetzt in der Sammlung der Marquis von Bath (siehe Cardiff 1960, Kat. Nr. 4) befindet, und das Opfer für eine unbekannte Göttin (früher in der Wakefield City Art Gallery, Inv. Nr. A1. 116; siehe Auktion London (Sotheby's), 9. April 1986, Kat. Nr. 68, mit Abb.).
3 Zur Sammlung Gildemeester siehe Loos, Jansen u. Kloek 1995, S. 92, Kat. Nr. 37. Siehe auch Auktion Dulong, Amsterdam, 18. April 1768, Kat. Nr. 7; Auktion Jan Gildemeester, Amsterdam, 11. Juni 1800, Kat. Nr. 93; Auktion Bernardus de Bosch, Amsterdam, 10. März 1817, Kat. Nr. 13.
4 Mitte rechts: *Jan van Huysum / fecit 1727*; Amsterdam, Kunsthandel Douwes; Auktion New York (Sotheby's), 5. April 1990, Kat. Nr. 357, mit Abb.; Hofstede de Groot 1907–1926, Bd. 10, Nr. 29, mit Abb.
5 Siehe Buijsen 1992/93, Kat. Nr. 79A-B, mit Abb.

JAN VAN HUYSUM
Amsterdam 1682 – 1749 Amsterdam

2 Arkadische Landschaft, um 1730/33

1 Das Rijksbureau voor Kunsthistorische Documentatie in Den Haag zum Beispiel verfügt über Fotografien von drei arkadischen Landschaften in geölter Kohle: Bremen, Kunsthalle, 188 x 252 mm; Hamburg, Kunsthalle (Inv. Nr. 22059), 185 x 253 mm; Paris, Ecole des Beaux-Arts (Inv. Nr. M 1.733), 300 x 358 mm. Das Amsterdams Historisch Museum besitzt eine arkadische Landschaft auf blauem Papier in geölter Kohle (Inv. Nr. A 18451), 290 x 470 mm; auch im Szépmuvészeti Museum in Budapest wird eine arkadische Landschaft in derselben Technik (Inv. Nr. 1917–202), aufbewahrt.
2 Meder 1919, S. 106f. In Leinöl getränkte Holzkohle wird oft fälschlich als Öl- oder Fettkreide bezeichnet – beides chemisch unmögliche Verbindungen.
3 Zu diesem Zeichnungstyp und zur Datierung siehe bei Niemeijer 1990, Kat. Nr. 29.

ISAAC DE MOUCHERON
Amsterdam 1667 – 1744 Amsterdam

3 a–e Entwürfe zu den fünf Gemälden für die Wände im Saal des Hauses Saxenburg, Amsterdam, Keizersgracht 224, um 1730/35

1 Bis 1946 befand sich diese Zeichnung in der Sammlung von Dr. A. Welcker (Inv. Nr. 961).
2 Wedde 1996, Bd. 2, S. 220.
3 In der Vergangenheit gab es einige Verwirrung über die Komposition dieser Reihe von Zeichnungen. Dr. A. Welcker ersteigerte die fünf Zeichnungen am 30. Juni 1936 (Sammlung J.W. Six van Vromade, Kat. Nr. 705). Es gab zwei weitere Zeichnungen von De Moucheron, deren Passepartouts [?] die Vermutung zuließen, daß sie ebenfalls für den Saal des Hauses Saxenburg bestimmt waren (Sammlung im Kupferstichkabinett der Universität Leiden, Inv. Nr. AW 56/57; die Legenden sind erhalten). Diese beiden Zeichnungen, eine davon 1729 entstanden, sind oben nicht gewölbt und sind somit nicht Teil dieser Serie (vgl. Wedde 1996, Bd. 1, Kat. Nr. W 82 und W 155). In Anbetracht der Signaturen waren diese Zeichnungen für Sammler gedacht. Was den Zeichenstil betrifft, unterscheiden sich die beiden rechteckigen Zeichnungen sowohl von der Fünfer-Serie als auch voneinander. Was die übrigen anbelangt, so ist es im 18. und 19. Jahrhundert nicht ungewöhnlich, daß eine Entwurfsreihe de Moucherons für die Dekoration eines bestimmten Saals gesammelt erhalten blieb. Jan Willem Six van Vromade (1872–1936) war ein Ururenkel des Kaufmannes und Kunstsammlers Pieter van Winter (1745–1807), der Saxenburg am 18. Juni 1782 für 100.000 Gulden gekauft hatte (siehe Elias 1903/05, Bd. 2, S. 1040).
4 Auf einem Foto des plastisch verzierten Marmorkamins im großen Saal der Keizersgracht 224 sind auf beiden Seiten Lücken in der Täfelung zu sehen, die von bemaltem Schmuck verdeckt waren; siehe Sluyterman 1908, Tafel 9. Laut Kommentar hatte der Saal auch eine – inzwischen verlorene – Decke, die Jacob de Wit um 1750 ausführte.
5 Wedde 1996, Bd. 1, Kat. Nr. W 157 und Bd. 2, Abb. 185.

JAN TEN COMPE
Amsterdam 1713 – 1761 Amsterdam

4 Ansicht von Den Haag, 1750

1 Eine detaillierte Beschreibung der abgebildeten Topographie siehe in Dumas 1991(2), S. 189f.
2 Ebenda, Kat. Nr. 11 und 13.
3 Ebenda, S. 190f, Abb. 6. Siehe ebenda, S. 191 zu einer möglichen Variante.
4 Zu diesem Verleger des *'s-Gravenhaegse Courant* und seiner Sammlung siehe ebenda, S. 143f.
5 Dies wurde schon früher bemerkt, siehe van Gool 1750/51, Bd. 2, S. 365f.
6 Dumas 1991(2), S. 138, Anm. 1 und S. 144. Die Tatsache, daß diese Gemälde unter Anleitung von Jacob de Wit zustande kamen, wird im Katalog der Auktion Anthony u. Stephanus de Groot, Den Haag (Rietmulder), 20. März 1771 erwähnt.
7 Laut kommentiertem Katalog der Auktion Anthony u. Stephanus de Groot (Den Haag, Niederländisches Institut für Kunstgeschichte) wurden zehn Gemälde an einen gewissen „Bougion" verkauft. Bei diesem Käufer und Jacques Bergeon, der später zwei weitere Werke erwerben konnte, muß es sich um ein und dieselbe Person handeln, da der Katalog der Sammlung Bergeon von 1773 alle zwölf Werke erwähnt; siehe Bergeon 1773, S. 13f, Kat. Nr. 39–50.

PAULUS CONSTANTIJN LA FARGUE
Den Haag 1729 – Den Haag 1782

5 Ansicht von Leiden, 1765

1 In Leiden wohnte er im Haus des Tapezierer Cornelis van Hoogeveen jr., an der Ecke Rapenburg / Houtstraat. Dies ist die früheste bekannte Zeichnung, die la Fargue in Leiden machte; die anderen stammen alle von 1770/71 oder später.
2 Feder und Pinsel in Grau, über Spuren schwarzer Kreide, 183 x 324 mm; links unten: *P.C. la Fargue: del.*; Haarlem, Teylers Museum (Inv. Nr. W 32); siehe Scholten 1904, S. 443f.

AERT SCHOUMAN
Dordrecht 1710 – 1792 Den Haag

6 Landschaft bei Windsor, 1766

1 Ploos van Amstel 1792, S. 435.
2 Eine ähnliche Landschaft, die wohl auch von den Räumen des Künstlers in Windsor aus entstand, gehörte zur Sammlung H. van Leeuwen und wurde am 24. November 1992 in Amsterdam bei Christie's (Nr. 395, mit Abb.) versteigert. Dieses Blatt wurde von Schouman nicht zu Ende geführt und wirkt etwas unausgeglichen: Der bedeckte Himmel wird durch Bleistift angedeutet und wurde nicht in Aquarell ausgeführt; die Landschaft ist weniger subtil vollendet worden, als es ansonsten bei Schouman der Fall ist.
3 Auktion, London (Christie's), 21. Februar 1978, Nr. 250, illustriert.
4 Die Fassung von 1766 wurde in Amsterdam (Mak van Waay) am 1. Oktober 1974 zum Verkauf angeboten (Nr. 852, 130 x 190 mm). Auch die Version von 1775 stand am 4. März 1930 (Nr. 862, 172 x 228 mm) in Amsterdam (R.W.P de Vries) zum Verkauf frei, zusammen mit einer Zeichnung, die als *Blick aus dem Gasthaus Der weiße Hirsch in Windsor*, 1766 beschrieben wurde. Daher muß es sich hier um die Fassung von 1775 handeln.
5 Auktion, Amsterdam (Mak van Waay), 1. Oktober 1974, Nr. 853, 150 x 220 mm.
6 Bol 1960, S. 14; Niemeijer 1975, S. 3; Bol 1991, S. 25; Turner 1996, Bd. 28, S. 166.

JACOB CATS
Altona (Deutschland) 1741 – 1799 Amsterdam

7 Weide am Waldrand, 1769

1 Josi 1820: Il [Jacob Cats] *posséda une mémoire si extraordinaire qu'il dessina dans sa chambre des sites de paysages qu'il avait vus autrefois; les représentant comme s'il les avait dessinés sur les lieux mêmes.*
2 New York, Pierpont Morgan Library (Inv. Nr. III, 239); die Inschrift auf der Rückseite, abgebildet in Shoaf Turner 1990, S. 329, sollte als „eine Ansicht von Castricum, aus dem Gedächtnis gezeichnet" gelesen werden.
3 Siehe Shoaf Turner 1990. Cats schaute die Idee, seine Zeichnungen zu numerieren, vielleicht von seinem Freund und Gönner Johannes de Bosch (1713–1785) ab, der als Amateur lediglich zum eigenen Vergnügen zeichnete und nur seine arkadischen Landschaften numerierte.
4 Josi 1820: Il [Jacob Cats] *gardait toujours un portefeuille de ses esquisses afin que les amateurs pussent en choisir les sujets, d'après quoi il fit des dessins finis. Voilà pourquoi un grand nombre se trouve deux ou trois fois en différentes manières.*
5 Van Eijnden u. van der Willigen 1816–1840, Bd. 2, S. 312.
6 Beck 1981, S. 112, 116 und 121; Shoaf Turner 1990, Anm. 18; Plomp 1992, S. 263 (Anm. 19).

JURRIAN ANDRIESSEN
Amsterdam 1742 – 1819 Amsterdam

8 Arkadische Landschaft, 1771

1 Siehe Knoef 1943, S. 4f und van Duinen 1954, S. 54.
2 Lunsingh Scheurler 1954.

[3] Siehe das provisorische Verzeichnis 1928, S. 219, 248 und 407; Fleurbaay 1987, S. 248f, mit Abb.; Spies u.a. 1991, S. 146f und 150; Spies u.a. 1992, S. 147, mit Abb.; Zantkuijl 1993, S. 562f, Abb. 2021.
[4] Einen knappen Überblick zu den als Leinwandbilder ausgeführten Wanddekorationen im 18. Jahrhundert bietet der Beitrag von Loos in diesem Buch.
[5] Freundliche Mitteilung von Richard Harmanni, der an einer Dissertation über Jurriaan Andriessen arbeitet.

PAULUS CONSTANTIJN LA FARGUE
Den Haag 1729 – 1782 Den Haag

9 Der Rijswijkseweg bei Den Haag, um 1772

[1] Z.B. sein frühestes bekanntes Gemälde von 1748; siehe Huebner 1943, Abb. 3.
[2] Dumas 1991(2), Kat. Nr. 30.
[3] Feder in Schwarz, Grau und Braun und Pinsel in Grau; 232 x 183 mm; Den Haag, Haags Gemeentearchief, Inv. Nr. KIA 725.

HENDRIK MEYER
Amsterdam 1744 – 1793 London

10 a–d Vier Landschaften mit den vier Jahreszeiten und den vier Tageszeiten, 1777

[1] Auktion Jan van Dijk, Amsterdam, 14. März 1791, Kb. I, Nr. 4–7; Auktion Jan de Groot, Amsterdam, 10. Dezember 1804, Kb. E, Nr. 3. In van Eijnden u. van der Willigen 1816–1840, Bd. 2, S. 262 wird die Serie als *fein ausgeführt, reich an Schmuck und Staffage* bezeichnet; *Winter und Nacht mit einer Szene auf dem Eis in Leyden ist ganz besonders schön.*
[2] Josi 1821, siehe zu Jacob Ruisdael. Überdies beurteilte er Meyers Werk: Das Laub erinnere an gebratene Petersilie, sein Zeichenstil sei *dürftig und hart.* 1791 ging Christiaan Josi nach London, wo er bei dem Stecher und Drucker John Raphael Smith, bei dem er auch wohnte, studierte (Langenbach 1991, S. 93–95). Meyer selbst hatte seit den frühen achtziger Jahren in London gelebt und starb hier im Februar 1793.
[3] Vgl. Niemeijer 1973, S. 422f (Zeichnungszyklen mit Darstellungen der zwölf Monate, 1661–1791).
[4] Zur vermutlichen Quelle von Meyers Winterszene, einer Zeichnung von Karel Slabbaert (um 1609/1654), siehe kurzes Miscellaneum in *Delineavit et Sculpsit* (in Druck).
[5] Diese Jahreszeiten-Serie von 1777 allein genügt, um zu zeigen, daß es falsch wäre, zu glauben, der Zeichner Meyer sei von Cats beeinflußt wurde (Mandle 1971, S. 61). Die meisten anekdotischen Landschaften Cats' entstanden in den Jahren 1780–1797.
[6] Vgl. Koolhaas-Grosfeld 1995, S. 131, wo eine Verbindung gesehen wird zwischen den vielen Jahreszeiten-Darstellungen des späten 18. Jahrhunderts, besonders jenen, die den Jahreszeitenwechsel oder plötzliche Wetterumschläge darstellten, und der Übersetzung von James Thomsons wissenschaftlichem und theologisch-didaktischem Gedicht *The Seasons* von 1769. Übersetzt wurde es von dem einflußreichen Amsterdamer Kaufmann, Dichter und Sammler Nicolaas Simon van Winter (1718–1795).

HENDRIK WILLEM SCHWEICKHARDT
Hamm 1746 – 1797 London

11 Schlittschuhläufer auf einem zugefrorenen Kanal, 1779

[1] Zu diesem Auftrag siehe Sluijter 1975, S. 188f. Während seiner Londoner Zeit stellte Schweickhardt 1791/92 auch ein Ensemble von fünf Wandgemälden für den Statthalter her, die für den großen Speisesaal im neuen Flügel des Quartiers des Statthalters konzipiert waren (siehe Sluijter 1975, S. 150). Sie wurden 1808 entfernt. Drei befinden sich jetzt im Palast Huis ten Bosch in Den Haag; sie wurden beschnitten, um sie als Kamingemälde einsetzen zu können. Siehe Rosa de Carvalho-Roos 1996, S. 33–37.
[2] Auktion Zürich (Galerie Koller), 28./29. Mai 1976, Kat. Nr. 5365, mit Abb.
[3] Boyer 1970.
[4] Sluijter 1975, S. 179f, Anm. 129.
[5] Eine Auflistung dieser 68 Werke wurde in Den Haag 1935, S. XVII–XIX veröffentlicht.
[6] Öl auf Holz, 40 x 67,5 cm; Auktion Dordrecht (A. Mak), 20.-26. Juni 1989, Nr. 229, mit Abb. (als H.W. Schweickhardt).

JEAN GRANDJEAN
Amsterdam 1752 – 1781 Rom

12 Ansicht der Via Tiburtina unterhalb der sogenannten Villa des Maecenas in Tivoli, 1779

[1] Van Eijnden u. van der Willigen 1816–1840, Bd. 2, S. 386. Auch an anderer Stelle erwähnen sie diese Zeichnungen: *Zweifellos schickte er eine große Menge von Landschaftszeichnungen nach Holland, weil sie dort im allgemeinen guten Anklang fanden* (S. 383, Anm. 1).
[2] Zu den akademischen Zeichnungen, die Grandjean in Rom anfertigte, und zu seinen internationalen Kontakten siehe Niemeijer 1974. Zusätzlich zu seinen 27 bekannten akademischen Studien aus dieser Zeit in Rom sind weitere fünf signierte und 13 unsignierte Blätter zum Vorschein gekommen; sie befinden sich in der Sammlung der Künstlergesellschaft Pictura und sind jetzt als Leihgaben im Dordrechts Museum. Eine davon ist datiert: *5 Novemb: 1779 a Roma.*
[3] Eine zweite Zeichnung Grandjeans von der sogenannten Villa des Maecenas, eine Innenansicht der Ruine, befindet sich im Städelschen Kunstinstitut in Frankfurt (Inv. Nr. 1120).

JURRIAAN ANDRIESSEN
Amsterdam 1742 – 1819 Amsterdam

13 Blick in den Wald von Schloß Doorwerth bei Arnhem, 1780

[1] Zu Beispielen für diese Art von Aquarellen siehe Niemeijer 1990, Kat. Nr. 4 und Bakker, Fleurbaay u. Gerlagh 1983, Kat. Nr. 232–235. Das Tagebuch in Form von Zeichnungen, das Jurriaan Andriessens Sohn Christiaan zwischen 1805 und 1808 führte, kann als logische Konsequenz der zeichnerischen Kultur betrachtet werden, in der er aufwuchs.
[2] Die Zeichnung des Belvedère in Nijmegen, die auf den 22. Juli 1781 datiert ist, befindet sich im Museum Commanderie van St. Jan in Nijmegen (Inv. Nr. 1925.1) und wird in Lemmens 1980, Nr. 77, als Werk von Aert Schouman abgebildet. Der Panoramablick von Rhenen befindet sich im Flehite Museum in Amersfoort. Die Ansicht von Nijmegen gebrauchte Andriessen zusammen mit einem ähnlichen Panorama von Arnhem bei der Dekoration eines Raumes für Gerrit la Borde. Der Entwurf für das Projekt wird im Gemeentearchief Amsterdam (Inv. Nr. G 207–21, oben) aufbewahrt und trägt eine Signatur aus den frühen achtziger Jahren. Zu La Borde siehe Niemeijer 1990, Kat. Nr. 2. 1784 dekorierte Andriessen einen großen Raum im Arnhemer Haus von Jan Carel, Baron van Eck (1757–1836); die Zeichnung für eine der Wände befindet sich im Stadtarchiv von Amsterdam (Inv. Nr. G 206–23, unten), signiert und datiert 1784, mit dem Vermerk *Baron van Eck.*
[3] Am 2. Juli 1802 hielt Andriessen diese beliebte Stelle am Flußufer auf einer Aquarellzeichnung fest; Auktion Sammlung Hans van Leeuwen, Amsterdam (Christie's), 24. November 1992 (Nr. 252, illustriert).

GERARD VAN NIJMEGEN
Rotterdam 1735 – 1808 Rotterdam

14 Waldansicht, 1781

[1] Eine gute Beschreibung dieser Zeichnungen von van Nijmegen ist bei Bolten 1985, S. 184f zu finden.
[2] Lindeman 1994, S. 320 und 367. Siehe auch den Beitrag von Bakker in seinem Katalog.
[3] Die Zuschreibung wurde von F. Lugt vorgenommen (Notiz auf einem Foto in der Dokumentation des Rijksprentenkabinet im Amsterdamer Rijksmuseum). Zu einem Gemälde von Pijnacker, das van Nijmegen kopierte, siehe Plomp 1997, S. 284. Der Stil der Zeichnung Pijnackers, um die es dort geht, ähnelt sehr demjenigen von Gerard van Nijmegen.
[4] Paris, Fondation Custodia, Sammlung F. Lugt (Inv. Nr. 6772); schwarze Kreide und Aquarell, 430 x 520 mm.
[5] Van Eijnden u. van Willigen 1816–1840, Bd. 2, S. 252; in Anbetracht der Tatsache, daß van der Willigen sich auf autobiographische Notizen van Nijmegens verließ, muß die Anmerkung von Bolten 1985, S. 184, der Künstler habe die Schweiz besucht, auf einem Irrtum beruhen.

PAULUS VAN LIENDER
Utrecht 1731 – 1797 Utrecht

15 Blick auf einen Wald mit riesigen Bäumen, um 1790

[1] Haarlem, Teylers Museum (Inv. Nr. W 7/8), beide 1789 signiert und datiert. Eine Abbildung von einer dieser Zeichnungen ist in Gerlagh u. Koolhaas-Grosfeld 1995, S. 16 zu finden.
[2] Eine Ausnahme ist eine farbige Zeichnung, die am 16. Oktober 1995 bei Van Stockum in Den Haag zur Versteigerung angeboten wurde (Nr. 96, 370 x 300 mm, mit Farbabb.); es handelt sich um die rechte Hälfte einer ursprünglich querformatigen Komposition.
[3] Eine detaillierte Beschreibung des Kompositionstyps mit Bühnenkulisse steht bei Bolten 1985, Kat. Nr. 62.
[4] Knoef 1947, S. 41–52, und Sliggers 1990, S. 31.
[5] Beispiele zur schwierigen Unterscheidung der Werke von van Liender und Hackaert: Eine Zeichnung auf der Auktion in Amsterdam (Christie's) am 30. November 1987 (Nr. 140) wurde um 1870 von K. Dowland für eine Arbeit Hackaerts gehalten; auch eine Zeichnung im Detroit Institute of Arts, Detroit, (Inv. Nr. 1950.252) wurde bis 1976 Hackaert zugeschrieben (Logan 1988, Kat. Nr. 31). Zur Verwechslung mit dem Werk von Pijnacker siehe Plomp 1997, Kat. Nr. 315.
[6] Van den Hull 1996, S. 19.
[7] Siehe Utrecht 1978(1), S. 91; Utrecht 1978, Nr. 67.
[8] Tegenwoordige Staat 1739–1803, Bd. 12, S. 164.

GERARD VAN NIJMEGEN
Rotterdam 1735 – 1808 Rotterdam

16 Gebirgige Landschaft mit Ochsenkarren auf einer Holzbrücke, 1790

[1] Van Eijnden u. van der Willigen 1816–1840, Bd. 2, S. 248. Dennoch wissen wir, daß sich van Nijmegen auch nach 1768 mit Dekorationsmalerei befaßte; siehe Niemeijer 1969, S. 91.
[2] Loos, Jansen u. Kloek 1995, S. 86.
[3] Niemeijer 1984, S. 68f.

HENDRIK VOOGD
Amsterdam 1768 – 1839 Rom

17 Die Wasserfälle bei der Neptunsgrotte in Tivoli, um 1789/93

1 De Bruyn Kops 1970, S. 332. Eine ausgearbeitete Zeichnung von 1791, die die Umgebung von Tivoli von der Villa des Cassius aus zeigt, war eventuell die Frucht dieser Exkursion; Amsterdam, Rijksmuseum, Rijksprentenkabinet (Inv. Nr. RP-T-1952-147); siehe de Bruyn Kops 1970, Abb. S. 331.
2 De Bruyn Kops 1970, S. 335.
3 Zwei Feder- und Pinselzeichnungen in Braun, 480 x 640 mm, beide signiert, mit Anmerkung versehen und datiert 1791; Amsterdam, Antiquitätenhandel Smit u. Coster, Abb. im *Burlington Magazine* (November 1992), o.S., Feder- und Pinselzeichnung in Braun, 260 x 403 mm, signiert, mit Anmerkung versehen und datiert 1793; Hamburg, Kunsthandel Th. le Claire, Abb. in Katalog IV, 1989, Nr. 45.
4 De Bruyn Kops 1970, S. 335–337.
5 Siehe Dekkers 1984(1) und Dekkers 1984(2). Die Popularität der Wasserfälle spiegelt sich darin wider, daß 1809 ein leicht passierbarer Fußweg zur Neptunsgrotte angelegt wurde.
6 Bierens de Haan 1994, S. 195, und Abb. S. 196. Zu Martinet siehe die Beiträge von Koolhaas-Grosfeld und van Zonneveld in diesem Katalog.
7 Vermutlich hat dies nichts mit der klassizistischen Kritik an der Abbildung von Wasserfällen zu tun, auf die sich Dekkers 1984(2), S. 128–133 bezieht. Der Kunsttheorie zufolge ist es einem Künstler nicht möglich, die charakteristischen Elemente eines Wasserfalls, insbesondere die Geräusche und die Bewegtheit, auszudrücken. Zwei andere Zeichnungen Voogds von den Wasserfällen bei Tivoli konzentrieren sich hauptsächlich auf die Landschaft und den Fluß am Fuß der Wasserfälle; siehe de Bruyn Kops 1970, S. 347.

JACOB VAN STRIJ
Dordrecht 1756 – 1815 Dordrecht

18 Landschaft, um 1790

1 Siehe Erkelens u. Zurmuhlen-van Spengler 1993/94.
2 Zu dieser Serie siehe Staring u. van Gelder 1933, Veth 1934 und Montijn 1992.
3 Aus verschiedenen Quellen wissen wir, daß es drei weitere Serien von Jacob bzw. Abraham van Strij gab, deren Verbleib unbekannt ist; siehe Erkelens u. Zurmuhlen-van Spengler 1993/94, S. 260. Fragmente von einer dieser drei Serien befinden sich im Museum Simon van Gijn in Dordrecht; siehe van der Sterre 1991/92, S. 166, mit Abb.
4 Zwei der sieben Gemälde bildeten ursprünglich ein einzelnes Werk.
5 Grijzenhout 1988/89, Kat. Nr. 48, mit Abb.

PIETER BARBIERS PZN.
Amsterdam 1749 – 1842 Amsterdam

19a Bewaldete Landschaft mit einem Bauernhof und arbeitender Landbevölkerung, 1792

19b Bewaldete Panoramalandschaft mit Tieren und Figuren, 1792

1 Siehe van Thienen 1962; Sutherland 1963; van Thienen 1970.
2 Eine weitere Serie, die eindeutig von Barbiers ist, stammt aus dem Haus Spaarne 58 in Haarlem und befindet sich nun im Frans Halsmuseum in Haarlem; siehe Sliggers 1985, S. 339 und Anm. 55. Ein Ensemble aus fünf Landschaften und einem Blumenstück, 1918 als Arbeit von „Pieter Barbiers" ersteigert, unterscheidet sich so sehr vom übrigen Werk Pieter Barbiers Pzn., daß man die Bilder seinem Vater, Pieter Barbiers d.Ä., zuschreiben muß; siehe Auktion De Roever, Amsterdam (Roos), 1./2. Oktober 1918, Nr. 109, illustriert.
3 Mandle u. Niemeijer 1972, Kat Nr. 3, mit Abb.
4 Van Eijnden u. van der Willigen 1816–1840, Bd. 3, S. 49.
5 Siehe Harmanni 1997.
6 Zur Charakterisierung von „altertümlichen" und „modernen" Landschaften im 18. Jahrhundert siehe den Artikel von Loos in diesem Katalog.
7 Dies wird bei Huebner 1944, Abb. 1, hervorgehoben, wo die Bildunterschrift einer Reproduktion nach Kat. Nr. 19 „Geldersche Landschaft" lautet.
8 Immerzeel 1842/43, Bd. 1, S. 29.

HERMANUS NUMAN
Ezinge 1744 – 1820 Amsterdam

20 Das Landhaus Hofwerk am Fluß Vecht bei Breukelen, um 1792/93

1 Numan machte 1792 mindestens zwei Zeichnungen bei Haus Sparrendal bei Driebergen; siehe Grijzenhout u. van Tuyll van Serooskerken 1989, S. 246–249, Kat. Nr. 295a–b. 1793–1798 entwarf er auf Anfrage von Johann Goll van Franckenstein, dem bekannten Sammler von Zeichnungen, auch eine Serie mit sechzehn Aquarellen vom herrlich angelegten Naturpark Velserbeek bei Velzen; siehe van der Wyck 1983, S. 291–193 und Grijzenhout u. van Tuyll van Serooskerken 1989, S. 78–80. Um 1800 mögen die großen aquarellierten Ansichten des Parks beim Haus Zandbergen in der Nähe von Huis ter Heide für den Eigentümer Willem Ebeling entstanden sein; Niemeijer 1990, S. 106–109, Kat. Nr. 47 und 48.
2 Buijnsters-Smets 1979, S. 250.
3 Der Druck wird in Buijnsters-Smets 1979, S. 255 abgebildet.
4 Elen 1989, S. 24.
5 Zur Architektur von Hofwerk siehe van Luttervelt 1948, S. 139–141. Die Renovierung wurde 1781 durch den Amsterdamer Vizeadmiral Pieter Hendrik Reynst veranlaßt, der kurz zuvor das Haus gekauft hatte. Er ließ es auf beiden Seiten erweitern und allen altmodischen Schmuck um den Eingang herum entfernen. Als Numan das Haus porträtierte, war es bereits von Anthony François van der Voort, dem Direktor der Amsterdamer Schiffsgesellschaft Levantsche Handel, erworben worden.

JACOB VAN STRIJ
Dordrecht 1756 – 1815 Dordrecht

21 Winterlandschaft mit einem Bauernhof am Fluß, um 1790/1800

1 Van Eijnden und van der Willigen 1816–1840, Bd. 2, S. 414.
2 Im Jahr 1854 verzeichnete Waagen 90 Gemälde von Cuyp in englischen Sammlungen (Bd. 1, S. XXIII), aber nur eines von Jacob van Strij, das einer Erwähnung wert war (Bd. 2, S.52).
3 Siehe Niemeijer 1990, Kat. Nr. 63. Ein weiteres Werk, das lange Zeit Anthonie van Borssom zugeschrieben wurde, heute jedoch als Werk von Jacob van Strij gilt, ist in Bernt 1957/58 als Nr. 98 abgebildet. Zu van Borssoms *Kreuzung mit Windmühle außerhalb von Amsterdam* siehe Schapelhouman u. Schatborn 1987, Kat. Nr. 88.

HERMANUS VAN BRUSSEL
Haarlem 1763 – 1815 Utrecht

22 Landschaft bei stürmischem Wetter, 1794

1 Loosjes 1815.
2 Koolhaas-Grosfeld 1992, S. 33, Anm. 5. Van Brussel malte Milatz vor seiner Staffelei, später auf seinem Totenbett; siehe van Regteren Altena 1970, S. 312f, Abb. 3 und 4. Zum Verhältnis der beiden Künstler siehe ebenda, S. 317, und zu Milatz siehe Beerenhout 1996.

JAN KAMPHUIJSEN
Amsterdam 1760 – 1841 Amsterdam

23a Der Gutshof Hartelust mit Dame und Herr im Vordergrund, 1795

23b Der Gutshof Hartelust mit Ruderboot im Vordergrund, 1795

1 Zu Kamphuijsen als Bühnendekorateur für die Amsterdamer Schouwburg siehe Worp 1920, S. 249; zu seiner Beteiligung am Panoramabild *Die Schlacht von Waterloo*, 1816, siehe Knoef 1943, S. 108 und Fruitema u. Zoetmulder 1981, S. 88.
2 Dazu gehören der Stapellauf eines Schiffes, ein Gemeinschaftswerk mit Joseph Sipkes (1787–1852) von 1826, Auktion Amsterdam (Christie's), 7. März 1992, Nr. 228, mit Abb., und eine Ansicht des Dam in Amsterdam vor dem Abbruch der Waag, die in Zusammenarbeit mit Jacob Smies (1764–1834) entstand und 1828 bei der Ausstellung lebender Meister präsentiert wurde; siehe Knoef 1943, S. 85. Zu Brentano siehe Bionda 1986, S. 142, Abb. 7.
3 Adriaan de Lelie porträtierte Kamphuijsen um 1798 zusammen mit anderen mit Brentano befreundeten Künstlern; Amsterdam, Rijksmuseum; siehe Bionda 1986, S. 137, Abb. 2.
4 Unter den bekannten Werken des Künstlers befindet sich auch ein Viehstück; Auktion, Luzern (Fischer), 29. Mai – 1. Juni 1990, Nr. 2060, mit Abb.
5 Siehe die Karte von Noord-Kennemerland in Brouërius van Nidek 1732, gegenüber Folio 1. Der „Sloterweg", der auf den Etiketten erscheint, ist wohl der „Schoterweg".
6 Zum weiteren Schicksal des Herrenhauses siehe Nierhoff 1963, S. 76ff und Post 1988.

JACOB CATS
Amsterdam 1741 – 1799 Amsterdam

24 a–d Vier Landschaften mit den vier Jahreszeiten, den vier Tageszeiten und den vier Elementen, 1797

1 Zu den vier Ansichten des Tafelberg siehe Grijzenhout u. van Tuyll van Serooskerken 1989, Kat. Nr. 235a–d und den Beitrag von Koolhaas-Grosfeld in diesem Katalog.
2 Van Eijnden u. van der Willigen 1816–1840, Bd. 2, S. 309f. Zu Jan de Groot siehe Heijbroek 1995, S. 155–159.
3 Auktion Jan de Groot, Amsterdam, 10. Dezember 1804, Kb. A, Nr. 1: [...] *so brauchen wir nichts mehr hinzuzufügen als daß diese als die vier schönsten farbigen Meisterwerke des berühmten J. Cats gelten können.*
Auf dieser Auktion brachten die vier Aquarelle von Cats ebensoviel ein wie de Groots ganzer Atlas von Amsterdam, der aus 180 Zeichnungen des 17. und 18. Jahrhunderts bestand (Kb. L). Eine gute Zeichnung des Rembrandtschülers Lambert Doomer erzielte nicht mehr als 30 Gulden (Kb. B, Nr. 13), während zwölf große Aquarelle von Jacobus Buys mit Genreszenen, die auf den zwölf Monaten basierten, für nur 61 Gulden den Besitzer wechselten (Kb. C, Nr. 11); weiteres zu den späteren Serien siehe bei Moes 1908.
4 Josi 1820 bezüglich Jacob Cats.
5 Van Eijnden u. van der Willigen 1816–1840, Bd. 2, S. 312.
6 Van Eijnden u. van der Willigen 1816–1840, Bd. 2, S. 313. Es ist bemerkenswert, daß sich van der Willigen mehr als einmal auf die poetische Qualität von Cats' Schaffen bezieht – dies fehlt in seinen Biographien über andere Landschaftskünstler, wie Hendrik Meyer*, Gerard

van Nijmegen[8] und Egbert van Drielst[8]. Vermutlich lag dies in hohem Maß an der Assoziation mit dem berühmten Dichter des 17. Jahrhunderts, Jacob Cats, dessen Werk einen Rang genoß, der gleich nach der Bibel kam. Van der Willigen widmete den beiden Männern auch ein kleines Gedicht, das mit den Worten endete: *Der eine dichtet für das aufmerksame Auge, der andere malt für das Ohr* (S. 316).
Andererseits könnte man behaupten, daß van der Willigen das Werk von Cats für eines der besten Beispiele poetischer Landschaften und Jahreszeitenarbeiten hielt, die in der zweiten Hälfte des 18. Jahrhunderts so beliebt waren; vgl. Koolhaas-Grosfeld 1995, S. 131.
7 Weder der jetzige Verbleib noch irgendwelche andere Einzelheiten wie Inschriften sind bekannt; te Rijdt 1994, S. 168 und 195f, Anm. 29.

EGBERT VAN DRIELST
Groningen 1745 – 1818 Amsterdam

25 Spaziergänger beim Wunderbaum im Park des Hauses Elswout in Overveen, 1800

1 Niemeijer 1968, Kat. Nr. 23.
2 Zur Geschichte von Elswout siehe Tromp 1983. Jacob Boreel verließ sich wohl in gewisser Weise auf den Rat des deutschen Landschaftsarchitekten Johann Georg Michael (1738–1800). Die Änderungen machten den Abbau des formellen Gartens und eine variationsreiche Auswahl von Bäumen für die Waldgebiete notwendig, wo gewundene Wege die ehemaligen geraden Alleen ersetzten.
3 Tromp 1983, Abb. 13, 15, 16 und 17.
4 Numan 1797 bezüglich Elswout; zitiert bei Tromp 1983, S. 12.
5 Sliggers 1993, S. 125f und 130, Kat. Nr. IX; Abbildung in van der Wyck 1982, S. 238f. Laut Bildtiteln wurde die Staffage vom alten Freund van Drielsts, Jacob Cats[8], beigetragen. Aus stilistischen Gründen ist es nicht wahrscheinlich, daß die Figuren auf der großen Zeichnung van Drielsts von 1800 ebenfalls die Arbeit von Jacob Cats sind, wie es Tromp 1983, S. 15, Kat. Nr. 6b vorschlug, zumal Cats am 9. November 1799 starb.
6 Niemeijer 1968, S. 17; Anmerkung zu Kat. Nr. 23; in dieser Publikation wird auf S. 16f die Provenienz von van Drielsts Zeichnungen von Elswout angegeben.

JAN HULSWIT
Amsterdam 1766 – 1822 Amsterdam

26 Bewaldete Landschaft, 1807

1 De Vries 1824, S. 163f.
2 Siehe Elen 1987, S. 262, Anm. 3.
3 Van Eijnden u. van der Willigen 1816–1840, Bd. 3, S. 122f.
4 De Vries 1824, S. 167–169.

HERMANUS FOCK
Amsterdam 1766 – 1822 Amsterdam

27 Dünenlandschaft mit Zeichner, um 1800

1 Zum gedruckten Œuvre Focks siehe Kramm 1857–1864, S. 499f; die Anzahl basiert auf dem grafischen Werk Focks in der Sammlung des Amsterdamer Rijksprentenkabinets, die recht vollständig zu sein scheint.
2 Eine Ausnahme hinsichtlich der gewöhnlichen Hügellandschaft mit Reisenden ist eine undatierte Dünenansicht von Pieter Molijn, abgebildet in *Old Master Drawings*, Nr. 11 (Dezember 1928), Tafel 36.
3 Eine ähnliche Dünenlandschaft von Marcus ist in Haga 1972, S. 45, abgebildet.
4 Dumas u. te Rijdt 1994, Kat. Nr. 60.
5 Beck 1991, S. 461–467.
6 Wie wir aus einer signierten und mit Anmerkung versehenen Zeichnung in der Sammlung der Jean van Caloen Stiftung wissen, war Fock 1796 in Overveen.
7 Loosjes 1804, Bd. 1, S. 49–51 und 92f.
8 Loosjes 1804, Bd. 1, S. 96f.

ANTHONIJ ERKELENS
Rotterdam 1774 – 1804 Rotterdam

28 Bauernhaus am Wasser, um 1800

1 Eine Zusammenfassung biographischer Details, die bis 1980 bekannt wurden, steht in Broos 1981, S. 114–116. Zum Vornamen Erkelens' siehe van Tatenhove 1987, S. 235–239. Zu detaillierteren biographischen Daten – und der Tatsache, daß viele Zeichnungen des Künstlers den Weg in Rotterdamer Sammlungen fanden – siehe Kat. M.L. *Wurfbain Fine Art*, Bd. III, Oegstgeest 1990, S. 144–146.
Im Rückblick ist es bemerkenswert, daß sich der Auktionskatalog der Sammlung Gerrit van der Pals (Rotterdam 1840) auf Erkelens als *Anth. Erkelens* bezieht. Die Kataloge Amsterdam 1863, Redgrave, Reid u. Black 1874, Nève 1913 und Bock Rosenberg 1930 nennen ihn *Anthonie Erkelens* (wenngleich mit Variationen in der Schreibweise).
2 Siehe Niemeijer 1990, Kat. Nr. 63; Frerichs u. Schatborn 1975, Kat. Nr. 36; Menalda u.a. 1995, Nr. 57 (irrtümlich Cuyp bezeichnet).
3 P. Schatborn in Frerichs u. Schatborn 1985, führt dreizehn Bogen auf, denen Broos 1981 zwei weitere hinzufügte; van Tatenhove 1985 listet vier weitere auf, wies aber eine Zeichnung, die früher Erkelens zugeschrieben wurde, überzeugend zurück.
Inzwischen können noch drei Zeichnungen hinzugefügt werden: 1. ein signiertes Werk im Detroit Institute of Art, Detroit (Logan 1988, Kat. Nr. 27), 2. eine signierte Arbeit in der Sammlung Teding van Berkhout im Teylers Museum, Haarlem (siehe Menalda u.a. 1994, Kat. Nr. 57), 3. eine unsignierte Zeichnung im Kupferstichkabinett der Universität Leiden (aus der Sammlung H. van Leeuwen, Auktion Christie's, Amsterdam), 24. November 1995, Nr. 45, Jan van de Capelle zugeschrieben; die Information wurde freundlicherweise von J. van Tatenhove zur Verfügung gestellt).
4 Siehe zum Beispiel Auktion in Amsterdam, 24. November 1806, Kb. A, Nr. 16: *Ansicht der Farbenmühle am Fluß Rotte außerhalb von Rotterdam; nach der Natur, im Stil von A. van Borssom, schön gezeichnet mit Feder und Aquarell von A. Erkelens*. Und Auktion in Rotterdam, Gerrit van der Pals, 1. April 1840, Kb. E, Kat. Nr. 26 und 27: *Weite Ansicht des Flusses Rotte, von Anth. Erkelens. Koloriert und Dito, von demselben.*

WOUTER JOHANNES VAN TROOSTWIJK
Amsterdam 1782 – 1810 Amsterdam

29 Ansicht des Oetewalerweg (jetzt Linnaeusstraat) in Amsterdam, 1805

1 De Vries 1815, S. 240; zitiert in van Eijnden u. van der Willigen 1816–1840, Teil 2, S. 486 und Knoef 1943, S. 122 (mit Hinzufügung weiterer Details).
2 Der Oetewalerweg verlief vom Muiderpoort in Amsterdam über Watergraafsmeer nach Diemen. Die Straße wurde von Gartencafés gesäumt und führte auch am Landgut Frankendaal vorbei. 1811 passierte Kaiser Napoleon diese Route beim Einzug in Amsterdam.
3 Siehe zwei Aquarelle auf der Auktion in Amsterdam (Sotheby Mak van Waay) am 7. November 1978, Nr. 249 und 250; eines davon ist signiert und 1803 datiert.
4 Van Troostwijks Aktstudien entstanden zwischen 1803 und 1806 an der Amsterdamer Zeichenakademie (männlicher Akt), ab etwa 1806 bei der Gesellschaft *Kunst zij ons Doel* (weiblicher Akt) und ab 1807 bis zu seinem Tod am Kunstkolleg *Zonder Wet of Spreuk* (bekleidetes Modell). Seine Kenntnis über Tiere beruhte auf Besuchen des Tiermarktes – *fast an jedem Markttag*. Er war überdies für die Herden auf dem Gut seines Vaters am Fluß Amstel, dem Vreugdenhof, verantwortlich.
5 De Vries 1815, S. 236.
6 Knoef 1943, S. 132.

HENDRIK VOOGD
Amsterdam 1768 – 1839 Rom

30 Italienische Landschaft mit Pinien, 1807

1 Zu diesem Beinamen siehe van der Willigen 1811–1813, Bd. 3, S. 159f.
2 Siehe Loos, Jansen u. Kloek 1995, S. 96, Kat. Nr. 39.
3 Amsterdam, Rijksmuseum, Rijksprentenkabinet (Inv. Nr. RP-T-1959-501).

PIETER RUDOLPH KLEYN
Hoge Zwaluwe 1785 – 1816 (?) Wageningen

31 Blick auf die Ebene von Montmorency bei St. Leu, 1808

1 Zu den beiden anderen Gemälden im Rijksmuseum siehe Loos, Jansen u. Kloek 1997, S. 46, Kat. Nr. 14 sowie van Thiel u.a. 1876, besonders S. 321. Nach van Eijnden u. van der Willigen 1816–1840, Bd. 3, S. 495f wurden zwei weitere – nun unbekannte – Werke von Kleyn 1817 auf einer Auktion verkauft.
2 Loos, Jansen u. Kloek 1997, S. 44 und 46.
3 Daß Kleyn bei de Valenciennes studierte, wissen wir aus einem Brief Abraham Teerlinks an N. (Arnoldus) Lamme vom 15. Oktober 1807, der im Rijksprentenkabinet des Amsterdamer Rijksmuseums (Inv. Nr. RP-D-1992-1) aufbewahrt wird.
4 Knoef 1943, S. 128.
5 Zu letzterem Gemälde siehe Loos, Jansen u. Kloek 1997, S. 46, Kat. Nr. 14.

DAVID PIERRE 'GIOTTINO' HUMBERT DE SUPERVILLE
Den Haag 1770 – 1849 Leiden

32 Eisschollen auf der Maas, 1809

1 Auf der anderen Zeichnung Humbert de Supervilles, die im Rijksprentenkabinet des Amsterdamer Rijksmuseums aufbewahrt wird (Inv. Nr. RP-T-FM-5764; Schaeps 1997, Nr. D 1727), stehen eigentlich zwei – übereinandergesetzte – Studien von Eisformationen. Die obere zeigt – wenn auch aus einem anderen Blickwinkel – dieselbe Gruppe von Eisschollen wie die Leidener Zeichnung, erkennbar an der ungewöhnlichen runden, kegelförmigen Spitze. Ausführung und Inschrift sind fast identisch, und beide sind auf dieselbe Weise auf Karton aufgezogen worden. Die Amsterdamer Zeichnung stammt jedoch nicht aus der Sammlung von N.C. de Gijselaar, einem guten Freund von Humbert.
Ein weiteres Beispiel einer ausgearbeiteten Zeichnung mit einem ungewöhnlichen Naturereignis stellt eine Wolke in Gestalt eines Riesenvogels dar, die Jacobus Jan Cremer (1827–1880) beobachtete; siehe Scholten 1992.
2 De Haas 1941, S. 16f.
3 Muller 1863–1882, Nr. 5754–5766.
4 Zu Humberts Interesse für Geografie während dieser Zeit siehe Manuskript HdS 35 im Kupferstichkabinett der Universität Leiden (Schaeps 1997, S. 244, Nr. M 10).
5 Bolten 1997, S. 43, 50 und 55.
6 Das Schiff wurde als „The Griper" identifiziert, das 1819/20 während einer Expedition zum Nordpol fast

verlorenging; Rautmann 1991; Leppien 1993, S. 26–31.
7 Drei dieser Ölskizzen sind erhalten; siehe Leppien 1993, Abb. S. 29.

WOUTER JOHANNES VAN TROOSTWIJK
Amsterdam 1782 – 1810 Amsterdam

33 Geldersche Landschaft mit Bleichfeld an einem Bach, um 1809

1 Zu den ersten drei Gemälden siehe Loos, Jansen u. Kloek 1997, Kat. Nr. 8, 9 und 10; zu letzterem Bild siehe van Thiel u.a. 1976, S. 549.
2 Immerzeel 1842/43, Bd. 2, S. 102.
3 Siehe Auktion W.J. van Troostwijk, Amsterdam (C.F. Roos), 17. März 1975.
4 Van Eijnden u. van der Willigen 1816–1840, Bd. 2, S. 481–491.
5 Ein ähnliches Gehöft ist auch in der anderen Geldrischen Impression van Troostwijks im Rijksmuseum zu finden; siehe van Thiel u.a. 1976, S. 549.
6 Knoef 1943, S. 128.

JACOB VAN STRIJ
Dordrecht 1756 – 1815 Dordrecht

34 Landschaft mit Fluß und Bäumen in der Umgebung von Dordrecht, um 1810

1 Es ist unklar, ob diese Arbeiten Fälschungen waren, die zum Verkauf bestimmt waren, oder einfach Persiflagen sein sollten; siehe de Bruyn Kops 1965(1), S. 174, und Erkelens 1976, S. 187–189.
2 Van Eijnden u. van der Willigen 1816–1840, Bd. 2, S. 417.
3 De Groot 1980.
4 Van Eijnden u. van der Willigen 1816–1840, Bd. 2, S. 415.
5 Auktion Amsterdam (Paul Brandt), 9.–12. Mai 1949, Nr. 1179.

JAN BAPTIST KOBELL
Delfshaven 1778 – 1814 Amsterdam

35 Landschaft mit Vieh, um 1804/14

1 Immerzeel 1842/43, Bd. 1, S. 120.
2 Kramm 1857–1864, Bd. 3, S. 885.
3 Ebenda, S. 886.
4 Boschma, de Groot u. Jansen 1988, S. 229.
5 Zu diesem Bild siehe Auktion Amsterdam (F. Muller), 6.–14. Mai 1958, Nr. 242, mit Abb. (irrtümlich auf 1834 datiert); zur Zeichnung siehe Hind 1931, Bd. 4, Kat. Nr. 2.

JOSEPHUS AUGUSTUS KNIP
Tilburg 1777 – 1847 Berlicum

36 a–b Zwei Panoramaansichten, vom Monte Pardo zwischen Aricia und Genzano aus betrachtet, um 1811

1 Bergvelt u. van Boven 1977, S. 193–202, integral.
2 Bergvelt u. van Boven 1977, S. 194. Knip sagte, daß er *während der Sommermonate im Bergland des römischen Staates* arbeitete.
3 Knip erwähnte, daß er auf der zweiten Reise nach Neapel durch die Sabiner Berge gezogen sei, ein Höhenzug östlich von Genzano, den Künstler selten besuchten. Die meisten Zeichnungen entstanden wahrscheinlich auf dem Weg nach Neapel, nur wenige auf der Rückreise, um schnellstmöglich nach Rom zurückzukehren. In Knips System von Numerierungen, das auch die Serien S und V einschließt, weist der Buchstabe G auf ein relativ frühes Datum, passend zu September 1811. Es ist jedoch nicht sicher, ob Knip nur auf der Reise nach oder von Neapel durch Genzano kam. Auch der Maler Cornelis Kruseman (1797–1857) beschrieb, wie er die kleine Stadt auf seinem Weg nach Neapel besuchte, aber Hendrik Willem Cramer (1809–1874), ein weiterer holländischer Künstler, ritt während eines Tagesausflugs von Rom zur nahegelegenen Stadt Aricia; siehe Kruseman 1826, S. 120, und Cramer 1832–1838, Bd. 3, S. 43–48.
4 Knip machte verschiedene Zeichnungen in der Nähe von Albano und Genzano; siehe zum Beispiel Tilburg 1975, Nr. 46–48 und Van Regteren Altena 1964, Nr. 42.
5 Siehe zum Beispiel Tilburg 1975, Abb. 10, 11, 12, 16, 25 und 30.
6 Zu Knips Arbeitsweise siehe Bergvelt 1976.
7 Bergvelt u. van Boven 1977, S. 197. Knip war zur selben Zeit in Rom wie Peter Rudolph Kleyn* und Abraham Teerlink*. Andere Informationen lassen vermuten, daß er mehr mit französischen als mit deutschen Künstlern zusammentraf; siehe Loos u. Jansen 1997, Kat. Nr. 27, und Helsted u. Niemeijer 1971, Kat. Nr. 23.
8 Es gibt eine große Ähnlichkeit mit Studien von Johann Christian Reinhart (1761–1847), der ein Motiv ebenfalls im Detail zeichnet und innerhalb der unregelmäßigen Konturen koloriert, während der Rest des Papiers frei blieb. Siehe zum Beispiel Sieveking 1997, Kat. Nr. 25.
Eine oberflächliche Ähnlichkeit besteht auch mit Zeichnungen von Giovanni Battista Lusieri (um 1755–1821). Auch hier finden wir Vordergründe, die nicht über die Umrisse des Hauptmotivs hinaus koloriert sind. Dies ist jedoch nicht das Ergebnis eines vorherbestimmten Planes, sondern rührt vielmehr von der zeitaufwendigen Malweise Lusieris her, bei der Werke oft unvollendet blieben; Wilton u. Bignamini 1996, Kat. Nr. 120. Lusieri lebte von 1799 bis zu seinem Tod im Jahr 1821 in Konstantinopel und Athen.
9 Bergvelt u. van Boven 1977, S. 201.
10 Bergvelt u. van Boven 1977, S. 97–109.

HERMANUS VAN BRUSSEL
Haarlem 1763 – 1815 Utrecht

37 Waldrand mit Figuren bei einem Bauernhaus, 1813

1 Van Eijnden und van der Willigen 1816–1840, Bd. 2, S. 455.
2 Siehe te Rijdt 1990 und te Rijdt 1994.
3 Van Regteren Altena 1970.

PIETER GERARDUS VAN OS
Den Haag 1776 – 1839 Den Haag

38a Ausblick auf die Weiden bei 's-Graveland, 1817

38b Wasserlauf bei 's-Graveland, 1818

1 Meijer 1818, S. 26.
2 Waller war einer der wichtigsten Gönner des Rijksprentenkabinets des Rijksmuseums, dem er 1934 diese beiden Gemälde vermachte.
3 De Vries 1818, S. 712f.

ALBERTUS BRONDGEEST
Amsterdam 1786 – 1849 Amsterdam

39 Studie einer Eichengruppe in einer Landschaft, um 1815/20

1 Van Lennep 1826, S. 664; zitiert nach van Tilborgh u. Jansen 1986, S. 17.

SIMON ANDREAS KRAUSZ
Den Haag 1760 – 1825 Den Haag

40 Waldszene mit Spaziergängern, um 1820

1 Dazu gehören 120 Blätter im Rijksprentenkabinet des Amsterdamer Rijksmuseums; siehe Niemeijer 1990, S. 80–83.
2 Nur drei Gemälde, die in diesem Auktionskatalog aufgelistet sind, können als heute bekannte Werke identifiziert werden.
3 Siehe Auktion Amsterdam (Christie's) am 30. Oktober 1991, Nr. 34.
4 Immerzeel 1841/42, Bd. 2, S. 136.
5 *Algemeene Konst- en Letterbode* 1811, Bd. 2, S. 283–285; zitiert nach Knoef 1944, S. 71f.
6 Bredius 1901, S. 242.
7 Bol 1964/65, S. 4.
8 *Waldlandschaft mit Haus ten Bosch*, um 1820/25; Kupfer, 26,5 x 23,5 cm; Verbleib unbekannt (früher Kunsthandel P.A. Scheen, Den Haag, 1955).
9 Unser Dank gilt Ursula de Goede vom Rijksbureau voor Kunsthistorische Documentatie in Den Haag für ihre Hilfe beim Datieren des Gemäldes.

ABRAHAM TEERLINK
Dordrecht 1776 – 1857 Rom

41 Bäume an einem überwachsenen Pfad, um 1820/25

1 Beispiele für seine holländischen Zeichnungen sind in Bergvelt, Dekkers u. de Jong 1984/85, Kat. Nr. 11 zu finden; siehe auch Auktion Amsterdam (Sotheby's), 11. April 1995, Nr. 121.
2 Beispiele in den Sammlungen des Rijksprentenkabinet im Amsterdamer Rijksmuseum und der Fondation Custodia, Sammlung Frits Lugt, Paris; siehe van Berge-Gerbaud u. Buys 1994, Kat. Nr. 34.
3 Ein Beispiel ist abgebildet in Helsted u. Niemeijer 1971, Kat. Nr. 39.
4 Beispiele werden abgebildet in Helsted u. Niemeijer 1971, Kat. Nr. 36–38 und in Oud, Jonker u. Schapelhouman 1995, Kat. Nr. 60.
5 Wap 1838/39, Bd. 2, S. 75.
6 Koelman 1869, Bd. 1, S. 168f.
7 Koelman hat Frau Teerlink einen ähnlich garstigen Bericht gewidmet; siehe Koelman 1869, Bd. 1, S. 169f.

ABRAHAM TEERLINK
Dordrecht 1776 – 1857 Rom

42 Die Neptunsgrotte bei Tivoli, 1824

1 Loos, Jansen u. Kloek 1997, S. 75.
2 Zu Bildern von Tivoli und der Umgebung aus dem 18. Jahrhundert siehe de Leeuw 1984, S. 198–209. Zum Motiv des Wasserfalls siehe Bergvelt, Dekkers u. de Jong 1984, S. 125f.
3 Bergvelt, Dekkers u. de Jong 1984, S. 129–150.
4 Offerhaus 1967.

GEORGE PIETER WESTENBERG
Nijmegen 1791 – 1873 Brummen

43 Ansicht der großen Schweizer Brücke im Park des Hauses Elswout in Overveen, um 1818/25

1 Tromp 1983, S. 12; Numan 1797 liefert eine Bestandsaufnahme der Erneuerungen in Haus und Park, einschließlich der *pittoresken Schweizer Brücke, zwischen natürlichen Hügeln*. Eine Karte des Parks bei Elswout findet sich bei Tromp 1983, Abb. 28.

[2] Zeichnung von 1825 von Westenbergs Schüler Willem Pluijm (1808–1847); Privatbesitz; Tromp 1983, S. 25 und Abb. 24.

WIJNANDUS JOHANNES JOSEPHUS NUYEN
Den Haag 1813 – 1839 Den Haag

44 Landschaft mit Bauernhof, 1829

[1] Angaben aus dem Archiv von Felix Meritis im Gemeentearchief Amsterdam. Auch eine zweite Landschaftszeichnung, die Felix Meritis einst mit einem Preis auszeichnete, ist erhalten: das 1801 entstandene Panoramabild *Ansicht von Beek von Berg en Dal* aus von Hendrik Hoogers (1747–1814); siehe de Bodt u. Sellink 1994, Kat. Nr. 9.
[2] Es ist mehr als eine Vermutung, daß die Verwalter von Felix Meritis den jungen Künstler für sein großes Aquarell ein wenig unterbezahlten. Im selben Jahr erwarben sie eine nicht kolorierte Ansicht von Beek von Hendrik Gerrit ten Cate (1803–1856) für 25 Gulden; 1833 bezahlten sie 30 Gulden für eine Landschaft von Jacobus Theodorus Abels (1803–1866) und 70 Gulden für ein nicht koloriertes Bild mit ruhigem Wasser mit Schiffen im Mondlicht von Petrus Johannes Schotel (1808–1865).
[3] Vgl. Sillevis, van Dishoeck u. Jonker 1977, Kat. Nr. 3 (und Kat. Nr. 4).
[4] Zu dieser Zeit hatte Nuyen bereits seinen Lehrer als Zeichner übertroffen, was eine etwas steife aquarellierte Landschaft des letzteren von etwa 1825/30 bezeugt; Auktion Amsterdam (Christie's), 26. Oktober 1995, Nr. 241 (illustriert).

WIJNANDUS JOHANNES JOSEPHUS NUYEN
Den Haag 1813 – 1839 Den Haag

45 Die gestutzte Windmühle, 1829

[1] Bosboom 1881, S. 11.
[2] Knoef 1947, S. 55.
[3] Ebenda, S. 73.
[4] Zu den Panoramalandschaften Nuyens siehe Sillevis, van Dishoeck u. Jonker 1977, Kat. Nr. 3, 4 und 7, sowie Dinkelaar u.a. 1993, S. 17, Abb. 1.10.
[5] Zu Waldorps Gemälde siehe Schweitzer 1985, Kat. Nr. 102.

WIJNANDUS JOHANNES JOSEPHUS NUYEN
Den Haag 1813 – 1839 Den Haag

46 Ansicht einer romanischen Kirche in der Bretagne, 1833

[1] Anonymus 1833, S. 229f, zitiert in Sillevis, van Dishoeck u. Jonker 1977, S. 12.
[2] Ebenda.
[3] Ebenda, S. 13.
[4] Siehe Sillevis 1975, Sillevis, van Dishoeck u. Jonker 1977, S. 21–26, und Loos 1985, S. 16f.
[5] Dinkelaar u.a. 1993, S. 68.

WIJNANDUS JOHANNES JOSEPHUS NUYEN
Den Haag 1813 – 1839 Den Haag

47 Strandszene an der Küste der Normandie, um 1837

[1] Anonymus 1840(2), S. 18.
[2] Sillevis, van Dishoeck u. Jonker 1977, Kat. Nr. 96a. Das Aquarell war Teil der Auktion vom 26. Oktober 1995 in Amsterdam (Christie's), Nr. 277 (mit Farbabb.).
[3] Sillevis, van Dishoeck u. Jonker 1977, S. 7 und 18.
[4] Auktion London (Christie's), 8. Juli 1975, Nr. 216; die exakte Anzahl von Zeichnungen im Album wird nicht erwähnt; fünfzehn dieser Werke waren später im Besitz des Kunsthändlers Alister Mathews, Bournemouth, Katalog 86 (Sommer 1975), Nr. 32–46, mit einigen Hinweisen auf die Provenienz. Das Album umfaßte auch ein Kircheninterieur von Nuyen von 1837; Sillevis, van Dishoeck u. Jonker 1977, Kat. Nr. 81. Mit Dank an Dr. J. Bolten.
[5] Die französischen Künstler, die im Radzwill-Album vertreten waren: Narcisse Diaz de la Péna (1807–1876), Pierre Ciceri (1782–1868), Robert le Prince (1800–1847), Gaspard Gobaut (1814–1882) und Gabriël-Alexandre Decamps (1803–1860).
[6] Wir danken Gebr. Douwes Fine Art b.v. für Hinweise zum Album von Disbrowe. Siehe auch *Bulletin van het Rijksmuseum* 44 (1996), S. 139.

BAREND CORNELIS KOEKKOEK
Middelburg 1803 – 1862 Kleve

48 Ansicht des Bayard-Felsens bei Dinant, 1835

[1] Kurz nach 1830 weckte die malerische Landschaft der Ardennen in besonderem Maße das Interesse einer belgischen Schule von Malern mit ausgeprägter belgischer Identität; Pil 1993, S. 47–93, und Y. 1833 (teilweise paraphrasiert in van der Mark 1956, S. 73). Obwohl die Mehrheit der holländischen Bürger nach dem belgischen Aufstand eine Rheinreise der Maasreise vorzog (Barlett u. van Kempen 1840, S. 213f), schätzten die holländischen Künstler die Ardennen, und dies um so mehr nach der offiziellen Trennung zwischen Belgien und Holland 1838. Koekkoek zum Beispiel resümierte 1841: *Acht Jahre hindurch war es meine Angewohnheit, im Sommer eine Studienreise [durch] Belgien und Deutschland zu unternehmen.* Immerzeel 1842/43, Amsterdam, Rijksmuseum, Rijksprentenkabinet.
[2] Gorissen 1962, Kat. Nr. 29/56, 30/24 und 30/25. Er berichtete Immerzeel, daß er 1830 den Harz bereist hat, die Rheinprovinzen sowie Holland und das belgische Brabant; Fragebogen für Immerzeel 1842/43, Amsterdam, Rijksmuseum, Rijksprentenkabinet.
[3] De Werd 1983(1), S. 9f; Nollert 1997, S. 67–69.
[4] De Werd 1983(1), S. 78.
[5] Bayard, ein Pferd aus der Legende, sorgte mit einem gewaltigen Sprung dafür, daß die Vorderseite des Felsens zum Teil abbrach. Unter Ludwig XIV. wurde der konische Felsen vollständig isoliert, als die Armee die straße an der Maas verbreiterte; Powell 1991, S. 162.
Der Offizier und Amateurzeichner Otto Howen (1774–1848) beschreibt den Bayard-Felsen folgendermaßen: *Un rocher qui, par sa forme et sa position, mérite toute l'attention du voyageur et du peintre; c'est une pyramide d'une hauteur surprenante; étant détachée de la montagne dont elle fit jadis partie, elle ne laisse qu'un passage étroit à la chausée; un trou au haut du rocher, l'apparence d'une immense fenetre; tout l'ensemble de ce rocher, qu'on nomme la roche à Bayard offre un tableau aussi pitoresque qu'extraordinaire;* Howen 1818, S. 6.
[6] Christ 1843 S. 112.

BAREND CORNELIS KOEKKOEK
Middelburg 1803 – 1862 Kleve

49 Bach zwischen hohen überwachsenen Felsen, 1838

[1] Aufgezeichnet von Koekkoek 1841 auf einem Fragebogen für Immerzeel 1842/43; in der Sammlung des Rijksprentenkabinet in Amsterdam; abgebildet in de Werd 1983, S 6.
[2] So z.B. bei der Zeichnung einer Baumgruppe mit Holzbank, die in einem Gemälde von 1835 vorkommt, jetzt in der Eremitage in St. Petersburg (Amsterdam, Rijksmuseum, Rijksprentenkabinet, Inv. Nr. RP-T-1907-53, und Gorissen 1962, Kat. Nr. 35/68, mit Abb.); zu einem der anderen Beispiele siehe Nollert 1997, Kat. Nr. 118 und S. 76.
[3] Koekkoek 1841, S. 98–103.
[4] Vgl. Zacher 1988, Abb. 6, 9, 10, 13 und 14. Zwar hat der Künstler die Gegend um den Fluß Düssel während seiner Reise, die in Koekkoek 1841 beschrieben wird, nicht besucht, doch war er mit der Landschaft vertraut, und seine Beschreibung des Flusses beruht auf seinen vielen anderen Streifzügen durch die Region: *Nun bist du am Ufer eines schäumenden Stroms, von allen Seiten eingeschlossen durch aufragende Felsen. Viele Arten von Bäumen lassen ihre Zweige ungebärdig, aber mit malerischer Sorglosigkeit über den Bach hängen, der mit einer Fülle kleiner Wasserfälle über Felsenmassen fließt* (S. 36–40, besonders S. 38).
Eine reizende Beschreibung der Düssel gibt auch Lindo 1863, S. 94ff: *Das ganze Tal, das vielleicht um achtzig oder hundert Fuß tief und einige Stunden lang ist, ist im Grunde nichts als eine enorme Spalte im Erdboden, durch die ein Bach – hier weit, dort schmal – über ein Bett aus Steinen dahinrauscht wie ein silberner Faden, der sich plätschernd und schlängelnd seinen Weg bahnt. [...] Seine Hänge sind voller herrlicher Bäume und Büsche, riesiger Felsbrocken und Kletterpflanzen, die sich überall zu pittoresken Gruppen vereinigen. [...] Es wundert nicht, daß der Ort ein Liebling der Düsseldorfer Landschaftsmaler ist und daß die Gesteins* [die Gegend östlich von Düsseldorf] *eine geradezu unerschöpfliche Quelle für Studien und Motive bildet.* Zu einem der Maler, die Lindo begleiteten: *Es würde mich nicht überraschen, wenn du deine letzte Schweizer Landschaft, für die du einen so guten Preis erzielt hast, in Wirklichkeit hier gemalt hättest.*
[5] Die Ähnlichkeit wurde von Peter Schatborn, Rijksprentenkabinet, erkannt. Diese Zeichnung gehört zu einer Gruppe von vier, die eine Schenkung der Familie Kleyn sind und zu der auch eine Ansicht von Burg Moyland bei Kleve zählt.
[6] Die Signatur und das Datum 1838 scheinen nicht viel später hinzugefügt worden zu sein; abgebildet u.a. in de Werd 1983(1), S. 9 und Nollert 1997, Kat. Nr. 69. Die Datierung, die in letzterer Publikation vorgeschlagen wird – um 1827 – muß abgelehnt werden. Zu jener Zeit trugen die Künstler in Hilversum, die hier wohl porträtiert sind, flache Samtmützen, die von einem Augenzeugen beschrieben wurden und auf Porträts von Koekkoek und Jacob Theodoor Abels (1803–1866) aus dieser Zeit erscheinen (Nollert 1997, S. 14f). Die Künstler, die 1838 dargestellt wurden, tragen Hüte, die eine spätere Mode widerspiegeln. Überdies haben zwei der drei Künstler, deren Gesicht zu sehen ist, einen Schnurr- und Spitzbart, die nicht vor den dreißiger Jahren in Mode kamen. Weder das eine noch das andere kommt in Koekkoeks Porträt von 1824 vor; beides erscheint aber auf jenen von 1839 und 1844 (Nollert 1997, S. 14f, 20 und 23). Wahrscheinlich steht die Zeichnung mit den fünf Künstlern in keinem Bezug zu der Reise des Künstlers, die in Koekkoek 1841 beschrieben wird. Zacher 1988, S. 4 hat festgestellt, daß sie vor 1838 stattgefunden haben muß.

BAREND CORNELIS KOEKKOEK
Middelburg 1803 – 1862 Kleve

50 Waldszene, 1839

[1] Koekkoek 1841, S. 231f.
[2] Nollert u. de Werd 1994, S. 26.
[3] Nollert 1997, S. 50.
[4] Anonymus 1840(1), S. 131f.
[5] Anonymus 1840(1), S. 128.
[6] Anonymus 1840(1), S. 141 und 312.
[7] Dixi 1841, S. 54.
[8] Anonymus 1840/41, S. 19.
[9] Die bedeutende Sammlung alter und neuer Meister, die

Wilhelm II. zusammengetragen hatte, wurde 1850 auf einer Auktion verkauft; die *Waldszene* erzielte 3500 Gulden. Siehe de Vries, Roos u. Brondgeest 1850, Nr. 53, und Anonymus 1850(1), Nr. 53.
10 Anonymus 1846, S. 76, und De Vries, Roos u. Brondgeest 1850, Nr. 55–62. Die Luxemburger Landschaften befinden sich verstreut in verschiedenen öffentlichen und privaten Sammlungen ; siehe Nollert 1997, S. 95–104.
11 Gorissen 1962, Kat. Nr. 39/175–2.

ANDREAS SCHELFHOUT
Den Haag 1787 – 1870 Den Haag

51 Panoramablick auf Haarlem und die Ruine Brederode, 1839/40

1 Einen Überblick über Schelfhouts Schaffen gibt Laanstra 1995.
2 Sillevis, van Dishoeck u. Jonker 1977; S. 36, auf der Grundlage von de Bruijn 1959, S. 116.
3 Ein faszinierendes Beispiel ist das Aquarell *Blick auf Den Haag von der Trekvliet aus*, das sich im Stadtarchiv von Den Haag befindet (Inv. Nr. Z.Gr. 841; Abb. 74a). Dieses Werk wurde 1889 vom Haags Gemeentemuseum erworben und muß in Anbetracht seines Zustandes einige Zeit gerahmt gewesen sein; Servaas van Rooyen 1890, Kat. Nr. 190a.
4 Auch andere Zeichnungen dienten bei der Ausführung eines Gemäldes als Orientierung, aber keine davon weist spuren eines Liniennetzes auf. Eine kleinere und weniger virtuose Zeichnung von um 1851, *Panoramaansicht von Haarlem von Nordwesten aus* (Amsterdam, Rijksmuseum, Rijksprentenkabinet, Inv. Nr. RP-T-1892-A-2670), wurde einem datierten Gemälde und einem Pastell zugrunde gelegt; Abb. bei van der Velden 1994, S. 17. Diese Zeichnung war nicht mit einem Quadratnetz versehen, vermutlich weil die zwei auf ihr basierenden Fassungen nicht so entscheidend größer waren, daß es das Kopieren erschwert hätte.
5 Siehe Sillevis, van Dishoeck u. Jonker 1977, Kat. Nr. 3, 4 und 7.
6 Zu den Panoramagemälden von 1832, 1833 und 1835, also vor dem großen Gemälde von 1840, und den vielen darauffolgenden siehe Laanstra 1995, Kat. Nr. Z 1832-1, Z 1833-1, Z 1835-1 etc.
7 Hofdijk 1849-1852.

ANDREAS SCHELFHOUT
Den Haag 1787 – 1870 Den Haag

52 Panoramablick auf Haarlem und die Ruine Brederode, 1840

1 Die Antwort Schelfhouts auf die Frage nach Lehrern lautete im Fragebogen für das Lexikon J. Immerzeels (Immerzeel 1842/43): *Niemand*. (Amsterdam, Rijksmuseum, Rijksprentenkabinet, Archiv Immerzeel).
2 Wap 1844–1851.
3 Roeder 1841, S. 317.
4 Koekkoek 1841, S. 187f.
5 Bartlett u. Van Kampen 1840, S. 40f.
6 Ebenda.
7 Laanstra 1995, Kat. Nr. Z 1832–1.

JOHANNES TAVENRAAT
Rotterdam 1809 – 1881 Rotterdam

53 Das Gewitter, 1843

1 Dieses Zitat entstammt einem Brief an C. Kramm vom 9. Februar 1861 (Amsterdam, Rijksmuseum, Rijksprentenkabinet) und erscheint bei de Leeuw 1981/82, S. 121f.
2 De Leeuw 1981/82, S. 27.
3 De Leeuw 1981/82, S. 32.
4 Anonymus 1844/45, S. 8.
5 Veth 1921.

BAREND CORNELIS KOEKKOEK
Middelburg 1803 – 1862 Kleve

54 Landschaft am Abend - Blick auf den Rhein mit Burgruine, 1846

1 Nollert 1997, S. 105f.
2 Koekkoek 1841, S. 29.
3 Koekkoek 1841, S. 235. Die Gedanken Koekkoeks über die Komposition eines Gemäldes sind uns auch in Notizen seines Schülers Félix Bovie (1812–1880) überliefert, die wiederum von Johannes Tavenraat✻ entlehnt wurden. Diese Bemerkungen wurden von de Leeuw 1981/82, S. 124–133 veröffentlicht.
4 Koekkoek 1841, S. 187.
5 Koekkoek 1841, S. 102f.
6 Nollert 1997, S. 41.
7 Koekkoek 1841, S. 244.

ANDREAS SCHELFHOUT
Den Haag 1787 – 1870 Den Haag

55 Winterszene mit Vergnügungen auf einem zugefrorenen Fluß , um 1850

1 James Gray lebte zuerst in London, später in Paris. Wir wissen von zwei Auktionen, auf denen Werke aus seiner Sammlung verkauft wurden: Am 30. März 1868, waren hauptsächlich Gemälde des 17. und 18. Jahrhunderts vertreten, die trotz der glühenden Beschreibungen im Katalog scheinbar wenig bedeutend waren (siehe Bemerkungen im Exemplar von E. Warneck, Sammlung des Rijksbureau voor Kunsthistorische Documentatie, Den Haag). Auch ein Gemälde Schelfhouts wurde zum Verkauf angeboten: *Sommerszene in Gelderland* von 1845, Öl auf Leinwand, 40 x 55 cm (Nr. 51).
Die Winterszene Schelfhouts, die 1200 Gulden einbrachte, war nicht auf dieser Auktion, auch nicht die sieben guten holländischen Gemälde des 17. Jahrhunderts aus der Sammlung James Gray, die Waagen 1854, Bd. 2, S. 336 beschreibt. Auch bei der zweiten Auktion am 20. Januar 1872 in London, auf der eine Anzahl wenig aufregender Gemälde aus Grays Sammlung den Besitzer wechselte, wurden die sieben Gemälde nicht zum Verkauf angeboten, wenn man nach den Beschreibungen im Katalog urteilt.
2 Hoogenboom 1993, S. 147–153 und Tabelle 12; siehe auch den Beitrag von Hoogenboom in diesem Katalog.
3 Zum Interesse der Russen an zeitgenössischer holländischer Malerei siehe Asvarisjtsj u. Vliegenthart-van der Valk Bouman 1994, S. 18–88. Im 19. Jahrhundert waren nicht weniger als dreißig Gemälde Schelfhouts in Rußland vertreten, einschließlich sechzehn Winterszenen (S. 70). Zu den ausländischen Käufern von Gemälden Johannes Christiaan Schotels (1787–1838) während der Jahre 1817–1838 siehe Hoogenboom 1989, S. 89–118, Nr. 29, 69, 79, 88, 102, 103, 106, 109, 117, 126, 139, 146, 150, 161, 162, 169, 174, 177, 206 und 212, sowie zu den vielen Stücken, die der Kunsthändler A.P.Ph.C.R. de Ceva erwarb, der über viele Auslandskontakte verfügte.
4 Zum Beispiel eine Skizze für eine Winterszene von 1848, Amsterdams Historisch Museum (Inv. Nr. A 10784) (Laanstra 1995, Kat. Nr. 1848-1) und vier Beispiele, die van der Velden 1995, S. 17 und 30, Anm. 63 erwähnt.

ANDREAS SCHELFHOUT
Den Haag 1787 – 1870 Den Haag

56 Winterlandschaft mit heraufziehendem Sturm, 1852

1 R 1850, S. 63. Zur Hochschätzung von Claude Lorrains leuchtenden Himmeln siehe Anonymus 1840, S. 16.
2 Andere Spezialisten für Winterszenen, wie Barend Cornelis Koekkoek✻, Fredrik Marinus Kruseman (1816–1882), Charles Leickert (1816–1907) und Lodewijk Johannes Kleyn (1817–1897), malten hauptsächlich sonnige Landschaften mit Vergnügungen und Spielen auf dem Eis.
3 R 1850, S. 63.
4 A.N.P.G. 1852, S. 79.
5 Laanstra 1995, Kat. Nr. W 1852-1.
6 Van der Velden 1994, S. 16.

WILLEM ROELOFS
Amsterdam 1822 – 1897 Berchem

57 Landschaft mit heraufziehendem Sturm, 1850

1 Zur Rolle Roelofs als Schlüsselfigur in der Brüsseler Kunstwelt siehe de Bodt 1995.
2 Siehe zum Beispiel die Zeichnung *Landschaft mit Reiter* von 1845 (Rotterdam, Museum Boijmans van Beuningen), die in de Bodt u. Sellink 1995, S. 65, gezeigt wird.
3 Siehe de Leeuw, Sillevis u. Dumas 1983, S. 268, Kat. Nr. 114 und Loos 1989, S. 316, Abb. 2.
4 Das Gemälde befindet sich nun im Rijksmuseum in Amsterdam; siehe Loos, Jansen u. Kloek 1997, S. 94, Kat. Nr. 38.
5 Sleecks 1852, S. 16.
6 Veth 1900.
7 Knoef 1948, S. 84f.

JOHANNES WEISSENBRUCH
Den Haag 1822 – 1880 Den Haag

58 Ansicht einer Stadt, vielleicht in der Umgebung von Den Haag, um 1850/55

1 Laanstra 1986, S. 12, und Abb. beider Werke auf S. 11.
2 Vosmaer 1880, S. 119.
3 Auktion Dr. S. Sarphati, A. Watering u.a., Amsterdam, 7./8. November 1866, Mappe A, Nr. 24 (30 Gulden). Bei dieser Gelegenheit wurde die Zeichnung wegen ihrer *Natürlichkeit des Tones* gelobt.
4 Ein Überblick über die Titel der Gemälde und Aquarelle, die von Weissenbruch bei Ausstellungen präsentiert wurden, steht in Laanstra 1986, S. 216f.

JOHAN DANIËL KOELMAN
Den Haag 1831 – 1857 Den Haag

59 Hügelige Landschaft in Frankreich, 1853

1 Ashton u. Hare 1981, S 64–69.
2 Van Westrheene 1858. Im Vorwort des Katalogs zur Auktion von Koelmans Ateliernachlaß (Den Haag, 14. Juli 1857) wurden die Studien des Malers, *der mit seiner Zeit gewuchert hat*, wegen ihres geistreichen und ursprünglichen Charakters gelobt.
3 L. 767, vgl. de Bodt u. Sellink 1994, S. 13. Viele Kunstbrüder Koelmans kauften außerdem Werke auf der Atelierauktion: Bosboom, van Borselen, van der Maaten, Bisschop, Stroebel, Verveer, Hardenberg, Destrée, Hartogensis, Mastenbroek, de Vletter, Stortenbeker, de Haas, Kruseman, Tom, Breuhaus de Groot und van Wijngaerden.

JOHANNES TAVENRAAT
Rotterdam 1809 – 1881 Rotterdam

60 Ansicht des Jagdreviers von Fürst Metternich in Königsward, Böhmen, 1858

[1] De Leeuw 1981, S. 39-41 und Kat. Nr. 132 und 180–184.
[2] De Leeuw 1981, S. 135. Nur eines dieser Gemälde wurde identifiziert, jedoch nicht mit absoluter Sicherheit: de Leeuw 1981, Kat. Nr. 82. Im Jahr 1861 beklagte sich Tavenraat über das mangelnde Interesse der holländischen Sammler an seinem Werk, während verschiedene seiner Arbeiten den Weg in den Besitz englischer, polnischer, deutscher und anderer Sammler gefunden hatten; Brief von Johannes Tavenraat an Christiaan Kramm vom 9. Januar 1861 (Amsterdam, Rijksmuseum, Rijksprentenkabinet); vollständig veröffentlicht in de Leeuw 1981/82, S. 120f.
[3] Brief von Johannes Tavenraat an Christiaan Kramm vom 9. Februar 1861 (Amsterdam, Rijksmuseum, Rijksprentenkabinet); vollständig veröffentlicht in de Leeuw 1981/82, S. 121f.

PIERRE LOUIS DUBOURCQ
Amsterdam 1815 – 1873 Amsterdam

61 Der Friedhof zu Baden-Baden, 1855

[1] Diese und nachfolgende biographische Informationen wurden Furstner 1992 entnommen.
[2] Siehe de Bodt u.a. 1997, S. 27–29.
[3] Zum (unveröffentlichten) Tagebuch, das er während seiner Italienreise führte, siehe Furstner 1992, S. 111–115. Die *Kunstkronijk* 5 (1844/45), S. 60, enthält einen Brief von Dubourcq bezüglich dieser Reise; siehe auch Knoef 1947, S. 140–147.
[4] Diese Zeichnung befindet sich jetzt im Rijksprentenkabinet des Amsterdamer Rijksmuseums; siehe Knoef 1947, S. 144, mit Abb.
[5] Siehe Reichwein, Bergvelt u. Wieringa 1995, S. 72f, mit Abb.
[6] Ein Exemplar dieser Radierung befindet sich im Rijksprentenkabinet des Amsterdamer Rijksmuseums.
[7] Van Westrheene 1856, S. 41.
[8] ALM Amsterdam 1856, Nr. 41; ALM Rotterdam 1856, Nr. 85.
[9] ALM Den Haag 1857, Nr. 131; Kramm 1857-1864, Bd. 2, S. 376.
[10] Anonymus 1862: *Vor allem ein Werk wie „Der letzte Kirchgang", in dem alles dazu beiträgt, den Eindruck, den das Werk als Ganzes erweckt, emporzuheben: das Ende des Tages, das reife Korn, das auf die Sense wartet, der Schnitter, der die Ernte einbringt, der Verstorbene, der von Freunden zur letzten Ruhestätte begleitet wird, und darüber der aufwärtsragende Kirchturm. Wir glauben, daß uns VAN DER MAATEN auch mit der Konzeption dieser Landschaft ein wirkliches Juwel hinterlassen hat.* Übrigens hing dieses Litho immer bei van Gogh an der Wand.
Siehe Briefe von Vincent van Gogh an Theo van Gogh: Paris, 29. Juni 1875; Paris, 6. Juli 1875; Amsterdam, 19. Mai 1877. Van Gogh 1990, Bd. 1, Nr. 36, 37 und 114. Brief von Vincent van Gogh an Theo van Gogh, Amsterdam, 12. Juni 1877; Van Gogh 1990, Bd. 1, Nr. 120.
[11] Am 19. Dezember 1853 wurde Dubourcq in den Ausschuß des Rijksmuseums berufen. 1858 hatte er den Katalog *Beschreibung der Gemälde des Rijksmuseums mit Faksimiles der Initialen* in Arbeit sowie Entwürfe für ein neues Gebäude des Rijksmuseums (nie ausgeführt); siehe Furstner 1992, S. 123–125.

JOHANNES WEISSENBRUCH
Den Haag 1822 – 1880 Den Haag

62 Die Schleusen der Nederwaard bei Elshout, um 1855

[1] Vosmaer 1880, S. 118.
[2] Foreestier 1855, S. 59.
[3] Vosmaer 1880, S. 118.
[4] Laanstra 1986, S. 14–16 und 215.
[5] Zur exakten Lokalisierung der Schleusen siehe de Bruijn 1868, S. 260f. Zu Weissenbruchs *Bei Elshout* im Teylers Museum siehe van Tilborgh u. Jansen 1986, Kat. Nr. 72. Jacob van Strij hatte zuvor auf seinem Gemälde *Die Schleusen bei Elshout, Wasser aus der am 30. Januar 1809 überfluteten Alb asserwaard ablassend* die Overwaard-Schleusen dargestellt; siehe Schweitzer 1985, Kat. Nr. 88.
[6] Laanstra 1986, Kat. Nr. O/16,5-1, O/27,5 und O/33-2.

WILLEM ANTONIE VAN DEVENTER
Den Haag 1824 – 1893 Den Haag

63 Ansicht des IJ nahe Amsterdam, 1856

[1] ALM Amsterdam 1856, Nr. 77. Das Gemälde wurde von Carel Joseph Fodor erworben und befindet sich jetzt im Amsterdams Historisch Museum; Reichwein, Bergvelt u. Wieringa 1995, Kat. Nr. 36. Um 1855/56 zog van Deventer von Den Haag nach Amsterdam, aber auch zuvor war das IJ offenbar eines seiner Lieblingsmotive, wie zwei Gemälde von 1854 bezeugen; ALM Amsterdam 1854, Nr. 68 und 70.
[2] Johan 1857, S. 71. Die täuschende Lebendigkeit, mit der van Deventer die Landschaft wiedergab, legt es nahe, daß der Künstler direkt nach der Natur gemalt hat; siehe Sillevis 1993, Kat. Nr. 33 über eine ähnlich sonnige Flußansicht. Jedoch scheint dies in Anbetracht der uns bekannten üblichen Praxis im Jahr 1856 nicht wahrscheinlich zu sein. Hinzu kommt, daß sich im Amsterdams Historisch Museum (Inv. Nr. A 18308) eine Studie von van Deventer vom 8. Juni 1859 befindet, die er in diesem Gemälde für die Fischkörbe im Vordergrund benutzte.
[3] Amsterdam, Rijksmuseum, Rijksprentenkabinet (Inv. Nr. RP-T-1932-110).
4 Siehe Schotel 1840, S. 94; *Man muß berücksichtigen, daß mein Vater in seiner Motivwahl nicht frei war – und welcher Maler früherer oder späterer Zeiten wäre das je gewesen? Wie hätte er sonst ein Dampfschiff abbilden können?*

ALBERTUS GERARDUS BILDERS
Utrecht 1838 – 1865 Amsterdam

64 Weidelandschaft mit Windmühle in der Umgebung von Den Haag, 1857

[1] Zur Arbeit mit Aquarell: Briefe von Gerard Bilders an J. Kneppelhout, geschrieben zwischen 8. Januar 1862 und 20. Dezember 1863; Bilders 1876, S. 226f, 324f, 329, 340, 342 und 351f. Zur Lavierung mit Sepia: Brief von Gerard Bilders an J. Kneppelhout vom 4. Dezember 1860; Bilders 1876, S. 169.
Hinsichtlich seines Schaffens wurde Bilders ständig von Selbstzweifeln gequält. Im Juli 1863 äußerte er sich über seine vollendeten Bleistiftzeichnungen: *Was das Zeichnen anbelangt, habe ich einen kleinen Sieg errungen. Ich habe drei kleine Zeichnungen, die ich kürzlich anfertigte, zur Begutachtung an Carame li geschickt, und er behielt eine für die Summe von f 20. [...] Um auf meine Zeichnungen zurückzukommen: Ich bin jetzt en train mit ihnen und fürchte mich nicht mehr davor, sie anderen zu zeigen;* Brief von Gerard Bilders an J. Kneppelhout vom Juli 1863; Bilders 1876, S. 341f.
[2] Siehe auch Knoef 1947, S. 222, Anm. 3, wo angemerkt wird, daß die Zeichnung als ein Gabriël (sprich: ein später Gabriël) durchgehen könnte.
[3] Brief von Gerard Bilders an J. Kneppelhout vom 14. März 1857; Bilders 1876, S. 13.
[4] Briefe von Gerard Bilders an J. Kneppelhout vom 14. März und 10. April 1857; Bilders 1876, S. 13 und 17.
[5] Relativ wenige gezeichnete Landschaftsstudien Bilders' sind erhalten geblieben. Auf Rat Kneppelhouts muß er sich mit Wolkenhimmeln befaßt haben, auf denen er die Wirkung und die wichtigsten Farben notierte. Keine Zeichnungen dieser Art sind uns überliefert. Der Verzicht auf den Himmel in Landschaftszeichnungen, besonders solchen in schwarzer Kreide, war keineswegs ungewöhnlich; vgl. de Bodt u. Sellink 1995, Kat. Nr. 33.

WILLEM ROELOFS
Amsterdam 1822 – 1897 Berchem

65 Landschaft in der Umgebung von Dordrecht, 1858

[1] Jeltes 1911, S. 29f.
[2] Zur Societé Belge des Aquarellistes siehe de Bodt 1995(1), S. 83–93.
Seine Verbindung zur Societé Belge des Aquarellistes seit 1856 ist insofern interessant, als Roelofs sich – soweit wir wissen – zuvor nicht als Aquarellist präsentiert hatte. Eines seiner wenigen frühen Aquarelle befindet sich jetzt im Rijksprentenkabinet des Amsterdamer Rijksmuseums (Inv. Nr. RP-T-19lxx).
[3] Das Aquarell wurde 1870 oder kurz danach vom Teylers Museum erworben. Zuvor war es am 28./29. Juni 1870 von L. Dupper Wz. auf einer Auktion in Dordrecht angeboten worden (Nr. 273), wo es als *D'un clair obscur admirable* beschrieben wurde (Hfl. 151,-; de Gruyter).
[4] De Leeuw, Sillevis u. Dumas 1983, S. 267. Zeichnungen, die 1852 bei Fontainebleau entstanden, sind in Bremmer 1909, Tafel 12, und in Ewals 1984, S. 40 reproduziert; vgl. de Bodt 1995(1), S. 137.
[5] Reproduziert in de Leeuw, Sillevis u. Dumas 1983, S. 46, Abb. 33. Vgl. auch die nahezu „Oosterbeeksche" Präferenz für einen kleinen, abgeschiedenen Platz, die in einer Landschaft von 1855 erkennbar ist; Auktion Amsterdam (Christie's), 26. Oktober 1995, Nr. 306 (mit Abb.).
[6] Die Zeichnung von 1856: ALM Arti 1856, Nr. 178. Die Gemälde von 1858, 1860 und 1877: besonders ALM Antwerpen, ALM Groningen und ALM Amsterdam; de Bodt 1995(1), S. 104f und 136f, und de Bodt 1995(2), S. 22-24.
[7] Anonymus 1859, S 71. Ein belgischer Kritiker untersuchte diese unterschiedlichen Standpunkte mit noch mehr Abstand: *M. Roelofs se plaît dans les sites tranquilles, reguliers, aquex, et sait les reproduire avec un cachet de vérité et de poësie incroyable. Quelle peinture large et simple en même temps! C'est bien autre chose que le faire méticuleux, lèché, quintessencié de M. B.C. Koekkoek – un autre artiste de grand mérite cependant;* E.H. 1858, S. 22f.
[8] Anonymus 1860, S. 64.
[9] Anonymus 1861, S. 23.

MATTHIJS MARIS
Den Haag 1839 – 1917 London

66 Das Landgut „De Oorsprong", Oosterbeek, um 1860

[1] Bionda u. Blotkamp 1991, S. 229. Alle biographischen Einzelheiten wurden ebenfalls dieser Quelle entnommen.
[2] Siehe Wagner 1974/75, Kat. Nr. 46 (Privatbesitz), Hefting 1981, Kat. Nr. 62, mit Abb. (Arnhem, Gemeentemuseum) und Wagner 1975/76, Kat. Nr. 45 (Privatbesitz). Das Rijksmuseum in Amsterdam hat auch ein *Bächlein im Wald bei Oosterbeek* von etwa 1860 (Hefting 1981, Kat. Nr. 65, mit Abb.), aber bisher wurde nicht sichergestellt, ob dieses Stück von Matthijs, Jacob oder einem anderen Künstler stammt. Es erschien auf einer Liste, die Matthijs in London im Beisein unter

anderem des Kunsthändlers E. van Wisselingh aufstellte und auf der die Titel von Bildern genannt wurden, die erklärtermaßen nicht von Matthijs stammten; siehe Artikel im *Algemeen Handelsblad*, 2. Februar 1936. Ein Gemälde mit ähnlichem Motiv, fast denselben Maßen (29 x 23 cm) und mit der Signatur *J Maris* wurde am 26. Oktober 1995 auf einer Auktion in Amsterdam (Christie's) angeboten (Nr. 10, mit Abb.).
3 Zum Bild *Schafhürde bei Wolfheze* (Den Haag, Haags Gemeentemuseum) siehe Sillevis, Kraan u. Dorn 1988, Kat. Nr. 38, mit Abb.
4 Dieses Werk befindet sich jetzt im Haags Gemeentemuseum in Den Haag; siehe Wagner 1974/75, Kat. Nr. 65, mit Abb.
5 Bionda u. Blotkamp 1991, S. 229.
6 Jedenfalls hat Van Gogh das Thema des *sous-bois* bereits 1882 bearbeitet; siehe Van Uitert, Van Tilborgh u. Van Heugten 1990, Kat. Nr. 1, 94 und 116. *Baumwurzeln (Boomwortels)* von 1890, Kat. Nr. 133 bildet das letzte Werk in dieser Serie.
7 Brief von Vincent van Gogh an Theo van Gogh, ca. 20.–24. Februar 1883; Van Gogh 1990, Bd. 2, Nr. 320.

ALBERTUS GERARDUS BILDERS
Utrecht 1838 – 1865 Amsterdam

67 Weide nahe Oosterbeek, um 1860

1 Bilders 1876.
2 Zaal 1974 enthält eine Auswahl dieser Einträge, die Verheul 1976, van der Steur 1987 und Hoogervorst 1997 untersuchen.
3 Die Tatsache, daß Kneppelhout seinen Schüler eher als Gelehrten denn als Maler betrachtete – dies teilt er im Vorwort zu den Briefen und dem Tagebuch Bilders' mit –, wird in der Literatur immer hervorgehoben. Meiner Meinung nach rechtfertigt der Briefwechsel jedoch nicht die Schlußfolgerung, Kneppelhout habe Bilders davon abgehalten, ein Landschaftsmaler zu werden.
4 Bilders 1876, S. XVI.
5 Brief von Gerard Bilders an Johannes Kneppelhout vom 27. November 1859; siehe Bilders 1876, S. 133ff.
6 Wesselink 1943, S. 28f.
7 Bilders 1876, S. 153.
8 Im Laufe des Jahres 1860 besuchten Gerard und sein Vater eine Ausstellung in Brüssel, wo er das Werk der Meister der Schule von Barbizon kennenlernte. Er äußerte sich darüber folgendermaßen: *Ich sah dort Gemälde, von denen ich nicht geträumt hätte, und fand dort alles, was mein Herz begehrt und was ich fast immer bei den holländischen Malern vermisse. [...] Jetzt bin ich wahrlich französisch, aber – wie Simon van den Berg sagt – indem ich wahrlich französisch bin, bin ich wahrlich holländisch, denn die großartigen Franzosen von heute haben mit den großartigen Holländern der Vergangenheit viel gemeinsam. Die Einheit und Ruhe, der Ernst und ganz besonders die unaussprechliche Vertrautheit mit der Natur, die ich in diesen Gemälden erkannt habe, haben mich zutiefst beeindruckt*; Bilders 1876, S. 164f.
9 Gram 1904, S. 92.
10 Die Tiere liegen im Schatten des feinen graugrünen Weidenbaums an einem morschen Zaun. Dahinter sehen wir im Mittelgrund eine weite, in Sonne gebadete Weide mit grasenden Schafen und einer Ziege, deren knochiger Hinterpfote Licht fein widerspiegelt. Am Horizont, unter einem klaren Himmel, erkennt man einen Waldrand in graublauem Nebel, über dem sich ein kleiner Turm erhebt. In Anbetracht des Turmes kann man vermuten, daß Bilders einen Standort auf der Ostseite der „Tausend-Jahre-Kirche" am Benedendorpseweg in Laag Oosterbeek einnahm. Von dort muß er das Mariëndaalse Veld in Richtung des Weilers Driel auf der anderen Seite des Flusses Niederrhein überblickt haben; siehe Kolks u. Niermeyer 1980, S. 96.

JULIUS JACOBUS VAN DE SANDE BAKHUYZEN
Den Haag 1835 – 1925 Den Haag

68 Landschaft mit Baumgruppe am Wasser, um 1860/65

1 Brief von Gerard Bilders an J. Kneppelhout vom 4. Dezember 1860; Bilders 1876, S. 169.
2 Mulder 1892. Wenn nicht anders vermerkt, stammen alle Zitate aus diesem Artikel.
3 De Bodt 1997, S. 59–66.
4 Loffelt 1895, S. 578.

CHARLES ROCHUSSEN
Kralingen (Rotterdam) 1814 – 1894 Rotterdam

69 Baumgruppe im Wald bei Driebergen, um 1855/65

1 Franken u. Obreen 1894, Nr. 3–10.
2 Veth 1947, S. 10f.
3 Auktion des Ateliernachlasses von Charles Rochussen, Amsterdam (F. Muller & Cie), 6./7. Februar 1895, S. VIIf.
4 Die Zeichnung gehörte Daniël Franken Dzn., der den Œuvre-Katalog von Rochussens Werk zusammentrug. Dort wird sie als Teil einer kleinen Gruppe undatierter Waldszenen und Landschaften von verschiedenen Orten, einschließlich Driebergen, beschrieben. Es scheint, als habe Rochussen die Angelegenheit zu dieser Zeit nicht selbst geklärt, obwohl er bei der Kompilation des Kataloges, der seinem Werk gewidmet war, mithalf. Seine Mitarbeit war jedoch nicht rückhaltlos, da er aus Bescheidenheit eine postume Publikation bevorzugt hätte (siehe die Unterlagen und Briefe, Franken u. Obreen 1894 betreffend, jetzt in der Sammlung des Amsterdams Historisch Museum, Amsterdam).
5 Auktion des Atelierbesitzes von Charles Rochussen, Amsterdam (F. Muller & Cie), 6./7. Februar 1895, Nr. 45.

JOHAN BARTHOLD JONGKIND
Lattrop 1819 – 1891 La Côte-Saint-André

70 Strandszene mit Felsen bei Ste. Adresse, 1862

1 Wenn nicht anders vermerkt, wurden die biographischen Einzelheiten zu Jongkind der Publikation Hefting 1992 entnommen.
2 Sillevis u.a. 1994, S. 26, 28 und 107.
3 Hefting 1992, S. 71.

JOHAN BARTHOLD JONGKIND
Lattrop 1819 – 1891 La Côte-Saint-André

71 Strandansicht bei Le Havre, 1862

1 Die biographischen Informationen über Jongkind stammen aus Hefting 1992.
2 Moreau-Nélaton 1918, S. 62; siehe auch Hefting 1992, S. 71.
3 Brief von Johan Barthold Jongkind an Eugène Smits vom 25. Juli 1862; Hefting 1969, S. 130.
4 Brief von Johan Barthold Jongkind an Eugène Boudin vom 17. September 1862; Hefting 1969, S. 131.
5 Brief von P.-F. Martin an Johan Barthold Jongkind vom 11. August 1863; Hefting 1969, S. 236.

JAN HENDRIK WEISSENBRUCH
Den Haag 1824 – 1903 Den Haag

72 Sonnenuntergang bei Boskoop, um 1864

1 De Leeuw, Sillevis u. Dumas 1983, S. 53.
2 Rössing 1903, S. 218.
3 Bionda u. Blotkamp 1991, S. 322.
4 Gram 1885, o.S.
5 Buffa 1933, o.S., und Kat. Nr. 12.
6 Das Litho nach diesem Gemälde wurde in der *Kunstkronijk* 1867, der Seite 6 gegenüber, unter dem Titel *Landschaft bei Sonnenuntergang* veröffentlicht. C. Moffett hielt diese Darstellung für das Werk *Treidelpfad entlang des Rijswijkseweg* (De Leeuw, Sillevis u. Dumas 1983, S. 143). Diese irrtümliche Interpretation basierte auf einem Brief von Vincent van Gogh vom 20. Juli 1873, in dem er ein Bild der Windmühle auf dem Rijswijkseweg von Weissenbruch erwähnt (van Gogh 1990, Bd. 1, S. 59f). Van Gogh bezog sich jedoch vermutlich auf eine Radierung von Jan Weissenbruch (siehe Laanstra 1986, Kat. Nr. E/49-4); siehe auch Anonymus 1992(3), S. 38.
7 ALM Rotterdam 1864, Kat. Nr. 543.
8 Anonymus 1865, S. 48.
9 Siehe z.B. Laanstra u. Ooms 1992, Kat. Nr. 1868-1, 1870-1, 1871-1 und 1890-1.
10 Laanstra u. Ooms 1992, S. 18 und 120.
11 Rössing 1903, S. 217.

ANTHONIJ MAUVE
Zaandam 1838 – 1888 Arnhem

73 Hinter dem Postamt von Oosterbeek, um 1865/68

1 Die biographischen Daten zu Anton Mauve wurden Engel 1967 entnommen.
2 Harms Tiepen 1910, S. 12. Der Künstler, der mit Mauve eine Pfeife rauchte, war Gerard Bilders; das hier beschriebene Treffen muß vor Sommer 1862 stattgefunden haben; siehe Engel 1967, S. 24.
3 Engel 1967, S. 30–32; Leeman u. Pennock 1996, Kat. Nr. 207.
4 Engel 1967, S. 51f, bezüglich der Briefe Mauves von 1864 und 1866. Am 25. August 1863 schrieb Anton Mauve an Willem Maris: *Ich habe eine Leidenschaft für Ställe entwickelt. Ich finde sie so geeignet, um künstlerische Empfindungen wachzurufen. Und dann die Ställe in Oosterbeek [...] Ich habe noch nie etwas so durchdringend Trauriges gesehen. Nicht einmal eine Mutter, die über den Verlust ihres einzigen Kindes trauert, reicht hier heran* (Brief im Rijksbureau voor Kunsthistorische Documentatie, Den Haag; zitiert nach Leeman u. Pennock 1996, S. 288).
5 Hilhorst wohnte gleich neben dem „De Parre" genannten Haus, in dem Johannes Wernardus Bilders (1811–1890) bis 1858 gelebt hatte, und fast genau gegenüber dem Gut „Hemelsche Berg", das Gerard Bilders' Mäzen Johannes Kneppelhout gehörte; Romers 1991, S. 13 und 66, und Hefting 1981, S. 17.
6 Smissaert 1891, S. 431; zitiert in de Leeuw, Sillevis u. Dumas 1983, Kat. Nr. 116.

JOHAN BARTHOLD JONGKIND
Lattrop 1819 – 1891 La Côte-Saint-André

74 Flußansicht in der Umgebung von Rotterdam, 1867

1 Die biographischen Details über Jongkind wurden Hefting 1992 entnommen. 1868 gaben sowohl Manet als auch Pisarro – wie auch später Monet und Boudin – freimütig den Einfluß Jongkinds auf den Impressionismus zu. Im Sommer 1864 traf Jongkind in Honfleur den jungen Claude Monet: *Jongkind betrachtete meine Skizzen und lud mich in sein Haus ein, um ihm bei der Arbeit Gesellschaft zu leisten; er erklärte, was er tue und warum. Er*

rundete die Lektionen, die ich bereits von Boudin erhalten hatte, ab und war von diesem Augenblick an mein wirklicher Lehrer. Ihm verdanke ich die maßgebliche Schulung meiner Augen (Hefting 1992, S. 99). Auch Paul Cézanne muß mit Jongkinds Schaffen recht vertraut gewesen sein, da er vier Monate lang in den Jahren 1871/72 im selben Haus lebte; er war voller Lob für seine Aquarelle (Hefting 1992, S. 130f).

2 Hefting 1992, S. 79 und 167.

3 Aus Rotterdam schrieb Jongkind am 24. August 1867 bezüglich seiner Reise an den Kunsthändler Pierre-Fermin Martin: *Je suis de retour dans mon pays natal, et pour mes études et pour le genre le plus pittoresque à peindre à Rotterdam, donc on m'a demandé de tableaux à faire, c'est aussi que je revoie cette nature avec une nouvelle intérêt, des moulins à vent, des digues et des canaux toutes sortes de bateaux après lesquels je viens de faire des aquarelles* (Hefting 1969, S. 167).
Zu den anderen Aquarellen und Zeichnungen, die während Jongkinds Reisen in Holland 1867 entstanden, siehe Hefting 1975, Nr. 428–443.

4 Vgl. eine Feststellung Willem Roelofs': *Viel schwieriger, als die Farbe des Himmels zu treffen, ist die Aufgabe, seinen Bogen und das vibrierende Spiel der Atmosphäre anzudeuten*; Jeltes 1911, S. 83.

5 Zu den Werken, in denen der Himmel gänzlich unausgefüllt blieb, zählen zwei holländische aquarellierte Landschaften aus dieser Zeit, die sich jetzt im Pariser Louvre befinden (Inv. Nr. RF 4091-92); siehe Büchler-Schild 1979, Abb. 26 und 52.

6 Wasserzeichen *IV* der Firma Jean Villedary, 1668–1812; siehe Churchill 1935, S. 213.

7 Moreau-Nélaton 1918, Abb. 82 (zwischen S. 92 und 93); nicht in Hefting 1975.

WILLEM DE FAMARS TESTAS
Utrecht 1834 – 1896 Arnhem

75 Blick auf den See von Tiberias, um 1868

1 Die biographischen Informationen über de Famars Testas beruhen auf M. Ravens Einführungen zu de Famars Testas 1988 und de Famars Testas 1992.

2 Eine englische Übersetzung von M. Raven siehe in de Famars Testas 1992, S. 143.

3 Goupil 1870, S. 76.

4 De Famars Testas 1992, S. 9f.

5 P.M.S.pr., P.J. v.L.pr. u. J.H. v.G. 1863, S. 199.

WILLEM ROELOFS
Amsterdam 1822 – 1897 Berchem

76 Weidelandschaft mit Vieh, um 1870

1 Veth 1900.

2 De Bodt 1995(1).

3 De Gruyter 1968/69, Bd. 2, S. 39.

4 Jeltes 1911, S. 91.

JACOBUS HENDRICUS MARIS
Den Haag 1837 – 1899 Karlsbad

77 Fähre, 1870

1 Sillevis u. Kraan 1985/86, S. 90f.

2 Dekkers 1995, S. 28. Laut Théophile de Bock hat Maris den Kunsthändler van Gogh irgendwann vor 1861, dem Jahr, in dem letzterer nach Paris abreiste, in Den Haag getroffen; siehe de Bock 1902, S. 33.

3 1868 schickte Maris eine Anzahl von Landschaften an den Kunsthandel Goupil et Cie; siehe Dekkers 1995, S. 28. Im selben Jahr steuerte er eine Landschaft zum Pariser Salon bei.

4 Varianten sind im Gemeentemuseum in Den Haag (Inv. Nr. 16-1939) und im Stedelijk Museum in Amsterdam (Inv. Nr. A 77) zu finden. Zu anderen Versionen siehe Bremmer 1908, Nr. 20 und 21, und de Leeuw, Sillevis u. Dumas 1983, Kat. Nr. 49. Zu den Fähren Maris' im allgemeinen siehe Veth 1914, S. 172f; Marius 1920, S. 126f und 134; Knoef 1946, S. 204–212; de Gruyter 1968/69, Bd. 2, S. 16; de Leeuw, Sillevis u. Dumas 1983, S. 63–74.

5 Lemonnier 1870, S. 179 und 189. *Le bac de M. Maris mêle dans le matin, sur le bord d'un horizon lumineux, le ciel et l'eau comme des bouches amoureuses, des boeufs glacés de clartés traversent le lac qui scintille, et dans leurs nids de brumes, les villages au loin s'éveillent au sein d'une ombre claire. Toile ravissante et sans fadeur.*

6 Marius 1920, S. 134.

7 Siehe zum Beispiel Sutton 1987, Kat. Nr. 33, 94, 106 und 116.

8 Zu den holländischen Beispielen siehe de Bruijn 1992, zu den französischen siehe Knoef 1947 und Sillevis u. Kraan 1985/86, Kat. Nr. 40.

9 De Leeuw, Sillevis u. Dumas 1983, S. 64 und 74.

JACOBUS HENDRICUS MARIS
Den Haag 1837 – 1899 Den Haag

78 Ansicht der Mühle und Brücke am Noordwest Buitensingel in Den Haag, 1873

1 De Bock 1902, S. 49.

2 Veth 1914, S. 175.

3 Tiepen 1910, S. 16.

4 Auch andere Werke des Künstlers sind durch den Blick aus dem Fenster entstanden; eines davon ist ein Aquarell von 1877 mit demselben Motiv, jetzt im Rijksprentenkabinet, Rijksmuseum.

5 De Bock 1902, S. 50.

6 Loos u. Jansen 1995, S. 60.

7 Obwohl es keinen Beweis für offizielle Verträge zwischen Goupil und dem Künstler gibt, scheint der Pariser Händler die Exklusivrechte für den Verkauf von Maris' Werken gehabt zu haben; siehe Dekkers 1995, S. 29.

8 De Bock 1902, S. 48.

9 Vosmaer 1875, S. 11. G.H. Marius notierte 1891, daß man Maris in Frankreich und England bereits rund zwanzig Jahre lang schätzte, bevor ihm in seinem Land in den achtziger Jahren weitreichende Anerkennung zuteil wurde; siehe Marius 1891, S. 12.

10 Siehe Verkaufslisten Goupils im Rijksbureau voor Kunsthistorische Documentatie in Den Haag und Dekkers 1995, S. 32 und Anm. 49.

11 Salon 1873, S. 157, Kat. Nr. 1006.

12 Siehe E.G.C. 1900, S. 111 und Auktion MacCulloch, London (Christie's, Manson & Woods), 23., 29./30. Mai 1913, Nr. 35. Es wurde für 6600 Pfund Sterling an den Londoner Kunsthändler Henry Wallis verkauft.

JOHANNES BOSBOOM
Den Haag 1817 – 1891 Den Haag

79 Baumgruppe in den Dünen bei Wassenaar, um 1873/75

1 Jeltes 1910, S. 4 und 13f; Reeser 1985, S. 160f, 166, 188 und 200.

2 Zu einem Aquarell, das vor 1873 in Eikenrode entstand (vgl. Reeser 1981, S. 235), siehe de Leeuw, Sillevis u. Dumas 1983, Kat. Nr. 18. Dr. Hacke van Mijnden wurde von Bosboom im Juni 1870 mit der Präsentation einer Mappe beehrt, in der Ansichten von *Eikenrode und Umgebung* enthalten waren; Reeser 1985, S. 211.

3 Brief von A.L.G. Bosboom-Toussaint an E.J. Potgieter vom 30. Dezember 1873; Marius u. Martin 1917, S. 78.

4 Brief von A.L.G. Bosboom-Toussaint an A.S.M. van Tienhoven-Hacke vom 2. Januar 1874; Reeser 1985, S. 242.

5 Brief von Johannes Bosboom an Johan Diederikus Kruseman, September/Oktober 1873; Jeltes 1910, S. 81.

ANTHONIJ MAUVE
Zaandam 1838 – 1888 Arnhem

80 Reiter im Schnee im Haager Wald, 1879/80

1 Heebendaan 1988, Kat. Nr. 34: Zu dieser Zeit hatte das Werk den Titel *Hiver* (Goupil, Inv. Nr. 9146); es wurde an die Londoner Zweigstelle von Goupil geschickt und sollte für 250 Gulden angeboten werden. 1895 kam das Aquarell zu Goupil nach Den Haag zurück, und zu dieser Zeit waren die Preise für Werke der Haager Schule in die Höhe geschossen. Am 10. September wurde es vom Kunsthändler Abraham Preyer für 1500 Gulden gekauft (Goupil, Inv. Nr. 17434), und weniger als einen Monat darauf, am 5. Oktober, kam es wieder in andere Hände, diesmal für 1800 Gulden (angestrebter Preis 2200 Gulden). Käufer war der holländisch-englische Bankier J.C.J. Drucker, der das Werk dem Rijksmuseum schenkte; Verkaufslisten der Firma Goupil; Den Haag, Rijksbureau voor Kunsthistorische Documentatie (Inv. Nr. '40/34, S. 14 und '40/35, S. 39). Zu den ansteigenden Preisen für Werke der Haager Schule in der Zeit von 1870 bis 1920 siehe Dumas 1983 und Dekkers 1995.

2 Engel 1967, S. 52f und 56; Leeman 1988, [S. 4].

3 Ein Skizzenbuch mit Akademiezeichnungen von H.G. Tersteeg von 1856 befindet sich nun in Privatbesitz.

4 Engel 1967, S. 53 und 55.

5 Obwohl Mauve Millet bewunderte, gibt es keine Hinweise darauf, daß seine eigenen Bilder mit arbeitenden Menschen dieselbe tiefere Bedeutung und innere Beteiligung widerspiegeln, die das Werk des französischen Künstlers kennzeichnen; siehe Engel 1967, S. 56; de Leeuw, Sillevis u. Dumas 1983, S. 33.

6 Engel 1967, S. 59.

7 Fuchs 1978, S. 167; heruntergespielt in de Leeuw, Sillevis u. Dumas 1983, S. 13.

8 Brief von Anton Mauve an Willem Maris von [Oktober?] 1863; siehe in Engel 1967, S. 58.

9 Zum berühmten Grau der Haager Schule im Werk Mauves siehe Engel 1967, S. 62f.

10 Vgl. Loffelt 1895, S. 598. *[...] dann riß er manchmal ein Blatt aus seinem Notizbuch, schnitt ein rechteckiges Stück heraus und zeigte mir, wie er der Natur ein vollständiges Gemälde entlocken konnte, ohne sich mit einer gelehrten oder ausgefeilten Komposition abzugeben. [...] Die klassische Einfachheit seiner Wahl wurde gewöhnlich von der Natur selbst vorgeschlagen.*
Die „Fenster" in zwei seiner Skizzenbücher (Amsterdam, Rijksmuseum, Rijksprentenkabinet, Inv. Nr. RP-T-1959-297 und 299) beweisen, daß Mauve ziemlich beharrlich an diesem modus operandi festhielt. Inwiefern Mauve seinem Auge erlaubte, die Komposition seiner Gemälde und Aquarelle zu bestimmen, wird durch Umrandingen illustriert, die er oft um seine kleinen Kompositionsskizzen herum zog – eine Praxis, die zu seiner Zeit nicht üblich war.

JAN HENDRIK WEISSENBRUCH
Den Haag 1824 – 1903 Den Haag

81 Ansicht der Kirche von Noordense Dorp, um 1880/85

1 Van Gelder 1940, S. 34f.

2 De Boer 1924, S. 67.

3 Smissaert 1892, S. 434.

4 Jeltes 1911, S. 23f.

5 Laanstra 1992 enthält nur fünf datierte Aquarelle von Weissenbruch: ein Interieur von 1878, eine Strandszene von 1879, ein Stallinterieur von 1893 und Landschaften von 1894 und 1900 (S. 134–136).
Ein undatiertes Aquarell, das auf der Grundlage einer datierten Skizze um 1881 entstanden sein muß, weist kompositionelle und stilistische Übereinstimmungen mit *Ansicht der Kirche von Noordense Dorp* auf (Laanstra 1992, S. 32 und 172). Das Aquarell von etwa 1885 in

van Gelder 1940, S. 28, steht dem hier gezeigten Werk ebenfalls hinsichtlich der Motivwahl und der verhaltenen Art, in der die Aquarellfarbe aufgetragen wurde, nahe.
6 Gram 1880, S. 115.
7 Überdies warnt Roelofs 1919, S. 48, davor, ein unvollendetes Aquarell in der Wärme der Sonne zu trocknen. Die Grundierung des Papiers wird angegriffen, so daß die Aquarellfarbe, die später aufgetragen wird, ihre Leuchtkraft verliert, da das Gummi, das sie enthält, in das Papier sickert.
8 Smissaert 1892, S. 430.
9 *Man kann herrliche Sachen mit Kohle machen, die in Öl gelegt wurde; ich habe das in Weissenbruchs Werk gesehen. Das Öl wird gebunden, und das Schwarz wird wärmer und tiefer;* Brief von Vincent van Gogh an Theo van Gogh, [1. Mai 1882]; van Gogh 1990, Bd. 1, S. 546.

PAUL JOSEPH CONSTANTIN GABRIËL
Amsterdam 1838 – 1903 Scheveningen

82 Der Kampener Torfstich – Das Zwijnsleger bei Grafhorst, um 1879/80

1 Zwei seiner frühesten Zeichnungen sind abgebildet in de Gruyter 1968, Bd. 1, Abb. 93 und 94; siehe auch de Haes 1893, S. 459. Beispiele für Zeichnungen im Oosterbeeker Stil befinden sich auch im Kupferstichkabinett der Universität Leiden und in Museum Boijmans van Beuningen in Rotterdam. Eine weitere Zeichnung wird in de Bodt u. Sellink 1995, Kat. Nr. 26 – auf der Grundlage angenommener Übereinstimmungen mit einem kleinen Gemälde von etwa 1869 und einem Aquarell von 1872 mit demselben Motiv – als Werk der sechziger oder frühen siebziger Jahren beschrieben; de Bodt 1995(2), S. 43, Abb. 57. Die Ähnlichkeit beruht lediglich auf der Komposition; die abgebildeten Gebäude sind recht verschieden, und der Zeichenstil weist auf eine viel spätere Datierung hin.
2 Zum Bruch mit Roelofs siehe de Bodt 1995(1), S. 283 und de Bodt 1995(2), S. 43.
3 Brief von Paul Gabriël an F.D.O. Obreen vom 16. November 1889 (Amsterdam, Rijksmuseum, Rijksprentenkabinet) und Brief von Paul Gabriël an Willem Bastiaan Tholen vom 14. Oktober 1879; zitiert in de Gruyter 1968, Bd. 1, S. 78 und 87. Siehe auch de Bodt 1995(1), S. 145f und de Jong 1993, S. 146f.
4 Gabriël selbst sagte, daß er während seiner Brüsseler Jahre von dem Diplomaten Gericke van Herwijnen mit der Schönheit der holländischen Seen bekanntgemacht worden sei: *Wenn ausländische Gäste unser Land besuchten, zeigte er ihnen gerne etwas, das für Holland typisch war. Er führte sie ausnahmslos zum Polder* (de Haes 1893, S. 464). Baron J.L.H.A. Gericke van Herwijnen war von 1851 bis 1870 und von 1874 bis 1895 Gesandter in Brüssel, von 1871 bis 1874 Außenminister. Das scheint darauf hinzuweisen, daß Gabriël die Polderlandschaft nicht vor 1874 entdeckte.
5 De Gruyter 1968, Bd. 1, S. 87; *Ausstellung einer Sammlung von Zeichnungen von P.J.C. Gabriël*, 19. Mai – 19. Juni [1901]; Einladungskarte in der Sammlung des Rijksmuseums.
6 De Bodt 1995(1), S. 145.
7 De Bodt 1995(2), Abb. 55 und 56.
8 Dennoch blieb Gabriël mehr als andere Künstler unsicher, was sein Schaffen betraf; er sammelte sogar Rezensionen über sein Werk und bewahrte sie in einem Buch auf, das er *Le Pour et le Contre* nannte; de Haes 1893, S. 469–472.
9 De Haes 1893, S. 468, beschreibt Gabriëls künstlerisches Credo. Kunst sei eine Nachahmung der Natur, aus der man die angenehmsten momente und Linien auswählen müsse.
10 De Gruyter 1968, Bd. 1, S. 87.
11 Es war Gabriëls Schüler Willem Bastiaan Tholen⁸⁵, dessen Eltern in Kampen lebten, der ihn mit der Schönheit der Gegend bekannt machte. Er kehrte nach 1879 viele Male mit Tholen hierher zurück, um seine Naturstudien zu machen; de Jong 1993, S. 21–26, 142 und 146f.
12 Auktion Amsterdam (Christie's), 29. Oktober 1997, Nr. 210, mit Farbabb.
13 Es ist insofern kein Wunder, daß Versuche, die genaue Stelle in den Kampener Torfmooren auf dem Gemälde von etwa 1889 anhand der Reihe von vier Windmühlen zu identifizieren (Kat. Nr. 91), zum Scheitern verurteilt waren; Kolks u. Niemeyer 1980, Kat. Nr. 40.

JACOBUS HENDRICUS MARIS
Den Haag 1837 – 1899 Karlsbad

83 Dünenlandschaft, um 1880

1 De Boer 1905, S. 17; zitiert in de Raad, van Zadelhoff u. Bethe-van der Pol 1991, S. 30.
Der Gedanke, daß ein Maler die Natur mittels Umänderungen übertreffen könne, hat in der Kunst eine lange Tradition. Die Bemerkung Maris' umfaßt auch die Qualität der Darstellung und berührt ein wiederkehrendes Thema in Künstleranekdoten, nämlich die Fähigkeit, die Natur so treu nachzuahmen, daß sich sogar die Natur selbst täuschen läßt: Vögel versuchen, gemalte Kirschen zu picken, und ein Hund rennt herbei, um das Porträt seines Herrn zu begrüßen (Kris u. Kurz 1979, S. 61ff).
2 De Bock 1902, S. 101.
3 Engel 1967, S. 63.
4 Harms Tiepen 1910, S. 16.
5 Marius 1920, S. 136f: Nach Meinung des Autors lag dies an einer detaillierteren Modellierung und verstärkten Nuancierung. Andere schreiben den Rückgang der schlechteren Qualität des Whatman Papiers zu, das Maris benutzte, oder sogar der Korpulenz des Künstlers, der Probleme damit hatte, sich über seinen Zeichentisch zu beugen. Maris sagte einmal, er wünschte, er könne vorübergehend seine rechte Hand nicht benutzen, da er mit seiner linken weniger geschickt sei, was ihm helfen könne, wie in der Vergangenheit zu malen.
6 Harms Tiepen 1910, S. 17; Roelofs 1924, S. 51; De Bock 1902, S. 102: *Und dennoch, egal wie stark die Eindrücke waren, aus denen das Werk geboren wurde – es wurde endlosen Veränderungen unterzogen. [...] Der jetzige Augenblick war ursprünglich gerade das Gegenteil: Wo jetzt das Licht scheint, kam zuerst der Sturm auf, und wo sich jetzt das Meer dunkel vom Licht abhebt, waren zuvor weiß bekrönte Wellen.* De Bock erinnert sich, daß Maris sogar nach Auslieferung eines Werkes an den Kunsthändler Goupil dorthin ging, um kleinere Verbesserungen vorzunehmen. Es gab sogar einen Raum, der speziell für diese Zwecke reserviert und als „Krankenrevier" bekannt war (vgl. auch Kat. Nr. 95); de Bock 1902, S. 122.
7 De Bock 1902, S. 78.

WILLEM ROELOFS
Amsterdam 1822 – 1897 Berchem

84 Seerosen auf den Seen bei Noorden, um 1880

1 Eine Aquarellstudie von Seerosen im Schilfrohr entstand laut Bremmer 1909, Abb. 72, 1877; die Datierung auf der Reproduktion scheint 1879 zu sein.
2 Zum Gemälde siehe de Leeuw, Sillevis u. Dumas 1983, Kat. Nr. 119. Das Aquarell ist in Scheen 1981, Abb. 436, reproduziert. Siehe auch Bremmer 1909, Abb. 71 (Bildtitel vertauscht).
Zu den Variationen siehe Bremmer 1909, Abb. 83 und 84, und ein Gemälde im Aberdeen Museum of Art (de Leeuw, Sillevis u. Dumas 1983, Kat. Nr. 119). Dieses Gemälde ist identisch mit dem in Vosmaer 1885, S. 3, erwähnten, das 1881 ausgestellt wurde; ALM in Den Haag, wo es von John Forbes White aus Aberdeen erworben wurde (siehe *Eigen Haard* 1881, S. 212, mit Abb.); laut Vosmaer befand sich damals ein Aquarell mit demselben Sujet in der Sammlung der Königin von Belgien.
3 Jeltes 1911, S. 57.
4 Vosmaer fragte sich auch, ob *in diesen starken Kontrasten von mattgrünem Grund und heller Ferne, in diesen bedrohlichen Himmeln, die meisterlich ausgeführt sind, die aber – wie wir bei einigen der neueren Landschaftskünstler gesehen haben – gelegentlich dazu neigen, die Landschaft „körperlich" und „geistig" zu dominieren, nicht etwas Schrilles – falls dieses Wort nicht zu stark ist –, etwas Falsches und Unnatürliches lauert. Auch hier besteht eine Neigung dazu, Deckfarbe zu verwenden, was meiner Meinung nach immer für die Zartheit und Frische, das Leuchten und die Fülle der Töne schädlich ist, die wir doch besonders bei einer transparenten Zeichnung so reizvoll finden;* Vosmaer 1879, S. 452; zitiert nach de Bodt 1995(1), S. 92.
5 Brief von Willem Roelofs an C. Vosmaer vom 25. Juli 1882; Heijbroek 1989, S. 121 und de Bodt 1995(1), S. 93.
6 Dies ist die einzige Bemerkung von Roelofs, die in Vosmaer 1885 (S. 4) Eingang fand; de Bodt 1995(1), S. 93.
7 Jeltes 1911, S. 82f.
8 Ebenda, S. 83. Siehe Jeltes 1911, S. 91, zu der Art, wie Roelofs von einer eigenen Studie ausging und beim Ausarbeiten nichts verbesserte.
9 Siehe zum Beispiel die Versionen, die in Anm. 2 erwähnt werden, und eine Aquarellfassung des Gemäldes *Landschaft mit Regenbogen* (1874/75; Den Haag, Haags Gemeentemuseum) im Teylers Museum in Haarlem.

WILLEM BASTIAAN THOLEN
Amsterdam 1860 – 1931 Den Haag

85 Windmühlen in Giethoorn, um 1882/84

1 Bionda u. Blotkamp 1991, S. 271.
2 Bakels 1930, S. 22.
3 Tholen selbst bezeichnete diese aufgezogenen Studien als „Brettchen"; siehe de Jong 1993, S. 19.
4 In einer Ausstellungsbesprechung von 1906 hielt ein Kritiker fest, daß das Gemälde 1884 oder sogar 1885 entstanden sei. In einem Buch jedoch, das anläßlich des 70. Geburtstages von Tholen im Jahr1930 veröffentlicht wurde, nennt sein Freund und Biograph R.E. Bakels das Jahr 1882; siehe Anonymus 1906 und Bakels 1930, S. 379, Nr. 5.
5 De Jong 1993(1), S. 9

VINCENT WILLEM VAN GOGH
Groot-Zundert 1853 – 1890 Auvers-sur-Oise

86 Weg bei Loosduinen, 1882

1 Allgemein wird angenommen, daß es Vincents Idee war, Künstler zu werden. Van Heugten 1996, S. 12, macht jedoch auf einen Brief von Theo van Gogh aufmerksam, der lange übersehen wurde und der auf die moralische Verantwortung hinweist, die Theo hinsichtlich der Unterstützung seines Bruders bei der Berufswahl empfunden haben muß. Ihre Schwester Anna hatte Vincent geraten, Bäcker zu werden.
Die biographischen Details über van Goghs Zeit in Den Haag wurden van der Mast u. Dumas 1990 und van Heugten 1996 entnommen.
2 Van Heugten 1996, S. 22–25.
3 Van der Mast u. Dumas 1990, S. 14–16 und 70–173. Anfang April 1882 gab C.M. van Gogh eine zweite Serie von Stadtlandschaften in Auftrag. Sie sollte aus sieben Zeichnungen bestehen: einer kleinen (235 x 330 mm), vier mittelgroßen (ca. 290 x 450 mm) und zwei großen (ca. 300–400 x 590 mm), die Ende Mai geliefert wurde. Vincent war gekränkt, weil er anfänglich nichts von seinem Onkel hörte und dann einen Wechsel über 20

Gulden erhielt, 10 Gulden weniger als erhofft. Und als sein Onkel ihm erklärte, daß diese Zeichnungen unverkäuflich seien – es gab einen Markt für aquarellierte Landschaften und Straßenszenen, aber in gefälligerem Stil –, antwortete Vincent, daß er mehr auf künstlerischem als auf kommerziellem Wert bestehe und lieber seine Zeit damit verbringe, etwas über die Natur zu lernen als etwas über Preiskalkulation. Natürlich wollte keiner den anderen beleidigen, aber Vincent erhielt keine Bestellungen mehr aus Amsterdam.
1904 verlangte die Firma C.M. van Gogh für die kleineren Haager Stadtlandschaften 40 bis 45 Gulden (Rotterdam 1900/01, Nr. 67–70; kommentierte Kopie Rijksmuseum Amsterdam).
4 Besonders Visser 1971, S. 110f, und van der Mast u. Dumas 1990, S. 71f; siehe van Heugten 1996, S. 16–119.
5 Van Heugten 1996, S. 116–118.

VINCENT WILLEM VAN GOGH
Groot-Zundert 1853 – 1890 Auvers-sur-Oise

87 Feldweg mit Pappeln, 1885

1 Van Uitert, Van Tilborgh u. Van Heugten 1990, S. 16 und 27. Zum allgemeinen Einfluß von Millet auf van Gogh siehe van Tilborgh, van Heugten u. Conisbee 1988/89.
2 Van Uitert, van Tilborgh u. van Heugten 1990, Kat. Nr. 7.
3 Beide im Van Gogh Museum in Amsterdam; ebenda, Kat. Nr. 8 und 9.
4 Ebenda, S. 29.
5 Van Gogh 1990, Bd. 3, Nr. 542.
6 Van Uitert, van Tilborgh u. van Heugten 1990, S. 56.
7 Van Uitert, van Tilborgh u. van Heugten 1990, S. 57.
8 Van Gogh 1990, Bd. 3, Nr. 545 und eine Abbildung der beigelegten Skizze, S. 1400.
9 Ebbinge Wubben 1963, S. 8.

ANTHONIJ MAUVE
Zaandam 1838 – 1888 Arnhem

88 Das Marschland, 1885

1 Engel 1967, S. 67. Zur Schule von Laren siehe Heyting 1994, S. 13–29.
2 Heyting 1994, S. 28.
3 Baard 1947, S. 49, datiert das Gemälde auf 1885.
4 Loffelt 1894, S. 599.
5 De Leeuw, Sillevis u. Dumas 1983, S. 252.
6 Brief Vincent van Goghs an Theo vom 26. Januar 1882; siehe van Gogh 1990, Bd. 1, S. 500.

ANTHONIJ MAUVE
Zaandam 1838 – 1888 Arnhem

89 Das Umsetzen der Schafherde auf der Heide, um 1887

1 Zur Larener Zeit von Mauve siehe Engel 1967, S. 77–86.
2 Engel 1967, S. 66–86.
3 Siehe Engel 1967, S. 67f, und van Tilborgh, van Heugten u. Conisbee 1988.
4 Zu den ersten beiden Werken siehe de Leeuw, Sillevis u. Dumas 1983, S. 250, Kat. Nr. 100 und S. 255, Kat. Nr. 107; zur dritten Arbeit siehe Sillevis, Kraan u. Dorn 1988, S. 208, Kat. Nr. 55.
5 Engel 1967, S. 72. Gijs kommt in der oben erwähnten *Heide bei Laren* im Amsterdamer Rijksmuseum vor (siehe Anm. 4).
6 Engel 1967, S. 72.
7 Murray 1995, S. 276.

PAUL JOSEPH CONSTANTIN GABRIËL
Amsterdam 1828 – 1903 Scheveningen

90 Zug in der Landschaft – „Er kommt von weit her...", um 1887

1 De Gruyter 1968/69, Bd. 1, S. 76. Obwohl das Amsterdamer Rijksmuseum, das Gemeentemuseum in Den Haag (siehe Kat. Nr. 91) und das Museum Boijmans van Beuningen in Rotterdam um 1890 Arbeiten Gabriëls aufkauften, wurde sein Œuvre in seiner Heimat kaum oder gar nicht beachtet.
2 ALM Den Haag 1887, Kat. Nr. 119. Laut begleitender Preisliste verlangte der Künstler für das Gemälde 1200 Gulden.
3 Das früheste bekannte Gemälde mit einem Zug stammt von N.J. Roosenboom (1805–1880): *Zug in mondbeschienener Landschaft*, um 1845, jetzt im Nederlands Spoorwegmuseum in Utrecht (Inv. Nr. 14220). Andere Romantiker, einschließlich A. Schelfhout und W. Verschuur (1812–1874), integrierten Züge als malerische Elemente in ihre Landschaften.
4 Als Beispiele dienen: E. Manet (1832–1883), *Gare Saint Lazare*, 1873; Öl auf Leinwand, 93,3 x 111,5 cm; Washington, National Gallery of Art (Inv. Nr. 1956.10.1). C. Monet (1840–1926), *Gare Saint Lazare*, 1877; Öl auf Leinwand, 64 x 81 cm; Paris, Musée Marmottan (Inv. Nr. 4015) und W. Turner (1775–1851), *Rain, Steam and Speed – The Great Western Railway*, vor 1844; Öl auf Leinwand, 90,8 x 121,9 cm; London, The National Gallery (Inv. Nr. NG 538).
5 EGO 1887.
6 Plasschaert 1904(1), S. 32.
7 Katalog der Ausstellung in Utrecht 1886, Veranstaltung der Maler- und Zeichnergesellschaft „Kunstliefde", Kat. Nr. 38.

PAUL JOSEPH CONSTANTIN GABRIËL
Amsterdam 1828 – 1903 Scheveningen

91 Der Kampener Torfstich – Das Zwijnsleger bei Grafhorst, um 1889

1 Im Museum voor Schone Kunsten in Gent z.B. gibt es ein Gemälde, das diesem Thema gewidmet ist; es wurde 1880 vom Museum erworben (Inv. Nr. 1880-C); siehe de Bodt 1995(1), Abb. 126.
2 De Jong 1993, S. 21.
3 Wagner 1974, S. 55.
4 Kolks u. Niermeyer 1980, S. 124.
5 Anonymus 1889, Kat. Nr. 52.
6 Isaäcson 1890, S. 156.
7 Sillevis, Dorn u. Kraan 1988, S. 128.
8 Loos u. Jansen 1995, S. 36.

VINCENT WILLEM VAN GOGH
Groot-Zundert 1853 – 1890 Auvers-sur-Oise

92 Feld mit Schwertlilien, 1888

1 Van Gogh 1990, Bd. 3, Nr. 594.
2 Ebenda, Nr. 553a.
3 Van Uitert, van Tilborgh u. van Heugten 1990, Kat. Nr. 35.
4 Ebenda, S. 104–117, besonders Kat. Nr. 39.
5 Hulsker 1996, S. 314.
6 Van Gogh 1990, Bd. 3, Nr. 611.
7 Ebenda, Nr. 607.
8 Hulsker 1996, besonders Nr. 1412 und 1415.
9 Ebenda, S. 316.
10 Zu Gemälden, die mit *Feld mit Schwertlilien* verwandt sind, siehe Hulsker 1996, Nr. 1422 und 1423.

VINCENT WILLEM VAN GOGH
Groot-Zundert 1853 – 1890 Auvers-sur-Oise

93 Montmajour, 1888

1 R. Pickvance in van der Wolk, Pickvance u. Pey 1990, S. 22. Die meisten Informationen über die Zeichnungen van Goghs basieren auf dieser Publikation.
2 Um den 21 August 1883 schrieb van Gogh diesbezüglich an seinen Bruder Theo: *Eine einzelne meiner Zeichnungen wird im Laufe der Zeit nicht genügen; eine Anzahl von Studien, egal wie verschieden sie sind, werden sich gegenseitig ergänzen. Kurz und gut, für die Kunstliebhaber scheint es besser zu sein, mehrere Werke anstatt nur einem zu nehmen. Und was das Geld betrifft, so hätte ich lieber einen Kunstliebhaber, der regelmäßig etwas zu niedrigerem Preis kauft, als einen, der nur gelegentlich etwas erwirbt, selbst wenn er gut bezahlt*; van Gogh 1990, Bd. 2, S. 994; zitiert nach Van der Wolk, Pickvance u. Pey 1990, S. 15.
3 R. Pickvance in van der Wolk, Pickvance u. Pey 1990, S. 227f.
4 Brief von Vincent van Gogh an Theo van Gogh von etwa 9. Juli 1888; van Gogh 1990, Bd. 3, S. 1606.
5 Brief von Vincent van Gogh an Theo van Gogh von etwa 3. Juli 1888: *Deshalb sind die gemalten Studien nicht so vollendet wie die Zeichnungen. Die Leinwand zittert immer. Beim Zeichnen habe ich dieses Problem nicht*; van Gogh 1990, Bd. 3, S. 1609.
6 Brief von Vincent van Gogh an Theo van Gogh von etwa 13. Juli 1888; van Gogh 1990, Bd. 3, S. 1608.
7 Brief von Vincent van Gogh an Theo van Gogh von etwa 13. Juli 1888; van Gogh 1990, Bd. 3, S. 1608f, und Brief von Vincent van Gogh an Emile Bernard, [15. Juli 1888]; van Gogh 1990, Bd. 3, S. 1612.
8 Carrey 1962, mit einer Fotografie der damaligen Situation. Van Gogh versuchte vermutlich vom Aussichtspunkt Montmajour aus ein nicht ganz fortlaufendes Rundpanorama in Form einer Reihe von Zeichnungen zu machen.
9 Die Farben der Zeichnungen sind inzwischen etwas verblaßt. 1905 überreichte die Witwe Theo van Goghs, Jo van Gogh-Bonger, das Blatt ihrem Bruder, dem Rechtsanwalt W.A. Bonger, als Hochzeitsgeschenk; eine Zeitlang wurde es im Rahmen aufgehängt; Fotografie jetzt in der Dokumentation des Van Gogh Museums, Amsterdam; siehe auch Boon 1962.
10 R. Pickvance in van der Wolk, Pickvance u. Pey 1990, S. 217f.

JAN THEODOOR TOOROP
Poerworedjo (Java) 1858 – 1928 Den Haag

94 Broek in Waterland, 1889

1 Siebelhoff 1975, S. 86. Andere Werke Toorops im Stil des Pointillismus sind: *Landschaft mit Kanal*, Dordrecht, Dordrechts Museum (Inv. Nr. DM/912/304), *Blumenzwiebelfelder in Oegstgeest*, Den Haag, Haags Gemeentemuseum (Inv. Nr. 20-1955)und *Nach der Arbeitsunterbrechung*, Otterlo, Kröller-Müller Museum (Inv. Nr. 789-12).
2 Zilcken 1898, S. 120, und Marius 1920, S. 259. Marius begründet ihren Schluß mit einem Brief Toorops vom 22. September 1903, der von van Wezel 1985, S. 19, veröffentlicht wurde. Urteilt man auf Grund einer Zeichnung in bunter Kreide mit dem Titel *Broek in Waterland* (1887), deren Verbleib unbekannt ist, so besuchte Toorop diese Gegend jedoch schon zuvor. Dieses Blatt wurde 1904 vom Kunsthändler Buffa ausgestellt; siehe *Onze Kunst* (1904), S. 184.
3 Siebelhoff 1973, Bd. 2, S. 246, und Blotkamp, Ewers-Schultz u. Wenderman 1996, S. 11.
4 Anonymus 1889(2).
5 Staphorst 1888/89, Bd. 2, S. 312.

JAN HENDRIK WEISSENBRUCH
Den Haag 1824 – 1903 Den Haag

95 Zugbrücke bei Noorden, um 1890

1 Vgl. Kris u. Kurz 1979, S. 99ff: Die wiederholte Wiedergabe der geistreichen Bemerkungen und Scherze eines Malers, die den Schrullen seiner Persönlichkeit entsprangen, war lange ein Mittel, um die Überlegenheit eines Künstlers über seine Kollegen oder das Publikum zu betonen.
2 Gram 1880, S. 114f; J.G. Gram in Vosmaer 1882-1885, Bd. 2, S. 1.
3 J.G. Gram in Vosmaer 1882–1885, Bd. 2, S. 1; Smissaert 1892, S. 426; Rössing 1903, S. 217f.
4 De Boer 1924, S. 70; J.G. Gram in Vosmaer 1882–1885, Bd. 2, S. 2; Rössing 1903, S. 217f.
5 Roelofs 1919, S. 51.
6 Ebenda.
7 Smissaert 1892, S. 428.
8 J.G. Gram in Vosmaer 1882–1885, Bd. 2, S. 2f. Beim Kunsthändler Goupil gab es einen kleinen Raum mit dem Spitznamen *Krankenrevier*, in dem die Künstler Änderungen an ihren Werken vornehmen konnten; De Bock 1902, S. 122 (siehe Kat. Nr. 83).
9 Smissaert 1892, S. 429f.
10 Roelofs 1919, S. 51.
11 Israëls 1899, S. 205.
12 Roelofs 1919, S. 48.

WILLEM BASTIAAN THOLEN
Amsterdam 1860 – 1931 Den Haag

96 Ansicht des Ateliers im Garten von Ewijkshoeve, um 1890/1900

1 Anonymus 1893, S. 241. Siehe auch van der Wiel 1988, S. 127: Bei einer Ausstellung von Zeichnungen, die Arti et Amicitiae 1888 in Amsterdam vorbereitete, beschränkte sich Albert Verwey auf die Besprechung des Werkes von George Hendrik Breitner (1857–1923) und Tholen – ganz zum Ärgernis der anderen Aussteller.
2 Zu Ewijkshoeve und dortigen Ereignissen siehe van der Wiel 1988.
3 Van der Wiel 1988, S. 197; Tholen und seine Frau zogen nach Den Haag, wo er bis 1900 vor allem Sandgruben und andere pittoreske Plätze im Wald von Scheveningen zeichnete und malte.
4 In Anbetracht des Alters der fünf Arntzenius-Kinder, die auf der Rückseite des Blattes porträtiert wurden, muß die Zeichnung um 1895 entstanden sein. Vgl. ihre Porträts auf einer Zeichnung aus demselben Jahr; de Jong 1993(1), Abb. 46.
5 Knuttel 1944, S. 19.

FLORIS HENDRIK VERSTER
Leiden 1861 – 1927 Leiden

97 Endegeest, 1893

1 H.P. Bremmer und A.M. Hammacher in Scherjon 1928, besonders S. 17f und 23f. Der Künstler selbst charakterisierte einmal seine eigene Natur als *zu verträumt* für Studienausflüge; Brief von Floris Verster an einen unbekannten Adressaten, zitiert in Leiden 1927, S. 7.
2 Zu drei Beispielen siehe Bionda u. Blotkamp 1991, Kat. Nr. 149/50f und Loos 1996.
3 A.M. Hammacher in Scherjon 1928, S. 28.
4 Ebenda.
5 Montens 1986, S. 53. Bevor er mit *Endegeest* begann, muß Verster sich sehr damit abgemüht haben, sich mit der neuen Technik vertraut zu machen. Eine der Pastellstudien, die Versters Frau erwähnt, zeigt, daß der Künstler nicht das außergewöhnliche Linienspiel anwandte, das wir bei *Endegeest* in all den vorbereitenden Studien finden; Vogelaar 1996, Abb. S. 23.
6 Zusätzlich zu dem hier besprochenen Werk siehe Scherjon 1928, Kat. Nr. 82 und 93. Endegeest lag einen Fußmarsch von Versters Haus Groenoord entfernt.
7 Bijleveld 1909, S. 37–40.
8 Bijleveld 1909, Tabelle IV; Lunsingh Scheurleer, Fock u. Van Dissel 1986–1992, Bd. Va, S. 328. Mit Dank an Herrn A. van Iterson, Hoogheemraadschap van Rijnland.
9 Bionda u. Blotkamp 1990, S. 310. 1892 schenkte Toorop Verster als Hochzeitsgeschenk eine symbolistische Zeichnung (siehe Otterlo 1978, S. 61, Kat. Nr. 42). Zur Van Gogh Ausstellung siehe M. Op de Coul in Van der Mast u. Dumas 1990, S. 166–169. Sieben Landschaften von Nuenen wurden ausgestellt; allerdings bieten die skizzenhaften Informationen im Katalog keine klare Auskunft, um welche Werke es sich handelte. 1892 gehörten Verster und Toorop zur Kommission des Haagsche Kunstkring.
10 Lunsingh Scheurleer, Fock u. van Dissel 1986–1992, Bd. Va, S. 353, Abb. S. 355. Zur Radierung von 1889 siehe Scherjon 1928, Radierungen, Kat. Nr. 4.

JACOBUS VAN LOOY
Haarlem 1855 – 1930 Haarlem

98 Der Garten, 1893

1 Brief von Jacobus van Looy an Frau van der Vlugt-Hindelopen, die Verwalterin des Waisenhauses, Januar 1892; Haarlem, Stiftung Jacobus van Looy. Der Brief wurde in voller Länge in der *Van Looy-Kroniek* Nr. 2 (1985) veröffentlicht.
2 Bionda u. Blotkamp 1991, S. 223.
3 Notizbuch von Titia van Looy; Haarlem, Stiftung Jacobus van Looy.
4 G. 1894.
5 Diese Meinung wird bei van der Wal 1981/82, S. 11, wiedergegeben.
6 J. van Looy, *Die Blumenvision Kapuzinerkresse*, 1907; Öl auf Leinwand, 104 x 135 cm; Privatbesitz. Schon zuvor, 1895/96, muß van Looy das Motiv aufgenommen haben. Der Verbleib und das Format von *Kapuzinerkresse, Soest* sind unbekannt.
7 Siehe Endt 1991.
8 Brief von Israëls an Jacobus van Looy vom 21. Oktober 1894; Haarlem, Stiftung Jacobus van Looy. Siehe auch Bionda u. Blotkamp 1991, S. 223.
9 Van der Wal 1981/82, S. 11.
10 Winkels u. Will 1982, S. 114.
11 Brusse 1930, S. 10.

FLORIS HENDRIK VERSTER
Leiden 1861 – 1927 Leiden

99 Schnee, 1895

1 Plasschaert 1902, S. 120. Die Zeichnung mit Wachskreide (Scherjon 1828, Nr. 98) befindet sich nun in Privatbesitz.
2 Bionda u. Blotkamp 1991, S. 311.
3 Joosten 1980, S. 226.
4 Verwey 1927, S. 7.

WILLEM ARNOLD WITSEN
Amsterdam 1860 – 1923 Amsterdam

100 Winterlandschaft, um 1895

1 Formuliert von Jan Veth im Jahr 1882, zitiert nach van Harpen 1924, S. 15.
2 Zu Ewijkshoeve siehe Vergeer 1985 und van der Wiel 1988.
3 Erens 1958, S. 246.
4 Hammacher u. Boon 1947, Kat. Nr. 77, 79, 111 und 120.
5 Loos u. Jansen 1995, S. 86, Abb. 34a und Anm. 6.
6 Auktion De Geus van Heuvel, Amsterdam (S.J. Mak van Waay u. H.S. Nienhuis), 26./27. April 1976, Nr. 339, mit Abb.

JAN HENDRIK WEISSENBRUCH
Den Haag 1824 – 1903 Den Haag

101 Polderlandschaft mit Ruderer

1 Rössing 1903, S. 222.
2 Siehe Dumas 1983, S. 125–136.

WILLEM MARIS
Den Haag 1844 – 1910 Den Haag

102 Sommer, um 1896/97

1 EGO 1886.
2 Knuttel 1935/36, S. 15.
3 De Boer 1905, S. 84.
4 Maris 1943, S. 36.
5 De Boer 1915, Kat. Nr. 62.
6 Stubbe u.a. 1995, S. 223f.
7 De Boer 1915, Kat. Nr. 62.
8 Schweitzer 1978, S. 5.

THEODOOR VAN HOYTEMA
Den Haag 1863 – 1917 Den Haag

103 Ansicht des Dorfes Leende von der Heide aus, 1897

1 Brief von G. Knuttel an A. Plasschaert vom 21. April [1920]; Den Haag, Sammlung des Rijksbureau voor Kunsthistorische Documentatie. Mit Dank an Irene de Groot, Rijksprentenkabinet.
2 Auktionsvertrag und -rechnung; Den Haag, Sammlung des Rijksbureau voor Kunsthistorische Documentatie. Am 5. Oktober 1899 erhielt van Hoytema 1000 Gulden, am 18. November weitere 500 Gulden; dieser Vorschuß wurde von den Einnahmen für die 45 Werke, die versteigert wurden, weit überschritten. Mit Dank an Irene de Groot, Rijksprentenkabinet.
3 Auktion des Werks von Th. van Hoytema, Amsterdam (F. Muller u. Cie), 24. April 1900, Nr. 36 (als 47,5 x 64 cm). Die Tatsache, daß verschiedene Werke gerahmt waren, mag als Erklärung für die unterschiedlichen Maße dienen.
Das Auktionshaus muß van Hoytema einige Freiheiten gewährt haben. Der Künstler war es gewohnt, alle sein Druckwerk mit einem speziell gewählten Motiv zu versehen. In diesem Fall durfte er die Vorderseite des Kataloges mit dem Bild eines Affen zieren, einer Meerkatze, die den Betrachter mit weiten, hilflosen Augen durch die Gitterstäbe hindurch anblickt.
4 Van Laarhoven 1985; de Liefde-van Brakel 1993, S. 53f, auf S. 141 die Abbildung eines Porträts von Bernard Blommers, das Willy Sluiter (1873–1949) 1897 anfertigte; De Bodt u. Sellink 1995, Kat. Nr. 81–83: Brabanter Landschaften von Van Hoytema, einschließlich einer Ansicht von Heeze.
5 Knuttel 1953, S. 20f.
6 Nachdruck in Veth 1905, S. 200–203.

JAN THEODOOR TOOROP
Poerworedjo 1858 – 1928 Den Haag

104 Trocknen der Netze in den Dünen, 1900

1 Die meisten Details über Toorops Zeit in Katwijk basieren auf Siebelhoff u. Sleyster 1985.
2 Hefting 1989(1), Abb. S. 143. Als Toorop 1899 zu einem seiner Lieblingsmotive zurückkehrte, Boote in der Brandung, kamen keine schwer arbeitenden Fischer vor.
3 J.P. van Brakel in Siebelhoff u. Sleyster 1985, S. 23.
4 Siehe Katwijk 1995.
5 Hefting hat dies untersucht; Otterlo 1978, Kat. Nr. 97.

MARIUS ALEXANDER JACQUES BAUER
Den Haag 1867 – 1932 Amsterdam

105 Kamelreiter vor einer orientalischen Stadt in den Bergen, um 1901/02

1 Archiv von E.J. van Wisselingh u. Co., Gemälde- und Aquarellbücher, Nr. 1176. Mit Dank an Freek Heijbroek und Esther Wouthuysen, die eine Publikation und eine Ausstellung über diesen Kunsthändler auf der Grundlage des Firmenarchives vorbereiten.
2 Die Sammlung Reich, die letztendlich sieben Gemälde und Aquarelle von Bauer umfaßte, kam über die „Gesellschaft für die Zusammenstellung einer öffentlichen Sammlung zeitgenössischer Kunst" ins Rijksmuseum; van Thiel 1992, S. 13.
3 Berckenhoff 1915, S. 262; zitiert nach Jansen u. Kraayenga 1991, S. 34.
4 Jansen u. Kraayenga 1991, S. 173.
5 Hennus 1947, S. 9–11.
6 Zilcken 1897, S. 6f.
7 Jansen u. Kraayenga 1991, S. 42f und 128f. Zum Vergleich des Aquarells mit einer Fotografie auf S. 41 sollte angemerkt werden, daß es nichts Ungewöhnliches ist, zwei Darstellungen eines Gebäudes zu finden, das vom selben Blickwinkel aus wiedergegeben ist, da die ideale Perspektive für die Darstellung eines Bauwerks oftmals von der Situation selbst diktiert wird. Das Ergebnis sind zwar zwei fast identische Bilder, die aber vielfach unabhängig voneinander entstanden. Überdies zeigt Bauers Aquarell einen größeren Ausschnitt des Gebäudes als das Foto, das von einem höheren Aussichtspunkt aufgenommen wurde. Bauer benutzte die kleinen Zeichnungen in seinem Skizzenbuch als Ausgangspunkt für seine Werke. Es überrascht insofern nicht, daß er seine Frau anwies, beim Ausbruch eines Feuers zuerst sein Skizzenbuch zu retten.
8 Marius 1920, S. 214.

JOHAN THORN PRIKKER
Den Haag 1868 – 1932 Köln

106 Weg nach Dalhem, 1900/04

1 Zilcken 1902, S. 147; die Formulierung stammt von Lodewijk van Deyssel (Pseudonym von K.J.L. Alberdingk Thijm). Thorn Prikker selbst hatte geschrieben, daß er die „Essenz" der Schönheit, die er sehe, wiedergeben wolle, nicht die Schönheit selbst; siehe Zilcken 1902, S. 152.
2 Loosjes-Terpstra 1959, S. 13f.
3 Heyner 1982, Nr. 18, 23, 25, 28, 29, 30.
4 Zilcken 1902, S 160: Brief von Johan Thorn Prikker an Henri Borel vom (6.–)18. Juli 1893; Thorn Prikker 1980, S. 141.
5 Loosjes-Terpstra 1959, S. 14f: In Frankreich führte dieses Interesse zum Fauvismus und in Holland zu der Bewegung, die als Amsterdamer Luminismus bekannt wurde; Blotkamp, Ewers-Schultz u. Wendermann 1996, S. 58; Dorn u.a. 1990, S. 190.
6 Zilcken 1902, S. 151; Thorn Prikker hatte die folgende Erklärung gegeben: *Ich glaube, daß man als Maler nicht die (Erscheinung der) Dinge selbst bieten sollte, sondern vielmehr die schöne Erinnerung, die sie zurückgelassen haben*; Zilcken 1902, S. 156.
7 Brief von Johan Thorn Prikker an H.P. Bremmer, [12. Juli 1904]; Thorn Prikker 1980, S. 276. Aus demselben Brief wird deutlich, daß Thorn Prikker hoffte, für jede Zeichnung von der Art wie die hier gezeigte 50 Gulden zu bekommen.
8 Brief von Johan Thorn Prikker an Henri Borel vom 18. März 1893; Thorn Prikker 1980, S. 111: *Nun zu dem, was ich über die moderne Landschaft sagte. Ich meine nicht die großartigen Franzosen Millet, Troyon und dergleichen; sie waren sehr einfühlsame Persönlichkeiten, die ihre Seele in ihre Werke legten. Ich meine die Maler, die die Natur kopieren: Sie malen nicht den Sonnenschein, weil er mit ihrer Seele in Einklang steht, sondern sie malen das, weil sie hier oder dort ein nettes Fleckchen weiße Wand sowie ein paar Bäume und eine Kuh im Sonnenlicht gesehen haben. Ich halte diese Art von Malerei für nichts als eine kühle Darstellung der Realität, und damit will ich nichts zu tun haben.*
9 De Bodt u. Sellink 1995, Kat. Nr. 93.

PIETER CORNELIS MONDRIAN
Amersfoort 1872 – 1944 New York

107 Das Bauerngehöft Geinrust mit jungen Bäumen und Kühen, um 1906

1 Biographische Details bezüglich Mondrians Amsterdamer Zeit wurden Welsh, Bakker u. Bax 1994 entnommen.
2 Zitiert nach Blok 1974, S. 21.
3 Es gibt eine zweite Zeichnung von Willem Maris, auf der Mondrian beim Malen porträtiert wurde, diesmal auf der Terrasse des Cafés De Vink am Fluß Gein; Welsh, Bakker u. Bax 1994, Abb. 24/25.
4 Welsh, Bakker u. Bax 1994, S. 132.
5 1897, 1898 und 1902 wurden Werke Voermans zum Beispiel in der Galerie des Amsterdamer Kunsthändlers Buffa ausgestellt, und Mondrian könnte sein Werk dort gesehen haben. Wagner 1991, S. 114f.
6 Mondriaan 1986, S. 28–32.

PIETER CORNELIS MONDRIAN
Amersfoort 1872 – 1944 New York

108 Bäume am Fluß Gein, 1907/08

1 Zu den Jahren in Amsterdam siehe Welsh, Bakker u. Bax 1994.
2 Zu den Abendlandschaften siehe Wijsenbeek 1964, S. 19–21 und Blok 1974, S. 19–22.
3 Welsh, Bakker u. Bax 1994, S. 63.
4 Diese und nachfolgende Details hinsichtlich Mondrians Theorien wurden Welsh 1966, S. 62f, und Henkels 1987, Kat. Nr. 52, entnommen.
5 Welsh 1966; diese Quelle nennt nicht das Jahr, in dem Mondrian das Gemälde weggab.

LEENDERT GESTEL
Woerden 1881 – 1941 Blaricum

109 Am Rand der Heide – Nachmittagssonne, 1908

1 Loosjes-Terpstra 1959, S. 62.
2 Ebenda, S. 65.
3 Zu Esser und seiner Sammlung siehe Henkels 1986.
4 Siehe Auktion Esser, Amsterdam (A. Mak), 18./19. November 1919, Nr. 36.

JAN SLUIJTERS
's-Hertogenbosch 1881 – 1957 Amsterdam

110 Landschaft (Landschap), 1910

1 Dieses Gemälde aus der Sammlung des Instituut Collectie Nederland in Amsterdam (Inv. Nr. 785) ist derzeit als Dauerleihgabe im Rathaus von Veghel. Siehe auch Boelema, Bakker u. Trappeniers 1981, Kat. Nr. 2.
2 Anonymus 1951, o.S.
3 Zur Jury, die das Stipendium zu vergeben hatte, gehörten Willem Maris und Jacobus van Looy.
4 Im Frans Halsmuseum in Haarlem befindet sich das Werk *Oktobersonne, Laren* von 1910 (Inv. Nr. 64–136), bei dem Sluijters einen noch höheren Abstraktionsgrad erreichte.
5 Van Calker 1941, S. 190.
6 Lee 1988, S. 198. Sluijters war vermutlich mit einer Anzahl von Zeeland-Landschaften Mondrians, einschließlich der *Windmühle im Sonnenlicht*, vertraut, nachdem 1909 die Ausstellung im Amsterdamer Stedelijk Museum mit Arbeiten von Kees Spoor (1867–1928), Piet Mondrian und Jan Sluijters stattgefunden hatte.
7 Zum Beispiel Hulsker 1996, Kat. Nr. 1856 und 1862. Eine interessante Illustration hierfür ist die Zeichnung mit dem Titel *Réfusé et pas un Salon des Indépendants* (1908), die in Hopman 1991, S. 8 gezeigt wird und die eine ähnliche Landschaft mit Reminiszenzen an van Gogh wiedergibt.

PIETER CORNELIS MONDRIAN
Amersfoort 1872 – 1944 New York

111 Baum, um 1911

1 Mondriaan 1986, S. 26.
2 Zu diesen Gemälden siehe Loosjes-Terpstra 1959, S. 155f.
3 Blotkamp 1994, S. 57–60.

BIOGRAPHIEN

JURRIAAN ANDRIESSEN

Amsterdam 1742 - 1819 Amsterdam

Jurriaan Andriessen ging von 1754 bis 1758 bei dem Historien- und Dekorationsmaler Anthony Elliger (1701-1781) in die Lehre und in den darauffolgenden vier Jahren bei dem Porträtmaler Jan Maurits Quinkhard (1688-1772). Anschließend arbeitete er in verschiedenen Tapetenfabriken, u.a. in der von Johannes van Dregt (1737-1807). 1766 gründete er zusammen mit Izaäk Schmidt (1740-1818) eine eigene Fabrik. Hier konnte man Tapeten mit mythologischen und allegorischen Themen sowie Landschaften mit Figuren bestellen. Während sich Jurriaan hauptsächlich auf das Malen dieser Landschaften spezialisierte, war sein jüngerer Bruder Anthonie (1746-1813) überwiegend für die Figuren verantwortlich. Von den von Jurriaan gezeichneten Tapetenentwürfen sind mehr als zweihundert erhalten geblieben. Als um 1790 auch in seinem Atelier die Nachfrage nach Tapetenbildern stark zurückging, entwarf der Künstler in Zusammenarbeit mit Hermanus Numan* Bühnendekorationen für das Amsterdamer Stadttheater. Ab 1805 betrieb Jurriaan zusammen mit seinem Sohn Christiaan (1777-1846) eine private Akademie in seinem Wohnhaus an der Amstel, in der nach weiblichen Aktmodellen gezeichnet wurde. All diese Aktivitäten wie auch das Malen von Festdekorationen konnten jedoch nicht verhindern, daß der einst so vielbeschäftigte Dekorationsmaler durch das nachlassende Interesse an seiner Arbeit in ziemlich ärmlichen Verhältnissen gestorben ist.
Da viele seiner Tapetenbilder überliefert sind, können wir uns ein gutes Bild von seiner Entwicklung in diesem Bereich machen. Andriessen hatte mit arkadischen Landschaften im Stil von Isaac de Moucheron* angefangen, verlegte sich aber schon bald auf die Wiedergabe holländischer Landschaften, die teilweise auf Skizzen nach der Natur basierten. In seinen Zeichnungen fällt die sehr breite Linienführung sowie die freie Aquarelltechnik auf. Als Lehrer und späterer Direktor der Amsterdamer Zeichenakademie hat er mehr als vierzig Schüler ausgebildet, darunter D. Dupré*, J. Grandjean*, H. Voogd* und W.J.J. van Troostwijk*.
Kat. Nr. 8 und 13

PIETER BARBIERS PZN.

Amsterdam 1749 - 1842 Amsterdam

Pieter Barbiers II. entstammt einem belgischen Geschlecht, das neun Künstler hervorgebracht hat, und erhielt seinen ersten Unterricht von seinem Vater Pieter Barbiers I. (1717-1780). Wie sein älterer Bruder Bartholomeus Barbiers (1740-1808) begann er seine Laufbahn als Mitarbeiter seines Vaters, der in Amsterdam zuerst eine Fächerfabrik besaß, sich aber später auf das Malen von Tapetenstücken und Theaterdekorationen verlegte. 1786 trat Barbiers der Amsterdamer Malergilde bei, aus der er jedoch zehn Jahre später wieder austrat. 1822 wurde er Mitglied der Amsterdamer Akademie und daneben gehörte er der Künstlergesellschaft „Arti et Amicitiae" an. An den Ausstellungen Lebender Meister beteiligte er sich in den Jahren 1810-1834. Barbiers war in seinen frühen Jahren einer der wichtigsten Landschaftsmaler und -zeichner seiner Zeit. Bis um das Jahr 1800 handelte es sich dabei hauptsächlich um Tapetenbilder, die manchmal auch von anderen, zum Beispiel von Jacobus Johannes Lauwers (1753-1800) ausgeschmückt wurden. Danach schuf er ausschließlich Staffeleibilder, Gouaches und Zeichnungen mit bewaldeter Landschaft, zu denen er sich in den Dünen bei Haarlem, in Drenthe, Gelderland und Brabant inspirieren ließ. Seine Zeichnungen, die er nur selten datierte, so daß sie chronologisch schwer einzuordnen sind, zeugen von großer Eleganz, aber nicht von einer so profunden und natürlichen Landschaftsauffassung, wie sie beispielsweise die Werke von Egbert van Drielst* und Paulus van Liender* auszeichnet. Seine durchgestalteten Zeichnungen sind – was die Darstellung und Komposition betrifft – oft etwas stereotyp. Barbiers hat auch einige Radierungen hinterlassen. Er starb im hohen Alter von 93 Jahren – er hat Wijnand Nuyen überlebt und den Aufstieg von Schelfhout und Koekkoek noch miterlebt! – und war der Lehrmeister einer ganzen Künstlergeneration. Zu seinen Schülern gehörten C.L. Hansen (1765-1840), J. Hulswit*, J. Jelgerhuis (1770-1836), D. Kerkhoff (1766-1821), J. Pelgrom (1811-1861), A.J. Ruytenschildt (1778-1841), B.H. Thier (um 1740-1811) und H.F. Wiertz (1784-1858). Auch unterrichtete er seinen Sohn, den früh verstorbenen Landschaftsmaler Bartholomeus Barbiers (1784-1816).
Kat. Nr. 19a-b

MARIUS ALEXANDER JACQUES BAUER

Den Haag 1867 - 1932 Amsterdam

Der Maler, Radierer und Lithograph Marius Bauer ist einer der bekanntesten niederländischen Maler des orientalistischen Genres. Er wuchs in einer künstlerischen Familie auf, von der drei Kinder die Haager Akademie besuchten. Marius studierte dort von 1879 bis 1884 und wurde anschließend von dem Figuren- und Porträtmaler Salomon van Witsen (1833-1911) unterwiesen. Einige Jahre später war er Schüler von Philip Zilcken (1857-1930), von dem er die graphischen Techniken lernte. Für die Zeitschrift *De Kroniek* machte Bauer unter dem Pseudonym Rusticus zahlreiche politisch gefärbte, lithographierte Karikaturen. Seine erste Reise in den Orient, finanziell von dem Kunsthändler E.J. van Wisselingh ermöglicht, unternahm er 1888. Nach diesem inspirierenden Istanbulbesuch folgten noch zahlreiche Reisen u.a. nach Frankreich, in die Türkei, nach Ägypten, Spanien, Italien, Rußland, Indien und nach Niederländisch-Indien. Statt seiner anfänglichen Themen – Stilleben und Szenen aus dem mondänen Leben – waren es jetzt orientalische Gassen, Basare und Moscheen, die er zeichnend und aquarellierend festlegte. Daneben malte Bauer aber auch noch historische und biblische Szenen vor einem orientalischen Hintergrund. Nachdem er zunächst mit einer farbenreichen Palette und einem impressionistischen Pinselstrich gearbeitet hatte, wurde seine Farbgebung um 1905 sparsamer und er brachte die Farbe jetzt dünner an. Bauer war auch außerordentlich produktiv als Radierer. Sein Werk in dieser Technik umfasst ca. 300 Radierungen.
Kat. Nr. 105

ALBERTUS GERARDUS („GERARD") BILDERS

Utrecht 1838 - 1865 Amsterdam

Der talentvolle, aber leider schon im frühen Alter von 26 Jahren verstorbene Landschaftsmaler Gerard Bilders erhielt den ersten Unterricht von seinem Vater, Johannes Warnardus Bilders (1811-1890). Dieser lebte in den Jahren 1841-1845 mit seiner Familie im gelderschen Oosterbeek, wo er später der Nestor einer Gruppe junger Landschaftsmaler werden sollte – unter ihnen sein Sohn Gerard, Anton Mauve*, Willem Roelofs*, Gabriël* sowie die Brüder Maris* – die an Sommertagen am Rand der Veluwe in der freien Natur arbeiteten. Nachdem er von 1854 bis 1852 in seinem Geburtsort Utrecht gewohnt hatte, zog Gerard mit seinen Eltern erneut nach Oosterbeek. Dort begegnete er im November 1856 dem 35 Jahre älteren, wohlhabenden Literaten aus Leiden Johannes Kneppelhout (1814-1885), der Gerard mit Einwilligung der Eltern fortan finanziell unterstützen und dessen weitere Ausbildung übernehmen sollte. Dazu schickte Kneppelhout seinen Protegé nach Den Haag. Hier kam er in die Lehre des Tiermalers Simon van den Berg (1812-1891). Er nahm auch Unterricht an der Zeichenakademie und kopierte Arbeiten alter Meister im Mauritshuis. Inzwischen stand fest, daß er Landschaftsmaler werden wollte, und deshalb verbrachte er die Sommer fortan in Oosterbeek, um dort seine Naturstudien zu machen. 1858 wurde Gerard von seinem Mäzen nach Genf geschickt, wo er in die Lehre des Tiermalers Charles Humbert (1813-1881) ging. Er freundete sich dort mit dem Amateurmaler Graf de Pourtalès an und unternahm mit ihm eine Fußwanderung durch die Schweiz. Nach seiner Rückkehr in die Niederlande wohnte Gerard von November 1858 bis zum Sommer 1859 in Leiden und Leiderdorp. Im November 1859 bezog er ein Atelier in Amsterdam. Zu diesem Zeitpunkt stellte Kneppelhout seine finanzielle Unterstützung ein. Seitdem litt der Künstler unter Geldproblemen, unter einer durch Tuberkulose geschwächten, stets schlechteren Gesundheit, unter melancholischen Stimmungen und Zweifeln an seinem Können. Entscheidend für seine Entwicklung war eine Reise, die er im September 1860 zusammen mit seinem Vater nach Brüssel unternahm. Dort machte er die Bekanntschaft mit den französischen Malern der Schule von Barbizon. Er bewunderte die Intimität in deren Landschaftsdarstellung und sah deutlich den Einfluß der niederländischen Meister des 17. Jahrhunderts. Selbst malte Gerard sehr stimmungsvolle geldersche Landschaften, ausgeschmückt mit Kühen, Schafen und Ziegen, bei denen er sich auf seine in der Natur angefertigten Zeichnungen stützte. Die letzten mühevollen Jahre seines Lebens verbrachte er abwechselnd in Amsterdam und der Schweiz. Nach Gerards Tod publizierte Kneppelhout die Briefe und das Tagebuch seines Zöglings, wenn auch zensiert. Zusammen mit den Briefen van Goghs gehören diese Veröffentlichungen zu den wichtigsten niederländischen Künstlerdokumenten aus dem 19. Jahrhundert.
Kat. Nr. 64 und 67

JOHANNES BOSBOOM
Den Haag 1817 - 1891 Den Haag

Bosboom eignete sich die Grundlagen der Malerei bei dem Dekorationsmaler Bartholomeus van Hove (1790-1880) an, der auch an der Haager Akademie als Lehrer tätig war. Nach seinem Studium verlegte sich Bosboom insbesondere auf das Malen von Kircheninterieurs, wobei er stark von Architekturmalern des 17. Jahrhunderts wie Emmanuel de Witte beeinflußt wurde. Nur in Ausnahmefällen gestaltete der Künstler andere Stoffe; so zeichnete und malte er hin und wieder Bauerninterieurs, und in den siebziger Jahren entstand eine Reihe von Strand- und Meeresansichten bei Scheveningen. Wie wichtig die Vergangenheit für Bosbooms erfolgreiche Karriere war, zeigt die Kleidung der Figuren, mit denen er seine Kircheninterieurs ausstattete – sie entspricht häufiger dem Stil des 16. und 17. Jahrhunderts als dem Zeitgeschmack. Neben der Wiedergabe von Architektur, Lichteinfall und Perspektive stand die Stimmung, die ein Raum hervorrief, im Mittelpunkt seiner Arbeit. Zu Beginn wurde Bosboom von Richard Parkes Bonington (1802-1828) und Wijnand Nuyen* beeinflußt, von denen er die flotte Pinselführung übernahm. Seit ungefähr 1865 wurde seine Pinselführung allmählich lockerer und die Komposition schlichter. Bosboom war nicht nur ein guter Maler, sondern auch ein ausgezeichneter Aquarellist, der mit Nuyen und Rochussen* zu den besten niederländischen Aquarellisten des 19. Jahrhunderts – zumindest der Periode vor der Haager Schule – gezählt werden kann. 1856 wurde er zum Ehrenmitglied der Societé Belge des Aquarellistes ernannt. Vor allem in den siebziger und achtziger Jahren hat er sich häufig mit der Aquarelltechnik beschäftigt. Bosboom unternahm mehrere Bildungsreisen nach Belgien, Frankreich und Deutschland. Seit 1851 war er mit der berühmten Schriftstellerin Anna Louisa Geertruida Toussaint verheiratet.
Kat. Nr. 79

ALBERTUS BRONDGEEST
Amsterdam 1786 - 1849 Amsterdam

Der Landschaftsmaler und -zeichner Albertus Brondgeest stammt aus einer wohlhabenden Familie mit traditionsreichen, engen Beziehungen zur Kunst: seine Mutter war eine Urenkelin des Malers Ferdinand Bol. Brondgeests Liebe zur Kunst erwachte 1800, bei der Nachlaßversteigerung der Kollektion Cornelis Ploos van Amstel. Nachdem er einige Bedenken seiner Eltern zerstreut hatte, durfte er bei Pieter Gerardus van Os* in die Lehre gehen. Durch seinen Lehrermeister kam er in Kontakt mit älteren Künstlern wie Jan Hulswit* und Wouter Johannes van Troostwijk*. Mit ihnen muß er die Kunst des 17. Jahrhunderts sehr eingehend studiert haben. Gelegenheit dazu ergab sich umso mehr, als er 1817 Kunsthändler, Makler und Organisator von Kunstauktionen wurde. Daneben übte er die Kunst weiterhin als Liebhaberei aus und bis etwa 1828 arbeitete er jeden Sommer etliche Wochen in der Natur. Durch seine vielen beruflichen Verpflichtungen fehlte ihm später jedoch dazu die Zeit. Als er um 1840 das Landhaus Vlietzorg am Zuiderspaarne erwarb, konnte er wieder nach der Natur zeichnen und malen, aber stilistisch war seine Arbeitsweise inzwischen überholt.
Brondgeest besaß eine ansehnliche Kunstsammlumg und war durch seine zahlreichen Vorstandsfunktionen sehr einflußreich in der Kunstwelt, insbesondere als Mitglied verschiedener Ankaufs- und Beurteilungskommissionen. Er unternahm Studienreisen nach Frankreich, England, Deutschland und Belgien.
Kat. Nr. 39

HERMANUS VAN BRUSSEL
Haarlem 1763 - 1815 Utrecht

Hermanus van Brussel war ein Schüler von Johan Bernard Brandhoff (1738-1803), Christian Henning (1741-1822) und möglicherweise – als er schon älter war – auch von Wybrand Hendriks (1744-1831). Der Künstler verbrachte den größten Teil seines Lebens in Haarlem; 1810 oder 1811 zog er nach Utrecht um. Wie so viele seiner Zeitgenossen begann er seine Laufbahn als Tapetenmaler, bevor er sich auf das Zeichnen, Radieren und – in geringerem Umfang – das Malen von Landschaften sowie Stadt- und Dorfansichten spezialisierte. Van Brussel malte und baute des weiteren Theaterdekorationen für das Amsterdamer Stadttheater, den Haarlemer Theaterverein „Kunstliefde“, in dem er selbst Mitglied war, und für das kleine Theater, das König Louis Napoleon im Palast Het Loo hatte einrichten lassen. Von Hermanus van Brussel sind kaum Gemälde bekannt; von seinen vergänglicheren Kunstwerken wie Theaterdekorationen und Tapeten ist – soweit wir wissen – überhaupt nichts erhalten geblieben. Heutzutage wird er denn auch vor allem wegen seiner Zeichnungen und Radierungen geschätzt. Als Landschaftszeichner fand er seine Motive vor allem in der Umgebung von Haarlem, besuchte aber auch – wie so viele Maler seiner Generation – die Provinz Drenthe. Außer Landschaften zeichnete van Brussel Genreszenen, bei denen ihm seine große Begabung im Figurenzeichnen zugute kam. In dem von ihm mitbegründeten Haarlemer Zeichenverein, nach einer bekannten Redewendung auch „Kunstmin en Vlijt“ (Kunstliebe und Fleiß) genannt, gehörte er denn auch zu den künstlerisch einflußreichsten Teilnehmern an den wöchentlichen Studien nach bekleideten Modellen. Van Brussel war der Lehrmeister des Historien- und Genremalers W. Mol (1785-1857).
Kat. Nr. 22 und 37

JACOB CATS
Altona 1741 - 1799 Amsterdam

Jacob war der Sohn des Amsterdamer Buchhändlers Johannes Cats, der vorübergehend in das bei Hamburg gelegene Altona ausgewandert war. Als Jacob zwei Jahre alt war, kehrte die Familie zurück nach Amsterdam. Nachdem er zuerst bei einem Tuchhändler und einem Buchbinder in der Lehre gewesen war, entschied er sich dann doch für den Malerberuf. Er war nacheinander in der Lehre bei dem Radierer und Silberschmied Abraham Starre (1701-1778), dem Maler und Zeichner Pieter Louw (1725-1800) sowie dem Landschaftsmaler Gerard van Rossum (1699/1700-1772), der auch Muster für kostbare Stoffe entworfen hat. Von 1759 bis 1762 arbeitete Cats in der Tapetenfabrik von Jan Hendrik Troost van Groenendoelen (um 1722-1794), wo Jacobus Xavery (1736-nach 1769) und Johan Christoffel Schultz (1749-1812) zu seinen Beratern gehörten. Mit der finanziellen Unterstützung seiner Kunstbrüder Johannes de Bosch (1713-1785), Johann Goll van Frankenstein I. (1722-1785) und seines Verwandten Willem Writs (1731?-1786) gründete er danach in Amsterdam seine eigene Tapetenfabrik. Hier fertigte er mit Figuren und Tieren bevölkerte Landschaften an, mit denen er insbesondere in der Gemeinde der Wiedertäufer, der er auch selbst angehörte, Erfolg hatte. Inzwischen war er 1764 Mitglied der Amsterdamer St. Lukasgilde geworden. Um 1770 freundete sich Cats mit Egbert van Drielst an, mit dem er verschiedene Male zusammengearbeitet hat. Als in den achtziger Jahren die Nachfrage nach Tapeten nachließ, verlegte sich Cats immer mehr auf die Zeichenkunst. Er brachte es zu großer Kunstfertigkeit beim Komponieren von Landschaften, die er aus Elementen aus der Natur zusammenfügte, an die er sich fotografisch genau erinnerte. Außerdem spezialisierte er sich auf Stadtansichten, bei denen er sich vom Werk seiner Vorgänger aus dem 17. Jahrhundert wie Gerrit Adriaensz. Berckheyde, Jan van der Heyden und Adriaen van de Velde inspirieren ließ. Typisch für Cats' Zeichnungen ist die lebendige, mit viel Phantasie entworfene Staffage. Cats hat zudem Radierungen angefertigt und Zeichenunterricht gegeben. Er war der Lehrmeister des Landschaftsmalers und -zeichners J.E. Grave (1759-1805).
Kat. Nr. 7 und 24a-d

JAN TEN COMPE
Amsterdam 1713 - 1761 Amsterdam

Der in Amsterdam geborene Jan ten Compe verlor schon in frühester Jugend seine Eltern und wuchs in einem Waisenhaus der reformierten Diakonie in Amsterdam auf. Er war Schüler des Landschaftsmalers Dirk Dalens III. (1688-1753), einem bekannten Tapetenmaler, und scheint dann unter Anleitung von Jacob de Wit (1696-1754) gearbeitet zu haben. Ten Compes Repertoire beschränkte sich fast ausschließlich auf Stadtansichten und Darstellungen von Landsitzen; gelegentlich fertigte er auch ein Porträt an. Darüber hinaus war ten Compe Kunsthändler. In den Jahren 1745-1755 arbeitete er regelmäßig in Den Haag; den Rest seines Lebens verbrachte er in Amsterdam. Von ihm existieren Stadtansichten von u.a. Amsterdam, Haarlem, Alkmaar, Utrecht, Leiden, Den Haag, Delft und Rotterdam. Ten Compes Werk ist stark beeinflußt von den Malern Jan van der Heyden und Gerrit Adriaensz Berckheyde aus dem 17 Jahrhundert. Die Gemälde sind im allgemeinen sparsam mit Staffage versehen und zeichnen sich durch ein hohes Maß an Details, eine relativ kühle und helle Palette sowie ausgewogene Kompositionen aus. Dabei spielt der Lichtfall eine große Rolle. Ten Compe war lange Zeit bei dem Kunstsammler Frans van de Velde im Dienst, der ihm täglich eine Geldsumme aushändigte. Ferner arbeitete er für die Sammler Gerrit Braamcamp und Jan van Rijneveld. In seiner Zeit war ten Compe ein gefeierter und gut bezahlter Künstler. Der topographische Zeichner G. Toorenburgh (1732-1765) gehörte zu seinen Schülern.
Kat. Nr. 4

WILLEM ANTONIE VAN DEVENTER
Den Haag 1824 - 1893 Den Haag

Ebenso wie sein älterer Bruder Jan Frederik (1822-1886) war Willem Antonie van Deventer Schüler seines Onkels, des Tiermalers Hendrik van de Sande Bakhuijzen (1795-1864). Später, in den Jahren 1843-1846, besuchte er die Haager Akademie, wo er sich mit u.a. Willem Roelofs*, Jan Weissenbruch* und Jacob Maris* anfreundete. Willem Antonie van Deventer verlegte sich schon früh auf das Malen von Seestücken und Flußansichten. Als vielversprechender junger Künstlers dieses Genres wurde er 1844 eingeladen, auf einem der Marineschiffe mitzufahren, die unter dem Kommando von Prinz Hendrik „dem Seefahrer“ fünf Monate im Mittelmeer exerzierten. Aus kommentierten Zeichnungen läßt sich schließen, daß er im Juni/Juli 1852 auch noch eine Reise in die Normandie gemacht haben muß, wo er u.a. Etretat, Le Havre und Trouville besuchte. Obwohl sein Werk bei den Kunstkritikern meist Anerkennung fand, hatte er – aus unbekannten Gründen – keinen großen Erfolg beim breiten Publikum. Gegen Ende seines Lebens hinderte ein geschwächtes Sehvermögen ihn an der Malerei. Van Deventer lebte damals schon recht zurückgezogen. Daher ist es fraglich, ob Zeitgenossen seine Aquarellstudien je gesehen haben. Mehr noch als mit seinen Gemälden, die heute wegen ihrer leicht impressionistischen Pinselführung geschätzt werden, war van Deventer mit seinen manchmal außergewöhnlich schönen Aquarellen seiner Zeit voraus.
Kat. Nr. 63

EGBERT VAN DRIELST
Groningen 1745 - 1818 Amsterdam

Der Maler, vor allem aber sehr produktive Landschaftszeichner van Drielst begann seine Laufbahn als Lehrling des französischen Firnismalers Johannes Franciscus Francé in der Fabrik von Steven Numan. Mit dessen Sohn Hermanus* ging er später vier Jahre in die Lehre bei dem ebenfalls aus Groningen stammenden Dekorationsmaler Jan Augustini (1725-1773), der eine Tapetenfabrik in Haarlem besaß. 1765 zog van Drielst nach Amsterdam, wo er Unterricht von Hendrik Meyer* erhielt und auch wieder in der Tapetenfabrik von Jan Smeijers (1741-1813), arbeitete. Im Jahre 1768 schrieb van Drielst sich an der Städtischen Zeichenakademie ein. Als beginnender Künstler arbeitete van Drielst eng zusammen mit Jacob Cats*, der van Drielsts erste Bildtapeten mit Figuren ausstaffierte. Van Drielst hat auch gemeinsam mit dem Figurenmaler Adriaan de Lelie (1755-1820) Arbeiten angefertigt. Von van Drielst existiert noch eine Bildtapete aus dem Jahre 1810, obwohl er sich zwischen 1770-1780 von der wirtschaftlich verkümmernden Tapetenindustrie abkehrte und sich vor allem als Landschaftszeichner entwickelte. Als Grundlage dienten ihm dabei sowohl die Vorgänger des 17. Jahrhunderts wie Jacob Ruysdael und Meindert Hobbema als auch eingehende Naturstudien. Durch seine ungeschminkte Naturdarstellung kann van Drielst als Vorreiter der neuen, realistischen Richtung in der niederländischen Landschaftskunst gesehen werden. Seine größte Inspirationsquelle fand van Drielst in Drenthe, wohin er fast jedes Jahr reiste. Von diesen Ausflügen *brachte er einen reichen Vorrat an Skizzen und Zeichnungen mit, die die Grundlage für die Kompositionen seiner Landschaftszeichnungen und Gemälde bildeten, die mehr dem Stil und dem Geschmack der besten Landschaftsmaler des vergangenen Jahrhunderts entsprachen als das, was seitdem gängig war* (Van Eijnden & van der Willingen 1816-1840, Bd. 3, S. 37). Wegen seiner baumreichen Drenther Landschaften, ausgeschmückt mit einfachen Bauernkaten und Hütten erhielt er den Beinamen „Drenther Hobbema". Er arbeitete auch in der Umgebung von Haarlem und im östlich von Amsterdam gelegenen Gooi.
Van Drielst unterrichtete seinen Stiefsohn Jan Vuuring van Drielst (1789-1813), der bereits im Alter von 23 Jahren starb.
Kat. Nr. 25

PIERRE LOUIS DUBOURCQ
Amsterdam 1815 - 1873 Amsterdam

Der Amsterdamer Kaufmannssohn Pierre Louis Dubourcq erhielt seine erste Ausbildung bei dem Tier- und Landschaftsmaler Jan van Ravenswaaij (1789-1869) in Hilversum. Danach arbeitete er 1835 in Den Haag bei Andreas Schelfhout*. Dubourcq malte in jener Zeit überwiegend Landschaften in konservativem Stil und konnte seinem virtuosen Haager Lehrmeister in künstlerischer Hinsicht nicht das Wasser reichen. Nach seiner Lehrzeit unternahm Dubourcq ausgedehnte Reisen durch das In- und Ausland. Er besuchte unter anderem Drenthe (1834), Deutschland (1836), Belgien, Deutschland, die Schweiz und Frankreich (1837) sowie – zusammen mit seinem Kollegen Willem Bodeman (1806-1880) – Italien (1843/44). Von dieser letzten Reise sind besonders schöne aquarellierte Figurenstudien und gemalte Landschaften erhalten geblieben, von denen eine sofort für die Privatsammlung von König Wilhelm II. angekauft wurde. 1858 brach Dubourcq seine künstlerische Karriere ab, um – dem Wunsch seines Schwiegervaters entsprechend – Direktor einer Versicherungsgesellschaft zu werden. Außer Gemälden, die hin und wieder von Guillaume Anne van der Brugghen (1811-1891) vervollständigt wurden, fertigte Dubourcq Aquarelle, Zeichnungen und Stiche an. Im Auftrag von Prinz Alexander, dem Sohn König Wilhelms II., fertigte er eine Reihe gefälliger Aquarelle an, deren Motiv die Falkenjagd des Royal Hawking Club auf Schloß Het Loo war. Dubourcq bekleidete diverse leitende Funktionen bei kulturellen Institutionen in Amsterdam und Haarlem, darunter die Abteilung Zeichenkunde von Felix Meritis, die Künstlergesellschaft Arti et Amicitiae, der Pavillon „Welgelegen" in Haarlem und das Rijksmuseum.
Kat. Nr. 61

ANTHONIJ ERKELENS
Rotterdam 1774 - 1804 Rotterdam

Über den früh verstorbenen Künstler Anthonij Erkelens ist so gut wie nichts bekannt. Nur der Künstlerbiograph Christiaan Kramm (Kramm 1857-1964, Bd.2, S. 439) erwähnt ihn im Zusammenhang mit einem Auktionskatalog, ohne jedoch weitere Einzelheiten anzuführen. Heute sind 22 signierte oder ihm mit Sicherheit zuzuschreibende Zeichnungen bekannt, eine davon datiert von 1801. Aus Erkelens Zeichenstil schloß man bis 1931, er müsse ein Künstler des 17. Jahrhunderts sein, aus dem Kreis um Rembrandt. Alte Auktionskataloge mit Beschreibungen seiner Arbeit aber ergaben, daß der Künstler aus Rotterdam stammt und daß der am 9. Januar 1774 geborene Anthonij Erkelens, Sohn von Dirk Erkelens und Anna Horsman (Eheschließung im Jahre 1772) mit dem späteren Künstler identisch sein muß. Dieser bestellte am 24. März 1798 in Rotterdam sein Aufgebot für die Hochzeit mit der aus Nijmegen gebürtigen Anna Maria van Winckelback. Dem Ehepaar wurden in den Jahren 1798 bis 1803 fünf Kinder geboren. Anthonij Erkelens starb am 9. Januar 1804 in Rotterdam; er wohnte damals mit seiner Familie am Azijnplaats an der Rotte beim Karnemelkshaven.
Kat. Nr. 28

WILLEM DE FAMARS TESTAS
Utrecht 1834 - 1896 Arnheim

Der aus einer begüterten Familie stammende Willem de Famars Testas erwog in erster Instanz eine militärische Laufbahn. Um 1850 aber beschloß er, sich auf die Kunst zu verlegen. In der Periode 1851 bis 1856 nahm er Unterricht an der Haager Zeichenakademie bei Jacobus Everhardus Josephus van den Berg (1802-1861). Auf eigene Kosten begleitete de Famars Testas einen Verwandten, den Orientalisten Emile Prisse d'Avennes (1807-1879) auf einer wissenschaftlichen Expedition durch Ägypten (1858-1860). Ursprünglich wollte er nur einige Monate eigener Studien wegen mitreisen, aber er erhielt von Prisse die Aufgabe, Denkmäler islamitischer und altägyptischer Kultur festzulegen. So dauerte es nun zwei Jahre, bis er in die Niederlande zurückkehrte. Trotz der vielen damit verbundenen Entbehrungen war diese Reise bestimmend für seine weitere künstlerische Laufbahn. Von seinen zahlreichen Skizzen ausgehend, schuf der Künstler realistische Gemälde und Aquarelle mit orientalischen Szenen. Diese Arbeiten erweckten internationales Interesse, das ihm zu Kontakten mit dem führenden Meister des orientalischen Genres, dem französischen Maler Jean-Léon Gerome (1824-1904), verhalf. Dieser lud ihn 1868 ein, an einer „Malerexpedition" durch Ägypten, Syrien und Palästina teilzunehmen, eine Reise, die wesentlich angenehmer war als seine erste. Nach seiner Rückkehr wohnte er in Utrecht, bevor er 1872 nach Brüssel übersiedelte, wo es einen besseren Absatzmarkt für seine orientalischen Bilder gab. Doch auch dort liefen die Absatzmöglichkeiten für dieses Genre im Laufe der Jahre stark zurück, und de Famars Testas verlegte sich immer mehr auf die Anfertigung von Historienbildern. Außerdem machte er ebenso wie Charles Rochussen* Illustrationen für die Romane van Lenneps. Schließlich kehrte der Künstler 1891 wieder in die Niederlande zurück, wo er fünf Jahre später starb.
Kat. Nr. 75

PAULUS CONSTANTIJN LA FARGUE
Den Haag 1729 - 1782 Den Haag

Von der Haager Künstlerfamilie la Fargue – vier Söhne und eine Tochter – war Paulus Constantijn sowohl der begabteste als auch der produktivste seines Faches. Er war wahrscheinlich Autodidakt und verlegte sich in erster Linie auf die Anfertigung von Bildtapeten, u.a. im Auftrag des Haager Kunsthändlers Gerard Hoet. Aber schon bald spezialisierte er sich als Maler, Zeichner und Radierer auf Stadtansichten und topographische Landschaften. Die Skizzen, die er an Ort und Stelle machte, bildeten die Grundlage für die differenzierteren Zeichnungen, die er – aber auch seine jüngeren Brüder Jacob Elias (1738- nach 1771) und Karel (1738-1793) – manchmal erst zehn Jahre nach Entstehen der Skizzen anfertigte. Die topographischen Arbeiten von la Fargue aus den sechziger Jahren zeigen neben Den Haag und Umgebung auch Rotterdam. In den siebziger Jahren kamen Ansichten aus und um Delft, Leiden, Haarlem und Amsterdam hinzu. Während seine Gemälde – meist relativ kleinformatig und deutlich beeinflußt von Malern des 17. Jahrhunderts wie Jan van der Heyden – relativ statisch sind, enthüllen seine Zeichnungen mehr Spontanität. La Fargues Darstellungen sind topographisch recht wahrheitsgetreu, lebendig in der Farbgebung und abwechslungsreich mit charmanten Figürchen staffiert. Neben Stadtansichten stellte er auch aktuelle Ereignisse dar und malte Porträts und Genrebilder. Außerdem illustrierte er verschiedene Almanache und Bücher. Obwohl der Künstler zu Beginn seiner Karriere bedeutende Persönlichkeiten wie den englischen und französischen Botschafter zu seinen Kunden zählen durfte, ging es ihm wirtschaftlich schlecht und sollte er Zeit seines Lebens, ähnlich wie seine Geschwister, ständig unter Geldsorgen leiden. La Fargue gehörte zu den besten der zahlreichen niederländischen, topographischen Künstler in der zweiten Hälfte des 18. Jahrhunderts.
Kat. Nr. 5 und 9

HERMANUS FOCK
Amsterdam 1766 - 1822 Amsterdam

Der sehr talentierte Zeichner und Radierer von Figuren und Landschaften hinterließ ein graphisches Œuvre von mehr als 100 Stichen in Ätzdruck und Aquatinta. Er muß auch gemalt haben, aber von diesem Werk ist so gut wie nichts unter seinem Namen erhalten geblieben. In seinem Geburtsort Amsterdam ist er wahrscheinlich in der Zeichenklasse von Felix Meritis unterrichtet worden. Seinen Unterhalt verdiente Fock mit dem Verkauf seiner Arbeiten und mit Zeichenunterricht. 1801 gründete er zusammen mit Jacob Ernst Marcus (1774-1826) die erfolgreiche Gesellschaft „Kunst zij Ons Doel" (Kunst sei unser Ziel), wo weibliche Aktstudien gezeichnet wurden, eine Fertigkeit, die anderswo kaum geübt werden konnte. Als Landschaftszeichner wird Fock zur Haarlemer Schule gezählt, deren Mitglieder in Amsterdam und Haarlem wohnten. Sie suchten ihre Inspiration in den bewaldeten und dünenähnlichen Gebieten südlich von Amsterdam bei Amstelveen und westlich von Haarlem bei Overveen, Zandvoort und Velsen. 1816 wurde Fock Zeichenlehrer am Gymnasium in Franeker, wo er unterrichtete, bis er – wahrscheinlich im Juli 1821, aus einem heute nicht mehr bekannten Grund – in Leeuwaarden ins Gefängnis kam. Seine Haftzeit währte jedoch nicht lange. Fock kehrte zurück nach Amsterdam, wo er er am 27. September 1822 mittellos starb. Der Buch- und Kunsthändler Johannes

Immerzeel (1776-1841), der Fock wahrscheinlich noch gekannt hat, pries in seinem Künstlerlexikon dessen *schwelgerischen Geist und gewandte Hand* (Immerzeel 1842-1843, Bd.1, S.243)
Kat. Nr. 27

PAUL JOSEPH CONSTANTIN GABRIËL
Amsterdam 1828 - 1903 Scheveningen

Der älteste Sohn des Bildhauers Paul Joseph Gabriël (1785-1833) besuchte drei Jahre lang einen Abendkurs Zeichnen an der Amsterdamer Akademie und war ein Schüler des Architekten und Amateurmalers Louis Zocher (1820-1915). Etwa 1844 arbeitete er kurze Zeit an der Zeichenakademie von Barend Cornelis Koekkoek* in Kleve, der aber in dem jungen Gabriël keinen vielversprechenden Maler sah. Nach einigen Umwegen kam er schließlich in die Lehre bei dem Haarlemer Landschaftsmaler Cornelis Lieste (1817-1861). In dieser Periode lernte er Anton Mauve kennen*, mit dem er sich eng anfreundete. 1853 besuchte der Künstler das Dorf Oosterbeek, wo eine Gruppe von Künstlern im Freien arbeitete. 1860 zog der noch immer wenig erfolgreiche Gabriël nach Brüssel. Dort wurde er stark beeinflußt von dem Seemaler Paul-Jan Clays (1819-1900) und von Willem Roelofs*, der ihn in das Werk der französischen Maler aus der Schule von Barbizon einführte. Ab ungefähr 1862 verbrachte Gabriël die Sommer regelmäßig in den Niederlanden, um hier Naturstudien zu machen, die er seinen Polderlandschaften zugrunde legte. Anfangs bevorzugte er sehr atmosphärische, in Nebel gehüllte Kompositionen; ab etwa 1870 schuf er dann nahezu ausschließlich in helles Sonnenlicht getauchte, straff komponierte Landschaften, bei denen Wasser eine wesentliche Rolle spielte. Ausgehend von seinen Studien in schwarzer Kreide oder Ölfarbe hatte er die Gewohnheit, von einer Komposition verschiedene gemalte und aquarellierte Varianten anzufertigen. 1884 ließ er sich in Scheveningen nieder; von nun an malte er auch Landschaften mit Entengattern, Schafställen und Getreidegarben sowie Blumenstilleben. Durch seine relativ leuchtende Farbgebung unterschied Gabriel sich von den anderen Malern der Haager Schule. Sein Werk fand erst sehr spät Anerkennung. Sein bedeutendster Schüler war W.B.Tholen*. Weiter unterrichtete er G. van Calcar (1850-1936), T. Mesdag (1829-1902) und J.C. Ritsema (1869-1943).
Kat. Nr. 82, 90 und 91

LEENDERT („LEO“) GESTEL
Woerden 1881 - 1941 Blaricum

Die ersten Grundbegriffe der Kunst lernte Gestel von seinem Vater, dem Haus- und Dekorationsmaler Willem Gestel (1853-1952). Nachdem er seine Lehrbefugnis als Zeichenlehrer für Grundschulen erworben hatte, setzte Gestel seine Ausbildung an der Staatlichen Schule für Zeichenlehrer fort, wo er 1903 seine Abschlußprüfung bestand. Gleichzeitig nahm Gestel abends Zeichenunterricht an der Rijksacademie für Bildende Künste. Außer Landschaften existieren auch Figurenstücke, Porträts und Stilleben von ihm. Um seinen Lebensunterhalt zu verdienen, machte Gestel vor allem zu Beginn seiner Karriere Buchillustrationen und Werbematerial, meist realistisch und von dekorativer Art. Während der Reisen, die Gestel manchmal in Gesellschaft von Jan Sluijters* in der Periode 1904-1911 nach Paris unternahm, machte er Bekanntschaft mit dem französischen Impressionismus und Neoimpressionismus, dem Fauvismus und dem Kubismus. Gestel verschmolz diese neuen Einflüsse in seinem umfangreichen Œuvre, das verschiedene Perioden umfaßt, in denen ganz unterschiedliche Werke entstanden. Nach einer luministischen Periode folgte um 1912 eine Reihe von Arbeiten, in denen Gestel den Kubismus und Futurismus assimilierte. Die 1914 in Mallorca geschaffenen Landschaften zählen zu den Höhepunkten seiner kubistischen Phase. Etwa 1915 arbeitete er wieder in einem realistischen und expressionistischen Stil, dem er bis zu seinem Tod treu blieb. Gestel gehörte 1915 auch zu den Mitbegründern des Hollandse Kunstenaarskring. Obwohl er in dieser Periode die Sommer regelmäßig im nordholländischen Bergen verbrachte, zog er erst nach 1921 endgültig dorthin. Nach einem Brand in seinem Atelier (1929), bei dem fast all seine Arbeiten vernichtet wurden, verlegte er seinen Wohnsitz nach Blaricum. Dort arbeitete er fast ausschließlich als Zeichner.
Kat. Nr. 109

VINCENT WILLEM VAN GOGH
Groot-Zundert 1853 - 1890 Auvers-sur-Oise

1869 erhielt van Gogh eine Lehrstelle beim Kunsthandel Goupil & Co, zuerst in der Haager Filiale, später in den Filialen in London und Paris. Anschließend arbeitete er kurze Zeit als Lehrer in England, versuchte vergeblich, zur Pfarrerausbildung zugelassen zu werden, und arbeitete im Jahre 1878 als Laienprediger in der belgischen Region Borinage. Erst 1880 entschied er sich für den Künstlerberuf, wobei ihm die finanzielle Unterstützung seines Bruders Theo (1857-1891) gewiß war. Nachdem er einige Zeit in Brüssel und in dem Brabanter Ort Etten gearbeitet hatte, ließ sich van Gogh Ende 1881 in Den Haag nieder, wo er einige Wochen bei seinem angeheirateten Neffen Anton Mauve* in die Lehre ging. In den darauffolgenden Jahren arbeitete van Gogh in Drenthe und Nuenen, wo er – unter dem Einfluß des französischen Malers Jean-François Millet (1814-1875) – Themen aus dem Bauernleben in realistischem Stil und in dunklen Farbtönen malte. Über die Antwerpener Akademie gelangte van Gogh im März 1886 nach Paris, wo er sich eine Zeitlang im Atelier von Fernand Cormon (1845-1924) ausbilden ließ. Im Laufe der folgenden zwei Jahre kam van Gogh mit dem Impressionismus und dem aufkommenden Neoimpressionismus in Berührung. Unter dem Einfluß dieser Strömungen wurden die Farben seiner Gemälde heller und seine Pinselführung expressiver und lockerer. Auch die populären japanischen Holzschnitte, die van Gogh sammelte und mit denen er handelte, wirkten sich nachhaltig auf sein Werk aus. Obwohl er auch manchmal Stilleben und Stadtansichten anfertigte, blieb van Gogh in erster Linie ein Figurenmaler. Im Februar 1888 zog der Künstler in die kleine südfranzösische Stadt Arles, wo seine Kunst zur vollen Entfaltung gelangte. Außer Figuren und Landschaften malte er stark vereinfachte Stilleben und Porträts in Komplementärfarben. Van Goghs seelische Verfassung verschlechterte sich jedoch zusehends. 1889 mußte er für ein Jahr in eine Heilanstalt in Saint-Rémy aufgenommen werden. Im darauffolgenden Jahr beging er in Auvers Selbstmord.
Kat. Nr. 86, 87 92 und 93

JEAN GRANDJEAN
Amsterdam 1752 - 1781 Rom

Der frühe Tod von Jean Grandjean war der größte Verlust, der die niederländische Kunst in der zweiten Hälfte des 18. Jahrhunderts traf. Bei der Amsterdamer Gesellschaft Felix Meritis lebte er noch jahrzehntelang in der Erinnerung fort. Eine wesentliche Rolle spielte dabei die Tatsache, daß Grandjean in Rom starb; er war der erste niederländische Künstler, der seit Beginn jenes Jahrhunderts die Ewige Stadt wieder besucht hatte. Seine Karriere in der Kunst währte nur zehn Jahre. Als Junge verdiente er sein Geld mit dem Dekorieren von Gegenständen aus Blech, bis er 1772 als Tapetenmaler bei Jurriaan Andriessen* in die Lehre ging. Nach drei Jahren ließ sich Grandjean, der inzwischen auch an der Amsterdamer Zeichenakademie das Figurenzeichnen geübt hatte, als selbstständiger Künstler nieder. Er zeichnete und malte Porträts, klassische und biblische Historienbilder sowie arkadische Landschaften. Seine Vorbilder waren Gerard de Lairesse (1641-1711), Jan van Huysum*, Isaac de Moucheron* sowie sein Lehrmeister Jurriaan Andriessen. 1777 war er einer der vierzig Gründer von Felix Meritis. Der Besuch einer Gemäldegalerie in Düsseldorf im selben Jahr, stärkte in ihm den Wunsch, die italienische Kunst in Rom selbst eingehend zu studieren, was ihm durch die finanzielle Unterstützung seiner Mäzene Jan Tersteeg und Dirk Versteegh ermöglicht wurde. Nach seiner Ankunft in Italien war er sogleich äußerst produktiv. Er begann, großangelegte Studien von Landschaften, Ruinen und Stadtansichten zu zeichnen. Er hat sich dort vermutlich auch einem internationalen Künstlerkreis angeschlossen, der sich in den Wintermonaten in der Akademie traf, um Aktmodelle zu zeichnen. Von Rom aus muß er regelmäßig mit seinen Mäzenen und mit u.a Cornelis Ploos van Amstel korrespondiert haben, aber von diesen Briefen ist leider nichts erhalten. Er schickte auch Zeichnungen, Studien und einige Gemälde nach Amsterdam, wo sie einen großen Käuferkreis fanden. Seine *maßlose Kunstleidenschaft* ist Grandjean – ebenso wie Wouter Johannes van Troostwijk*, dem jung verstorbenen Genie des frühen 19. Jahrhunderts – wahrscheinlich fatal geworden. Langes Arbeiten, das Schlafen in der freien Luft und die üblen Dämpfe der Pontinischen Sümpfe machten ihn anfällig für eine schwere Grippe. In Rom wurde er von zwölf Freunden, Niederländer, Engländer und Deutsche, zu Grabe getragen.
Kat. Nr. 12

THEODOOR VAN HOYTEMA
Den Haag 1863 - 1917 Den Haag

Theodoor van Hoytema ist vor allem bekannt als Lithograph von freier Graphik, Kalendern und Bilderbüchern. Vor allem zu Beginn seiner Laufbahn hat er gemalt, unter anderem dekorative Wandtapeten. Nachdem er früh beide Eltern verloren hatte, wurde Hoytema von seiner ältesten Schwester erzogen, die ihm auch den ersten Zeichenunterricht erteilte. Später nahm er in den Abendstunden Unterricht an der Akademie für Bildende Künste in Den Haag, während er tagsüber im Kontor der Bank seiner Brüder arbeitete. Als Zeichner beim Zoologischen Museum in Leiden mußte er die Tiere so präzise wie möglich wiedergeben. Zu Beginn seiner Künstlerlaufbahn lithographierte er auch Illustrationen für wissenschaftliche Ausgaben sowie Weihnachts- und Neujahrskarten. Zu Beginn der neunziger Jahre erschienen seine ersten gezeichneten Bilderbücher, die ihn bekannt machten und ihm viele Aufträge einbrachten. Seine zahlreichen, prächtig illustrierten Kalender fanden ebenfalls reißenden Absatz. Neben diesem graphischen Werk sind aber auch Landschaftsdarstellungen von van Hoytema bekannt, die er während seiner Wanderungen durch die Niederlande anfertigte. Diese Bilder zeichnen sich im allgemeinen durch klare Farben aus und verraten deutlich den Einfluß des Jugendstils.
Kat. Nr. 103

JAN HULSWIT
Amsterdam 1766 - 1822 Amsterdam

Jan Hulswit war ein Lehrling des Tapetenmalers Pieter Barbiers (1717-1780). Nach dessen Tod arbeitete Hulswit – zusammen mit Carel Lodewijk Hansen (1765-1840) und Daniël Kerkhoff (1766-1821) – im Atelier von Barbiers' Sohn Pieter Barbiersz Pzn.*. Im

Alter von 22 Jahren übernahm er eine Amsterdamer Tapetenfabrik. Auf Anraten von Pieter Fouquet jr., eines Kunsthändlers und Herausgebers von Stichen, ging er jedoch ein paar Jahre später dazu über, Gemälde und Zeichnungen für Sammler anzufertigen.
Von 1796 bis 1807 war Hulswit nicht nur künstlerisch tätig, sondern arbeitete auch für die Steuerbehörde der Hauptstadt. Danach widmete er sich ausschließlich seiner Kunst. Er malte, zeichnete und radierte hauptsächlich Landschaften und Stadtansichten, wobei er oft an Maler des 17. Jahrhunderts wie Jacob van Ruisdael, Meindert Hobbema, Adriaen van Ostade und Anthonie van Borssom anknüpfte. Er skizzierte jedoch auch nach der Natur, insbesondere in der Umgebung von Amsterdam und in den Prozinzen Drenthe, Gelderland und Utrecht. In den Jahren von 1810-18 steuerte er regelmäßig Arbeiten zu den Ausstellungen lebender Meister bei. Im Gegensatz zu den über 200 Zeichnungen, die von ihm überliefert sind, sind nur wenige Gemälde erhalten geblieben. Übrigens betätigte sich Hulswit nicht nur als Künstler, sondern auch als Kunsthändler.
In seiner Zeit genoß Hulswit großen Ruhm. Er arbeitete für König Louis Napoleon, und König Wilhelm II. schickte eine *Landschaft in der Abendstunde* von Hulswit als Geschenk an König Friedrich Wilhelm III. von Preußen. Bei Auktionen erzielten Hulswits Werke hohe Preise. 1820 wurde er zum Direktor der Königlichen Akademie für Bildende Kunst in Amsterdam ernannt, wo er auch das Landschaftsgenre unterrichtete. Zu den Künstlern, die er ausbildete und beriet, gehörten die Landschaftsmaler J.M. Engelberts (1798-1871), P.E.H. Praetorius (1791-1876) und P.G. Westenberg* sowie der Interieurmaler L.J. Hansen (1803-1859). Hulswits Sohn Johannes Nicolaas Hulswit (1796-1844), der ebenfalls Kunstmaler und -händler wurde, malte hauptsächlich Stilleben, Interieurs und Stadtansichten.
Kat. Nr. 26

DAVID PIERRE „GIOTTINO“ HUMBERT DE SUPERVILLE

Den Haag 1770 - 1849 Leiden

Humbert de Superville war Zeichner und Graphiker, aber auch Kunsttheoretiker. Bei dem Sohn des Haager Porträtmalers Jean Humbert (1734-1794) zeigte sich schon früh die künstlerische Begabung. 1789 reiste er nach Rom, um dort die italienische und antike Kunst eingehend zu studieren. Er freundete sich mit Hendrik Voogd an und durch eine intellektuelle Künstlergesellschaft kam er mehr als andere niederländische Italienreisende in Berührung mit der französischen, englischen und deutschen Kunsttheorie. Für die italienische Landschaft zeigte er kaum Interesse. Seine Linearzeichnungen und seine Liebe zur frühitalienischen Kunst verschafften ihm den Beinamen „Giottino", nach dem italienischen Maler Giotto aus dem 14. Jahrhundert. Durch politische Umstände gezwungen, verließ Humbert 1800 Italien und kehrte auf einem Umweg über Paris im Jahre 1801 oder 1802 wieder in die Niederlande zurück. Nachdem er zunächst als Lehrer an der Kadettenschule gearbeitet hatte, wurde er Direktor der Kunstgesellschaft „Ars Aemula Naturae" in Leiden. Seinem Gönner, dem Staatsmann und Juristen Johan Melchior Kemper, verdankte er eine Anstellung an der Universität Leiden als Lektor für Französisch, Italienisch und Zeichenkunde. 1825 wurde er zum Direktor des Graphischen Kabinetts der Universität ernannt, eine Funktion, die es ihm ermöglichte, sich der Kunsttheorie zu widmen, von der seine zahlreiche Zeichnungen und Manuskripte zeugen. Seine Arbeiten verkaufte er nur selten an Sammler. Seine bedeutendste Veröffentlichung, *Essai sur les signes inconditionnels dans l'art* (1827-1832), handelt von einer universellen Formensprache, die alle Kulturen miteinander verbindet. Das kompromißlose zeichnerische Werk von Humbert unterscheidet sich intellektuell und stilistisch stark von der niederländischen Kultur und zeigt auch, wie sehr neoklassizistisches und romantisches Gedankengut miteinander verwoben sein konnten.
Kat. Nr. 32

JAN VAN HUYSUM

Amsterdam 1682 - 1749 Amsterdam

Jan van Huysum war der älteste Sohn und Schüler des Blumen- und Dekorationsmalers Justus van Huysum d.Ä.(1659-1716). Anfänglich arbeitete Jan gemeinsam mit seinem jüngeren Bruder Jacobus im „Malergeschäft“ seines Vaters, wo Interieur- und Gartendekorationen auf Bestellung angefertigt wurden. Nach seiner Eheschließung im Jahre 1704 ließ van Huysum sich als selbständiger Künstler in seinem Geburtsort nieder, wo er bis zu seinem Tod wohnte. Bedingt durch den liederlichen Lebenswandel seines Sohnes, war der Künstler während seiner letzten Lebensjahre ziemlich labil. Van Huysum malte vor allem Blumen- und Obststilleben, die er im Gegensatz zu seinen Vorgängern vor einen hellen Hintergrund stellte. Schon zu Lebzeiten gehörte er zu den berühmtesten und bestbezahlten Künstlern seiner Zeit; seine Stilleben waren bei Käufern im In- und Ausland sehr beliebt. Außer Stilleben malte und zeichnete van Huysum auch idealisierte, arkadische Landschaften, besonders in der Art des italienischen Landschaftsmalers Gaspard Dughet (1615-1675).
Van Huysums einzige Schülerin war Marghareta Haverman, die nach Paris übersiedelte und dort Blumenstilleben im Stil ihres Lehrmeisters anfertigte.
Kat. Nr. 1 und 2

JOHAN BARTHOLD JONGKIND

Latrop 1819 - 1880 Grenoble

Nachdem Jongkind kurze Zeit im Büro gearbeitet hatte, entschied er sich um 1836 für den Künstlerberuf. Er ging bei dem Landschaftsmaler Andreas Schelfhout* in den Haag in die Lehre und besuchte den Abendkurs an der Haager Akademie. Dank eines königlichen Stipendiums konnte er 1846 nach Paris reisen, um sich dort bei dem französischen Maler Eugène Isabey (1803-1886), dem er zuvor in Den Haag begegnet war, ausbilden zu lassen. Jongkind besuchte in Paris auch andere Ateliers, wo er Unterricht im Modellzeichnen und der Perspektivlehre erhielt. 1847 reiste er erstmals mit Isabey an die normannische Küste. Ein Jahr später debütierte Jongkind im Pariser Salon. Aus finanziellen und persönlichen Gründen kehrte der Künstler jedoch 1854 in die Niederlande zurück und ließ sich – insbesondere von der Hafenatmosphäre angezogen – in Rotterdam nieder. Als sich seine seelische Verfassung verschlechterte, ermöglichten ihm seine französischen Freunde im Jahre 1860 die Rückkehr nach Frankreich. Dort begegnete er der Aquarellistin Joséphine Fesser, mit der er den Rest seines Lebens verbringen sollte. In den sechziger Jahren hielt sich Jongkind noch regelmäßig in den Niederlanden auf, um sich dort Anregungen für seine Stadtansichten und Landschaften zu holen. Des weiteren bereiste er oft die französischen Küstenorte Honfleur, Sainte-Adresse und Trouville. Mitte der siebziger Jahre verlagerte sich sein Interesse jedoch auf Mittel- und Südfrankreich. 1878 ließ sich Jongkind denn auch in La Côte-Saint-André, in der Nähe von Grenoble, nieder. Jongkinds originäre, pulsierende und lockere Arbeitsweise sowie seine helle Farbgebung übten großen Einfluß auf junge, im Anfangsstadium befindliche Impressionisten wie Claude Monet (1840-1926) aus. Beachtung fand sein Werk bei Händlern, Kritikern und Kollegen erst gegen Ende der sechziger Jahre. In den Niederlanden wurde sein Spätwerk jedoch erst nach seinem Tod bekannt.
Kat. Nr. 70, 71 und 74

JAN KAMPHUIJSEN

Amsterdam 1760 - 1841 Amsterdam

Obgleich er eigentlich als Bildhauer ausgebildet war, erhielt Jan Kamphuijsen Ende der siebziger Jahre Mal- und Zeichenunterricht von den Tapetenmalern Johannes van Drecht (1737-1807) und Pieter Barbiers I. (1717-1780). Im Jahre 1781 ging Kamphuijzen nach Frankreich, wo er fünf Jahre später an der Akademie in Bordeaux für seine Aktstudien ausgezeichnet wurde. In derselben Gattung erhielt er1791 die goldene Ehrenmedaille der Amsterdamer Zeichenakademie. Im darauffolgenden Jahr ging er nach Rom. 1793 kehrte er in seine Heimatstadt zurück, wo ihm 1802 bei Felix Meritis ein Preis verliehen wurde für eine gezeichnete *Debutade, das Profil ihres Liebhabers nachzeichnend*.
Van Kamphuijsen hat kein großes Ouevre hinterlassen. Es umfaßt nur einige Landschaftsdarstellungen. Er malte überwiegend Porträts, sowie allegorische und historische Szenen. Darum muß es für ihn wahrscheinlich auch sehr enttäuschend gewesen sein, daß er 1817 für seine *Allegorie auf die Heimkehr und Vereinigung der niederländischen Schulen und Kunstwerke* keine Auszeichnung erhielt. Außer Historienbildern fertigte er einige Stadtansichten an und arbeitete als Dekorationsmaler u.a. für das Amsterdamer Schauspielhaus. Für den Amsterdamer Kunstsammler Josephus Augustinus Brentano (1753 - 1821) dekorierte er 1791 den prächtigsten Saal in dessen Haus an der Herengracht mit auf Pilastertäfelung gemalten Grotesken (nach einem Entwurf von Giambattista Maderna).
1816 arbeitete er mit an dem Panorama *Schlacht bei Waterloo*, das der Amsterdamer Verleger E. Maaskamp in jenem Jahr auf dem Leidesplein angeregt hatte. Kamphuizen, der bis ins hohe Alter aktiv war und Arbeiten zu Ausstellungen einsandte, machte auch Entwürfe für Denkmäler, beispielsweise für das des Marineoffiziers Jan van Speijk (1802-1831). Verschiedene Gemälde von Kamphuijsen wurden von Willem van Senus (1773-1851) in Radierungen kopiert.
Kat. Nr. 23a-b

PIETER RUDOLPH KLEYN

Hoge Zwaluwe 1785 - 1816 Wageningen (?)

Der früh verstorbene Pieter Rudolph Kleyn stammte aus einer vornehmen Familie; sein Vater war Ratsherr beim provinzialen Gerichtshof zu Arnheim, und seine Mutter war die Dichterin Antoinette Kleyn-Ockerse. Drei Jahre lang wurde Kleyn von den Brüdern Abraham (1753-1826) und Jacob van Strij* in Dordrecht unterrichtet. Von dem dort ansässigen Künstlerorden Pictura erhielt er verschiedene Ehrungen für seine Zeichnungen. 1807 ging Kleyn mit einem Stipendium von König Louis Napoleon nach Paris, wo er zweieinhalb Jahre verblieb. Zunächst arbeitete er im Atelier des Historienmalers Jacques-Louis David (1748-1825), später spezialisierte er sich bei Jean-Joseph-Xavier Bidauld (1758-1846) auf Landschaftsmalerei. Mit seinen niederländischen Mitschülern Jean-Eugène-Charles Alberti (1781-1850) und Josef Augustus Knip* zog er 1809 nach Rom und arbeitete dort zwei Jahre, bevor er wieder in die Niederlande zurückkehrte. Von Kleyn sind nur drei Gemälde bekannt. Es sind in hellem Kolorit ausgeführte Landschaften aus seiner Periode als Stipendiat. Aus der Zeit, in der er als selbständiger Künstler in den Niederlanden arbeitete, existiert kein einziges Werk. 1817 wurden zwei seiner Landschaften, ausgeschmückt von Jan Hulswit*, versteigert. Nach dem Aufstand 1813 trat Kleyn in den militärischen Dienst. Als Leutnant der niederländischen Landmiliz kämpfte er 1815 bei Quatre-Bras gegen die napoleonische Armee; einige Monate später starb er an seinen dabei erlittenen Verwundungen.
Kat. Nr. 31

JOSEPHUS AUGUSTUS KNIP
Tilburg 1777 - 1847 Berlicum

Der Sohn des mittelmäßigen Kunst- und Dekorationsmalers Nicolaas Frederik Knip (1741-1808), von dessen fünf Kindern vier künstlerisch tätig waren, besuchte vom 10. bis 13. Lebensjahr die Zeichenschule in Den Bosch. Danach arbeitete er bei seinem Vater. Als dieser 1796 erblindete, mußte Josephus Augustinus die Sorge um die Familie auf sich nehmen. Wegen der schlechten Beschäftigungslage in Brabant beschloß er, wahrscheinlich durch den in Paris erfolgreichen Brabanter Blumenmaler Gerard van Spaendonck (1746-1822) angeregt, nach Frankreich zu ziehen. Im April 1801 legte er die Reise zu Fuß in zehn Tagen zurück. In Paris fertigte er für den Botschafter Rutger Jan Schimmelpenninck einige Stadtansichten an und malte Landschaftsgouachen. Seine Eheschließung 1807 mit der begüterten Tiermalerein Antoinette Rifes de Courcelles brachte Knip in gewisser Weise eine künstlerische Befreiung; von nun an brauchte er keine Gouachen mehr für den täglichen Lebensunterhalt zu malen. 1808 erhielt er das Prix de Rome-Stipendium von König Louis Napoleon. Landschaften und Tiere wurden seitdem sein Spezialismus. Für seine Naturstudien besuchte er Beginn 1809 das belgische Maastal, in der Nähe von Namur. Im Oktober desselben Jahres reiste er nach Rom, wo er sich bis Ende 1812 aufhielt. Der etwas einsilbige Künstler suchte dort wenig Kontakt zu Kollegen; er arbeitete sehr intensiv und brachte etwa 570 Studien aus Italien mit. Nach einem kurzen Zwischenaufenthalt in Paris kehrte Knip 1813 in seine Heimat zurück, wo er nach den Prix de Rome-Bestimmungen acht Jahre zu wohnen hatte. Er fand hier aber nur wenig Anklang mit seinen eigensinnigen, modern interpretierten, italienischen Darstellungen. *Man wies mich auf Both, auf Hakkert und andere - ich bewundere unsere alten Meister, hatte jedoch meine eigene Manier zu sehen und zu arbeiten*, so schrieb er später darüber (Bergvelt u. van Boven 1977, S. 200). Da sein Werk im Ausland mehr geschätzt wurde, zog Knip 1823 wiederum nach Paris. Neben italienischen Landschaften verlegte er sich auf Tierdarstellungen. Im Jahre 1826 oder 1827 erblindete Knip plötzlich auf einem Auge. Er kehrte zurück in die Niederlande, wohnte und arbeitete dort, bis ihn 1832 die Sehkraft völlig verließ. Wie es inzwischen der Familientradition entsprach, arbeiteten auch die drei Sprößlinge der dritten Knip-Generation auf künstlerischem Gebiet. Von ihnen sollte seine Tochter Henriëtte Ronner-Knip, eine Katzenmalerin, die bekannteste werden.

Kat. Nr. 36a-b

JAN BAPTIST KOBELL
Delfshaven 1778 - 1814 Amsterdam

Jan Baptist Kobell war ein Sohn des Marinemalers und -zeichners Hendrik Kobell (1751-1779) und stammte aus einem Künstlergeschlecht, das in den Niederlanden mindestens drei weitere Künstler hervorgebracht hat. Zudem war die Familie verwandt mit den deutschen Malern Ferdinand (1740-1799), Franz (1749-1822) und Wilhelm Kobell (1766-1855). Da Kobell seine Eltern früh verlor, wurde er bis 1801 im römisch-katholischen Waisenhaus in Utrecht erzogen. Hier ging er ab 1790 fünf Jahre bei dem Tiermaler Willem Rutgaart van der Wall (1756-1813) in die Lehre. 1805 wurde Kobell Mitglied des Utrechter Malerkollegiums und zwei Jahre später gründete er zusammen mit u.a. Pieter Christoffel Wonder (1780-1852) die Gesellschaft „Kunstliefde“ (Kunstliebe). Zu Beginn seiner Laufbahn wurde er von dem Professor und Kunstsammler Jan Bleuland gefördert, der mindestens zwanzig seiner Bilder ankaufte. Ab 1808 exposierte er verschiedene Male mit großem Erfolg in Ausstellungen lebender Meister in Amsterdam, Den Haag, Rotterdam und Haarlem. Sein Ansehen stieg, als er von König Louis Napoleon zum Mitglied des „Hollands Instituut van Kunsten en Wetenschappen“ ernannt wurde. Von 1810 - 1812 arbeitete er in Paris, wo er im Salon von 1812 einen goldenen Ehrenpreis für seine *Weide mit Vieh am Ufer* erhielt, ein Gemälde, das dann von Kaiser Napoleon angekauft wurde. 1813 ließ er sich in Amsterdam nieder, wo er ein Jahr später im Alter von 36 Jahren geistig umnachtet – wie auch sein Vater – starb.
Kobell malte und zeichnete Landschaften mit Tieren staffiert, im Stil des Malers Paulus Potter aus dem 17. Jahrhundert, dessen Arbeiten er auch kopiert hat; des weiteren hat Kobell Radierungen angefertigt und auf Porzellan gemalt. Er hatte zwei Schüler: die Landschaftsmaler C. Steffelaar (1797-1861) und B. van Straaten (1786-1870).

Kat. Nr. 35

BAREND CORNELIS KOEKKOEK
Middelburg 1803 - 1862 Kleve

Barend Cornelis Koekkoek war der bekannteste Sproß eines großen und einflußreichen Malergeschlechts. Er erhielt Unterricht von seinem Vater, dem Marinemaler Johannes Hermanus Koekkoek (1778-1851) und an der Zeichenakademie in Middelburg von Abraham Kraijenstein (1793-1855). Ab 1822 studierte er vier Jahre an der Königlichen Akademie für Bildende Künste in Amsterdam, wo er von Jan Willem Pieneman (1779-1853) und Jean Augustin Daiwaille (1786-1850) unterrichtet wurde. Nachdem er in Hilversum, Beek, Amsterdam und Middelburg gewohnt hatte, übersiedelte Koekkoek in die deutsche Stadt Kleve, wo er 1841 eine Akademie für Malerei gründete. In diesem Jahr erschien auch sein Buch *Erinnerungen und Mitteilungen eines Landschaftsmalers* (Bericht einer Studienreise durch Deutschland), das zugleich theoretische und praktische Hinweise für junge Landschaftsmaler enthielt. Seinen ersten großen Erfolg hatte Koekkoek 1829 bei Felix Meritis; kurze Zeit später gelang ihm auch der internationale Durchbruch. Für seine reich staffierten Panoramen, Winterlandschaften und Waldansichten mit uralten Eichen erhielt er viele Goldmedaillen und fürstliche Auszeichnungen. Neben Gemälden, Zeichnungen und Aquarellen existieren auch Lithos von seiner Hand. Koekkoek unternahm viele Reisen durch das belgische Maastal und durch Deutschland, wo er den Harz besuchte und am Rhein, an der Düssel und Ahr entlang reiste. Gemeinsam mit König Willem II. besuchte er Luxemburg.
Zu den vielen Schülern von Koekkoek gehörten u.a. sein Bruder M.A. Koekkoek (1807-1868), W. Bodeman (1806-1880), F.M. Kruseman (1816-1882), L. Hanedoes (1822-1905) und P.J.C. Gabriël.

Kat. Nr. 48, 49, 50 und 54

JOHAN DANIËL KOELMAN
Den Haag 1831 - 1857 Den Haag

Nachdem er bei dem Haager Tiermaler Jan Bedijs Tom (1813-1894) in die Lehre gegangen war, setzte Johan Daniël Koelman seine Ausbildung an der Haager Zeichenakademie fort. Zwei seiner älteren Brüder, Johan Philip (1818-1893) und Johan Hendrik (1820-1887) hatten bereits vor ihm den Künstlerberuf gewählt. Daniël war der talentierteste von den dreien und debütierte 1849 mit einer *Landschaft mit Vieh* auf der Haager Ausstellung lebender Meister. Im darauffolgenden Jahr unternahm er gemeinsam mit seinem Kollegen Antonius Josephus Madlener
(1827-1890) eine Studienreise nach Gelderland und nach Deutschland. Schon früh zeichnete sich Daniël durch eine auffallend leichte Manier des Arbeitens aus, insbesondere in seinen Zeichnungen und Aquarellen mit den etwas stereotypen Viehszenen bei den Ruinen. Trotz dieses Könnens und der allgemeinen Bewunderung, die er damit erntete, verfiel er nicht in eine routinemäßige Kunstproduktion und arbeitete auch weiterhin nach der Natur. Zur großen Erleichterung der Haager Kunstwelt nahm er die von ihm bewunderten französischen Romantiker nicht ausschließlich als Vorbild für sein Werk. Diese Vorliebe, besonders für die Tiermalerin Rosa Bonheur (1822-1899), war wohl der Grund für eine Studienreise, die ihn 1853 nach Frankreich führte. Nach den dort angefertigten Studien entstanden in den Niederlanden verschiedene Gemälde und großformatige Aquarelle. 1855 unternahm der unermüdlich arbeitende Daniël eine Reise nach Italien, wo sein Bruder Hendrik bereits seit 1840 verblieb. Schon bei der Abreise ließ seine Gesundheit zu wünschen übrig, und sehr stark geschwächt kehrte der Künstler in die Heimat zurück. Sein großes, unverkennbar von Rosa Bonheur beeinflußtes Gemälde *Der Transport von Marmor auf dem Mittelmeer in der Nähe von Carrara* wurde bei der Amsterdamer Ausstellung 1856 von dem berühmten Londoner Kunsthändler Ackermann angekauft. Doch auch dieser Erfolg trug nicht zur Besserung seines Gesundheitszustandes bei. Er starb im Alter von 25 Jahren.

Kat. Nr. 59

SIMON ANDREAS KRAUSZ
Den Haag 1760 - 1825 Den Haag

Bereits in sehr jungen Jahren kam Simon Andreas Krausz in die Lehre des Lièger Malers Léonard Defrance (1735-1805), der sich in den Jahren 1773-1774 in Den Haag aufhielt. Danach entwickelte sich Krausz als Autodidakt weiter. 1780 schrieb er sich als Schüler an der Haager Zeichenakademie ein, wo er zwei Jahre später beim Preiszeichnen nach Aktmodell eine Goldmedaille gewann. 1785 wurde er Mitglied des Haager Malerordens Pictura. Krausz malte, zeichnete und radierte Landschaften mit Vieh, Fluß- und Stadtansichten, Interieurszenen sowie in Ausnahmefällen Porträts.
1794 veröffentlichte er ein Büchlein mit acht Radierungen von Kühen und Schafen.
Nach dem Tod von Krausz wurde dessen Ateliernachlaß am 25. Juli 1825 in Den Haag versteigert, wobei der Auktionskatalog als eine der wichtigsten Quellen über sein Werk gilt. Von seinem gemalten Œuvre ist nur noch ein relativ kleiner Teil bekannt, während seine Studienzeichnungen in umfangreichem Maße erhalten sind. Diese sind in einem für die damalige Zeit ungewöhnlich kräftigem und grobem Stil ausgeführt, oft nur mit dem Pinsel. Der Künstler schien seine akademische Ausbildung bewußt leugnen zu wollen. Seine Gemälde wurden von zeitgenössischen Kritikern nicht immer positiv beurteilt. Krausz war der Lehrmeister von H. van de Sande Bakhuyzen (1795-1860) und von F. L. Huygens (1802-1887).

Kat. Nr. 40

PAULUS VAN LIENDER
Utrecht 1731 - 1797 Utrecht

Paul stammte aus einer künstlerischen Familie und wurde von seinem Onkel Jacob Liender (1696-1750), Arzt und leidenschaftlicher Amateurmaler von farbigen arkadischen Landschaften und topographischen Ansichten, im Zeichnen unterwiesen. Ebenso wie sein Bruder Pieter Jan spezialisierte sich Paul auf Stadtansichten. Als er bei einem Handelshaus in Amsterdam in die Lehre kam, nahm er infolgedessen auch Unterricht bei dem Zeichenlehrer und topographischen Zeichner Cornelis Pronk (1691-1759) und machte die Bekanntschaft von Jan de Beyer (1703-1780), mit dem er die Provinzen Utrecht und Holland bereiste, um Städte und Dörfer in Bildern festzuhalten. Van Liender machte nach de Beyers

Zeichnungen Gravüren für Buchausgaben. Der von Hause aus sehr religiöse van Liender führte in Amsterdam mit seinen Handelsfreunden ein recht ausgelassenes Leben, bis er durch den vermeintlichen Tod eines Freundes in Gewissensnot geriet. Er zog sich nach Haarlem zurück, um mit sich selbst ins Reine zu kommen und verlegte sich dort in der waldreichen Umgebung auf die Zeichenkunst. Von einem kurzen Intermezzo in Amsterdam abgesehen, wohnte er in Haarlem, bis er gegen Ende seines Lebens aus Gesundheitsgründen nach Utrecht zurückkehrte. In Haarlem war er ein hoch angesehener Bürger; er besaß einen Holzhandel, erst gemeinsam mit dem Amsterdamer Holzkaufmann und Kunstsammler Cornelis Ploos van Amstel (1726-1798), und später allein. Er spielte auch eine führende Rolle im Haarlemer Kunstleben, u.a. als Mitbegründer der dortigen Zeichenakademie (1772). Darüber hinaus hatte er in der Periode 1779 bis 1794 die Steueraufsicht über Weine; ein Posten, der ihm viel Zeit für die Kunst ließ. Vor allem ab 1775 schuf Paul van Liender neben topographischen Zeichnungen auch Waldlandschaften. Zu seinen Schülern zählten u.a. H.P. Schouten (1747-1822), A. Claterbos (1750-1828), J.E. van Varelen (1757-1840) und F.A. Milatz (1764-1840).
Kat. Nr. 15

JACOBUS VAN LOOY
Haarlem 1855 - 1930 Haarlem

Jacob van Looy verbrachte einen Großteil seiner Jugend im Haarlemer Waisenhaus. Ab 1867 besuchte er die Abendschule und tagsüber ging er in der Lehre, zuerst bei einem Schriftgießer und anschließend bei einem Haus- und Fuhrwerkmaler. Seinen ersten Zeichenunterricht erhielt er von Jan Jacob Goteling Vinnes (1821-1900) und von dem Stillebenmaler Dirk Jan Hendrik Joosten (1818-1882). Bevor er 1877 an die Amsterdamer Rijksacademie ging, wurde er noch einige Monate lang von dem Figurenmaler Hendrik Jacobus Scholten (1824-1907) unterrichtet. Bis 1884 wurde van Looy an der Rijksacademie von August Allebé (1838-1927) betreut, der seinen Schüler auch im persönlichen Bereich sehr unterstützte. 1880 gehörte van Looy zusammen mit Willem Witsen* und Maurits van der Valk (1857-1935) zu den Gründern des Künstlervereins St. Lucas. Zu der Zeit schloß er Bekanntschaft mit den jungen Literatoren des Kreises um die progressive Zeitschrift *De Nieuwe Gids*, die zum Sprachrohr der literarischen Bewegung der „Achtziger" werden sollte. 1884 gewann van Looy mit dem recht akademisch anmutenden Schaffen jener Periode den Prix de Rome, der ihm eine zweijährige Studienreise nach Italien, Spanien und ins nordafrikanische Tanger ermöglichte. Sein Debüt als Schriftsteller gab van Looy 1885 in Venedig. 1887 ließ sich der Künstler in Amsterdam nieder, wo er die Vortragskünstlerin Titia van Gelder heiratete. Seine Gemälde wurden jetzt sowohl in der Pinselführung als auch in der Darstellung freier und gestalteten oftmals Stoffe aus dem täglichen Leben, die auch in der Literatur der „Achtziger" aufgegriffen wurden. Manchmal behandelte er einunddasselbe Thema doppelt – in Bild und Wort. Nach 1901 stellte van Looy nicht mehr aus, da sich in dem Jahr erneut erwiesen hatte, daß man sein literarisches Werk mehr schätzte als seine Malerei. Trotzdem gab er die Malerei nie ganz auf.
Kat. Nr. 98

JACOBUS HENDRICUS („JACOB") MARIS
Den Haag 1837 - 1899 Karlsbad

Jacob Maris, der älteste der drei malenden Maris-Brüder, ging im Alter von 12 Jahren bei dem Genremaler Johannes Anthonie Balthasar Stroebel (1821-1905) in die Lehre. Daneben erhielt er Zeichenunterricht an der Haager Akademie. 1853 arbeitete Maris unter der Leitung von Hubertus van Hove (1814-1864), mit dem er 1854 nach Antwerpen zog. Dort besuchte Maris bis 1856 den Abendkurs an der Akademie und fertigte zusammen mit Matthijs Maris*, der sich ihm 1855 angeschlossen hatte, kleine Bilder für den amerikanischen Markt an. Nach ihrer Rückkehr in die Niederlande verdienten die Brüder ihren Lebensunterhalt mit einer Porträtreihe für das Königshaus. So konnten sie in Oosterbeek und Wolfheze arbeiten und durch Deutschland, Frankreich und die Schweiz reisen (1861). Bevor sich Maris in Paris niederließ, nahm er erneut Zeichenstunden an der Haager Akademie. In Paris arbeitet er anfangs im Atelier des Figurenmalers Ernest Hébert (1817-1908) und malte unter dem Einfluß der dortigen Lehrmeister überwiegend italienische Volkstypen, die *Italiennes*, die er über den internationalen Kunsthandel Goupil & Co zum Verkauf anbot. Obwohl Jacob Maris gegen Ende der sechziger Jahre auch wieder einige Landschaften malte, verlegte sich der Künstler erst nach seiner Rückkehr nach Den Haag endgültig auf das Malen und Aquarellieren von Stadtansichten und Landschaften; Figurenstücke sollte er danach nur noch ausnahmsweise anfertigen. Maris malte seine stimmungsvollen und atmosphärischen Impressionen im Laufe der Jahre mit immer breiterem Pinselstrich und in immer dezenteren Tönen. Er war eines der ersten Vorstandsmitglieder der 1876 gegründeten „Hollandsche Teeken-Maatschappij" (Holländische Zeichengesellschaft). Zu seinen Schülern gehörte nicht nur sein Bruder Willem*, sondern auch W. de Zwart (1862-1931) und B.J. Blommers (1845-1914).
Kat. Nr. 77, 78 und 83

MATTHIAS („MATTHIJS") MARIS
Den Haag 1839 - 1917 London

Matthijs Maris, der sich genau wie seine ältester Bruder Jacob* für eine Laufbahn als Künstler entschied, wurde 1851 Schüler bei Isaac Cornelis Elink Sterk (1808-1871). Anschließend lernte er an der Haager Akademie und arbeitete 1854 im Atelier des Marinemalers Louis Meijer (1809-1866). Ein Jahr später reiste er mit einem Stipendium von Königin Sophie nach Antwerpen. Dort studierte er gemeinsam mit Jacob an der Akademie und verdiente sich mit kleinen Gemälden für den amerikanischen Markt seinen Lebensunterhalt. In Antwerpen lernte Matthijs auch den deutschen Künstler Georg Laves (1825-1907) kennen, der ihn mit dem Werk deutscher Romantiker bekannt machte. Nach ihrer Rückkehr in die Niederlande verdienten sich Jacob und Matthijs mit dem Anfertigen einer Porträtreihe im Auftrag des Königshauses Geld. Das ermöglichte ihnen 1859 und 1860 Aufenthalte in Oosterbeek und Wolfheze und im folgenden Jahr eine Reise durch Deutschland, die Schweiz und Frankreich. Nach einer schwierigen Zeit in Den Haag – er bekam hauptsächlich schlechte Kritiken – beschloß Maris 1869 nach Paris zu gehen, wo sein Bruder Jacob bereits einige Jahre lebte. Obwohl Jacob aufgrund des Deutsch-Französischen Krieges (1870-1871) in die Niederlande zurückkehrte, blieb Matthijs in Paris. Er freundete sich dort mit dem späteren Kunsthändler Elbert van Wisselingh an. Ihm verdankte Maris auch den Kontakt zu dem Londoner Kunsthändler Daniel Cottier, der ihn 1877 überredete, nach London zu ziehen. Das Frühwerk von Maris bestand aus Porträts, Genrebildern und Landschaften. Ab etwa 1875 entfernte er sich von der realistischen Darstellung der Wirklichkeit und malte märchenhafte Figurenstücke voller Ziegenhirten, Spinnerinnen, Prinzen und Prinzessinnen. Später schuf er graue Traumlandschaften mit „verzauberten" Wäldern und Schlössern. Der frustrierte und depressive Künstler schloß sich immer mehr von der Außenwelt ab und wurde wegen seines nonkonformistischen Verhaltens schon bald zur Legende. Matthijs Maris unterrichtete seinen Bruder Willem*.
Kat. Nr. 66

WILLEM MARIS
Den Haag 1844 - 1910 Den Haag

Den ersten Unterricht erhielt Willem Maris von seinen beiden älteren Brüdern Matthijs* und Jacob*. Darüber hinaus nahm er abends an Kursen der Haager Akademie teil und bekam Ratschläge von Pieter Stortenbeker (1828-1898), einem Tiermaler. Maris war ansonsten größtenteils Autodidakt. Im Jahre 1862 arbeitete er in Oosterbeek, wo er Gerard Bilders* und Anton Mauve* kennenlernte. Vor allem mit letzterem verband ihn bald eine enge Freundschaft. Auch der Genremaler Bernardus Johannes Blommers (1845-1914) gehörte zu seinem Freundeskreis. Gemeinsam mit ihm kopierte Willem Maris Gemälde des 17. Jahrhunderts im Mauritshuis, sie teilten sich ab 1865 ein Atelier und unternahmen – ebenfalls 1865 – eine Reise entlang dem Rhein. Abgesehen von dieser Reise, einem Besuch bei seinem Bruder Jacob in Paris, einer Reise nach Norwegen sowie einigen kurzen Ausflügen nach Belgien, war Maris vor allem in der Umgebung von Den Haag tätig. Seine Gemälde und Aquarelle zeigen in erster Linie Kühe auf der Weide oder am Wasser. Dabei konzentrierte er sich auf die immer perfektere Wiedergabe des spielerischen Sonnenlichts. Überdies war er bestrebt, dem Motiv der Enten am Wasserrand eine größere künstlerische Bedeutung zu verleihen. 1876 gründete Maris gemeinsam mit Anton Mauve und Hendrik Willem Mesdag (1831-1915) die Hollandsche Teeken-Maatschappij (Holländische Zeichengesellschaft). Zu seinen Schülern gehörten unter anderem G.H. Breitner (1857-1923), H.J. van Hove (1861-1918), M. van der Maarel (1857-1921), sein Sohn S.W. Maris (1873-1935) und Th.L. Mesker (1853-1894).
Kat. Nr. 102

ANTHONIJ („ANTON") MAUVE
Zaandam 1838 -1888 Arnhem

Anton Mauve, Sohn eines Predigers der Wiedertäufergemeinde, verbrachte seine Jugend in Haarlem. Von 1854 bis 1857 war er Schüler des Tiermalers Pieter Frederik van Os (1808-1892). Anschließend stand ihm der Pferdemaler Wouterus Verschuur (1812-1874) einige Monate lang zur Seite. Im Jahre 1858 hielt er sich zum ersten Mal mit Paul Gabriel* im ländlichen Oosterbeek auf. Dort lernte er Johannes Warnardus Bilders (1811-1890) und dessen Sohn Gerard* kennen. Während eines späteren Aufenthalts in Oosterbeek begegnete Mauve auch Willem Maris*, mit dem ihn schon bald eine enge Freundschaft verband. Nachdem er in verschiedenen Orten gewohnt und gearbeitet hatte, ließ sich Mauve 1971 in Den Haag nieder. 1876 gründete er gemeinsam mit Hendrik Willem Mesdag (1831-1915) und Willem Maris die Hollandsche Teeken-Maatschappij (Holländische Zeichengesellschaft). Von 1878 bis 1883 war er außerdem Vorstandsmitglied der Künstlervereinigung Pulchri Studio. Ab Juni 1882 verbrachte er den Sommer immer in Laren, wohin er dann im Jahre 1885 endgültig seinen Wohnsitz verlegte. Der Künstler war überdies ab 1884 regelmäßiger Gast auf Ewijkshoeve, dem Landsitz der Familie von